疼痛
药物治疗学

第2版

主　编　徐建国　黄宇光　杨建军
副主编　曹君利　刘　健　鲍红光

人民卫生出版社

图书在版编目（CIP）数据

疼痛药物治疗学/徐建国,黄宇光,杨建军主编
. —2 版. —北京：人民卫生出版社,2020
ISBN 978-7-117-29560-4

Ⅰ. ①疼… Ⅱ. ①徐…②黄…③杨… Ⅲ. ①疼痛—
药物疗法 Ⅳ. ①R441.1

中国版本图书馆 CIP 数据核字（2020）第 016570 号

| 人卫智网 | www.ipmph.com | 医学教育、学术、考试、健康，
购书智慧智能综合服务平台 |
| 人卫官网 | www.pmph.com | 人卫官方资讯发布平台 |

疼痛药物治疗学
第 2 版

主　　编：徐建国　黄宇光　杨建军
出版发行：人民卫生出版社（中继线 010-59780011）
地　　址：北京市朝阳区潘家园南里 19 号
邮　　编：100021
E - mail：pmph @ pmph.com
购书热线：010-59787592　010-59787584　010-65264830
印　　刷：人卫印务（北京）有限公司
经　　销：新华书店
开　　本：787 × 1092　1/16　印张：43
字　　数：1073 千字
版　　次：2007 年 11 月第 1 版　2020 年 7 月第 2 版
　　　　　2020 年 7 月第 2 版第 1 次印刷（总第 2 次印刷）
标准书号：ISBN 978-7-117-29560-4
定　　价：128.00 元
打击盗版举报电话：010-59787491　E-mail：WQ @ pmph.com
质量问题联系电话：010-59787234　E-mail：zhiliang @ pmph.com

编写人员名单

（按姓氏拼音排序）

艾艳秋　郑州大学第一附属医院
鲍红光　南京市第一医院
卜慧莲　郑州大学第一附属医院
曹建平　中国人民解放军海军特色医学中心
曹君利　徐州医科大学附属医院
段满林　东部战区总医院
封小美　上海交通大学医学院附属瑞金医院
顾连兵　江苏省肿瘤医院
桂　波　南京医科大学第一附属医院
韩传宝　南京医科大学第一附属医院
黄宇光　北京协和医院
贾宏彬　东部战区总医院
李　青　江苏省中西医结合医院
李启芳　上海交通大学医学院附属瑞金医院
李玉红　浙江大学绍兴医院
刘　健　同济大学附属第十人民医院
刘　艳　江南大学附属医院
刘存明　南京医科大学第一附属医院
刘红军　东部战区总医院
刘晓明　上海交通大学医学院附属新华医院
刘晓宇　东部战区总医院
刘甬民　浙江大学医学院附属第一医院
吕蕴琦　郑州大学第一附属医院
孟庆胜　南京市第一医院
邱晓东　东南大学附属中大医院

沈锦春　东部战区总医院
孙　杰　东南大学附属中大医院
孙岩军　东南大学附属中大医院
田　婕　上海交通大学医学院附属仁济医院
王　莹　郑州大学第一附属医院
谢　凯　浙江大学绍兴医院
谢蔚影　浙江大学医学院附属第二医院
徐　磊　南京市第一医院
徐建国　东部战区总医院
许　倩　江苏省中医院
严春燕　浙江大学医学院附属邵逸夫医院
杨建军　郑州大学第一附属医院
俞　敏　南京医科大学第一附属医院
张广芬　东南大学附属中大医院
张利东　东部战区总医院
赵　峰　江苏省中医院
郑　曼　江苏省中医院
周路阳　南京大学医学院附属鼓楼医院
周脉涛　中国人民解放军联勤保障部队
第 904 医院
周志强　东部战区总医院
朱　娟　江苏省中医院
朱敏敏　无锡市第二人民医院
祝胜美　浙江大学医学院附属第一医院

编写秘书　张广芬　王　莹

自　序

　　和许多麻醉医师一样，我原先的工作主要是临床麻醉，主攻方向是麻醉对健康和疾病状态下生理 - 病理的生理影响和调控，直到 21 世纪初才将疼痛机制和镇痛管理的研究作为我工作的主要方向。好在麻醉科学和疼痛医学有一定的契合度，上手并不难。在实践中，深感市面上缺乏一本疼痛治疗的参考书。药物无疑是急性疼痛治疗的主要手段，与微创治疗并列为慢性疼痛治疗的主要方法，但对这一主要治疗手段仍缺乏翔实的参考书籍。

　　2007 年我邀请了国内外著名专家编写了第 1 版《疼痛药物治疗学》，受到读者热烈欢迎。转瞬间十余年过去了，医学界对疼痛、镇痛药物的认识和评价在不断更新之中。"有最佳治疗作用，又只有轻微的或甚至没有不被患者接受的副作用，有利于恢复患者的生理和社会活动，患者给予高满意度的药物"才是好的镇痛药，这种镇痛方法已被社会所公认。鉴于此，又由于医学界仍缺乏一本内容翔实、反映最新疼痛管理和疼痛药物治疗进展的参考书籍，我们决定修订编写第 2 版。

　　为了尽快编写和出版此书，本书的编者均为具有博士学位或博士后工作站出站的青年才俊。他们按照分工查阅了近年来有关疼痛治疗药物的信息，并结合国内外实践经验进行编写，最后对稿件进行交叉审理，各位编者对本书的顺利出版付出了艰辛的劳动。

　　由于疼痛医学仍在蓬勃发展之中，加上我们的视野有限，缺点和不足难以避免，欢迎读者们批评指正，提出意见，以促进疼痛事业的发展。

徐建国
2020 年 2 月

第1版序一

"痛"几乎每个人都曾感受过,只是感受的严重度与时间的长短有所不同。痛是许多疾病的症状之一,既可能是生理性改变的表现,也可能是病理性改变的表现。"痛"不仅是一种感觉,且致痛的原因对人体是一种刺激,可以引发应激反应,也可引起神经、内分泌与代谢改变。为了减轻痛对人的精神、机体的影响,医学上应用各种方法镇痛,其中去除致病的原因是主要的、最佳的有效方法。但致病的原因很多,有的可立即去除,有的需要时日,有的在现有的医疗技术条件下尚不能去除。这样解决疼痛就显得十分重要。镇痛的目的也包括使患者得到休息,减少疼痛对机体造成的内稳态失衡。各种镇痛的方法中,以药物镇痛最为常用,种类最多。急性疼痛可随致痛因素的去除与止痛药物的应用获得满意的效果。稍长时间的疼痛可在致痛因素得到控制、机体组织修复后,而逐渐减轻、消除。唯有那些致痛因素不能被控制、被消除的慢性疼痛,它不断地折磨着患者的精神,消耗着患者的机体,需要认真对待,设法解决。药物镇痛要求简便、有效、适用,每一种药物都有着它的特点:用于哪类疼痛;它的效应和效期;它对机体的损害;它的成瘾性等,这些都限制了它使用的随意性、安全性。任何药物都有正负两方面的作用,发挥其正面效应,减少其负面作用,也就是使药物应用合理,应是使用者必须掌握的知识。

《疼痛药物治疗学》一书,对疼痛的机制、诊断、评分,各类镇痛药物的特性、药动学、药效学、药物基因组学以及急性疼痛与慢性疼痛的治疗原则等都作了专章的讨论,且结合临床加以叙述。本书有助于读者学习镇痛药物的性能、方法及注意点,从而进一步掌握镇痛药物的临床应用,有效地帮助患者摆脱疼痛对精神的折磨和对机体的耗损。愿此书能发挥它的作用,造福于患者。

南京军区南京总医院(现东部战区总医院)

中国工程院院士

黎介寿

二零零七年十月八日

回顾近二十余年我国疼痛治疗的发展，最值得欣慰的是医务界及社会公众对疼痛观念的改变。在此之前，客观上无论社会抑或医务界对疼痛治疗的认识都有所欠缺，类似"刮骨疗毒"之类的奇闻轶事有时也不适当地被社会公众甚至医护人员推崇。当然这也与当时我们镇痛手段缺乏、镇痛药物单一相关。其次，对于药物滥用或成瘾性以及不良反应的担忧也被不必要地放大，极端的例子是竟有医生建议患者拒用镇痛药。

在 20 世纪 80 年代和 90 年代初，随着癌症患者三阶梯药物治疗和手术后患者自控镇痛（patient controlled analgesia，PCA）在我国的引进，我国的疼痛治疗事业发生了革命性的改变。癌痛患者可以针对性地、光明正大地使用阿片类药物；PCA 的自控性、个体性给药方式给医患双方都带来了极大的便利。随后数十年间又有不同的新型镇痛技术如雨后春笋般出现，在安全性和有效性提高的同时，极大地丰富了我们对不同类型疼痛的治疗手段。最为显著的是镇痛药物的多样性，在传统的"老三样"——吗啡、哌替啶、芬太尼之外，有了众多新的选择：抗抑郁药、抗惊厥药、曲马多、作用于兴奋性氨基酸受体的药物等以及新的剂型、新的合剂，它们的临床价值已经和正在得到广大医务人员的认可。

此外，把疼痛与患者整体情况结合来评价治疗的价值是近数十年临床关注的问题，也是我们非常乐见的观念转变。疼痛的发生本身就有不同的病因、不同的机制，对机体其他器官产生不同的影响，疼痛治疗不能局限于单纯"止痛"。所谓"医者父母心"，大者来说，是医德问题；小者而言，我们应该重视各个与疼痛相关的并发症的治疗。可喜的是，临床近来对诸如恶心、呕吐、上消化道溃疡、心肌缺血等种种不良反应的关注日益严格，相关的研究日益深入，这也是把疼痛作为整体治疗必须迈出的一步。

在欣喜的同时，我们也必须看到一些不足，首先是疼痛治疗的规范化问题。从 WHO 的疼痛三阶梯药物治疗原则出发，慢性疼痛应遵循"1→2→3"顺序，急性疼痛则应以"3→2→1"为佳。其次，在不少疼痛门诊和疼痛治疗中心，但凡疼痛，非"舞枪弄棒"，非静脉、硬膜外或外周神经阻滞不可，而忽略了镇痛药物的应用。尤其是在机制引导下正确地选择药物，在药理基础上正确地使用药物或在循证医学的基础上正确地评价药物，也是疼痛事业发展不可或缺的环节。

《疼痛药物治疗学》正是顺应了国内疼痛事业发展的需要，是国内首次出版的疼痛药物治疗方面的高级参考书，其内容丰富，涉及药物作用机制、药物代谢、副作用及防治、联合用药等各方面。我相信这本集国内疼痛学专家和热衷于促进我国疼痛事业发展的旅美专家共同撰写的专著，定会为我国疼痛事业的发展起到促进作用。

北京协和医院

罗爱伦

二零零七年十月

前　言

自 2007 年第 1 版《疼痛药物治疗学》发行至今已有十余年的光景，疼痛治疗的药物、给药方法、对于不同类型疼痛的药物治疗理念均有了显著的进步，为了更好地帮助从事疼痛诊疗的医师了解和掌握这些进展，我们组织编写了第 2 版《疼痛药物治疗学》。

与第 1 版相比，第 2 版的章节进行了重新编排，按照基础篇、药物篇及疾病篇展开，并增补了最新的药物，删除了已被证明没有优点的镇痛药物。基础篇首先介绍了疼痛的基本概念、相关概念和术语以及疼痛的分类，然后精练地阐述了急、慢性疼痛的发生机制，最后概括地描述了疼痛的诊断和评估。我们希望通过基础篇的阅读，能帮助从事疼痛诊疗的医师对疼痛的基本概念、基础理论以及诊断方法有个基本认识。药物篇是本书的重点，也是精华部分，本篇首先详细介绍了临床常用的多种镇痛药物，如：阿片类药物、非甾体抗炎药、曲马多和他喷他多、抗抑郁药、抗惊厥药、N- 甲基 -D- 门冬氨酸（N-methyl-D-aspartate，NMDA）受体拮抗剂、α_2 肾上腺素受体激动剂、局部麻醉药、糖皮质激素类药物以及其他疼痛治疗中使用的药物，然后介绍了可能影响药物作用的镇痛药物基因组学、常用的给药途径和给药方法，并特别介绍了在慢性疼痛治疗中经常使用的椎管内药物镇痛方法。本篇列出了多种临床疼痛诊疗可能涉及的药物，并详细介绍了这些药物的药理学以及用药方法，希望能帮助从事疼痛诊疗的医师了解这些镇痛药物，从而合理地使用镇痛药物。疾病篇描述了多种常见疼痛疾病，如急性疼痛，头面部疼痛，颈肩部疼痛，腰背部疼痛，软组织、关节及血管源性疼痛，内脏痛，神经病理性疼痛以及癌痛时，疼痛药物的选择及最新的治疗理念，避免了"纸上谈药"，更好地帮助从事疼痛诊疗的医师进行规范化的疼痛药物治疗。

尽管我们努力收集了疼痛治疗中可能涉及的药物，但由于药物的快速发展，难免有所遗漏，甚至偏颇，请各位读者和专家批评指正，共同促进疼痛药物治疗的发展。

徐建国　黄宇光　杨建军

2020 年 2 月

目　录

第二篇　药　物　篇

第三篇 疾 病 篇

第一篇　基础篇

第一章　疼痛概述

第一节　疼痛的定义及疼痛对机体的影响

1979 年世界卫生组织（World Health Organization，WHO）为疼痛所下的定义是"疼痛是组织损伤或潜在组织损伤所引起的不愉快感觉和情感体验"。2007 年国际疼痛研究学会（International Association for the Study of Pain，IASP）在东京召开理事会讨论并修改了疼痛学领域的一些定义，并于 2008 年在 *Pain* 杂志上发表综述，介绍了会议做出的相关修订。2008 年 IASP 的综述认为虽然有很多关于修改疼痛定义的建议，但 1979 年提出的疼痛定义还是目前为止最实用、最恰当的，因此疼痛仍定义为"组织损伤或潜在组织损伤所引起的不愉快感觉和情感体验"。2016 年 Williams 等认为疼痛对机体的影响不仅是感觉和情绪方面，还干扰了患者的认知功能和社会生活，因此建议将疼痛的定义修改为"实际或潜在的组织损伤所引起包含有感觉、情绪、认知和社会成分的痛苦体验"。

对患者而言，疼痛是机体面临损害或疾病的信号，是影响生活质量的重要因素，它提醒患者应加以重视，及早就医，积极治疗以防机体遭受更大和更长久的损害。对医师而言，疼痛既是机体对创伤或疾病的反应，也是疾病的症状。急性疼痛起病急，严重者可伴有心率加快、呼吸急促、血压升高、出汗增多、瞳孔散大、胃肠道蠕动减慢，并可导致代谢、内分泌甚至免疫功能的改变；而慢性疼痛持续数月以上，常可降低食欲，影响睡眠，导致抑郁焦虑等生理、心理和社会功能改变，因此疼痛需要及早治疗。

1995 年美国疼痛学会提出"将疼痛列为第 5 大生命体征"。2000 年和 2001 年，在欧洲以及亚太地区疼痛论坛上与会专家提出"消除疼痛是患者的基本权利"，在 2000 年第 10 届 IASP 大会上，专家达成基本共识，即慢性疼痛是一种疾病。

从医学伦理学和尊重患者权利的角度出发，每个医务工作者都应充分认识到患者有陈述疼痛、表达疼痛程度、得到完全镇痛、受到尊重并得到心理和精神上支持的权利和对病情的知情权。

为了正确认识疼痛，评价疼痛，在以下场合应将疼痛作为血压、呼吸、脉搏、体温相平行的第 5 大生命体征加以常规描述和定期记录：①在任何可能引起痛苦的措施和治疗之后都应评价和记录疼痛程度；②在实施疼痛干预措施的一定时间内评价疼痛的变化和镇痛措施的效果；③在慢性疼痛的持续过程中；④在新的疼痛可能出现时。

第二节　疼痛学相关的名词和术语

疼痛学术语的名词表最早出现在 1979 年第 6 期的 *Pain* 杂志上，在此前，很多名词也已存在并被广泛使用，如其中之一"异常性疼痛"已在疼痛和其他杂志的栏目中迅速应用。这些术语现已被翻译成多种语言。在 1982 年第 14 期 *Pain* 杂志中又对这些名词作了补充。此后数十年，IASP 和其他学科的众多专家和学者又对其进行了多次的修订和完善。

这些术语及其定义的目的并不是为了提供一份综合性的词汇表，而是为在疼痛研究领域的不同学科成员间提供一份尽可能规范化的术语名词。该表按字母顺序排列，除应用于疼痛研究领域外，主要用于体表相关的感觉领域，但并未包括特殊感觉。

另外，值得强调的是，定义这些术语并非只是用于试验研究或生理学、解剖学等某些基础学科，更主要是为了临床医疗实践的发展需要。本节根据 2008 年 IASP 对疼痛学相关概念的定义，按照这些术语的英文字母顺序，介绍一些常用的疼痛学概念及其意义。

1. 痛觉超敏（allodynia） 正常情况下不诱发疼痛的刺激引起的疼痛，常常出现在神经系统损伤的患者中，轻微的触摸、正常的温度即能引起痛觉。痛觉超敏是感觉性质的改变，即正常的触觉、温觉被感知为痛觉；另一种痛觉异常——痛觉过敏（hyperalgesia）则是将痛觉放大，性质却未发生改变。

2. 灼性神经痛（causalgia） 神经损伤后出现的一种持续的烧灼样痛、痛觉过敏、痛反应过度等异常表现，通常伴有血管运动功能以及后期的皮肤外观改变。

3. 中枢痛（central pain） 由于中枢神经系统的原发性损伤或功能异常所引起的疼痛。

4. 痛觉过敏（hyperalgesia） 是对一种阈上刺激产生过度的痛反应，刺激—反应模式不变。而痛觉超敏则是对正常的阈下刺激产生痛感觉。

5. 感觉过敏（hyperesthesia） 对刺激产生过度的痛感觉，这种刺激不包含各种特异性刺激。感觉过敏包含了痛觉超敏和痛觉过敏两种性质不同的痛觉异常，可以是痛阈降低，也可以是痛反应增强。

6. 神经痛（neuralgia） 疼痛沿着神经分布，具有阵发性特点，但并不能和阵发性疼痛相等同。

7. 神经病理性疼痛（neuropathic pain） 指感觉神经系统原发性损伤或疾患直接引发的疼痛。根据损伤的神经系统部位不同又可分为中枢神经病理性疼痛（central neuropathic pain）和外周神经病理性疼痛（peripheral neuropathic pain）。

8. 神经病变（neuropathy） 单个神经的病理改变或功能紊乱称单神经病变，若发生于多支神经或多种单神经元病变，分布呈双侧或弥散则称为多神经病变。主要受到损害的可能是轴索、髓鞘或施万细胞。神经炎（neuritis）是神经病变中的特例，目前专指影响神经的炎症性过程。

9. 伤害感受（nociception） 神经元编码和加工伤害性刺激的过程。

10. 伤害性神经元（nociceptive neuron） 能够编码伤害性刺激的外周和中枢神经元。

11. 伤害性疼痛（nociceptive pain） 伤害性受体活化诱发的疼痛。

12. 伤害性感受器（nociceptor） 能够编码和传导伤害性刺激（或一种如果长期存在便具有伤害性的刺激）的感觉受体。

13. 伤害性刺激（noxious stimulation） 能够引起伤害性感受器编码疼痛信号的潜在或实际的组织损伤。

14. 疼痛（pain） 与实际或潜在的组织损伤相联系的一种不愉快的感觉或情感体验。
注：不应忽略失去语言表达能力的个体对疼痛的感知体验和镇痛需求。疼痛是主观的，每个人都是通过以前受伤的生活体验来学习这一名词的，生物学家认为引起疼痛的刺激对组

织是有损伤的，因此，疼痛是与实际或潜在的组织损伤相联系的一种不愉快的感觉和情感体验。毫无疑问，它是身体感觉的一部分，但总是不愉快的，因而也是一种情感的体验。

关于在缺乏组织损伤或病理原因的条件下发生的疼痛亦有很多报道，但通常这些疼痛的发生存在心理因素的原因。在无组织损伤或病理改变的情况下也会发生疼痛，这种疼痛感知通常有心理因素。如果患者认为无法将这种感觉同损伤引起的疼痛分开并认定是一种疼痛，那么应该承认它是一种疼痛。可见疼痛与刺激不应混淆。由伤害性感受器或伤害性传导通路活化导致的疼痛可能是一种心理状态，尽管我们认为疼痛有身体上的病因。

15. 痛阈（pain threshold） 是疼痛最低的可被辨识的强度。应该注意，虽然大多数研究者用刺激的方法来定义痛阈，但其正确的定义是指患者自身的体验而非外界测试的刺激强度。在身心医学中，阈值的定义是 50% 刺激强度可被感知的疼痛水平。如果刺激不能正常被感知，痛阈则不能作为疼痛的测量手段。

16. 疼痛耐受水平（pain tolerance level） 能承受疼痛的最高水平。和痛阈一样，疼痛耐受水平是个体的一种主观体验，而通常对刺激强度的测定仅反映疼痛耐受水平上的刺激，而不反映疼痛耐受水平本身。因而与痛阈相同，疼痛耐受水平同样存在争议，即不应按外部刺激来对之进行定义。

17. 感觉异常（paresthesia） 不正常的自发或诱发的感觉。感觉异常通常用来描述非正常感觉而不论这种感觉是否令人愉快，而感觉减退主要用于描述不愉快的非正常感觉。感觉异常泛指所有不正常的感觉，也包括感觉减退。

18. 敏化（sensitization） 对正常刺激的反应增强或者是对阈下刺激出现反应。敏化包括刺激阈值的下降和对阈上刺激的反应增强，可出现自放电和感受范围增加的表现。根据敏化发生的部位，可分为外周敏化（peripheral sensitization）和中枢敏化（central sensitization）。外周敏化是指伤害性感受器的感受阈值下降以及反应增强。中枢敏化是指中枢伤害性神经元对传入冲动的反应增强或传入阈值下降，内源性镇痛系统的功能失调也是导致中枢敏化的重要原因。

第三节　疼痛的分类

疼痛医学是一个涉及多学科多领域的知识体系，合理而扼要的疼痛分类法不仅对理解这一庞大而复杂的体系有着提纲挈领的作用，而且对正确地评估和治疗疼痛起着重要的指导作用。因而自疼痛学发展至今，国内外学者已从不同角度对于疼痛的分类提出了诸多观点，但是至今尚无一个被广泛认可的疼痛分类方法。目前最常用的分类方法是根据疼痛的持续时间分类，这种方法可较好地帮助大家理解生物、心理因素对疼痛的作用，以及对其进行指导、评估和治疗。但值得注意的是，简单按持续时间分类往往忽略了其他一些因素，如急性反复发作的疼痛（间歇性急性疼痛），进而忽略了与疾病进展有关的因素。因此，目前常用的疼痛分类方法还包括按疼痛部位分类以及按疼痛发生的病理生理机制分类，下面本节简要介绍这三种疼痛分类方法。

一、根据疼痛的持续时间分类

根据疼痛的持续时间以及损伤组织的可能愈合时间可以将疼痛分为急性疼痛和慢性疼痛。急性疼痛相对通用的定义为与组织损伤、炎症或疾病过程相关的，持续时间较短（通常短于 3 个月）的一种疼痛类型，如蜜蜂的蜇痛、刀刃的刺痛、分娩的产痛等。急性疼痛通常是组织损伤的标志，促使个体采取适应性或保护性的行为，如患肢制动、就医诊治等。因而在大多数情况下对机体具有保护作用，此外急性疼痛中组织损伤和疼痛体验往往存在对应关系，随着损伤组织的痊愈，疼痛也随之消失。

与急性疼痛相对应，慢性疼痛被定义为组织损伤痊愈后依然持续存在的、或者持续时间超过 3～6 个月的一种疼痛类型，如癌痛、纤维肌痛、带状疱疹后神经痛等。两者在时间、病因、预后、治疗等方面均存在很大差别（表 1-1）。

表 1-1　急性疼痛和慢性疼痛

急性疼痛	慢性疼痛
持续时间短暂（<3 个月）	持续时间较长（3～6 个月）
病因明确	病因可能不明
可估计预后	预后不明
常规应用镇痛药物治疗	需多学科综合治疗

尽管如此，从病理发展的过程来看，这两种疼痛其实是连续病理过程的两个阶段。理解疼痛如何从急性疼痛转归为慢性疼痛，以及除了组织损伤外造成疼痛慢性迁延的因素非常重要。基础研究发现神经元内新基因的表达在组织损伤后 20min 内即被启动，而这正是中枢神经系统内神经元敏化与重塑的基础。慢性疼痛模型如神经结扎约在 1d 内即可触发长期的行为学和组织学改变。最新的临床研究表明，急性疼痛可以快速发展为慢性疼痛。新生儿足部产伤可增加其对触摸和环境的局部敏感性，并可能与数月后免疫接种时过激的行为学反应相关。在成人中，已证实几乎各部位的手术在围手术期，如给予良好的镇痛措施，可降低其对镇痛药的需求并改善术后几个月的功能状态；也证实了根据急性带状疱疹患者的疼痛强度和治疗开始时间及治疗效果，可预计其以后发展为带状疱疹后神经痛的可能性。这些结果说明了损伤后数小时内即可触发长期的持续性疼痛发生的生物学和心理学基础。

因此，急性疼痛应被视为一个由组织损伤触发的广泛而持续伤害性的和行为学的链式反应的初始阶段。此链式反应可能在时间和空间上产生进一步放大，但通常会在几周内消失。如果对疼痛反应的抑制机制并没有和放大机制同时启动，那么任何微小的损伤都可发展为慢性疼痛。正如其他复杂的动态系统一样，在损伤初期，不同的受伤个体以及伤害性刺激在强度、性质、种类方面的差异可造成这一链式反应发展的各个方面发生很大差异。Jones 描述了急性组织损伤所引发的链式反应模式图（图 1-1），反应的结果可导致慢性疼痛的发生。

与上述病理过程的发展变化相对应，Gatchel 根据疼痛患者临床的病情发展将急性疼痛向慢性疼痛转归分为 3 个阶段（图 1-2）。从这 3 个阶段的病情演化可以看出，在急性疼痛期，组织损伤与对个体所造成的伤害程度基本相等，但随着疼痛的持续和发展，心理素质、社会关系、人格特征或原有基础疾病等诸多因素的卷入已使造成伤害的病因并不再单纯局限于组织损伤，而这一点也是病程发展至慢性疼痛期时病因复杂、需要多学科综合治疗的基础。

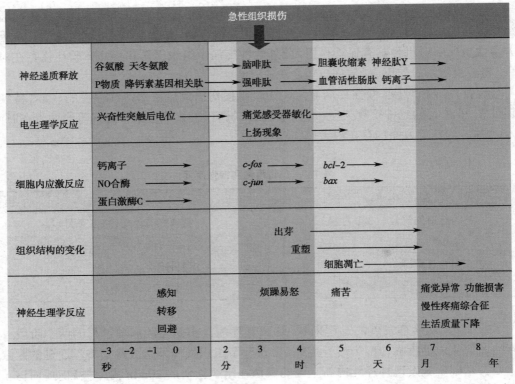

注：NO合酶，一氧化氮合酶；*c-fos*，即刻早期基因；*c-jun*，即刻早期原癌基因；*bcl*，属于细胞凋亡相关基因；*bax*，属于细胞凋亡相关基因。

图 1-1　急性组织损伤引起的链式反应

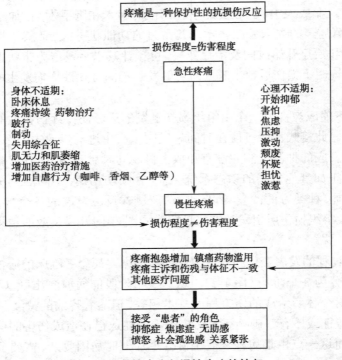

图 1-2　急性疼痛向慢性疼痛的转归

目前，人们已发现并认识到伤害性信号能对个体造成重要的生理影响（麻醉状态下这种影响仍存在），对患者疼痛的早期控制能改善急性疼痛的发展及避免其向慢性疼痛的转归。因而当今针对急性疼痛的治疗研究也迅速发展起来。新兴的疼痛治疗措施包括一些新的分子靶点、程序给药、针对损伤的外周位点或中枢传导通路的药物治疗、多种药物的联合应用，以及利用预防镇痛理念等，这些新兴治疗方法的应用使临床医师可以将组织损伤与原本连续发生的伤害性的行为学的链式反应中止下来，从而有效减少慢性疼痛的发生，大大提高临床疗效。

二、根据疼痛部位分类

基于疼痛产生的部位不同，可将疼痛分为躯体痛、内脏痛和非特异性疼痛三种类型。躯体痛和内脏痛不仅产生的部位不同，产生的机制也不尽相同，因此治疗也有很大的差异（表 1-2）。躯体痛是由体表（皮肤组织）或深部组织（骨骼肌肉组织）的痛觉感受器受到各种伤害性刺激所引起，前者又称为浅表躯体痛，后者称为深部躯体痛。躯体痛的常见原因有术后切口痛、肿瘤骨转移等。内脏痛是由于渗透、压迫、牵拉，或扭转胸、腹、盆腔脏器导致这些部位的痛觉感受器活化而引起的疼痛，常见原因包括肠梗阻、盆腔炎等。

表 1-2　按发病部位进行的疼痛分类及其特点

	浅表躯体痛	深部躯体痛	内脏痛
伤害性感受器的位置	皮肤、皮下组织、黏膜	肌肉、肌腱、关节、筋膜、骨骼	内脏
刺激种类	外界机械、化学、温度刺激、皮肤疾病	过度牵拉、机械损伤、压迫、缺血、炎症	器官牵张、肌肉痉挛、收缩、缺血、炎症
感觉定位	精确定位	定位弥散或放射，有体表牵涉痛	定位模糊，有体表牵涉痛
刺激性质	锐痛、刺痛或灼痛	通常是钝痛或抽筋	深部痛或锐刺痛，常牵涉一定皮区
相关症状和体征	皮肤触痛、痛觉过敏、异常性疼痛	皮肤触痛、反射性肌痉挛、交感兴奋	恶心、呕吐、不适、出汗、触痛、反射性肌痉挛[*]
临床病例	日光、高温或化学物质的灼伤，皮肤的切割伤或挫伤	关节炎、肌腱炎、筋膜炎	疝气、阑尾炎、胰腺炎、消化性溃疡、尿潴留

注：[*]急性内脏痛常伴有自主神经系统的症状。

值得一提的是，深部躯体痛和内脏痛中还存在着体表的牵涉痛（referred pain），疼痛的感知部位位于远离病变关节或内脏脏器的体表部位，如心绞痛时疼痛可牵涉至左上肢，胆囊炎时可出现右肩部的牵涉痛、颈椎小关节退行性变的肩背痛或上胸背痛、腰椎小关节退行性变的腰背痛和臀部疼痛等。牵涉痛的产生可能和脑内对内脏感觉信息缺乏专一的传导通路、脑内传递内脏信息的感觉神经元与传递皮肤肌肉信息的感觉传导通路发生交汇有关，因而大脑将来自内脏的信息错误地诠释为来自皮肤和肌肉，此现象被称为"汇聚性内脏 - 躯体感觉输入"，是内脏牵涉痛发生的神经学基础。

除躯体痛和内脏痛外，其他所有原因不明的疼痛皆可划归为非特异性疼痛，这种疼痛的产生与心理、社会因素的关系密切，随着现代社会生活节奏的加快，工作压力的增加，这种病例亦相应增多，其主诉症状明显但却常无阳性体征，多见于抑郁症或焦虑症患者。但在非特异性疼痛的诊断前，必须谨慎地排除一些原发病的存在，以免耽误一些严重的原发病诊治。

三、根据疼痛发生的病理生理机制分类

伤害感受是由伤害性刺激激活和致敏伤害性 A_δ 和 C 类神经纤维上的伤害性感受器引起的一种生理反应，疼痛是人类对伤害感受的知觉。但是，疼痛的本质是一种比单纯伤害感受更为复杂的现象。

从病理生理学角度分析疼痛的发生机制，可将疼痛划分为伤害性疼痛和神经病理性疼痛。这种划分的优点在于可从更深层次的视角来理解各种疼痛，为治疗提供依据。

1. **伤害性疼痛** 是对组织损伤产生的一种病理生理过程，组织损伤产生的各种介质，如 H^+、前列腺素、缓激肽、5- 羟色胺、腺苷等，刺激感觉神经末梢，使各种末梢感受器敏化，导致沿着神经纤维传导各种痛信号，引起痛感觉。

2. **神经病理性疼痛** 与伤害性疼痛不同的是，神经病理性疼痛通常没有组织损伤，往往是中枢或外周神经系统神经损伤或损伤后功能紊乱引起的疼痛。如带状疱疹愈合后神经系统功能紊乱的存在导致后遗神经痛的迁延不愈，脑卒中后导致中枢性疼痛的出现等。

神经病理性疼痛因为其产生的机制较复杂，外周组织损伤或外周神经系统损伤时，反复的刺激信号传入导致脊髓和脊髓以上的中枢神经系统出现一系列后链式反应，引起神经系统的形态学和功能也出现一系列异常，如神经递质的合成和释放方式改变、中枢神经系统的某些功能出现下调和上调（如抑制性系统的下调、兴奋性系统的上调）等。还有报道发现抑制性中间神经元的数量和形态也会发生改变，功能也相应出现变化。这些中枢神经系统结构和功能的改变在外周组织损伤愈合后或外周神经损伤愈合后仍然存在，使得神经病理性疼痛成为一种长期存在的痛感受。此外，与伤害性疼痛不同的是，神经病理性疼痛的治疗较之前者的治疗要困难得多，预后也不尽如人意。

换言之，伤害性疼痛是机体对伤害性刺激一种正常的功能性反应，并且疼痛的感知与刺激的强度之间通常有密切的联系，因而伤害性疼痛是机体对潜在的组织损伤一种保护性指示信号。而神经病理性疼痛是"由于感觉神经系统的原发性损害或功能障碍直接诱发的疼痛"（2008 年 IASP 的定义），它可由外周至中枢神经系统各个水平上的病理变化引起（如创伤、缺血、感染）或继发于进行性的代谢性疾病、感染性疾病和结构紊乱（如糖尿病、淀粉样变性、人类免疫缺陷病毒感染和神经卡压等）。

两者间的联系和区别用图 1-3 可以更好地说明，图 1-3 显示在正常的中枢神经传导系统中"健康"的伤害性感受器被激活后表现的疼痛生理过程。组织炎症可致敏外周和中枢痛觉传导通路而引起伤害性疼痛。正常情况下，全部过程都保持在生理性疼痛的范围内，然而在一定条件下，一个伤害性状态可以进展为病理性神经病变状态。传入神经纤维可以因异位放电而激活，异常的结构变化可以发生在脊髓背角（中枢重塑）。在疼痛的传导和相互作用中，生理状态和病理状态在外周和中枢之间可以相互影响。

在伤害性疼痛向神经病理性疼痛的发展演化过程中，中枢敏化或重塑机制扮演了重要的角色，它解释了神经病理性疼痛的症状总与刺激的强度不成比例（如痛觉过敏或异常性疼痛）的原因，在伤害性刺激去除或损伤组织痊愈后疼痛却依然存在（如持续性疼痛）的原因。在此，我们可通过表 1-3 对神经病理性疼痛的特征和种类进行总体的理解和把握。

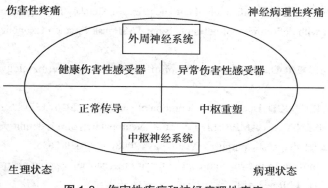

伤害性疼痛　　　　　　　　　　　　　　　　　神经病理性疼痛

健康伤害性感受器　　异常伤害性感受器

外周神经系统

正常传导　　　　　　中枢重塑

中枢神经系统

生理状态　　　　　　　　　　　　　　　病理状态

图 1-3　伤害性疼痛和神经病理性疼痛

表 1-3　神经病理性疼痛的特征和种类

	疼痛性单神经元病变或多神经元病变	去传入神经痛	交感神经依赖性疼痛[*]	中枢痛
定义	沿一支或多支受累神经支配区域分布的疼痛	由于失去传入神经冲动而产生的疼痛	交感神经系统的持续活化所产生的疼痛	由中枢神经系统的原发损害或功能障碍引起的疼痛
疼痛的特征和相关症状	性质：持续的、深部的灼痛，刺痛或肿痛 阵发性刀割样疼痛 异常皮肤敏感性	性质：灼痛、刺痛、痉挛、压榨痛 痛觉过敏 感觉迟钝 其他异常感觉	性质：灼痛、跳痛、压榨痛、枪击样疼痛 异常性疼痛 痛觉过敏 自主神经系统功能失调相关症状和营养障碍	性质：灼痛、麻木、针刺痛、枪击样疼痛 自发痛或诱发痛 感觉缺失 痛觉过敏 感觉迟钝
来源	代谢性疾病（如糖尿病） 毒素（如乙醇、化疗） 感染（如 HIV、带状疱疹） 创伤 压迫（神经卡压） 自身免疫性或遗传性疾病	外周神经、神经节或神经丛的损伤 中枢疾患或损伤	外周神经损伤（如 CRPS Ⅱ） 传出神经（运动）交感化 神经受循环儿茶酚胺的持续刺激	缺血（脑卒中） 肿瘤 创伤（脊髓损伤） 瘘管 脱髓鞘
临床疾病	糖尿病神经痛 乙醇性神经病变 带状疱疹后神经痛 腕管综合征	幻肢痛 乳腺切除术后痛	CRPS 幻肢痛 某些代谢性神经病变	脑卒中后遗痛 某些肿瘤性痛 多发性硬化相关性疼痛

注：* 交感神经依赖性疼痛是一种疼痛的机制而并非诊断，它和多种疼痛类型相联系，但也可作为一种独立的疾病。CRPS，复杂性局部痛综合征。

（徐建国　黄宇光）

参 考 文 献

[1] MERSKEY H，ALBE-FESSARD D，BONICA J J，et al. Pain terms：a list with definitions and notes on usage. Recommended by the IASP subcommittee on taxonomy. Pain，1979，6：249-252.

[2] MERSKEY H，BOGDUK N. Classification of chronic pain. In：Merskey H，Bogduk N，editors. Part Ⅲ：Pain terms，a current list with definitions and notes on usage. IASP task force on taxonomy. Seattle：IASP Press，1994，209-214.

[3] LOESER J D，TREEDE R D. The Kyoto protocol of IASP basic pain terminology. Pain，2008，137（3）：473-477.

[4] WILLIAMS A C，CRAIG K D. Updating the definition of pain. Pain，2016，157（11）：2420-2423.

[5] TREEDE R D，JENSEN T S，CAMPBELL J N，et al. Neuropathic pain：redefinition and a grading system for clinical and research diagnostic purposes. Neurology，2008，70：1630-1635.

[6] WOOLF C J. Pain：moving from symptom control toward mechanism-specific pharmacologic management. Ann Intern Med，2004，140：441-451.

[7] GATCHEL R J，BEVERS K，LICCIARDONE J C，et al. Transitioning from acute to chronic pain：an examination of different trajectories of low-back pain. Healthcare（Basel），2018，6（2）：E48.

第二章 疼痛的发生机制

疼痛不仅导致患者产生不愉快的感觉和厌恶性情绪，而且还可能影响患者的认知功能和社会交往能力，因此有效的控制疼痛，甚至清除疼痛是疼痛学的终极目标。纵观人类与疼痛斗争的历史，几乎与人类自身的历史一样长。在已经灭绝的尼安德特人的生活遗迹上，就发现了罂粟的痕迹。五千年前，苏美尔人的楔形文字称罂粟为"快乐植物"。荷马史诗中罂粟被称为"忘忧草"。此外很多植物如大麻、古柯树、曼陀罗、仙人掌、柳树，甚至毒蘑菇都为人类去除疼痛带来过功效。进入 19 世纪，1806 年德国化学家泽尔蒂纳从阿片中分离出吗啡，1899 年德国拜尔公司的化学家霍夫曼（Hoffmann）成功合成了具有抗炎和解热镇痛作用的乙酰水杨酸——阿司匹林。此后陆续有多种阿片类药物、非甾体抗炎药、曲马多、他喷他多、抗抑郁药、抗惊厥药、氯胺酮、局部麻醉药等药物用于疼痛的治疗，但仍有相当部分的疼痛患者，尤其是慢性疼痛的患者，不能获得满意的镇痛效果。因此进一步地探讨疼痛的发生机制，寻找可能的镇痛靶点是疼痛研究和治疗的重要方向。鉴于急性疼痛（主要涉及疼痛信号在机体转导、传递、感知和调控的过程）与慢性疼痛（主要涉及疼痛信号通路的可塑性改变）发生机制存在差异，本章分别阐述急性疼痛和慢性疼痛的发生机制。

第一节 急性疼痛的发生机制

急性疼痛是机体对伤害性刺激做出的一种正常的一过性的功能性反应，机体感知疼痛的强度和产生的反应与刺激强度通常有密切的联系，是机体对潜在的组织损伤产生的一种保护性指示信号。机体通过痛的感知和痛反应避免进一步或更严重的组织损伤。

急性疼痛的产生和感知一般经过四个过程即转导（transduction）、传递（transmission）、感知（perception）、调控（modulation）。每个过程都有特定的解剖学和生理学基础，任何一个过程发生了超出正常生理性调控范围（包括强度、性质和时程）的反应都会导致病理性疼痛或急性疼痛的慢性化。简单来说：①疼痛的转导是伤害性感受器将刺激信号转换为神经电信号的过程；②疼痛的传递是编码伤害性刺激的神经电信号沿着痛神经通路（A_δ 和 C 纤维→背根神经节→脊髓背角→脊髓丘脑束→丘脑→皮层及相关脑结构）传递的过程；③疼痛的感知是编码伤害性刺激的神经电信号在皮层（体感Ⅰ和Ⅱ皮层及相关脑结构如扣带皮层、岛叶和前额叶皮层）进行整合，产生与意识相关的多维性的痛主观感受和情感体验；④疼痛的调控是当感知疼痛后，机体调动所有的调控机制改变或抑制伤害性刺激的产生和伤害性信号的传递以避免进一步的组织损伤或避免急性疼痛转化为慢性疼痛（图 2-1）。

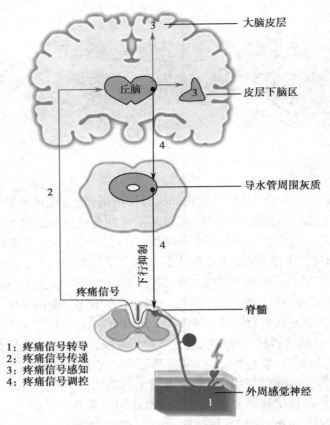

1：疼痛信号转导
2：疼痛信号传递
3：疼痛信号感知
4：疼痛信号调控

图 2-1 疼痛信号的处理过程

一、疼痛的转导

机体受到伤害性刺激（如热、冷、机械性刺激）或组织损伤后，外周伤害性感受器会将刺激或损伤信号转换为神经电信号（动作电位）（通常是由各种介质如 H^+、前列腺素、缓激肽、5-羟色胺、腺苷等激活外周神经末梢上的伤害性感受器——离子通道、受体等，或机械性刺激激活神经末梢上的压力感受器），这一过程称为疼痛的转导。因此，完成疼痛的转导至少需要三个必备条件：①需要有能感受伤害性刺激的伤害性感受器；②需要有能激活伤害性感受器的物质（内源性或外源性致痛因子）；③需要有能将刺激信号转换为电信号的物质（感受器上的受体、离子通道等）。

（一）伤害性感受器

20 世纪初，英国生理学家谢灵顿（Sherrington）在刺激皮肤引起脊髓反射的实验中，首次提出了"伤害性感受器（nociceptor）"的概念。现已明确，身体各个部位感受伤害性刺激都依赖伤害性感受器，又称疼痛感受器。它们广泛分布于皮肤、角膜、牙髓、血管壁及深部组织如肌肉、关节和内脏器官等中。当机体受到伤害性刺激时，组织细胞破裂释放的内源性致痛因子激活伤害性感受器或机械性刺激直接激活压力感受器，将各种刺激转化为神经冲动，通过神经纤维传至中枢，从而产生伤害性感受或疼痛。不同组织器官的伤害性感受器的形态结构无明显差别，但对不同刺激的反应特性各异，且可以被敏感化。痛觉过敏的外周机制就是反复的伤害性刺激导致的伤害性感受器兴奋性增加，即伤害性感受器被敏感化。

1. **伤害性感受器的分类** 背根神经纤维主要由粗的有髓鞘的 A_β 纤维、较细的有髓鞘 A_δ 纤维和更细的无髓鞘 C 纤维构成。其中绝大多数的伤害性信息都是由 A_δ 和 C 纤维传入的，A_β 纤维多传递非伤害性信息（如触觉）。根据传入纤维组成，伤害性感受器可分为两类：A_δ 伤害性感受器和 C 伤害性感受器。根据对不同伤害性刺激的反应，伤害性感受器可以粗略地分为两种。①高阈机械伤害性感受器（high threshold mechanoreceptor，HTM）：由 A_δ 纤维的外周端末梢形成，被施万细胞包围，并无特化的细胞结构，此类伤害性感受器对强烈的机械性刺激发生反应，对热刺激和化学性刺激无反应，兴奋阈值高，感受野大而散在；②多觉型伤害性感受器（polymodal nociceptor，PMN）：由 A_δ 纤维和 C 纤维的外周端末梢形成，对机械刺激、热刺激和化学刺激都发生反应，兴奋阈值低，感受野小而局限。

多觉型伤害性感受器（PMN）可分为①机械伤害性感受器：对伤害性机械刺激发生反应，而对热痛刺激、冷痛刺激、酸、缓激肽均不发生反应；②热伤害性感受器：只对热痛刺激敏感，而对机械痛刺激不敏感；③热 - 机械伤害性感受器：对伤害性机械刺激、热痛刺激、酸均发生反应，对冷痛刺激则仅发生弱反应，对常温变化无反应；④寂静伤害性感受器（silent nociceptor）：通常的伤害性刺激并不能使其激活，但炎症、组织损伤等病理状态下，该类伤害性感受器的兴奋阈值急剧降低. 则可被较轻的伤害性刺激所激活。

分布在皮肤的伤害性感受器不仅密度大而且类型多，以能感受多种伤害性刺激的多觉型伤害性感受器为主，对化学、温度（热和冷）和机械性伤害性刺激敏感；而分布在关节、内脏和肌肉的伤害性感受器对某些类型的机械性刺激（如关节对扭曲刺激，内脏对扩张刺激）、化学刺激（如肌肉对酸性和乳酸刺激，肌肉和内脏对炎症和缺血刺激，关节对炎症刺激）敏感。

2. **伤害性感受器的特性** ①结构特性：它是背根神经节和三叉神经节中感受和传递伤害性冲动的初级感觉神经元外周部没有特化的游离神经末梢。广义上包含三个部分：传入神经末梢的特化结构，与之相连的传入神经纤维，感觉神经节中的假单极神经元。与组织和器官相连的神经末梢是游离的，并和背根神经节和三叉神经节中小神经元的有髓的 A_δ 和无髓的 C 轴突相连。②化学特性：根据伤害性感受器细胞体表达物质或受体的不同，可将伤害性感受器分为肽类和非肽类。肽类伤害性感受器表达 P 物质（substance P，SP）和 / 或降钙素基因相关肽（calcitonin gene-related peptide，CGRP），SP 和 CGRP 在外周的释放与损伤引起的组织炎症和充血水肿密切相关；非肽类伤害性感受器表达胶质源性神经营养因子（glial cell line-derived neurotrophic factor，GDNF）受体 Ret，该类伤害性感受器往往可与同工凝集素 B4（isolectin B4，IB4）结合并表达嘌呤类 P2X3 受体（purinergic P2X3 receptor）。③兴奋特性：某种刺激是否可以激活伤害性感受器依赖刺激的部位和刺激的性质，如同一种伤害性感受器在角膜的兴奋阈值要比在皮肤的兴奋阈值低；切割性刺激可很容易激活皮肤的伤害性感受器，但不能有效激活关节、肌肉和腹腔上的伤害性感受器，而扭转或扩张性刺激可激活关节和腹腔的伤害性感受器，但不能有效激活皮肤上的伤害性感受器。④可敏感化：组织损伤或炎症释放的大量炎症介质使外周伤害性感受器兴奋性增加，表现为兴奋阈值降低、对伤害性刺激的反应增强、对非伤害性刺激产生伤害性反应和激活寂静伤害性感受器。⑤异质性：伤害性感受器在解剖、生化和生理上的不同决定了其具有功能异质性，即不同类型的伤害性感受器介导不同性质的疼痛行为。

（二）激活伤害性感受器的物质

机体受到伤害性刺激（机械性或化学性）、组织损伤和 / 或炎症后，从受累区域的神经末梢和损伤组织、血液系统中会产生和 / 或释放多种物质包括神经递质 / 调质、细胞因子等，这些化学物质作用于各自的受体或通道，引起胞膜去极化，或者通过胞内第二信使系统，引起一系列生化反应，发挥其生物学效能，其中有些化学物质可以直接作用于伤害性感受器，使之激活从而产生疼痛；有些介质敏化伤害性感受器，使之对随后的刺激过度敏感。

一些化学因子参与炎症的血管反应和白细胞反应，导致局部组织的血管扩张、通透性升高和白细胞渗出等炎症反应，这些内源性化学因子又称为炎症介质（inflammatory mediator），如组胺、5- 羟色胺、花生四烯酸代谢产物（前列腺素和白细胞三烯）、溶酶体酶、细胞因子（包括白介素和肿瘤坏死因子）等。

激活伤害性感受器的物质的主要来源有①血液产物：5- 羟色胺和组胺等；②炎症细胞：蛋白酶、细胞因子、趋化因子和生长因子等；③组织损伤产物：缓激肽、前列腺素、H^+/K^+ 和 ATP 酶等；④传入神经末梢释放：P 物质和降钙素基因相关肽等（表 2-1）。

表 2-1　与疼痛发生相关的炎症介质来源及其作用的受体

炎症介质	来源	作用的受体
组胺（H）	肥大细胞 嗜碱性粒细胞	H_1/H_2R
5- 羟色胺（5-HT）	肥大细胞 血小板	$5\text{-}HT_{2A}R$，$5\text{-}HT_3R$
前列腺素（PGE）	免疫细胞 交感传出纤维末梢	PGER
缓激肽（BK）	C 纤维末梢	BK_1/BK_2R
P 物质（SP）	C 纤维末梢	神经激肽受体（NKR）
降钙素基因相关肽（CGRP）	C 纤维末梢	CGRPR
神经生长因子（NGF）	C 纤维末梢	酪氨酸激酶 A（TrKA）受体
三磷酸腺苷（ATP）	内皮细胞 血小板 交感神经末梢	ATP 嘌呤（P2X）受体
白细胞介素（IL）	巨噬细胞 中性粒细胞释放	IL-1R
肿瘤坏死因子（TNF）-α	巨噬细胞 中性粒细胞释放	TNFR
氢离子	损伤组织	酸敏感离子通道（ASIC）受体
去甲肾上腺素	交感传出纤维末梢	肾上腺素受体 α_1、α_2

（三）刺激信号转换为电信号的物质

不同类型的伤害性刺激只有被伤害性感受器转换为电信号并传递到大脑的相关核团才能产生疼痛行为，不同类型的伤害性刺激的电信号转换机制也存在差异，但总的来说都是不同的伤害性刺激作用于相应的伤害性感受器上的受体形成受体电位，进一步改变膜传导特性和膜上离子泵活性，产生由相应离子通道介导的膜内外的离子交换（包括 Na^+、Ca^{2+}、K^+ 和 Cl^-），最终导致膜的去极化，产生可扩步的动作电位（图 2-2）。

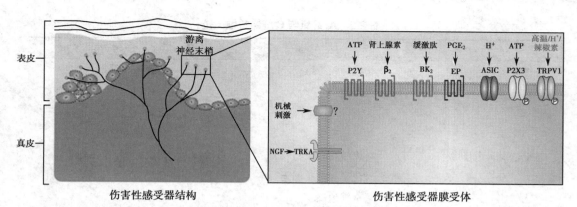

图 2-2 伤害性感受器的结构和伤害性感受器膜受体

1. **伤害性热刺激的电信号转换** 多种类型的伤害性感受器对热刺激敏感，产生伤害性电信号的刺激温度是 40～45℃，在病理性疼痛状态下，该温度会明显降低。被广泛接受的观点认为，介导伤害性热刺激的电信号转换的受体是瞬时受体电位受体 V（transient receptor potential V，TRPV）家族的 TRPV1～TRPV4，它们是一种非选择性阳离子通道受体。

2. **伤害性冷刺激的电信号转换** 产生伤害性电信号的刺激温度是 0～20℃，同样在病理性疼痛状态下，该温度会明显降低。介导伤害性冷刺激的电信号转换的受体是瞬时受体电位受体 M8（TRPM8）和 A1（TRPA1）。

3. **伤害性机械刺激的电信号转换** 机械性刺激的方式最为复杂，也没有确凿的证据表明哪种受体或通道特异性地介导伤害性的机械刺激，有研究表明，酸敏感离子通道（acid-sensitive ion channel，ASIC），TRPV2，TRPA1，钾通道亚家族 2、4、18（KCNK2、KCNK4、KCNK18）受体等可能与机械性刺激的电信号转换相关。

4. **化学刺激的电信号转换** 内源性和外源性的化学刺激物质通过伤害性感受器上的受体产生伤害性电信号，介导这一效应的受体包括 TRPV1、TRPA1、TRPM8 等。

二、疼痛的传递

尽管伤害性刺激转换为神经电信号（神经冲动）后，神经电信号沿着疼痛传递通路最终到达与疼痛感知相关脑区是一个相对连续过程，为了阐述方便，我们人为地把这一过程分为以下几个阶段：①从外周到脊髓；②从脊髓到丘脑；③从丘脑到相关皮层或中脑边缘系统。以下我们分别予以详细阐述。

（一）疼痛信号的传递：从外周到脊髓

伤害性感受器接受伤害性刺激后被激活，传入冲动沿着传入纤维经背根神经节外周部传入脊髓背角，完成疼痛的第一级传递，即 A$_\delta$ 类和 C 类传入纤维→背根神经节→背根传入→脊髓。

1. **传递外周疼痛信号的神经纤维** 正常生理状态下，由伤害性刺激在外周神经末梢产生的编码疼痛信号的动作电位主要由 A$_\delta$ 类和 C 类初级传入纤维传导。单纤维记录研究表明：非伤害性刺激引起 A$_\beta$ 纤维兴奋，潜伏期短，发放少，发放不随刺激强度增加而增多；伤害性刺激兴奋 A$_\delta$ 纤维与 C 纤维，潜伏期长，呈高频长时程发放，发放的数量与刺激强度成正比。A$_\delta$ 纤维传导速度快，兴奋阈值低，主要传导快痛，而 C 纤维兴奋阈值高，传导速度慢，主要传导慢痛。两者特性比较见表 2-2。

表 2-2　A$_\delta$ 纤维与 C 纤维特性比较

	A$_\delta$ 纤维	C 纤维
特性	初级传入纤维	初级传入纤维
	直径粗	直径细
	有髓	无髓
	传导速度快	传导速度慢
感受器对刺激反应	对机械刺激发生反应	对机械刺激、热刺激和
	对化学和热刺激无反应	化学刺激均有反应
	兴奋阈值高	兴奋阈值低
	感受野大而散在	感受野小而局限
疼痛感觉性质	定位明确	定位不明确
	痛感强烈	痛感较强烈
	疼痛持续时间短	疼痛持续时间长
	如刺痛、蛰痛、掐痛等	如胀痛、酸痛、隐痛等
	痛情绪反应轻	痛情绪反应重
	又称锐痛或快痛	又称钝痛或慢痛

2. 背根神经节　躯干与四肢痛觉传递的第一级神经元胞体位于背根神经节（dorsal root ganglion，DRG）内，此类神经元为假单级神经元，其胞体先发出单个突起，在节内延伸一段距离后分为两支：一支为周围突，伸向外周组织，其终点为外周伤害性感受器；另一支为中枢突，经背根神经节外侧部进入脊髓，终止于脊髓背角，完成初级感觉信息的传递。

头面部疼痛传递的第一级神经元胞体位于三叉神经半月节内，这些胞体的周围突伸向外周组织，终止于分布区域的末梢痛感受器，中枢突组成三叉神经脊髓束，终止于三叉神经脊束核，完成头面部痛觉信息的第一级传递。

支配胸腔、腹腔和盆腔内脏器官（包括血管和腺体），胞体分布在背根神经节或相应迷走神经核舌咽神经的神经细胞，统称为内脏初级传入神经元。其中枢突随相应的脊神经或脑神经进入脊髓或脑干，周围突则随脊神经、交感或副交感神经的分支分布于各个脏器，其在传入神经系统中起着换能器、编码器和传送器的作用。

根据背根神经节内的神经元的直径大小，一般将其分为大、中、小三类。根据背根神经元轴突直径，Erlanger 和 Gasser 提出了 A$_\alpha$ 纤维、A$_\beta$ 纤维、A$_\delta$ 纤维和 C 纤维分类：A$_\alpha$ 纤维是肌肉传入神经，直径 12～20μm；A$_\beta$ 纤维主要是皮肤传入神经，直径 6～12μm；A$_\delta$ 纤维在肌肉与皮肤中均存在，直径 2.5μm；C 纤维在肌肉与皮肤中均存在，直径 0.3～3μm。不同轴突对应不同神经元，无髓鞘的 C 纤维是小细胞的轴突，有髓鞘的 A$_\delta$ 纤维是中等细胞的轴突，有髓鞘的 A$_\beta$ 纤维是大细胞的轴突，因此，小、中、大细胞也分别被称为 C 类神经元、A$_\delta$ 类神经元、A$_\beta$ 类神经元。

3. 背根传入　来自四肢和躯体的传导非伤害性刺激的 A$_\beta$ 纤维主要投射至脊髓Ⅲ、Ⅳ、Ⅴ板层；传导快痛的 A$_\delta$ 纤维主要投射至脊髓Ⅰ、Ⅱ、Ⅴ板层；传导慢痛的 C 纤维投射至Ⅰ、Ⅱ板层，部分经过中间神经元也称胶状质神经元投射至Ⅴ板层（图 2-3）。每个脊髓节段可同时接受来自多个背根神经节的传入纤维，即支配同一区域皮肤并在同一外周神经上传的多个

C 纤维和 A_δ 纤维在脊神经水平是分离的，通过不同的背根神经节进入脊髓，但最终会再次汇聚到同一胶状质神经元。

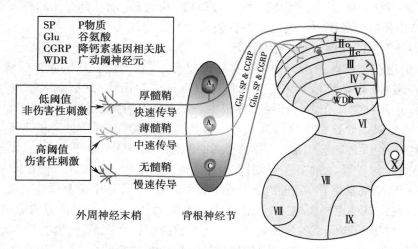

图 2-3　疼痛信号从外周到脊髓的传递

来自头面部不同区域的痛觉传入三叉神经脊束核的部位也不同，来自眼神经的痛觉传入脊束核的下 1/3，来自上颌神经的痛觉传至脊束核的中 1/3 段，来自下颌神经的痛觉传入脊束核的上 1/3。

来自部分内脏传入经迷走神经投射至孤束核；部分通过内脏神经投射到胸壁和腰骶部的脊髓内脏传入，其投射到脊髓背角的部位并不明确，有脊髓背角的 Ⅰ、Ⅴ板层以及脊髓背角的更深处（Ⅱ、Ⅲ、Ⅳ板层），也有投射至对侧Ⅴ、Ⅹ板层。

4. 脊髓　由白质、灰质和充满脑脊液的中央管组成。白质是由上行和下行的神经纤维组成，灰质是神经元胞体和突起、神经胶质和血管等的复合体，脊髓灰质内有各种不同大小、形态和功能的神经细胞，其中大多数神经细胞的胞体往往集聚成群或成层，称为神经核或板层。根据不同的细胞类型，灰质被人为分成 10 层（Rexed 分层），板层Ⅰ～Ⅳ是皮肤外感受性（痛、温、触、压觉）的初级传入纤维终末和侧支的主要接受区，故属于外感受区。板层Ⅰ～Ⅳ发出纤维到节段内和节段间，参与许多复杂的多突触反射通路，以及发出上行纤维束到更高的平面。

板层Ⅰ（lamina Ⅰ）：在脊髓背角的最外层，又称边缘层，与白质相邻，呈弧形。内有小的树突和无髓轴突等粗细不等的纤维穿过。该层含大、中、小神经元，对伤害性刺激和温度刺激有反应，该层细胞的轴突加入至对侧的脊髓丘脑束。

板层Ⅱ（lamina Ⅱ）：占据灰质后角头的大部，由密集的小的中间神经元组成，髓鞘染色法不着色呈胶状质样，故称胶状质（substantia gelatinosa）。此层细胞接受 DRG 的感觉纤维传入以及下行背外侧束的传入，在分析和加工感觉信息中起重要作用，是与痛感觉与调制有关的主要结构层。

板层Ⅲ（lamina Ⅲ）和板层Ⅳ（lamina Ⅳ）：板层Ⅲ由形态多样、大小不同的细胞组成，细胞密度略小，该层的细胞接受来自 A_β 纤维投入，该层内还含有来自板层Ⅳ、Ⅴ和Ⅵ的有髓纤维。板层Ⅳ的细胞排列较疏松，其大小不一，以圆形、三角形和星形细胞居多。这两层相当于脊髓背角的固有核所在部位，有与疼痛感觉有关的重要结构，有很多背角大细胞，在痛知觉和痛反应中起关键作用,在痛机制中被称为 T 细胞(tract cell),它们接受从背根传来的外周伤害性冲动和 SG 细胞冲动,它们的轴突能把信息经脊髓丘脑束传至大脑。特别值得注意的是它的突触联系方式,多为轴 - 轴突触和轴 - 树突触,部分神经元的树突还返回到第Ⅱ层,这些结构都与疼痛控制的闸门结构有关。

(二)疼痛信号的传递:从脊髓到丘脑

伤害性信息在脊髓背角伤害性投射神经元整合后,由脊髓白质的腹外侧索、背外侧索和背柱形成不同上行神经传导束将初级痛觉信息传递到丘脑,最后到大脑皮层进行信息加工和整合,产生痛觉。在上行神经传导束中最重要的是脊髓丘脑束(spinothalamic tract,STT),简称脊丘束。脊丘束由脊髓背角非伤害性感受、特异伤害性感受和非特异伤害性感受等三类投射神经元的轴突组成,三类神经元的胞体分别位于脊髓背角Ⅰ层、Ⅳ~Ⅵ层。特异伤害性感受投射神经元轴突在脊髓同一节段交叉至对侧,它又分为传递痛感觉成分的"新脊丘束"和传递痛觉情感成分的"旧脊丘束"。"新脊丘束"在中央灰质前交叉至对侧的前外侧索,沿脊髓丘脑侧束外侧部上行,抵达丘脑的腹后外侧核,具有精确的定位分析能力。"旧脊丘束"沿脊髓丘脑侧束的内侧部上行,其多数纤维终止在脑干的内侧网状结构等处,再经中间神经元的多级转换传递而达到丘脑的髓板内核群等结构,与疼痛伴随强烈情绪反应和内脏活动密切相关。

头面部痛觉第一级神经元细胞体位于三叉神经半月神经节,其轴突终止于三叉神经感觉主核和三叉神经脊束核。由此换元发出纤维越过对侧,组成三叉丘系,投射到丘脑腹后内侧核。

内脏痛的传入途径比较分散,即一个脏器的传入纤维可经几个节段的脊髓进入中枢,而一条脊神经又可含几个脏器的传入纤维,因此内脏痛往往是弥散的,定位不够明确。

(三)疼痛信号的传递:从丘脑到相关皮层或中脑边缘系统

丘脑是痛觉信息重要的中继站,脊髓传入的痛觉信息在此被分类处理并传递到大脑皮层和皮层下核团。

1. 丘脑结构 丘脑分为负责感觉—分辨的外侧核群和负责动机—情感的内侧核群。丘脑外侧核群具有躯体定位投射系统,分别接受来自脊髓背角深层(Ⅴ~Ⅵ)和浅层(Ⅰ)的纤维投射,通过放电频率的改变体现对刺激强度的编码,其轴突投射到躯体感觉区 S_1 和 S_2 区,主要识别疼痛刺激的定位和特性,该核群神经元放电频率和时程与刺激强度变化呈正相关,能定量反映外界刺激,可将外周刺激的部位、范围、强度和时间等属性进行编码,再传递到皮层;而丘脑髓板内核群其轴突广泛投射到大脑皮层,主要包括与情感有关的扣带皮层,该核群神经元对外周刺激缺乏明确的躯体投射关系,感受野大,反应阈值高,这些神经元可能主要行使痛觉情绪反应功能,然而丘脑内侧核群也具有某种对疼痛强度的辨识能力。

2. 丘脑到体感皮层的投射 丘脑外侧核群神经元轴突投射到躯体感觉区 S_1 和 S_2 区,主要参与痛的定位、痛强度的感知和痛性质的分辨等。

3. 丘脑到皮层下脑区的投射 丘脑内侧核群神经元轴突投射到前扣带回、岛叶、中脑边缘系统等,主要参与痛相关的情绪、情感调节、认知变化(注意力、记忆、警觉等)。

三、疼痛的感知

疼痛信号在皮层(如体感Ⅰ和Ⅱ皮层)及相关脑结构(如扣带皮层、岛叶和前额叶皮层)

进行整合（图 2-4），产生与意识相关的多维性的痛主观感受和情感体验，该过程称为疼痛的感知。

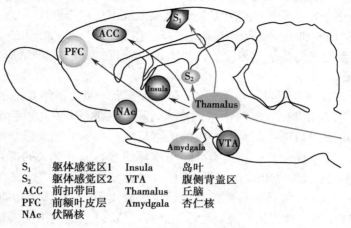

S_1	躯体感觉区1	Insula	岛叶
S_2	躯体感觉区2	VTA	腹侧背盖区
ACC	前扣带回	Thamalus	丘脑
PFC	前额叶皮层	Amydgala	杏仁核
NAc	伏隔核		

图 2-4　疼痛感知相关的脑区

疼痛的感知是疼痛信号在伤害性通路传递的最终结果，它是与意识相关的多维性的主观感受和情感体验，它既是一种生理感觉（痛的生理成分），又是对这种感觉的情感反应（痛的心理成分）。一个普遍接受的观点将痛觉划分为感觉分辨和情绪体验，感觉分辨使机体对刺激的部位、强度和性质做出判断，是在伤害性刺激触发机体反应之前确定痛的部位、痛的程度、痛的类型，它是生命不可缺少的一种特殊自身保护机制，介导该部分的脑区主要是体感皮层Ⅰ和Ⅱ区；疼痛的情绪体验是与疼痛刺激密切相关的厌恶、焦虑、恐惧以及迫切想终止疼痛刺激的愿望等。后者又分两个阶段：一是"痛不愉快感"，它和疼痛刺激相伴随，是对痛刺激的即时反应，又称原发性不愉快；二是继发性情感，是一种直接与疼痛的远期结局相关的情绪反应，它和接受痛刺激时的背景环境、疼痛对未来生活的影响、长期经受疼痛的恐惧等密切相关。继发性情感涉及疼痛、学习记忆和认知等因素，需要脑的高级中枢对这些相关信息进行整合。继发性情感是疼痛后产生的各种负面情绪，这种疼痛导致的负面情绪将会有更加长久和深入的影响，其相关机制可能比疼痛本身更复杂。在临床上，伴发精神障碍的慢性疼痛患者远比没有伴发精神障碍的慢性疼痛患者更难以治疗。人脑功能成像已经确定，部分脑区如前扣带回、杏仁核、前额叶皮层和岛叶等与疼痛相关的情感体验有着密切的关系。

（一）体感皮层

躯体感觉区 S_1 和 S_2 区，主要参与痛的定位、痛强度的感知和痛性质的分辨等。

（二）前扣带回

扣带皮层是边缘叶和边缘系统中的最大的一个部分，是情感、学习和记忆等过程的重要解剖学基础。前扣带回位于大脑额叶的内表面，是内侧痛觉系统的组成部分，它接受丘脑内侧核群的纤维投射，主要参与痛觉情绪信息的编码。较早的临床观察发现，慢性疼痛的患者，切除前扣带回和周围皮层组织后，焦虑、抑郁等痛情绪反应症状可以明显减轻；在癌症患者中实施扣带回切除术，发现可以减轻顽固性疼痛。动物实验研究进一步证实了前扣带回既参与了痛的感觉成分也参与了痛的情感成分。研究发现，损伤猴子的前扣带回会导致痛反应减弱；利多卡因注入大鼠前扣带回阻断内部神经传导能够产生镇痛效应。将大鼠喙侧前扣带回毁损后，福尔马林引起的条件性位置回避明显减弱，这一结果说明前扣带回参与痛情绪的反应过程。近年来，脑功能成像研究为前扣带回介导疼痛的感知提供了直接证据。利用正电子发射断层成像和功能性磁共振成像技术均证实，在实验性疼痛或临床性疼痛的条件下，前扣带回脑区活动显著增加，且在Ⅱ相痛（second pain）时改变最为显著，前扣带回脑区还参与了与痛情绪相关的预期镇痛、预期致痛和安慰剂镇痛效应等过程。

（三）杏仁核

疼痛是一种不愉快的感觉和情绪体验，伴随有强烈的负性情绪（如厌恶、恐惧等）和对疼痛刺激的回避行为，杏仁核与痛情绪的产生过程及其躯体反应（回避行为）均有密切关系，毁损杏仁核可以减弱疼痛刺激所导致的情绪反应。人脑功能成像中发现，单侧肢体疼痛可激活双侧杏仁核，提示杏仁核负责处理与疼痛的情感成分有关的信息。一般认为，杏仁核在调节疼痛情感的维度上具有重要作用，外源性伤害性刺激产生的信号，在杏仁核产生编码刺激的情绪效价，并将评价的信息上传至大脑皮层，具有认知功能的内侧前额叶皮层接收信息并整合，通过痛情绪相关脑区返回到杏仁核，产生痛情绪反应。

（四）前额叶皮层

前额叶皮层是新皮质中发育和成熟最晚的脑区，在解剖上与杏仁核、扣带回、海马、脑干等与痛情绪加工的相关脑区有着广泛的纤维联系，具有高级认知功能，如学习记忆、语言、抽象思维、情绪等。前额叶皮层在痛情绪的反应和调节中扮演着重要角色。参与痛情绪调节的核团如杏仁核、岛叶等均接受前额叶皮层的控制。目前认为，调节痛情绪时，前额叶皮层的活动变化伴随着疼痛相关脑区的互补式变化，即疼痛增加时，前额叶皮层信号减弱或缺失并伴随疼痛相关脑区信号增强，而疼痛减轻时，前额叶皮层信号增强并伴随疼痛相关脑区信号减弱。因此前额叶皮层不仅参与了痛情绪反应，同时在调节痛情绪过程中发挥着重要作用。

（五）岛叶

脑功能成像研究发现，随着电刺激所导致的疼痛的加强，对侧岛叶后部、对侧岛叶前部、双侧岛叶依次被激活。而在内脏扩张产生的疼痛时，患者表现出紧张和焦虑，岛叶处于激活状态。单纯的触觉刺激，岛叶没有激活，而有异常疼痛的经历者受到触觉刺激时，更容易出现岛叶的激活。岛叶可能并不是直接产生厌恶情绪，而是在产生各种情绪信息后选择性保留厌恶情绪。

四、疼痛的调控

当机体感知疼痛后，机体调动所有的调控机制改变或抑制伤害性刺激的产生和伤害性信号的传递以避免进一步的组织损伤或避免急性疼痛转归为慢性疼痛，这一过程称为疼痛的调控。

疼痛信号处理的每个过程都有特定的解剖学和生理学基础，任何一个过程发生了超出正常生理性调控范围（包括强度、性质和时程）的反应都会导致病理性疼痛或急性疼痛的慢性化。最经典的疼痛的内源性调控理论是闸门控制学说和下行抑制理论。

（一）闸门控制学说

在脊髓对疼痛的调控研究中，最著名的理论是由加拿大心理学家梅尔扎克（Melzack）与英国生理学家瓦尔（Wall）提出的闸门控制学说（gate control theory of pain）。它的核心就是脊髓的节段性调制和非伤害性刺激抑制伤害性刺激的上传。参与这种节段性调制的神经网络主要由初级传入 A 和 C 纤维、背角投射神经元和胶质区抑制性中间神经元组成。该学说认为（图 2-5）：①周围神经冲动无论是由粗纤维传入还是由细纤维传入，均可投射到背角投射神经元，并使之兴奋而引起疼痛。②胶质区抑制性中间神经元对伤害性刺激信息的向上传输起抑制作用。这些中间神经元可被粗纤维的输入信号所兴奋，进而抑制背角投射神经元的兴奋，此为突触前抑制。然而，这些中间神经元又可被细纤维所抑制，使其对背角投射神经元的控制作用减弱，伤害性信息得以向上传输。③强有力的脑干下行抑制系统可对背角投射神经元施加影响，抑制伤害性信息的上传。总之，闸门控制学说认为脊髓对疼痛的反应不仅可通过突触前抑制、前馈抑制，也可通过直接对投射神经元的突触后抑制产生节段性调制。

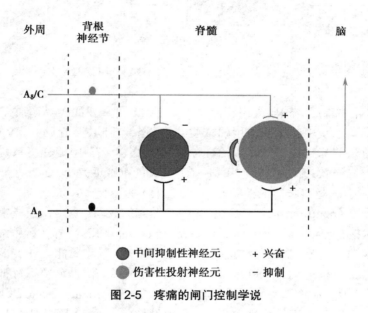

图 2-5　疼痛的闸门控制学说

（二）疼痛的下行抑制系统

20 世纪 60 年代中国学者邹刚和张昌绍发现，将微量吗啡注射到中脑导水管周围灰质产生镇痛效应，该研究开启内源性阿片系统和疼痛下行抑制系统研究的序幕。现已明确，疼痛的下行抑制系统主要由中脑导水管周围灰质（periaqueductal gray，PAG）、延髓头端腹内侧核群（中缝大核及邻近的网状结构）和一部分脑桥背外侧网状结构（蓝斑核、臂旁腹外侧核）等组成，它们的轴突经脊髓背外侧束和腹外侧束下行对脊髓背角痛觉信息传递产生调制作用（图 2-6）。

中脑导水管周围灰质（PAG）通过疼痛下行抑制系统在脊髓背角水平抑制疼痛信号上传，从而产生内源性的镇痛效应。有部分 PAG 神经元直接投射到脊髓，但大部分脊髓和 PAG 之间的连接是间接的。PAG 神经元投射到：①中缝大核（nucleus raphe magnus，NRM）和邻近的网状结构，位于延髓头端腹内侧区（rostral ventromedial medulla，RVM）；②蓝斑和背外侧脑桥。

PAG 可通过多种方式抑制脊髓背角的伤害性投射神经元将疼痛信号上传至丘脑：①由阿片肽和阿片受体系统介导；②由 5-羟色胺（5-HT）和 $5-HT_{1A}$ 受体系统介导；③由去甲肾上

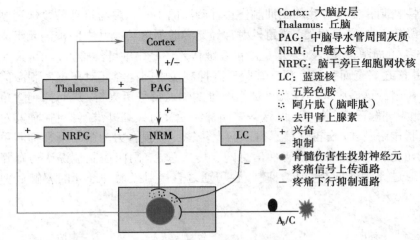

图 2-6 疼痛的下行抑制系统

腺素和 α₂ 肾上腺素受体介导；④由 γ- 氨基丁酸（GABA）和 GABA_A 受体及甘氨酸受体系统介导。

在疼痛的下行抑制系统中，去甲肾上腺素和 5-HT 是重要的神经递质。PAG 是内源性痛觉调制下行镇痛系统中起核心作用的重要结构，连接丘脑、下丘脑和 RVM，通过下行抑制通路对脊髓背角的痛觉初级传入活动进行调节。RVM 包括中缝脊髓系统和中缝旁脊髓系统。①中缝脊髓系统：中缝大核（NRM）的 5-HT 能神经元是 PAG 下行抑制的重要转递站。尽管 PAG 含有大量脑啡肽能神经元，但是它们不投射到 NRM，许多实验表明，PAG 主要通过神经降压素（neurotensin）激活 NRM 中神经元的活动。②中缝旁脊髓系统：主要包括旁巨细胞网状核（paragigantocellularis reticularis nucleus，PRN）、外侧旁巨细胞网状核腹侧的巨细胞网状核的 α 部分。这些核团的去甲肾上腺素能、脑啡肽能、5-HT 能下行纤维都经脊髓背外侧束（dorsolateral fasciculus，DLF）终止于脊髓背角，是痛觉下行抑制的重要组成部分。在延髓，除了 RVM，延髓尾部的外侧网状核（lateral reticular nucleus，LRN）和蓝斑核（locus coeruleus，LC）也是下行抑制系统中的重要结构，去甲肾上腺素是 LC 和 LRN 下行抑制的主要神经递质。总之，在汇集脑的高位中枢的各种传出活动对脊髓痛觉信号的传导起调制影响时，PAG 和 RVM 起着最后驿站或共同通路的作用。当下行镇痛系统发挥内源性痛觉调制作用时，就可产生抑制疼痛作用。

阿片肽是下行痛觉调控系统中最重要的激活及调节因子。内源性阿片肽是阿片受体的内源性配体，当组织受损伤及应激状态下，除产生致痛性炎性因子外，免疫细胞、神经元、角化细胞、垂体、肾上腺也释放内源性阿片肽，包括内啡肽、脑啡肽和强啡肽。这些内源性阿片肽在外周初级传入神经元与阿片受体结合，可以减弱末梢神经伤害性感受器活性，减弱激活动作电位的传导，减少外周神经感觉末梢的炎症前神经肽（P 物质、降钙素基因相关肽）的释放。内源性阿片肽还可与脑、脊髓背角、神经节的阿片受体结合，激活下行痛觉调控系统，产生镇痛效果。人体自身镇痛潜能在较大程度上受内源性阿片肽释放及其参与的下行痛觉调控的影响。

痛觉调控系统还参与镇痛药的作用过程。例如，吗啡、芬太尼等阿片类止痛药属外源性阿片，其作用与内源性阿片相似。外源性阿片也是通过激活脑、脊髓背角、神经节的阿片受体发挥镇痛作用。当外源性阿片与阿片受体结合时，将与抑制性 G 蛋白结合，减少环磷腺苷生成,直接或间接抑制 Ca^{2+} 及 Na^+ 通道的离子电流,减少 P 物质释放,从而抑制疼痛信号传导,达到镇痛作用。三环类抗抑郁药则是通过选择性抑制神经末梢对神经递质去甲肾上腺素和 5-HT 的再摄取而发挥辅助镇痛的作用。

(三)疼痛的下行易化系统

在脑干中,人们还发现存在着一个与下行抑制系统作用相反的下行易化系统,但是对于其结构和功能的了解还不是十分清楚,仅作简单介绍。20 世纪 90 年代以来,卓敏等人针对巨细胞网状核(gigantocellularis reticularis nucleus,GRN)在痛觉下行抑制 / 易化中的作用进行了系列研究并首次提出"下行易化系统是一个不同于下行抑制系统而独立存在的机能系统"。在目前的研究中,大多数的研究者认为下行易化系统与下行抑制系统源于相同的中枢核团,并且都可以通过 DLF 和 VLF 到达脊髓。

在组织损伤和炎症后,疼痛下行调节系统在功能上表现出可塑性。脑干的下行抑制及易化系统是同时被激活的,当下行抑制及易化调节系统的失衡并引起内源性易化系统的效应增高时,非伤害性刺激也可被感觉为疼痛。

在下行易化系统与下行抑制系统中,人们发现许多物质都能够在两个系统中发挥作用。比如脑干的 5-HT 能通路和去甲肾上腺素能通路共同构成了控制脊髓水平伤害性信息传递的下行调控系统。5-HT 受体的激活不仅可以产生痛觉抑制作用,还可以引起痛觉易化,提示 5-HT 伤害性信息的调制可能是经由多种 5-HT 亚型的介导实现的。蓝斑 / 蓝斑下核的去甲肾上腺素能神经元是另一个增强下行抑制的主要来源。延髓的去甲肾上腺素能系统的去抑制可能也影响炎症时下行易化效应的改变。

第二节　慢性疼痛的发生机制

当伤害性刺激过于强烈或持续时间过长,超出内源性镇痛系统的调控范围,将不可避免地导致急性疼痛的慢性化。慢性疼痛的主要机制包括发生在外周伤害性感受器水平的外周敏化和发生在脊髓和脊髓上水平的中枢敏化。这两种机制都是疼痛通路相关神经元在细胞和分子水平的长期异常适应性改变,并最终导致疼痛慢性化、敏感化。

此外,慢性疼痛可导致患者并发抑郁症、焦虑症、失眠等精神系统疾病,而这些精神系统疾病引起的负性情感体验又会进一步加重疼痛感觉,从而形成共病状态,这是慢性疼痛发展和维持的另一个重要原因和机制。

一、外周敏化

外周敏化是外周组织损伤或炎症后,伤害性感受器周围的炎症因子(外在机制)和感受器细胞上受体、通道以及胞质内各种信号通路与核内基因调控相互作用(内在机制)的结果,它是慢性疼痛或急性疼痛慢性化的发展和维持的重要机制之一,其表现为感受器的兴奋性增加包括感受器的兴奋阈值降低、对相同伤害性刺激的反应增大、对非伤害性刺激产生伤害性反应、对刺激产生反应的时程缩短和激活寂静感受器。

(一)炎症介质作用机制

外周损伤或炎症可直接激活组织固有细胞如角质细胞、巨噬细胞、肥大细胞和内皮细胞等和体液内各种免疫细胞如嗜碱性粒细胞、中性粒细胞、淋巴细胞、树突状细胞、单核 / 巨噬细胞、粒细胞、肥大细胞等,进而产生各种炎症介质,这些炎症介质直接作用于伤害性感受器细胞膜上相应受体，并通过启动与受体相关联的下游信号转导机制，通过蛋白激酶系统使感受器敏感化。

（二）受体机制

被炎症介质激活的感受器细胞内的蛋白激酶（protein kinase，PK）系统如 PKA、PKC、MAPK、CaMKⅡ、PI_3K 等磷酸化，可以感受伤害性刺激的膜受体如 TRPV、TRPA、TRPM、ASICs，以及与伤害性感受器兴奋性相关的离子通道如 Na^+ 通道、Ca^{2+} 通道、K^+ 通道、Cl^- 通道、HCN 通道等，使感受器敏感化。蛋白激酶的作用还可增加这些受体或离子通道的膜转位，最终通过改变的膜电生理特性而增加感受器的兴奋性。

（三）基因调控机制

感受器膜上各种受体和离子通道表达受其细胞体背根神经节内的基因表达调控，外周敏化状态下，背根神经节合成的各种受体、离子通道和信号分子明显增加，并可通过轴突转运至感受器，改变感受器膜或胞内这些分子的表达。

（四）感受器自身的正反馈机制

伤害性感受器膜上的 TRPV 等受体激活后，可以使膜去极化，并促进 Ca^{2+} 通过 TRPV 和电压依赖性 Ca^{2+} 通道进入胞内，Ca^{2+} 内流又促进伤害性感受器释放 SP 和 / 或 CGRP、谷氨酸等物质，这些物质一方面进一步激活膜上相关受体，另一方面又可促进炎症介质的释放，并参与组织炎症和充血水肿的形成。这些综合效应使伤害性感受器的敏感化得以产生、发展和维持。

二、中枢敏化

在某些状况下，外周伤害性刺激或损伤已经去除或愈合（没有刺激信号传入），但机体仍存在疼痛症状；此外，一些临床疼痛症状也无法单纯用外周伤害性感受器激活或敏化解释，如幻肢痛、自发痛、单纯轻触无损害区域皮肤诱发疼痛等。产生这些疼痛的主要原因是疼痛信号传递通路上的脊髓和脑相关神经元发生可塑性改变，即中枢敏化（central sensitization），它是指由于外周炎症或损伤等原因引起的伤害性刺激长时间作用使脊髓和相关脑区的神经元的兴奋性增加（神经元膜兴奋性增加、突触传递增强、伤害性神经元脱抑制等原因），进而对传入的信号产生显著的放大效应，表现为对伤害性的反应增强（行为上表现为痛觉过敏）或对非伤害性刺激产生伤害性反应（行为上表现为痛觉超敏或自发痛），它是慢性疼痛或急性疼痛慢性化产生和维持的重要机制之一。中枢神经系统功能和结构的可塑性是中枢敏化的基础和机制。

（一）功能可塑性

功能可塑性表现在分子、突触、神经元和神经网络四个水平。

1. 分子水平　反复的伤害性刺激导致神经元内的信号转导通路呈现活性依赖性改变，如蛋白激酶系统的激活（磷酸化形式表达增加）和表达增加（如 PKC、PKA、CaMKⅡ、MAPK等），这些激酶系统可磷酸化神经元内 / 膜上的受体或离子通道，从而改变受体或离子通道的功能（如激活阈值降低）或分布（改变内吞或膜转位）。参与中枢敏化重要受体分子有①离子型受体：包括 NMDA 受体、AMPA 受体、P2X 受体等，离子型受体对神经元兴奋性的调节时程是毫秒到秒级；② G 蛋白偶联受体：多种神经递质或调质如谷氨酸、腺苷、前列腺素、5-HT、阿片肽、大麻素等可激活该类受体，这些受体对神经元兴奋性的调节时程是秒到分钟级；③酪氨酸激酶受体：该受体被各种神经营养因子激活，如脑源性神经营养因子、胶质源性神经营养因子、神经生长因子等，该类受体对神经元兴奋性的调节时程是分钟到小时级。这些受体分子激活后，进一步启动基因水平调节参与神经元兴奋的长时程调节。

2. 突触水平　突触前神经递质或调质的合成和释放量或释放模式改变，突触后受体表达水平改变（如谷氨酸受体插入）使其对相同的递质释放量表现为反应增强（表现为突触长时程增强），总体表现为突触强度增加。

3. 神经元水平　表现为疼痛相关神经元兴奋性显著增加、自发活动增加、后放电增加（正常情况下，刺激诱发神经元动作电位，去除刺激后动作电位消失；敏化状态下，去除刺激后神经元动作电位仍可维持一段时间）。神经元水平的敏化导致其支配野扩大，出现继发性痛觉过敏（无损伤区域痛觉过敏）。

4. 神经网络水平　长时间的伤害性刺激导致不同脑区不同类型的神经元的异常激活或抑制，不同脑区不同类型的神经元之间具有广泛的纤维联系，进而形成神经网络。兴奋或抑制程度不同的脑区组成的疼痛相关神经网络的兴奋性异常变化决定了不同疼痛行为表型。

（二）结构可塑性

功能可塑性从某种程度上是结构可塑性的体现形式。长时间反复的伤害性信号传入可导致相关神经系统结构可塑性改变，如突触面积改变、树突棘树目增多和面积增大、轴突再生和异常连接、神经元退行性改变（GABA 能神经元）、胶质细胞的数量和体积增加。结构可塑性可能是病理性疼痛长期维持的主要原因。

（三）疼痛的主观感受和情感体验的相互作用

流行病学研究显示，疼痛人群中抑郁 / 焦虑的发生率和抑郁 / 焦虑人群的疼痛发生率均高于各自单纯疾病。人功能脑成像研究为疼痛 - 抑郁 / 焦虑共病提供了直接的证据，研究发现，在慢性疼痛和抑郁 / 焦虑状态下，一些脑区如前脑皮层、前脑扣带皮层、杏仁核、海马和伏隔核等显示出相似的活动变化，疼痛和抑郁 / 焦虑存在共同的神经解剖基础，可能分享着某些相同的神经生物学机制。在慢性疼痛发展过程中，疼痛的感觉成分和负性情感体验在这些相同的神经环路、细胞和分子水平存在着两者的相互作用，这一相互作用逐渐形成一种恶性循环，通过这些相同的环路、细胞和分子机制加重原发和继发疾病，并进一步形成共病状态。在慢性疼痛患者中使用抗抑郁药物和在抑郁症患者中使用镇痛药物可以在一定程度上阻断这一恶性循环，有利于改善原发和继发疾病。

综上所述，虽然人类与疼痛进行了长期的抗争，也发现和合成了多种具有镇痛作用的药物，但当前相当一部分疼痛患者，尤其是慢性疼痛患者仍饱受痛苦的折磨。近 20 年来，随着多种动物疼痛模型的提出、分子生物学技术以及神经功能影像技术的发展，疼痛机制的研究取得了显著的进步。急性疼痛信号在体内的转导、传递、感知和调控过程，相关的神经通路、神经元、伤害性感受器、神经递质 / 调质、受体、信号分子、基因逐步被认识。慢性疼痛时，NMDA 受体的过度活化、GABA 能神经元去抑制以及胶质细胞与神经元的相互作用被认为是突触功能和结构可塑性改变的重要机制，并最终导致了外周和中枢敏化、疼痛迁延和疼痛慢性化。尽管我们对疼痛的机制有了越来越多的了解，但如何把动物实验的结果转化到临床疼痛的治疗中，如何理解临床同一疾患却出现不同的疼痛表现，如何理解不同的分子机制与临床疼痛表现的关系，如何处理抑郁、焦虑与疼痛共病等一系列的问题还需要我们进一步的临床和实验研究，从而揭开疼痛发生机制的"神秘面纱"，更好地治疗急、慢性疼痛患者。

（曹君利）

参 考 文 献

[1] DUBIN A E, PATAPOUTIAN A. Nociceptors: the sensors of the pain pathway. J Clin Invest, 2010, 120(11): 3760-3772.

[2] MA Q. Labeled lines meet and talk: population coding of somatic sensations. J Clin Invest, 2010, 120(11): 3773-3778.

[3] OSSIPOV M H, DUSSOR G O, PORRECA F. Central modulation of pain. J Clin Invest, 2010, 120(11): 3779-3787.

[4] KUNER R. Central mechanisms of pathological pain. Nat Med, 2010, 16(11): 1258-1266.

[5] BASBAUM A I, BAUTISTA D M, SCHERRER G, et al. Cellular and molecular mechanisms of pain. Cell, 2009, 139(2): 267-284.

第三章　疼痛的诊断和强度评估

第一节　疼痛诊断的思路和内容

　　疼痛是一种主观感觉，迄今尚无仪器可以测定疼痛的性质及其程度。1999 年在维也纳召开的第九届世界疼痛大会上，首次提出"疼痛不仅仅是一种症状，也是一种疾病"，而诊断是治疗疾病的前提和基础，故疼痛也一样需要明确原因和诊断，才能有效消除患者的病痛。与其他疾病相比，疼痛的诊断具有其特殊性和复杂性，之所以很多疼痛性疾病得不到良好的治疗效果，其主要的原因之一就是缺乏明确的诊断。近年来随着疼痛医学及相关学科的不断发展，特别是借助于影像学技术的进步，极大地促进了疼痛性疾病的诊断。

　　诊断疼痛性疾病时，首先要明确疼痛诊断的程序和内容。疼痛诊断的程序和内容主要包括采集一般病史、体格检查、辅助检查以及疼痛评估，最后做出疼痛的诊断和鉴别诊断（图 3-1）。疼痛诊断时，需要明确的内容包括以下几个方面：

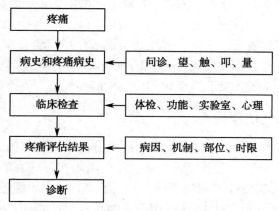

图 3-1　疼痛诊断的程序和内容

一、明确疼痛的原因

　　只有明确疼痛的原因，医师才能对患者的病情做出恰当的诊断和解释，并给予及时有效的治疗，同时也为实施特定的治疗方案提供了医学和法律上的依据。引起疼痛的原因很多，包括组织的炎症、退变、外伤、畸形、肿瘤等，都可以引起同一部位的疼痛。另外心理、社会和经济因素也在很大程度上影响着患者对疼痛的感觉，某些情况下甚至成为疼痛的主要病因。疼痛，特别是像脊柱病变引起的疼痛，若根据可靠的病史和体格检查，加上各种影像学检查，一般均可明确脊柱病变引起的疼痛的具体原因，从而给予恰当的处理。但要警惕仅凭影像学检查做出诊断可能产生误导，或发现某些征象实际上与现有的疼痛并无相关的病理改变。例如：一位老年男性患者的 MRI 发现许多可能导致疼痛的原因，如多间隙的腰椎间盘退变、L_5 水平髓核突出和 L_4 水平椎管狭窄，但并没有间歇性跛行的病史，若仅凭影像学检查就开始为患者行手术治疗，可能会给患者带来灾难性后果。某些疼痛性疾病无法明确真正的病因，也要尽可能明确疼痛的组织来源、神经分布区域和导致疼痛的大致原因，如炎症性还是神经受压等。

二、明确病程的急缓

起病的急缓和病程的长短不同，可能因此做出不同的诊断，最终选择的治疗方法也大相径庭。如急性腰扭伤引起的后关节半脱位、滑膜嵌顿，用手法矫治可达到立竿见影的效果。但若已是慢性，则需行神经阻滞、射频等方法治疗。如带状疱疹神经痛，若疼痛短于 3个月，诊断为急性带状疱疹神经痛；疼痛持续 3 个月以上，诊断为带状疱疹后神经痛，两者治疗方法、效果以及预后有很大的不同。

三、明确疼痛的分布部位

疼痛的分布部位提示了疼痛所涉及的病变所在。是单纯的局部疼痛，还是同时存在牵涉痛对诊断有着不同的意义。局部性疼痛是指仅出现在某个部位的疼痛，一般就在基本病变区。牵涉痛则是远离病变区的疼痛，具有躯体和内脏伤害感受性及神经病变性的特点，可作为评价存在器质性病变的参考，如颈、臂疼痛可能由心脏疾病所引起，肩部疼痛可能系横膈受刺激之故，而膝关节疼痛则可能因髋部病变而导致。可以让患者在标有身体各部位的疼痛测量图上标出其疼痛的区域分布，对确定疼痛的来源、性质和是否存在牵涉痛很有帮助。

除了明确疼痛是否局限于某一特定区域或是否还存在牵涉痛外，还需要明确神经根损伤引起的放射痛和神经生理改变是否与相应的皮肤、肌肉、骨骼节段即神经支配的皮区相一致，或者皮肤、肌肉或骨骼的变化是否由相应的周围神经损伤所致。

四、明确疼痛部位的深浅

除了明确疼痛部位是在软组织、骨关节疼痛或是内脏，还要明确疼痛病变的深浅。患者的诉说往往是病变在体表的投影（平面定位），而明确实际病变的组织层次（立体定位）即深浅很重要。只有对病变作准确地平面和立体双重定位，才能使治疗作用到真正的病变组织而又不损伤健康组织。如 $L_5 \sim S_1$ 椎间盘源性疼痛，要确定在体表的投影，如 $L_5 \sim S_1$ 棘突间右侧 1.0cm 处压痛，同时在深部的位置也要确定椎间盘突出向右侧侧隐窝的区、域、层。

五、明确引起疼痛的病变组织或器官的病理改变

疼痛的病变组织或器官的病理改变决定了疼痛的病原学或病变的性质。对于炎症引起的疼痛，要明确是感染性（一般的、特殊的）还是无菌性；损伤要分清是急性外伤还是慢性劳损；如确诊为腰腿痛的原因是腰椎间突出症后，还要明确椎间盘突出的类型是膨出型、突出型、脱出型还是游离型，以及椎间盘突出的大小（突出椎间盘的长度、宽度和厚度）、位置，以便选择正确的治疗方法（手术、微创或牵引）及治疗的强度、能量、频率和作用时间。

六、明确疼痛的程度和进行相应的心理评估

评价患者的疼痛强度对决定治疗方案和处理疼痛的急缓至关重要,镇痛药物或方法的选择、给药途径和用药剂量等等,都需据此做出评价。迄今尚无一个仪器可以全面而准确评估疼痛的强度。疼痛的程度一般应用评分量表,主要包括分类语言评分量表和数值模拟量表。通常,轻度急性疼痛和非病理性疼痛可采用单维的数字分级评估,病理性疼痛和慢性疼痛常需要多维的评估方法。

疼痛患者常常伴有的心理学症状,以存在焦虑和抑郁的情况最多,而慢性疼痛又以抑郁为主,其发病率在 10%～100%。当患者的主诉症状和疼痛程度超出了症状体征和诊断性治疗所能解释的范围时,需要对其进行心理评估和初始的心理学支持。心理评估可以应用相应的量表。进行评估时应首先了解患者以往的就诊记录,要仔细了解患者既往用药史及其不良反应,是否存在药物成瘾,有无睡眠问题及性功能改变,还要了解患者的家庭背景。要注意患者所受的教育、工作经历以及他对工作的满意度,这些情况在评估中是非常重要的,从这些信息中医师可就患者应变能力的强弱做出相应的评估。

七、明确患者重要脏器功能

需要全面评估患者的身体状况、主要脏器功能以及对疼痛诊断治疗的耐受性,从而判断疼痛治疗的安全性。一些疼痛的治疗方法特别是有创的治疗,如神经阻滞具有一定的危险性,而年老体弱或合并重要生命器官功能低下的患者,对一些治疗方法耐受性差,应严格掌握适应证,并控制用药剂量。对于伴发某些严重器质性疾病的患者,一定要排除其他诊断或进行浏览相应病因学治疗后再考虑疼痛治疗,如肩周炎的患者要排除肺部肿瘤、冠心病等才能注射治疗。症状疑是椎间盘突出的患者,一定要详细询问有无肿瘤病史,CT、MR等影像学检查排除肿瘤侵犯后才能行椎管内注射治疗。

第二节　疼痛诊断的方法

一、详细询问病史

疼痛的诊断必须通过系统而又有重点地采集病史而实现,约半数以上的疼痛病例,可根据病史做出诊断。疼痛患者病史的采集同其他各科基本相同,在全面系统的问诊基础上,重点询问疼痛的特征性情况,即疼痛首次出现的时间、环境、活动状态的影响,疼痛的部位、程度、性质以及与体位的关系、影响因素、发作规律(持续时间、间隔时间,疼痛加重缓解原因)、治疗经过、治疗效果及过敏史等。采集疼痛患者的病史主要包括以下方面:

(一)一般资料

包括姓名、性别、年龄、籍贯、职业、民族、婚姻以及工作单位或性质等均应详细询问。不少疼痛病症与性别有关,如偏头痛、类风湿性关节炎、骨质疏松症等,主要见于女性,而强直性脊柱炎、劳损,多见于男性。同是腰骶部痛,女性可由盆腔淤血综合征引起,男性可由前列腺炎引起。同一部位的疼痛,不同年龄患者可由不同原因引起,如腰背痛,在老年人中,多见于退变性疾病、转移癌;在中年人中,多见于劳损、椎间盘突出症、肌筋膜疼痛综合征;在青少年中,多见于外伤、畸形、结核、强直性脊柱炎。疼痛与职业的关系也很密切,如

长期伏案工作的教师、电脑操作员等易患颈椎病,长期弯腰工作的矿工、电气焊工人和驾驶员容易发生退行性腰椎病和椎间盘突出,脑力劳动者易患肌紧张性头痛,网球运动员和会计多有网球肘等。

(二) 主诉和相关症状

这些是医师从患者了解到的原始信息,包括疼痛,可能与疼痛相关的乏力、麻木或其他医师的诊断,对疼痛医师关注需要重点检查的部位或区域有所帮助。

1. 发病的原因或诱因 许多疼痛性疾病有明显的诱发因素,如功能性疼痛在潮湿寒冷的环境中易发病,偏头痛容易在月经前发作,睡眠后开始颈部疼痛常为颈部肌肉痉挛或颈椎病,所以应询问生活、工作时的习惯体位、姿势、用力方式,环境温度、湿度,有无扭伤、摔伤等。有外伤史的要明确外伤时的具体情况。如人从高处坠落后,询问病情时需要了解坠落的高度、患者着地的部位以及当时地面的情况和坠落的原因。遇到车祸时,需要了解撞击时的速度和方向、车辆的种类、是否系安全带以及安全气囊是否打开。

2. 疼痛的部位 除了分清头面、颈项、肩臂、胸、腹、背、腰骶、臀髋、四肢等部分外,还要仔细询问疼痛发生的具体部位和侧别,如下肢痛,要问清是大腿、膝、小腿、踝还是足的疼痛,疼痛位于上述部位的哪一侧。如果是大腿痛,内侧痛应考虑是否是第三腰椎横突综合征或闭孔神经炎,后侧痛应考虑坐骨神经病变。如头面部疼痛,要明确是哪一侧,是额部、顶部、后枕部还是眼部、唇部,或是下颌部等。如患者同时有几处疼痛或某一范围疼痛,则看其范围是否与相关的神经支配一致。

3. 疼痛的性质 包括疼痛是钝痛、酸痛、绞痛、刺痛、灼痛、胀痛、麻痛、跳痛还是刀割样痛,是持续性还是间歇性,有无放射等。患者对疼痛的描述是医师确定其疼痛原因和部位的另一关键因素。如针刺样、电击样疼痛、麻木、夜间痉挛或烧灼样,多提示为有神经损伤的神经病学过程。波动感和撞击感多提示血管病变。运动和深呼吸时出现锐痛、刺痛多提示为肌肉和骨骼的病变,特别是肌肉痉挛。

4. 疼痛的程度 可用语言模拟评分或数值模拟评分。一般患者描述用轻度、中度和重度;也常用视觉模拟评分(visual analogue scale, VAS),0 分为无痛,1~3 分为轻度疼痛,4~7 分为中度疼痛,8~10 分为重度疼痛。

5. 疼痛持续的时间 疼痛持续时间不同,疾病性质发生变化,诊断各异,治疗方案也就不同。如带状疱疹神经痛,若疼痛短于 3 个月诊断为急性带状疱疹神经痛,疼痛持续达 3 个月以上则为带状疱疹后神经痛。病史采集时,疼痛持续的时间是决定是否需要紧急处理或常规诊治最重要的因素。

6. 缓解因素或加重因素 可以是机械性因素如行走、弯腰等姿势,咳嗽、举物和运动,或是非机械性的因素如季节、天气、月经等因素。精神性因素如社会应激、经济问题、焦虑和抑郁等,也需要注意,因此,如果多数因素为精神性的,那么心理咨询更有助于缓解疼痛。

了解疼痛加重或缓解的因素有助于医师得到正确的诊断。如静息痛在活动后减轻,提示椎管外软组织损害,而运动痛在休息后减轻则提示腰椎管内软组织损害;腹压增高如大便或咳嗽时疼痛加剧,提示椎管内病变等。白天活动后出现的疼痛和僵硬多提示肌腱炎、滑囊炎或肌肉劳损;有酸痛和晨僵,白天减轻常见于炎性关节病如类风湿性关节炎,而晨僵持续的时间有助于判断炎症的活动性及对治疗的反应。活动后加重的酸痛常提示关节或脊柱的退行性病变。

7. 疼痛的伴随症状 也是病史中比较重要的组成部分,如颈肩部疼痛伴有头晕、心慌等症状，就应考虑是否为交感神经型颈椎病，而伴有四肢麻木、踩棉感则考虑脊髓型颈椎病。因而对疼痛性疾病患者，应详细询问有无头晕、恶心、呕吐、视物模糊、耳鸣、眩晕、心慌、心悸、畏寒、发热以及大小便改变等。

8. 诊治经过　要仔细询问患者曾经接受的治疗经过，这不但能够了解患者对何种治疗效果有效、何种治疗效果不佳，也能从诊疗过程中排除或确定某些诊断，又能了解患者的心理状态，以及希望得到何种诊断或治疗和对诊疗的期望值。

既往治疗过程中，疼痛缓解或加重的情况对诊断患者疼痛的起因及性质很有帮助，如对阿片类药物、非甾体抗炎药物或抗惊厥类药物的反应。患者对物理治疗、小关节注射、硬膜外激素注射和脊柱推拿治疗的反应等，均有助于疼痛的诊断。椎间盘手术后患者疼痛缓解4～6个月后同一神经分布区又出现更持久的疼痛，提示可能与手术后硬膜外纤维化或瘢痕形成有关。了解患者已经用过的方法和治疗无效的方法也是非常重要的。

（三）系统回顾和既往史

通过系统的回顾，可以让患者回忆起一些似乎与疼痛原因无关的轻度全身性疾病，疼痛或是这些疾病的伴发症状或并发症。例如，多数疼痛患者不会把面部皮疹或脱发与红斑狼疮引起的关节疼痛联系在一起。

既往史是患者整体健康状况的反映，不但可以了解患者的身体状况能否承受疼痛治疗，也能了解既往疾病与本次发病的关系，又能从患者对既往就医的评价来判断患者对目前诊疗的印象和期待，这不但有利于明确诊断，也有利于避免或减少医疗纠纷。需要了解患者现在或以前是否因精神疾病接受过治疗及其接受治疗的原因，以前是否曾患过需要紧急处理的疾病，以及患者以前或现在是否存在酒精类物品和其他违禁药物制剂的滥用。药物史也非常重要，要了解何种药物可以缓解疼痛，了解其能缓解疼痛的时间、有无不良反应和对不良反应耐受性以及患者对医嘱的依从性。

（四）个人史

应询问有无嗜烟、酒及吸毒等病史与不良嗜好，女性要询问月经婚育史。询问患者的受教育经历以及从事的职业，有助于了解其智力、修养以及对医务人员谈话的理解接受能力。另外，还需进一步了解患者是否因为疼痛而丧失了工作能力。

（五）家族史

重点应关注有慢性疼痛的家族成员，了解这些成员是否有残疾以及如何处理其疼痛和社会问题。对怀疑有结核、强直性脊柱炎、肿瘤等疾病患者，应仔细询问家族成员中有无类似病史。有时家族成员的缺失和精神健康状况的改变、家庭关系不融洽也可以引起疼痛。

（六）询问病史的技巧

在日常诊疗时，需要根据患者的主诉及可能的病理生理机制有目的地询问，不能被患者喋喋不休的诉说所影响，以尽快做出初步诊断。如患者诉"腰腿痛3个月"，应考虑到能引起该部位疼痛的常见疾病有：腰椎间盘突出症、腰椎管狭窄症、腰椎滑脱、腰部肌筋膜疼痛综合征、强直性脊柱炎、致密性髂骨炎、股骨头缺血坏死等。询问病史时应注意以下问题：

1. 首先问疼痛的昼夜节律。如果白天重则考虑腰椎间盘突出症、腰椎管狭窄症、腰部肌筋膜疼痛综合征等疾病，而晚上重则考虑强直性脊柱炎、致密性髂骨炎等，白天晚上皆有疼痛则考虑腰椎滑脱、股骨头缺血坏死等。

2. 如果白天疼痛重，继续询问晨起还是下午明显。晨起明显考虑腰部肌筋膜疼痛综合征，而下午较重则考虑腰椎间盘突出症、腰椎管狭窄症。

3．如果晚上疼痛较重，则继续询问有无晨僵。有则考虑强直性脊柱炎等，无则认为存在致密性髂骨炎等。

4．如果白天晚上都痛，则继续询问是否起立困难。有起立困难应考虑股骨头缺血坏死，无则考虑腰椎滑脱。如果夜晚疼痛难忍，白天反而疼痛较轻，应排除脊柱的恶性肿瘤。

5．如果白天下午疼痛加重，继续询问有无间歇性跛行。有间歇性跛行考虑腰椎管狭窄症，该病症引起的跛行特点是开始行走时可能无下肢症状，随着行走距离的增加出现下肢疼痛、无力、麻木等症状并逐渐加重，休息数分钟后症状多能完全缓解。无间歇性跛行考虑腰椎间盘突出症，虽然也存在跛行，但其特点是患者一直有下肢疼痛、麻木等症状，随着行走距离的增加，症状加重，但短暂休息后症状多不能缓解。

询问病史的过程中，必须要了解患者此次就诊的动机和期望值。有些患者可能对新的或不同的治疗方法要求不高，他们只需确认其疼痛不是继发于某些恶性的或致命的疾病即可。有的患者可能想为工伤或交通事故造成的损伤出具医学证明，偶尔也会因癌症或癌症复发而就诊，或是因为心理问题来就诊。不排除患者会因为保险、工伤等问题而隐瞒发病的时间、原因或诱因。

二、体格检查

在详细询问病史的基础上，应全面而系统地检查患者，并注意重点检查专科情况。疼痛科的体格检查包括视诊、触诊、叩诊、听诊，在脊柱四肢还应该包括活动范围和程度的诊察。

视诊重点观察一般情况包括营养、发育、神志、面色、体型、皮肤颜色、出汗程度，有无色素沉着、异常毛发分布、静脉怒张、肝掌、蜘蛛痣等；观察站、坐、卧、行4种体位和躯干、四肢的曲线、曲度，以及有无肢体畸形、肌肉萎缩、步态异常等。

触诊包括压痛的程度、部位，有无放射痛，皮肤的温度、湿度，肌力和肌张力，有无感觉异常，有无肿块以及动脉搏动情况等。

四肢或脊柱的叩痛常提示有炎性病变、肿瘤或骨折等。肢体活动时有无异常响声，如腱鞘炎时的弹响以及半月板破裂的弹响等。

关节活动度先测量健侧后测量患侧，先主动后被动，测量时要两侧对比，可以用目测也可以借用器械测量，注意活动时是否伴随疼痛的出现或加重以及疼痛的部位。肢体的长度可以用目测或借助X线测量，临床常用皮尺测量。测量时肢体的位置应对称。肢体的周径多用皮尺在骨性标志明显或肌腹最膨隆处测量。脊柱活动主要是颈椎、腰椎的前屈、后伸、侧屈及旋转，同样注意是否伴随疼痛的出现或加重。检查时检查部位应充分暴露，女性患者的查体最好在其他医师或护士的陪同下进行。

发现阳性体征，为进一步检查提供线索。如观察患者的步态时，要看步态是否平稳、平衡、协调，是否有利于缓解疼痛，是喜欢用健肢还是患肢，是否更像是神经科疾病引起的广泛共济失调步态，是否只有拄拐或扶着墙行走时才能保持平衡。许多药物如抗抑郁药、甾体类制剂、钙通道阻滞剂等都可能影响血压和/或心率，药物的不良反应也会对生命体征产生影响，尤其是对高血压病或控制不好的高血压病患者，因此必须注意血压和心率等生命体征。

疼痛患者的神经病学检查与一般的体检类似。用轻触、冷刺激和针刺等方法，仔细比较两侧肢体同一位置和同侧肢体不同皮区的感觉。需要测量相关肢体的周径，以判断有无肌肉萎缩。最后，由于脊柱病变的进展和疼痛治疗的干预（如椎管内注射、脊髓刺激器和鞘内注药泵），及时检查反映长距离传导束的体征（如阵挛和／或巴宾斯基征）就显得极为重要。如果外伤或脊柱手术后患者出现背痛、四肢乏力或大小便失禁，并检查出有阵挛和巴宾斯基征阳性，则需立即行脊柱的影像学检查并决定是否需要神经外科会诊。

较为特殊的神经病学检查是自主神经系统的检查。自主神经发出冲动的变化可以引起皮温的显著变化和对轻触产生异常感觉，包括感觉过敏（即轻轻触摸受累区域的皮肤就有刺痛的感觉）。通常，若感觉过敏与皮肤的外周神经无关，那就是复杂性区域疼痛综合征（CRPS）的疾病；而若与之有关，则多提示为神经病理性疼痛或神经病变。各部位的检查分述如下：

（一）头面部检查

检查包括头颅、面容、五官、脑神经等，重点观察头颅、面部有无畸形、外伤，咽部有无充血、红肿。触摸寻找有无压痛点、扳机点，如按压眶上孔、眶下孔、枕大（小）神经投影区等处。检查视力、视野、色觉是否正常，以及眼球运动情况。检查听力和嗅觉是否有异。

（二）颈部检查

1. 视诊 观察颈部的姿势和头位，如头部有无偏向一侧。观察颈部皮肤情况、有无肿块及颈椎曲度变化等。

2. 触诊 重点寻找压痛点和触摸有无肿块。患者取坐位，头稍前倾，医师一手扶患者额部，另一手拇指自 C_2 向下或自 C_7 棘突向上逐个触诊棘突，注意其有无位置偏斜，间隙有无变窄，项韧带有无肥厚、囊肿及压痛等；再触摸棘突旁 1.5～2cm（深处为椎间关节）有无压痛、放射痛或串麻感，颈后、颈侧及颈前肌群有无痉挛、条索、结节及压痛，枕大神经、枕小神经及耳大神经部位有无变粗、压痛，甲状腺、颈淋巴结有无肿大，气管是否居中。

3. 颈椎活动度 正常颈椎运动中，点头动作由寰枕关节完成，摇头及旋转由寰枢关节完成，侧屈动作由中段颈椎完成，侧屈伸动作主要由下段（C_6～C_7）颈椎完成。同时要测量颈椎活动的度数，正常颈部活动度为：前屈 35°～45° 下颌可触及胸骨柄，后伸 35°～45°，左右侧屈均约 60°，左右旋转各 60°～80°。

4. 神经定位检查 确定颈部脊神经根与颈髓是否有病变以及病变的水平，对疼痛诊疗有决定性意义。颈髓受损，体征多出现在下肢。临床定位主要方法：根据主观感觉到疼痛或感觉过敏的区域，确认客观皮区节段感觉的位置；出现主观运动减弱，则通过客观肌肉活动、肌力检查和深层反射测定所在的位置。因为大多数的病变多累及 C_5～C_8 神经根，应重点检查这 4 对神经根，并进行左右对比。

C_5 神经根所致的肌力减弱最好以三角肌（臂外展）和冈上、冈下肌（臂外旋）来定位。C_6 神经根最好以肱肌肌力减弱和二头肌前臂旋后减弱。C_7 神经根最好的定位方法是测定三头肌的肌力减弱，而借助尺侧和桡侧屈腕肌、旋前圆肌和拇长伸肌的肌力加以证实。手指内在肌的测定可检查 C_8 神经根有无病变。客观检查包括测定感觉减退和痛觉减退，前者用棉签检查，后者用针刺检查。

腱反射检查对定位诊断非常有价值。常用的方法如下：

（1）肱二头肌反射：医师以左手托扶患者屈曲的肘部，并将拇指置于肱二头肌肌腱上，然后以叩诊锤叩击拇指，正常反应为肱二头肌收缩，前臂快速屈曲。反射中枢在 C_5～C_6。

（2）肱三头肌反射：医师以左手托扶患者的肘部，嘱患者肘部屈曲，然后以叩诊锤直接叩击鹰嘴突上方的肱三头肌肌腱，反应为三头肌收缩，前臂稍伸展。反射中枢在 C_7～C_8。

（3）桡骨骨膜反射：医师左手轻托腕部，并使腕关节自然下垂，然后以叩诊锤轻叩桡骨茎突,正常反应为前臂旋前,屈肘。反射中枢在 $C_5 \sim C_8$。

通过检查上肢是否出现病理反射,从而发现颈椎病变时颈髓是否受到损害,上肢检查常用的是 Hoffmann 征。检查方法:医师左手持患者腕关节,右手以中指及示指夹持患者中指,稍向上提,使腕部处于轻度过伸位,然后以拇指迅速弹刮患者中指指甲,由于中指深屈肌受到牵引而引起其余 4 指的轻微掌屈反应,此为阳性。

5. 特殊检查

(1)臂丛神经牵拉试验:让患者颈部前屈,检查者一手放于头部,另一手握住同侧腕部,呈反方向牵拉,若患者出现疼痛、麻木则为阳性。若在牵拉的同时迫使患肢做内旋动作,称为 Easten 加强试验,阳性多见于颈椎病。

(2)椎间孔挤压试验:患者坐位,头微向患侧弯,检查者立于患者的后方,用手按住患者头顶部向下压,若患侧上肢串痛、发麻即为阳性,见于颈椎间盘突出。

(3)压顶试验:患者端坐,检查者立于其后方,在患者头中立、后仰位时分别按压其头顶,若患侧上肢有放射痛、发麻即为阳性,见于颈椎病。

(4)斜角肌试验(也叫深呼吸试验):患者端坐,两手置于大腿上,比较两侧桡动脉搏动力量后,让患者深呼吸并将头转向患侧,同时下压其肩部,再比较两侧桡动脉搏动,若患侧减弱,则为阳性,表明锁骨下动脉受压,见于前斜角肌综合征;若在转头前就有脉搏的改变,则可能有颈肋。

(5)引颈试验(也叫颈部拔伸试验):患者端坐,用双手分别托住其下颏及枕部,用力向上做颈部牵引,使椎间孔增大。若患者自感颈部及上肢疼痛、麻木减轻,或耳鸣、眩晕等症状减轻则为阳性,多见于颈椎病,可作为颈部牵引治疗的指征之一。

(三)肩部检查

1. 视诊　观察患者肩部,坐位或站立位时双肩是否对称,高低是否一致;局部皮肤有无改变;肩部外形有无肿胀、畸形、肌肉萎缩、隆起、凹陷、方肩、垂肩、平肩等。

2. 触诊

(1)骨触诊:患者取坐位。沿其锁骨内侧向外侧触诊,检查有无压痛、畸形、骨擦音。检查肩峰有无压痛、异常活动,肩峰外下方有无明显凹陷和空虚感。触诊胸骨上切迹,胸锁关节位置有无改变。触诊肱骨大结节有无压痛、骨擦音、异常活动。

(2)软组织触诊:通过肩部软组织触诊了解其正常关系,发现有无变异、肿块、肿瘤。进一步了解肌肉的张力、质地、大小和形状。

常见压痛点如下:

1)喙突:在锁骨下窝,是胸小肌、喙肱肌、肱二头肌长头腱及喙肱、喙肩、喙锁韧带的起点,这些组织病变如肩周炎时,在喙突及喙肱肌有明显压痛。

2)肱骨小结节:位于肱骨头前内侧,是肩胛下肌、喙肱韧带的止点,其下方小结节嵴是背阔肌(偏上外)及大圆肌(偏下内)的止点。损伤、肩周炎等病变,肱骨小结节及其嵴可有压痛。

3)肱骨大结节:位于肱骨头前外侧,其顶点是冈上肌止点,其外下方是冈下肌及小圆肌止点,其下方大结节嵴是胸大肌止点,这些肌肉病变可在各自止点处压痛。

4)肱骨结节间沟:为大、小结节之间的骨沟,其内有肱二头肌长头腱及其滑膜鞘通过,该腱鞘有炎症时,此处压痛明显。

5)肩峰下:肩胛冈的外端为肩峰,肩峰下滑囊发炎时有明显的压痛。

6）冈下窝：为冈下肌起始部，其深面有丰富的神经血管网，该处损伤、发炎时压痛明显，并可放射至上肢。

7）肩胛骨外缘中下部：是小圆肌的起始部，该肌病变，此处压痛。

8）肩胛骨下角：为大圆肌的起点，该肌病变，此处压痛。

9）冈上窝：有冈上肌起点及其肌腹，该肌病变，此处压痛。

10）肩胛骨内上角和肩胛骨内侧缘：肩胛骨内上角是肩胛提肌止点。肩胛骨内侧缘是大小菱形肌的起始部，该二肌病变，可有压痛。

3．叩诊　在屈肘90°位，由肘下沿肱骨纵轴向上叩击，如有叩痛提示肩关节或肱骨病变。

4．听诊　若关节囊、滑液囊、腱鞘、肌肉、肌腱、筋膜、韧带发生增厚、粘连等病变，或肩关节软骨面粗糙不平、有关节鼠，可在肩关节活动时，于病变部位听到弹响或摩擦音，并触及弹动或摩擦感。

5．肩关节活动范围及其肌肉运动功能检查　检查时患者站立，肩关节置中立位。检查肩关节的前屈、后伸、外展、内收、外旋、内旋运动。检查时防止患者脊椎和肩胛胸壁连接参与活动，力求被测肩关节活动范围正确。前屈运动正常可达90°，后伸45°，外展90°，内收40°，外旋30°，内旋可达80°。

6．特殊试验

（1）搭肩试验［杜加（Dugas）试验］：主要检查肩关节有无脱位。检查时先嘱患者屈肘，将手搭于对侧肩上，如果手能搭到对侧肩部，且肘部能贴近胸壁为正常。若手能搭到对侧肩部，肘部不能靠近胸壁；或肘部能靠近胸壁，手不能搭到对侧肩部，均属阳性体征。

（2）落臂试验：用以诊断肌腱袖有无破裂。检查时患者站立位，将患肢被动外展90°，然后令其缓慢地放下，如果不能慢慢放下，出现突然直落到体侧，为试验阳性，说明肩部肌腱袖有破裂。

（3）肱二头肌抗阻力试验［叶加森（Yergason）试验］：主要用于诊断肱二头肌长头腱滑脱或肱二头肌长头肌腱炎。检查时嘱患者屈肘90°，医师一手扶住患者肘部，一手扶住腕部，嘱患者用力屈肘、外展、外旋，医师给予阻力，如出现肱二头肌腱滑出，或结节间沟处产生疼痛为阳性体征，前者为肱二头肌长头腱滑脱，后者为肱二头肌长头肌腱炎。

（4）周径测量［卡拉威（Callaway）试验］：医师用软尺以患者肩峰绕过腋窝测其周径。肩关节脱位时，由于肱骨头脱出，其周径增大。需将患侧与健侧作对比。

（5）疼痛弧试验：嘱患者肩外展或被动外展其上肢，当外展到60°～120°范围时，冈上肌腱在肩峰下摩擦，肩部出现疼痛为阳性，这一特定区域的外展痛称疼痛弧。

（6）直尺试验：正常的肩峰位于肱骨外上髁与肱骨大结节连线之内侧，医师用直尺贴于患者上臂外侧，一端接触肱骨外上髁，另一端能与肩峰接触则为阳性征，说明有肩关节脱位或有肩胛骨颈部明显移位骨折。

（7）冈上肌腱断裂试验：嘱患者肩外展，当外展30°～60°时可以看到患侧三角肌明显收缩，但不能外展上举上肢，越用力耸肩越明显。若被动外展患肢越过60°，则患者又能主动上举上肢。这一特定区的外展障碍为阳性体征，说明存在冈上肌腱的断裂或撕裂。

（四）肘部检查

1．视诊　应两侧对比观察，重点注意有无畸形和肿胀。正常肘关节有10°～15°的提携角（生理性外翻），大于或小于该角度分别叫做肘外翻或肘内翻。骨折或脱位时可造成肘部轮廓的改变即骨突部出现畸形，如有后脱位肘后凹陷。肘部的肿胀注意区别以下3种情况：

软组织肿胀呈弥漫性肿胀;有骨折或韧带关节囊损伤呈局部肿胀;肘关节积液早期表现为鹰嘴两旁的正常凹陷消失或丰满,大量积液时肘呈半屈曲位(该关节腔容量最大)。

2. 触诊 有无肿物、结节、条索状物,若有则注意质地、活动度、压痛等。在检查的同时,应注意寻找压痛点,常见的压痛点如下:

(1)肱骨外上髁:为桡侧腕长、短伸肌和指伸肌等伸肌腱起点,这些肌腱慢性劳损或肱骨外上髁炎时,压痛明显。

(2)肱骨内上髁:为尺侧腕屈肌、指浅屈肌、指深屈肌等屈肌腱的起点,屈指总肌腱劳损时,压痛明显。

(3)桡侧副韧带:居肘关节囊外的桡侧,该韧带损伤、桡骨头骨折或脱位时,此处有压痛。

(4)尺侧副韧带:居肘关节囊外的尺侧,该韧带损伤、创伤性滑膜炎,此处压痛。

(5)尺神经沟:为肱骨内髁与鹰嘴之间的沟,迟发性尺神经炎、复发性尺神经脱位、肱骨内髁骨折时,该处压痛明显。

(6)肘后关节间隙:创伤性滑膜炎及肘骨关节病时,肘后关节间隙压痛。

(7)鹰嘴:为肱三头肌肌腱止点。该肌腱止点损伤、肌腱断裂、鹰嘴骨折、肘后滑囊炎等,鹰嘴有压痛。

3. 关节运动功能 肘关节完全伸直,前臂旋后,拇指朝外,为肘关节中立位。肘关节可屈曲 $135°\sim150°$;伸直 $0°$,内旋 $80°\sim90°$,旋后 $80°\sim90°$。

4. 特殊试验

(1)伸肘试验:患者将患侧手放在头顶上,再伸直肘关节,若不能伸直,则为阳性,见于鹰嘴骨折。

(2)桡骨头试验:以检查患者左手为例。让患者屈左肘 $90°$,检查者左手握住患者的左手,右手示指和中指并列,中指尖置于患者肱骨外上髁处,示指所按处就是桡骨头。将患者前臂做旋前和旋后运动,示指尖即可感到桡骨头的旋转运动。如果桡骨头向前或向外突出,旋转受限,即为阳性。见于桡骨头脱位。

(3)抗重力伸肘试验:患者立位,弯腰,上臂侧平举,主动伸肘,如不能完全伸直,或同时肘后出现疼痛,即为阳性。见于肱三头肌腱止点断裂或撕脱、骨折。

(4)肘后三角测验:肘后三角由肱骨内上髁、外上髁与鹰嘴之最高点组成。正常时肘关节伸直位,三点在一条直线上。屈曲位,后面观呈一倒置的等腰三角形,侧位观,肱骨上髁之凹点与尺骨鹰嘴背侧之凸点在一条直线上。肘关节后脱位、鹰嘴骨折、外上髁或内上髁骨折、肘关节侧方脱位、肱骨髁部骨折时三角的关系遭到破坏;但肱骨髁上骨折,肘后三角不变形。

(5)旋臂屈腕试验[密勒(Mill)征或网球肘试验]:让患者屈腕屈肘,前臂旋前,检查者一手握住肘关节上方,另一手握住腕部,被动缓慢伸直肘关节,若肱骨外上髁处出现剧痛,即为阳性。见于肱骨外上髁炎、桡侧腕长伸肌腱扭伤。

(6)伸肌紧张试验[柯宗(Cozen)试验或腕背伸直抗阻力试验]:让患者握拳屈腕,在检查者将手压于手指背侧做对抗的情况下用力伸指、伸腕,如出现肱骨外上髁处疼痛,即为阳性。见于伸腕肌劳损、肱骨外上髁炎。

(7)屈肌紧张试验:让患者握住检查者的手指(示指至小指)强力伸腕握拳,检查者手指与患者握力做对抗,若出现内上髁部疼痛,即为阳性。多见于肱骨内上髁炎。

(8)肘被动外翻试验:患者肘部伸直或屈曲 $150°$,检查者用一手抵住肘外侧作为支点,再将前臂外展,若肘外侧出现挤压性疼痛,即为阳性。见于肱骨小头干脆性骨软骨炎。

（五）腕部及手部检查

1. 视诊

（1）腕和手的姿势：观察手的休息位与功能位的变化，以助诊断。

手的休息位是手处于自然静止状态，此时手部的肌肉处于相对的平衡状态。休息位时腕关节背伸 10°～15°，并有轻度尺偏，手的掌指关节及指间关节半屈曲，拇指轻度外展，指腹接近或触及示指远端指间关节的桡侧，第 2～5 指的屈度逐渐增大，呈放射状指向舟骨。如果损伤中枢神经、周围神经、肌肉或肌腱时，破坏了手部肌肉原有的平衡，则改变了休息位而产生畸形。

手的功能位为腕背伸 20°～30°，拇指充分外展，掌指关节及指间关节微屈，其他手指略为分开，各指间关节的屈曲位置较为一致：即掌指关节及近端指间关节半屈曲，而远端指间关节微屈曲。

（2）腕和手部肿胀

1）腕部肿胀：腕部出现肿胀，多因关节内损伤或病变。腕部挫伤、韧带或关节囊撕裂、腕骨骨折或月骨脱位则肿胀明显。急性化脓性腕关节炎则全腕肿胀显著，且发红发热。腕关节结核呈梭形肿胀，不红不热。风湿性关节炎肿胀发展迅速，时肿时消，往往呈对称性肿胀。

2）鼻烟窝肿胀：正常的生理凹陷消失，多因腕舟骨骨折。

3）腕背侧肿胀：多见于伸指肌腱腱鞘炎、腕骨骨折、腱鞘囊肿等。

4）掌指关节与指间关节肿胀：外伤可引起肿胀。如无明显外伤，远端指间关节肿胀，中年以上患者多见于骨性关节炎；近端指间关节梭形肿胀，多见于类风湿性关节炎。

（3）腕和手部畸形

1）腕部餐叉样畸形：发生于伸直型桡骨远端骨折。

2）爪形手：若因前臂缺血性肌挛缩所致，出现掌指关节过伸，近端指间关节屈曲畸形。由尺神经损伤所致，则掌指关节过伸，指间关节半屈曲，无名指、小指不能向中间靠拢，且小鱼际肌萎缩。

3）铲形手：由正中神经和尺神经合并损伤所致，表现为大、小鱼际肌萎缩，掌部的两个横弓消失，掌心变为扁平，状如铲形。

4）腕下垂：桡神经损伤后，前臂伸肌麻痹，不能主动伸腕，形成腕下垂。此外，外伤性伸腕肌腱断裂亦可出现垂腕畸形。

5）锤状指：主要由指伸肌腱止点及附近断裂，或止点处发生撕脱骨折，引起远端指间关节屈曲，不能主动伸指，形成锤状。

（4）手部肌肉萎缩

1）鱼际肌萎缩：多由正中神经损伤，肌肉麻痹造成，或腕管综合征正中神经长期受压所致。大鱼际处创伤，造成正中神经运动支损伤，也可引起大鱼际肌萎缩。

2）小鱼际肌萎缩：由尺神经损伤或在肘后内侧尺神经沟处长期受压，或尺神经炎，可造成小鱼际肌萎缩。

3）骨间肌萎缩：掌侧骨间肌萎缩因解剖位置关系，临床表现不明显，而背侧骨间肌萎缩可清楚看到。

2. 运动检查 腕关节、掌指关节、远端及近端指间关节的运动，都以中立位 0° 起点，其运动的幅度即为运动度数。正常伸腕可达 60°，屈腕可达 60°。手向桡侧作桡偏运动，正常可达 30°，向尺侧作尺偏运动，正常可达 40°。掌指关节伸直位 0°，可过伸 15°~25°。近端指间关节与远端指间关节达到伸直位 0° 为正常。掌指关节的屈曲正常可达 80°~90°。近端指间关节屈曲，正常可达 90°~100°。远端指间关节屈曲，正常可达 60°~90°。手指外展，正常可达 20°，内收 0°，拇指背伸达 50°，拇指屈曲可达 90°。拇指掌侧外展 90°，背侧内收为 0°。

3. 触诊

（1）骨触诊：先检查患者的桡骨茎突、尺骨茎突、桡骨及尺骨远端，触诊其骨轮廓及注意有无压痛；然后检查近排、远排腕骨，依次触诊掌骨、指骨，注意有无骨中断、触痛。检查掌指关节、近端及远端指间关节有无肿胀、触痛、畸形、运动障碍。

（2）软组织触诊：包括腕管触诊、尺神经管触诊、肌腱触诊等。检查时可发现正中神经分布区皮肤感觉迟钝，拇短展肌肌力弱、肌萎缩，甚至完全麻痹。嘱患者屈腕，医师用拇指压迫腕管近侧缘，麻木加重，疼痛可放射至示指、中指。触诊腕部尺神经管，检查小指及无名指尺侧半，若有皮肤感觉迟钝，小鱼际肌及骨间肌肌力减弱、肌萎缩或麻痹，提示有腕部尺神经管综合征。触诊屈腕肌主要为桡侧腕屈肌、掌长肌、尺侧腕屈肌；触诊伸腕肌主要为桡侧腕长、短伸肌及尺侧腕伸肌；触诊伸指肌，依次检查指总伸肌腱、示指固有伸肌腱、小指固有伸肌腱；接着触诊拇长展肌、拇短伸肌、拇长伸肌。注意其肌张力有无变化，有无触痛，运动有无障碍。

固定患者拇指的掌指关节，嘱患者屈曲指间关节，检查拇长屈肌收缩运动。嘱患者屈曲示、中、无名、小指掌指关节并伸展两指间关节，以检查骨间肌和蚓状肌功能。并可嘱患者外展手指，医师触诊背侧骨间肌收缩；内收手指，触诊掌侧骨间肌收缩。

进一步检查大鱼际肌群的拇展短肌、拇短屈肌、拇内收肌，触诊其收缩；拇指对掌肌因位置深，不易触及，拇指充分对掌时，可触到该肌收缩。

检查小鱼际的掌短肌、小指展肌、小指短屈肌，触诊其收缩；小指对掌肌被小指短屈肌所覆盖，不易触及。

4. 特殊检查

（1）腕三角软骨挤压试验：检查时嘱患者屈肘 90°，掌心向下，医师一手握住患者前臂远端，另一手握住手掌部，使患手被动向尺侧偏斜，然后伸屈腕关节，使腕关节尺侧发生挤压和研磨，如疼痛明显即为阳性，表明三角软骨有损伤。

（2）握拳试验［又称芬克斯坦（Finkel-Stein）试验］：用于诊断桡骨茎突狭窄性腱鞘炎。检查时嘱患者屈肘 90°，前臂中立位握拳，并将拇指握在掌心中，医师一手握住前臂远端，另一手握住患者手部使腕关节向尺侧屈腕，若桡骨茎突部出现剧烈疼痛，则试验为阳性。

（3）指浅屈肌试验：医师将被检查处的手指固定于伸直位，然后嘱患者屈曲需检查手指的近端指间关节，若不能屈曲，表明该肌腱有断裂或缺如。

（4）指深屈肌试验：检查时将患者掌指关节和近端指间关节固定在伸直位，然后让患者屈曲远端指间关节，若不能屈曲，表明该肌腱可能有断裂或该肌肉的神经支配发生障碍。

（5）屈指试验［本奈 - 李特（Bunnel-Littler）试验］：本试验可评价手内在肌的张力。检查时，使患者掌指关节略为过伸，然后屈曲其近端指间关节，若近端指间关节不能屈曲，则可能是内在肌紧张或是关节囊挛缩。

区别内在肌紧张或关节囊挛缩的方法：使患指在掌指关节部位略为屈曲，然后被动屈曲其近端指间关节，该关节若能充分屈曲，则提示内在肌紧张，如果该关节仍不能完全屈曲,活动受限,提示近端指间关节的关节囊挛缩。

（6）压脉试验［爱伦（Allen）试验］：检查手部尺动脉和桡动脉的血液供应是否充分的一种方法。检查时嘱患者快速握拳数次,然后握紧,医师用手压挤患者握紧的拳,然后将拇指放在桡动脉上,示指与中指放在尺动脉上,同时向下将血管压瘪。在血管腔闭塞的情况下,让患者张开手,此时手掌应呈苍白色,然后松开腕部一条动脉,但要继续压迫另一条动脉,正常时,手会立刻变红。如红得速度很慢,意味着松开的动脉有部分阻塞或完全阻塞。另一动脉也可用同样方法进行检查,须两手对比。

（六）胸背部检查

1．视诊　观察胸背部皮肤颜色是否正常,呼吸动度及形式是否正常,胸廓外形是否对称,胸椎是否有侧弯及后突畸形。

2．触诊

（1）骨触诊：在胸部前面沿肋骨走行方向触诊,如有明显压痛,进一步作胸廓挤压试验,以了解有无肋骨损伤。触诊胸背部棘突以了解胸椎有无侧弯及后突畸形。

（2）软组织触诊：触诊胸壁有无肿胀、压痛。辨别压痛的深浅及范围。触诊胸背部软组织以了解有无肿物,胸椎棘突附近有无脓肿。

（七）腹部检查

患者取仰卧位、屈髋屈膝位,平静呼吸,腹壁放松。

1．视诊。腹部外形,腹壁有无肿物、血管怒张、肠形,腹式呼吸的动度。

2．触诊。腹壁张力、压痛、反跳痛,肝或脾的大小、质地、有无压痛,腹腔及腹壁肿物的大小、形态、质地、动度、压痛等。

3．叩诊。肝、脾及肿物的大小、界限,整个腹部及脏器投影区的叩痛,移动性浊音等。

4．听诊。肠鸣音有无增强或减弱。

（八）腰骶髂臀部检查

1．立位检查　让患者背向医师而立,双目平视前方,双足并拢,双膝挺直,腰背部及骶尾部全部暴露,仔细检查。

（1）观察脊椎外形有无侧突,以第几腰椎为中心突向哪一侧；生理前突是正常、变浅、加深还是后突。

（2）观察骶棘肌、臀部肌群有无隆起、肿块、萎缩,两侧是否对称。

（3）观察骨盆是否倾斜。

（4）用三指触诊法检查棘突及两侧骶棘肌,中指触摸棘突有无偏斜、肥厚、压痛,示指、环指分别触摸两侧骶棘肌有无紧张、压痛、硬结、条索等。

（5）腰椎活动范围：检查后伸时,医师一手托扶患者腰部,检查前屈时,医师一手托扶患者腹部避免患者向后或向前摔倒。如在其做某项活动时出现疼痛,要注意疼痛出现的部位及有无放射痛。

腰椎前屈运动正常可达 $80°\sim90°$,腰椎后伸正常可达 $30°$,侧弯可达 $20°\sim30°$,左右旋转可达 $30°$。

2．俯卧位检查　患者俯卧,腹下垫枕,两上肢靠紧身体,全身肌肉放松,做以下检查：

（1）脊柱弹性及压痛点：医师两手掌重叠下压脊柱,自腰椎到骶椎,以检查脊柱弹性及疼痛部位。两手拇指左右两侧一起自上而下逐个检查疼痛好发部位,如脊肋角、腰、横突、髂腰角、髂嵴、臀上皮神经投影、梨状肌下孔投影、骶髂关节、坐骨结节、坐骨神经干等。

（2）肾区及脊柱叩诊：医师左手平置于 L_1 棘突旁、T_{12} 肋下，右手叩击左手背，力量逐渐增加，以检查肾脏有无叩痛，用叩诊锤逐个叩击每个棘突及其旁开 1.5～2cm 处、骶髂关节等。

3. 特殊试验

（1）梨状肌紧张试验：一手按住骶部，另一手握住踝部（屈膝 90°）内外推小腿，若出现臀及下肢疼痛，为阳性，多见于梨状肌综合征。

（2）股神经紧张试验：检查者一手固定患者盆骨，另一手握踝上，使大腿后伸（膝关节伸或屈），如出现大腿前方放射痛，即为阳性，表示股神经根（$L_{2\sim4}$ 神经根）有受压可能。

（3）伸腰试验：患者两下肢伸直，检查者固定其两小腿，让患者双手抱住枕部觉腰痛，即为阳性，可能腰椎间关节有病变或腰肌有病变。由于骨盆已固定，故骶髂关节病变不会引起本试验阳性。

（4）腰大肌挛缩试验（过伸试验）：患者患肢屈膝 90°，检查者一手握住踝部将下肢提起，使髋关节过伸，若骨盆随之抬起为阳性，见于腰大肌脓肿及早期髋关节结核等。

（5）跟腱反射：屈膝 90°，医师左手压住足底前端，稍下压，叩击跟腱处，患足出现跖屈，则跟腱反射存在，根据跖屈动度大小，分别记为（+）、（++）、（+++）、（++++）、（-）。（++）为正常。

4. 仰卧位检查

（1）特殊试验

1）屈颈试验[索特 - 霍尔（Soto-Hall）征]：患者主动或被动低头屈颈，可使脊髓上升 1～2cm，同时向上牵拉神经根及硬膜囊。在腰骶神经根有病变时，如腰椎间盘突出症等，将因牵拉神经根而产生大腿后放射痛，甚至放射至患侧下肢，即为阳性。但腰椎间盘突出症的突出物若在神经根内侧该试验也可阴性。

2）直腿抬高试验（Laseque 征）：患者两下肢伸直，检查者一手扶患者膝部使腿伸直，另一手握踝部徐徐上举，若上举达不到正常的高度（70°～90°），并出现腰痛和同侧下肢放射痛，为阳性。小于 40° 为明显阳性，40°～60° 为阳性，大于 60° 为轻阳性，多见于腰椎间盘突出症。

3）健侧直腿抬高试验[法杰兹坦（Fajerztain）试验或交叉直腿抬高试验]：抬高健肢，达一定的高度时，感到腰及患肢痛，为阳性，多见于腰椎间盘突出患者。

4）直腿抬高加强试验[背屈踝试验或布瑞嘎（Bragard）附加试验]：在直腿抬高到引起疼痛时，稍降低腿的度数，突然将足背伸，引起剧烈放射疼痛为阳性。此试验可用来区别由于髂胫束、腘绳肌或膝关节囊部紧张所造成的直腿抬高受限，因为背伸肌只加剧坐骨神经及小腿腓肠肌的紧张，对小腿以上的肌筋膜无影响。

5）胫神经试验（弓弦试验）：在直腿抬高引起疼痛时固定大腿而屈膝 20°，使腘窝胫神经稍松，再以踇指压迫位于腘窝中的胫神经，诱发疼痛并沿小腿放射为阳性。

6）仰卧挺腹试验：患者两上肢置于胸前或腹部，以枕及两足跟为支点，挺腹，使背离床，如出现腰痛，并向患侧下肢放射为阳性。如无疼痛，可深吸气后，屏气 30 秒，直至脸色潮红，若患肢出现放射痛为阳性。该试验系借助增加腹内压力而增加椎管压力，以刺激有病变的神经根，引起腰腿痛，见于腰椎间盘突出症。

7）梨状肌紧张试验（内旋髋试验）：患肢伸直，主动内收内旋，若出现臀部疼痛并沿坐骨神经放射，即为阳性，说明坐骨神经在梨状肌处受损。

8）骨盆分离及挤压试验：检查者两手压在患者双侧髂前上棘处，向内挤压或向外分离骨盆或在耻骨联合处轻轻向后按压。若骨盆某处出现疼痛，说明该处有骨折。如骶髂关节疾患,可在腰部出现疼痛,但腰椎间关节疾患不出现疼痛。

9)床边试验[骶髂关节分离试验、分腿试验、盖斯兰(Gaenslen)试验]:患者患侧骶髂关节与床边相齐,两手紧抱健膝,使髋膝关节尽量屈曲,患侧下肢置于床下,检查者两手分扶两膝,使其向相反的方向分离,若骶髂关节痛为阳性,说明骶髂关节有病变。腰骶关节病变者,此试验阴性。此试验也可让患者采用侧卧位,患侧在上,患者用力屈曲健髋、膝关节,检查者一手前推骶部,另一手后扳患侧下肢。

10)髋膝屈曲试验(骨盆回旋试验):患者屈曲髋、膝关节,检查者把住患者膝部,使髋膝关节尽量屈曲,并向头端挤压,使臀部离开床面,腰部被动前屈,若腰骶部出现疼痛,则为阳性。见于腰部软组织损伤、劳损或腰椎间关节、腰骶关节、骶髂关节病变;腰椎间盘突出症时,此试验常为阴性。

11)"4"字试验(盘腿试验):患者健侧下肢伸直,患侧屈膝90°,髋外展,患侧足放在健侧大腿上。检查者一手按压对侧髂骨,另一手下压膝部,若下压受限,髋关节痛则为阳性,见于髋关节病变(因此时股骨头完全挤入髋臼,髋关节腔容积最小)。若骶髂部疼痛,则可能为骶髂关节病变,若耻骨联合部痛,可能为耻骨炎。

12)骶髂关节定位试验:检查者抱住患者两膝后部,使屈髋90°,小腿自然放在检查者右臂上,检查者左手压住膝部,使骨盆紧贴于检查台,肌肉放松。然后以双大腿为杠杆,将骨盆分别向左和右侧挤压,一侧受挤压时,对侧被拉开,骶髂关节疾患时,向患侧挤压疼痛减轻,而向健侧挤压患侧被拉开,疼痛加重。

13)膝腱反射:双膝屈曲弓起,被检测膝部置于另侧膝上,用叩诊锤叩击被检侧髌韧带,小腿上跷,根据跷起幅度标出膝反射情况,其中(+)为减弱、(++)为正常、(+++)为活跃、(++++)为亢进,(−)为消失,如椎间盘突出压迫坐骨神经则膝反射减弱或消失,如颈胸部脊髓受压或中枢神经损害时则为活跃或亢进,正常人也可以有膝反射减弱或活跃。

14)足背伸肌力和伸踇肌力:检查者一手尺侧缘放于患者双足背,让患者做足背伸动作,并克服检查者给予的阻力,测出足背伸肌肌力。检查者右手拇、示指分别抵住双足踇趾,让患者伸踇趾克服阻力,测出伸踇背伸肌肌力。

15)足趾、足背及小腿的感觉:测试足趾、足背及小腿处的感觉,两侧相比,并与上肢相比。

(2)下肢病理反射:病理反射是中枢神经损害时出现的异常反射,正常人不能引出。

5. 侧卧位检查

(1)斜扳试验(腰部扭转试验,筒柄试验):患者侧卧位下腿伸直,上腿屈曲,检查者一手将患者骨盆向前推,同时另一手将其肩部向后拉,使躯干急剧扭转,若发生腰骶部疼痛为阳性,可能为骶髂关节或下腰部病变,如小关节病变。患者尽量屈髋屈膝、低头,使脊柱完全屈曲固定,然后做斜扳试验。若为阳性,说明骶髂关节有病变。

(2)卧床翻身试验:骶髂关节炎症患者,卧向患侧多引起疼痛,故常卧向健侧,下肢屈曲,翻身时即感疼痛,故翻身时需一手扶臀部,或由他人帮助翻身。几乎所有骶髂关节疾病的患者,都具有这一阳性体征。

(九)髋股部检查

1. 视诊　先让患者立正站好,从前面观察骨盆有无倾斜(两侧髂前上棘是否等高),髋部有无隆起、凹陷;从侧面观察腰椎屈度是否正常;从后面观察臀部上方、髂后上棘之上的两个凹陷的小窝是否在同一水平上。注意臀部肌肉有无萎缩,臀皱褶的数目、深浅有无变化。观察两侧股骨大转子位置有无上移。再让患者做各种动作，如下蹲、起立、落座、上床、穿鞋、脱裤、脱袜、行走、跑跳等，观察有无异常。再让患者平卧，将两腿伸直摆到中立位，观察双下肢长度，有无畸形。

2. 触诊

（1）骨触诊：先检查髋部的前面，触诊髂前上棘、髂嵴、股骨大转子、耻骨联合的骨轮廓，注意有无压痛，两侧对比是否等高。

（2）软组织触诊：在股三角区触诊淋巴结是否肿大，局部有无肿胀、压痛等。于腹股沟韧带中点的下方触诊股动脉搏动是否正常。检查大转子部有无肿胀、波动感、触痛。沿髋外侧触诊臀中肌，注意其肌张力及有无触痛。患者侧卧，于大转子和坐骨结节连线的中点触诊坐骨神经有无压痛、放射痛。坐骨结节处触诊有无肿胀、囊性波动感、触痛。触诊缝匠肌、股直肌、内收肌群、外展肌群的臀中肌、伸肌群的臀大肌和腘绳肌。检查时注意有无压痛与索状物，了解肌张力。

（3）髋部压痛点有①大转子顶端：其压痛点在髋关节前方，相当于腹股沟韧带中点向下向外各 2.5cm 处，见于髋关节化脓性感染或结核，大转子滑液囊炎股骨头缺血坏死等；②小转子处：在髋关节屈曲外旋时，在小转子处压痛，见于髂腰肌止点病变；③髂骨翼内侧：有压痛肿块，见于髂肌下血肿，多同时合并有股神经压迫症状；④大转子处：大转子滑囊炎时，在大转子处有明显压痛；⑤腹股沟韧带与髂骨之间：该处压痛多见于腰大肌下滑囊炎。

3. 叩诊 叩击上述压痛点处，也可有明显叩痛。

4. 听诊 在髋关节主动或被动活动时可听到响声，称为弹响髋。常见于大转子滑囊炎、腰大肌下滑囊炎，分别在大转子与髂胫束之间、腹股沟韧带与髂骨之间出现滑动性弹响。

5. 髋关节活动 正常髋关节屈曲可达 145°，后伸可达 10°，外展可达 45°，内收 30°，外旋 45°，内旋 45°。

6. 特殊检查

（1）大腿滚动试验［高芬（Gauvain）征］：患者仰卧，双下肢伸直，检查者以手掌轻搓大腿，使大腿向内外旋转滚动，如发生髋关节疾病并引起髋周围肌肉痉挛，则运动受限、疼痛，并见该肌肉收缩，即为阳性。主要用于检查髋关节炎症、结核、胫骨骨折及粗隆间骨折及股骨头缺血坏死等。

（2）托马斯（Thomas）征（髋关节屈曲挛缩试验）：患者仰卧，尽量屈曲健侧下肢，大腿贴近腹壁，使腰部紧贴于床面，克服腰前突增加代偿作用。再伸直患肢，如患肢不能伸直平放于床面，即为阳性。说明该髋关节有屈曲挛缩畸形，患肢大腿与床面所形成的角度即髋关节屈曲畸形的角度。

（3）望远镜试验［套叠征、都普顿（Dupuytren）征、巴洛夫（Barlove）试验］：患者仰卧，助手按住骨盆，检查者两手握住患者小腿，伸直髋、膝关节，然后上下推拉患肢，若患肢能上下移动 2～3cm，即为阳性。另一种方法是：患者仰卧，检查者一手固定骨盆，另一手抱住患肢大腿或环抱患肢膝下，使髋、膝关节稍屈曲，将大腿上推下拉，反复数次，如有股骨上下过度移动感，即为阳性。说明髋关节不稳定或有脱位等。

（4）"4"字试验：见腰骶髂臀部检查。

（5）欧伯（Ober）试验（髂胫束挛缩试验）：患者侧卧，健肢在下并屈髋屈膝，检查者站在患者背后，一手固定骨盆，另一手握患肢踝部，屈膝 90°，然后将髋关节外展后伸，让患肢自然下落，正常时应落在健肢后，若落在健肢前方或保持上举外展姿势，即为阳性，见于髂胫束挛缩或阔筋膜张肌挛缩。

（6）叩击试验：叩击足跟部或大粗隆外侧，若髋关节处引起疼痛或使疼痛加重，要考虑髋关节脱位、骨折、股骨颈骨折以及骨股头缺血坏死等病变。

（7）股骨大转子位置测定试验

1）内拉通（Nelaton）线：患者侧卧，患侧向上，屈髋20°，将坐骨结节显露最突出点与髂前上棘画一条线为内拉通线，正常时髋关节屈曲135°（股骨与躯干长轴相交角）位置，此线通过大转子顶点。若大转子顶点高于此线1cm，表示大转子向上移位，见于髋关节后脱位或股骨颈骨折。

2）布来恩（Bryant）三角：患者仰卧，两下肢伸直。若患肢畸形，使健肢与患肢成对称位。由髂前上棘至股骨大转子顶点画一条线（AB），再由大转子顶点与髂前上棘分别做引线垂直交于C点，即构成三角形（ABC）。两侧对比，如BC线缩短，表示大转子向上移位，意义同内拉通线。

3）休马克（Schömaker）线与卡普兰（Kaplan）交点：患者平卧，自两大转子顶点在同侧髂前上棘，各划一连线，两线在腹壁相交。正常时，两线相交点在脐上中线。如一侧大转子上移，交点在对侧腹壁的脐下方。

4）耻骨联合横线：通过耻骨联合最高点做一水平线，正常时，此线可经过大转子顶点。若一侧大转子上移，则其顶点高于此线。

（十）膝部检查

1.视诊

（1）步态：观察步态是否平稳而有节律。仔细观察有无因膝关节僵直或疼痛而引起异常步态。

（2）膝关节肿胀：膝关节严重肿胀时，膝关节前上方的髌上囊膨大，"象面"部轮廓不清（正常膝关节在屈曲80°时，从前面看膝部形似"象面"，髌韧带两侧凹陷，代表"象眼"，股四头肌代表"象耳"）。髌前囊发炎时，髌骨前面肿胀明显。单纯膝关节积液时，髌骨周围肿胀明显，呈马蹄铁状膨隆，膝关节结核时呈梭形肿大。

（3）膝周围局限性肿块：如髌上滑囊炎、胫骨结节骨骺炎、腘窝囊肿、骨软骨瘤可出现局限性包块或高凸畸形。

（4）股四头肌萎缩：观察膝关节上方肌肉的轮廓，两侧是否对称，有无萎缩。膝关节半月板损伤、膝关节结核、下肢骨折长期固定，可出现股四头肌萎缩。

（5）膝关节畸形：正常的膝关节有5°～10°的生理外翻角，若超过15°则为膝外翻畸形。如单侧出现膝外翻畸形形称"K"形腿；两侧膝外翻畸形称"X"形腿。反之，正常生理外翻角消失，形成小腿内翻畸形，若为两侧，则称"O"形腿。正常的膝关节伸直可有0°～10°的过伸，如过伸超过15°，则称为膝反张畸形。

2.触诊

（1）骨触诊：检查时患者取坐位或仰卧位，两膝屈曲90°，膝关节的骨隆起和关节边缘容易触诊清楚。先于膝关节前面触诊股骨和胫骨间关节间隙。在膝关节内侧可扪及股骨内侧髁、胫骨内侧髁。在膝关节外侧可扪及股骨外侧髁、胫骨外侧髁及腓骨小头。膝关节前下方可触及胫骨结节，检查有无压痛和异常隆起。髌骨在膝关节前方，屈膝位时位置固定，不能移动，伸直时可以移动，其内侧与外侧的一部分可摸清。当继发关节炎时，髌骨边缘变得凹凸不平。

（2）软组织触诊：检查膝关节的前面、内侧、外侧、后面。在膝关节前面触诊髌韧带，前内侧触诊股内侧肌，前外侧触诊股外侧肌，了解有无缺损、触痛。检查内侧半月板时，将小腿内旋，触诊有无压痛。沿关节线向内、后方、触诊内侧副韧带，检查是否有触痛和连续中断。缝匠肌、股薄肌、半腱肌的肌腱位于膝关节的后内侧，止于胫骨内侧髁的前下方，检查有无触痛。检查外侧副韧带时，嘱患者被检查侧的踝部横放在对侧膝上，膝关节屈曲90°，髋关节外展、外旋，使髂胫束松弛，这样可以摸清外侧副韧带，注意局部有无触痛。髂胫束位于膝关节外侧的稍前方，患者伸膝抬起下肢或抗阻力屈膝时，可以摸清，注意其紧张度及有无挛缩。检查膝关节后面时，嘱患者屈曲膝关节，对腘窝深部组织进行触诊，注意有无肿物。

常出现压痛点的部位为关节内外间隙、关节囊附着部、膝内或外侧副韧带的附着部或实质部、髌韧带两侧脂肪垫、髌骨边缘、髌骨关节面后缘、胫骨结节或腘窝等，分别代表不同的病变。

3. 听诊 弹响当膝关节主动或被动运动时，常伴有响声出现，对诊断膝关节疾病很有帮助。如髌骨软骨炎（髌骨软化症）可在髌骨上、下、左、右移动时与股骨髁间凹（髌骨关节）相摩擦而产生摩擦音。滑膜炎引起滑膜粗糙不平，在股骨髁侧方可听到粗糙的摩擦音。膝关节外侧半月板可在关节伸展活动时出现浊音弹响并伴有关节的震动，关节内游离体有时也可发生响声。若关节在活动时有响声，但无疼痛及其他症状，则多无病理意义。

4. 膝关节运动功能的检查 膝关节伸直位为中立位是0°。屈曲120°～150°，伸直0°，过伸5°～10°，小腿内旋（屈膝90°时被动运动）20°～30°，小腿外旋（屈曲90°时被动运动）20°～30°。

5. 特殊试验

（1）浮髌试验：用于关节腔少量积液或中等积液的判定，一般积液超过50ml则表现为阳性。方法如下：患者取仰卧位，膝关节伸直，股四头肌松弛，检查者一手虎口在髌骨上方压挤髌上囊，并用手指挤压髌骨两侧，使液体流入关节腔，然后用另一只手的拇指轻轻按压髌骨中央，若感到髌骨撞击股骨前面，为阳性，说明积液少。若髌骨随手指的按动而出现浮沉现象，表示积液量较多。患者直立时，髌上囊的积液自然流到髌骨后方，如果股四头肌松弛，髌骨自然离开股骨滑车，这时用两个拇指分别推动两侧髌骨，对比两侧感觉，如果髌骨被关节积液浮起，推动时有髌骨和股骨撞击感，即为阳性。

（2）髌骨摩擦试验［索-霍（Soto-Hall）征］：患者自动伸屈膝关节，髌骨与股骨髁间凹部摩擦而发出磨擦音并有疼痛感，即为阳性。

（3）提拉试验：本试验有助于鉴别损伤发生在半月板还是在侧副韧带处。患者俯卧，膝关节屈曲90°，医师一手按住大腿下端，另一手握住患肢足踝部，提起小腿，使膝离开检查床面，作外展、外旋或内收、内旋活动，若出现膝外侧或内侧疼痛，即为阳性。表明有内侧或外侧副韧带损伤。

（4）屈膝旋转试验［梯布瑞尔-费舍（Timbrill-Fischer）试验］：检查时患者坐于床边，双膝屈曲足下垂，医师用拇指压在患者关节间隙的前侧方，相当于半月板处，另一手内旋和外旋患者小腿，反复多次。如有半月板破裂，可能在医师拇指下突然感有物体移动并引起疼痛。

（5）膝侧副韧带损伤试验：检查时患者仰卧位，膝关节伸直，如检查内侧副韧带，医师一手置患者膝外侧向内推膝部，另一手拉小腿外展，这时产生松动感和内侧疼痛，即为阳性，表明膝内侧副韧带损伤或撕裂。反之，检查外侧副韧带有无损伤或断裂。

（6）半月板重力试验：检查外侧半月板时，患者侧卧位，将大腿垫高，使小腿离开床面，嘱患者作膝关节屈伸运动，使外侧半月板受到挤压和研磨，如有外侧发生疼痛或出现弹响即为阳性。接着检查内侧半月板，嘱患者反方向侧卧，上面的腿略外展，作膝关节屈伸活动，使内侧半月板受到挤压和研磨，若无弹响和疼痛，内侧半月板正常。若出现弹响和疼痛，即本试验为阳性。

（7）单腿半蹲试验：患者单腿站立，逐渐屈膝下蹲时出现膝软、疼痛，即为阳性。若髌下出现摩擦音亦为阳性，该试验主要用于检查髌骨软化症。

（8）膝关节分离试验[侧方挤压试验、侧副韧带紧张试验、波勒（Bohler）征]：患者仰卧，膝关节伸直，检查者一手握住患肢小腿下端，将小腿外展，另一手按住膝关节外侧，将膝向内侧推压，使内侧副韧带紧张，如出现疼痛和异常的外展运动，即为阳性，表示内侧副韧带松弛或断裂。必要时先阻滞压痛点，然后极度外展使内侧关节间隙加大张开的情况下，X线透视或拍片作进一步诊断。此检查同时挤压外侧关节面，如有外侧半月板损伤，则关节间隙感到疼痛。用同样方法将小腿内收，可以检查外侧副韧带的损伤和内侧半月板的损伤。

（9）"抽屉"试验[推拉试验、德韦尔试验（Drawer Test）]：患者仰卧，将患膝屈曲约80°位置，检查者双手握住膝部下方，用肘关节压住足背固定患肢，向前后推拉，如小腿有过度向前移位表示前交叉韧带断裂或松弛，反之表示后交叉韧带松弛或损伤。异常活动与病变的关系可用"前前、后后"4个字来记忆。或理解为开抽屉阳性为前交叉韧带病变，关抽屉阳性为后交叉韧带病变。

（10）麦克马瑞试验（Mc.Murray）（半月板弹响试验、回旋研磨试验）：利用膝关节面的旋转和研磨动作来检查半月板有无损伤。本法有两个动作，每个动作包括3种力量。

患者仰卧，先使膝关节最大屈曲，左手固定膝关节，右手握足，尽量使胫骨长轴外旋，左手在腓侧推挤使膝关节外翻，在此外旋外翻的力量继续作用的同时，慢慢伸直膝关节，如果内侧有响声和疼痛，则证明内侧半月板有破裂。按上述原理做反向动作，在膝关节内旋内翻的同时伸直膝关节，如外侧有响声和疼痛，则证明外侧半月板有破裂，以上是麦克马瑞试验的基本检查方法。但实际操作时疼痛与响声位置与其相反，小腿内旋内翻再加伸曲往往是内侧半月板疼痛，反之外侧半月板疼痛。但有时不管向内或向外，只要膝关节有研磨和旋转，其疼痛始终固定于一侧膝关节间隙。

另一种操作法是：患者仰卧，检查者一手握膝，放在关节间隙内侧或外侧，另一手握住小腿下端，将膝关节尽量屈曲，然后使小腿内收、外旋，同时伸直膝关节，如有弹响，说明外侧半月板可能有破裂。膝关节极度屈曲时发生弹响，考虑后角破裂，屈曲至90°时发生弹响，则为半月板中央破裂，至于前角破裂，原则上应在膝关节伸直位时发生弹响，但麦克马瑞以为本试验只能测知后角与中央部破裂，不能测定对侧前角。应注意鉴别髌骨摩擦或肌腱弹拨所发生的声响。在外伤早期，至少3周内做此试验没有意义，因为膝关节伤后周围软组织损伤尚未修复，此时做试验，不管有无半月板损伤，只要膝关节有屈伸和旋转就会产生疼痛，因此伤后早期做试验，即使阳性，也很难确定是半月板的损伤。

（11）绞锁征：患者坐位或仰卧位，嘱其膝关节屈伸活动数次，若出现关节疼痛且不能屈伸，即为阳性，表明半月板撕裂、移位而发生膝关节绞锁。

（十一）踝部检查

1. 视诊　让患者脱去长裤鞋袜，以站、立、行、走、坐、卧等各种体位观察。双足是否呈内"八"字或外"八"字形，是否呈扁平足、弓形足或畸形如内翻足、外翻足。步态有无跛行，两足前进的距离是否相等。是否有肿胀和骨性隆起。踝关节的急性扭伤、化脓性炎症、结核、类风湿及创伤性炎症等，均可引起整个踝关节肿胀。若为局限性肿胀，在足背或内外踝下方者，多为腱鞘炎或腱鞘囊肿。在跟腱附着于跟骨结节处者，多为类风湿性骨炎或跟腱周围炎，在第2、3趾关节背侧者，多为趾骨头软骨炎；在第5趾骨头者，可能是滑囊炎。常见的骨性隆起，根据位置观察可做出初步判断，例如内外踝处明显隆起，多见于下胫腓关节分离，内外踝骨折；踝关节前方皱褶隆起，多见于跗舟骨内侧移位，另外，还有肿瘤性隆起，如骨软骨瘤等。

2. 触诊　骨折、骨病及韧带扭伤都有明确的压痛点，趾骨头软骨炎在第2、3趾骨头趾侧有压痛；第2、3或第4趾骨干处有压痛，可能是行军骨折；第5趾骨基底压痛可能是遭受直接打击或腓骨短肌强烈收缩造成的第5趾骨基底部撕脱骨折所致；扁平足压痛多在内外踝下方。跟骨上的压痛点对诊断很重要：如果压痛点在跟腱上，病变在跟腱或腱膜，常伴有肿胀和摩擦；若在跟腱的止点处，可能是跟腱后滑囊炎；在跟部后下方，可能是跟骨结节骨骺缺血性坏死，在跟骨的趾面正中偏后，可能是跟骨刺或脂肪垫的病变，靠前部的压痛可能是趾腱膜的损伤。跟骨本身的病变，压痛在跟骨的内外侧。内外踝的正下方两侧有压痛，可能是距下关节病损，可由内外翻动作加重疼痛来证实。

跟腱断裂可在跟腱的止点的近端皮下触及肌腱断裂的横沟。腓骨肌肌腱滑脱可在踝关节伸屈活动时在外踝后方触及肌腱的弹跳感。

触诊应注意对比两侧足背动脉搏动的有无和强弱。

3. 踝、足部关节运动功能检查　踝关节背伸正常可达30°，跖屈45°，内翻30°，外翻30°。跗骨间关节被动内收、被动外展活动可达25°。正常时此关节无自主的内收和外展运动。第1跖趾关节屈曲30°~40°，背伸可达45°。足趾的运动可通过被动活动检查作为对照。

4. 特殊试验

（1）足内、外翻试验：将足内翻及外翻时，如发生疼痛，说明内侧或外侧韧带损伤。

（2）跟骨叩击试验：检查者握拳叩击跟骨，如有疼痛则提示有踝关节损伤。

（3）挤压小腿三头肌试验：患者俯卧，足垂于检查床边，医师用手挤捏患者小腿三头肌，引起足踝跖屈为正常，若无跖屈活动，提示跟腱断裂。

（4）斯特伦斯克（Strunsky）征：患者仰卧，检查者握患肢足趾，使之迅速屈曲，如前足弓有炎症可发生疼痛。

（5）伸踝试验[霍曼斯（Homans）试验]：检查时嘱患者伸直小腿，然后用力背伸踝关节，如小腿肌肉发生疼痛，则本试验为阳性。提示小腿有深静脉血栓性静脉炎。

（6）前足挤压试验：患者仰卧位，医师用手握住患者前足部横向挤压，若出现剧烈疼痛为阳性，提示有跖骨骨折。

三、影像学检查

影像学检查大体上包括X线、CT、磁共振、超声、核医学五项检查，疼痛诊疗中以前4项最为常用，本节重点介绍前三种方法。

（一）影像学检查的应用价值

1. 诊断器质性病变的原因、性质　如炎症、退行性病变、损伤、畸形、肿瘤等。

2. 明确病变的部位和程度　如CT显示腰椎间盘突出的程度、方向；MRI显示颈椎椎间盘突出后压迫硬膜囊的水平和程度，显示脊髓受压后是否存在变性情况。

3. 指导治疗 如 CT 片显示的有无后纵韧带钙化、骨化和骨性椎管狭窄,来决定颈、腰椎间盘突出症是选择手术治疗还是保守治疗。微创介入治疗过程中的 DSA 或 CT 引导可使穿刺更为精准,并可通过造影进一步确认是否到位以及可能的治疗效果。

4. 判断治疗效果 如腰椎间盘突出症溶盘术后 3 个月、6 个月、9 个月,复查腰椎 CT 可见突出椎间盘密度降低、面积变小、直至消失的过程。有些病例治疗效果不佳,行影像学检查可以发现其中的原因,如"肩周炎"治疗效果不好,X 线平片检查可能发现肱骨头骨缺血性坏死和头下骨质增生等情况。

标准的脊柱 X 线检查,主要为中轴型疼痛的患者提供基本的影像学信息,腰段应摄腰椎正侧位 X 线平片,颈段应首先摄正侧及双斜位平片。若其结果不能解释临床表现或疑为肿瘤时应再行 CT 检查或 MRI 检查。在选择具体的治疗方法时,最好再行 CT 检查,以明确后纵韧带是否有骨化。怀疑腹部病变先行 B 超检查,再根据需要行 CT 或 MRI 检查。而对于曾经有癌症病史的患者,特别是容易发生骨转移的肿瘤如乳腺癌或肺癌,应该选择 MRI 检查或 ECT 检查。怀疑血管病变可行彩色多普勒和红外热图检查。对影像检查结果独立认真阅读并结合临床进行分析,不能单纯依赖报告的描述。

(二)常用影像学检查方法

1. X 线平片检查 X 线穿透人体时,由于骨结构密度最大、吸收 X 线量最大,与周围的组织形成鲜明的自然对比,是检查骨、关节最常用而又经济的影像学方法。对椎管内的结构、各部位的软组织结构,X 线平片由于自然对比不明显以及椎骨等结构的重叠,显像常不清晰,必须采用其他影像学检查。

(1)脊椎正位平片:阅读脊椎正位片,应注意以下几个方面。①观察脊椎有无侧突,若有,注意突向哪个方向,以哪一个椎体为侧突的中心。②观察椎间隙是否左右等宽,若不等宽,则脊柱必然突向椎间隙加宽的一侧。③观察椎间隙是否狭窄。④椎体的形态和结构,注意椎体有无肥大、增生、骨赘形成以及有无溶骨性骨质破坏等。⑤观察椎弓根的形态和间距,有无骨质增生和破坏。如骨转移癌,往往首先表现为椎弓根的侵蚀破坏;椎管内良性肿瘤可使椎弓根内缘凹陷,间距加大。⑥观察关节突关节位置是否正常,关节间隙是否清晰,关节面是否光滑。⑦观察横突有无肥大,L_5 椎体横突是否与髂骨相接触形成假关节。⑧观察棘突有无缺如,如骶椎隐裂。⑨注意椎旁正常软组织阴影是否加宽、模糊;有无出现异常的软组织阴影。

(2)脊柱侧位平片:由于侧位片能将椎体及后面的 7 个附件完全展开,不像正位片那样重叠,所以侧位片可观察脊柱的各部分结构(横突除外)。观察侧位片的顺序如下:①注意脊柱形态有无生理曲度改变,有无异常的后突、曲度消失和反曲等现象。②通过上下椎间隙、同一椎间隙的前后比较,是否出现异常改变。③注意观察椎体的轮廓、结构和密度,有无椎体的压扁、楔形变,有无前缘的唇样增生、骨桥形成,有无骨质破坏。④注意上、下关节突及椎弓峡部有无断裂,有无骨折线和骨皮质的连续性破坏。⑤注意观察棘突位置、方向及有无骨折。⑥了解前、后纵韧带及棘上韧带钙化或骨化情况。⑦注意观察脊柱前后有无异常的软组织阴影出现。⑧二次骨化中心在胸、腰椎椎体前上方,呈边界清楚,密度较高的三角形小块状阴影,勿误认为异常。

(3)脊柱斜位平片:摄颈椎斜位片主要是为了显示椎间孔、椎弓峡部及小关节,正常腰椎斜位片的这些结构形似"猎狗",上关节突直立,形似狗耳,椎弓根似狗颈,如狗颈断裂,并出现"项圈征",则提示椎弓峡部裂。上位下关节突(狗前腿)与下位上关节突(狗耳朵)之间形成的缝隙就是关节突关节的间隙,正常者该关节间隙清晰可见,关节边缘光滑。若患强直性脊柱炎时则关节间隙模糊不清,甚至消失,关节边缘硬化而不规整。

(4)常见疼痛性疾病的X线平片表现要点

1)颈椎病:生理曲度变浅、消失或反向成角。椎间隙变窄,椎体相对缘硬化,前后缘增生。椎间孔变小和狭窄。项韧带、前后纵韧带钙化。病变间隙的钩椎关节两侧不对称,在同一间隙的侧位片上显示小关节双边影,说明椎体有偏歪和倾斜。

2)腰椎间盘突出症:腰椎生理突变或消失,出现腰椎侧突。病变椎间隙变窄。病变椎体间隙的椎体相对缘骨质硬化和唇样增生。

3)椎弓峡部裂:椎弓峡部裂分先天性和外伤性,两者的共同特点是在斜位片上椎弓峡部出现骨折线,如同狗脖子戴项链,也叫项圈征。

4)强直性脊柱炎:腰椎侧缘增生并形成骨桥,脊柱呈竹节样改变。小关节突增生,关节间隙消失或变窄,关节囊钙化。椎体生理前突变浅、消失,胸椎后突加深。

5)寰枢关节半脱位或功能紊乱:寰枢关节半脱位或功能紊乱可在张口正位片或断层片上出现改变(侧齿间隙左右不等,若相差大于3mm为半脱位)。寰枢外侧关节不对称、不等宽。侧块外缘与枢椎外缘的连续不光滑,有顿挫。侧块内缘与枢椎上关节前内侧骨嵴不相齐。

6)脊柱结核:椎体破坏、变扁、密度高低不匀,有时也有骨质硬化或死骨。椎间盘受侵犯而使椎间隙变窄。椎旁可见冷脓肿。侧位片病变椎体变形,脊柱后突或成角。

7)肿瘤脊柱转移:椎体多呈溶骨性破坏,边界似虫蚀状;椎体压缩变扁。转移癌最容易侵犯椎弓根,使其边缘呈虫蚀状缺损。

8)股骨头缺血性坏死:早期,仅有少而小的头下囊泡,骨小梁紊乱;中期,头下囊泡增多增大,骨小梁间断,关节面毛糙。晚期,股骨头变形、破碎,关节间隙变窄或融合。

9)退行性膝关节炎:X线片可见髁间隆突变尖,内外侧关节间隙变窄,关节相对缘硬化、增生等改变。

10)椎体血管瘤:椎体血管瘤平片上有比较特征性的表现。表现为椎体内出现垂直并行的增粗的松质骨硬化条纹,呈"栅栏状",也可表现为"蜂窝状"的网状密度减低区,椎体皮质骨粗糙、模糊,但轮廓较完整。椎体边缘可有轻度膨胀,常累及椎弓根和椎弓。

2. 计算机断层扫描 CT全称为计算机断层扫描(computed tomography)。CT图像与一般X线摄像不同,它不是把影像照在照片上,而是用X线对检查部位进行扫描,透过人体的X线强度用测量器测量,经信号转换装置和计算机处理,以完全不同于X线照片的方式构成检查部位的横断面图像。CT对人体组织、器官有很高的密度分辨率,可以很好地观察软组织结构,方法简单、迅速、无痛苦。

(1)正常脊椎的CT表现:椎管四壁前壁为椎体和椎间盘,侧壁为椎间孔、椎弓根和小关节,后壁为椎板和黄韧带。椎管内容中心圆形中等密度的是硬膜囊,其前方的低信号区是硬膜囊前间隙,其后方的低密度区是硬膜囊后间隙,其侧前方是侧隐窝,侧隐窝内可显示神经根。

(2)常见脊椎疼痛性疾病CT特点

1)椎间盘突出症:椎间盘向后和/或侧方突出,个别可突到椎间孔或椎间孔外或下移。侧隐窝模糊,神经根受压或水肿变粗。硬膜囊前间隙消失,硬膜囊受压变形。突出的椎间盘内可出现点状或块状钙化的表现。

2）退行性椎管狭窄症：退行性椎管狭窄症分为两种，其共同特点是椎管容积，主要是矢状径的缩小。正常椎管矢状径为12～21mm，CT测量颈部椎管矢状径<10～11mm即为狭窄，腰椎管矢状径<15mm为可疑狭窄，<10mm为肯定狭窄。

骨性椎管狭窄的特点：椎体小关节突均有明显的退变、增生。增生的骨性结构使椎管，特别是侧隐窝狭窄、神经根和马尾受压。

软组织性椎管狭窄的特点：椎管壁的骨性结构无明显退变、增生，主要是前方的椎间盘向后突，后方肥厚的黄韧带向前突，使椎管矢状径明显缩小。软组织性椎管狭窄可采用非手术治疗，是疼痛治疗的适应证。

3）脊柱结核：脊柱结核最多见于腰椎，其次是胸椎和颈椎，其CT表现为椎体骨质破坏，椎体的破坏始于椎体的前下或前上1/3处，邻近椎体终板，并沿前纵韧带向下扩展到邻近椎体。椎体前角局限性侵蚀和破坏是结核性脊柱炎的典型表现。

椎间盘破坏：椎体结核多累及椎间盘，表现为椎体上、下面软骨终板破坏，椎间隙变窄，椎间盘密度不均匀并膨隆；椎间盘与腰大肌间脂肪层面消失并出现腰大肌脓肿。椎间盘前缘明显隆突，提示为前纵韧带下脓肿。

4）椎体血管瘤：血管瘤是脊椎最常见的良性肿瘤，其CT特点是病变区内骨小梁减少，骨密度减低，其内有残余增粗的纵行骨小梁，横断面呈"圆点花纹状"，病变多累及一半以上椎体。

5）骨髓瘤：脊柱是骨髓瘤最多累及的部位。其CT表现的主要特点是纯溶骨性虫蚀状、穿凿样骨破坏区，椎体骨小梁变纤细、消失，可仅留皮质外壳，骨质疏松明显，无硬化边缘。

3．磁共振成像 磁共振成像（magnetic resonance imaging，MRI）的成像参数和脉冲系列多，可使各种组织形成对比，尤其是对软组织的空间分辨率较高，且无骨质对图像所造成的伪影，对骨与软组织系统疾病如颅脑、脊柱、脊髓及关节病变的诊断既可靠而又安全，在疼痛临床中应用较为广泛。由于MRI信号主要取决于各组织中富含H原子的水分子和脂肪质子及血流速度，故信号的强度与上述因素的多少有关。呈高信号的组织主要为脂肪组织如硬膜外脂肪；呈低信号的组织有骨皮质和钙化、骨化组织如骨化的后纵韧带；呈中等信号的组织有软骨和肌肉等；信号强度可变者包括脑脊液（T1加权像呈低信号，T2加权像呈高信号）、亚急性期血肿（T1加权像呈高信号，T2加权像呈更高信号）及脊髓（T1加权像呈略高信号，T2加权像呈等信号）。

MRI的适应证非常广泛，但要严格掌握禁忌证，以免对患者造成意外伤害。凡装有心脏起搏器、疑有眼球内金属异物及动脉瘤用银夹结扎手术后者，均应严禁做高能量的3.0T MRI检查，低能量的1.5T可在放射科医师的指导下进行。监护仪器、抢救器材不能带入磁共振检查室，因此在检查过程中有生命危险的急诊、危重患者禁用MRI检查。幽闭恐惧症患者常不能完成此项检查。

（1）正常脊椎的MRI表现：脊椎的MRI检查可对颈椎、胸椎、腰椎等各段脊椎的矢状位、横断位和冠状位成像，显示各段的生理曲度，了解椎管的前后径、左右径，清晰显示脊髓和脊膜囊等结构情况，观察椎间盘内部结构。

1）脊柱：脊柱椎体主要由松质骨组成，由于椎体骨髓中的水和脂肪质子以及部分缓慢流动的血液，正常椎体内信号较均匀，在T1加权像上呈均匀中高信号，T2加权像呈中低信号。但随着年龄的增长，骨髓内脂肪含量增多，可呈现弥漫性信号增高，这种改变无明显性别间的差异以及在颈、胸、腰段分布上的差异。

2）椎间盘：椎间盘由髓核和纤维环构成，而纤维环又分内纤维环及外纤维环。椎间盘在 T1 加权像上中心部比周围部分信号强度略低，外周部分纤维环与前后纵韧带汇合处的信号强度更低。在 T2 加权像上，髓核及内纤维环呈高信号，外纤维环在 T1 加权和 T2 加权像上均呈低信号，与椎间盘后缘的后纵韧带不易区分。当椎间盘发生脱水变性时，椎间盘信号降低，在 T2 加权像上显示更为明显。

3）脊髓 - 脑脊液：椎管是由前方的椎体和椎间盘、外侧的椎弓根以及后方的棘突和椎板组成。椎管内的空间大约有 50% 被蛛网膜下间隙占据。脊髓位于蛛网膜下隙内，MRI 可利用不同的扫描方法很好地显示脊髓 - 脑脊液之间的对比度。脊髓位于蛛网膜下隙中央，从枕骨大孔平面向下延伸，终止于 $L_{1~2}$ 椎间盘平面稍下（成人）。脊髓在 T1 加权像和 T2 加权像中和周围的脑脊液呈不同的信号强度，故两者可清楚地加以区分。在 T1 加权像，脊髓呈稍高信号，脑脊液呈低信号；在 T2 加权像，脊髓呈等信号，脑脊液呈高亮信号。脊髓灰、白质可分辨，灰质的蝴蝶形结构可清楚显示。

4）硬脊膜、蛛网膜及其间隙：硬脊膜为致密纤维组织，其末端止于第 2 骶椎水平。脊膜在 T1 和 T2 序列呈低信号，虽然较薄，但在周围结构的衬托下仍可以显示。硬膜外间隙因为脂肪组织，在 T1 加权像上呈高信号，易于同其他组织相区别，在 T2 加权像上呈中等信号。在脊柱的不同节段其硬膜外脂肪的分布亦不相同，在颈段硬膜外脂肪较多，胸段要少些，在下胸段主要分布在两侧椎弓和硬膜之间，在腰骶段则主要分布在椎管的前半部。硬膜外静脉丛的信号很低，神经根的信号也较低，但在其周围脂肪组织的衬托下，常可清楚显示。

（2）常见疼痛性疾病的 MRI 特点

1）椎间盘病变

椎间盘变性：椎间盘变性可发生于脊柱的各段，以腰骶段最多见，颈段次之，胸段较少见。

椎间盘退变：椎间盘信号由高变低，失去正常夹层样结构，在 T2 加权像上椎间盘中央信号减低明显。高信号髓核与低信号纤维环分界消失。受累椎间隙变窄，椎间盘变薄。

椎间盘膨出：变性椎间盘的纤维环完整，超出椎体终板的边缘或向后膨突部分超过 4mm。矢状面可见变性的椎间盘向后膨出，呈现出凸面向后的弧形改变的低信号。横断面见椎间盘对称地超出椎体终板边缘，无局限性突出。椎间盘膨出的特点是高信号的髓核未突出于低信号的纤维环之外。在椎间盘膨出后期可见真空现象（椎间盘积气）和钙化，在 T1 加权像和 T2 加权像上均表现为条状或斑片状低信号或无低信号区。

椎间盘突出：高信号的髓核突出于低信号的纤维环之后，其突出部分仍与髓核母体相连。突出的髓核呈中等强度信号，边缘清楚，位于椎管中央或偏一侧，压迫硬膜囊。突出椎间盘的信号在 T1 加权像高于脑脊液，低于硬膜外脂肪；在 T2 加权像低于脑脊液，高于脊髓，与硬膜外脂肪相似。当突出的椎间盘体积较大时，硬膜囊受压变形。脊髓长期受压，可出现水肿、软化，在 T1 加权像上表现为低信号，在 T2 加权像上呈高信号。硬膜囊受压的深度在 T1 加权像显示较好。

神经根受压：椎间盘突向侧后方突出时，可造成神经根的受压，在横断面上显示较好，可观察到侧隐窝饱满，突出髓核突入椎间孔，推移椎间孔内脂肪，压迫神经根。

2）后纵韧带骨化：后纵韧带骨化（ossification of posterior longitudinal ligament，OPLL）是一种原因不明的脊椎后纵韧带的异常增厚和骨化的病理改变，常导致继发性椎管狭窄而压迫脊髓，引起严重的脊髓病。后纵韧带骨化最常发生于颈椎，也可发生于胸椎。颈椎后纵韧带骨化的早期仅表现为颈部疼痛和轻度活动受限，并可出现头晕、恶心、心悸等自主神经功能紊乱症状。当骨化增厚变大时可压迫颈髓和神经根造成椎管狭窄，出现相应的临床症状和体征。后纵韧带骨化的 MRI 表现为在 T1 加权像和 T2 加权像上均呈低信号带或无低信号带。在椎体后缘和硬膜囊之间的低信号还增宽，硬膜囊前缘受压的范围较大，不仅局限于椎间盘水平，受压程度严重的可累及脊髓，致脊髓变性。

3）化脓性脊柱炎：化脓性脊柱炎并不多见，多由菌血症引起，好发于腰椎，胸椎次之，颈椎少见。不典型的化脓性脊柱炎可误诊为腰椎间盘突出症。MRI 是早期诊断该病最敏感、最准确的方法之一，不但可观察病变的部位和范围，而且能观察髓内改变。

椎体及椎间盘：受累的椎间盘和相邻的椎体在 T1 加权像上呈较广泛的融合的低信号，两者界限不清。在 T2 加权像上呈高低混杂信号，病变椎间盘隐约可见轮廓。正常髓核内裂隙消失。

椎旁软组织：软组织肿块较常见。以病灶为中心，肿块弥散，边界不清。增强扫描呈斑片状强化，很少伴脓肿形成。

硬膜和脊髓：常合并硬膜外感染，部分形成硬膜外脓肿。硬膜外脓肿在 T1 加权像和 T2 加权像上显示为高信号，位于硬膜外前间隙，以病变椎间盘为中心，向头或尾侧扩展，边界清楚，在 T2 加权像上更清晰，在硬膜囊和脓肿之间常常伴有细线状低信号影，为脓肿壁。如合并脊髓炎，在 T2 加权像上可见脊髓内异常高信号。

4）股骨头缺血性坏死：MRI 对于股骨头缺血性坏死的早期诊断具有很高的敏感性，能对尚无自觉症状的患者做出早期诊断。股骨头缺血性坏死的 MRI 表现分为 5 期：

0 期：患者无自觉症状，X 线无异常表现，而 MRI 检查有阳性发现。T1 加权像上出现"双线征"。即坏死区的脂肪和充血水肿形成的内圈高信号区以及外围反应性增生的骨小梁形成的低信号区。

Ⅰ期：股骨头不变形，关节间隙正常，X 线显示骨质疏松。在 T1 加权像上股骨头负重区显示线样低信号，而在 T2 加权像上该区表现为局限性信号升高或"双线征"。

Ⅱ期：股骨头不变形，关节间隙正常，X 线显示股骨头内有高密度硬化区：在 T1 加权像上，股骨头区有新月形坏死区，信号较低且不均匀；在 T2 加权像上，坏死区信号升高。

Ⅲ期：股骨头开始变形，但关节间隙正常，股骨头的完整性受到破坏，在 T1 加权像上呈带状低信号区，在 T2 加权像上，由于细胞内渗出或关节液充填骨折线而呈高信号。

Ⅳ期：股骨头变形，关节软骨塌陷，关节间隙变窄。T1 加权像上，坏死区呈低信号，内有死骨，信号不均；T2 加权像上，坏死区信号升高。

5）椎管狭窄症：椎管狭窄症多见于腰、颈椎，发生于胸椎者较少。椎管狭窄症的 MRI 图像尤其矢状面 T2 加权像可很好地显示硬膜囊的受压情况，并可发现引起狭窄的原因。

髓外改变：椎间盘变性、向后突出，呈低信号；椎体增生、骨赘形成和 / 或小关节增生肥大，呈低信号；后纵韧带骨化，呈低信号；黄韧带肥厚、呈低信号；硬膜囊受压及蛛网膜下隙变窄或消失，当多处病变时，可呈"串珠样"改变。

髓内改变：脊髓受压变形，脊髓内部信号异常，提示脊髓水肿、软化、囊变或出血等改变。

椎管矢状径的测量①腰椎：<15mm 为椎管狭窄；10～12mm 为相对狭窄；<10mm 为绝对狭窄。②颈椎：<11mm 为椎管狭窄；<10mm 为绝对狭窄。

6）脊柱结核：脊柱结核是骨结核最常见的一种形式，以腰椎为最多，胸椎次之，颈椎较少见。MRI 是能在病变早期发现病灶并确定病变范围的方法，矢状面检查可观察椎管内受累的情况。

椎体和附件：脊柱结核以相邻的多椎体受累为特征。椎体形态呈多种改变，包括扁形、楔形和不规则形。MRI 表现也是多样的：多数在 T1 加权像上呈均匀的低信号，少数呈混杂低信号，极少为中高信号；在 T2 加权像上，多呈混杂高信号，部分呈均匀高信号，极少呈现中低信号。增强扫描可见不均匀强化，少数呈现均匀强化。

椎间盘：椎间盘改变包括椎间盘破坏、间隙消失及间隙狭窄，T1 加权像和 T2 加权像均表现为较低的信号（凝固性坏死改变）。增强扫描提示受累椎间盘不均匀强化。

椎旁软组织：包括脓肿和肉芽肿，在 T1 加权像上呈低信号，少数呈中等信号；在 T2 加权像上为混杂信号，部分呈均匀高信号。增强扫描可见不均匀强化、均匀强化及环状强化 3 种方式。冠状面检查易于显示椎旁脓肿及范围。

硬膜囊和脊髓：两者受压在脊柱结核中较常见，包括脓肿和变形的椎体后移形成压迫，脊髓受压水肿可在 T2 加权像上出现异常高信号。

7）脊髓空洞症（syringomyelia）：诊断脊髓空洞症首选 MRI 进行检查。在 T1 加权像上表现为脊髓中央低信号的管状囊腔，空洞相应节段的脊髓均匀性膨大，亦可正常甚至变细。MRI 能判断病变范围和程度，还可同时显示颅颈部的先天畸形或伴发的肿瘤，这有助于病因诊断。当疑有肿瘤时，应做增强扫描。在髓内肿瘤中，管膜瘤最易形成脊髓空洞。

8）脊膜瘤：脊膜瘤可发生于枕骨大孔至下腰椎水平之间的任何部位，以上中胸段多见，颈段次之。颈段的脊膜瘤可表现类似颈椎病的症状，但查体往往发现有感觉平面的差异或缺失，CT 检查可无异常发现。脊膜瘤的 MRI 表现在 T1 加权像上，约 90% 呈低信号或等信号，80% 左右的脊膜瘤在 T2 加权像上表现为稍高信号或近乎等信号。肿瘤边界清楚，压迫脊髓并使之移位。当肿瘤呈等 T1、等 T2 异常信号时，难以与正常脊髓区分，因此增强扫描是非常必要的。增强扫描后绝大多数呈显著强化。冠状位扫描能清晰显示脊膜瘤与脊髓的关系。

9）畸胎瘤：畸胎瘤是可发生于脊髓内任何节段的良性肿瘤，也可发生于脊髓外、硬膜下或硬膜外。其 MRI 表现为病变段脊髓增粗，病变常向脊髓外生长，造成硬膜囊增宽。肿瘤的信号强度取决于肿瘤内的脂肪、纤维与角蛋白含量。发生于脊髓外的畸胎瘤则压迫脊髓，使之变形或变性。畸胎瘤的 MRI 表现较为多样化，一般呈混杂信号，因多含有脂肪，信号较高，易于分辨。

10）神经鞘瘤、神经纤维瘤：神经鞘瘤是实质性包膜完整的起源于神经鞘施万细胞的良性肿瘤，位于硬脊膜内，对脊髓本身造成压迫，同时可离开硬脊膜沿神经根向外延伸，表现为哑铃状，椎管内部分可很小，而椎管外部分可以很大，同时出现椎体、椎间孔、椎板及附近肋骨的侵蚀性变化。MRI 仍然是该肿瘤的最佳检查手段，在 T1 加权像上常为等信号，信号略高于脑脊液，T2 加权像常表现为高信号。大的肿瘤可发生囊变，甚至出血。

神经纤维瘤也可位于椎管内任何节段，且圆锥以下者亦不少见。肿瘤常呈圆形，在脊髓的侧方沿神经根生长，易进入椎间孔，并造成邻近椎弓根椎体的侵蚀。神经纤维瘤的 MRI 表现与神经鞘瘤相似，由于神经纤维瘤内部存在纤维组织，因此，在肿瘤内可有从中心开始的星状低信号。增强扫描肿瘤明显强化。冠状面和横断面扫描有助于观察肿瘤、脊髓及经椎间孔向外延伸生长的关系。

11）转移性肿瘤：肿瘤脊椎转移是最常见的转移性病变之一，原发恶性肿瘤以组织病变类型为腺癌的肿瘤如肺癌、乳腺癌、前列腺癌、肾癌、甲状腺癌为多见，主要侵犯椎体及附件，常见于腰椎，其次为胸椎、颈椎和骶骨。MRI 检查对转移瘤的诊断价值极大。当一个或数个椎体和附件累及时，转移灶在 T1 加权像上呈低信号，在 T2 加权像上呈高信号。恶性肿瘤多不侵及椎间盘，椎间盘正常而附件受累多提示恶性肿瘤的可能性大。脊椎转移可以侵犯椎旁软组织，形成椎旁肿块。在 T1 加权像上呈中等信号。脊椎转移常引起脊髓压迫，矢状面检查可早期发现。

目前，大多数学者认为 MRI 检查可能是确定根性疼痛病因最有价值的一种方法，但必须注意到由于 MRI 检查只能给出一个静止的影像，所以对脊柱失稳患者必须拍摄 X 线平片的颈椎和腰椎功能位片，以免漏诊。若患者以前做过脊柱手术，则有必要做强化 MRI，以确定患者现在的疼痛是因为手术瘢痕所致，还是由椎间盘病变复发引起。

4. 发射型计算机断层　发射型计算机断层（emission computed tomography，ECT）是医学影像技术的重要组成部分，发射型计算机断层分为单光子发射型计算机断层（sPECT）和正电子发射型计算机断层（PET）两类。

与其他医学影像技术相比 ECT 发挥了核医学的固有特点，它利用示踪剂在人体不同部位的浓度分布及其变化来成像，不仅可获得结构形态的图像，而且可获得生理功能变化的动态信息图像，可以显示脏器功能、研究代谢情况，提供定性与定量的信息，克服了 X 线对密度变化不大的病变反应不灵敏的缺点。

在心脏和脑的检查上，核医学方法有比较突出的作用。近来，一些新的心脏及脑系统放射性药物的应用，除灵敏地反映各脏器的血流变化外，还用于大脑功能的研究。并在诊断冠心病、癫痫、痴呆、脑缺血等许多疾病中显示出独特的优越性，同时全身骨显像能比 X 线更早地显示骨病变的存在，作为检查肿瘤转移的主要手段。

四、实验室检查

临床工作中，有针对性地选用一些实验室检查，为临床诊断提供可靠的依据，从而提高临床诊断的准确性。在疼痛临床中，常用实验室检查及其临床意义分述如下。

（一）血常规

对于疼痛伴有发热的患者，应用血常规可鉴别感染性和非感染性以及感染类型。血常规可判断类风湿性关节炎病情轻重及有无活动，类风湿活动期和病情重的患者血红蛋白和红细胞总数可明显降低。对年老、体弱或肿瘤晚期需进行镇痛治疗的患者，应查血常规以估计患者全身状况、耐受程度，从而制订合适的治疗方案。对血红蛋白和红细胞总数较低和/或伴血小板偏低的患者应慎重处理。

（二）尿常规及尿液检查

对于腰痛应作尿常规检查，排除肾脏疾病，如泌尿系结石、肿瘤、肾盂肾炎、肾小球肾炎等疾病。对于腹痛怀疑胰腺或肝脏疾病时尿液检查可异常，如肝脏损害时尿胆红素可呈阳性，胰腺炎时尿淀粉酶活性增高等。

（三）粪便检查

腹痛尤其是同时伴有大便异常者，行粪便检查有辅助诊断作用。疑有肠道疾病时，如有消化道出血或肿瘤时潜血试验阳性；有细菌性痢疾时可查见白细胞；有寄生虫时可查见相应的虫卵等。

（四）红细胞沉降率

红细胞沉降率（ESR）测定是各种风湿病和炎症性疾病的最简单而又重要的检测手段。红细胞沉降率增快可见于①感染：临床上最常用血沉来观察急性感染、风湿热、风湿性关节炎及结核病等有无活动及治疗效果。活动性风湿热、风湿性关节炎等血沉常增快，病情好转时血沉逐渐减慢，无活动性时血沉正常。活动性肺结核血沉增快，病变渐趋静止，血沉亦逐渐正常，如病变再活动，血沉可再次增快。②肿瘤：对疼痛伴有肿块的患者，常用血沉判断肿块的性质。良性肿瘤，其血沉多正常，恶性肿瘤血沉常明显增快。对经过手术、化疗或放疗治疗后需进行疼痛治疗的患者，可用血沉判断肿瘤有无复发或转移。③对某些疼痛可用血沉判断是功能性或器质性疾病。如心前区疼痛，心肌梗死时血沉增快，而心绞痛时血沉正常。创伤引起组织坏死时，血沉亦可明显增快。④其他：严重贫血、慢性肾炎、多发性骨髓瘤、甲亢，以及铜、砷、乙醇中毒时亦常增高。如有些多发性骨髓瘤患者就是以血沉明显增快作为首发异常进一步查明而确诊的。

需要强调的是，血沉属非特异性试验，其增快多提示器质性疾病，应结合血象等其他辅助检查才能对诊断及疗效观察更为有益。

（五）C 反应蛋白测定

C 反应蛋白测定（CRP）的临床意义与血沉相似，均为非特异性指标，但 CRP 更敏感，更有利于早期诊断及动态观察，同时不受红细胞、血红蛋白、脂质和年龄等因素的影响，是反应炎症感染和疗效的良好指标。

临床常用 CRP 诊断风湿热、类风湿活动及其他关节炎性疾病，同时对治疗效果进行观察。CRP 阳性，亦可见于肺炎、肾炎、恶性肿瘤及急性感染、外伤和组织坏死、心肌梗死、心功能不全、多发性骨髓瘤、白血病、胆石症、肝炎、痢疾、结节性多动脉炎、系统性红斑狼疮、结核和菌苗接种等。但病毒感染时通常为阴性或弱阳性，故可作为细菌感染与病毒感染的鉴别指标。

（六）抗链球菌溶血素"O"测定

链球菌溶血素"O"（ASO）是链球菌的重要代谢产物，具有抗原性，可刺激机体产生相应的抗体。患者在感染链球菌 1 周以后，体内便可出现链球菌溶血素"O"抗体，4~6 周达到高峰，并可以持续数月，甚至数年。因此，ASO 测定是证明有无溶血性链球菌感染的一种免疫学检查，少数非溶血性链球菌感染的疾病如病毒性肝炎、肾病综合征等，ASO 也可升高。

（七）类风湿因子测定

类风湿因子（RF）是由于细菌、病毒等感染因素引起体内产生的、以变性 IgG 为抗原的一种自身抗体。目前已知有 4 种类风湿因子，即 IgM 型、IgA 型、IgG 型、IgE 型。其中的 IgM 和 IgA 类风湿因子易于检测。IgA 类风湿因子及 IgM 类风湿因子对类风湿关节炎诊断有较好的参考价值。类风湿因子与类风湿关节炎的关节破坏程度和关节外表现有关，但是类风湿因子阴性不一定就能排除类风湿关节炎。类风湿性关节炎患者 RF 阳性率为 52%~92%，一般在 70% 左右。RF 阳性者疗效差且多有并发症（如周围神经炎及动脉炎等）；RF 阴性表示病症较轻，且并发症少，疗效好。

类风湿因子对诊断类风湿关节炎并无特异性，类风湿因子阳性也可见于其他风湿性疾病、蛋白代谢遗传异常，以及有慢性抗原刺激的其他疾病，如系统性红斑狼疮、硬皮病、干燥综合征、多肌炎、皮肌炎、结节性多动脉炎、慢性肝炎、肝硬化、结核，以及慢性支气管炎特别是并发阻塞性非纤维化的疾病。

（八）血浆尿酸测定

对夜间突发性的关节剧痛（以跖趾或掌指关节多见）或慢性关节痛伴结节者，应作此项检查以判断是否有痛风的可能。痛风患者血浆尿酸可显著增高，但血浆尿酸也可能在正常范围，另外对确诊为痛风的患者可作为治疗效果判断的指标。在痛风的晚期，可引起肾功能的损害，使尿酸持续在较高的水平，从而更加剧肾脏损害，形成恶性循环。治疗有效时，尿酸应呈下降趋势。

（九）人类白细胞抗原 B27

人类白细胞抗原 B27（HLA-B27）在强直性脊柱炎（AS）诊断中的作用存在争论。一般认为，HLA-B27（+）会使疼痛医生更多地考虑 AS 的可能，但因为普通人群 HLA-B27 阳性率达 4%～8%，而 AS 的患病率仅 0.3% 左右，再加上 AS 患者中还有 10% 左右 HLA-B27（-），因此单凭 HLA-B27（+）不能诊断 AS，而 HLA-B27（-）亦不能排除 AS。

（十）其他

应根据临床表现和可疑病变，有针对性地选择特殊的实验室检查，避免盲目滥用。如怀疑是骨转移癌，检查碱性磷酸酶；怀疑是多发性骨髓瘤，检查骨髓象、尿本周氏蛋白；疑为骨质疏松，可以进行血清钙测定和骨密度测定等。对于可能患结缔组织病或狼疮类疾病的患者，因其可能存在血小板减少、贫血或白细胞抑制等，故应行全血细胞检查（complete blood count, CBC），还应查抗核抗体、红细胞沉降率和类风湿因子；如果是狼疮急性发作，可能还要检查补体的水平，而风湿病学专家可能会提出检查特异性更高的 DNA 和抗体检查。有时可选用有创的检查方法如关节腔穿刺液检查、脑脊液检查等，从而找到病因。对于某些伴发疼痛的肿块，可通过病理检查明确肿瘤的类型和性质。

五、肌电图和神经传导检测

肌电图（electromyography, EMG）是通过描记神经肌肉单位活动的生物电流来判断所检查的神经肌肉功能状态。神经传导检测（nerve conduction study, NCS）基本上属于 EMG 的一部分，但又与 EMG 不同，前者提供定量信息，而后者则提供定性信息。上肢通常研究正中神经、尺神经和桡神经，下肢通常研究胫神经和腓总神经。这些神经很容易受到损伤，并常常涉及神经源性疾病。

NCS 的异常在本质上分为两类，轴突受损和脱髓鞘病变。运动或感觉反应幅度的减低提示轴突受损，而放电时间或传导速度减慢提示脱髓鞘病变。而肌电图（EMG）对周围神经损伤的诊断价值最大。周围神经损伤在支配相应肌肉的神经根、丛或干损伤时，可根据异常肌电图的分布，确定神经受损的位置。如臂丛神经损伤时，骶棘肌如出现异常肌电位，提示损伤在椎间孔内；如该肌不出现异常肌电位，提示损伤位置在椎间孔外，对临床治疗具有参考价值。神经再生时，肌电图上出现新生电位较临床上感觉及运动恢复征象要早，如出现新生电位，但以后滞留于某一阶段，则提示再生受阻。此外，神经传导功能丧失、部分去神经支配、完全去神经支配以及神经完全断裂等肌电图都有相应的表现，可做出有价值的诊断。表 3-1 显示了 EMG 和 NCS 在不同疼痛性疾病中的诊断价值。

并非所有的临床疾病都有 EMG/NCS 异常表现，如血管性胸廓出口综合征、纤维肌痛、肌筋膜疼痛综合征等。另外，EMG/NCS 检查有很多的局限性：伴发其他疾病时增加诊断难度，如同时患有糖尿病；患者肢体冰凉、肥胖等因素不容易得到准确的技术参数。EMG/NCS 仅能评估较大的有髓神经元，而许多疾病仅影响一些较小的有髓或无髓神经元，此时检查结果可完全正常。EMG/NCS 仅是一种检查，其不可避免地存在假阳性和假阴性，故阴性结果不能完全排除疾病存在的可能性，阳性结果也未必与患者症状有关。EMG/NCS 结果还需联系病史和其他检查结果以进行综合判断。

表 3-1　疼痛疾病诊断：EMG/NCS 异常

问题	可行检查	价值
局部主诉		
肌肉僵硬、疼痛	EMG/NCS	通常有价值
面部疼痛	三叉神经、面神经	有时有价值；三叉神经痛时可能正常
胸、腹痛	EMG/NCS	通常无价值
会阴部痛	阴部神经，海绵体反射检查	有时有价值
特殊问题		
胸廓出口综合征	臂丛神经下干检查	神经源性多表现异常，血管源性多为正常
带状疱疹	如累及四肢，而非躯干	感觉传导幅度降低
反射性交感神经萎缩	无特异性检查	可用于确定是否合并神经损伤
复杂性区域疼痛综合征	无与之相一致的异常	可用于排除真性肌病
多发性肌痛风湿病	近端肌肉 EMG 检查	除非伴发其他疾病，否则通常正常

六、红外热像图

临床红外热像图利用红外线辐射成像原理观察人体表面温度变化、研究人体生理病理现象。其在国外临床应用已近 40 年，近十余年来在我国临床应用与研究中，特别是在疼痛临床的应用中也得到迅速发展。

（一）红外热像图应用原理及特点

理论上讲，任何物体的温度只要高于绝对零度（−273℃）就会从其表面辐射出远红外线。正常人体能够维持一定的体温并不断地向周围空间发散红外辐射能。当人体患病或发生某些变化时，这种全身或局部的热平衡遭到破坏，就会表现为全身或局部组织温度的升高或降低，因此测定人体温度分布的变化，有助于辅助疾病的诊断。红外热像检测主要反映机体组织功能变化，兼有形态学检查与功能检查相结合的特点。红外热像图利用疼痛可以引起皮肤的某些区域温度升高也可以引起其温度降低的原理，对疼痛进行检查并推断引起疼痛的原因。

红外热像图检查对人体没有任何损害、不用接触被检查者的身体表面，应用范围广，是一种灵敏、快速、方便、无创的显像技术，但也存在一定的缺陷，如不能立体定位，一些非疾病因素也可影响体表的温度，如人种、性别、年龄、地域、胖瘦、不同生理状态（如妇女经期、孕期）、药物、精神状态等，因此在分析红外热像图时应加以注意。

（二）正常红外热像图

人类虽然是恒温动物，但不同生理状态下的不同部位其体温是绝对不同且不断变化的。红外热像图中可分为 5 个不同程度的温度区。

1. 温区　为机体正常温度区，也是观察温差的基准区，如正常上臂中段的温度

2. 热区　温度高于温区的部位。可为正常的生理热区，也可为高于该部位生理温度的异常区域。

3. 高温区　温度明显高于该部位生理温度的异常区域。

4. 凉区　温度低于温区的部位。可为正常的生理凉区，也可为低于该部位生理温度的异常区域。

5. 冷区　温度明显低于该部位生理温度的异常区域。

一般说来，正常人的皮肤温度从头面到四肢，左右两侧是对称的，头面部、躯干部温度最高，四肢近侧端要高于远侧端，但手指、足趾有时反比肢体温度更高，上肢温度比下肢温度高约 2～3℃。胸部左侧比右侧皮肤温度略高，脊柱近中线部位比躯干两侧温度要高。皮下脂肪多的部位皮温较低，软组织少的骨突起部位皮温亦较低。女性身体各部分体温变异较大，乳房温度受月经周期、妊娠、产褥期影响明显，有时因血管分布的差异左右不对称。毛发多的部位温度较低。因此，应用红外热像图诊断疾病首先要了解正常红外热像图变异规律。同时应清楚，所谓正常红外热像图也是相对而言，由于不同人种、性别、年龄、地域和生理因素的影响，会有相应的变异。

（三）红外热像图在疼痛中的应用

红外热像图的应用较为广泛，涉及人群健康普查，炎症性、疼痛性疾病的诊断，肿瘤、心脑血管及周围血管病变的临床辅助诊断。同时对疾病的疗效观察和随访也有一定的作用。在疼痛性疾病的临床诊断中，用红外热像仪可以客观地显示病变的部位、区域范围；可以提示某些疾病的性质（如神经损伤性疾病，其在该神经支配区出现低温型热图；血管闭塞性疾病，为该血管区极低温的图像；恶性肿瘤转移和可能发生转移的新部位为异常高温的图像）；可以客观地评价疗效，可以随时观察病变部位的温度变化，因而能够较早发现治疗效果的倾向，判断疗效并及时调整方案，指导医疗过程。如星状神经节阻滞时，患侧头、颈、前胸及上肢出现温度升高，是阻滞成功的标志之一。又如腰腿痛伴有下肢发凉的患者，经腰交感神经阻滞治疗后，除了症状体征的改善外，红外热图的变化更能客观地反映疗效。

（四）常见疼痛性疾病红外热像图

机体发生某些病变时，红外热像图也会随温度的变化发生相应的变化。一般炎症或急性软组织损伤时，往往局部温度升高。慢性劳损、神经损伤、囊性病变或脓肿慢性期，局部温度降低。肿瘤细胞因代谢旺盛多数温度升高，而血管病变视病变部位的供血情况而异。

1. 肌筋膜疼痛综合征　肌筋膜疼痛综合征病因繁多，症状复杂，以往无任何仪器可以直接客观描记疼痛，这给正确的诊断、治疗和深入研究带来相当大的困难。有研究表明，肌筋膜疼痛综合征患者腰背部的温差及患侧与健侧温差明显高于正常人，红外热像图表现为异常或明显异常。

2. 肩周炎　应用红外热像图可以鉴别肩周炎急慢性期的病情变化：急性患者皮肤温度较正常人高出 3～4℃，慢性患者皮肤温度较正常人低 3～4℃，因此可为临床诊断和指导治疗提供影像学依据。

3. 强直性脊柱炎　强直性脊柱炎患者骶髂关节区与周围组织温差为 0.3～2.2℃，平均温差 1.2℃，并且发现其温差变化与血沉增快程度成正比，血沉愈快者，温差愈大。研究表明，强直性脊柱炎的红外热像图改变，比 X 线平片、CT、ECT 检查更为灵敏，对 AS 的早期诊断有指导意义。

4. 雷诺病　雷诺病是一种进行缓慢的肢体末端动脉痉挛导致的循环障碍性疾病。应用红外热像图检查可见，手指温度差异特别明显。小动脉痉挛区呈暗黑色阴影或不显影；非痉挛区温度较高，辉度较亮，两者对比，反差强烈。有效治疗后，温差明显减小。因此，红外热像图不但可以早期明确诊断，而且可以判断治疗效果。总之，红外热像仪的操作简单，但红外热像图的分析并不容易，首先要熟悉正常人体红外热像图，再根据病史、症状和体征，分析红外热像图并结合其他辅助检查，方能做出客观的描述和正确的结论。

七、诊断性治疗

当病因一时难以查明时，在不影响进一步检查的情况下，可按可能性较大的病因进行诊断性治疗，期待获得疗效而做出临床诊断。必须指出，诊断性治疗应选用特异性强、疗效确切及安全性大的治疗药物，剂量应充足并完成整个疗程，无特殊原因不得随意更换试验药物。这样的诊断治疗有效后方可作为临床的依据。对于疼痛性疾病，诊断性阻滞是最常用最有效的方法。诊断性阻滞即神经干、神经根及交感神经节等处注射局麻药，阻断或在某种程度上改变神经的传导功能，并对阻滞前后患者的疼痛进行对比。若治疗有效，可能诊断基本初步确定，再采取进一步治疗，继续观察；若治疗无效，则可否定其可能诊断。

治疗和诊断性阻滞在操作上没有本质性区别，但在意图和期待的结果的侧重点上不同。用 1ml 的局麻药行选择性神经根注射应该是诊断性阻滞，而用 5～10ml 注射液则更像是治疗。诊断性阻滞的要点包括：

1. 治疗前应全面、准确地采集病史和进行体格检查，尽可能准确地记录疼痛的部位、疼痛的性质和疼痛的程度。要清楚地记录所涉及的身体某一部位或区域的功能，包括肌力和感觉，以便于阻滞前后对比。

2. 选择一种合适的局麻药及其剂量。0.25%～0.5% 的布比卡因或 0.5%～1% 利多卡因适合于行交感神经阻滞，0.75% 布比卡因或 2% 利多卡因适合于行躯体运动神经阻滞。要想选择性阻滞某一单根脊神经并且防止局麻药流向其邻近的神经组织而产生平面过广的硬膜外阻滞时，注射容量应该控制在 0.5～1ml。

3. 为了更准确地定位注射部位及所需药物剂量，在进行任何诊断性阻滞时必须使用 X 线或超声引导和监测。为了使注射准确到位，针尖的位置常需调整。

4. 诊断性阻滞后，观察患者的反应要及时、客观、详尽。

5. 诊断性阻滞进行时患者最好保持清醒，尽量不用任何镇静药物，以免影响其感觉功能和精神状态。

6. 必须确保每次阻滞都要有明确的目的或至少有潜在的价值，否则不利于患者。

总之，明确诊断是我们在疼痛临床工作中一贯坚持的原则之一。但要做到快速、正确的诊断并非一件很容易的事情，因而我们强调要认真询问病史、仔细查体、合理结合辅助检查以及进行必要的诊断性治疗，在此基础上还要求每一位临床工作者要有丰富的医学知识、高度的责任心和综合分析判断能力。只有这样，我们才能最大限度地降低误诊率和漏诊率，更快、更好地解除患者的病痛，创建一个无痛的新世界。

第三节 疼痛强度的评估

疼痛是一种主观体验，对于这种主观的感受进行定量分析是临床工作必须进行的。测量患者的疼痛强度、范围及其变化直接关系到对患者的诊断分级、选择治疗方法、观察病情变化、评定治疗效果以及有关疼痛的研究工作。但疼痛是一种复杂的现象，是病理生理、心理、文化修养、生活环境等诸多因素，经神经中枢对这些信息的调整和处理，最终得出疼痛的感受。因此对疼痛患者进行定性和定量是复杂和困难的，也没有任何一个仪器能估价疼痛的不同性质和强度。目前国内外较常采用的方法介绍如下：

一、主观评估指标

目前,测量疼痛的主观评估主要包括3种基本方法:视觉模拟评分法、疼痛口述评分法和数字疼痛强度量表;而对于慢性疼痛综合征的患者,则需结合各种不同的问卷和量表,对疼痛患者进行全面的评估。疼痛图主要应用于不能口述的小儿,故在本章不做详述。

(一)视觉模拟评分法

视觉模拟评分法(visual analogue scale,VAS)测定的基本方法是使用一条游动标尺,正面是无刻度10cm长的滑道,"0"端和"10"端之间有一个可以滑动的标定物,"0"分表示无痛,"10"分代表难以忍受的最剧烈的疼痛,背面有"0~10"的刻度。临床检查时,将有刻度的一面背向患者,患者根据疼痛的强度滑动标定物至相应的位置,疼痛测量尺的背面是有具体的刻度,根据标定物的位置可以直接读出疼痛程度指数。0分为无痛,1~3分为轻度疼痛,4~7分为中度疼痛,8~10分为重度疼痛。

VAS简单、易行、有效,相对比较客观而且敏感,在表达疼痛强度时,较少受到其他因素影响,广泛用于临床治疗前后和相关研究工作中。在患者初次使用VAS方法时,因为患者不习惯用这种方法表达疼痛的程度,医务人员应对该方法进行解释和说明,对患者应充分理解和有耐心,用贴近患者的语言和词汇或结合情绪表情图案进行多角度的解释和说明,特别是选择好两端点的词汇并充分说明,使患者能够充分理解并能正确与自身的疼痛强度相对应,建立起将感受到的疼痛强度用线性图形正确表达出来的概念。然而,在老年人、儿童、精神错乱和服用镇静剂的患者中,以及晚期癌痛患者情绪不好时,一般难以完成VAS评价。一般VAS用于8岁以上,能够正确表达自己感受和身体状况的患者。VAS的最大不足是仅对疼痛强度的测量,忽略了疼痛内涵的其他问题。

(二)疼痛口述评分法

疼痛口述评分法(verbal rating scale,VRS)是将疼痛测量尺与口述描绘评分法相结合构成,特点是将描绘疼痛强度的词汇通过疼痛测量尺图形表达,使描绘疼痛强度的词汇更容易使患者理解和使用。

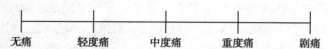

本方法是通过患者口述描绘评分,让患者根据自身的疼痛强度选择相应关键词,但在临床上患者常常感到准确选择描绘疼痛强度的词汇是困难的,常需要使用更多描述语言加以模拟说明。口述描绘评分的方法容易使医务人员和患者进行交流,由于患者的文化素养和理解能力的差异,需要医务人员对表达疼痛强度的关键词汇加以解释和描述,使患者能够正确理解和使用口述描绘评分的方法表达自身的疼痛强度。在使用该方法时,观察者应注意患者在表达疼痛强度时会受到情绪的影响,要正确对待患者的情绪化因素并进行评价。

(三)数字疼痛强度量表

数字疼痛强度量表(numerical rating scale,NRS)是VAS的一种数字直观的表达方法,其优点是较VAS方法更为直观,患者被要求用数字(0~10)表达出感受疼痛的强度,由于患者易于理解和表达,明显减轻了医务人员的负担,是一种简单有效和最为常用的评价方法,通常可用疼痛与睡眠的关系,提示疼痛的强度,若疼痛完全不影响睡眠,疼痛应评为4分以下,为轻度痛;若疼痛影响睡眠但仍可自然入睡,疼痛应评为4~6分,为中度痛;若疼痛导致不能睡眠或睡眠中痛醒,需用镇痛药物或其他手段辅助帮助睡眠,疼痛应评为 7~10 分,为重度痛,也有将 7~9 分定义为重度痛,将 10 分定义为极重度痛。此法的不足之处是患者容易受到数字和描述性文字的干扰,降低了其灵敏性和准确性。

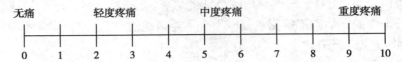

NRS 可以以口述或书面的形式使用,此外,在临床上也用于生活质量的评价。NRS 方法可以教会患者及其家属使用,在评价疼痛治疗效果时,患者在家中能够详细记录每天的动态变化,有利于对比治疗前后疼痛强度的变化,为治疗提供参考依据。

(四) McGill 疼痛问卷

McGill 疼痛问卷(McGill pain questionare,MPQ)为一种多因素疼痛调查评分方法,它的设计较为精密,重点观察疼痛及其性质、特点、强度和伴随状态和疼痛治疗后患者所经历的各种复合因素及其相互关系。MPQ 采用的是调查表形式,表内包括人体图像指示疼痛的部位,附有 78 个分为 4 个组 20 个亚类分别表达从时间、空间、压力、热和其他性质等方面来描述疼痛的感觉特性的词(1~10 组);从紧张,恐惧和自主性质等方面描述疼痛的情感特性的词(11~15 组);描述受试者全部疼痛过程总强度的评价词(16 组)和非特异性类(17~20 组)四类(表 3-2)。

MPQ 有效、可靠,在不同的文化程度的人群中可以得到相一致的结果,在临床使用中可测定有关疼痛的多种信息和因素,适用于临床科研工作或较为详细的疼痛调查工作,但MPQ 所使用的词汇有些较为抽象,难以理解和使用,对患者的要求较高,表中的词类比较抽象,相对复杂,所以有时患者难以理解,并且费时较多,临床应用中具有一定的局限性。MPQ 中没有一个词对任何一种症状具有特殊的含义,MPQ 有时对诊断没有特异性帮助。MPQ 的感觉,情感和评价 3 组之间的区别的可靠性和有效性目前仍有争论。

MPQ 疼痛问卷的描述语分成 4 大组:感觉(1~10)、情感(11~15)、评估(16)和其他方面(17~20)。每个描述语的排序值根据它在词表中的位置来确定。排序值的总和即为疼痛评估指数(PRI)。现存疼痛强度(PPI)级别为 0~5。MPQ 需要受过培训的医护人员协助患者完成。要求患者在每一组词中选择出最适合描述自己痛觉的词,没有合适的词可以不选。

MPQ 的评分:疼痛的评估指数(pain rating index,PRI)是根据描述语的排序数值。每个组内疼痛最轻的词的排序是 1,下一个词的排序依次为 2 等。计算所选出的词评分的总和,即可得出疼痛患者的 MPQ 总分。

(五) 简化的 McGill 疼痛问卷

由于 MPQ 包括内容多,检测花费时间长,且较烦琐,Melzack 又提出内容简洁、费时较少的简化的 McGill 疼痛问卷(short-form of Mcgill pain questionnaire,SF-MPQ)。SF-MPQ 是由 MPQ 的 15 个代表词组成,其中 11 个为感觉类,4 个为情感类,每个描述语都让患者进行强度等级的排序:0- 无,1- 轻度,2- 中度,3- 严重(表 3-3)。使用 PPI 和 VAS 提供总强度的指数。SF-MPQ 适用于检测时间有限,需要得到比 VAS 或 PPI 更多信息的情况。

SF-MPQ 也同样是一种敏感、可靠的疼痛评价方法,其评价结果与 MPQ 具有很高的相关性。SF-MPQ 对各种疼痛治疗产生的临床变化敏感,对癌痛引起的慢性疼痛也同样有效。SF-MPQ 应与 VAS、PPI 同时使用,以便于做总的疼痛强度评分。

表 3-2 McGill 疼痛问卷(MPQ)

患者姓名_____ 日期_____ 时间_____ 上午 / 下午
疼痛评估指数（PRI）：感觉（S）_____ 情感（A）_____ 评估（E）_____ 其他（M）_____
　　　　　　　　　　　（1～10）　　　　　（11～15）　　　　（16）　　　　　　　（17～20）
疼痛评估指数（总强度）PRI（T）_____ 现存疼痛强度（PPI）_____

1. 忽隐忽现的 　颤动的 　搏动的 　跳动的 　打击的 　猛击的	11. 疲劳的 　筋疲力尽的	
	12. 令人厌恶的 　闷得难受的	短暂的　　节律的　　持续的 片刻的　　周期性的　不变的 易逝的　　间歇的　　永恒的
2. 跳跃的 　闪电的 　射穿的	13. 畏惧的 　惊恐的 　恐怖的	
3. 针刺样的 　钻孔的 　穿透的 　刺伤的 　割裂痛	14. 折磨的 　令人痛苦的 　恶心的 　致死的	
	15. 痛苦的 　炫目的	
4. 锐利的 　刀切痛 　撕裂痛	16. 讨厌的 　令人烦恼的 　悲惨的 　剧烈的 　不可忍受的	E＝外侧的 I＝内侧的
5. 轧痛 　压榨的 　剧痛的 　痉挛的 　碾碎的	17. 蔓延的 　放射的 　穿透的 　刺穿的	
6. 猛拉的 　牵拉的 　绞痛的	18. 绷紧的 　麻木的 　拉长的 　压榨的 　极其痛苦的	
7. 热的 　烧灼的 　烫伤的 　烧焦的	19. 凉爽的 　冷的 　冰冷的	
8. 刺痛 　痒的 　扎痛的 　蛰痛	20. 烦恼不已的 　令人作呕的 　极其痛苦的 　可怕的 　痛苦的	评价：
9. 钝痛 　溃疡痛 　伤痛 　隐痛的 　沉重痛	PPI 0. 无疼痛 1. 轻度 2. 不适 3. 痛苦 4. 恐惧 5. 剧痛	
10. 触痛的 　绷紧的 　焦躁的 　分裂的		

表3-3 简化的McGill疼痛问卷表

	无疼痛	轻度	中度	严重
跳动的	0)_____	1)_____	2)_____	3)_____
射穿的	0)_____	1)_____	2)_____	3)_____
刺伤的	0)_____	1)_____	2)_____	3)_____
锐利的	0)_____	1)_____	2)_____	3)_____
痉挛的	0)_____	1)_____	2)_____	3)_____
剧痛的	0)_____	1)_____	2)_____	3)_____
热-烧灼的	0)_____	1)_____	2)_____	3)_____
隐痛的	0)_____	1)_____	2)_____	3)_____
沉痛的	0)_____	1)_____	2)_____	3)_____
触痛的	0)_____	1)_____	2)_____	3)_____
分裂痛的	0)_____	1)_____	2)_____	3)_____
疲劳的-筋疲力尽的	0)_____	1)_____	2)_____	3)_____
令人厌恶的	0)_____	1)_____	2)_____	3)_____
可怕的	0)_____	1)_____	2)_____	3)_____
惩罚的-令人痛苦的	0)_____	1)_____	2)_____	3)_____

（六）疼痛简明记录表

疼痛记录表是威斯康星大学神经科疼痛研究小组研制的，使用这个调查记录表时，患者对疼痛的强度和干扰活动均要记分，记分参数的等级为0～10。虽然它产生大量的临床资料，但作为临床常规应用显得过于麻烦。在此记录表的基础上简化，并加入身体图便于记录疼痛的部位，产生疼痛简明记录表（brief pain inventory，BPI），见表3-4。

表3-4 疼痛简明记录表

日期	姓名	时间

1. 在我们的一生中大多数人常有疼痛（如轻度头痛、扭伤、牙痛），你今天的疼痛是不是经常遇到的那种疼痛？

是　　　　　　　　　　　　不是

2. 请你在下图中用阴影标出你感到疼痛的部位，并在最痛处打上×。

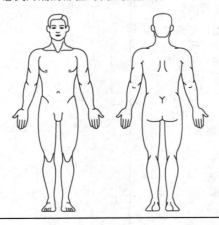

续表

请在下面圈一个数字描述在上周内疼痛是如何影响你的？

A. 一般活动

0	1	2	3	4	5	6	7	8	9	1

无影响　　　　　　　　　　　　　　　　　　　　　　　　　　　　完全影响

B. 情绪

0	1	2	3	4	5	6	7	8	9	1

无影响　　　　　　　　　　　　　　　　　　　　　　　　　　　　完全影响

C. 行走能力

0	1	2	3	4	5	6	7	8	9	1

无影响　　　　　　　　　　　　　　　　　　　　　　　　　　　　完全影响

D. 正常工作（包括家庭以外的工作和家务工作）

0	1	2	3	4	5	6	7	8	9	1

无影响　　　　　　　　　　　　　　　　　　　　　　　　　　　　完全影响

E. 与他人的关系

0	1	2	3	4	5	6	7	8	9	1

无影响　　　　　　　　　　　　　　　　　　　　　　　　　　　　完全影响

F. 睡眠

0	1	2	3	4	5	6	7	8	9	1

无影响　　　　　　　　　　　　　　　　　　　　　　　　　　　　完全影响

G. 对生活的热度

0	1	2	3	4	5	6	7	8	9	1

无影响　　　　　　　　　　　　　　　　　　　　　　　　　　　　完全影响

（七）情绪评分

不论急慢性疼痛都会伴有程度不同的情绪变化，故需要有适当的评分以评价患者的情绪改变以及是否需要积极干预。情绪评分（emotional scale，ES）一般可借用 VAS 尺进行评定，"0"分端为"最佳情绪"，"10"分端为"最差情绪"。临床以"0～2"分为"优"：患者情绪良好，面容安静，应答自如；"3～5"分为"良"：情绪一般，安静，面容淡漠，指令回答；"5～8"分为"可"：情绪焦虑或抑郁，轻度痛苦面容，勉强应答；>"8"分为"差"：痛苦面容，呻吟不止，强迫体位，无法应答。由于情绪评分受周围环境，教育背景等多种客观因素影响，目前使用不多。

二、客观评估指标

（一）痛阈测定

1. **热辐射法**　热辐射法（thermal radiation，TR）为温度测痛方法，它使用凸透镜聚焦，将热源发出的光线均匀地投射到受测试皮肤表面区域，随着热辐射能的增强，受测试皮区产生疼痛并逐渐增强，当热辐射疼痛与患者原有疼痛程度相等时，可用此时的单位面积皮肤每秒钟所受到的热量表示疼痛的强度。从测试开始的热刺激量逐渐增加至刚刚引起疼痛时的仪器所显示的热辐射量值即为"强度痛阈"，一般健康成年人约为 $836mJ/(s\cdot cm^2)$；而达到"强度痛阈"后继续增加刺激强度直至患者无法忍受时仪器所显示的热辐射量值即为"耐痛阈"；而在固定刺激强度不变的情况下，连续给予辐射热刺激直至刚刚引起疼痛的时间即为"时间痛阈"。

热辐射法在测量过程中能精确控制热辐射刺激的强度、时间和测试部位的面积，引起的痛觉明显而固定，一般不受其他因素的影响，可用于较为精确的实验检测，但操作不慎可能引起皮肤损伤。

2. 电刺激法　电刺激法（electrical stimulation，ES）中多种类型的电流均可作为疼痛刺激源，目前常用的为方波电刺激，这是因为方波电流的上升和下降速率极高，波幅在瞬间内即可达到最大刺激值，也可降低到零，并且方波的波形规则既有利于掌握刺激强度，也有利于测量和计算。

电刺激测定痛阈在应用中定量精确、简便易行、重复性好，并且极少损伤组织。在具体操作中，电刺激的波幅、波宽、串长、程序和时间间隔等指标均可随意调整，它即可以用于皮肤测痛，也可以用于外周神经和中枢神经系统的测定，除了可以产生疼痛感觉外，也产生麻木感。

3. 机械刺激法　多数以压力作为刺激源，以往较常用弹簧式压力计，所给予的压力刺激量可以调节大小，并根据其刻度进行记录疼痛的产生及其程度。

4. 冷、热刺激法　以温度作为刺激源，此时周围温度应保持恒定，常常以 20～25℃为宜，冷刺激时以 1℃左右的冷水为刺激源，热刺激时以辐射灯照射为刺激源，分别记录疼痛出现时的温度和时间，使用冷、热刺激法时，应注意调节温度梯度，避免皮肤冻伤或烧伤。

5. 药物刺激法　临床上使用高渗盐水、酸或碱性溶液、离子、5- 羟色胺、缓激肽和组胺等均可引起疼痛，但由于剂量不易掌握，目前已多被其他方法所代替。

（二）生理生化学方法

由于疼痛可引起全身各系统不同程度的反应，因此常用的生理生化指标的测定均可在一定程度上作为反映疼痛的指标，尤其在伤害性刺激或损伤的急性期。疼痛的生理相关性可以用来阐明疼痛产生的机制，并为发现新的治疗提供线索。

疼痛最常测定的生理指标是潮气量、心率、血压、皮肤的电活动、肌电图、皮层诱发电位、血浆皮质醇、神经肽类等。这些指标在疼痛的急性期有一定的相关性，但随着疼痛的持续存在，许多指标逐渐恢复。此外，这些指标对疼痛本身缺乏特异性，在情绪激动和应急反应时也可以出现。许多研究显示疼痛过程中出现许多生理变化，但更多的是针对应激所做出的反应，并非疼痛所特有的。

1. 潮气量　由于疼痛刺激，呼吸浅快，因此潮气量降低，但少数情况下会发生过度通气。

2. 心率和血压　各种程度的疼痛均可通过刺激交感神经系统而使心率增快、血压升高并可伴有出汗或心律不齐。

3. 心电图　由于交感神经活动增强，R-R 间期缩短，ST-T 变化或明显的心率不齐。

4. 神经功能测定　主要测定神经的传导速度和给予刺激后的反应强度，可分别测定感觉和运动神经，同时可通过分析给予刺激的参数，如电压、电流强度、波幅、传导速度等来判断神经的生理功能状态或治疗前后的变化，也可以间接评价神经功能的完整性。

5. 激素类　疼痛使血清儿茶酚胺、促肾上腺皮质激素、抗利尿激素、生长激素等应激激素水平升高。

6. 诱发电位　诱发电位（evoked potential，EP）是中枢神经系统感受外来或内在刺激后产生的生物电活动，中枢神经系统受到外在刺激后产生的生物电活动称为感觉诱发电位；根据刺激形式可分为体感诱发电位、听觉诱发电位、视觉诱发电位；根据诱发电位起源可分为皮层、皮层下和脊髓诱发电位。一般使用 0.1～0.2mms 的方波脉冲，频率为 1～2Hz，强度以引起轻度肌肉收缩为限，通过针电极或表面电极刺激外周神经。

三、行为测量

疼痛患者可以表现出一些行为方面的变化，间接地反映患者疼痛的程度。近来对疼痛的行为测量的研究，产生了各种复杂的观测技术和评分方法，用来评价与疼痛过程相伴的客观行为，给临床提供一些疼痛的客观依据。当与患者的主观自我测量一同使用时，行为测量可以提供疼痛的更完整的资料，但患者的心理状态可以掩盖行为表现。患者对疼痛自我评价和接受过培训的医护人员的评价很少一致，即使医师与患者的评价基本一致时，医师的评价疼痛强度也明显地低于患者自我评价。应注意行为测量的方法不能代替患者的自我评价。

1. 行为测量主要用于婴儿、缺乏语言表达能力的儿童、言语表达能力差的成年人、意识不清不能进行有目的交流的患者、需要与患者主观自我评价一起使用时。

2. 行为测量主要观察内容

（1）躯体行为：患者求医用药行为。

（2）功能损害：疼痛使患者的运动和活动减少、保护性体位、睡眠状况、人际关系的破坏等。

（3）疼痛的表情：疼痛患者表现出面部表情扭曲、惊恐和呻吟。

3. 疼痛行为量表 疼痛行为量表（pain behavior scale，PBS）是对疼痛引起的行为变化做定量的测定。此评分法将 10 种疼痛行为按严重程度和出现时间做 3 级评分（0、1/2、1），患者的各项行为指标的总积分即为其疼痛行为的得分（表 3-5）。PBS 是一种使用简便、可靠、结果可信的疼痛间接评价方法，为提高评价结果的准确性，检测人员需要接受必要的训练，以统一检测标准。此外，还有改良 Bourhis 的行为阶梯表（表 3-6）。

表 3-5　疼痛行为量表

			评分
1. 发音性主诉　语言性的		无	0
		偶尔	1/2
		经常	1
2. 发音性主诉　非语言性的		无	0
（呻吟、喘气）		偶尔	1/2
		经常	1
3. 躺着的时间　因为疼痛		无	0
		偶尔	1/2
		经常	1
4. 面部扭曲		无	0
		轻微和 / 或偶尔	1/2
		严重和 / 或经常	1
5. 站立姿势		正常	0
		轻度变形	1/2
		明显变形	1
6. 运动		观察不出影响	0
		轻度跛行和 / 或影响行走	1/2

续表

			评分
7. 身体语言　抓、擦疼痛部位		无	0
		偶尔	1/2
		经常	1
8. 支撑物体　按医嘱不算		无	0
		偶尔	1/2
		经常	1
9. 静止运动		能持续坐或站	0
		偶尔变换位置	1/2
		一直变换位置	1
10. 治疗		无	0
		非麻醉镇痛药物和 / 或心理治疗	1/2
		增加剂量或次数和 / 或麻醉学镇痛药物和 / 或失控	1

表 3-6　改良 Bourhis 的行为阶梯表

A 因疼痛而不断呻吟

　0 无呻吟，在门诊时也没有

　1 仅询问病史时有呻吟

　2 自发地呻吟，不频繁，仅在亲人面前

　3 不断地呻吟，在所有的人面前呻吟，但能讲述其他事情

　4 不断地呻吟，难以向人描述其他的事情

B 自行活动减少

　0 活动正常，能正常工作

　1 室外活动部分受限，患者放弃部分工作及部分娱乐活动

　2 患者仅在家中活动

　3 患者仅在卧室内活动

　4 常躺在床上或长期卧床

C 每天对镇痛药物的需求

　0 毫无需求

　1 使用非甾体抗炎药物

　2 使用弱阿片类镇痛药物

　3 使用强阿片类镇痛药物

　4 需要其他镇痛方法或药物

四、心理状态的评价

　　在大多数患者中，持续疼痛总伴随着自主神经反应，表现为焦虑、抑郁、睡眠障碍、食欲减退、易怒，严重干扰患者的正常生活，造成"疼痛→失眠疲乏→疼痛→失眠心理障碍"的恶性循环。抑郁状态能改变疼痛信号的传递，降低患者应付疼痛的能力。慢性疼痛患者抑郁的发病率为 10%～100%，多数报道为 30%～60%，可能与研究疾病的类型、诊断标准、评估工具表及研究样本的人群之不同有关。

当患者的主诉症状和疼痛程度超出了体征和诊断性阻滞所能解释的范围时，需要对其进行相应的心理评估。心理评估可以显示患者对疼痛的心理反应，如工作问题、家庭压力、抑郁以及其他的心理障碍。进行评估时应首先了解患者以往的就诊记录，重点收集躯体方面的病史。详细了解患者药物应用史及其不良反应，是否存在药物成瘾、睡眠问题及性功能状况。还要了解患者的家庭背景、所受的教育、工作经历以及其对工作的满意度，这些在心理评估中是非常重要的。从这些信息中，医师可就患者应对能力的强弱给予评估。

许多慢性疼痛患者并无精神病史，但从精神病理学及其影响慢性疼痛形成及持续过程中的作用来看，精神因素不可忽视，进行评估有非常重要的作用。首先，精神病患者中慢性疼痛高发；其次，慢性疼痛患者并发精神症状者较多；再次，严重精神病理状态提示疼痛治疗转归较差。常用的疼痛患者精神病理学评估方法有：Beck 抑郁调查表（BDI）、症状自评量表（90 修正版）、Spielberger 症状焦虑调查表、Beck 焦虑调查表、Millon 行为学健康调查表、明尼苏达多相个性调查表（MMPI-2）、患病行为问卷（IBQ）和多维度疼痛干扰量表（MPI）。对慢性疼痛患者的心理测评，MMPI 与其后改进的 MMPI-2 应用最为广泛。MMPI-2 包括 567 个进行"是与否"的选择项目，跨越 7 个心理测评领域，测定个体对测试反应的态度，以及 10 个主要临床精神病项目测定精神病理学指标。MMPI-2 的一些调查结果可以预测外科治疗的反应和重返工作的可能性。在所有测定慢性疼痛的精神病理测量方法中，MMPI-2 是描述精神性疾病和征候学的最有效方法，尽管它并不能区分发病前或发病伴随的表现。目前，有几种简明的格式和程序化的测定系统可供使用。

五、IMMPACT 推荐的慢性疼痛临床治疗转归的测定方法

现有的治疗并没有使一些慢性疼痛患者得到适当的缓解，甚至可能承受药物副作用的困扰。当临床治疗宣布良性转归时，这些治疗是否具有长久的疗效也并不知晓。因此，努力研发更好的治疗方法仍是疼痛研究者的当务之急。由于不同的临床诊疗过程可能采用不同的预后评测指标，因而妨碍了对治疗效果的评价。鉴于此，IMMPACT（initiative on methods, measurement, and pain assessment in clinical trials）推荐了 6 项评价治疗转归的核心内容，包括：①疼痛状况；②躯体功能；③情绪状态；④被试者对治疗效果和满意度的评分；⑤异常症状和意外事件；⑥被试者的选择和安排。具体见表 3-7。

表 3-7 为评价慢性疼痛疗效而推荐的核心结果测量方法

疼痛状况	采用 11 点（0～10）数字化评分尺度评估疼痛强度 调查镇痛剂的使用情况 数字评分尺度不适用时归类法评估疼痛强度（无痛，轻微，中等，剧烈）
躯体功能（两种方法任选其一）	多维度疼痛干扰量表（MPI） 简易疼痛干扰量表（BPI）
情绪状态（两种方法至少择其一）	Beck 抑郁调查表（BDI） 情绪状态测试表（POMS）
被试者对治疗效果和满意度的评分	患者对于病情改善的整体印象量表（PGIC）
异常症状和意外事件	被动记录患者自述的异常症状和意外事件，或主动询问和提示患者
被试者的选择和安排	遵照 CONSORT 指导守则中的规定，详细记录患者加入的信息及治疗进程

注：CONSORT，consolidated standards of reporting trials，临床试验报告的统一标准。

疼痛是一种个人的主观体验,它受社会环境、文化水平、个人的神经精神状态、注意力和心理学因素的影响。评估疼痛的方法很多,但没有一种方法能独立完整地描述患者的疼痛感受,用以指导疼痛治疗。诊疗医生应相信患者的主诉,来自患者自己所报告的疼痛是最有效的测量,这也是迄今为止疼痛测量方面的"金标准"。在临床研究中,VAS、NRS 和 MPQ 是目前评估疼痛最常用的方法。对于慢性癌痛患者,简明疼痛记录表最为实用而简便,又可在 24h 进行疼痛评价,可以展示疼痛强度的动态变化。另外,联合应用多种方法,对患者进行全面而深入的了解,可能是最终攻克疼痛顽疾的有效途径。

(祝胜美　刘甬民)

参 考 文 献

[1] 宋文阁,王春亭,傅志俭,等. 实用临床疼痛学. 郑州:河南科学技术出版社,2008.

[2] 宋文阁,傅志俭. 临床疼痛学. 济南:山东科学技术出版社,2004.

[3] WALL P D, MELZACK R. Textbook of Pain. 4th ed. New York: Churchill Livingstone,2001.

[4] MILLER R D. Anesthesia. 5th ed. New York: Churchill Livingstone,2001.

[5] FINK R M, BRANT J M. Complex Cancer Pain Assessment. Hematol Oncol Clin North Am, 2018,32(3): 353-369.

[6] ATTAL N, BOUHASSIRA D, BARON R. Diagnosis and assessment of neuropathic pain through question-naires. Lancet Neurol, 2018, 17(5): 456-466.

[7] 宋文阁,傅志俭. 疼痛诊断治疗手册. 郑州:郑州大学出版社,2002.

第二篇　药　物　篇

第四章　阿片受体及阿片类药物

第一节　阿片的基础药理学

一、历史

阿片（鸦片）俗称大烟，也泛指鸦片有关的所有化合物，是从一种原产于小亚细亚的一年生草本植物"罂粟"未成熟蒴果经割伤果皮后渗出的白色汁液干燥凝固而得。将鸦片作为药物使用的历史可以追溯到公元前几千年，考古学表明三千年前的穴居人曾使用过罂粟。鸦片含多种鸦片生物碱：吗啡类生物碱、罂粟碱类生物碱和盐酸那可汀类生物碱。鸦片在欧洲长期被当作传统药物使用，在古希腊时代的希波克拉底与盖伦的著作中，记载了鸦片的疗效。18、19世纪的欧美医学家仍普遍师从古希腊医生的看法，把鸦片当作医治百病的"万灵药"，取代西洋传统医学较为野蛮的杯吸法、放血疗法和医蛭法。由于当时医疗条件落后，而且对疾病成因亦不太清楚，因此当时医生的目标是抑制病痛，而非治愈疾病。

在中国的唐朝时期，鸦片由藩属国进贡输入中国。清朝中叶，罂粟已种植遍及全国并在中国流行吸食。鸦片虽然可以作为药物使用进行镇痛，但是长期或过量使用，则造成药物依赖性；作为毒品吸食，对人体产生难以挽回的损害甚至造成死亡。吸食鸦片后，可以初致欣快感、无法集中精神、产生梦幻现象，导致高度心理及生理依赖性，长期使用后停止则会发生渴求药物、不安、流泪、流汗、流鼻水、易怒、发抖、寒战、畏食、便秘、腹泻、身体蜷曲、抽筋等戒断症状；过量使用造成急性中毒，症状包括昏迷、呼吸抑制、低血压、瞳孔变小，严重可引起呼吸抑制致人死亡。

阿片类药物是一类能消除或减轻疼痛并改变对疼痛情绪反应的麻醉性镇痛药，可分为3组。第一组包括天然鸦片衍生物（海洛因、吗啡、可待因），以及半合成的衍生物，包括氢吗啡酮、羟考酮、双氢可待因和丁丙诺啡。其他两组是人工合成的化学物质：包括哌替啶、芬太尼、美沙酮和右丙氧芬等。

二、受体分布

所有阿片受体都由7个跨膜区受体和异源多聚集体的G蛋白构成，属G蛋白耦联受体（G-protein-coupled receptor，GPCR），可分为 μ、κ、δ 和孤啡肽（ORL_1）受体，该4种受体的分子结构已被确定，并被成功克隆。然而阿片受体在中枢神经系统内分布以及对不同阿片受体配型的结合能力存在差异。阿片受体内源性配体为脑啡肽、强啡肽、内吗啡肽和孤啡肽。这些肽类物质分别有不同的基因编码，对不同阿片受体的亲和力不同。脑啡肽对 δ 受体有较强的选择性，强啡肽对 κ 受体有较强的选择性，μ 受体的内源性配体为内吗啡肽，其结合力比对δ和κ受体强100倍以上。不同阿片受体分布及基因家族见表4-1。

表4-1　阿片受体基因家族

通用名称	μ	δ	κ	ORL₁
基因名称	OPRM1	OPRD1	OPRK1	OPRL₁
人基因位点	6q24～q25	1p36～p34.3	8q11.2	20q13.33
单一基因	Hs2353	Hs372	Hs89455	Hs2859
mRNA 大小 /kb	10～16	8～9	5～6	3～4
蛋白大小（氨基酸）	389（啮齿类） 400（人类）	372	380	367（啮齿类） 370（人类）
首选内源性激动剂	β- 内啡肽	脑啡肽	强啡肽	孤啡肽
激动剂	吗啡 Damgo	DPDPE Deltorphin	U50488H Enadoline	无
拮抗剂	纳洛酮 CTAP	纳洛酮 Naltrindole	纳洛酮 Nor-BNI	复合物 B

依功能不同，μ 受体可分 $μ_1$、$μ_2$ 和 $μ_3$ 3 个亚类，其中 $μ_1$ 与镇痛关系最密切，$μ_2$ 与呼吸抑制、欣快感、成瘾等副作用相关，$μ_3$ 与释放 NO 有关。μ 受体广泛分布于中枢神经，但分布并不均匀，在大脑皮层额部和颞部、中央丘脑、侧丘脑、脑室和导水管周围灰质区受体密度高，这些结构与痛觉的整合和感受有关。在边缘系统和蓝斑核受体也呈高度分布，这些结构涉及情绪和精神活动。中脑艾魏氏核与缩瞳有关。μ 受体分布在延脑孤束核，与咳嗽反射、呼吸调整和交感活动相关。与胃肠活动（恶心、呕吐）有关的受体部位是脑干极后区和迷走神经背核。脊髓背角胶状质、固有层、三叉神经背束尾端核的胶质区，交感神经节前纤维也有阿片受体分布，这些结构是痛觉冲动传入中枢的转换站。μ 受体表达也是可卡因和乙醇奖赏行为所必须的。

κ 受体 1993 年由 Yasuda 等成功克隆。其也可分为 $κ_1$、$κ_2$ 和 $κ_3$ 3 个亚型。有研究认为羟考酮作用于 $κ_2$ 受体，基因敲除实验表明，κ 受体激动剂对内脏化学刺激引起的疼痛抑制作用较好，而对热和炎性痛的抑制作用弱。纯 κ 激动剂在镇痛的同时较少引起躁动、呼吸抑制和躯体依赖作用。κ 受体主要分布在大脑屏状核、前庭耳蜗神经核、嗅球、梨状核、顶部皮层、下丘脑、丘脑室旁核、黑质和被盖核腹侧，脊髓也有一定分布，分布较少区域为导水管周围灰质和蓝斑。在小鼠脑内高表达区为新皮质（5～6 层）、梨状皮质、海马、杏仁核、缰核、下丘脑和蓝斑等。

δ 受体于 1993 年被成功克隆，主要分布于皮层、嗅球、海马、杏仁核、基底节和下丘脑。δ 受体表达最多的部位是腺垂体和松果体，其次是嗅球内颗粒层，下丘脑的背内侧核，腹内侧核和弓状核，杏仁核以及海马，脑桥和下橄榄体。Northern 印迹法表明，大鼠 δ 受体 mRNA 在嗅球、尾核、丘脑表达丰富，而在小脑皮质和脑干表达较少。δ 受体参与脊髓上镇痛作用，而且与内分泌关系密切。人的 δ 受体由 372 个氨基酸组成，也属于 G 蛋白耦联受体，长期应用 δ 受体拮抗剂可产生免疫抑制，并加重阿片类依赖的免疫力低下。受体也可分为两个互相重叠的亚型，即 $δ_1$、$δ_2$ 受体亚型，它们所诱发的抗伤害效应可被不同类型的钾离子通道阻滞剂所阻断，但目前被克隆的 δ 受体基因仍然只有一种。

ORL₁又称为孤啡肽受体或伤害素受体，它是一种具有 G-蛋白耦联受体结构的蛋白，与经典阿片受体结构有同源性，具有 7 个跨膜结构，3 个胞浆环和 3 个胞内环。N 端位于细胞外，C 端位于细胞内，在第Ⅰ、Ⅱ个胞外环之间可形成二硫键，孤啡肽受体 N 端有 3 个可糖基化位点，在细胞内环上存在着蛋白激酶 A 和 C 的磷酸化位点。孤啡肽受体分布于大脑皮层梨状区、外侧隔区、杏仁核、边缘系统、中脑的中缝背核、中央灰质、蓝斑和下丘脑，脑干及脊髓灰质等区域。肝、脾、小肠、输卵管等部位也有孤啡肽表达。虽然基本结构与传统阿片类受体一致，但其药理作用并不相同，鞘内注射孤啡肽可产生镇痛作用，但脑室内给药则引起痛觉过敏并拮抗阿片受体的镇痛作用。孤啡肽受体兴奋还刺激摄食，参与记忆和中枢的信息加工，诱发焦虑。

从功能上阿片受体还可分为 ε、λ 等受体，但对其了解甚少，其基本结构也未被阐明。中枢神经系统外也存在外周阿片受体，在感觉神经元、背根神经元和初级传入神经元末梢均有 μ、κ、δ 受体分布，但交感神经节后神经元上无阿片受体。在受伤组织局部给予小剂量阿片受体激动剂，不激动中枢神经系统阿片受体，但可通过外周阿片受体介导而产生镇痛作用，外周阿片受体介导的炎性疼痛特别明显。

三、作用机制

阿片类药物的镇痛作用机制是多平面的：与外周神经阿片受体结合；阿片类药物又可与位于脊髓背角胶状质（第二层）感觉神经元上的阿片受体结合，从而抑制神经元兴奋性，从而阻止疼痛传入脑内；阿片物质也可作用于大脑和脑干的疼痛中枢，发挥下行性疼痛抑制作用。至于阿片类药物与受体结合后又如何抑制痛觉的冲动传递仍不清楚。阿片类药物可抑制腺苷酸环化酶，使神经细胞内 cAMP 浓度下降，阿片类药物抑制疼痛还涉及钠离子、钙离子、钾离子和氯离子传导，另外，用阿片类药物后还可使神经末梢释放的乙酰胆碱、去甲肾上腺素、多巴胺及 P 物质等减少。

所有阿片受体都由 7 个跨膜区受体和异源多聚集体的 G 蛋白构成，故阿片受体属 G 蛋白耦联受体（GPCR）。当激动剂与阿片受体结合后激活 G 蛋白，使 G 蛋白的 βγ 亚基与 α 亚基解离。βγ 亚基与 α 亚基分别介导了胞内多条信号通路的激活，启动了一系列复杂的瀑布级联反应，如腺苷酸环化酶活性的抑制，G 蛋白耦联受体激酶（G-protein-coupled receptor kinase，GPK）、蛋白激酶 C（protein kinase C，PKC）和促分裂原活化蛋白激酶（mitogen-activated protein kinase，MAPK）的激活等。从而关闭 N 型电压控制型钙通道，开放钙依赖性内控型钾通道。由此导致超极化和神经元兴奋性下降。不同阿片受体激动后的细胞内分子机制见图 4-1，不同阿片受体激动后的药理学作用见表 4-2。

表 4-2 阿片受体激动后的药理作用

受体	作用
μ₁	脊髓镇痛，镇静，催乳素分泌
μ₂	呼吸抑制，欣快，瘙痒，缩瞳，抑制肠蠕动，恶心、呕吐，依赖性
κ	脊髓镇痛（化学痛、机械痛和外周炎性痛），拮抗 μ 受体激动，呼吸抑制，镇静，抑制多巴胺释放，致幻觉，利尿，心血管保护
δ	脊髓镇痛（炎性痛和神经病理性疼痛），平滑肌效应，缩瞳，调控 μ 受体耐受和依赖，调节免疫，控制情绪、抗抑郁

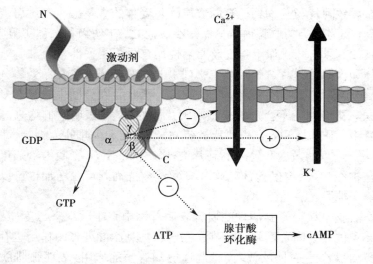

图 4-1　阿片受体激动后的细胞内分子机制

（一）阿片类药物的脊髓作用机制

脊髓镇痛放射自显影和免疫组化技术表明在脊髓内，阿片受体大多分布在后角表层（第Ⅰ、Ⅱ层），少部分分布在深层。脊髓中的 μ、δ 和 κ 受体分布为 70%、24% 和 6%，其中大部分（＞70%）位于小直径疼痛初级传入神经终末的突触前膜，包括 C 纤维和 $A_δ$ 纤维而不含大直径 A 纤维。阿片受体在小直径背根神经节（DRG）胞体中形成并转运到中枢和外周，表明脊髓的阿片受体镇痛机制主要是通过激活突触前阿片受体，选择性减少疼痛传入的释放从而减少抑制疼痛传导，仅保留非伤害性信息传入。实验表明，脊髓内吗啡治疗可以减少疼痛刺激时 P 物质和降钙素基因相关肽（calcitonin gene-related peptide，CGRP）的释放，且突触前阿片途径可以抑制兴奋性而不是抑制第Ⅱ层突触传递。外周也有阿片受体分布，因为合成后它们被转运到中枢和外周的小纤维末梢，并在炎症反应中表达增加。炎症反应时，体内的免疫细胞和内源性激动剂促使阿片类药物释放，能减轻疼痛，同时阿片类药物不透过血脑屏障，可以减少相关副作用。

另外 30% 阿片受体位于中间神经元的突触后膜，投射细胞的树突参与激动剂活化后受体的内化过程。阿片介导的细胞超级化可抑制神经元放电及伤害特异性反应，电生理研究中可观察到 $A_β$ 纤维诱发的反应受到抑制。因为这个抑制作用较 C 纤维诱发反应的抑制更弱，所以脊髓阿片的主要作用位点是伤害性传入纤维终末的突触前膜受体。$A_δ$ 和 C 纤维传入终末上的阿片受体位点意味着由 $A_β$ 纤维传递的触觉信息几乎不被阿片类药物抑制，因为只有突触后受体才能控制这些纤维会聚入第Ⅴ层的广动力范围神经元。这样，$A_β$ 纤维介导的动态型痛觉超敏可能比伤害性（$A_δ$ 和 C 纤维）和静态型痛觉超敏（$A_δ$）更难控制。

大量电生理和行为学研究表明，μ、δ 和 κ 受体激动剂以及作用于 ORL_1 的孤啡肽鞘内注射能抑制脊髓伤害性神经元并产生镇痛作用。在正常动物中阿片选择性作用于伤害性活动，并有明确的药物强度分级。效能最高的是 μ 配合体，表明 μ 受体位点在脊髓中分布最广，δ 阿片类、孤啡肽和某些 κ 阿片类次之。合成阿片类药物的 μ 受体作用强度与亲脂性存在相反关系，吗啡是效能最强的阿片类药物，亲脂性最低。高效能药物（如芬太尼）在脊髓给药后疗效稍差，原因可能是亲脂性阿片类药物在脊髓外周高脂纤维束的非特异性结合，或血管内重分布导致阿片类药物到达脊髓表层阿片受体的数量减少。这可能是肽类脊髓内注射有效的原因，因为肽类的血管内重分布很少。总之，在动物和人体实验中，脊髓内注射阿片类药物的有效剂量与药物作用强度及脂溶性均有显著相关性。

脊髓中受体和内源性阿片含量很高。孤啡肽样免疫活性和 ORL$_1$ 受体分布在脊髓后角和中脑、脑干，与脑啡肽、强啡肽和内吗啡肽相近。孤啡肽在脊髓中的分布多与其他内源性阿片类药物不同。神经切断不会影响脊髓中阿片肽的含量，表明它们均来源于固有脊髓神经元或脑下行通路。作为 μ 和 δ 合成阿片类药物，脑啡肽和内啡肽为抑制性肽类，而强啡肽（内源性 κ 受体激动剂）的效应和经典的阿片类药物作用不同，脊髓内给药可易化某些神经元却抑制另一些神经元，且脊髓内注射阿片 κ 受体拮抗剂既可以增加也可以减少正常及炎症反应动物的单个神经元活性。

对神经损伤后脑干调控脊髓活性的研究表明脊髓中强啡肽水平与疼痛相关，虽然强啡肽效应是否由 κ 受体介导尚有疑问。孤啡肽在伤害性刺激的处理中作用也存在争议。脊髓上水平给药时孤啡肽产生痛觉过敏，而脊髓注射却有镇痛作用，表明孤啡肽能抑制脊髓反射和后角神经元活性。

（二）阿片类药物在脑组织内的作用机制

阿片类可减弱脊髓的冲动传导，丘脑、小脑扁桃体和感觉皮质等其他脊髓上部位在整体镇痛效应中发挥了重要的作用。但动物和人体实验都表明脊髓途径几乎可以完全抑制疼痛反应，从而防止伤害性传入的脊髓上激活。当疼痛信息到达高级中枢时，脑桥臂旁核、中央灰质和扁桃体产生疼痛情绪，而丘脑产生疼痛感觉。高级中枢在认知、记忆、关注、惩罚等活动中具有重要作用，所以对高级中枢中阿片镇痛机制和感觉传递的研究将为疼痛治疗提供更多的方向。慢性疼痛患者的焦虑和关注情绪与脊髓易化形成恶性循环，人体想象疼痛和检查药物效应的能力为研究镇痛药在中枢神经系统中的作用提供了手段。

重要的阿片脊髓上位点为中脑和脑干，即导水管周围灰质（periaoueductal gray matter，PAG）和延髓头端腹内侧区（rostral ventromedial medulla，RVM）。事实上大脑特别是脑室才是最早研究阿片作用位点的对象。中脑和脑干内注射吗啡产生镇痛效应，与对脊髓后角的抑制性下行传导增多有关。对这些位点的电刺激或谷氨酸注射可激活神经元，也会产生镇痛效应，所以吗啡可能通过去抑制增加这些位点的信息输出发挥作用。电生理研究表明，两种主要的 RVM 传出神经元"开"细胞活动与脊髓伤害性反射一致，"关"细胞则与反射抑制有关。RVM 中注入吗啡可显著降低"开"细胞的活性，同时增加"关"细胞的活性，表明"开""关"细胞分别与促痛和镇痛有关："开"细胞表达阿片受体因此直接被 RVM 内吗啡注射抑制，而 PAG 内吗啡注射可促进抑制性的 PAG-RVM 传出信号；"关"细胞可被 PAG 传出信号和阿片介导的去抑制激活。

PAG 中 5- 羟色胺（5-hydroxytryptamine，5-HT）和一氧化亚氮（nitric oxide，NO）也有重要的关系。NO 参与了 5-HT 介导的 PAG 传出信号抑制和镇痛作用的逆转。PAG 和 RVM 之间的环路很复杂，结合上行通路可形成一个疼痛信息调节的反馈环路。从 RVM 下行至脊髓后角的纤维大多为 5- 羟色胺能、脑啡肽能、甘氨酸能和 γ- 氨基丁酸（γ-aminobutyric acid，GABA）能纤维。RVM 的中缝大核和去甲肾上腺素能核团（蓝斑，A5 和 A7 细胞组）分别是 PAG 下行通路中主要的去甲肾上腺素能和 5- 羟色胺能中转核团。RVM 并不只包含 5- 羟色胺能神经元，GABA 和甘氨酸释放神经元也是 RVM 脊髓投射纤维的重要组成部分。后角的去甲肾上腺素能和 5- 羟色胺能调节机制很复杂，但阿片类药物仍参与去甲肾上腺素能机制，而且主要的去甲肾上腺素能靶点受体和效应器——α_2 肾上腺素能受体与阿片受体十分相似。

μ、δ 和 κ 受体调节的疼痛形式还各有不同。μ 受体敲除影响机械、化学和脊髓上热痛觉反应；κ 受体敲除调节脊髓介导的痛阈和内脏化学疼痛；δ 受体敲除增强机械痛敏和炎性疼痛。所有突变类型的性别差异对疼痛的影响和既往的药理学研究一致。重要的是，所有实验中 3 种受体敲除后痛敏明显增强，表明 3 种受体对疼痛影响的差别并不大，阿片系统是依靠整体效应产生显著的镇痛效应。未有实验研究变异小鼠中的慢性疼痛。δ 敲除小鼠在甲醛实验中痛敏增加，从基因水平证明了 δ 受体在炎性疼痛中的作用。对前强啡肽原缺失小鼠的神经病理性疼痛和炎性痛模型的研究表明，强啡肽原具有双重的疼痛调控作用，可能与阿片（κ）、非阿片（NMDA）的双重活性有关。

总之，对阿片基因敲除的小鼠研究提供了基因学证据，即由内源性生物肽活化的 μ、δ 和 κ 受体都参与了疼痛的调节。这些基因突变小鼠在其他如成瘾、情感行为学实验中表现不同。药理学中基因调控研究明确了各种阿片受体的生物学效应。将来，条件性基因敲除的发展和各种慢性疼痛小鼠模型的混合将揭示特异性的阿片受体和阿片肽释放位点，从而揭示阿片类药物的作用机制。

四、药物分类

（一）按化学结构分类

分为吗啡类和异喹啉类，前者即天然的阿片生物碱（如吗啡、可待因），后者主要是提取的罂粟碱，不作用于阿片受体，有平滑肌松弛作用。

（二）按来源分类

该类药物又可分为天然阿片类、半合成衍生物（如双氢可待因、二乙酰吗啡）和合成的阿片类镇痛药。合成药物又分为 4 类：①苯哌啶类（phenylpiperidines），如哌替啶、芬太尼等；②吗啡烷类（morphinans），如左吗喃、左啡诺（levorphanol）；③苯并吗啡烷类（benzomorphans），如喷他佐辛（pentazocine）；④二苯甲烷类（diphenylmethanes），如美沙酮（methadone）、右丙氧芬（dextropropoxyphene）。

（三）按受体类型分类

可分为 μ、κ、δ 受体激动剂。

μ 受体激动剂如吗啡、芬太尼、舒芬太尼、阿芬太尼和瑞芬太尼等。这些 μ 受体激动剂与 μ 受体的结合力比对 δ 和 κ 受体强 100 倍以上。

κ 受体属于 G 蛋白耦联受体家族。κ 受体激动具有封顶效应的止痛和呼吸抑制作用，还参与神经内分泌及免疫调节，大部分高选择性 κ 受体激动剂如 difelikefalin、CR665 尚处于研究阶段，临床已使用的 κ 受体激动剂选择性不高，大多兼具其他受体兴奋作用如 μ 受体激动作用，此类药物包括布托啡诺、地佐辛、纳布啡、依他佐辛等。

δ 受体激动参与脊髓上镇痛作用，而且与内分泌关系密切，目前发现的较高选择性的 δ 受体激动剂包括内源性的 deltorphin、met-enkephalin 和合成的脑啡肽衍生物（DPDPE）等，尚未用于临床。

（四）按药理作用分类

阿片类药物可分为激动剂（吗啡、芬太尼、哌替啶等），激动 - 拮抗剂（喷他佐辛、纳布啡等），部分激动剂（丁丙诺啡）和拮抗剂（纳洛酮、纳曲酮、去甲纳曲酮等）。

原位杂交技术观察阿片受体 mRNA 和免疫组化技术观察受体蛋白分布以及药理实验表明，μ、κ 和 δ 受体分别有 μ_1、μ_2、μ_3，κ_1、κ_2、κ_3 和 δ_1、δ_2 亚型，但各亚型特异性配基尚未合成。

激动 - 拮抗剂又称部分激动剂，主要激动 κ 受体，对 δ 受体也有一定激动作用，而对 μ 受体则有不同程度的拮抗作用。由于对受体作用不同，这类药物通过 κ 受体产生镇痛和呼吸抑制作用，有封顶效应，很少产生依赖性。根据激动 - 拮抗程度不同，激动 - 拮抗药纳布啡和布托啡诺主要用作镇痛药，而另一些药如烯丙吗啡主要用作拮抗剂。

根据经典理论，已应用纯激动剂治疗的患者在药效有效时间内不宜换用混合激动 - 拮抗剂或部分激动剂，否则可能导致戒断反应，而用激动 - 拮抗剂或部分激动剂进行治疗的患者可较安全地换用纯激动剂，不会产生戒断反应。国内临床研究表明，在非成瘾患者中，同时给予临床剂量的激动 - 拮抗剂和纯激动剂似乎不影响镇痛疗效，而且可减少副作用。

（五）按镇痛强度分类

临床分为强阿片类药物（表 4-3，表 4-4）和弱阿片类药物（表 4-5）。弱阿片类药物包括可待因、双氢可待因，强阿片类药物包括吗啡、芬太尼、哌替啶、舒芬太尼和瑞芬太尼。弱阿片类药物主要用于轻至中度急、慢性疼痛和癌痛的治疗，强阿片类药物则用于全身麻醉诱导和维持的辅助用药以及术后镇痛和中至重度癌痛、慢性痛的治疗，常用的阿片类药物剂量换算表见表 4-6。

表 4-3 强阿片类药物的常用剂量

药物	半衰期 /h	常用有效剂量	给药途径	作用持续时间 /h
盐酸吗啡	2.5	5～30mg/4～6h	口服	4～5
硫酸（盐酸）吗啡控释片		10～30mg/12h	口服	8～12
芬太尼透皮贴剂		25～100μg/h	透皮贴剂	72
美沙酮	7.5～48	10～20mg/ 次	口服	1～12
盐酸羟考酮控释片	4.5～5.1	10～20mg/12h	口服	8～12

表 4-4 强阿片类药物的作用强度和药动学参数

药物	等效剂量 /mg	静脉注射峰效应时间 /min	静脉注射维持时间 /h（pH 7.4）	非离子化百分比	辛醇 / 水（pH 7.4）	血浆蛋白结合率 /%
舒芬太尼	0.01	3～5	0.5～1	20	1 778	93
芬太尼	0.1	3～6	0.5～1	8	814	84
阿芬太尼	1.0	1.5～2	0.2～0.3	89	130	92
吗啡	10	20～30	3～4	23	1.4	20～40
哌替啶	100	5～7	2～3	10	40	39
瑞芬太尼	0.1	1.5～2	0.1～0.2	67	17.9	80

药物	$t_{1/2\alpha}$/min	$t_{1/2\beta}$/min	$t_{1/2\gamma}$/h	V_{dd}/(L/kg)	清除率 /[ml/(min·kg)]
舒芬太尼	1.4	15～20	2～3	2～2.5	10～15
芬太尼	1.6	10～30	2～4	3～5	10～20
阿芬太尼	1.2	10～20	0.7～1.2	0.4～1	6～7
吗啡	1～2.5	10～20	2～4	3～3.5	15～30
哌替啶	1.5	5～10	3～5	3～4.2	8～18
瑞芬太尼	1.0	5～8	1.2～1.8	0.2～0.3	30～40

表 4-5 弱阿片类药物和对乙酰氨基酚复方制剂的常用剂量

药物	半衰期/h	常用剂量/(mg/4~6h)	给药途径	作用持续时间/h
可待因	2.5~4	30	口服	4
氨酚待因(对乙酰氨基酚 0.5g+可待因 8.4mg)		1~2 片	口服	4~5
氨酚待因Ⅱ号(对乙酰氨基酚 0.3g+可待因 15mg)		1~2 片	口服	4~5
双氢可待因	3~4	30~60	口服	4~5
双氢可待因复方片(对乙酰氨基酚 0.5g+双氢可待因 10mg)		1~2 片	口服	4~5
布桂嗪		30~60	口服	8
		50~100	肌内注射	
曲马多		50~100	口服	4~5
		50~100	肌内注射	
氨酚曲马多(对乙酰氨基酚 0.375g+曲马多 37.5mg)		1~2 片	口服	6~8
氨酚羟考酮片				
(对乙酰氨基酚 0.5g+羟考酮 5mg)		1~2 片	口服	4~6
(对乙酰氨基酚 0.325g+羟考酮 5mg)		1~2 片	口服	4~6

表 4-6 阿片类药物剂量换算表

药物	非胃肠给药	口服	等效剂量
吗啡	10mg	30mg	非胃肠道:口服 =1:3
可待因	130mg	200mg	非胃肠道:口服 =1:1.2 吗啡(口服):可待因(口服)=1:6.5
羟考酮	6mg	10mg	吗啡(口服):羟考酮(口服)=1:1.5~2.0
芬太尼透皮贴剂	25μg/h(透皮吸收)		芬太尼透皮贴剂 μg/h, q72h. 剂量 =1/2 × 口服吗啡 mg/d 剂量

(孙 杰)

第二节 常用的阿片受体激动剂

一、可待因

可待因(codeine)是从罂粟属植物中分离出来的一种天然阿片类生物碱,双氢可待因(dihydrocodeine)为可待因的氢化物。目前临床使用的可待因是由阿片提取或者由吗啡经甲基化制成,为白色细小结晶,可溶于沸水或乙醚,易溶于乙醇,0.5% 的水溶液 pH>9,需遮光、密闭保存。具有镇咳、镇痛和镇静作用。

分子结构：

分子式：$C_{18}H_{21}NO_3$

分子量：299.36

（一）药效学

可待因为弱阿片类药物，能与脑中的阿片受体结合，模拟内阿片肽，激活脑内抗痛系统，阻断痛觉传导，产生中枢镇痛作用。临床多用于治疗轻、中度疼痛，与解热镇痛药并用有协同作用。其镇痛效果部分源于代谢产物吗啡，与吗啡有交叉耐受性。其镇咳作用为吗啡的1/4；镇痛作用仅为吗啡的 1/12～1/7，但强于一般解热镇痛药，作用持续时间与吗啡相似；镇静作用不明显；药物成瘾性弱于吗啡。

（二）药动学

口服后较易在胃肠道吸收，生物利用度为 40%～70%，在体内主要分布于肺、肝、肾与胰腺。血浆蛋白结合率为 25% 左右。可透过血脑屏障，但脑组织内的浓度相对较低，可能透过胎盘屏障，少量由乳汁分泌。口服后 30～45min 起效，1h 左右血药浓度达峰值，作用维持约 4h；肌内注射后 30min 起效，30min 血药浓度达峰值，作用维持约 3h。主要在肝脏代谢为吗啡和去甲可待因，大部分以葡糖醛酸结合物的形式经肾排出，5%～15% 以原型药物排出。

（三）临床应用

1. 可待因用于各种原因引起的干咳和刺激性咳嗽，尤适用于伴有胸痛的剧烈干咳。对有少量痰液的剧烈咳嗽，应合用祛痰药。

2. 可待因用于中等程度疼痛，如偏头痛、牙痛、痛经和肌肉痛的短期镇痛，可用于减轻发热和感冒伴有的严重头痛、肌肉酸痛等；可待因及其复方制剂是癌痛患者第二阶梯的主要止痛药。

3. 在儿科手术麻醉和术后镇痛方面，可待因是有效的镇痛药。可待因所致的与阿片类药物受体有关的不良反应发生率较低，因此在年幼的患者中较为普遍使用，尤其是在气道管理和神经学评估存在困难的情况下。

（四）注意事项

治疗剂量的可待因产生不良反应的可能性比吗啡小，不良反应有：

1. 长期或大量服用可能产生头晕、嗜睡、昏迷、烦躁、精神错乱、瞳孔针尖样缩小、呕吐、瘙痒、共济失调、皮肤肿胀、癫痫、低血压、心动过缓、呼吸微弱、神志不清、呼吸深度抑制、发绀、少尿、体温下降、皮肤湿冷和肌无力等症状，甚至死亡。

2. 偶有报道惊厥、耳鸣、精神抑郁、震颤或不能自控的肌肉收缩和肌肉强直、荨麻疹、瘙痒、固定性红斑、猩红热样皮炎或颜面水肿、恶心、呕吐、便秘和眩晕等。

3. 长期应用可产生耐药和药物依赖，停药时可引起戒断综合征。

4. 中毒后解救可采取洗胃或催吐等措施以排除胃内药物,给予拮抗剂 *N*- 乙酰半胱氨酸或静脉注射纳洛酮。不宜使用活性炭,以免影响拮抗剂的吸收,保持呼吸道通畅,必要时可行人工呼吸。

5. 对于支气管哮喘,急腹症诊断未明确,胆结石,原因不明的腹泻,脑外伤或颅内病变,前列腺肥大和肝、肾功能不全患者需慎用。

6. 本品可通过乳汁和胎盘屏障,故妊娠期和哺乳期妇女慎用。

二、吗啡

吗啡(morphine)属于纯天然阿片类生物碱,1806 年德国化学家 F.W.A. Serturner 从鸦片中提出纯品吗啡;1847 年 Knorr 确定其分子式;20 世纪 20 年代初 J.M. Gulland 和 R. Robinson 提出吗啡的化学结构;直至 1952 年 M. Gates 和 G. Tschudi 成功人工合成吗啡,并正式确定了其化学结构。因其止痛效果确切、价格低廉且使用广泛,目前仍被世界卫生组织(WHO)推荐为阿片类镇痛药物的标准用药,也作为其他阿片类药物临床评估的参照标准。

分子结构:

分子式:$C_{17}H_{19}NO_3$

分子量:285.37

(一)药效学

1. 中枢神经系统 吗啡对中枢神经作用与其他阿片类药物相当。

(1)镇痛镇静:吗啡通过选择性激活脊髓胶质区、丘脑内侧、脑室及中脑导水管周围灰质的阿片受体,产生镇痛作用,对持续性慢性钝痛的效力大于间断性锐痛。吗啡激动边缘系统和蓝斑核的阿片受体,显著改善疼痛所引起的焦虑、紧张、恐惧等情绪异常,产生欣快感甚至出现嗜睡、精神朦胧、神志障碍等,安静时易诱导入睡,但易唤醒。大剂量吗啡(15～20mg)镇痛镇静作用更明显,且无封顶效应。

(2)缩瞳:吗啡主要通过兴奋支配瞳孔的副交感神经引起瞳孔缩小,过量使用吗啡可致瞳孔缩小,针尖样瞳孔为其中毒特征,但不具有特异性(例如桥脑出血或缺血性损伤后亦可出现同样体征)。对于长期使用阿片类药物的患者,阿片类药物的缩瞳作用可以耐受,导致药物所致的缩瞳作用减弱。

(3)镇咳:直接抑制咳嗽中枢,使咳嗽反射减轻或消失。

(4)其他:吗啡直接兴奋延脑呕吐中枢化学感受器导致恶心、呕吐。此外,吗啡可以抑制下丘脑释放促性腺释放激素(gonadotropin release hormone,GnRH)、促肾上腺皮质激素释放因子(adrenocorticosteroid release factor,CRF)及抗利尿激素(antidiuretic hormone,ADH)。

2. 呼吸系统

（1）吗啡有显著的呼吸抑制作用，表现为呼吸频率减慢。潮气量变化与给药途径和剂量相关：大剂量可导致呼吸停止，这是吗啡急性中毒的主要致死原因。吗啡对呼吸的抑制，主要在于延髓呼吸中枢对二氧化碳的反应性降低；其次为脑桥呼吸调整中枢受抑制。此外，吗啡还降低颈动脉体和主动脉体化学感受器对缺氧的反应性。

（2）吗啡由于释放组胺和对平滑肌的直接作用而引起支气管痉缩，对支气管哮喘患者可激发哮喘发作。

3. 心血管系统

（1）治疗剂量的吗啡对血容量正常者的心血管系统一般无明显影响，对心肌收缩力没有抑制作用。有时可使心率减慢，可能与延髓迷走神经核受兴奋和窦房结受抑制有关。由于对血管平滑肌的直接作用和释放组胺的间接作用，可引起外周血管扩张而致血压下降，这在低血容量患者或用药后改为直立位时尤为显著。

（2）大剂量吗啡对正常人的血流动力无明显影响，而对有瓣膜病变的心脏患者，由于外周血管扩张，阻力下降，血压可下降。

4. 消化系统

（1）胃肠道：一方面吗啡兴奋胃肠平滑肌，提高其肌张力，减缓推进性蠕动，使内容物通过延缓和水分吸收增加；另一方面吗啡可以提高回盲瓣及肛门括约肌张力，使肠内容物通过受阻。同时吗啡还通过中枢抑制作用，减弱便意和排便反射，引起便秘，用于止泻。

（2）胆道：吗啡收缩胆道奥迪括约肌，使胆道排空受阻，导致上腹部不适甚至引起胆绞痛。

5. 泌尿系统　吗啡可增加输尿管平滑肌张力，并使膀胱括约肌处于收缩状态，从而引起尿潴留。动物实验中，吗啡可增加下丘脑 - 垂体系统释放抗利尿激素（ADH），使尿量减少。但在人体中证实，在没有疼痛刺激的情况下，吗啡并不引起 ADH 释放。

6. 其他抑制免疫系统和 HIV 诱导的免疫反应　一次给予吗啡后早期出现短暂的 IL-1、IL-2、TNF-α、TNF-β 和 IL-10 增加，随后出现持久下降，直到给药后 48h 才恢复。吗啡还有抑制 NK 细胞活性、抑制刀豆素 A 刺激 T 细胞增殖及抑制巨噬细胞吞噬功能；吗啡降低子宫张力，对抗催产素对子宫的收缩作用，延长产程，产妇禁用。

（二）药动学

吗啡的 pK_a 为 7.9，在生理 pH 下，进入血管内的吗啡约有 1/3 与血浆蛋白结合，其余呈游离状态，并迅速分布于人体实质性脏器、空腔脏器甚至体液、皮肤、毛发等多个组织器官中，其表观分布容积（apparent volume of distribution）约为 1.0～4.7L/kg。吗啡呈低脂溶性，组织穿透力弱，静脉注射后仅有不到 1% 能够透过血脑屏障发挥镇痛作用。

空腹状态下口服即释吗啡 30min 起效，到达峰效应需 1～2h，作用维持 4～5h，饱胃状态则起效时间延迟。由于肝脏和消化道的首关效应，吗啡口服生物利用度为 30%～40%，控缓释制剂与即释制剂生物利用度相差不大；直肠给药生物利用度变异比较大；皮下、肌内和静脉注射吗啡均无首关效应，生物利用度近 100%。单次静脉注射吗啡起效时间迅速，30min 即达峰效应，持续 2～3h，静脉 PCA 时，血浆最低有效止痛浓度约为 20～40ng/ml。皮下和肌内注射吗啡起效时间较静脉注射稍慢，止痛作用及副作用与静脉途径相似，但使用方便，其峰效应时间约 45～90min，作用持续 3～4h。

椎管内血管丛丰富，硬膜外腔给予吗啡 3mg，5～10min 即达血浆峰浓度，血浆终末消除半衰期为（90±34.3）min。约不到 1/10 吗啡缓慢透过硬脊膜进入脑脊液，其吸收半衰期平均为 22min，需 60～90min 达脑脊液峰浓度，手术后止痛的脑脊液最小有效浓度平均为 150ng/ml。硬膜外注入 2～6mg 的吗啡后，脑脊液吗啡峰浓度相当于血浆浓度的 50～250 倍，因吗啡不易透过血脑屏障，其消除半衰期呈双相，脑脊液中有效作用时间可维持 20h。硫酸吗啡缓释脂质体注射剂 10mg 注入硬膜外腔后缓慢释放进入体循环并透过硬脊膜进入脑脊液，血浆峰浓度平均仅为 20ng/ml，消除半衰期长达 16h 左右，可以有效止痛达 36～48h。吗啡鞘内初始分布容积约为（22±8）ml。蛛网膜下腔注入 0.3mg 吗啡，达到血浆峰浓度时间约 5～10min，平均血药浓度为（4.5±1.1）ng/ml，脑脊液浓度为（6 410±1 290）ng/ml，快速分布相半衰期为（89.8±16.1）min，而注射后 6h 脑脊液内平均浓度仍达（332±137）ng/ml。但吗啡脑脊液药动学具有明显个体差异。

吗啡主要在肝脏去甲基化，与葡糖醛酸生成吗啡 -3- 葡糖醛酸（morphine-3-glucuronide，M3G）和吗啡 -6- 葡糖醛酸（morphine-6-glucuronide，M6G）。M3G 本身并不具药理拮抗作用，但可影响吗啡与阿片受体间的作用，从而减弱吗啡和代谢产物 M6G 的镇痛作用；M6G 镇痛效能是吗啡的 3～5 倍，脑脊液中极少量 M6G 即可发挥镇痛效应，包括呼吸抑制，因此，对于肾功能不全的患者，M6G 易发生蓄积导致吗啡作用时间延长。

（三）临床应用

常见吗啡制剂主要有硫酸盐和盐酸盐。硫酸盐为双分子结构，结构较稳定，热分解温度高于盐酸盐，水溶性与有效成分较高，镇痛效果较强。目前国内外主要有即释片、缓释片、控释片和注射剂，可分为口服和直肠制剂。临床应用主要包括以下几方面：

1. 镇痛　主要用于严重创伤、烧伤、手术、心肌梗死、癌症等导致的中重度急性疼痛和慢性疼痛。不主张作为缓解胆道平滑肌痉挛绞痛药（如需使用，需加用解痉药如阿托品、盐酸戊乙奎醚等）。

（1）口服即释吗啡主要用于某些急性疼痛的短期治疗和癌性暴发痛的控制，吗啡控缓释制剂仅限于于中至重度癌痛的治疗，原则上从小剂量开始，最好在 24～72h 内滴定至较理想止痛用药剂量。以硫酸吗啡缓释片为例，初始剂量 30mg，12h 或 24h 时评价患者疼痛强度（VAS，10 分），如 VAS≥7 分，剂量增加 50%～100%；VAS 5～6 分，剂量增加 25%～50%；VAS≤4 分则增加 25% 的剂量。须注意：滴定剂量应同时调整按时给药和必要时给药的用量；备用阿片类即释片作为必要时用药；疼痛 VAS≤4 分及不良反应严重时减量；如果有效用药剂量较前突然明显变化，应重新评估疼痛。硫酸吗啡缓释片（美施康定）可以直肠给药，用于不能口服的患者，其剂量滴定同口服。

（2）不推荐长期间断使用静脉、皮下和肌内注射吗啡用于缓解癌痛。有文献报道，持续吗啡静脉和皮下 PCA 给药用于缓解终末期癌痛取得良好疗效。

（3）植入式电子微量注射泵鞘内给药是目前镇痛效果佳，全身副作用小的阿片类药物的给药途径，经典药物仍使用吗啡。持续匀速给药，吗啡起始剂量为 0.5mg/24h，或通过其他给药途径滴定 24h 的吗啡用量，按照鞘内：硬膜外：静脉 / 肌内 / 皮下：口服 ≈1：10：100：300 比例计算初始剂量。剂量增加参照患者 VAS 评分，如 VAS≤4 分则每 3～4 日增加 25% 的剂量；VAS 5～6 分，每日增加 25%～50%；VAS≥7 分，每日增加 50%～100%，如患者不能耐受则停止增量或减量。若鞘内吗啡用量 >20mg/24h，但疼痛缓解不明显，应考虑发生吗啡耐受。

2. 心源性哮喘辅助治疗　心源性哮喘为急性左心衰竭引起的急性肺水肿并导致呼吸

困难。吗啡治疗心源性哮喘主要机制包括：①镇静，消除患者焦虑恐惧情绪。②扩张血管，减少回心血量，减轻心脏前后负荷。③抑制呼吸，降低呼吸中枢对二氧化碳的敏感性，使呼吸由浅快变为深慢。④减慢心率，增强心肌收缩力，因而有利于心肌氧供需平衡。

3. 镇咳、止泻 由于阿片类药物种类繁多，一般很少直接使用吗啡，止咳常使用可待因或右丙氧芬制剂，止泻则常用阿片碱或阿片酊。

4. 连续反复多次应用吗啡易产生耐受性和成瘾，一旦停药，即出现戒断症状，表现为兴奋、失眠、流泪、流涕、出汗、震颤、呕吐、腹泻，甚至虚脱、意识丧失等。给予治疗量吗啡，则症状立即消失。出现耐受性的患者，改为每日或每周逐步减量的方法可顺利停药。耐受现象常见于长期使用阿片类药物的患者，一般而言只有便秘终身不产生耐受，瞳孔缩小和使用芬太尼类药物导致的心率减慢为使用中等时期（0.5～1.5 年）才产生耐受，其余副作用使用一周（吗啡 30mg/d）便不再出现，即短时间内使用相同剂量的阿片类药物，除便秘、瞳孔缩小以及心率减慢外，其他副作用不再出现。

（四）注意事项

1. 吗啡过量可导致吗啡急性中毒，表现为昏迷、瞳孔极度缩小（严重缺氧时则瞳孔散大）、呼吸抑制、血压和心率降低甚至休克。其中呼吸麻痹是致死的主要原因。此时需即刻停止吗啡，紧急人工呼吸、给氧抢救；纳洛酮可拮抗吗啡导致的呼吸抑制。

2. 吗啡能通过胎盘或乳汁抑制胎儿或新生儿呼吸，同时能对抗催产素对子宫的兴奋作用而延长产程，故不用于分娩止痛及哺乳期妇女止痛。

3. 由于吗啡可抑制呼吸及抑制咳嗽反射并释放组胺而致支气管收缩和脑血管扩张，故禁用于慢性阻塞性肺病、支气管哮喘、肺心病以及颅内压增高的患者。

4. 肝功能障碍、肾功能严重减退患者慎用吗啡。

三、哌替啶

哌替啶（pethidine）于 1939 年合成，商品名杜冷丁，是第一个全合成的阿片类药物，为苯哌啶衍生物，结构类似于抗胆碱药。

分子结构：

分子式：$C_{15}H_{21}NO_2$

分子量：247.33

（一）药效学

哌替啶为 μ 受体激动剂，对 κ 和 δ 受体有中度亲和力，止痛作用强度约为吗啡的 1/10。肌内注射哌替啶 50mg，可使痛阈提高 50%；肌内注射 125mg，使痛阈提高 75%，相当于吗啡 15mg 的效应。其作用持续时间约为吗啡的 1/2～3/4。治疗剂量哌替啶可产生镇静、困倦、缩瞳、瘙痒、恶心、呕吐和呼吸抑制效应。超大剂量哌替啶可导致中枢兴奋和惊厥。哌替啶有奎尼丁样作用，降低心肌的应激性。对心肌有直接的抑制作用，尤其在代偿机制受到削弱的情况下更为明显。对血压一般无明显影响，但有时可因外周血管扩张和组胺释放而致血压下降，甚至引起休克。哌替啶导致的心率增加，可能与其阿托品样作用有关。哌替啶具有局麻药性质，用于蛛网膜下腔和硬膜外麻醉阻滞，周围神经可产生感觉、运动和交感阻滞。哌替啶也易引起胃排空延迟，增高胆道压力，延迟膀胱排空和导致便秘，但等剂量比较，较吗啡和芬太尼轻。此外，通过介导 κ 受体，哌替啶可治疗寒战，静脉注射 12.5～50mg 可制止全身麻醉、硬膜外麻醉、发热、低温、输血反应及两性霉素所致的寒战，降低机体氧消耗，常规剂量纳洛酮不能拮抗哌替啶抗寒战作用。

（二）药动学

哌替啶可经肠道吸收，但其生物利用度仅为肌内注射的一半，常不被采用。肌内注射后 5～15min 血浆浓度达峰值。与血浆蛋白结合率为 60%，其余迅速分布至各脏器和肌肉组织，分布容积达 3.8L/kg。静脉注射吸收更为迅速，静脉注射后血浆浓度迅速下降，呈二室模型，再分布迅速，半衰期仅为 4～6min，终末消除半衰期为 3～5h，但在新生儿和婴幼儿中，消除半衰期长达 8～10h，且个体差异大。哌替啶为中度脂溶性，蛋白结合率为 40%～70%，主要与酸糖蛋白结合，稳态分布容积大，成人为 3.5～5.1L/kg，清除率为 10ml/（kg·min），哌替啶主要在肝脏代谢水解成为哌替啶酸，或去甲基化成为去甲哌替啶，两种代谢产物经肾排泄，尿呈酸性时加速排泄。肝功能不全时，清除率延长达 7h 以上。其代谢产物之一去甲哌替啶可致中枢兴奋、忧虑、不安、震颤、肌阵挛和惊厥等。其消除半衰期为 12～21h，长于其母体药，故肾功能不良患者反复给药或长时间给药可发生去甲哌替啶蓄积导致机体发生震颤、肌阵挛和惊厥等。

（三）临床应用

哌替啶仍具有 μ 受体激动剂的相关副作用，但平滑肌阵挛的副作用轻于吗啡，所以目前仍用于治疗内脏痉挛痛，如胆绞痛、肾结石痛。哌替啶的作用强度为吗啡的 1/10，但半衰期短，常作为术中辅助用药，尤其是区域麻醉的辅助用药，静脉注射常用剂量为 1～2mg/kg，所致肌僵直的发生程度和发生率均低于芬太尼、舒芬太尼和阿芬太尼。制止寒战的剂量为静脉注射 12.5～50mg。

急性疼痛治疗日剂量不超过 1 000mg，不推荐长时间、大剂量或反复使用。能透过胎盘及从乳汁分泌，不宜用于慢性疼痛和癌痛的治疗。

（四）注意事项

特大剂量哌替啶常先引起中枢神经系统兴奋现象，表现为谵妄、瞳孔散大、抽搐等，可能是由于其代谢物去甲哌替啶大量蓄积所致；接受单胺氧化酶抑制药的患者应用哌替啶，可产生严重反应，表现为严重的高血压、抽搐、呼吸抑制、大汗和长时间昏迷，甚或致死。其原因可能是单胺氧化酶抑制药抑制体内单胺氧化酶活力，使哌替啶及其代谢物去甲哌替啶的降解受到抑制，从而引起毒性反应。

四、美沙酮

美沙酮（methadone）是 1949 年人工合成的阿片类药物，主要成分及其化学名称为：4, 4-二苯基-6-（二甲氨基）-3-庚酮，随着对此药的深入研究和临床应用，研究发现此药有一些独特之处，仍可将此药看成是新的镇痛药之一。

分子结构：

分子式：$C_{21}H_{27}NO$

分子量：309.44

（一）药效学

美沙酮对 μ 受体和 δ 受体有激动效应，对 NMDA 受体有拮抗作用，后者与氯胺酮相似。药理性能类似于吗啡，但镇痛和欣快感稍轻，其他副作用相似。同时口服生物利用度高（61%～94%），消除半衰期长，广泛用于癌痛、慢性疼痛和神经病理性疼痛患者长时间镇痛，还可用于戒毒患者的长期替代治疗。口服美沙酮的强度与吗啡比一直被认为是 1∶1～1∶4，但研究表明，剂量稳定时的比例是 1∶12.2（1∶4.4～1∶16.4），此比例改变与用药剂量相关。

（二）药动学

口服美沙酮可被胃肠道几乎完全吸收，生物利用度为 41%～99%，45min 后起效，1～5h 达到峰浓度，皮内注射后 15min 起效，静脉注射后 10～20min 起效，血浆蛋白结合率为 80%，主要与血浆蛋白中酸性糖蛋白相结合，静脉注射后平均分布半衰期为 6min，平均终末半衰期为 34h。主要在肝脏内代谢，通过去甲基化形成无药理活性的吡咯烷衍生物，经尿液和粪便排出，肝肾功能异常者，其代谢和排泄时间延长。

（三）临床应用

1. 用于镇痛 美沙酮是阿片 μ 受体激动剂和 NMDA 受体拮抗剂，对伤害性痛的镇痛效果与第三阶梯强阿片类药物无明显差别，但过度镇静发生率高，加上半衰期长，初始剂量的疗效不易预计，故虽可作为阿片类镇痛的一线用药，但更多的是作为其他阿片类药物效果不佳或合并神经病理性疼痛时的首选用药。口服：成人 5～10mg/ 次，2～3 次 /d，或必要时肌内或皮下注射 5～10mg/ 次。三角肌注射血浆峰值高，作用出现较快，因此可采用三角肌注射。极量 10mg/ 次，20mg/d。

2. 用于其他阿片类药物的替代药物 由于美沙酮兼有 NMDA 受体的拮抗作用，出现耐受的可能性比其他阿片类药物要小。阿片类药物转换为美沙酮后疼痛可能减轻的机制涉及阿片类药物间不完全交叉耐受、受体相互作用、基因多态性、受体密度及与受体结合中的变异性等。强阿片类药物转换为美沙酮，临床上常用以下几种方法如：3 日转换法（3 days switch，3DS）、停走法（stop and go）以及 NCCN 指南法。3 日转换法又称 Edmonton 法，具体为每一日将阿片类药物减少 1/3，同时加用等效价的 3 日剂量的美沙酮，转换率为 10mg 吗啡相当于美沙酮 1mg，但若既往吗啡用量超过 300mg，则转换率为 12∶1，如患者第 2 日仍痛，则再减阿片类药物的剂量，相应增加美沙酮的剂量，若患者不痛，则后 2 日美沙酮的剂量不变，此后美沙酮的剂量可根据病情再上调或下调。停走法又称 Morley-Makin 法，该法为立即停止原阿片类药物，依每调 10% 的原阿片类药物剂量换算成每 3h 美沙酮量。美国 NCCN 指南则建议：①计算患者每日吗啡的等效剂量；②根据此剂量换算出口服美沙酮剂量（表 4-7），并取其 50%；③换算出的美沙酮剂量每日分 3～4 次口服。

表 4-7　口服吗啡转换为口服美沙酮的转换率

24h 口服吗啡剂量 /mg	转换为口服美沙酮的比率
30～90	4∶1
91～300	8∶1
301～600	10∶1
601～800	12∶1
801～1 000	15∶1
>1 001	20∶1

3. 用于阿片类药物依赖脱毒治疗　由于交叉耐受的作用以及美沙酮较长的半衰期，对阿片类药物（如海洛因）依赖者进行脱毒治疗和替代维持治疗时，应根据该患者对阿片类药物依赖的严重程度进行美沙酮个体化给药，初始用药量宜小以免发生呼吸抑制。在停用毒品（海洛因）后 4～6h 应用美沙酮。初次给药从 15mg 开始，不宜超过 30mg/ 次，如不能缓解戒断症状或出现严重戒断反应，则可在 6～8h 后视具体情况追加美沙酮用量，追加用量为 5～10mg/ 次。以停药后 72h 内不出现严重戒断反应为原则进行剂量调整，减药速率可根据患者情况而定，一般第 4～6 日可减量 5～10mg/d，以后减 3～5mg/d，2～3 周完成递减。

（四）注意事项

1. 美沙酮与吗啡类似，但不良反应相对较轻，主要有头痛、眩晕、恶心、出汗、嗜睡、欣快（过量时）、便秘、体位性低血压。

2. 具有成瘾性，长期使用应注意组织蓄积产生的过量中毒和药物依赖（主要为身体依赖），美沙酮导致的药物依赖属中度至重度，表现为突然停药后出现阿片戒断症状。

3. 长期使用美沙酮的妊娠期妇女，娩出的新生儿可出现戒断综合征，表现为震颤、肌肉强直、烦躁不安（啼哭）、呵欠、喷嚏、呕吐、腹泻等，可采取镇静和对症治疗。

4. 美沙酮过量可导致呼吸抑制，主要表现为昏迷、呼吸变浅变慢、瞳孔缩小呈针尖状，血压下降，甚至休克，严重者可因呼吸抑制而死亡，美沙酮过量中毒时可应用纳洛酮注射剂抢救。

5. 本品与西咪替丁合用可增强其镇痛作用，与利福平、苯妥英钠合用可加快其代谢而诱发戒断反应；服药期间慎用镇静、催眠药，禁忌饮酒。

6. 与异烟肼、吩噻嗪类、尿液碱化剂合用可减少本品排泄，合用时需酌情减量。

7. 与抗高血压药合用可致血压下降过快，严重的可发生晕厥。

五、芬太尼及芬太尼透皮贴剂

（一）芬太尼

芬太尼（fentanyl）及其衍生物舒芬太尼、阿芬太尼是现今临床麻醉中使用最广泛的镇痛药。

分子结构：

分子式：$C_{22}H_{28}N_2O$

分子量：336

1. 药效学 芬太尼、舒芬太尼与瑞芬太尼，主要是通过激活 μ_1 型受体介导，同时也激活部分 μ_2 型受体和 δ 受体。临床上芬太尼的镇痛强度约为吗啡的 75～125 倍。舒芬太尼与 μ_1 受体的亲和力是芬太尼的 12～27 倍，舒芬太尼与芬太尼的效应比为 5∶1～10∶1；和芬太尼相比，瑞芬太尼的镇痛效应强，起效快。通过作用于受体可产生剂量相关性的镇痛、呼吸抑制、镇静等作用。

2. 药动学 芬太尼的脂溶性很强（辛醇∶水 = 814），分子量小，易于透过血脑屏障而进入中枢神经系统，也易从中枢神经系统重新分布到体内其他各组织，尤其是肌肉和脂肪组织。脑组织和血浆芬太尼浓度可在 1.5～3min 平衡。单次注射的作用时间短暂，健康志愿者注射芬太尼 3.2～6.4μg/kg，60min 后 99% 从血浆内消除，快和慢分布相半衰期分别为 1.2～1.9min 和 9.2～19min，终末消除半衰期为 3.1～6.6h，如反复多次注射，芬太尼可产生蓄积作用，其作用持续时间延长。静脉注射芬太尼其血药浓度 - 时间曲线符合二室模型，注药后 20～90min 血药浓度可出现第 2 个较低的峰值，与药物从周边室转移到血浆有关。除肌肉和脂肪组织外，胃壁和肺组织也是贮存芬太尼的重要部位。静脉注射后 20min，胃壁内含量约为脑内的 2 倍。胃壁释放出的芬太尼到肠道碱性环境中被再吸收而进入循环；贮存于肺组织的芬太尼，当肺通气灌注比例关系改善后，也被释放到循环中，从而形成第 2 个峰值。

与其衍生物不同，芬太尼与红细胞的结合大约占 40%，即血浆分配系数约为 1，血浆芬太尼与蛋白结合率高（79%～87%），主要和酸糖蛋白结合，其次为白蛋白，酸中毒将增加游离芬太尼的比例。芬太尼主要在肝内生物转化，通过脱甲基、羟基化和酰胺基水解，形成多种无药理活性的代谢物，随尿液和胆汁排出，仅有 8% 以原型从尿中排出。

3. 临床应用 芬太尼主要用于临床麻醉，作为复合全麻的组成部分；与氟哌利多合用，组成所谓氟芬合剂；此外，也是治疗慢性疼痛、癌痛以及手术后镇痛的主要药物。

4. 临床麻醉

（1）氟芬合剂较早用于神经安定镇痛术，同时辅以吸入麻醉剂，配以适当肌松药；常用剂量：芬太尼 1～2μg/kg，氟哌利多因目的不同剂量有异，如止吐 0.01～0.02mg/kg，镇静 0.05～0.2mg/kg。

（2）芬太尼以浓度或剂量依赖的方式减低吸入麻醉药的最低有效肺泡浓度（minimum effective alveolar concentration，MAC）。切皮前 20～30min 给予 3μg/kg 芬太尼可减低异氟烷或地氟烷 MAC 的 50%。芬太尼 1.5μg/kg 复合 60% 氧化亚氮在切皮 5min 应用可减低异氟烷或地氟烷麻醉时对刺激的肾上腺素能反应达 60%～70%。持续静脉注射达到稳态芬太尼浓度，降低异氟烷 MAC 50% 的芬太尼浓度为 0.5～1.7ng/ml。芬太尼 3μg/kg 导致七氟烷

MAC 降低 59%，继续增加芬太尼浓度似乎不增强协同效应，封顶剂量约为 3μg/kg 芬太尼，例如芬太尼血浆浓度增加 3 倍达 10ng/ml，MAC 继续降低仅为 17%。

（3）硬膜外芬太尼也可减低吸入麻醉药的 MAC。如硬膜外给予 1μg/kg、2μg/kg、4μg/kg 芬太尼减低氟烷 MAC 分别为 45%、58% 和 71%，而相同剂量的芬太尼静脉注射降低氟烷的 MAC 为 8%、40% 和 49%。

（4）静脉麻醉时可预防 50% 患者出现体动反应的血药浓度称 CP_{50}。在全静脉麻醉时降低丙泊酚 CP_{50} 达 50% 的切皮、开腹和关腹的芬太尼血浆浓度分别为 1.2ng/ml、1.8ng/ml 和 2.8ng/ml。

（5）与 50% 的氧化亚氮复合麻醉时，丧失意识的芬太尼浓度为 15～25ng/ml，对切皮无反应的浓度为 3.7ng/ml，但术中个体差异较大，所需芬太尼浓度常为 1～9ng/ml，从全麻苏醒期恢复自主通气的芬太尼浓度为 1.5～2ng/ml。

（6）芬太尼作为单独的止痛药也有主张使用大剂量（50～150μg/kg），血浆浓度 20～30ng/ml 可能产生较稳定的血流动力学状态，有利于冠心病患者的氧供需平衡，但大剂量芬太尼作为单独的麻醉药并不能完全阻断所有患者的血流动力学或内分泌反应，虽然患者术中意识消失但可能存在知晓和唤醒反应，由于不产生肌肉松弛，大剂量芬太尼反可导致肌肉僵直，故并非良好的办法。

（7）芬太尼用于患者自控镇痛（patient-controlled analgesia, PCA）时，平均剂量约为 55.8μg/h，平均最小止痛血浆浓度为 0.63ng/ml，但个体差异大（0.23～1.18ng/ml）。平均减低 50% 疼痛强度的芬太尼血浆浓度为 1.3ng/ml。由于芬太尼分子量小，脂溶性高，血浆蛋白结合率较高，组织分布容积大，需持续递减给药才能达到稳态血药浓度。

（8）芬太尼在癌痛治疗方面，尤其是对中重度癌痛、暴发性痛的治疗具有很大的价值，不仅可达到理想镇痛作用，而且还具有活性代谢产物低的优点；PCA 镇痛背景剂量范围为 20～50μg/h，也可不用背景剂量，单次冲击剂量为 10～25μg，锁定时间为 5min。对于 PCA 的设置，临床研究显示，不使用背景剂量时呼吸抑制等副作用的发生率较使用背景剂量时低，背景剂量的选择应注意：①脂溶性高的药物背景剂量应为零或尽可能低；②背景剂量越大，冲击剂量较小。

5. 注意事项

（1）一般不良反应为眩晕、视物模糊、恶心、呕吐、低血压、胆道括约肌痉挛、喉痉挛及出汗等，偶有肌肉抽搐。严重副作用为呼吸抑制、窒息、肌肉僵直及心动过缓，如不及时治疗，可发生呼吸停止、循环抑制及心脏停搏等。

（2）本品务必在单胺氧化酶抑制药（如呋喃唑酮、丙卡巴肼）停用 14 日以上方可给药，而且应先试用小剂量（1/4 常用量），否则会发生难以预料的严重并发症，临床表现为多汗、肌肉僵直、血压先升高后剧降、呼吸抑制、发绀、昏迷、高热、惊厥，终致循环衰竭而死亡。

（3）心律失常，肝、肾功能不良，慢性梗阻性肺部疾病，呼吸储备力降低及脑外伤昏迷、颅内压增高、脑肿瘤等易陷入呼吸抑制的患者慎用。

（4）与吗啡、哌替啶一样，芬太尼可明显增加胆道压力，也可引起恶心、呕吐，使胃排空减缓，肠道通过时间延长，有导致便秘的倾向。

（5）本品药液有一定的刺激性，不得误入气管、支气管，也不得涂敷于皮肤和黏膜。

（6）硬膜外注入本品镇痛时，一般 4～10min 起效，20min 脑脊液的药浓度达到峰值，镇痛范围与注药的脊髓节段相关，作用时效为 3.3～6.7h，同时可有全身瘙痒，速发或迟发性呼吸频率减慢和潮气量减小的可能,处理应及时。

(7)本品决非静脉全麻药,虽然大量快速静脉注射能使神志消失,但患者的应激反应依然存在,常伴有术中知晓反应。

(8)快速推注本品可引起胸壁、腹壁肌肉僵硬而影响通气。

(9)孕期用药的安全性尚难肯定,慎用;年老体弱的患者首次剂量应适当减量,由首次剂量的效果考虑确定剂量的增加量。

(10)本品有成瘾性,但较哌替啶轻。

(二)芬太尼透皮贴剂

芬太尼透皮贴剂主要成分为枸橼酸芬太尼,具有高脂溶性、小分子量、易于透过血脑屏障、黏膜吸收好、对皮肤和黏膜刺激性小等特点,因此被制作为控释透皮给药系统,用于慢性疼痛和癌性疼痛。

1. 药动学 芬太尼透皮贴剂中药物的吸收量与皮肤表面药物浓度相关。第 1 天的吸收量约为 47%,第 2 天的吸收量约为 41%,第 3 天吸收量约为 6%,每一天的吸收量不同但却维持了稳定的血药浓度。经皮吸收的芬太尼无肝脏首关效应,在血液内和血浆蛋白结合率达 84%,从而形成高血浆贮备,释放的药物脂溶性好,药物起效缓慢,避免因较高血药峰浓度而产生呼吸抑制和其他副作用。血药浓度稳定后,药物经皮吸收量也逐步减少,从而维持相对稳定的血药浓度。芬太尼在体内分布容积大,约为 200L,持续给药使组织分布逐渐达到饱和,是药物发挥长效和稳定效应的基础。此外,药物的贮存形式和药物的利用形式(游离型药物)保持在动态平衡状态,当血药浓度降低时,与血浆蛋白结合型药物可转化为游离型,保证机体有效的血药浓度,研究表明只要连续不断地每 3 天更换同等剂量贴剂,血药浓度可长期保持不变。72h 的药 - 时曲线表明药物达峰时间取决于贴剂类型:骨架分散型贴膜约为 8～12h,贮存型为 12～24h。芬太尼透皮贴剂 72h 药 - 时曲线见图 4-2。

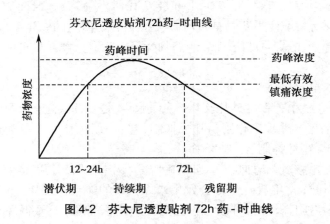

图 4-2 芬太尼透皮贴剂 72h 药 - 时曲线

2. 临床应用 按照给药系统可以分为缓释透皮给药系统和透黏膜给药系统。

(1)缓释芬太尼透皮贴剂:分为膜控释型芬太尼透皮贴剂和骨架分散型芬太尼透皮贴剂。

1)膜控释型芬太尼透皮贴剂:组成结构有 5 层,包括药物存储器、背膜、控释膜、粘贴层和保护膜。药物从储存器药池中经控释膜缓慢释放,经皮肤吸收完全,且皮肤对芬太尼无代谢活性,不影响药物吸收,吸收后的药物主要在真皮层直接进入血液循环,生物利用度达 94%。

2)骨架分散型芬太尼透皮贴剂:将芬太尼与基质合为一体,贴膜较小,吸收速度较贮存型快，黏附性强，不易发生贴膜松动，方便患者活动和洗浴。目前临床所用骨架型芬太尼透皮贴剂按照每小时释放剂量不同分为 4 种剂型：25μg/h，50μg/h，75μg/h 和 100μg/h。贴膜面积与剂量成正比，即 10.5cm² 面积的贴剂相当于 25μg/h，21cm² 面积的贴剂相当于 50μg/h，用药面积与药物释放量和血药浓度成正比，易于控制剂量、血药浓度和作用强度。

3）骨架扩散型芬太尼透皮贴剂：为膜控释型透皮贴剂的改进型，此贴剂仅有背膜和芬太尼缓释粘贴层两层结构。骨架扩散型采用了 ALZA 公司的 D-TRANS® 透皮给药专利技术，将芬太尼均匀溶解在药物缓释放骨架内。骨架扩散型药膜面积较膜控释型存储器缩小 1/2，保护膜采用 S 型切缘，药物溶剂的改良与皮肤粘贴更紧，患者更舒适，对局部皮肤刺激性更小，芬太尼透皮吸收起效更快，常在 6～12h 显效，维持时间仍为 3 天。

芬太尼透皮贴剂已广泛应用于肿瘤止痛和慢性疼痛治疗，与口服强阿片药物相比，具有药效稳定，同等止痛强度，无封顶效应，不易发生药物中毒等优点；由于药物不经过胃肠道吸收，恶心、呕吐、便秘发生率低；患者使用方便，夜间睡眠好，显著改善患者的情绪和精神反应，提高生活质量；该药既不能烫吸，也不易从残余药池中提取芬太尼，降低了药物滥用的可能性。

为保证芬太尼透皮贴剂发挥良好效应，需正确使用，快速滴定；不断评估，充分镇痛；并预防和处理不良反应。①首贴管理：第一贴尽量在早晨使用，需全天评估患者的生命体征和疼痛强度。第一贴使用的同时需使用长效口服阿片制剂，或能维持 12h 止痛作用的合剂。贴剂的第一次更换应在医护人员的指导下完成。原则上 72h 更换 1 次，但少数患者可能间隔时间较短，但不应短于 48h。应该备有制止突发痛的速效止痛药，制止突发痛的药物剂量一般为患者 24h 止痛量的 1/10 等效剂量。如一天突发疼痛超过 4 次，提示可能存在基础止痛不足，应将一天内所有制止突发痛的药物总量换算成透皮贴剂用量，在更换贴剂时增加剂量，为换算方便，制止突发痛的药物最好采用短效阿片类药物如盐酸或硫酸吗啡、盐酸氢吗啡酮、羟考酮等。在首次使用贴剂时还应告知患者贴剂发挥作用至少在 6～12h 以后；佩戴贴剂可以洗浴；换贴时应更换贴敷位置，减少对皮肤的刺激和防止毛囊炎的发生；使用贴剂的部位只能用清水洗净，肥皂和洗洁净可能影响经皮药物的吸收；贴剂理论上可以贴在除手脚掌面外的所有区域，但应注意贴剂必须完全与皮肤黏附，否则将影响药物吸收。②合理滴定，充分评估：从未使用过阿片类药物的慢性疼痛和癌痛患者通常从 25μg/h 的剂量开始，也有研究指出，疼痛 VAS≥7 分可从 50μg/h 开始。如 48h 后疼痛制止不理想，增量幅度为 VAS≥7 分增量 50%～100%，VAS 5～6 分增量 25%～50%，VAS≤4 分增量 25%。如患者以前使用口服阿片类药物，透皮芬太尼贴剂的换算量为口服吗啡 μg/d×0.5＝贴剂 μg/h。为了快速止痛，美国癌痛研究会提出了快速静脉滴定或口服滴定的方法，即对 VAS≥7 分的患者，甚至 VAS≥5 分的患者采用静脉分次注射吗啡的方法滴定止痛剂量。每次静脉注射吗啡 1mg（使用过阿片类药物的为 1～2mg），锁定时间 10min，只要患者疼痛未充分缓解，即可不断重复剂量达到 VAS≤4 分为止，以后则只要患者感到疼痛 VAS≥5 分即按需静脉注射 1～2mg 吗啡，6h 的吗啡止痛总量可作为换算成贴剂的基础（静脉吗啡量×3＝18 小时口服吗啡量）。对轻到中度疼痛也可采取口服速效吗啡（硫酸或盐酸吗啡）30mg/ 次，锁定时间 1～2h 的方法确定达到理想止痛的剂量，只要达到理想止痛，维持剂量原则上以患者 VAS≥5 分再给予，口服滴定法需以 24h 为单位。

（2）芬太尼黏膜口含剂：芬太尼黏膜口含剂（oral transmucosal fentanyl citrate，OTFC）外观做成小棒棒糖模样，有柠檬味、香蕉味等不同香型，近来又有无糖型锭剂在国外上市。含入口腔后经口腔黏膜巨大面积吸收入血，15min 内显效，持续作用达 1h。由于口腔黏膜表面积大，口腔温度稳定，血管丰富，吸收快速，故起效可与口服吗啡起效时间相比较，适用于急性疼痛、慢性疼痛合并突发性疼痛的解救治疗，也适用于小儿术后疼痛治疗。但该剂型在我国尚未上市。

（3）阿片类药物间互相转换：基于实验研究和大量临床研究，不同阿片类药物之间有一定的转换比，如口服吗啡转换为羟考酮、氢吗啡酮、丁丙诺啡和芬太尼贴剂的转换比为 1.5：1、5：1、75：1 和 100：1，即每日口服 60mg 吗啡≈40mg 羟考酮≈12mg 氢吗啡酮≈0.8mg 丁丙诺啡≈25μg/h 芬太尼贴剂。此外还证实不同给药方式的等效转换比大约为：口服吗啡 300mg≈静注吗啡 100mg≈硬膜外腔注射吗啡 10mg≈蛛网膜下腔注射吗啡 1mg。由于药动学和药效学在个体患者中可能发生变异，用药时还应考虑既往史、副作用、吸收和代谢因素等。因此，在进行阿片类药物转换时，不但要考虑转换比，还应进行细微的观察，以避免药物相对过量导致严重的不良反应。

3. 注意事项

（1）透皮贴剂使用期间因维护不当常出现贴剂松动，应使用绷带固定贴剂，如发现贴剂脱落应更换贴剂。

（2）药动学模型表明，皮肤温度升至 40℃时，血清芬太尼的浓度可能提高大约 1/3。因此，发热的患者使用本品时应监测其阿片类药物副作用，必要时应调整本品的剂量。应告知所有患者：避免将本品的贴用部位直接与热源接触，如加热垫，电热毯、加热水床，烤灯或日照灯、强烈的日光浴，热水瓶，长时间的热水浴、蒸汽浴及热涡旷泉浴等。

（3）芬太尼透皮贴剂的常见并发症详见前述。

（4）本品禁用于已知对芬太尼或对本贴剂中黏附剂过敏的患者。

六、阿芬太尼

1976 年首次人工合成阿芬太尼（alfentanil），属于阿片类镇痛药芬太尼的衍生物，临床上可见其盐酸盐。

分子结构：

分子式：$C_{21}H_{32}N_6O_3$

分子量：416.51

（一）药效学

阿芬太尼为阿片受体激动剂，注射后 1min 即可达到有效镇痛浓度，属于超短时镇痛药，作用强度为芬太尼的 1/4～1/5，对呼吸有抑制作用，持续时间仅数分钟，对循环系统的抑制作用与芬太尼相似。

（二）药动学

阿芬太尼的体内分布过程属于三室模型，药物分布时间为 3.7min，消除半衰期约为 1.5h。年龄大于 40 岁的患者，其血浆药物清除率随着年龄增长呈线性降低。血浆中阿芬太尼多以非离子形式存在，与血浆蛋白结合率高，游离状态阿芬太尼仅为 8% 左右。阿芬太尼代谢主要通过肝脏细胞色素 P450 代谢，降解产物几乎无阿片活性，主要通过肾脏经尿排出。

（三）临床应用

阿芬太尼可用于围手术期麻醉诱导和术中维持，对于慢性疼痛和癌痛患者的临床应用并不多见。

1. 短小手术的麻醉诱导可选用阿芬太尼作为全麻复合药物，术中按需间断静脉注射，但长时间静脉泵注可能导致药物蓄积，引起苏醒延迟、术后呼吸和循环抑制等不良事件的发生。

2. 具体使用剂量可根据手术种类、时间和患者自身情况确定，临床上对于 10min 内可以完成的短小手术，推荐单次静脉注射剂量为 7～15μg/kg；对于超过 10min 的手术，可每隔 10～15min，再次酌情静脉注射，但需避免长时间给药。

（四）注意事项

1. 对阿芬太尼过敏者以及不能耐受阿片类药物者禁止使用。

2. 长期使用肾上腺素 β 受体拮抗剂的患者，使用阿芬太尼可能导致心动过缓的发生。

3. 快速静脉注射阿芬太尼，可引起胸壁肌发生肌肉强直，导致通气困难，临床上可通过预先给予苯二氮䓬类药物和肌松药避免肌肉强直的发生。

4. 对于影响药物代谢和本身具有潜在性呼吸抑制的患者，如：肝、肾功能受损者；神经系统病变导致的意识障碍者；肺部疾病、呼吸储备减少者；妊娠期妇女和婴儿，临床使用阿芬太尼需谨慎。

5. 纳洛酮与阿芬太尼竞争阿片受体，可引起阿片戒断症状。

七、瑞芬太尼

瑞芬太尼（remifentanil）是 1990 年合成，并于 1996 年应用于临床。化学名称为 4-（甲氧甲酰基）-4-（N- 苯基 -N- 丙酰氨基）-1- 哌啶丙酸甲酯，属于芬太尼的衍生物，其结构特点是在芬太尼的 N- 乙酰基的侧链上结合一个不稳定的甲酯链，从而使其容易被血浆、红细胞和其他间质组织中脂酶分解。临床应用制剂主要是盐酸盐，呈白色冻干粉剂。

分子结构：

分子式：$C_{20}H_{28}N_2O_5$
分子量：376.44

（一）药效学

瑞芬太尼与 μ 受体结合力强，与 κ、δ 受体结合力弱，其镇痛作用呈剂量依赖性，与静脉麻醉药、吸入性麻醉药和苯二氮䓬类药物合用有协同作用。以诱导意识消失和对呼吸抑制程度作为比较，瑞芬太尼效价约为阿芬太尼的 10 倍。在一定剂量范围内，随着瑞芬太尼使用剂量的增加，恶心、呕吐、低血压和心动过缓等不良反应的发生可明显增多。

（二）药动学

静脉给药后，瑞芬太尼起效迅速，1min 即可达有效镇痛浓度，作用持续时间 5～10min。其浓度衰减符合三室模型，其中分布半衰期为 1min；消除半衰期为 6min；终末半衰期为 10～20min。静脉注射后的瑞芬太尼血浆蛋白结合率可达 70%，主要与血浆中 α- 酸性糖蛋白结合。瑞芬太尼代谢主要通过血浆和组织中非特异性酯酶水解代谢，形成代谢产物瑞芬太尼酸，后者与阿片受体结合力弱，仅为瑞芬太尼 1/800～1/2 000，主要经肾脏清除。本品长时间输注给药或反复注射用药其代谢速度无明显变化，体内不易发生蓄积。

（三）临床应用

本品只能用于静脉给药，多用于围手术期全身麻醉的诱导和术中维持镇痛。

1. 和芬太尼相比，在心脏和大血管手术麻醉中，瑞芬太尼可显著降低麻醉诱导和维持期间高血压的发生，下调机体血浆皮质醇激素的水平，明显减少苏醒延迟的发生，可更好地满足快通道心脏手术的要求，但及时和完善的术后镇痛是保证其优点的必要条件。

2. 瑞芬太尼在产科全身麻醉的诱导和维持中具有独特优点，具有广阔的应用前景。新生儿可能出现呼吸抑制，但持续时间短，在保证上呼吸道通畅情况下，面罩给氧即可改善新生儿缺氧。

3. 目前无痛分娩主要通过硬膜外置管，但对于不宜采用硬膜外置管的患者，使用瑞芬太尼静脉自控镇痛是一种较好的替代方法：宫口开至 3cm 时，给瑞芬太尼单次量 0.25～0.5μg/kg，锁定时间 2min，期间需严密监测患者生命体征和胎心活动等。

（四）注意事项

1. 对瑞芬太尼或其他芬太尼衍生物过敏者、重症肌无力患者、支气管哮喘患者禁用。

2. 瑞芬太尼能引起呼吸抑制，呼吸储备降低、脑外伤昏迷、颅内压增高、脑肿瘤等易陷入呼吸抑制的患者不宜使用，如必须使用需在具有生命体征监测及辅助设施完备的情况下使用。

3. 在推荐剂量下，瑞芬太尼可引起胸壁肌肉发生强直，主要与给药剂量和速度有关，因此，单剂量注射时应缓慢分次给药，给药时间应不低于 60s；提前使用肌肉松弛药可防止肌肉强直的发生。

4. 停止给药后 5～10min，瑞芬太尼镇痛作用可大部分消失。对需术后镇痛的患者，在中止本品给药前需给予适宜的替代镇痛药，并且必须有足够的时间让其达到最佳作用。

5. 瑞芬太尼停药后会导致术后疼痛反应的增强，可能是外源性阿片物质和内源性阿片物质快速失衡以及有害物质进入脊髓激发疼痛，最终影响中枢和脊髓的镇痛协同作用，手术期间使用 NMDA 受体拮抗剂、曲马多、丁丙诺啡或其他长效阿片类药物，以及术前静脉注射非甾类抗炎药或抗惊厥药可有效避免术后疼痛的发生。

八、舒芬太尼

舒芬太尼（sufentanil）是阿片类强镇痛药，为苯哌啶衍生物，结构与芬太尼相似。临床上多用其枸橼酸盐。

分子结构：

分子式：$C_{22}H_{30}N_2O_2S$

分子量：386.6

（一）药效学

舒芬太尼属于 μ 受体激动剂，对 δ 受体也有一定的结合作用，但对 δ 受体的亲和力仅为 μ 受体的 1/100～1/1 000。静脉给药后 3～4min 即可发挥药效，有良好的血流动力学稳定性，对脑电图的反应与芬太尼相同，不存在免疫抑制、溶血或组胺释放等副作用。舒芬太尼的临床使用安全阈较宽，大鼠的麻醉半数致死量／半数有效剂量（LD_{50}/ED_{50}）的比率是 25∶211。和其他阿片类药物一样，舒芬太尼也可引起肌肉僵直、缩瞳、心动过缓和呼吸抑制等。

（二）药动学

舒芬太尼静脉注射起效快，亲脂性约为芬太尼的两倍，更易透过血脑屏障。与血浆蛋白结合率高，约为 92.5%，分布容积较芬太尼小，消除半衰期较芬太尼短。舒芬太尼主要在肝脏通过生物转化，形成 N- 去烃基和 O- 去甲基的代谢物，其中去甲舒芬太尼有一定药理活性，效价约为舒芬太尼的 1/10。大部分代谢产物和不到 2% 的原型通过肾脏经尿排出，24h 内排出剂量可达 80%。

（三）临床应用

舒芬太尼主要用于复合麻醉的镇痛，也用于手术后镇痛、分娩镇痛和无痛内窥镜检查。应用剂量应根据患者的年龄、体重、全身情况、正在服用的药物、手术类型和时间等多个因素综合决定。

1. 在全身麻醉中，静脉注射舒芬太尼能很好地抑制气管插管、术中各种应激导致的血流动力学波动，维持循环系统的稳定。

2. 在短小手术中，如人工流产、无痛胃肠镜检查等，复合舒芬太尼静脉滴注不但能安全有效地达到手术要求，还可显著减少其他复合药物的用量，缩短苏醒时间，提高患者术后舒适感和满意度。

3. 随着对舒芬太尼药理特征和药动学认识和研究的深入，近年来复合舒芬太尼的 PCA 已广泛用于术后和分娩镇痛，并取得了良好的效果。硬膜外给予 0.625μg/ml 舒芬太尼配伍 0.125% 布比卡因，患者自控硬膜外镇痛（patient controlled epidural analgesia，PCEA）锁定剂量／时间设置分别为 4ml/8min 及 12ml/25min，结果显示在宫颈扩张到 6cm 时两组平均 VAS 评分分别为 3 分和 1 分，分娩时 VAS 评分则为 2 分和 1 分；提示增加 PCEA 量并延长锁定时间的方案可能更值得推荐。

4. 舒芬太尼在鞘内主要作用于脊髓表面阿片受体产生节段性镇痛效应,与局部麻醉药物发生协同作用;同时舒芬太尼具有类似局麻药的作用,可促进神经纤维钾离子通道开放、抑制感觉传导通路动作电位的发生。

(四)注意事项

1. 与其他阿片类药物相似,增加舒芬太尼给药速度和剂量,可出现典型的阿片样作用,如肌肉强直(尤其是胸肌僵直、肌阵挛)、低血压、心动过缓、眩晕、恶心、呕吐、瘙痒等。

2. 长期使用舒芬太尼可发生药物耐受和依赖。

3. 已知对舒芬太尼或其他阿片类药物过敏者禁用;剖宫产术中切断脐带前慎用;新生儿、妊娠期和哺乳期妇女慎用;长期使用单胺氧化酶抑制药的患者不宜使用;急性肝卟啉病患者不宜使用。

4. 舒芬太尼用作复合麻醉的主要用药,或辅助麻醉的镇痛药,一般不作常见剧痛的镇痛药。

九、羟考酮

羟考酮(oxycodone)又称为 14 羟基二氢可待因酮,是 1916 年从阿片类生物碱蒂巴因提取合成的半合成阿片类药物。近 10 年来随着对该药物研究的深入,目前已有多种制剂类型应用于临床,其中羟考酮缓释片有 5mg、10mg、20mg 和 40mg 四种规格,复方制剂包括羟考酮 5mg + 对乙酰氨基酚 325mg 或 500mg;羟考酮 4.5mg 或 2.25mg + 阿司匹林 325mg。

分子结构:

分子式: $C_{18}H_{21}NO_4$

分子量: 315.36

(一)药效学

羟考酮是阿片 μ 和 κ 受体激动剂,主要是通过激活通过激活中枢神经系统突触前膜上的受体发挥作用。等效止痛作用强度为吗啡的 2 倍,且无封顶效应;由于其 κ 受体激动作用,较单纯 μ 受体激动剂,对内脏痛具有更好的镇痛效应。此外还具有抗焦虑和止咳等作用。羟考酮的药效个体间差异较小,年龄和性别对药效作用影响不大,血药浓度和药效之间有较好相关性。

(二)药动学

羟考酮缓释片采用脂肪酸、丙烯酸树脂等材料,口服吸收较充分,受食物及胃肠道 pH 影响小,生物利用度达 60%～87%,健康志愿者多次口服后 24～36h 可达稳定的血药浓度。羟考酮控释剂(奥施康定)采用 AcroContin 控释技术,38% 的羟考酮可在控释片中快速释放,其余的 62% 持续缓慢释放,口服控释剂后出现双吸收相,快吸收相半衰期为 37min,约 3h 达峰浓度,慢吸收相半衰期为 6.2h,因此具有起效快、持续作用时间长的优点。静脉注射羟考酮血浆蛋白结合率约为 45%,通过血液循环可分布于骨骼肌、肝脏、肠道、肺、脑等组织器官中。羟考酮主要经肝通过两种方式代谢,一是经细胞色素 P4503A4 代谢为去甲羟考酮,再经 CYD2D6 代谢为有镇痛活性的氢吗啡酮;另一途径为经 CYP2D6 代谢为氢吗啡酮后,再经过 CYP3A4 去甲基化代谢为无生物活性的去甲羟考酮,经肾脏排泄。以原型排出的羟考酮约占 9%。在重度肝功能障碍者中,因血浆清除率可减少 50%,半衰期延长达 3~14h,用药应慎重。在肾功能不全的患者中,因药物的代谢和排泄均延迟,应减低剂量,不推荐用于肌酐清除率低于 10% 的患者。

(三)临床应用

羟考酮控释片适用于中到重度癌性疼痛、非癌性疼痛、内脏痛和神经病理性疼痛。羟考酮控释剂必须整片吞服,不得掰开、咀嚼或研磨,否则会导致羟考酮快速释放和迅速吸收并产生相应的副作用。起始剂量取决于疼痛强度或参考目前服用的阿片类药物剂量进行剂量转化。未使用过阿片类药物的慢性疼痛患者,羟考酮控释剂初始剂量一般为 5~10mg 口服,12h 一次;癌痛者初始剂量为 10mg,12h 一次,剂量调整原则上每隔 1~2d 进行 1 次,若每日补救次数超过 2 次以上,则应在目前止痛日剂量上增加 1/3~1/4 剂量。和其他阿片类药物用药转换可参考表 4-8 中转换系数。

表 4-8　阿片类药物转换为口服羟考酮日剂量的转换倍率 /(mg/d)

（以前服用的阿片类药物量）× 倍率 = mg/d

	以前服用的阿片类药物 （口服）	以前服用的阿片类药物 （胃肠外）
羟考酮	1	—
可待因	0.15	—
芬太尼透皮贴剂	—	25μg/h 10mg q12h.
二氢可待因	0.9	—
氢吗啡酮	4	20
左吗喃	7.5	15
哌替啶	0.1	0.4
美沙酮	1.5	3
吗啡	0.5	3

注:仅用于口服途径的羟考酮转换。对于接受大剂量注射阿片类药物的患者,应适当降低转换率。

(四)注意事项

1. 羟考酮常见不良反应的发生与药物使用剂量、患者基础疾病、对阿片类药物的敏感性等多种因素相关,常见的不良反应包括便秘、恶心、呕吐、嗜睡、眩晕、瘙痒、头痛、口干、出汗和乏力等,随着用药时间的延长,患者多种不良反应的发生可明显减少。

2. 控释羟考酮因血药浓度低,呼吸抑制发生率低,但年老体弱患者或联合使用其他具有呼吸抑制作用的药物时,可导致患者呼吸抑制,使用期间需监测患者生命体征、吸氧、保持呼吸道通畅。静脉注射纳洛酮可纠正呼吸抑制。

3. 羟考酮可引起 Oddi 括约肌痉挛,导致胆绞痛的发生;减少肠蠕动,手术后肠蠕动减少或肠梗阻的患者使用本品应特别注意。

4. 对于肝肾功能异常、年龄大于 65 岁和甲状腺功能低下的患者,羟考酮的清除率减低,药物消除半衰期明显延长,初始剂量和维持剂量应适当调整,起始剂量应为常规剂量的 1/2~1/3,追加剂量视患者疼痛控制情况给予。

5. 本药慎用于颅内压增高、低血容量、低血压、胆道疾病、胰腺炎、肠道炎性疾病、麻痹性肠梗阻、前列腺肥大、肾上腺皮质功能不全、急性酒精中毒等患者。

6. 羟考酮为 B 类致畸作用药物，目前妊娠期妇女的研究并不多见，不推荐妊娠期妇女使用本品。长期服用羟考酮的产妇，其胎儿在出生时可能会存在呼吸抑制或戒断症状。

7. 与其他强阿片受体激动剂一样，羟考酮具有相同的被滥用特性。长期使用可能会对本药产生耐受性，需使用更高剂量才能控制疼痛，突然停药可能发生戒断症状，主要表现为坐立不安、流泪、流涕、打哈欠、出汗、全身发冷、肌肉酸痛、瞳孔扩大，其他症状还包括焦虑、容易激动、背痛、全身关节痛、腹部痉挛、失眠、恶心、畏食、腹泻、心率增快、血压增高和呼吸加速等，故停止使用羟考酮治疗时，应逐步减低剂量以防出现戒断症状。由于个体对药物的敏感程度不同，羟考酮可影响患者的反应能力，服用羟考酮的患者不得驾车或操作复杂机器。

十、氢吗啡酮

氢吗啡酮（hydromorphone）是一种半合成的阿片类激动剂，属强效麻醉性镇痛药，最早于 1921 年在德国合成，1926 年首次应用于临床。氢吗啡酮结构与吗啡相似，主要是将吗啡 C 环改造，将 7、8 位间双键氢化还原，6 位羟基氧化成酮。

分子结构：

分子式：$C_{17}H_{19}NO_3$

分子量：285.34

（一）药效学

与吗啡类似，氢吗啡酮主要作用于 μ 受体，对 δ 受体有较弱的激动作用，对 κ 受体没有作用。激动 μ 受体可介导镇痛作用，也导致了便秘、恶心、呕吐、呼吸抑制等不良反应的发生。氢吗啡酮 6 位酮基基团和 7,8 位上的氢化双键使得其镇痛作用是吗啡的 5～10 倍，其存在透细胞膜的主动运输机制，易透过血脑屏障从而发挥中枢镇痛作用。

（二）药动学

氢吗啡酮给药途径多样，口服、胃肠外（静脉注射、皮下注射、肌内注射）以及椎管内给药均可。

1. 口服氢吗啡酮的剂型有粉剂、溶液、即释剂型和改良剂型。药物主要在上段小肠吸收，即释剂型起效时间在 30min 以内，有效血药浓度维持时间为 4h；改良剂型生物利用度与即释剂型相似，药效维持时间可达 12h，具体时间视剂型而定。

2. 非胃肠给药氢吗啡酮还有静脉注射、肌内注射和皮下注射等给药方式。与口服给药相比，注射给药起效快，生物利用度高，但个体差异较大，皮下注射氢吗啡酮的生物利用度是静脉给药的 78%。静脉注射氢吗啡酮的起效时间约为 3min，而最大效应产生在 20min

以后，与穿透血脑屏障的延迟性有关。术后单纯静脉注射氢吗啡酮镇痛时，起始剂量 1～3mg，观察 5～10min 后行 VAS 评分或 NRS 评分，若 NRS 评分大于 6 分，则增量 50%，追加用药；若 NRS 评分 4～5 分，则追加一次首剂量；若 NRS 评分小于 4 分，则不再给药，观察 1～3h。一般首剂量为 2～10mg，4～6h 重复首剂剂量。

3. 氢吗啡酮硬膜外给药具有用量少、疗效确切等优点。单次硬膜外给药氢吗啡酮作用可达 7.7～19.3h，且鞘内给药镇痛效能是吗啡的 5 倍。

4. 氢吗啡酮主要经过肝肾代谢。不同于其他阿片类药物，氢吗啡酮不通过细胞色素 P450 代谢，而是在肝脏中生成双氢异吗啡 -3- 葡糖苷酸和氢吗啡酮 -3- 葡糖醛酸（3-glucuronide，H3G），避免了与经过细胞色素 P450 代谢的药物发生相互作用。与吗啡相比，氢吗啡酮代谢不产生吗啡 -6- 葡糖醛酸，但氢吗啡酮产生的 H3G 具有神经兴奋作用，给大鼠脑室内注射 H3G，可表现出肌阵挛和触摸诱发情绪激动等反应。

（三）临床应用

氢吗啡酮作为一种纯阿片类受体激动剂，可用于术后疼痛、急性创伤痛和烧伤痛等多种急性疼痛以及癌痛等慢性疼痛的治疗。

1. 氢吗啡酮在治疗急性疼痛方面与吗啡相当，同等镇痛效能比率约为 1∶5。氢吗啡酮的瘙痒和恶心的发生率低于吗啡，其他不良反应未见明显异常。

2. 晚期肿瘤患者尤其是恶性肿瘤，由于疼痛程度剧烈、持续时间长，不良反应随着给药剂量的增大而明显增多，氢吗啡酮存在封顶效应，药物起效后的血浆浓度可以保持恒定，从而避免随着给药剂量增加体内血药浓度过高而带来的不良反应，这一优点可使中晚期肿瘤患者，尤其是对其他阿片类药物无效的患者获益。

3. 氢吗啡酮可安全用于小儿和老年患者。与吗啡相比，氢吗啡酮具有低蛋白结合率、不经过细胞色素 P450 代谢及血药浓度稳定的优点，更适合应用于有合并用药、血清蛋白减少以及肝肾功能减退的老年患者；肿瘤患儿可应用氢吗啡酮抑制暴发痛；连续输注氢吗啡酮也可为机械通气患者提供良好的镇静镇痛作用。

（四）注意事项

氢吗啡酮常见的不良反应包括胃肠道反应和中枢神经系统反应，如便秘、恶心、呕吐、头痛、皮肤瘙痒等，偶可见呼吸抑制或严重的神经毒性反应，如肌阵挛、异常性疼痛和躁动不安。目前对于该药的成瘾性方面研究较少。对氢吗啡酮、氢吗啡酮盐、药品中其他成分过敏者应禁忌使用；有急性或严重的支气管哮喘也应禁忌使用。存在胃肠道梗阻可能的患者不宜使用。

十一、布桂嗪

布桂嗪（bucinnazine）又称强痛定，常用其盐酸盐，为白色结晶性粉末。

分子结构：

分子式：$C_{17}H_{24}N_2O$

分子量：272

（一）药效学

本品为速效镇痛药，镇痛强度为吗啡的 1/3，但比解热镇痛药强，为氨基比林的 4～20 倍。对皮肤、黏膜、运动器官（包括关节、肌肉、肌腱等）的疼痛有明显的抑制作用，对内脏痛的镇痛效果较差。无抑制肠蠕动作用，对平滑肌痉挛的镇痛效果差。与吗啡相比，本品不易成瘾，但有不同程度的耐受性。

（二）药动学

本品可口服、皮下或是静脉注射。口服首关消除较大，进入全身血液循环内的有效药物量明显减少。皮下注射 10min 起效，20min 血药浓度达峰值，镇痛效果维持 3～6h。本品主要以代谢产物形式从尿与粪便中排出。

（三）临床应用

可用于炎症性疼痛、神经病理性疼痛、关节痛和手术后疼痛，以及癌痛等。

1. 口服　成人每日 3～4 次，每次 60mg，小儿 1mg/kg。疼痛剧烈时用量可酌增。口服后 10～30min 起效。

2. 皮下注射　成人每次 50mg。一般在注射后 10min 内出现疗效。对于慢性中、重度癌痛患者，剂量可逐渐增加。

（四）注意事项

1. 常见不良反应包括恶心、呕吐、头晕、困倦等，停药后缓解。

2. 长期连续使用本品可致耐受和药物成瘾。

3. 对内脏痛效果较差。

第三节　常用的阿片受体激动 - 拮抗剂

一、布托啡诺

布托啡诺（butorphanol）是一种阿片受体激动 - 拮抗型镇痛药，并具有一定的镇静作用。
分子结构：

分子式：$C_{21}H_{29}NO_2$
分子量：327.465

（一）药效学

布托啡诺为阿片受体激动 - 拮抗剂，主要作用于 κ 受体，具有剂量依赖性和天花板效应，对 δ 受体作用不明显，对 μ 受体具有激动拮抗的双重作用，可用于急、慢性疼痛患者的治疗。

（二）药动学

口服首关效应明显，生物利用度仅 5%～17%。肌内注射后吸收迅速而完全，30～60min

达血浆峰浓度。经鼻喷雾给药 1～2mg 后 15min 起效，30～60min 达峰值血浆浓度，48h 内达到稳态，生物利用度为 48%～70%，消除半衰期为 4.7～5.8h，经鼻给药后的血药浓度 - 时间曲线与静脉注射和肌内注射相似。主要在肝脏代谢为无活性的羟布托菲诺，大部分经尿排出，11% 经胆道排出，5% 以原型从尿中排出，老年人或肾功能损害者消除半衰期显著延长。

（三）临床应用

1. 用于中度至重度疼痛，如术后、外伤、癌症、肾或胆绞痛等止痛治疗。首剂量 1～2mg 静脉缓慢注射，若镇痛满意每 4h 重复一次。用于急性及术后疼痛，静脉注射布托啡诺 2mg 与静脉注射吗啡 10mg、地佐辛 10mg 或可待因 130mg 镇痛效果相当。

2. 麻醉前用药，预先镇痛。

（四）注意事项

常见不良反应有嗜睡、恶心、呕吐和出汗，头痛、眩晕、漂浮感、嗜睡、精神错乱等较少见。偶见皮疹，幻觉、异常梦境、人格分离和心悸等。老年患者首剂量过大时，可有过度镇静的表现。呼吸抑制可能发生，但通常较吗啡轻，且抑制程度并不随剂量增高而加重，纳洛酮可拮抗其呼吸抑制作用。另外，本品还可增加肺动脉压、肺血管阻力、全身动脉压和心脏工作负荷，因而慎用于心肌梗死患者的镇痛。

二、纳布啡

纳布啡（nalbuphine）是 1965 年人工合成的阿片受体激动 - 拮抗剂，1971 年在国外首次将其运用于临床，1978 年起陆续在西方国家上市，至今在西方国家已临床使用三十余年。我国于 2016 年开始投入临床使用。

分子结构：

分子式：$C_{21}H_{21}NO_4$

分子量：357

（一）药效学

纳布啡是一种强效镇痛剂，为 κ 受体激动剂和 μ 受体部分拮抗型镇痛药，能与 μ、κ 和 δ 受体结合。镇痛效果与吗啡相当，具有天花板效应，可部分逆转或阻断 μ 受体激动型镇痛药物引起的呼吸抑制。

（二）药动学

纳布啡可经口服、皮下注射、肌内注射和静脉注射等多种途径给药。口服途径给药生物利用率低，肌内及皮下注射的生物利用度相似，约为 80%。纳布啡脂溶性较高，在血浆内与白蛋白的结合率约为 25%～40%，纳布啡的消除半衰期约为 5h。主要依赖肝脏代谢，生成代谢产物 14- 羟 -7,8 二氢去甲吗啡和 14- 羟 -7,8 二氢 -N- 环丁甲基 - 去甲吗啡，后两者再与葡糖醛酸结合以粪便排出。

（三）临床应用

可适用于多种疼痛治疗，镇痛强度与疼痛刺激方式及疼痛程度有关，镇痛效价与吗啡相似，为喷他佐辛的 3 倍，为可待因的 6 倍。纳布啡的镇痛作用有"封顶效应"，当剂量大于 0.6mg/kg，镇痛作用不再随着剂量的增加而增高。也可作为复合麻醉时辅助用药，用于术前、术后镇痛。小剂量纳布啡还可改善 μ 受体介导的瘙痒，20mg 纳布啡静脉注射可逆转硬膜外注射吗啡导致的尿潴留。

（四）注意事项

纳布啡最常见的不良反应为嗜睡，使用时需谨慎选择药物使用剂量，加强监测，准备好盐酸纳洛酮注射液、复苏和插管装置、给氧装置等以防不测。其余不良反应包括：多汗、恶心、呕吐、眩晕。对盐酸纳布啡或本品中其他成分过敏者禁用。纳布啡在分娩期间用药，有发生胎心缓慢的报道，哺乳期妇女应慎用盐酸纳布啡。

三、喷他佐辛

喷他佐辛（pentazocine）又称镇痛新，是一种人工合成的吗啡烷类衍生物。

分子结构：

$$N^- \!-\! CH_2CH = C(CH_3)_2$$

分子式：$C_{19}H_{27}NO$

分子量：285.43

（一）药效学

选择性激动 κ 受体，较大剂量时可激动 σ 受体，对 μ 受体有部分拮抗作用。镇痛效价强度为吗啡的 1/4～1/3，即此药 30～40mg 相当于吗啡 10mg，剂量与镇痛效应呈非线性关系。镇静作用弱，对胃肠道平滑肌的作用与吗啡相似，但对括约肌的兴奋作用弱。剂量较大时可激动 σ 受体产生焦虑、不安等症状。

（二）药动学

喷他佐辛可采用口服、肌内注射、静脉注射或皮下注射。口服达峰时间约为 1h，受首关效应影响，生物利用度仅为 18%，肌内注射后 15min 起效，静脉注射达峰时间为 2～3min，主要经肝代谢，经肾排泄，24h 约排出总量的 60%。

（三）临床应用

喷他佐辛作为诱导麻醉或维持麻醉的辅助用药等，可减少其他药物引起的不良反应；低剂量喷他佐辛适用于吗啡耐受的癌痛以及其他慢性疼痛的治疗。

（四）注意事项

1. 可能干扰临床诊断，如引起颅内压、胆管系统的内压升高；可使血浆淀粉酶和脂肪酶均升高；如需做血清碱性磷酸酶、谷丙转氨酶、谷草转氨酶、胆红素、乳酸脱氢酶等测定，至少停药 24h，以免出现假阳性。

2．下列情况应慎用，如哮喘急性发作、呼吸功能不全者，心律失常、心动过缓者，有惊厥史、精神失常有自杀意图者，颅内压增高者，甲状腺功能低下等患者。

3．应监测呼吸和循环等有关指标，其中以呼吸最为重要，以便及早发现呼吸抑制。国外认为本品不易成瘾，故列为非成瘾性镇痛药，不作为麻醉药品管理，但连续长期使用可出现依赖性。

4．哺乳期妇女、儿童和老年患者慎用，用量应低于常用量。

5．该药物加强括约肌收缩，因此不推荐在胆道内窥镜检查之前或对有胆道疾病的患者使用。

6．该药有升高肺动脉压和中心静脉压的倾向，从而加重心脏的负荷，不可用于缓解心肌梗死的疼痛。

四、丁丙诺啡

丁丙诺啡（buprenorphine）商品名为 Temgesic，为半合成阿片生物碱蒂巴因的衍生物。自 20 世纪 60 年代发现后，其实验室和临床应用研究逐步扩大和深入。

分子结构：

分子式：$C_{29}H_{41}NO_4$

分子量：467.64

（一）药效学

丁丙诺啡是阿片受体部分激动剂，对 μ、κ 受体识别部位和亲和力高且相似，与 δ 受体亲和力相对较低，仅为 μ 受体亲和力的 1/4～1/20，对新型的阿片受体 ORL_1 受体也有一定亲和力。丁丙诺啡与 μ 受体的结合与分离均较慢，作用时间长达 6～8h，拮抗其作用所需的纳洛酮剂量也比较大。丁丙诺啡镇痛强度约为吗啡的 30 倍，即此药 0.3mg 相当于吗啡 10mg。小剂量丁丙诺啡以激动作用为主，大剂量时以拮抗作用为主：皮下用药 1mg 以下为激动作用，1mg 以上镇痛作用减弱，拮抗作用为主，故量效关系呈 U 形。因为该药具有激动拮抗双重作用，镇痛表现为 μ 受体完全激动剂效应而呼吸抑制只表现为部分激动剂效应，成瘾性低，临床使用广泛。

不同于其他阿片类药物多有抑制机体体液免疫反应和细胞免疫反应、减少抗体和细胞因子生成、抑制自然杀伤淋巴细胞和巨噬细胞活性的作用，丁丙诺啡无免疫抑制效应，不引起自然杀伤细胞、T 细胞和巨噬细胞结构和功能改变。也不同于吗啡可升高血浆皮质醇水平的作用，丁丙诺啡对血浆皮质醇水平无影响。

（二）药动学

丁丙诺啡可通过皮下、肌内和静脉注射给药。静脉注射 0.3mg 丁丙诺啡，起效时间为

2min，峰作用为 1h，持续 6h。丁丙诺啡舌下含服可被口腔黏膜迅速吸收，生物利用度为 30%～40%，1～2h 达血药峰浓度，持续约 4h。由于亲脂性强，进入血液后迅速分布到脑和其他组织中，与血浆蛋白结合率为 96%。只有 1/3 丁丙诺啡在肝内经受生物转化，代谢物随尿和胆汁排出，约 2/3 未经代谢以原型随胆汁由粪便排出。因此在老年患者和肾功能减退患者中，无须调整剂量和给药间隔时间。

（三）临床应用

临床上丁丙诺啡可通过舌下、静脉、肌内和椎管内给药，主要用于术后镇痛和慢性疼痛暴发痛的治疗。

1. 舌下用药方便，效果确切，剂量为 0.2～0.8mg，每天 3 次，不良反应轻，无明显的剂量耐受性，患者依从性好。

2. 静脉丁丙诺啡主要以患者自控方式给药。可采用的方法如：0.06mg/kg 稀释到 100ml，负荷量 2.5ml，维持量 2ml/h，冲击量 2ml，锁定时间 10～20min。

3. 椎管内给药常与布比卡因合用，配方如：丁丙诺啡 0.45mg 加布比卡因 150mg 稀释到 100ml，负荷量 5ml，持续注入量 2～3ml/h，按需给药量 2～5ml，锁定时间 15～20min。

4. 外周神经阻滞时，在局麻药中加入丁丙诺啡可以延长镇痛时间，增强镇痛效果。丁丙诺啡 1.5～3μg 与 0.5% 布比卡因混合液较吗啡与 0.5% 布比卡因混合液镇痛作用延长 2 倍。

（四）注意事项

不良反应包括恶心、呕吐、头晕、皮肤瘙痒、尿潴留、呼吸抑制等，便秘少见。呼吸抑制轻，但大剂量用药时可表现为呼吸抑制的时间延长。

五、地佐辛

地佐辛（dezocine）是 20 世纪 70 年代由美国 Wyeth-Ayerst 实验室研发，1989 年 FDA 批准上市，2001 年获我国国家药品监督管理局（SDA）批准进入临床研究，2009 年获批准在国内上市。

结构式：

分子式：$C_{16}H_{23}NO$

分子量：245.36

（一）药效学

地佐辛是阿片受体混合激动 - 拮抗剂，对 μ 受体有部分激动、部分拮抗作用，对 κ 受体不产生典型的受体效应，可使胃肠道平滑肌松弛，恶心、呕吐的发生率较吗啡低。对 δ 受体几乎无活性，很少产生烦躁不安、焦虑不适感。地佐辛可以通过结合去甲肾上腺素和 5- 羟色胺转运体而抑制去甲肾上腺素和 5- 羟色胺的重吸收。

（二）药动学

肌内和静脉注射后吸收迅速。健康志愿者单剂量 10mg 静脉注射，血浆消除半衰期为 2.2～2.8h。在肝脏代谢，用药后 8h，80% 代谢产物由尿液排出。具有吸收分布迅速，表观分布容积大、半衰期长、清除缓慢等特点。

（三）临床应用

1. 全麻诱导　与常规全麻诱导药物的合用能有效抑制气管插管所造成的心血管反应。

2. 术后镇痛　手术结束前给予负荷剂量 2～4mg，术后患者静脉自控镇痛或每 4～6h 间断缓慢静脉注射能有效减轻患者疼痛。

3. 抑制术后寒战　0.11mg/kg 静脉注射能有效抑制术后寒战或躁动，效应与曲马多 1.5mg/kg 相近。

4. 分娩镇痛　5～10mg 静脉或肌内注射可用于分娩镇痛，但该药可透过胎盘屏障，临床应用应需慎重。乳汁分泌浓度较低，新生儿呼吸抑制不明显，单次用药无明显副作用。

5. 预防痛觉过敏　有研究表明 0.2mg/kg 地佐辛于手术结束前 30min 肌内注射可安全、有效地减轻瑞芬太尼麻醉后痛觉过敏。

（四）注意事项

1. 嗜睡是地佐辛临床应用中较严重的不良反应。镇静和轻度嗜睡，可唤醒，无严重的呼吸道阻塞，无须处理。但对老年人尤其是伴有呼吸道不通畅或不易唤醒的深度睡眠，必须加强监测，适当处理，包括酌情停止用药或减低剂量，如有脉搏氧饱和度降低或呼吸抑制，需给氧治疗，或使用纳洛酮拮抗，必要时辅助呼吸。

2. 恶心、呕吐是常见的不良反应。对术后恶心、呕吐高危患者以及术后发生恶心、呕吐的患者需合用止吐药，并注意纠正缺氧和血容量不足。

3. 地佐辛导致的耐受性和依赖性也远远低于强阿片类药物。

4. 可能产生瘙痒、尿潴留、出汗等不良反应，但通常仅是轻度的，无须特殊处理。

5. 对阿片类药物过敏者、妊娠期及哺乳期妇女及对麻醉药品有生理依赖性的患者不宜使用。

第四节　常用的阿片受体拮抗剂

一、纳洛酮

纳洛酮（naloxone）又名 N- 烯丙去甲羟基吗啡酮，商品名 Narcan，我国于 20 世纪 80 年代初人工合成并用于临床。

分子结构：

分子式：$C_{19}H_{21}NO_4$
分子量：327.21

（一）药效学

纳洛酮结构类似吗啡，为特异性阿片受体拮抗剂，通过竞争阿片受体而起作用；同时伴有激动作用，即具有激动 - 拮抗的结合作用。纳洛酮拮抗阿片类药物的强度是烯丙吗啡的

30 倍,对中枢和外周阿片受体均有效,不仅可拮抗吗啡等纯阿片受体激动剂,还可拮抗喷他佐辛等阿片受体激动 - 拮抗剂,但对丁丙诺啡的拮抗作用稍弱。

(二)药动学

纳洛酮亲脂性强,约为吗啡的 30 倍,易透过血脑屏障。静脉注射后脑内药物浓度可达血浆浓度的 4.6 倍,而吗啡脑内浓度仅为血浆浓度的 1/10,血浆蛋白结合率为 46%,主要在肝内与葡糖醛酸结合后随尿排出,消除半衰期为 30～78min。静脉注射后 2～3min 即可产生最大效应,作用持续时间约为 45min;肌内注射后 10min 产生最大效应,作用持续时间约为 2.5～3min。

(三)临床应用

纳洛酮主要应用于拮抗阿片类药物,包括:阿片类药物急性中毒引发的呼吸抑制;全麻术后以拮抗阿片类药物的残余作用;娩出的新生儿体内阿片类药物蓄积而致呼吸抑制;激发阿片类药物成瘾者的戒断症状。

1. 纳洛酮作用持续时间短暂,用于解救阿片类药物急性中毒时,单次剂量拮抗虽能使自主呼吸恢复,一旦作用消失,可再度陷入昏睡和呼吸抑制,因此可先静脉注射 0.2～0.4mg,如有效,15min 后再肌内注射 0.6mg,如无效,应每分钟重复 0.4mg,如总剂量达 2.0mg 仍不能恢复呼吸,应视为非阿片类药物中毒,对拮抗有效的患者则应以 5μg/(kg·h)静脉输注维持。

2. 纳洛酮解救急性乙醇中毒,静脉注射 0.4～0.6mg 后几分钟即可使意识恢复。其作用机制目前未能确定,可能是乙醇的某些代谢物具有阿片样作用,而纳洛酮可拮抗这些代谢物,或是由于纳洛酮拮抗了内源性的阿片肽导致中枢儿茶酚胺释放增加,促进苏醒。

3. 纳洛酮常用剂型为盐酸剂型,口服后几乎不产生有效血药浓度,主要发挥外周作用。

4. 纳洛酮与羟考酮结合的缓释型药物 Targiniq ER 是固定剂量的缓释强阿片激动剂羟考酮和缓释阿片拮抗剂纳洛酮的复方制剂,剂量规格有盐酸羟考酮 / 盐酸纳洛酮 10mg/5.45mg/片和 20mg/10.9mg/ 片。口服后片剂内纳洛酮生物利用度低,仅作用于肠道壁的周围阿片受体,可防止后者与阿片类药物结合,显著降低长期服用阿片类药物引起的便秘。

(四)注意事项

个别患者出现口干、恶心、呕吐、畏食、困倦或烦躁不安、血压升高和心率加快,大多数可不用处理而自行恢复。但有报道,个别患者可诱发心律失常、肺水肿,甚至心肌梗死,故高血压及心功能不良患者慎用。对阿片类药物有躯体依赖性者或已经接受大剂量阿片类药物者必须慎用,防止激发急性戒断综合征。有时阿片类药物的作用持续时间会超过纳洛酮的作用持续时间,在给药后应注意观察,是否还应补充纳洛酮。

二、纳曲酮

纳曲酮(naltrexone)化学结构与纳洛酮相似,只是 N 上环丙甲基被取代为烯丙基。

分子结构:

分子式：$C_{20}H_{23}NO_4$

分子量：341.41

（一）药效学

纳曲酮与纳洛酮具有相似的药理作用，可部分或完全拮抗 μ、δ、σ 阿片受体，逆转由静脉注射阿片类药物所产生的作用。人体中其拮抗阿片类药物的作用强度约为纳洛酮的 2 倍，对中枢和外周阿片受体均可拮抗。

（二）药动学

纳曲酮口服后 1h 血浆浓度即可达峰值，有首关效应，生物利用度约为 50%～60%，血浆蛋白结合率为 20% 左右。95% 的纳曲酮在肝脏代谢，还原后再与葡糖醛酸结合，生成主要的代谢物 6-β- 纳曲醇和次要的代谢物 2- 羟基 -3- 甲氧基 -6-β- 纳曲醇，前者可阻断阿片受体。纳曲酮及其两种代谢物主要经肾脏排出，不到 1% 原型由尿排出。此外，纳曲酮及其代谢物还可发生肝肠循环，口服纳曲酮消除半衰期为 4～10h，其长短与个体之间肝肠循环的差异有关。由于半衰期长，6-β- 纳曲醇的血药浓度在长期给药时可增加 40%。

（三）临床应用

目前纳曲酮主要应用于阿片类药物成瘾者的戒断治疗，作为阿片类药物成瘾者脱毒后预防复吸的辅助药物。具体用法：

1. 准备期

（1）开始服药前 7～10 天内未滥用过阿片类药物。

（2）尿吗啡检测应为阴性。如为阳性，则盐酸纳曲酮治疗应延缓，直至尿吗啡阴性后再进行。

（3）开始用药前的盐酸纳洛酮激发试验：证实尿吗啡检测阴性后，皮下或肌内注射 0.4～1.2mg 盐酸纳洛酮，观察症状及体征 1h。如无戒断症状即为激发试验阴性。如为阳性，则盐酸纳曲酮治疗应延缓，直到激发试验阴性后再进行。

2. 诱导期　治疗的开始应小心、慢慢增加盐酸纳曲酮的剂量。诱导期一般为 3～5 天，此期目的在于使服药者逐步达到盐酸纳曲酮的适宜服用剂量。诱导期一般住院时进行，诱导期用药方法：第 1 天，口服盐酸纳曲酮 2.5～5mg。第 1 次服药一般是反应最明显的 1 次。有严重反应则表明个体对阿片类药物的依赖程度较重，应暂缓加量。第 2 天，口服 5～15mg；第 3 天，口服 15～30mg；第 4 天，口服 30～40mg；第 5 天，口服 40～50mg。

3. 维持期

（1）剂量：每天口服 40～50mg，一次顿服。

（2）疗程：原则上只要存在复吸的可能，即应服用盐酸纳曲酮预防，建议服用盐酸纳曲酮至少半年。

纳曲酮用于酒精依赖的治疗可以从较低剂量（10～25mg/d）起，采取递增给药方案，逐步增加到 50mg/d，可以为多数患者所耐受。治疗期间不良反应较少，主要为恶心、头晕、疲倦、紧张和失眠等。

近年来，纳洛酮还被广泛应用于抗休克，保护急性脑损伤，治疗安眠药中毒、脑梗死、精神分裂症、眩晕、重度中暑、新生儿缺血、缺氧性脑病、习惯性便秘等疾病中。

（四）注意事项

1. 纳曲酮的禁忌证包括应用阿片类镇痛药者、有阿片成瘾未经戒除者、盐酸纳洛酮激发试验阳性的患者以及对盐酸纳曲酮有过敏史者。

2. 正常健康人首剂顿服盐酸纳曲酮 75mg 后，可有恶心、呕吐、胃肠不适、纳差、乏力等症状，1～3 天症状逐渐消失。大剂量盐酸纳曲酮可引起肝细胞损害。

三、纳美芬

纳美芬（nalmefene）是纳曲酮的衍生物，于 1975 年合成，是一种具有高选择性和特异性的纯吗啡受体拮抗剂，与纳曲酮的区别是 6 位的氧被亚甲基取代。

分子结构：

分子式：$C_{21}H_{25}NO_3$

分子量：375.90

（一）药效学

纳美芬是纯粹的阿片受体拮抗剂，本身无激动作用，但能竞争性拮抗 μ、κ、δ 阿片受体，其中与 μ 受体的亲和力最强，6 位的亚甲基明显增加了其效价和延长了其半衰期，其效价为纳洛酮的 16 倍，为纳曲酮的 12 倍，纳美芬 0.4mg 拮抗吗啡的呼吸抑制效应与纳洛酮 1.6mg 的效果相同或更佳。与纳洛酮一样，纳美芬对丁丙诺啡拮抗作用较弱。

（二）药动学

与纳洛酮、纳曲酮相比，纳美芬具有作用时间长、口服生物利用度高、用药剂量小、安全范围宽等优点。纳美芬与纳洛酮一样对丁丙诺啡拮抗作用较弱。

纳美芬口服生物利用度约为 40%～56%，肌内或皮下注射生物利用度达 99%～100%，血浆蛋白结合率约为 45%。静脉注射后，血浆浓度呈三相方式下降：先经数分钟的快分布相，再经慢分布相，最后经终末相，其消除半衰期约为 8.2～8.9h。其主要代谢途径是在肝脏与葡糖醛酸或硫酸结合后从尿中排出，少部分纳美芬转化为 N- 脱烷基化代谢物。纳美芬葡糖醛酸结合物 N- 脱烷基化代谢物的活性均很小，约 5% 原型由尿排出，17% 原型从粪便排泄。

（三）临床应用

纳美芬主要用于手术后逆转阿片类药物引起的睡眠和呼吸抑制，治疗慢性乙醇中毒及乙醇或毒品成瘾者、病态赌博患者，治疗新生儿呼吸暂停，解除呼吸抑制及其他中枢抑制症状和改善胃肠功能紊乱等。

纳美芬用于手术后逆转阿片类药物引起的不良反应：初始剂量 0.25μg/kg 静脉注射，2～5min 后再给予 0.25μg/kg 补充，呈现阿片逆转作用后立即停止给药，累计剂量超过 1μg/kg 不会增加治疗效应；用于已知或怀疑使用阿片样物质过量：成人，初始剂量 0.5mg 静脉注射，如有必要，2～5min 后给予第 2 个剂量。如总剂量达到 1.5mg 仍无临床作用，增加剂量也不会增加作用。当呼吸频率达到正常情况后，就应停止给药，以尽可能减少心血管事件的发生。

纳美芬的耐受性很好，在使用剂量为推荐剂量的 15 倍时亦未显示严重毒性。在少数个体中，剂量超出推荐剂量时，纳美芬产生提示为逆转内源性阿片样物质的症状，如恶心、寒战、肌痛、烦躁不安、心动过速、腹部痉挛及关节疼痛，且这些症状通常是一过性的，发生可能性低。术后过早使用过量的阿片拮抗剂可增加高血压、心动过速以及高危的心血管恶性事件的发生。

（四）注意事项

1. 对纳美芬过敏者、哺乳期妇女禁用。

2. 可见恶心、呕吐、心动过速、高血压、发热和头晕。

3. 使用较高剂量或类阿片成瘾者易出现戒断综合征。

四、甲基纳曲酮

甲基纳曲酮（methylnaltrexone）是 20 世纪 70 年代美国芝加哥大学合成的纳曲酮衍生物，在纳曲酮的 N 末端连接一甲基团。

分子结构：

分子式：$C_{21}H_{26}NO_4$

分子量：436.36

（一）药效学

甲基纳曲酮与纳曲酮的药理作用相似，对 μ 受体具有高选择性，高浓度时可与 κ 受体结合，对 δ 受体无效，作用于胃肠道的 μ 受体，可促使肠蠕动加速、缓解阿片类药物引起的便秘、加速手术后胃肠功能的恢复。临床用于治疗术后肠麻痹和阿片类药物引起的肠功能紊乱。甲基团含有一正电子的甲基纳曲酮，难以通过血脑屏障，限制了甲基纳曲酮干扰阿片类药物的中枢镇痛效应。甲基纳曲酮的拮抗性质是竞争性拮抗，与外周阿片受体结合时，不激活此受体，也不引起阿片类药物戒断综合征。通过血液循环，大剂量甲基纳曲酮作用于延髓化学感受器触发区，减轻阿片类药物引起的恶心、呕吐和瘙痒的副作用。

（二）药动学

甲基纳曲酮起效和作用持续时间与给药途径相关。口服甲基纳曲酮因首关效应，生物利用度低，需数小时起效，且口服甲基纳曲酮后主要作用于胃肠道的阿片受体，与血浆药物浓度关系不大。单次静脉和皮下注射起效时间约为 5min 和 16min 并迅速达到峰效应，血浆半衰期为 2～3h。肠外给药途径比较受欢迎，通过血液循环甲基纳曲酮可与全身外周阿片受体结合，因此，甲基纳曲酮不仅可治疗阿片类药物引起的胃肠道副作用，也可治疗胃肠道外的副作用。

（三）临床应用

甲基纳曲酮可用于缓解全麻手术后阿片类药物引起的嗜睡和呼吸抑制等，疼痛患者阿片类药物引起的便秘、胃肠功能紊乱、恶心、呕吐、尿潴留以及局部和全身瘙痒等。

1. 应用甲基纳曲酮治疗因长期应用阿片类药物引起的便秘具有明显的效果，使用单剂量甲基纳曲酮即可促使肠蠕动加速而缓解便秘,对非阿片类药物引起的便秘,甲基纳曲酮也有治疗作用。

2. 手术后胃肠功能紊乱较为常见,如同时应用阿片类药物,胃肠功能恢复将明显延缓,细菌停留在胃肠腔的时间明显延长,败血症发生率增高,住院周转率延长,甲基纳曲酮作用于外周阿片受体,具有治疗胃肠功能紊乱的良好作用,显著缩短胃肠运动恢复时间。

3. 此外,服用甲基纳曲酮可使恶心、呕吐及尿潴留发生率明显下降且程度轻;甲基纳曲酮可减弱患者因阿片类药物引起的周身极度不适、部位不明确的瘙痒。

(四)注意事项

甲基纳曲酮经一系列安全性试验,目前尚未发现其有严重的毒副作用。个别报道有直立性低血压。

五、爱维莫潘

爱维莫潘(alvimopan)是人工合成新型的外周 μ 受体拮抗剂,2002 年由美国 Adolor 公司开发,2005 年 7 月爱维莫潘获 FDA 批准,临床上用于防治手术以及使用阿片类药物导致的胃肠功能紊乱、特发性便秘以及肠易激综合征等。

分子结构:

分子式:$C_{25}H_{32}N_2O_4$

分子量:424.53

(一)药效学

爱维莫潘为特异性外周阿片受体拮抗剂,与 μ 受体亲和力高,与 δ、κ 受体亲和力弱。爱维莫潘分子量相对较大,难透过血脑屏障。爱维莫潘对外周 μ 受体的作用是中枢的 127 倍,可有效拮抗由吗啡诱导的胃肠道功能障碍,但不影响吗啡的止痛和缩瞳作用。

(二)药动学

口服爱维莫潘生物利用度仅为 6%,绝大部分爱维莫潘处于胃肠道中,保证药物在局部发挥作用,不易透过血脑屏障。肝脏不参加药物代谢,原型药及代谢产物经粪便排出。阿维莫潘符合两室模型,以一级方式消除。

(三)临床应用

爱维莫潘临床上用于防治手术以及使用阿片类药物导致的胃肠功能紊乱、特发性便秘以及肠易激综合征等。爱维莫潘 6mg 或 12mg,每日 2 次,口服,可加速手术后胃肠蠕动功能的恢复,且不增加术后阿片类药物的用量,不影响阿片类药物的中枢镇痛效应。

(四)注意事项

有关爱维莫潘使用的不良事件国内报道并不多见,常见的副作用是恶心、呕吐、腹泻、腹胀、腹部痉挛痛和低血压。

(鲍红光　孟庆胜)

参 考 文 献

[1] HAUSER K F, KNAPP P E. Opiate drugs with abuse liability hijack the endogenous opioid system to disrupt neuronal and glial maturation in the central nervous system. Front Pediatr, 2018, 5: 294.

[2] CONVERTINO M, SAMOSHKIN A, GAUTHIER J, et al. μ-opioid receptor 6-transmembrane isoform: A potential therapeutic target for new effective opioids. Prog Neuropsychopharmacol Biol Psychiatry, 2015, 62: 61-67.

[3] UHARI-VÄÄNÄNEN J, RAASMAJA A, BÄCKSTRÖM P, et al. Accumbal μ-opioid receptors modulate ethanol intake in alcohol-preferring alko alcohol rats. Alcohol Clin Exp Res, 2016, 40: 2114-2123.

[4] TAN K Z, CUNNINGHAM A M, JOSHI A, et al. Expression of kappa opioid receptors in developing rat brain - Implications for perinatal buprenorphine exposure. Reprod Toxicol, 2018, 78: 81-89.

[5] AHONEN T J, RINNE M, GRUTSCHREIBER P, et al. Synthesis of 7β-hydroxy-8-ketone opioid derivatives with antagonist activity at mu- and delta-opioid receptors. Eur J Med Chem, 2018, 151: 495-507.

[6] MURALI S S, NAPIER I A, RYCROFT B K, et al. Opioid-related(ORL1)receptors are enriched in a subpopulation of sensory neurons and prolonged activation produces no functional loss of surface N-type calcium channels. J Physiol, 2012, 590: 1655-1667.

[7] SUDAKOV S K, BASHKATOVA V G, KOLPAKOV A A, et al. Central and peripheral mu-opioid systems in the mechanisms of emotional stress. Vestn Ross Akad Med Nauk, 2011, 3: 3-6.

[8] ZHANG X, BAO L, LI S. Opioid receptor trafficking and interaction in nociceptors. Br J Pharmacol, 2015, 172: 364-374.

[9] BARDONI R, TAWFIK V L, WANG D, et al. Delta opioid receptors presynaptically regulate cutaneous mechanosensory neuron input to the spinal cord dorsal horn. Neuron, 2014, 81: 1312-1327.

[10] COLLIER H O. Consequences of interaction between opioid and receptor. Biochem Soc Trans, 1977, 5: 70-73.

[11] ZHOU H Y, CHEN S R, CHEN H, et al. Opioid-induced long-term potentiation in the spinal cord is a presynaptic event. J Neurosci, 2010, 30: 4460-4466.

[12] HEINKE B, GINGL E, SANDKÜHLER J. Multiple targets of μ-opioid receptor-mediated presynaptic inhibition at primary afferent A_δ- and C-fibers. J Neurosci, 2011, 31: 1313-1322.

[13] MIKA J, OBARA I, PRZEWLOCKA B. The role of nociceptin and dynorphin in chronic pain: implications of neuro-glial interaction. Neuropeptides, 2011, 45: 247-261.

[14] SUN S, WANG J, BAO N, et al. Comparison of dexmedetomidine and fentanyl as local anesthetic adjuvants in spinal anesthesia: a systematic review and meta-analysis of randomized controlled trials. Drug Des Devel Ther, 2017, 11: 3413-3424.

[15] TANG J S, QU C L, HUO F Q. The thalamic nucleus submedius and ventrolateral orbital cortex are involved in nociceptive modulation: a novel pain modulation pathway. Prog Neurobiol, 2009, 89: 383-389.

[16] OSSIPOV M H, LAI J, KING T, et al. Antinociceptive and nociceptive actions of opioids. J Neurobiol, 2004, 61: 126-148.

[17] 徐建国. 疼痛药物治疗学. 北京: 人民卫生出版社, 2007: 79-130.

[18] CHIDAMBARAN V, SADHASIVAM S, MAHMOUD M. Codeine and opioid metabolism: implications and alternatives for pediatric pain management. Curr Opin Anaesthesiol, 2017, 30(3): 349-356.

[19] ALI S, TAHIR B, JABEEN S, et al. Methadone treatment of opiate addiction: a systematic review of comparative studies. Innov Clin Neurosci, 2017, 14(7-8): 8-19.

[20] ALEXANDER-WILLIAMS J M, ROWBOTHAM D J. Novel routes of opioid administration. Br J Anaesth, 1998, 81 (1): 3-7.

[21] BUDD K, SHIPTON E A. Codeine and opioid metabolism – implications and alternatives for pediatric pain management. Acute Pain, 2004, 6: 123-135.

[22] GAMMAITONI A R, FINE P, ALVAREZ N, et al. Clinical application of opioid equianalgesic data. Clin J Pain, 2003, 19 (5): 286-297.

[23] KALSO E, ALLAN L, DELLEMIJN P L, et al. Recommendations for using opioids in chronic non-cancer pain. Eur J Pain, 2003, 7 (5): 381-386.

[24] SCHUG S A, SIDEBOTHAM D A, MCGUINNETY M, et al. Acetaminophen as an adjunct to morphine by patient-controlled analgesia in the management of acute postoperative pain. Anesth Analg, 1998, 87 (2): 368-372.

[25] SIMPSON K H. Opioids for persistent non-cancer pain: recommendations for clinical practice. Br J Anaesth, 2004, 92 (3): 326-328.

[26] VOGELSANG J, HAYES S R. Butorphanol tartrate (stadol): a review. J Post Anesth Nurs, 1991, 6 (2): 129-135.

[27] KUBICA-CIELIŃSKA A, ZIELIŃSKA M. The use of nalbuphine in paediatric anaesthesia. Anaesthesiol Intensive Ther, 2015, 47 (3): 252-256.

[28] SETHI S, SARKAR R, GARG V, et al. Pentazocine-induced ulcers revisited. Int J Dermatol, 2016, 55 (1): e49-51.

第五章　非甾体抗炎药

第一节　概　述

在抗炎药物中作用最强的是甾体激素类药物,即肾上腺皮质激素,它们的化学结构呈甾体的特点。凡结构不是甾体的抗炎药,均称为非甾体抗炎药(nonsteroidal anti-inflammatory drugs,NSAIDs)。自阿司匹林于 1898 年首次合成后,100 多年来已有百余种上千个品牌的 NSAIDs 上市,该类药物具有抗炎、抗风湿、止痛、退热和抗凝血等作用,在临床上广泛用于骨关节炎、类风湿性关节炎、多种发热和各种疼痛症状的缓解。

NSAIDs 的历史可以追溯到古埃及时期,那时就记载杨柳树的皮和叶具有止痛作用。在古希腊、古罗马,就有医师长期用柳树皮浸出液治疗炎症、疼痛等病症,后来证明其中起作用的成分是水杨酸。1898 年,德国化学家霍夫曼(Hoffmann)成功合成了乙酰水杨酸——阿司匹林,阿司匹林的合成结束了古人用草根、树皮解热镇痛的原始方法,标志着一个崭新的抗炎治疗时代的开始。很快阿司匹林被证明是有效的解热镇痛药,较大剂量有抗炎作用,开始应用于治疗疼痛、关节炎和发热等。

此后的 100 多年,阿司匹林深受医生和患者的青睐,成为药物史上的一棵"常青树"。由于 NSAIDs 强大的药理作用及与之并行的诸多不良反应,因此人们一直在寻找抗炎镇痛作用更强、安全性更高的 NSAIDs。此后,保泰松(1949)、吲哚美辛(1964)、布洛芬(1969)等 NSAIDs 陆续上市,70 年代的双氯芬酸、萘普生,80 年代的萘丁美酮、吡洛昔康,90 年代初的美洛昔康、尼美舒利,90 年代末的塞来昔布和罗非昔布、瓦德昔布、帕瑞昔布、依妥昔布以及 21 世纪初的替尼达普、艾瑞昔布等也陆续上市,NSAIDs 形成了一类十分庞大的药物群。

一、作用机制及分类

(一)作用机制

长期以来,人们对 NSAIDs 作用机制进行了广泛研究,1964 年英国的 Vane J.R 博士发现阿司匹林具有阻断内源性前列腺素合成酶的作用,并于 1971 年证实,NSAIDs 的共同作用机制主要是通过抑制炎症介质前列腺素生物合成中的环氧化酶(cyclooxygenase,COX),从而阻断花生四烯酸(arachidonic acid,AA)转化为前列腺素(prostaglandins,PGs),后者是外周敏化和痛觉过敏的重要介质,从而实现其抗炎、解热镇痛的作用。前列腺素 E_2(prostaglandin E_2,PGE_2)和前列腺素 I_2(prostaglandin I_2,PGI_2)具有较强的扩血管作用,可降低血管张力;提高血管通透性,加强缓激肽与组胺引起的水肿;刺激白细胞趋化性;抑制血小板聚集。前列腺素 E_1(prostaglandin E_1,PGE_1)和 PGI_2 本身不引起疼痛,但能使痛觉敏感化。前列腺素 $F_{2\alpha}$(prostaglandin $F_{2\alpha}$,$PGF_{2\alpha}$)提高血管张力和降低血管通透性,PGI_2 抑制白细胞趋化性,血

栓素 A_2（thromboxane A_2，TXA_2）提高血管张力和血小板聚集能力。由于 NSAIDs 同时抑制了正常生理需要的 PGs，导致其特有的副作用，可引起胃肠道内碳酸盐水平降低，上皮细胞表面磷脂颗粒减少及黏膜缺血，从而降低黏膜的防御能力。在肾脏中，肾单位 PGs 减少可引起血管收缩、肾血流量及肾小球滤过率下降，致排钠减少而水钠潴留，并导致肾损伤或加重原有的肾脏病变。

目前至少发现两种 COX 酶：COX-1 和 COX-2。一般认为 COX-1 和 COX-2 为两种同工酶，COX-1 广泛分布于 PGs 合成细胞的内质网中，为正常细胞的组分蛋白。COX-1 催化生成的 PGs 对维持胃肠道及其他组织内环境稳定具有重要作用。COX-1 在正常情况下保持稳定水平，但当受到某些激素或生长因子激发时，水平可提高 2～4 倍。COX-2 是通过酶诱导方式表达的，在静息细胞中很少甚至不出现。它主要表达在炎症细胞如组织损伤后的内皮细胞、巨噬细胞、滑液纤维细胞、树状细胞、软骨细胞及成骨细胞中。在炎症组织中 COX-2 可被多种因子诱发表达，其水平急剧增长达 8～10 倍之多，促使炎症部位 PGE_2、PGI_2、PGE_1 的合成增加，增强了炎症反应和组织损伤。NSAIDs 对 COX-1 和 COX-2 作用的选择性，可能是其发挥不同药理作用和引起不良反应的主要原因之一。2002 年，Simmons 等发现了 COX-1 的变异型，命名为 COX-3，它的作用机制和前两种同工酶不同。在人体内 COX-3 是不是 COX-1 的变异或 COX 同工酶目前还没有肯定的答案。COX-3 亚型的发现可解释对乙酰氨基酚和其他一些 NSAIDs 镇痛和解热的主要中枢机制，然而 COX-3 与对乙酰氨基酚的确切关系仍不明了。

NSAIDs 种类繁多，大都具有解热、镇痛、抗炎抗风湿、抑制血小板凝集、抗肿瘤等作用。

1. 解热作用　NSAIDs 解热效果好、可靠而迅速，其主要作用是增强机体的散热，而不抑制其产热过程。在治疗剂量下，只能使升高的体温降低，对正常体温不发挥效应。目前认为，NSAIDs 通过抑制体内 COX，阻断 PGs 的生物合成，使体温调节点恢复至正常水平。NSAIDs 的作用强度与 PGs 的抑制有显著的相关性。

2. 镇痛作用　在损伤和炎性介质的刺激下，体内 COX-1 和 COX-2 表达上调，从而引起 PGs 生成增加。在外周，PGs（主要是 PGE_2）通过激活 EP 受体，引起离子通道（如 Na^+、$TRPV_1$）磷酸化，痛觉感受器敏化，从而导致伤害性感受器对有害的机械刺激（如压力及空腔脏器的扩张）、化学性刺激（如酸中毒、缓激肽及神经营养因子）或热刺激变得更加敏感。在脊髓内，PGE_2 抑制甘氨酸能抑制性神经元，增强兴奋性氨基酸的释放，同时使自主投射神经元去极化。这些机制易化了伤害性感受器刺激的产生以及从脊髓到达大脑的高级中枢传递。阻断 COX 可以减少 PGs 的合成，并最终导致伤害性感受器对伤害刺激反应减弱，脊髓中的神经传递也减弱。NSAIDs 有中等程度镇痛作用，对轻、中度的创伤性及炎性疼痛有较强的镇痛作用，对临床常见的慢性钝痛，如头痛、牙痛、神经痛、肌肉或关节痛、痛经等有良好镇痛效果，不产生欣快感与成瘾性，临床应用广泛，但对各种严重创伤性剧痛、内脏平滑肌绞痛及神经病理性疼痛效果较差。

NSAIDs 是癌痛治疗的首选药物，尤其对骨转移癌患者中度至重度疼痛有较好的效应。1987 年 WHO 推荐了癌痛治疗的三阶梯治疗方案，对轻、中度癌痛选用 NSAIDs；对于更严重的癌痛，可与阿片类药物合用共同镇痛，但要注意长期使用的副作用。NSAIDs 均有封顶效应，当剂量达到一定水平后再增加剂量镇痛效果并无明显增加，而副作用将显著增加，故不宜盲目增加剂量，必要时加用麻醉性镇痛药。

3. 抗炎抗风湿作用　抗炎抗风湿的机制有：①抑制缓激肽的生物合成。缓激肽既是致炎又是致痛物质，缓激肽生成受阻断，则炎症可缓解或消退。②稳定溶酶体。阿司匹林等对溶酶体有稳定作用，使溶酶体内的酸性水解酶不能释放，减少致炎介质所引起的不良效应。③抑制 PGs 的合成。目前认为炎症早期溶酶体释放出磷酸脂酶，此酶能使细胞膜上的 AA 代谢生成各种 PGs，出现局部毛细血管通透性增加、肿胀、细胞浸润、疼痛等炎性反应。NSAIDs 抑制 PGs 的合成，从而发挥抗炎作用。除非那西丁、对乙酰氨基酚之外，NSAIDs 均具有较强的抗炎抗风湿作用，主要用于治疗风湿性关节炎和类风湿性关节炎。

4．抑制血小板凝集作用　在血小板凝集诱发剂作用下，血小板可释放出 AA。AA 在 COX 等作用下的代谢物之一是 TXA_2，TXA_2 极不稳定，很快转化为稳定的血栓素 B_2(thromboxane B_2, TXB_2)。血管壁内皮细胞释放的 AA 也经 COX 作用转化为 PGI_2。不稳定的 TXA_2 和 PGI_2 具有强烈的生物学活性。TXA_2 能诱发血小板释放反应，加速血小板凝集，而 PGI_2 则相反，具有抑制血小板凝集的作用，两者在体内形成一种分子调节机制。NSAIDs 抑制血小板膜上的 COX，从而抑制 TXA_2 的合成与释放，最终抑制了 TXA_2 诱发的血小板聚集。

阿司匹林对血小板有着强大的抑制作用，此作用是不可逆的。口服阿司匹林 $0.3\sim0.6g$ 后对 COX 的抑制作用可持续 24h，出血时间延长 2 倍。阿司匹林对 TXA_2 和 PGI_2 的合成均有抑制作用，但对 TXA_2 合成的抑制作用大于对 PGI_2 合成的抑制作用，低浓度的阿司匹林主要阻断 TXA_2 的产生，只有大剂量才对 PGI_2 的生成产生作用。此外，停用阿司匹林后，PGI_2 的浓度恢复快，TXA_2 恢复慢。严重硬化的冠状动脉几乎没有能产生 PGI_2 的细胞，故阿司匹林只能抑制 TXA_2 的生成。大量的临床试验都证实了阿司匹林的心血管病治疗作用，广泛用于心血管疾病的一级、二级预防，目前认为，使用小剂量的阿司匹林（$75\sim325mg$）既可发挥抗血小板作用，又可减少消化道不良反应。

5．抗肿瘤作用　近年来研究表明，NSAIDs 对肿瘤的发生、发展及转移均有抑制作用，并与其他抗肿瘤药物有协同作用，长期应用可降低直肠癌的发病率，对食管癌、胃癌、肠癌、乳腺癌、肺癌、前列腺癌、膀胱癌、卵巢癌等也有一定的治疗作用。其主要作用机制是通过抑制 COX-2 而抑制肿瘤的生长和转移，诱导肿瘤细胞的凋亡。COX-2 可刺激细胞增殖，参与致癌物质代谢，抑制细胞凋亡，抑制机体免疫反应，促进肿瘤新生血管形成，增加肿瘤细胞的侵袭性和转移能力，在肿瘤细胞及原发或转移肿瘤组织的新生血管内皮细胞中均呈过表达。

6．其他作用　NSAIDs 也可用于预防和缓解阿尔茨海默病，延缓角膜老化，推迟早产，抑制某些细胞黏附分子的活性表达等，但应衡量用药的利弊。

（二）分类

NSAIDs 是一大类结构不同、种类繁多的药物，分类方法有多种。

1．根据化学结构分类

（1）水杨酸类：阿司匹林。

（2）吡唑酮类：保泰松、羟基保泰松、安乃静。

（3）芳基烷酸类

1）乙酸类：苯乙酸类有双氯酚酸；吲哚乙酸类有吲哚美辛、舒林酸、阿西美辛、苄达明、依托度酸。

2）丙酸类：布洛芬、酮洛芬、芬布芬、洛索洛芬钠、萘普生、萘普酮、托美汀、奥沙普嗪。

3）甲酸类（灭酸类）：甲芬那酸、甲氯芬那酸。

4）昔康类（烯醇酸类）：氯诺昔康、吡罗昔康、美洛昔康。

5）乙酰苯胺类：非那西丁、对乙酰氨基酚。

6）非酸性类：萘丁美酮。

7）磺酰苯氨类：尼美舒利。

8）昔布类：罗非昔布、塞来昔布、瓦德昔布、帕瑞昔布、依妥昔布、艾瑞昔布。

2. 根据血浆消除半衰期分类

（1）短效类：如阿司匹林、双氯酚酸、布洛芬、酮洛芬、吲哚美辛等。

（2）长效类：如萘普生、舒林酸、萘丁美酮、吡罗昔康等。

3. 根据药物对 COX 选择性分类

（1）COX-1 倾向性抑制剂：只抑制 COX-1，对 COX-2 没有活性。现公认小剂量阿司匹林属此类。

（2）非选择性 COX 抑制剂：是指对 COX-1 和 COX-2 的抑制无差异，布洛芬、萘普生、双氯酚酸、高剂量阿司匹林、吲哚美辛、吡罗昔康、氟比洛芬属此类。

（3）选择性 COX-2 抑制剂：是指在有效治疗剂量时，对 COX-2 的抑制作用明显大于COX-1。这类药物在体外实验中对抑制重组 COX-2、COX-1 所需浓度上的差异通常达 2～100 倍，美洛昔康、尼美舒利、萘丁美酮、依托度酸属此类。

（4）COX-2 特异性抑制剂：即只抑制 COX-2，对 COX-1 没有活性，即使在最大治疗剂量时也不会对 COX-1 产生抑制。这类药物在体外实验中抑制重组 COX-2、COX-1 所需浓度上的差异一般大于 100 倍，如罗非昔布、塞来昔布。

4. 根据其对 AA 的不同代谢途径分类

（1）环氧化酶抑制剂：大部分 NSAIDs 均属此类。

（2）环氧化酶 / 脂氧酶双重性抑制剂：替尼达普、替美加定。

（3）脂氧酶抑制剂：齐留通。

二、常见不良反应及高危人群

NSAIDs 是临床使用最广泛的一类药物，广泛用于骨关节炎、类风湿性关节炎、多种发热、各种疼痛症状的缓解及心脑血管疾病的预防。目前，全世界每天约有 3 000 万人在使用NSAIDs，每年处方量达 5 亿，而且人数还在不断增加，因此有关其不良反应也受到了高度重视。

（一）胃肠道损伤

胃肠道损伤是应用 NSAIDs 最常见的不良反应，包括腹胀、消化不良、恶心、呕吐、腹泻、糜烂性胃炎、溃疡以及溃疡并发症，如消化道出血、穿孔、梗阻等。在长期口服 NSAIDs患者中，约 40% 的患者发生内镜下消化性溃疡，发生胃溃疡的概率比普通人群高 40 倍，发生十二指肠溃疡的危险性比普通人群高 8 倍左右。NSAIDs 相关溃疡主要分布在近幽门、胃窦和胃底部，典型部位在胃窦部，溃疡大小不等，形态多样，呈多发、浅表性溃疡，胃镜下溃疡周围黏膜无炎症表现。由于 NSAIDs 具有镇痛作用，约 50%～85% 的患者无明显临床症状，部分患者以上消化道出血为首发症状，临床表现为贫血、黑便或大便潜血阳性，严重者可出现呕血。动态监测长期服用 NSAIDs 患者的血红蛋白（Hb）可早期发现无症状溃疡及溃疡出血。随着胶囊胃镜、小肠镜技术的发展应用，发现 NSAIDs 相关性小肠黏膜损伤比胃黏膜损伤更为常见，NSAIDs 导致的小肠黏膜损伤主要表现为黏膜的糜烂、溃疡，罕见有小肠出血的发生。在长期口服 NSAIDs 的患者中，小肠黏膜受损可多达 75%，即使在服用非选择性的 NSAIDs 患者中也很常见。我国 2017 年发布的《非甾体消炎药相关消化道溃疡与溃疡并发症的预防与治疗规范建议》中指出：在使用 NSAIDs 前，需积极评估使用者的消化道风险，对高危人群给予消化道保护措施。COX-2 抑制剂较非选择性 COX 抑制剂能显著降低胃和十二指肠溃疡发生率；H_2 受体抑制剂、质子泵抑制剂能降低 NSAIDs 服用者胃和十二指肠溃疡及其并发症的发生率。选择 NSAIDs 时应结合患者全身情况，特别是胃肠道和心血管等情况而定。

NSAIDs 引起胃肠道损伤的机制如下：

1. 与弱酸有关　主要是破坏胃黏膜屏障。绝大多数的 NSAIDs 是弱有机酸，能直接损伤胃黏膜。在正常胃液（pH 2.5）的酸性环境中，NSAIDs 多成非离子状态。由于胃黏膜表面呈亲脂性，故非离子化的 NSAIDs 易于进入胃黏膜细胞，在细胞内环境（pH 7.0）又离解成离子状态，这种现象称为"离子捕集"（ion trapping），使这些药物浓聚于胃黏膜细胞中，细胞膜的通透性发生变化，K^+、Na^+ 进入胃液内，而 H^+ 则逆向扩散入黏膜内，造成黏膜细胞损伤。此外，一些药物如阿司匹林和吲哚美辛还刺激胃酸分泌而损伤胃黏膜屏障。

2. 抑制 PGs　PGs 具有胃黏膜保护作用。它能刺激碳酸氢盐分泌，抑制胃酸生成，增加黏膜层厚度，扩大胃肠和胃上皮细胞间的 pH 梯度，同时能促进胃黏膜血流，增加细胞表面磷脂而加强表面疏水性，促进上皮细胞的修复再生。由于 NSAIDs 能抑制 COX 和前列腺素合成酶，使 PGs 减少，削弱胃黏膜保护作用，引起胃黏膜损伤。

3. 白细胞介素（IL）介导的胃黏膜损伤　在 AA 代谢中，由于 NSAIDs 抑制了 COX 代谢途径，使脂氧酶代谢途径增强，IL 合成增加。IL 可介导血管收缩。同时，在脂氧酶代谢过程中产生大量氧自由基，直接损伤血管，造成胃黏膜缺血性损伤。

NSAIDs 相关胃肠道损伤的危险因素主要有以下几方面：年龄 >65 岁、大剂量 NSAIDs 治疗（一般定义为处方推荐的最大剂量）、联合用药（同时使用低剂量阿司匹林、糖皮质激素或抗凝剂）、既往病史（主要指消化性溃疡或上消化道出血）、合并疾病（主要是心血管疾病、肾病等）、幽门螺杆菌（Hp）感染及吸烟等。NSAIDs 引起的胃肠道损伤随用药时间延长而增加，且在一定范围内呈剂量依赖性。用药后 12 个月内为胃肠道损伤的多发阶段，3 个月时达高峰。此外，服用 NSAIDs 的种类也与胃肠道损伤发生有关。NSAIDs 发生胃肠道损伤的风险高低依次是：吲哚美辛 > 萘普生 > 双氯酚酸 > 吡罗昔康 > 替诺昔康 > 布洛芬 > 美洛昔康。对于 NSAIDs 胃肠道不良反应的防治，通常是在确定治疗方案前先对患者进行胃肠道损伤风险评估，随后再根据胃肠道损伤风险等级制订相应的治疗方案。低风险者无须考虑使用抑制胃酸分泌的药物。对于中等风险者，可选用选择性 COX-2 抑制剂或非选择性 NSAIDs＋质子泵抑制剂 / 米索前列醇。对于高胃肠道损伤风险患者，建议选用选择性 COX-2 抑制剂 + 米索前列醇 / 高剂量质子泵抑制剂。合并 Hp 感染的 NSAIDs 相关溃疡，根除 Hp 感染是溃疡愈合及预防复发的有效防治措施。

（二）对心血管系统的影响

不论非选择性 NSAIDs 还是选择性 COX-2 抑制剂都会对心血管系统产生影响。NSAIDs 引起的心血管不良反应包括：不稳定型心绞痛、心肌梗死、猝死等血栓性并发症，增加脑卒中、充血性心力衰竭、高血压、冠心病等发生的风险。2015 年 9 月，FDA 在充分评估非阿司匹林类 NSAIDs 的心血管风险后，要求所有处方类 NSAIDs 生产厂家需在药品说明书中加入 NSAIDs 心血管风险方面的信息。

NSAIDs 能明显干扰血压使平均动脉压上升，即使对血压正常者也有轻度升压作用。NSAIDs 对多数抗高血压药物的药效有部分或完全的拮抗。抗高血压药与 NSAIDs 伍用，约 1% 患者发生明显的药物相互作用,对老年患者或肾素活性低的高血压患者危险性更大。NSAIDs 可减弱噻嗪类、袢利尿剂、α 和 β 肾上腺素受体拮抗剂以及血管紧张素转换酶抑制剂(ACEI)的抗高血压作用。

(三)对血液系统的影响

NSAIDs 可引起多种血液系统损害,包括各种血细胞减少和缺乏,其中以粒细胞减少和再生障碍性贫血较常见,发生率一般不高。几乎所有 NSAIDs 都可抑制血小板凝集,降低血小板黏附力,使出血时间延长。但除阿司匹林外,其他 NSAIDs 对血小板的影响是可逆的。存在肝损伤、低凝血酶原血症、维生素缺乏和手术前的患者应慎用阿司匹林等水杨酸类药物,尤其是与抗凝药同时应用时应减少后者的剂量。

(四)对肝、肾的损害

多数 NSAIDs 可导致肝损害,从轻度的转氨酶升高到严重的肝细胞坏死。服用 NSAIDs 致肝病的危险是未服用 NSAIDs 者的 2.3 倍。长期大剂量使用对乙酰氨基酚者可发生严重肝脏损害,尤以肝坏死常见。NSAIDs 所致肝损害多为一过性的肝功能异常,但高龄、并存肾功能损害、长期大剂量使用 NSAIDs 者可增加肝损害的风险。

NSAIDs 导致的肾损害表现为水肿、水钠潴留、高血钾和 / 或低血钠、肾乳头坏死、肾病综合征、急性肾衰等。应用 NSAIDs 发生急性肾衰的危险性大约是未应用者的 3 倍。这主要是由于 NSAIDs 抑制肾脏合成 PGs,使肾血流量减少,肾小球滤过率降低而导致肾功能异常。此外,代谢产物沉积引起肾小管梗阻,线粒体破坏、细胞内谷胱甘肽等物质耗竭产生直接毒性,细胞介导免疫损伤均可导致急、慢性肾损伤的发生。

低血容量、肾功能异常或血清电解质异常者围手术期使用 NSAIDs 可能发生肾功能障碍,而术前肾功能正常的患者不应禁用 NSAIDs,虽然他们可能引起术后早期肾功能一过性降低,但对血容量和肾功能正常的患者影响不大。

COX 抑制剂对肾脏的影响部位并不一致,COX-1 抑制剂的不良反应主要表现在集合管、Henry 袢和肾血管床,而 COX-2 抑制剂主要表现在肾血管床、髓质、间质细胞和致密袢。但两者均可导致不同程度的肾损害。

急性肾衰多发生于用药后几天内,也有发生在使用首剂后几小时。肾毒性反应与药物剂量、疗程及患者病情有关,表现为血清肌酐、尿素氮和血钾升高,尿量减少,但常为非无尿性肾衰。

急性间质性肾炎和肾小球肾炎在妇女和老年人中更易发生。尽管所有 NSAIDs 都可以引起伴间质性肾炎的肾病综合征,但绝大多数报告出自非诺洛芬,提示分子结构与这一现象产生有关,停用药物后,蛋白尿可在几周至几个月内消失。

肾乳头坏死最为少见,与长期滥用或同时使用两种以上 NSAIDs 有关,非那西丁因能引起此病,已在各国停用,其他药物偶尔也可导致肾乳头坏死。

所有 NSAIDs 在高危患者中都可引起水钠潴留,一般发生在用药后 1 周左右,同时收缩压和舒张压可能有一定升高,停药后血压可恢复正常。

(五)过敏反应

NSAIDs 的过敏反应表现为皮疹、荨麻疹、瘙痒、光敏、中毒性表皮坏死松解、多型红斑、血管神经性水肿及休克,发生率约为 0.2%。阿司匹林较易产生过敏反应,此反应又以哮喘急性发作常见,多数情况下,过敏反应在用药后 2h 内发生,且多有既往过敏史,用药后迅速出现呼吸困难、喘息,严重者可致死,称为"阿司匹林哮喘",发生的原因为其抑制 PGs

的合成，导致大量 AA 进入脂氧酶代谢途径，使白三烯（LTs）生成增多，内源性支气管收缩物质居于优势，导致支气管痉挛，诱发哮喘急性发作。

（六）神经系统

NSAIDs 引起神经系统副作用的常见症状有头晕、头痛、耳鸣、耳聋、嗜睡、失眠、感觉异常、麻木等，还可发生视神经炎和球后神经炎。其他不常见的症状有：多动、兴奋、肌阵挛、震颤、共济失调、幻觉等。

三、制剂

随着人们对 NSAIDs 深入的探索以及新型制剂研究的水平不断提高，NSAIDs 发展出了很多不同的制剂，常用的有片剂、胶囊剂、注射剂、乳剂/膏、软膏剂、凝胶剂、溶液剂、贴剂、喷雾剂等。选择合理的制剂剂型可以更好地发挥药物的疗效，减少不良反应的发生。剂型还能调节药物的作用速度：注射剂、喷雾剂起效迅速，可用于急救；缓释剂、透皮贴剂等可延长作用时间，持续有效地发挥药效。

口服 NSAIDs 是目前使用最广泛的 NSAIDs，使用方便，易于获得，且具有良好的疗效，但口服 NSAIDs 的胃肠道安全性和耐受性问题一直被广泛关注。外用 NSAIDs 通过改变用药途径，直接用于病变部位皮肤，经皮肤渗透到达病痛组织而发挥镇痛作用，起效快、局部浓度高，在不降低镇痛效果的同时，可显著减少药物用量，提高 NSAIDs 的用药安全性，因此被广泛用于肌肉骨骼系统疾病所致的急、慢性疼痛的管理。在欧洲和日本，外用 NSAIDs 的比例已达全部 NSAIDs 用药量的 50%～70%；但在世界其他一些地区，外用 NSAIDs 的疗效和安全性尚未被充分认识，即使在美国，外用 NSAIDs 的使用也是近年才开展。我国外用 NSAIDs 使用量不足全部 NSAIDs 用量的 10%。

外用 NSAIDs 既可用于局部短期治疗，也可作为口服 NSAIDs 之前的初始治疗。尽管外用 NSAIDs 主要在局部起效，不具有口服 NSAIDs 的全身疗效，不可能成为其替代品，但外用 NSAIDs 可作为口服 NSAIDs 的局部增效剂：一方面，可通过减少口服 NSAIDs 降低胃肠道损伤等不良反应的发生；另一方面，对口服 NSAIDs 疗效不佳的部位可加用外用 NSAIDs 以增强局部镇痛效果，达到最佳的治疗效果。外用 NSAIDs 的不良反应主要为用药部位红斑、瘙痒、干燥和光敏性等，均较轻微并可自行缓解，但少数严重者也可诱发阿司匹林哮喘。

目前已经上市的外用 NSAIDs 包括双氯芬酸、酮洛芬、布洛芬、氟比洛芬等，尽管这些外用 NSAIDs 作用机制相似，但剂型有所不同（如凝胶剂、乳剂/膏、溶液剂、贴剂、喷雾剂等），临床疗效也存在一定差异。不同剂型的外用 NSAIDs 具有不同的皮肤渗透特性。在穿透皮肤各层时，活性制剂需具备理想的渗透系数，这也是确定经皮给药的最可靠的参数，即外用 NSAIDs 必须在亲脂性和亲水性之间达成平衡，其皮肤穿透性才会更好。此外，外用 NSAIDs 的透皮效果还与含水量、是否有助于活性药物的溶解和迁移等因素有关。对于外用 NSAIDs 凝胶，还可应用超声药物透入疗法，促进其局部渗透和吸收，提高疗效。

除外用 NSAIDs 外，还可以使用不同的药物载体来改变 NSAIDs 进入人体的方式和在体内的分布、增加药物的溶解性、有目的地控制药物的释放速度并将药物输送到靶向器官。阿司匹林肠溶片是阿司匹林的肠溶胞衣剂型，通过在阿司匹林外层添加肠溶包衣，使药物在肠道溶解，可以避免药物对胃的刺激。对于需要长期服用 NSAIDs 的患者，可以选择缓释剂型，这有助于维持血液中药物浓度的稳定，还能减少服药次数和延长服药间隔。还有一些以脂微球作为药物载体的 NSAIDs，如氟比洛芬酯注射液，其脂微球直径为 $0.2\mu m$，以大豆油和卵磷脂作为药物载体,将氟比洛芬酯包裹其中。药物进入体内靶向分布到创伤及肿瘤部位后,从脂微球中释放出氟比洛芬酯,氟比洛芬酯是氟比洛芬的前体物质,在羧基酯酶作用下迅速水解生成氟比洛芬,通过氟比洛芬抑制 PGs 的合成而发挥镇痛作用。氟比洛芬难溶于水,而经脂化后则具有很强的亲脂性,能够靶向性聚集在炎症部位或肿瘤、损伤病变局部,在正常组织分布极少,在增强药效的同时减轻全身反应;脂微球外膜与血管内皮细胞和平滑肌细胞膜成分相似,因此易于跨越细胞膜,药物吸收速度快,起效时间短,药效更强;此外,脂微球能控制包裹药物的释放,因此药效持续时间更长。

为提高现有 NSAIDs 的安全性,寻求高效低毒的 NSAIDs 已成为药物学家努力的方向。目前的研究更多地着眼于研发新型安全性更高的 NSAIDs,如 NO-NSAIDs、H_2S-NSAIDs、抗胆碱能 NSAIDs、环氧化酶 / 脂氧酶双重性抑制剂、倾向型 COX-2 抑制剂、氨基酸 NSAIDs和糖类 NSAIDs、磷脂酰胆碱 NSAIDs、抗氧化型 NSAIDs 等。这些新型药物的出现使NSAIDs 的应用前景更加光明,但其长期应用的效果和安全性仍有待进一步积累和证实。

(顾连兵)

第二节 常用的非选择性的非甾体抗炎药

一、对乙酰氨基酚

(一)药物概述

对乙酰氨基酚(paracetamol)属于乙酰苯胺衍生物,常见的商品名有:扑热息痛、醋氨酚、泰诺、必理通等。本品镇痛作用的机制尚未十分明了,可能通过抑制中枢神经系统中前列腺素的合成(包括抑制前列腺素合成酶)以及阻断痛觉神经末梢的冲动而产生镇痛作用,后者可能与抑制前列腺素或其他能使痛觉受体敏感的物质(如 5- 羟色胺、缓激肽等)的合成有关,镇痛作用较阿司匹林弱,仅对轻、中度疼痛有效。其解热作用可能与抑制环氧化酶,选择性抑制下丘脑体温调节中枢前列腺素的合成,导致外周血管扩张、散热增加有关,其解热作用强度与阿司匹林相似。该药物无明显抗炎作用。

该药物经胃肠道吸收迅速、完全,吸收率达 90%~95%。吸收后约 25%~50% 与血浆蛋白结合,与血浆蛋白的结合程度与其血药浓度相关,小剂量时(血药浓度小于 $60\mu g/ml$)与血浆蛋白结合很少,大量和中毒量时血浆蛋白结合率可达 43%。本品 90%~95% 在肝脏代谢,主要与葡糖醛酸、硫酸及半胱氨酸结合。中间代谢产物对肝脏有毒性作用。半衰期一般为 1~4h(平均为 2h),肾功能不全时不变,但某些肝脏疾病患者可能延长,老年人和新生儿可有所延长,小儿则有所缩短。口服后 0.5~1h 血药浓度可达峰值,剂量在 650mg 以下时血药浓度为 5~20μg/ml,作用时间持续 3~4h。该药物主要以与葡糖醛酸结合的形式从肾脏排泄,24h 内约有 3% 以原型随尿排出。

(二)适应证

对乙酰氨基酚对多种疼痛均有效,适用于轻到中度疼痛,如头痛、关节痛、肌痛、神经痛、牙痛、痛经、癌痛、术后或创伤后疼痛,也可用于退烧。可用于对阿司匹林过敏、不耐受或不适于应用阿司匹林的病例,如水痘、血友病及其他出血性疾病的患者(包括应用抗凝治疗的病例),以及消化性溃疡、胃炎患者等。其全身副作用少,与其他药物合用时不易发生不良反应,现已被多个疼痛治疗指南列为慢性疼痛、癌痛、骨关节疼痛、类风湿关节痛的一线药物。然而本品仅能缓解症状，消炎作用极微，不能消除关节炎引起的红、肿、活动障碍，故在各种类型的关节炎中，不能用以代替阿司匹林或其他非甾体抗炎药。

（三）不良反应及注意事项

1. 一般剂量较少引起不良反应，偶见恶心、呕吐、腹痛、畏食、皮疹、粒细胞缺乏等，无血小板抑制、胃肠道溃疡出血、肾脏和心脏毒性。

2. 过敏反应 对阿司匹林过敏者一般对本品不发生过敏反应；但有报道称，在阿司匹林过敏并发生喘息的患者中，少数（<5%）的患者可于服用本品后发生轻度支气管痉挛。

3. 肝脏毒性 正常剂量的对乙酰氨基酚不易引起肝损害，当合并乙醇中毒、营养不良肝病或病毒性肝炎时，本品有增加肝脏毒性的危险，应慎用。过量使用对乙酰氨基酚可导致致死性肝损害，肝毒性主要由对乙酰氨基酚的氧化产物 N-乙酰-对苯醌亚胺（NAPQI）所致。一般情况下，NAPQI 可与谷胱甘肽结合并代谢成无害的半胱氨酸和缩硫醛酯复合物；但当 NAPQI 的含量超过了肝脏中谷胱甘肽的含量或结合能力，则可引起进行性、剂量相关性的肝中心小叶坏死。

4. 肾脏毒性 对乙酰氨基酚偶可引起肾脏毒性，与其代谢产物非那西汀有关，但极少发生，故肾功能障碍者仍可使用此药。

5. 其他毒性反应 心血管毒性和血液系统毒性极为罕见，但 6-磷酸葡萄糖脱氢酶可致溶血，偶尔可发生高铁血红蛋白血症。

6. 本品可透过胎盘，可能对胎儿造成影响，故妊娠期妇女不宜应用。

7. 3 岁以下儿童和新生儿因其肝肾功能发育不全，应避免使用。

（四）药物相互作用

1. 长期饮酒或应用其他肝药酶诱导剂，尤其是巴比妥类药物的患者，长期或大量服用本品时，产生肝脏毒性的危险性更大。

2. 本品与氯霉素合用，可延长后者的半衰期，增强其毒性。

3. 长期大量与阿司匹林及其他 NSAIDs 合用时，产生肾脏毒性的危险性更大。

4. 本品与抗病毒药齐多夫定（zidovudine）合用时，可增加其毒性，应避免同服。

5. 长期规律地应用本品可增强华法林和其他香豆素类抗凝药的作用，增加出血风险，偶尔服用无显著影响。

（五）用法与用量

口服。成人每次 0.5～0.6g，每 4h 1 次或每日 4 次；每日总量不宜超过 4g，使用合剂时每日不超过 2g，疗程为退热一般不超过 3 日，镇痛不宜超过 10 日。

儿童每次 10～15mg/kg，每 4～6h 1 次；12 岁以下儿童每 24h 服用次数不超过 5 次，疗程不超过 5 日。

二、阿司匹林

（一）药物概述

阿司匹林（aspirin）又名乙酰水杨酸，为历史悠久的解热镇痛药，到目前为止已应用百年，成为医药史上三大经典药物之一，其主要作用有解热、镇痛、抗炎抗风湿和抗血小板凝集，也是比较和评价其他药物的标准制剂。阿司匹林的镇痛作用通过抑制前列腺素合成而产生，但只具有中度镇痛效应，无成瘾性和依赖性，常与其他解热镇痛药配成复方制剂。其镇痛的作用部位主要在外周，但也有中枢镇痛机制参与。

近年研究表明，与 30mg 可待因相比，650mg 阿司匹林对术后疼痛和第 3 磨牙痛的止痛效果更强，达到封顶止痛作用的剂量为 650mg；但也有人认为剂量增加至 1200mg 时，其在口腔外科术后镇痛中可发挥更强的作用。与其他 NSAIDs 相比，阿司匹林具有相似的当量镇痛作用，但其镇痛有效性低于 400mg 布洛芬，而抗炎作用强于对乙酰氨基酚。阿司匹林也常用于解热，但对正常体温几乎无影响。阿司匹林与其他 NSAIDs 一样，只能缓解症状，而不能治疗病因。

阿司匹林口服后吸收完全，在胃内即开始吸收，至小肠上部已大部分被吸收，口服后约 1～2h 达到血药浓度高峰。食物可降低阿司匹林的吸收速率，但不影响吸收量。阿司匹林吸收后易被血浆和胃黏膜、红细胞及肝中的脂酶水解成乙酸和仍有活性的水杨酸盐，后者与血浆蛋白结合率为 80%～90%，可分布到全身各组织和体液中，可进入关节腔及脑脊液并易通过胎盘。水杨酸主要通过肝药酶代谢，大部分代谢产物与甘氨酸结合，少部分与葡糖醛酸结合后，从肾脏排泄，老年人的肾清除率降低，碱性尿液能增加水杨酸盐的排泄。阿司匹林的血浆半衰期为 20min，其水解产物水杨酸盐在一般剂量（每日 <1g）时，血浆半衰期约为 3～5h，大剂量（每日 >1g）时，血浆半衰期可延长 15～30h。阿司匹林产生解热镇痛作用的剂量较小，有效血药浓度为 25～50μg/ml，抗炎抗风湿的血浆有效浓度为 150～300μg/ml，中毒剂量 >200μg/ml，因此要防止蓄积中毒。血药浓度达稳定状态所需时间与每日剂量相关，大剂量用药时一般需 7 日，但 2～3 周或更长时间才能达到最佳疗效。

（二）适应证

1. 阿司匹林对缓解轻、中度疼痛效果较好。广泛用于各种原因引起的发热、头痛、牙痛、肌肉痛、关节痛、腰痛、月经痛、术后小伤口痛。

2. 对已确诊为风湿热、活动性类风湿性关节炎、幼年性关节炎、骨关节炎等病的患者，本品可用于维持治疗。

3. 小剂量阿司匹林（每日 40～60mg）可用于预防暂时性脑缺血发作，心肌梗死或其他手术后的血栓形成。

4. 治疗胆道蛔虫病，X 线照射或放疗引起的腹泻。

（三）不良反应及注意事项

1. 最常见的不良反应为胃肠功能紊乱，表现为恶心、呕吐、腹痛，大剂量长期服用可引起胃炎、隐性出血、加重溃疡形成和消化道出血等。若在饭后与适量碳酸钙同服，可减少不良反应的发生，但不宜与碳酸氢钠同服，因后者可加速本品的排泄而降低疗效。

2. 较少见的不良反应

（1）对凝血系统的影响：大剂量长期服用时，可抑制凝血酶的合成，增加出血倾向。由于本品可不可逆地抑制血小板凝聚，延长出血时间，故正在使用肝素及香豆素类抗凝剂的患者，以及有严重肝病或出血性病变（如血友病）的患者不可使用本品。

（2）变态反应：少数特异体质患者，可出现荨麻疹、黏膜充血、哮喘等过敏反应。其中过敏性哮喘较多见，表现为服药后数分钟即产生呼吸困难、喘息，严重者可威胁生命。故有哮喘病史的患者禁用本品。

（3）中毒反应：长期大量应用本品可产生头痛、眩晕、耳鸣、视听力减退、嗜睡、出汗等反应，这是慢性水杨酸盐中毒的表现，多见于风湿病的治疗中，严重时可有精神错乱、酸碱失衡和出血，此时应立即停药，并采取各种对症治疗措施。

（4）对肝脏、肾脏的损害：长期应用本品治疗的幼年性关节炎患儿和系统性红斑狼疮的成年患者,肝功能检验常有改变,但停药后仍可恢复。

3．患有胃及十二指肠溃疡病的患者应慎用或禁用本品。肝、肾功能不全的患者应慎用或禁用本品。妊娠期妇女及哺乳期妇女应慎用或禁用本品。

4．16 岁以下儿童不服用水杨酸类药物。儿童应在医师指导下使用,尤其是患者感染了如水痘、流感后,应特别予以密切观察。

（四）药物相互作用

1．乙醇可加剧本品对胃黏膜的损害作用。

2．不宜与抗凝药(如双香豆素、肝素)及溶栓药(如链激酶)同用,可增加出血的危险。

3．本品可抑制丙磺舒、苯磺唑酮的促尿酸排泄作用,大剂量时尤为明显。此外,丙磺舒可降低水杨酸盐自肾脏的清除率,从而使水杨酸盐的血药浓度升高。

4．与其他 NSAIDs 同用时疗效并不加强,而胃肠道不良反应(包括溃疡和出血)增加。

5．糖皮质激素可刺激胃酸分泌,并降低胃及十二指肠黏膜对胃酸的抵抗力,若两者合用可使胃肠出血加剧。

6．本品可加强和加速胰岛素及口服降糖药的降糖效果。

7．与甲氨蝶呤同用时,可减少其与蛋白的结合,减少其从肾脏排泄,使血药浓度升高并增加毒性反应。

8．碱化尿液药如碳酸氢钠等可增加本品自尿中的排泄,使血药浓度下降,不宜同用。

（五）用法与用量

口服。该药物用于解热镇痛时,成人一次 30～600mg,每日 3 次或必要时服,作用迅速,疗效确切。用量达 600～1 000mg 则时效延长,但其镇痛效能不与剂量呈线性相关,加大剂量只能增加药物毒性。儿童 1～2 岁时,一次 75mg;2～4 岁时,一次 150mg;4～6 岁时,一次 225mg;6～9 岁时,一次 300mg;9～11 岁时,一次 375mg;11～12 岁时,一次 450mg,均每日 3 次。

用于预防血栓和心肌梗死时,一次 75～325mg,每日 1 次。

三、吲哚美辛

（一）药物概述

吲哚美辛(indometacin)是吲哚芳基乙酸衍生物,又名吲哚辛、消炎痛。该药物具有明显的抗炎、解热和镇痛作用,50mg 的抗炎镇痛效果相当于 600mg 的阿司匹林。吲哚美辛对 COX-1 和 COX-2 均有强大的抑制作用,选择性不强;其抗炎作用机制与阿司匹林相似,除了抑制前列腺素合成外,还能抑制多形核白细胞的活动,减少其在炎症部位的浸润和溶酶体酶释放对组织的损伤。下丘脑体温调节中枢的前列腺素合成受抑制后,中枢兴奋性降低,引起外周血管扩张、出汗和增加散热。

该药口服吸收迅速而完全,生物利用度达 98%,1～4h 后血药浓度达到峰值,直肠给药比口服更易吸收。口服用量为 25mg 时血药浓度为 1.4μg/ml,50mg 时为 2.8μg/ml,血浆蛋白结合率为 99%,半衰期平均为 4.5h。在肝脏代谢为去甲基化和去氯苯甲酰化物,又可水解为吲哚美辛,重新吸收再循环。60% 从肾脏排泄,其中 10%～20% 为原型药;33% 从胆汁排泄,并有明显的肝肠循环,因此吲哚美辛的胃肠道毒性反应发生率较高。本品一般为控释片,血药浓度比较平稳,单次剂量可维持 24h。

（二）适应证

1．本品对强直性脊柱炎、骨关节炎和急性痛风性关节炎有较好的疗效,但不能控制疾病进展，也不能纠正高尿酸血症。

2. 用于滑囊炎、肌腱炎等非关节软组织损伤和炎症。

3. 用于顽固性和恶性肿瘤发热；对一般解热药无效时，可试用本品，但若已用足量而在 48h 内仍不退热，应立即停药。

4. 其他用于原发性痛经、偏头痛、小手术后痛及创伤痛的对症治疗，慢性肾炎和肾病综合征，肿瘤的综合治疗等。

（三）不良反应及注意事项

本品的不良反应较布洛芬及双氯芬酸多，发生率高达 35%～50%，约有 20% 的患者必须停药。不良反应多与剂量过大有关。一般不作为解热镇痛、抗风湿的首选药物，仅应用于其他药物疗效不显著或不耐受的病例。

1. 胃肠道反应　可见食欲缺乏、上腹不适、恶心、呕吐、腹泻等，也能诱发或加重胃溃疡，甚至造成穿孔。由于胃肠道毒性发生率高，因此推荐栓剂直肠给药。

2. 中枢神经系统反应　可见头痛、头晕、失眠、视物模糊、幻觉、精神抑郁或错乱等。

3. 造血系统反应　可见粒细胞减少，再生障碍性贫血或血小板减少等。

4. 皮肤及过敏反应　可见皮疹、哮喘、血管性水肿及呼吸困难等。

5. 本药禁用于阿司匹林过敏者，哮喘者，哺乳期妇女，抑郁症患者，14 岁以下儿童，精神失常、癫痫或帕金森病、溃疡病及肾病患者。有出凝血障碍者慎用。

（四）药物相互作用

1. 与阿司匹林或其他水杨酸盐合用时不能增强疗效，而毒性增加，且有交叉过敏反应。

2. 与对乙酰氨基酚长期合用可增加肾脏毒性，与其他非甾体抗炎药同用时消化道溃疡的发病率增高。

3. 本品能降低袢利尿剂、噻嗪类利尿剂的利尿作用；降低 α 和 β 受体拮抗剂及血管紧张素转化酶抑制剂的降压作用。

4. 该药与洋地黄类药物同用时，可降低肾脏对洋地黄的清除率，使洋地黄的血药浓度升高，从而增加其毒性，因而需要调整洋地黄的剂量。

5. 本品与胰岛素或口服降糖药合用时，可加强降糖效果，因而需调整降糖药物的剂量。

6. 与肝素、口服抗凝药及溶栓药合用时，因本品可与之竞争性结合蛋白，使抗凝作用加强；同时能够抑制血小板聚集，因此有增加出血的潜在风险。

7. 本药与氨苯蝶啶合用时可导致肾功能减退（肌酐清除率下降、氮质血症）。

8. 丙磺舒可减少本品自肾脏及胆汁的清除，增高血药浓度，使毒性增加，合用时应减量。

（五）用法与用量

1. 口服　成人每次 25～50mg，2～3 次 /d，餐后或餐中服用，以后每周可递增 25mg 至每日总量为 100～150mg，最大不超过 200mg/d。长期用药者以每日不超过 75mg 为宜，以避免发生不良反应。

2. 栓剂　成人每次 50mg，1～2 次 /d。用于痛经时，推荐使用栓剂，100mg/d。

四、双氯芬酸

（一）药理作用及药物概述

双氯芬酸（diclofenac）又称双氯灭痛、酮洛酸，是氨基苯乙酸衍生物，化学名为 2-[（2,6- 二氯苯基）氨基]- 苯乙酸，分子式 $C_{14}H_{10}C_{12}NO_2$，常用其单钠盐。双氯芬酸钠最早由 Ciba-Geiby

药厂首先研制成功并应用于临床,于 1974 年成功上市,随后国内于 1985 年成功合成并迅速得到广泛应用。

该药口服给药吸收快而完全,具有抗风湿、抗炎、解热和止痛作用;其抗炎作用比阿司匹林、对乙酰氨基酚和吲哚美辛强,并且在镇痛方面是吲哚美辛药效的 2~2.5 倍,阿司匹林的 26~50 倍,与 100mg 哌替啶或 10mg 吗啡的镇痛作用相当,且维持时间较长,因此能很好解除关节疼痛,利于关节消肿,改善关节功能。此外,双氯芬酸还具有不良反应小、长期应用无蓄积性等优点,在世界范围内均得到广泛使用。

双氯芬酸主要通过抑制环氧化酶活性来抑制花生四烯酸的代谢,进而减少前列腺素的合成。此外还能在一定程度上通过抑制脂氧酶来减少白三烯、缓激肽等物质的合成从而发挥显著的解热镇痛消炎作用。在抑制神经病理性疼痛方面,双氯芬酸主要通过抑制受损神经及脊髓内高表达的环氧化酶活性而减少前列腺素的生成,从而使背根神经节和脊髓背角浅层内 P 物质(SP)、降钙素基因相关肽(CGRP)的表达相应减少,进而发挥镇痛作用。

双氯芬酸的吸收机制目前研究尚未统一,但研究发现双氯芬酸的药动学普遍存在双峰现象。有学者利用反相 HPLC 法测得双氯芬酸的第一个达峰时间为(1.278±0.565)h,第二个达峰时间为(2.875±0.694)h。双峰现象可能与双氯芬酸本身特殊的吸收机制有关,但是在采用缓释胶囊剂型时并没有双峰现象。该药物的半衰期较短(约 2h),因此每日需要多次给药来维持有效药物浓度;血浆蛋白结合率为 99%,在乳汁中浓度极低,可以忽略;在关节滑液中服药后 4h 其水平高于血浆水平,并可维持 12h。大约 50% 在肝代谢,主要转化途径为单羟化、多羟化或甲基化反应,产生几种酚酸类代谢物,35% 从胆汁、粪便排出,40%~65% 从肾脏排出,长期服用几乎无蓄积作用。用药时应注意本药可降低胰岛素和其他降糖药作用,使血糖增高。与保钾利尿剂同时使用可引起高钾血症。目前常用的剂型主要有片剂、注射剂、栓剂、凝胶剂、乳膏剂、气雾剂和缓释剂等,不同剂型的吸收速率、药物达峰时间、达峰浓度等都存在巨大差异。

双氯芬酸引起的困倦、恶心、呕吐的发生率远低于吗啡。双氯芬酸可以注射的优点弥补其口服给药起效慢的缺陷,但该药的主要缺点是它仍具有 NSAIDs 的副作用,如胃肠道出血和其他部位出血、肾功能损害等。剂量过高是发生副作用的重要原因。研究表明,双氯芬酸可导致急性肾衰竭和水钠潴留。此外,在 NSAIDs 中,双氯芬酸、保泰松和舒林酸的肝毒性最高(6%~9%);在胃肠道反应方面,双氯芬酸引起的胃肠道反应发生率类似于阿司匹林。

相关研究表明,在口腔治疗时,由于炎症反应,局部麻醉无效,加用双氯芬酸不超过 40mg 剂量可明显增强镇痛作用。双氯芬酸也可以 10mg/(4~6)h 口腔注射的方法减轻口外科疼痛,单次注射 10mg 剂量优于 600mg 对乙酰氨基酚。此外,近期研究发现,双氯芬酸能显著降低类风湿性关节炎患者血清中 VEGF 及 TNF-α 水平,并改善关节功能,适宜在临床推广使用。

(二)适应证

适用于减轻或消除以下疾病的疼痛或炎症:肌肉、关节扭伤和拉伤,滑膜炎、肌腱及腱鞘炎;腰背部疼痛、扭伤、劳损及其他软组织损伤;风湿性及类风湿性关节炎、强直性脊椎炎、骨关节炎和急性痛风;各种中等疼痛,如手术后及创伤后疼痛,急性肌肉 - 骨骼疾病;各种炎症所致的发热等;白内障摘除术时预防术中缩瞳和治疗术后炎症;眼科中包括手术及非手术因素引起的非感染性炎症,如葡萄膜炎、角膜炎、巩膜炎、巩膜外层炎,抑制角膜新生血管形成,预防黄斑囊样水肿形成。

（三）不良反应及注意事项

1. 本品不良反应较吲哚美辛轻,一般耐受良好。口服后可出现上腹部疼痛、恶心、呕吐、腹泻等胃肠道不适反应,还可出现头痛、眩晕、皮肤红斑或皮疹。

2. 罕见的反应有胃肠道出血、消化性溃疡、嗜睡、肝功能异常、水肿和类过敏反应。极个别病例出现感觉或视觉障碍、耳鸣、失眠、烦躁、血尿、急性肾功能不全;血小板减少、白细胞减少、粒细胞缺乏、溶血性贫血、再生障碍性贫血等。

3. 使用本药的任何时候,没有病史或者先兆症状的患者也可能出现胃肠道出血、胃溃疡和穿孔,应立即停药。本品有导致骨髓抑制或使其加重的可能。

4. 本品可经血液透入胎盘,动物实验显示对胎鼠有毒性,但不致畸。一般主张妊娠期和围生期避免使用。

5. 有肝肾功能损害或胃肠溃疡病史者慎用,尤其是老年患者。本品含有钠,对于限制钠盐摄入量者应慎用。服用本药可能会出现头晕或者包括视觉障碍在内的其他中枢神经系统障碍的患者,不应驾驶或者操作机器。

（四）禁忌证

对本药成分过敏者、胃肠道溃疡者、患有严重肝功能不全者、12个月以下的婴儿禁用;因水杨酸或其他前列腺素合成酶抑制剂而诱发哮喘发作、荨麻疹及过敏性鼻炎者禁用。

（五）药物相互作用

1. 与锂剂、地高辛制剂合用,会提高其血药浓度。

2. 与口服降糖药物合用,不影响其疗效。

3. 甲氨蝶呤治疗前后24h内,应慎用非甾体抗炎药物,以避免增加甲氨蝶呤的血药浓度和毒性作用。

4. 个别报道,与喹诺酮类抗生素合用可能产生惊厥。

（六）用法与用量

1. 口服 双氯芬酸钠或者双氯芬酸钾,25mg每日3次,75mg每日1次。对于膝部或髋部骨关节炎患者,每日最佳剂量为150mg。

2. 外用 按照需要治疗的痛处大小,取一定量药涂敷患处,轻轻揉擦,每日3~4次。

五、布洛芬

（一）药理作用及药物概述

布洛芬(ibuprofen)是一种常用的NSAIDs,其化学名为2-(4-异丁基苯基)丙酸,最早由美国Boots公司于1964年首先研制成功,并于1969年上市,现已成为生产量和使用量最大的抗炎解热镇痛药之一。本品是有效的前列腺素合成抑制剂,通过抑制环氧化酶的活性起到抗炎镇痛等作用;此外,本品也抑制体内炎症刺激的活性物质、白细胞和溶酶体的释放,使人体局部组织的痛觉冲动减少,痛觉受体的敏感性降低,具有较强的抗炎、抗风湿及解热镇痛作用。其镇痛作用较强,比阿司匹林强16~32倍;抗炎作用较弱,退热作用与阿司匹林相似但作用更持久。本品对胃肠道的副作用较轻,易耐受,是此类药物中胃肠刺激性最低的药物之一。

本品口服后吸收迅速,生物利用度为80%。若与食物同服吸收减慢,但吸收量不减少。服药后1.2~2.1h血药浓度达高峰,血浆半衰期约为4~5h,无药物蓄积的倾向。其血浆蛋白结合率高，可达 99%。本品可缓慢透过滑膜腔，当血中药物浓度降低后关节腔内仍能保持较高浓度。本品容易透过胎盘和进入乳汁中。本品主要经过肝脏代谢（60%～90%），24h后 99% 经肾脏排出体外，1% 随粪便排出。右旋布洛芬为布洛芬（外消旋体）的右旋光学异构体，研究发现布洛芬的药理活性主要来自于右旋体，相同剂量右旋布洛芬比布洛芬消旋体具有更高的疗效，较小剂量就可以达到治疗效果，可以降低不良反应和提高安全性。

（二）适应证

用于各种原因引起的发热或感冒症状。用于软组织损伤、关节痛、腰背痛、肌肉痛、头痛、偏头痛、牙痛。用于口腔、眼部等手术后的疼痛。用于风湿及类风湿性关节炎、强直性脊椎炎、髋关节炎、膝关节炎、腰椎综合征和骨关节炎等疾病的抗炎镇痛治疗。其中布洛芬是治疗骨关节炎的优选药物。用于痛经，可缓解原发性痛及因子宫内放置避孕环引起的继发性疼痛，除能缓解疼痛外，还可减少月经失血量。本品还可用于治疗婴幼儿急性上呼吸道感染伴高热、新生儿寒冷损伤综合征、早产儿动脉导管未闭。近年来研究发现，布洛芬还可用于治疗脑血管痉挛和急性肺损伤，但是其有效性和安全性仍需更多临床数据加以证实。

布洛芬在 20 世纪 60 年代已研发并上市，直至 40 年后通过在布洛芬溶液中（溶于等渗盐水、乳酸钠林格氏液中较之葡萄糖液中更好）加入精氨酸改变了该药的强酸性和高脂溶性特征，制成了具有水溶性的注射剂型。该剂型可以以一定浓度用于静脉术后镇痛（400～800mg/d，溶于 100～200ml 等渗氯化钠溶液中）。研究发现，如该药与吗啡同时用于手术后镇痛，可节约 20%～40% 吗啡，是多模式镇痛的较好方式。

（三）不良反应及注意事项

1. 本品不良反应的总发生率很低，在各种 NSAIDs 中属耐受性最好的一种。临床研究结果显示，通过对 7 种常用的 NSAIDs 进行分析发现，胃肠道并发症相对风险最低者是布洛芬，相对风险率（RR）为 1.2%，累积发病率（CI）为 0.93～1.54。此外，一项大型临床研究数据表明，布洛芬是传统 NSAIDs 中心梗风险最小的。

布洛芬最常见的不良反应为消化道反应，包括消化不良、胃烧灼感、胃痛、恶心和呕吐，一般不必停药，继续服用可耐受。出现胃溃疡和消化道出血者不足 1%；其次是腹泻、便秘、上腹部痛。最常见的皮肤反应是瘙痒，并可发生斑丘疹、药疹以及光敏性皮炎、脱发。1%～3% 的患者可出现头痛、嗜睡、眩晕和耳鸣等神经系统不良反应。少见的严重不良反应有：喉头水肿、发热、寒战、肝功能改变、黄疸、肾功能衰竭、支气管哮喘、白细胞减少等。如果出现上述反应应立即停药。

2. 极少数病例发现视力减低和辨色困难，但停药后症状消失，未发现视力改变。虽然如此，应用本品的患者如有任何视力改变，皆应作全面的眼科检查。

3. 用药期间如出现胃肠出血、肝肾功能损害、视力障碍、血象异常以及过敏反应等情况，应立即停药。

（四）禁忌证

1. 对非甾体抗炎药物过敏、活动性胃和十二指肠溃疡、严重肝脏或者肾脏功能不全、系统性红斑狼疮患者禁用。

2. 哮喘及鼻息肉综合征患者禁用。

3. 妊娠期及哺乳期妇女禁用。

（五）药物相互作用

1. 合用肝素及口服抗凝药可增加出血危险。

2．合用抗高血压药物（例如 β 受体拮抗剂、利尿剂）等可减弱降压作用。

3．与维拉帕米、硝苯地平、丙磺舒同用时，布洛芬的血药浓度增高。

4．可以使甲氨蝶呤、地高辛、降糖药的药效增强或毒性增加。

（六）用法与用量

口服。解热镇痛，成人每次 200～400mg，每日 3～4 次，一般不超过 2 400mg/d。儿童 1 次 10～20mg/kg，每隔 6h 1 次。若用于早期治疗早产儿动脉导管未闭，推荐使用标准治疗剂量［第 1、2、3d 使用剂量依次为 10mg/（kg•d）、5mg/（kg•d）、5mg/（kg•d）］治疗。

六、氯诺昔康

（一）药理作用及药物概述

氯诺昔康（lornoxicam）是替诺昔康的氯化物，在化学分类上属于烯醇酸衍生物，其作用与吡罗昔康相似，可选择性地抑制 COX-2，具有镇痛、抗炎和解热作用；大剂量时对 IL-6 和诱导型一氧化氮合成酶有抑制作用。也有人认为其可激活阿片神经肽系统，发挥中枢镇痛作用。本药不抑制 5- 脂氧化酶活性，不抑制白三烯的合成，故不改变花生四烯酸向 5- 脂氧化酶的转化途径，因此氯诺昔康的镇痛兼有抗痛觉中枢和外周敏化的双重作用。氯诺昔康还可以抑制术后的过度免疫损伤，如果用于预防镇痛可有效抑制手术应激反应，降低血浆中 IL-6 浓度并增加血浆中 IL-10 浓度。动物实验表明，在治疗剂量范围内氯诺昔康可以刺激耳软骨中蛋白聚糖的合成，而蛋白聚糖是参与软骨生成的主要蛋白质，因此可能会减低类风湿性关节炎的骨破坏作用。

氯诺昔康口服后生物利用度在 90% 以上，故静脉和口服药物之间剂量转换几乎为 1∶1。口服 2h 后即可达到最大血浆浓度，血浆蛋白结合率为 99%，并且不呈剂量依赖性。血浆消除半衰期大约是 4h。65 岁以上老年人血浆清除率大约降低 30%～40%，因而消除半衰期将有所延长，在肝肾功能轻到中度损害的患者中，药动学没有明显变化。由于药物半衰期短，因此重复给药的患者不会出现药物蓄积。

与其他昔康类和双氯芬酸类药物相同，氯诺昔康主要通过肝脏细胞色素 P450（CYP2C9）酶系统进行代谢，由于人群中存在着基因多态性，有的患者药物代谢速度可能减慢，导致血药浓度增高。

（二）适应证

氯诺昔康和其他 NSAIDs 一样能减轻炎症的症状和体征（如红、肿、热、痛），但不能消除炎症的病因，不阻止炎性反应的过程，不改变疾病的病程。主要用于各种风湿类疾病，如类风湿性关节炎、强直性脊柱炎、痛风、骨关节炎、风湿性关节炎、胶原性疾病（如红斑狼疮）或反应性关节炎，常作为对乙酰氨基酚无效或效果不佳时的替代或补充药物。还可广泛用于围手术期镇痛治疗，近些年研究证实氯诺昔康在加强区域神经阻滞镇痛效果、预防和治疗开胸手术后全麻苏醒期躁动、术前预防镇痛及术后辅助镇痛等方面均具有显著效果。

（三）不良反应及注意事项

氯诺昔康最常见的不良反应有头晕、头痛和胃肠道反应，包括恶心、呕吐、胃烧灼感、消化不良，个别患者偶见胃溃疡、黑便、溃疡穿孔甚至发生大出血。氯诺昔康可抑制血小板的聚集，使出血时间延长，极少可引起粒细胞减少及再生障碍性贫血。

其他副作用包括肾功能损害、皮肤反应和支气管痉挛（类似阿司匹林哮喘）；偶见失眠、嗜睡、脱发、斑疹、水肿，血压增高或降低，心悸，肝功能障碍，耳鸣；氯诺昔康未观察到有肝肾功能指标明显变化，但在肝肾功能障碍的患者中使用氯诺昔康治疗时应当慎重。

（四）禁忌证

氯诺昔康禁忌证与其他 NSAIDs 类似，对于急性消化道出血或活动性溃疡、中重度肾功能受损、严重肝功能受损、严重心功能不全或重度心力衰竭者，以及妊娠期妇女和哺乳期妇女禁用。慎用于老人、哮喘者、肝肾功能受损者以及有凝血障碍或 NSAIDs 过敏者。禁用于冠状动脉搭桥手术（CABG）围手术期疼痛的治疗。18 岁以下人群不推荐使用。

（五）药物相互作用

药物相互作用同布洛芬。不宜与以下药品合用：抗凝药、血管紧张素转换酶抑制剂、口服降糖药（非胰岛素类）、锂盐、甲氨蝶呤、西咪替丁、地高辛。本品与西咪替丁、口服抗凝药、某些治疗糖尿病的药物、锂盐合用可导致氯诺昔康的血药浓度增高；氯诺昔康还能增加甲氨蝶呤和环孢素的血药浓度，能降低地高辛的肾脏清除率；氯诺昔康还能和 CYP2C9 诱导剂（如利福平）发生相互作用。

（六）用法与用量

氯诺昔康可静脉应用于术前预防镇痛、术中镇痛和术后患者静脉自控镇痛。一般起始剂量为静脉注射 8mg，如镇痛效果不佳可追加 8mg，术后第 1 日可能还需要 8mg（通常在上一个剂量后 8～12h 给药），24h 总量不超过 24mg。以后每日 2 次，每次 8mg，总量不超过16mg。由于药物的半衰期短，对血小板聚集的影响时间短，即使长期用药的患者，一般不需要术前停药，但在脊髓麻醉或硬膜外麻醉时同时使用 NSAIDs 和肝素则可能增加发生脊髓或硬膜外血肿的危险性。

七、氟比洛芬（氟比洛芬酯）

（一）药理作用及药物概述

氟比洛芬（flurbiprofen）是一种丙酸类的 NSAIDs，氟比洛芬酯注射液是由脂微球和其包裹的氟比洛芬酯组成，氟比洛芬酯为氟比洛芬的前体药物。脂微球是一种以脂肪油为软基质并被磷脂膜包封的微粒体分散系，平均直径为 200nm，外膜为卵磷脂，内层为软基质油，其中包裹脂溶性药物。作为新型药物载体系统，脂微球对其包裹的药物具有靶向性，使包裹药物在炎性组织、手术切口及肿瘤部位靶向聚集，从而增强药效；包裹药物的释放受到控制，使药效持续时间更长；由于药物是脂溶性的，易于跨越细胞膜，从而促进包裹药物的吸收，进一步缩短起效时间。因此氟比洛芬酯注射液具有靶向镇痛、作用持久、易于跨膜等多重优点。

氟比洛芬酯具有一定的亲脂性，溶于大豆油后可利用特殊工艺制成脂微球载体制剂，即临床常用的氟比洛芬酯注射液（商品名为"凯纷"）。用 ^{14}C 标记测定发现，氟比洛芬酯注射液静脉给药后，脂微球与血浆蛋白接触，脂微球中的大部分药物从脂微球向血中移行，被血中酯酶迅速水解，成为其活性代谢物氟比洛芬。

在健康受试者中静脉注射本品 5ml（含 50mg 氟比洛芬酯）后 5～10min，即可全部水解为氟比洛芬，6～7min 血药浓度即达峰值（8.9mg/ml）。给药量为 10～80mg 时，血药浓度呈线性。药物消除半衰期为 5.8h。主要以羟化物和结合物的形式经肾脏排泄。用药 24h 后代谢产物约 50% 从尿中排出，用药 48h 后尿中药物累积排泄量约为给药剂量的 85%，无体内蓄积作用。

氟比洛芬的镇痛机制与其他 NSAIDs 类似,通过抑制环氧化酶活性来阻断花生四烯酸代谢,抑制前列腺素的合成,从而发挥抗炎、镇痛和解热的作用。氟比洛芬到达炎症部位后,能够被前列腺素合成细胞(如巨噬细胞和中性粒细胞)摄取,进而发挥抗炎作用。研究表明,氟比洛芬酯的镇痛作用强于阿司匹林或双氯芬酸。与口服氟比洛芬相比,氟比洛芬酯起效更快,镇痛作用相似或更强,而对胃黏膜的损伤作用比口服制剂低,安全系数(50% 引起胃黏膜损伤剂量 /50% 有效剂量)为口服制剂的 3~20 倍。该药静脉注射后 15min 起效,30min 作用明显,1~5h 作用达高峰,止痛持续时间 3~6h,有时可达 9h 以上。

(二)适应证

氟比洛芬主要用于术后及癌症的镇痛,属于中重度靶向镇痛药;可用于手术预防镇痛,能够有效减少阿片类药物使用量,并提高术中及术后镇痛效果,减少术后躁动的发生;还可用于术后患者自控镇痛。

(三)不良反应及注意事项

短期使用不良反应发生率低,主要表现为恶心、呕吐、腹泻、发热、心悸、嗜睡、畏寒,个别患者出现注射部位疼痛及皮下出血;低于 1% 的患者出现转氨酶异常,但不能确定是否为药物所致;有时可出现发热,偶见头痛、倦怠、嗜睡、畏寒;偶见血压上升、心悸;偶见瘙痒、皮疹等过敏反应;罕见血小板减少,血小板功能低下;在口服病例中罕见的并发症还包括剥脱性皮炎,再生障碍性贫血等。

妊娠期妇女和哺乳期妇女的用药安全性尚不明确,研究表明其可通过胎盘,静脉注射氟比洛芬后的乳汁分布情况尚不清楚,因此妊娠期妇女和哺乳期妇女应尽量避免使用;在儿童中(2 岁以上)虽有用药的报告,但经验较少,不宜使用;老年患者及严重肾功能不全者对本品应慎用,要从小剂量开始使用。氟比洛芬酯的给药途径为静脉注射,不可以肌内注射。

(四)禁忌证

严重消化性溃疡、出血性疾病、肝肾功能严重障碍、严重高血压或心脏疾病、对本制剂成分有过敏史者以及有阿司匹林哮喘史的患者禁用。

(五)药物相互作用

1. 氟比洛芬酯与第三代喹诺酮类抗生素如诺氟沙星、洛美沙星、依洛沙星等合用可能会引起痉挛。

2. 慎与双香豆素类抗凝剂、甲氨蝶呤、锂盐、噻嗪类利尿剂、髓袢利尿剂、新喹诺酮类抗生素、肾上腺皮质类激素合用。

3. 阿司匹林与氟比洛芬酯合用时,会减少氟比洛芬酯的血药浓度水平,故不推荐两者合用。

(六)用法与用量

成人常用剂量为静脉注射 50mg/ 次,注药时间应持续 1min 以上,24h 内用药不超过 200mg,也可将其溶于 100ml 生理盐水 30min 内静脉滴注。或配制在镇痛泵内以背景量 200~250mg/24h,冲击剂量 50mg/ 次的方法使用。

八、美洛昔康

(一)药物概述

美洛昔康(meloxicam)是烯醇酸类非甾体类衍生物,可选择性地抑制 COX-2,对 COX-1

的抑制作用弱。美洛昔康有很强的抗炎、镇痛、解热作用，具有高效和长效的优点；另外，还有血小板解聚、避孕、保护神经元、抑制骨与软骨损伤及预防原发性肝癌治疗后复发等药理作用。人体对美洛昔康（7.5～15mg）有良好的耐受性，服药后全身各系统无明显不良反应，消化道及肾脏毒性很小。口服、经直肠给药吸收好，99%以上的药物与血浆蛋白结合，很少以原型从尿液及粪便中排出，其主要代谢途径是羟基化和氧化该物质的噻唑基部分的甲基，之后这些代谢产物约50%从尿液中排出，其余部分从粪便中排出。

（二）适应证

主要用于治疗类风湿关节炎、骨关节炎、急性腰痛和坐骨神经痛等疾病。

（三）不良反应

1. 胃肠道反应　发生率超过1%：消化不良、恶心、呕吐、腹痛、便秘、胀气、腹泻；发生率为0.1%～1%：短暂的肝功能指标异常（如转氨酶或胆红素升高）、食管炎、胃和十二指肠溃疡、胃肠道出血；发生率小于0.1%：胃肠道穿孔、结肠炎。

2. 血液系统　可见血细胞计数失调，包括白细胞分类计数、白细胞和血小板减少。同时使用具有潜在骨髓毒性的药物，特别是甲氨蝶呤，是导致出现血细胞减少的因素之一。

3. 皮肤　可见瘙痒、皮疹、口炎、荨麻疹。

4. 中枢神经系统　可见轻微头晕、头痛、眩晕、耳鸣、嗜睡。

5. 循环系统　可见血压升高、心悸、面色潮红。

6. 泌尿系统　对于传统NSAIDs引起的水钠潴留和肾功能损害等不良反应，在应用美洛昔康时亦应引起重视。

（四）注意事项

1. 与使用其他的NSAIDs一样，对于具有消化道病史和正在使用抗凝剂的患者应用本品应注意，若出现消化性溃疡或胃肠道出血应该停止使用本品。

2. 对于临床稳定的肝硬化患者剂量可以不减少。

3. 因虚弱或心衰竭患者对副作用耐受较差，故应严格监护。

4. 与其他NSAIDs一样，对于可能有肾、肝及心功能异常的老年患者，用药应谨慎。

（五）禁忌证

1. 使用美洛昔康或其他NSAIDs后出现哮喘、血管神经性水肿或荨麻疹等过敏症状者禁用。

2. 有消化性溃疡复发史或处于活动期者禁用。

3. 严重肝、肾功能不全者禁用。

4. 小于15岁者禁用。

5. 妊娠期及哺乳期妇女禁用。

（六）药物相互作用

1. 同时使用一种以上的NSAIDs可能通过协同作用增加胃肠道溃疡和出血的可能性。

2. 口服抗凝剂、氨苯噻哌啶，系统地使用肝素、溶栓剂，可增加出血的可能性。如果上述合并用药不可避免，必须密切监视抗凝剂的作用。

3. 建议在开始使用、调节和停用本品时监控血浆锂水平。

4. 甲氨蝶呤与美洛昔康联合使用能明显改善类风湿性关节炎患者的临床症状和实验室指标，但会增加甲氨蝶呤的血液毒性。在这种情况下，建议严格监控血细胞数。

5. 利尿剂可能使患者因利尿脱水而发生急性肾功能不全，故同时使用本品和利尿剂的患者应补充足够的水分,在治疗开始前及治疗期间还应监测肾功能。

6. 本品通过抑制具有血管舒张作用的前列腺素的合成使抗高血压药(如 β 受体拮抗剂、血管紧张素转化酶抑制剂、血管舒张药等)的作用减弱。

(七)用法与用量

1. 口服制剂 多用以下几个剂型:22.5mg/d、15mg/d、7.5mg/d、3.75mg/d。

2. 注射制剂 对急性疼痛可考虑应用注射制剂治疗,而对类风湿关节炎和骨性关节炎等慢性疾病多用缓释片剂治疗。

3. 乳胶剂 主要用于局部。

九、吡罗昔康

(一)药物概述

吡罗昔康(piroxicam)又名炎痛喜康,为苯并噻嗪类的 NSAIDs,具有服用量小、半衰期长(长达 30～86h)、疗效显著等优点,但与其他 NSAIDs 一样,对胃肠道有刺激作用,长期或大剂量口服可导致胃肠道损伤,严重者并发胃溃疡出血或穿孔。血浆蛋白结合率高达 90% 以上。经肝脏代谢。由于半衰期较长,一次给药即可维持血药浓度 24h 相对稳定,多次给药易致蓄积。1 次服药 20mg,3～5h 血药浓度达峰值,血药有效浓度为 1.5～2μg/ml。在开始治疗后 7～12d 才能达到血药稳定浓度。

(二)适应证

用于急慢性类风湿性关节炎、骨性关节炎、强直性脊柱炎及急性痛风性关节炎的症状治疗,可缓解各种关节炎及软组织病变引起的疼痛和肿胀,但是不能改变各型关节炎病程的进展,也不能矫正痛风的高尿酸血症。

(三)不良反应及注意事项

1. 不良反应轻微,偶有头晕、水肿、胃部不适、腹泻或便秘、粒细胞减少、再生障碍性贫血等,停药后一般可自行消失。服药量大于 20mg/d 时胃溃疡发生率明显增高,长期服用可引起胃溃疡、大出血或慢性肾功能衰竭。

2. 其他不良反应有急性肾损伤、肝功能异常、血小板减少、多汗、皮肤瘀斑、脱皮、多形性红斑、中毒性上皮坏死、大疱性多形红斑(Stevens-Johnson 综合征)、皮肤对光过敏反应、视物模糊、眼部红肿、高血压、血尿、低血糖、精神抑郁、失眠及精神紧张等。

3. 妊娠期、哺乳期妇女和老人慎用。

4. 出现下列情况应慎用:有凝血机制或者血小板功能障碍、哮喘、心功能不全或高血压、活动性胃肠出血或活动性消化性溃疡、肾功能不全。

(四)禁忌证

对本品过敏、消化性溃疡、慢性胃病患者禁用,儿童禁用。

(五)药物相互作用

1. 饮酒或与其他抗炎药物同服时,胃肠道不良反应发生率增加。

2. 与双香豆素等抗凝药联合应用时,后者效应增强,出血倾向显著,用量宜调整。

3. 与阿司匹林联用时,本品的血药浓度可下降到常规浓度的 80%,同时胃肠道溃疡形成和出血倾向的危险性增加。

(六)用法与用量

口服。成人常用量:每次 20mg,1 次/d,或每次 10mg,2 次/d。饭后服用。

十、萘丁美酮

（一）药物概述

萘丁美酮（nabumetone）是一个非酸性前体药物，口服后吸收良好，几乎全部在肝脏内代谢为 6- 甲氧基 -2- 萘乙酸（6-MNA）而发挥解热、镇痛、抗炎的作用。6-MNA 对 COX-1 和 COX-2 都有很强的抑制作用，是萘丁美酮产生抗炎和镇痛作用的活性成分。口服 3～4h 达作用高峰，6-MNA 在血中 99% 与白蛋白结合，然后分布到靶器官，其脱甲基化合物主要经肾脏排泄，近 10% 经粪便排出体外。半衰期为 24h，对 COX-2 的抑制作用比对 COX-1 的抑制作用强 3～5 倍，因此也可看作是 COX-2 的选择性抑制剂。由于药物不刺激消化道，无肝肠循环，并且以 COX-2 抑制作用为主，故对消化道刺激小，消化系统安全性高，几乎不影响血小板功能。

（二）适应证

用于骨性关节炎、类风湿性关节炎、强直性脊柱炎、幼年类风湿性关节炎、软组织损伤，以及一些急性疼痛性疾病如术后疼痛、痛经和牙痛等。

（三）不良反应

1. 胃肠道　恶心、呕吐、消化不良、腹泻、腹痛和便秘发生率约为 1%～3%，上消化道出血发生率约为 0.7%。

2. 神经系统　表现有头痛、头晕、耳鸣、多汗、失眠、嗜睡、紧张和多梦，发生率小于 1.5%。

3. 皮肤　皮疹和瘙痒发生率约为 2.1%，水肿发生率约为 1.1%。

4. 其他　少见或偶见的不良反应有黄疸、肝功能异常、焦虑、抑郁、感觉异常、震颤、呼吸困难、哮喘、过敏性肺炎、蛋白尿及血尿等。

（四）注意事项

1. 具有消化性溃疡病史的患者服用本品时，应对其症状的复发情况进行定期检查。

2. 肾功能不全者（肌酐清除率少于 30ml/min）应减少剂量或禁用。

3. 有心力衰竭、水肿或有高血压者应慎用本品，心脏病患者服用可能致四肢水肿。

4. 用餐中服用本品的吸收率可增加，应在餐后或晚间服药。

5. 可能引起对日光的异常敏感。

6. 本品每日服用量超过 2g 时，腹泻发生率增加。

（五）禁忌证

1. 活动性消化性溃疡或出血，严重肝功能异常，对本品及其他 NSAIDs 过敏者禁用。

2. 妊娠期妇女在妊娠后 3 个月及哺乳期不主张使用本品。

3. 儿童不推荐使用。

4. 老年人使用本品时应维持最低有效剂量。

（六）药物相互作用

1. 与氢氧化铝凝胶、阿司匹林或对乙酰氨基酚合用不影响本品的吸收率，但通常不主张同时使用两种或多种 NSAIDs。

2. 在健康志愿者中本品与抗凝剂华法林间无相互作用，但尚无在患者中合并应用这两种药物的资料。

3. 本品与乙酰类抗惊厥药及磺脲类降血糖药合用时应适当减少剂量。

4. 增加环孢素、甲氨蝶呤的肾毒性。

5. 增加苯妥英钠、锂盐的血药浓度。

(七)用法与用量

口服。成人常用量:每次 1.0g,1 次 /d。每日最大量为 2g,分 2 次服。体重不足 50kg 的成人可从 0.5g/d 起始,逐渐上调至有效剂量。

十一、酮咯酸氨丁三醇

(一)药物概述

酮咯酸氨丁三醇(ketorolac tromethamine)由美国 Syntex 公司开发,1990 年首先在意大利上市,是美国批准的第一个注射和口服兼具的非甾体类药物,也是国际上使用量最大的 NSAIDs 之一。酮咯酸是吡咯烷酸衍生物,氨丁三醇可促进酮咯酸的溶解,其作用机制如其他 NSAIDs,一般认为其可非选择性抑制花生四烯酸代谢中的 COX,减少 PG 生成,故有解热、镇痛、抗炎和抗风湿效果,临床使用中主要作为镇痛药物。酮咯酸氨丁三醇是外消旋混合物,S- 形式具有镇痛活性。口服给药吸收良好,吸收率可达 100%,但高脂食物会影响本品的吸收,使其血浆浓度降低,并使达峰浓度时间推迟约 1h,制酸剂不影响药物吸收。血浆蛋白结合率高,在治疗浓度可达 99%,单剂量给药后,最大分布容积(V_β)为 13L。酮咯酸氨丁三醇主要在肝脏中代谢,主要经肾脏排泄,大约给药剂量 92% 的药物经尿液排出,其中 40% 为代谢物,60% 为原型,还有大约给药剂量 6% 的药物自粪便中排出。$t_{1/2}$ 为 5～6h。镇痛起效时间:静脉注射,< 1min;肌内注射,< 10min;口服,< 1h。三种给药途径,镇痛作用持续时间均为 3～7h。口服酮咯酸氨丁三醇的镇痛效能为吲哚美辛的 3～6 倍,萘普生的 25～50 倍,阿司匹林的 180～350 倍,氟比洛芬酯的 1.5～2 倍。有研究认为静脉注射 30mg 酮咯酸的镇痛效果介于 6～12mg 吗啡之间,相当于 1 000mg 对乙酰氨基酚、700mg 对乙酰氨基酚＋3mg 吗啡。

(二)适应证

本品适用于需要阿片水平镇痛药的急性中重度疼痛的短期治疗,通常用于手术后镇痛,不适用于轻度或慢性疼痛的治疗。

(三)不良反应

与其他 NSAIDs 相似,酮咯酸氨丁三醇的不良反应以胃肠道不良反应最为常见。对约 10 000 名使用本药的患者进行上市后非随机跟踪,结果表明其存在胃肠道严重出血的风险、程度与给药剂量、患者年龄及用药时间相关。至于酮咯酸是否存在导致患者术后出血增加的风险,多个大型临床试验显示酮咯酸出血相关事件比较轻微,但使用时要加以注意。

(四)禁忌证

1. 活动性消化性溃疡、近期出现过胃肠道出血或穿孔的患者或有消化性溃疡或胃肠道出血病史的患者禁用本品。

2. 肾功能损伤及血容量不足引起肾功能衰竭的患者禁用本品。

3. 临产、分娩妇女及哺乳期妇女禁用本品。

4. 有酮咯酸氨丁三醇过敏史及对阿司匹林或其他非甾体抗炎药过敏的患者禁用本品。

5. 本品禁用于大型手术前的预防镇痛或手术中镇痛,及需紧急止血的手术中,因为有增加出血的危险性。

6. 本品可抑制血小板功能,疑有或确诊有脑血管出血,有出血倾向、止血不完全和高危的出血患者禁用本品。

7．由于非甾体抗炎药产生的严重副作用有累积的可能性，故本品禁与 5- 氨基水杨酸或其他非甾体抗炎药合用。

8．本品禁与硫酸吗啡、盐酸哌替啶、盐酸异丙嗪或安泰乐于小容器（如注射器）内混合，否则会导致酮咯酸析出。

9．本品禁与丙磺舒合用。

10．重度心力衰竭患者禁用。

（五）用法与用量

使用酮咯酸治疗时，成人静脉或肌内注射连续使用治疗期一般不超过 5d，口服连续给药一般不超过 14d。成人每天最大剂量 120mg/d，对于 65 岁或以上、体重低于 50kg 患者剂量需要减半，最大剂量不超过 60mg/d。对于小儿（2～16 岁）仅以静脉注射 / 肌内注射方式单次给药，剂量应适当调整。

十二、其他

（一）依托度酸

1．药物概述　依托度酸（etodolac）属于吡喃糖羧酸家族非甾体抗炎药物。依托度酸结构中存在一不对称中心，通常以消旋体混合物（50∶50）给药，口服给药吸收良好，没有明显的首关效应，全身生物利用度达 80% 或以上。99% 以上的依托度酸与血浆蛋白结合，游离部分少于 1%。$t_{1/2}$ 为（7.3±4.0）h。依托度酸经肝脏代谢，16% 的给药剂量经粪便排泄。通常不根据体重决定给药剂量，但在推荐剂量下个体间血药浓度的差异显著，尤其在有胃肠道病变或服用影响 GI 吸收、降低蛋白结合率、损害肝肾功能的药物者中。有研究表明，依托度酸具有抗肿瘤活性，诱导膀胱癌细胞 E-cadherin 表达，对膀胱癌的临床治疗和预防有一定的临床应用价值。

2．适应证　骨关节炎（退行性关节病变）、类风湿关节和肌腱炎等，本品可用于以上疾病急性发作或长期治疗，亦可用于术后镇痛等。

3．用法与用量　服用依托度酸的剂量应个体化，以保证最佳的疗效和耐受性。

（1）镇痛：急性疼痛的推荐剂量为 200～400mg，每 8h 给药 1 次，每日最大剂量不超过 1.2g。

（2）慢性疾病：依托度酸治疗慢性疾病（如骨关节炎、类风湿关节炎）的推荐剂量为每日 0.4～1.2g，分次口服，每日最大剂量不超过 1.2g。

4．不良反应

（1）全身症状：腹痛、乏力、不适、寒战、发热。

（2）特殊感觉：视物模糊、畏光、短暂性视觉障碍、耳鸣。

（3）消化系统：消化不良、便秘、腹泻、腹胀、胃炎、黑便、恶心、呕吐、畏食、口干、十二指肠炎、肝酶升高、结肠炎、嗳气、肝功能衰竭、肝炎（包括瘀胆性肝炎）、肠溃疡、黄疸（包括瘀胆）、胰腺炎、伴或不伴出血穿孔的消化性溃疡、口炎（包括溃疡性口炎）、口渴。

（4）血液及淋巴系统：粒细胞缺乏、全血细胞减少、血小板减少、贫血、出血时间延长、瘀斑。

（5）神经系统：焦虑、抑郁、头晕、失眠、嗜睡。

（6）呼吸系统：哮喘。

（7）皮肤及附属器：血管性水肿、皮肤血管炎所致紫癜、多形红斑、Stevens-Johnson 综合征、多汗、荨麻疹、水疱样皮疹。

（8）泌尿生殖系统：肾小球肾炎、肾盂肾炎、肾功能衰竭、肾乳头状坏死。

5. 注意事项

（1）一部分服用依托度酸的患者会出现液体潴留和水肿。

（2）老年人服用无须调整剂量，但应谨慎。妊娠期及哺乳期妇女，应当慎用。不推荐儿童用药。

（3）尽管严重的肝损害少见，但是当肝功持续异常或恶化，临床症状或体征提示肝病进展或出现全身性症状（如嗜酸细胞增多、皮疹等）时，应当停用依托度酸。

（4）依托洛克与急性胰腺炎之间可能存在相关性。

6. 禁忌证

（1）存在活动期消化性溃疡或应用另一种 NSAIDs 出现有关的胃肠道溃疡或出血史者禁用。

（2）不同 NSAIDs 之间可能存在交叉反应，因此在阿司匹林或其他 NSAIDs 治疗期间出现哮喘、鼻炎、荨麻疹或其他过敏反应者禁用。

（3）对本品过敏者禁用。

7. 药物相互作用

（1）临床不推荐与阿司匹林合用。

（2）与华法林合用使凝血酶原时间延长，因此应当慎用。

（3）依托度酸与苯妥英钠之间无明显的药动学相互作用。

（4）依托度酸与格列本脲合用时，药动学与药效学均无明显改变。

（5）依托度酸与呋塞米、氢氯噻嗪之间无明显的药动学相互作用，依托度酸也不会减弱利尿剂的利尿效果。

（6）依托度酸与甲氨蝶呤之间无明显的药动学相互作用。

（7）依托度酸因抑制前列腺素的合成，使肾脏对环孢素、地高辛和锂剂的清除发生改变，药物浓度增高，毒性增加。

（二）奥沙普秦

1. 药物概述　奥沙普秦（oxaprozin）对消化道损伤作用轻微，而且药效持久。在小鼠醋酸血管通透性和角叉菜胶致小鼠足肿胀的实验中，抗炎作用较阿司匹林及布洛芬作用强。在小鼠醋酸、苯醌和乙酰胆碱扭体实验中，镇痛作用约比布洛芬、保泰松和阿司匹林强 2～9 倍。在大鼠酵母致热实验中，本品的解热作用与阿司匹林相近。

口服后吸收良好，成人每次口服 0.4g，血药浓度约在 3～4h 达峰，$t_{1/2}$ 约为 50h。0.4g/d 或分 2 次口服连续 10d，血药浓度在 4～6d 达稳态。血浆量的结合率达 98%。血药浓度与服药方式无关，饭前饭后无影响。蛋白结合率高达 99.5%。主要以原型及其代谢产物经肾脏排泄，主要代谢物是奥沙普秦葡糖醛酸脂和奥沙普秦苯环的羟基化物。本品的药效较持久。奥沙普秦前药或许是一种更安全的口服 NSAIDs 而不会引起溃疡。

2. 适应证　适用于风湿性关节炎、类风湿性关节炎、强直性脊柱炎、肩关节周围炎、颈肩腕综合征、痛风及外伤和手术后抗炎镇痛。

3. 不良反应和注意事项　本品不良反应发生率低且症状轻微，绝大多数患者可以耐受。主要为消化道症状，包括胃痛、胃不适、食欲缺乏、恶心、腹泻、便秘、口渴和口炎，发生率约为 3%～5%，大多不需停药或给予对症药物即可耐受。

少见的不良反应为头晕、头痛、困倦、耳鸣和抽搐，及一过性肝功能异常。长期服用发现异常时，应采取减量或停药等适当措施。有消化道溃疡、出血病史患者慎用。长期服用者有肝肾功能、血象异常则应停药观察。与口服抗凝剂并用时应慎重。

4. 禁忌证　消化性溃疡、严重肝肾疾病患者，对其他 NSAIDs 过敏患者，血液病患者，小儿及妊娠期、哺乳期妇女禁用。

5. 药物相互作用

（1）阿司匹林：本品与阿司匹林合用可能增加阿司匹林的毒性，因本品可置换与血浆蛋白结合的水杨酸盐。

（2）地高辛：在老年人及肾功能下降者中将降低地高辛的清除率使该药血药浓度增高而增加其毒性。

（3）甲氨蝶呤：大剂量用于治疗肿瘤时，影响甲氨蝶呤的排出，使甲氨蝶呤血药浓度增高而致中毒。

（4）降压药：影响降压药（血管紧张素转换酶抑制剂和 β 受体拮抗剂）的降压效果。

（5）利尿药：降低利尿药利尿及排钠效果。

（6）苯妥英钠、锂剂：增加苯妥英钠、锂剂的血药浓度。

6. 用法与用量　口服。每日 1 次或 2 次，200mg/d 或 400mg/d，连续用药 1w 以上或遵医嘱，最大剂量 600mg/d。

（三）甲芬那酸

1. 药物概述　甲芬那酸（mefenamic acid）口服 1g 后血药浓度 2～4h 达高峰，峰值为 10μg/ml。口服 4 次 /d，2d 可达稳态（血浆浓度为 20μg/ml）。由肝脏生物转化，$t_{1/2}$ 为 2h。其中 67% 由肾脏排出，25% 由胆汁和粪便排出。

2. 适应证　用于轻度及中等度疼痛，如牙科、产科或矫形科手术后的疼痛，以及软组织损伤性疼痛及骨骼、关节疼痛。此外，还用于痛经、血管性头痛及癌性疼痛等。

3. 不良反应和注意事项　胃肠道反应较常见，如腹部不适、胃烧灼感、食欲下降、恶心、腹痛、腹泻、消化不良。严重者可引起消化性溃疡。可见精神抑郁、头晕、头痛、易激惹、视物模糊、多汗、气短、睡眠困难等，过敏性皮疹少见。对阿司匹林或其他 NSAIDs 过敏者对本品可有交叉过敏反应。对阿司匹林过敏的哮喘患者，本品也可引起支气管痉挛。

本品宜于饭后或与食物同服以减少对胃肠道的刺激。本品不宜长期应用，一般每次用药疗程不应超过 7 日。用药期间一旦出现腹泻及皮疹，应及时停药。妊娠期及哺乳期妇女不宜应用。尚无 14 岁以下儿童的安全性和疗效的临床资料。老年人易引起毒副反应，开始用量宜小。

4. 禁忌证

（1）对本品及其他 NSAIDs 过敏者禁用。

（2）炎性肠病患者禁用。

（3）活动性消化性溃疡患者禁用。

5. 药物相互作用

（1）饮酒或与其他 NSAIDs 同用时增加胃肠道副作用，并有致溃疡的危险。

（2）长期与对乙酸氨基酚同用时可增加对肾脏的毒副作用。

（3）与阿司匹林或其他水杨酸类药物合用时，药效不增强，而胃肠道不良反应及出血倾向发生率增高。

（4）与肝素、双香豆素等抗凝药及血小板聚集抑制药同用时有增加出血的风险。

（5）与呋塞米同用时，后者的排钠和降压作用减弱。

（6）与维拉帕米、硝苯地平同用时，本品的血药浓度增高。

（7）可增强口服降糖药的作用。

（8）可增高地高辛的血药浓度，合用时须注意调整地高辛的剂量。

（9）丙磺舒可降低本品的排泄，增加血药浓度，从而增加毒性，故同用时宜减少本品剂量。

（10）可降低甲氨蝶呤的排泄，增高其血浓度，甚至可达中毒水平，故本品不应与中等或大剂量甲氨蝶呤同用。

6. 用法与用量　口服。成人常用量：镇痛或治疗痛经，开始 0.5g，继用 0.25g，每 6h 1 次，1 个疗程用药不超过 7 日。

（四）尼美舒利

1. 药物概述　尼美舒利（nimesulide）的作用机制主要与抑制前列腺素的合成、白细胞的介质释放和多形核白细胞的氧化反应有关。尼美舒利通过口服吸收，服药后 1～2h 达到最大血药浓度，$t_{1/2}$ 为 3～5h，6～8h 仍能持续作用。绝大部分（除 1%～3% 以原型经尿排泄外）代谢成多种产物，这些产物主要经尿（约 70%）和粪便（约 20%）排泄。

2. 适应证　用于慢性关节炎症（如类风湿性关节炎和骨关节炎等）、手术和急性创伤后的疼痛和炎症、耳鼻咽部炎症引起的疼痛、痛经、上呼吸道感染引起的发热等症状的治疗。

3. 不良反应和注意事项　主要有胃灼热、恶心、胃痛、药物性肝损害等，但症状轻微、短暂，很少需要中断治疗。极少情况下，患者出现过敏性皮疹。另需注意到本品同其他 NSAIDs 一样可能产生头晕、嗜睡、消化性溃疡或肠道出血以及 Stevens-Johnson 综合征等。

本品可与阿司匹林或其他 NSAIDs 发生交叉过敏反应。

有出血性疾病、胃肠道疾病、接受抗凝治疗或使用抗血小板聚集药物的患者应慎用。本品通过肾脏排泄，如有肾功能不全，应根据内生肌肝清除率相应调整用药剂量。在服用本品之后，如出现视力下降应停止用药，进行眼科检查。不推荐妊娠期及哺乳期妇女应用。儿童的安全性尚未确定，故不推荐用于儿童。老年患者因肾功能减退，用量应严格遵照医嘱，医师可根据情况适当减少用药剂量。

4. 禁忌证

（1）对本品或其他 NSAIDs 过敏者禁用。

（2）胃肠道出血或消化性溃疡活动期患者禁用。

（3）严重肝、肾功能不全患者禁用。

5. 用法与用量　口服。成人，每次 0.05～0.1g，2 次 /d，餐后服用，按病情的轻重和患者的需要，可以增加到每次 0.2g，2 次 /d。

儿童常用剂量为 5mg/（kg•d），分 2～3 次服用。

老年患者的服药量应严格遵照医师的规定。医师可以根据情况适当减少剂量。

（田　婕　刘　艳）

第三节　COX-2 选择性的非甾体抗炎药

自从 1991 年发现 COX-2（环氧化酶 -2）以来，就开始研制避免上消化道不良反应（基于 COX-1 抑制作用），而保留抗炎作用（基于 COX-2 抑制作用）的非甾体抗炎药。第一代

COX-2 选择性的非甾体抗炎药于 20 世纪末期开始面世,被命名为昔布类(coxibs)。第一批面世的昔布类有罗非昔布(rofecoxib)和塞来昔布。罗非昔布于 1999 年被美国 FDA 通过用于治疗急性疼痛和骨关节炎引起的疼痛。默克公司继而又获得 FDA 批准用于风湿性关节炎和偏头痛的治疗。然而在 2004 年 9 月,由于被认为存在心血管事件风险性增加的原因,默克公司就从全球撤回了罗非昔布。现在美国市场上仅存塞来昔布这一口服 COX-2 选择性的非甾体抗炎药。而在其他全球市场上,还存在依托考昔、帕瑞昔布以及由我国恒瑞医药研制的艾瑞昔布。几乎所有的 NSAIDs 对 18 岁以下儿童和青少年的慢性疼痛都没有有效的评估,因此在这部分患者身上要格外小心。

一、塞来昔布

(一)药物概述

塞来昔布(celecoxib)是第一批获美国 FDA 批准的选择性 COX-2 抑制剂。炎症刺激诱导 COX-2 生成,从而导致炎性前列腺素类物质的合成和聚积,尤其是前列腺素 E_2,可引起炎症、水肿和疼痛。而塞来昔布可通过抑制 COX-2 阻止炎性前列腺素类物质的产生,达到抗炎、镇痛及退热作用。体外及体内试验表明,塞来西布与基础表达的 COX-1 的亲和力极弱,临床人全血测定显示,塞来昔布对 COX-2 的选择度为 8～30。治疗剂量的塞来昔布不影响由 COX-1 激活的前列腺素类物质的合成,因此不干扰组织中与 COX-1 相关的正常生理过程,尤其在胃、肠、血小板和肾等组织中。

空腹给药吸收良好、迅速,约 2～3h 达到血浆峰浓度,胶囊口服后的生物利用度为口服混悬液后生物利用度的 99%(混悬液为口服利用的最佳剂型)。进食(尤其是高脂食物)可延迟塞来昔布的吸收,达峰时间(t_{max})延至 4h,生物利用度增加约 20%。塞来昔布的血浆蛋白结合率与浓度无关,在治疗血浆浓度时,血浆蛋白结合率约为 97%。塞来昔布在组织中广泛分布,连续给药 5d 内达到其稳态分布容积均值,约为 500L/70kg。塞来昔布可通过血脑屏障。在肝脏内经羟化、氧化和葡糖醛酸化进行代谢。清除主要通过肝脏进行,代谢形成无活性的代谢产物,少于 1% 的药物以原型从尿中排出。多剂服药后消除半衰期为 8～12h,清除率约为 500ml/min。在大于 65 岁的人群中,塞来昔布的峰浓度(C_{max})和血药浓度 - 时间曲线下面积(AUC)均增加 1.5～2 倍。这种增加主要与体重相关(而非与年龄相关)。在低体重患者中,塞来昔布的血药浓度较高,因此在平均体重较年轻人群低的老年人群中,塞来昔布的血药浓度较高。在老年女性中,塞来昔布的血药浓度与老年男性相比有轻度增高的趋势。

(二)适应证

1. 抗炎　主要用于关节炎的治疗,尤其是骨关节炎和类风湿性关节炎。骨关节炎的治疗:骨关节炎是一种以关节软骨退变为主要病理特征、疼痛和功能障碍为主要症状的临床常见病。塞来昔布口服 100mg,每日 2 次,口服后 3h 可达最高血药浓度,服药后可迅速缓解骨关节炎患者的关节疼痛和僵硬症状。尤其对膝关节骨关节炎,起效迅速,疗效持久,能迅速改善膝关节的功能状态。类风湿性关节炎:类风湿关节炎以关节局部充血、肿胀和疼痛为主要症状。而塞来昔布口服后,可使患者的关节触痛、疼痛和其他体症得到明显缓解。自 1999 年 2 月美国上市后已在数百万例的关节炎患者中得到应用和验证。

2. 镇痛　COX-2 是在内外源性损伤刺激诱导炎症后免疫细胞产生的,该酶诱导产生的蛋白酶、前列腺素、氧自由基等共同产生炎症并引起疼痛。因此,塞来昔布也用于骨关节炎和风湿性关节炎以外的疼痛镇痛，如头痛、牙痛、创伤后疼痛，下背部急性疼痛、癌痛等。而且越来越多的研究表明，塞来昔布不但对于全膝关节置换术（TKA）、脊柱融合术等大型手术的镇痛效果显著，而且对门诊手术（包括长骨骨折复位及内固定术、截骨术、椎板切除术、前交叉韧带修复术及拇囊炎切除术等）、牙科手术、耳鼻喉手术、甲状腺手术、子宫切除手术、隆胸术以及治疗前列腺术后膀胱痉挛性疼痛等都有很好的镇痛效果。除此之外，塞来昔布在治疗各种急性扭伤、肩腱炎、原发性痛经等方面也都显示出确切疗效。塞来昔布对脊柱融合术后急性疼痛和慢性供体部位镇痛的疗效研究表明塞来昔布能明显降低术后急性疼痛和明显降低阿片类药物用量。另一项塞来昔布在外科关节镜手术中镇痛作用的疗效研究显示，塞来昔布联合阿片类药物，镇痛效果优于单用阿片类药物。

3. 新用途　越来越多的研究表明，塞来昔布对肿瘤有预防和治疗作用。由于 COX-2 抑制剂对家族性腺瘤息肉病（familial adenomatous polyposis，FAP）的疗效确切，美国 FDA 在 2000 年已批准塞来昔布可用于 FAP 患者的治疗。

（三）不良反应和注意事项

1. 不良反应　主要包括：长期使用塞来昔布可能引起严重心血管血栓性不良事件，心肌梗死和卒中的风险增加，其风险可能是致命的；可导致新发高血压或使已有的高血压加重，高血压患者应慎用；可能会出现液体潴留和水肿；塞来昔布引起消化性溃疡和出血的风险虽比其他非甾体抗炎药小，但可能性甚至穿孔的可能性仍存在，其他不良反应包括头痛、上呼吸道感染、消化不良、腹泻、腹痛、鼻窦炎、腰痛、失眠、咽炎、胃肠胀气、皮疹、周围水肿和头晕等。

2. 禁忌证　塞来昔布禁用于已知对磺胺过敏者；服用阿司匹林或其他非甾体抗炎药后诱发哮喘、荨麻疹或过敏反应的患者；已有非甾体抗炎药诱发的严重的（极少是致命的）过敏反应的患者；冠状动脉搭桥手术（coronary artery bypass grafting，CABG）围手术期患者；有活动性消化性溃疡/出血的患者以及重度心力衰竭患者等。

3. 注意事项　出现药物过量应采取支持疗法，血液透析不能有效清除过量药物。疑有 CYP2C9 代谢不良者，塞来昔布的血药浓度可能升高而致毒性反应，应慎用。塞来昔布可能与其他非甾体抗炎药或磺胺类药物存在交叉过敏反应，应予注意。应考虑塞来昔布对肾的直接损伤和间接影响（即前列腺素维持肾血流灌注的失代偿）。特别处于这种风险中的患者包括心衰、肝肾功能不全或脱水，或接受利尿剂或 ACEI 的患者以及老年患者。塞来昔布还可能导致类过敏样反应在内的敏感反应，可能致死，如有可察觉的迹象，应立即停药，及时进行救治。

（四）药物相互作用

酶抑制剂如氟康唑等可能使塞来昔布的血药浓度升高；反之，酶诱导剂如巴比土酸盐或利福平等可能使塞来昔布的血药浓度降低；被 CYP2D6 代谢的药物如恩卡尼可能与塞来昔布存在潜在的药动学相互作用；塞来昔布与锂存在药动学相互作用；合用华法林可能引起出血；抗酸剂（如铝剂和镁剂）能使塞来西布的吸收降低 10%，但并不影响其临床作用。

（五）用法与用量

骨关节炎和类风湿性关节炎剂量为 100mg，每日 2 次；急性疼痛的推荐剂量为第 1 日首剂 400mg，必要时，可再服 200mg，随后根据需要，每日 2 次，每次 200mg；结肠腺瘤的剂量可达到每日 400～800mg。

二、依托考昔

（一）药物概述

依托考昔（etoricoxib）对 COX-2 的选择性较罗非昔布、伐地昔布和塞来昔布都要高。它也是默克公司研制的，于 2002 年首先在英国获批上市，随后上市的国家和地区包括欧盟、亚太、澳大利亚和拉丁美洲等，截至 2013 年年底，已在全球除美国外 97 个国家获批上市，广泛应用于骨关节炎、类风湿关节炎、强直性脊柱炎、慢性下腰背疼痛、急性痛风性关节炎、原发性痛经和术后疼痛等多个疾病的治疗。依托考昔在我国台湾和香港地区也均已上市，2008 年在中国大陆上市，批准的适应证是急性痛风性关节炎和骨关节炎，2014 年下半年获批原发性痛经适应证。依托考昔也是目前国内唯一获批用于急性痛风性关节炎治疗的 COX-2 抑制剂。依托考昔具有独特的化学结构即甲磺酰基，这个基团的引入不仅增加了药物对 COX-2 的选择性，而且，不会产生和磺胺类药物的交叉过敏反应。依托考昔的血药浓度达峰时间为 1h，半衰期为 22h，起效时间和药物持续作用时间都优于目前国内临床常用的其他非甾体抗炎药，1 次（片）/d，患者服用方便。

（二）适应证

1. 抗炎　主要用于治疗骨关节炎、急性痛风性关节炎、强直性脊柱炎、类风湿关节炎、慢性腰背痛等。中国台湾对于一组高龄（79～96 岁）的骨关节炎患者研究显示，依托考昔对于缓解疼痛、关节功能恢复、生活质量和治疗满意度都显著提高而没有增加不良反应。治疗急性痛风性关节炎，依托考昔 120mg，每日 1 次可快速、有效缓解疼痛，与治疗痛风性关节炎的"金标准"药物吲哚美辛 50mg，每日 3 次相比同样有效，且依托考昔耐受性更好，药物相关不良事件发生率较吲哚美辛更低。治疗强直性脊柱炎，依托考昔 90mg，每日 1 次或 120mg，每日 1 次与萘普生 500mg，每日 2 次疗效相似，但依托考昔在改善夜间痛、炎症、功能和灵活性等方面效果更显著。

2. 镇痛　可用于牙科术后疼痛、甲状腺术后疼痛控制以及原发性痛经等。

（三）不良反应和注意事项

1. 依托考昔禁用于缺血性心脏病和卒中患者，有心脏病危险因素的患者使用时须谨慎。其他不良反应可参考塞来昔布。

2. 注意事项　应尽可能缩短用药时间和使用每日最低有效剂量，定期评估患者症状的缓解情况和患者对治疗的反应；伴有明显的心血管事件危险因素（如高血压、高血脂、糖尿病、吸烟）或末梢动脉病的患者须慎用。尤其要密切注意血压监测；由于不能抑制血小板凝集，所以不能停止抗血小板治疗；对晚期肾脏疾病患者，不推荐用本品治疗。肌酐清除率＜30ml/min 的患者应用本品的临床经验非常有限；在肾脏灌注受损时，使用依托考昔可导致前列腺素生成减少，继而使肾血流量减少，从而损害肾功能。对这种反应敏感的患者包括已患有明显肾功能不全、失代偿性心衰或肝硬化的患者；在服用本品每日 60mg 和 90mg 长达 1 年，如果肝功能持续异常（正常上限的 3 倍）时，应停药；对既往曾因水杨酸盐或非选择性环氧化酶抑制剂而导致急性哮喘发作、荨麻疹或鼻炎的患者，应慎用。

（四）药物相互作用

长期使用华法林治疗稳定的患者，应用每日 120mg 剂量时凝血酶原时间、国际标准化比率（international normalized ratio，INR）约增高 13%。对接受华法林或类似药物治疗的患者，开始用依托考昔治疗或改变治疗方案时，应当监测 INR 值，尤其是在初始的几日；利福平是肝代谢的强诱导剂，与之合用可使本品血浆 AUC 降低 65%；可以降低利尿剂、血管紧张素转换酶抑制剂和血管紧张素Ⅱ拮抗剂的降压效应；可能升高锂盐的血浆水平；与小剂量阿司匹林合用时，胃肠道溃疡或其他并发症发生率比单独使用本品增加；连续 21 日同时应用本品 60mg 及含有 35μg 的炔雌醇（ethinylestradiol，EE）和 0.5～1mg 的炔诺酮口服避孕药，可使 EE 稳定状态下的 $AUC_{0\sim24h}$ 增加 37%；本品 120mg 及同样的口服避孕药同时或间隔 12h 服用，可使 EE 稳定状态下的 $AUC_{0\sim24h}$ 增加 50%～60%；在选择合适的口服避孕药与本品同时服用时，需考虑到炔雌醇浓度的升高，该浓度的升高会增加口服避孕药相关不良事件（如女性发生静脉血栓性栓塞的危险）的发生率。

（五）用法与用量

骨关节炎的推荐剂量为 30mg，每日 1 次。急性痛风性关节炎的推荐剂量为 120mg，每日 1 次，120mg 只适用于症状急性发作期，最长使用 8 日。

三、帕瑞昔布

（一）药物概述

一直以来人们都以非选择性 COX 抑制剂酮咯酸定位为治疗手术后疼痛的标准非甾体抗炎药。但酮咯酸有严重胃肠道不良反应，并影响肾功能，且其抗血小板聚集作用增加了伤口出血的危险，为此法玛西亚公司（后被辉瑞合并）开发了非肠道给药的特异性 COX-2 抑制剂帕瑞昔布（parecoxib）并于 2002 年在欧洲获准上市。帕瑞昔布作为第一种昔布类针剂主要应用于术后急性疼痛、不能口服患者的治疗，很好地填补了塞来昔布等口服昔布类药物在治疗术后急性疼痛的不足，更方便和丰富了多模式预防镇痛。

帕瑞昔布静脉注射后迅速被肝酯酶水解为活性代谢物——伐地昔布，因此其血浆半衰期较短，为 0.3～0.7h。帕瑞昔布静脉注射与肌内注射相比，血浆中伐地昔布峰浓度（C_{max}）更高，达峰时间（t_{max}）更短，两种给药途径 t_{max} 分别为 0.5h 和 1.5h。伐地昔布血浆 AUC 和 C_{max} 与剂量成正比，并与镇痛作用起效和持续时间相关，帕瑞昔布进一步的代谢途径与伐地昔布相同。伐地昔布口服后吸收迅速，人体口服吸收的绝对生物利用度为 83%，蛋白结合率约为 98%，消除半衰期为 8～11h。它主要由肝 P450 同工酶 CYP3A4 代谢，其活性代谢产物 SC-66905 也是一种高选择性 COX-2 抑制剂，其血浆浓度约为伐地昔布的 10%。代谢物与 N- 葡糖苷酸结合后由尿排泄，尿中原型药物 <5%。老年人和肝功能损伤的患者，伐地昔布血药浓度升高，应引起注意并降低剂量。但肾功能损伤对该药的消除无影响。

（二）适应证

主要用于术后急性疼痛的治疗，能降低术后疼痛评分，减少吗啡等麻醉性镇痛药物的用量，减少阿片类药物相关的副作用，提高患者满意率。

（三）不良反应和注意事项

帕瑞昔布的不良反应和上述两种药物相似。由于应用帕瑞昔布超过 3 日的临床经验有限，建议临床连续使用不超过 3 日。

（四）药物相互作用

同时静脉注射帕瑞昔布钠 40mg 与丙泊酚（CYP2C9 底物）或咪达唑仑（CYP3A4 底物），帕瑞昔布不影响丙泊酚或咪达唑仑的药动学（代谢与暴露水平）及药效学（脑电图、精神运动性测试以及对镇静状态的唤醒）。此外，当伐地昔布与咪达唑仑合并用药时，前者对口服咪达唑仑肝脏内以及小肠内由 CYP3A4 介导的代谢过程没有临床显著影响。静脉注射帕瑞昔布钠 40mg 对静脉注射芬太尼或阿芬太尼（CYP3A4 底物）的药动学没有显著影响。

其他药物相互作用参考上述两种药物。

（五）用法与用量

推荐剂量为 40mg，静脉注射或肌内注射给药，随后视需要间隔 6～12h 给予 20mg 或 40mg，每日总剂量不超过 80mg。疗程不超过 3 日。

四、艾瑞昔布

艾瑞昔布（imrecoxib）是由我国恒瑞医药自主研发的选择性的 COX-2 抑制剂。2011 年获准在国内上市。主要应用于骨关节炎的治疗。有研究表明在脊柱关节炎的患者中，艾瑞昔布具有和塞来昔布相当的镇痛、抗炎作用，能够改善脊柱关节炎患者的功能、提高生活质量并有可能通过减轻炎症损害进而延缓影像学进展的作用，而两种药物的不良反应相当。对于该药物的应用前景，还有待于大样本、随机、多中心的临床研究来进一步证实。

（严春燕）

第四节　非甾体抗炎药的争论和进展

非甾体抗炎药（NSAIDs）在慢性疼痛和炎症性疾病中应用广泛，比如风湿性关节炎、骨关节炎。同样，在急性疼痛如创伤、头痛、肌肉骨骼损伤、癌症以及手术以后都被大量使用。NSAIDs 治疗术后急性疼痛是安全有效的。除非有禁忌证，所有外科手术患者的多模式镇痛中都必须 24h 覆盖非甾体抗炎药。因此 NSAIDs 是一类最常应用的药物。但是应用 NSAIDs 也会带来很多问题。

一、药物滥用

随着年龄的增长，许多慢性疼痛比如骨关节炎引起的疼痛会加重。这就会导致一个棘手的问题，就是 NSAIDs 的滥用。一项流行病学调查显示英国超过 60 岁人群中有 15% 的人长期服用 NSAIDs，美国达到 10%，而瑞典超过 65 岁人群中则有 17% 的人长期服用此类药物。在瑞典的这项研究中同时发现超过 30% 的服用 NSAIDs 的患者在同时服用抗血栓药物，12% 的女性患者同时在服用选择性 5- 羟色胺再摄取抑制剂。在老年患者中，NSAIDs 介导的不良反应随着年龄的增加而增加。在老年患者中住院的主要原因之一就是应用了 NSAIDs。对 1 756 例 >65 岁的住院老年患者进行统计发现，由于 NSAIDs 的不良反应而住院的患者占到了第一位。由于一些 NSAIDs 是非处方药，因此 NSAIDs 的使用是不受控制的。在荷兰，一项超过 10 年的调查研究显示 10% 的 NSAIDs 是用在有肾脏、胃肠道和心血管风险的患者身上的，其中 6.8% 的患者有高风险的心血管事件可能。澳大利亚的一项研究显示 NSAIDs 应用人群中分别有 16%、15.9% 和 20% 的人有高血压、肾脏疾病和心血管疾病。低剂量非处方的 NSAIDs 并不会加重胃肠道出血和肾脏功能不全的风险。但在实际生活中，胃肠道出血普遍发生在应用 NSAIDs 的患者中，因为实际应用和临床研究完全不是一回事，实际上长时间大剂量应用并且没有合并胃保护剂（质子泵抑制剂）的患者比比皆是。NSAIDs 的随意应用发生在世界各地。在美国，超市就可以买到；在德国，药店可以买到；在英国，布洛芬、对乙酰氨基酚、阿司匹林可以在超市买到。除了可以随意买到的风险，大剂量、长期使用（超过 3 个月）NSAIDs 就更加多见了，而医生可能根本不了解每一个患者的服药情况。因此,对 NSAIDs 的应用以及它所带来的不良反应需要重新重视,尤其是在老年患者中的应用。

二、副作用

(一) NSAIDs 产生毒性的机制

通常副作用分为"靶向相关"和"非靶向"的作用。"靶向相关"的副作用更容易理解和预测。但是,"靶向相关"的副作用也是不可避免的,由于都是作用同一种受体或酶,想要区分作用于同一种"靶"的药物也是很难的。所以,对于所有 NSAIDs 而言,想要区分这些药的副作用就一直是争论和分析的焦点。

NSAIDs 通过抑制环氧化酶 COX-1 和 COX-2 来发生作用。COX 是 NSAIDs 的主要作用靶物质,因此环氧化酶的主要生理作用就是造成副作用的原因。环氧化酶的主要作用包括维持消化道黏膜的完整性(主要 COX-1),消化道动力、血流动力学控制和肾功能调节(主要 COX-2)。COX-1 和 COX-2 还表达在血管和肺上。

"非靶向"的副作用一般是在临床试验以及上市后发现的,可能和一个分子中的某一部分相关,可能和一类药物中的一种化合物有关。比如过敏和肝脏毒性不应该是 NSAIDs 的副作用,但是在上市以后却被报道有这方面的副作用且被撤回的药物就有氨苯酰二甲基吡咯乙酸(zomepirac)、溴芬酸(bromfenac)、异丁芬酸(ibufenac)和苯噁洛芬(benoxaprofen)。吲哚美辛则被发现在老年患者中会发生中枢神经系统的副作用包括眩晕或定向障碍而导致摔倒风险增加。这些副作用甚至都不清楚是否和 COX 抑制作用相关。以下主要介绍"靶向相关"的副作用。

(二) NSAIDs "靶向相关" 的副作用

1. 消化道　NSAIDs 黏膜屏障损害作用是最严重的副作用之一,在任何一种抑制 COX-1 的药物中都应当考虑到。据估计发生胃肠道副作用的概率可以占到长期应用 NSAIDs 人群的 30%,但如果是低剂量短期应用则胃肠道副作用的发生率则和未服药者相当。这些胃肠道的副作用有轻有重。轻的症状有"胃病样的不舒服"、胀气感、反酸、轻度疼痛以及没有食欲(尤其在老年患者中可能为唯一的症状但常导致体重急剧下降),而通过胃镜检查并没有发现任何组织结构上的损害。重的症状包括内镜下显示胃组织有病灶(溃疡、多发性小糜烂灶)伴或不伴出血、胃出血,甚至导致住院或死亡。假如有 10%～20% 服用 NSAIDs 的人群出现过任何形式的胃肠道副作用,假设 1.5%～30% 发生溃疡,那么根据 10～30 倍的比例测算,则每年会有 0.08% 的人会由于出血而导致死亡。在最近的一篇综述中,在服用 NSAIDs 至少 3 个月的患者中发现有 15%～35% 的患者出现了内镜证实的溃疡。在一项多中心、前瞻性研究中发现在 1 231 例患者中,服用 NSAIDs 的患者中有 6.14% 出现了消化道出血,而没有服用 NSAIDs 的患者中只有 0.54% 的患者出现了消化道出血。在德国的一项研究中,1 220 例长期服用 NSAIDs 的患者(>2 个月)中就有一例因为胃肠道副作用而导致死亡,这甚至比车祸发生率还高。美国的一项研究表明,在 2 000 例因为消化道溃疡住院的患者中,其中服用 NSAIDs 的患者的死亡率大约为 35%,是不服用 NSAIDs 患者的两倍。在德国,因为这一原因而死亡的患者占到了药物相关性死亡的 15%,大约为每年 20 000 例。

随着年龄的增长,由于消化性溃疡而住院的患者急剧增加。这是由于黏膜的老化、变薄,血管脆性增加,COX 表达减少,黏膜屏障萎缩。

由于 COX 的黏膜保护作用主要和 COX-1 有关,选择性的 COX-2 抑制剂被认为可以减少上消化道副作用的发生。但是最近的荟萃分析显示，这一优势并没有像想象中那么明显，事实上所有的 NSAIDs 都有引起上消化道并发症的风险只不过程度不同而已。

质子泵抑制剂（PPI）如奥美拉唑与非选择性的 NSAIDs 合用是可以有效降低 NSAIDs 引起的消化道损伤（可以减少高达 70% 的溃疡发生率），在治疗指南中是被强烈推荐的。但是值得注意的是 PPI 减轻 NSAIDs 消化道毒性反应的作用只是对内镜下没有溃疡的患者而言。对于幽门螺杆菌阳性的患者则要积极杀菌，因为 NSAIDs 和幽门螺杆菌是可以协同作用而产生副作用的。

2. 肾脏　　PGE_2 在肾脏参与肾素的释放，具有舒张肾脏血管床、降低血管阻力、增加肾脏灌注的作用。COX-1 可在血管内皮细胞中持续表达，催化产生生理需要的 PGE_2，因此以往认为 COX-1 在调节血流动力学方面起主导作用。但有研究显示，在肾脏血管、髓质间质细胞和致密斑中可检测到 COX-2 的表达。

传统 NSAIDs 抑制 COX-1 和 COX-2 的表达，进而导致 PGE_2 下降，出现水电解质失衡。选择性 COX-2 抑制剂是否较传统 NSAIDs 更有保护肾脏的优势？测试正常受试者的血压、肾钠排泄率、肌酐清除率和体重变化的结果显示，标准剂量的塞来昔布、罗非昔布、双氯芬酸或者萘普生对上述指标均无明显影响。生理状态下，前列腺素在维持基本肾功能方面不起主要作用。但在血容量不足的情况下，前列腺素通过其舒血管作用维持肾脏灌注和肾小球滤过率。COX-2 表达增多时，抑制肾小管对钠的重吸收，使排钠增多。患有肝脏疾病或充血性心力衰竭的患者服用选择性 COX-2 抑制剂导致 COX-2 表达下降，可促进肾小管对钠的重吸收，减少水钠排泄，导致肾小球滤过率下降，加重钠、钾潴留。因此，高血压和心力衰竭患者应慎用 COX-2 抑制剂。在老年患者中由于合并疾病增多，导致合并用药增多，像肾素血管紧张素抑制剂、利尿剂以及一些有肾脏损害的抗生素合并应用都可导致风险增加。在丹麦的一项研究中，在 36% 的需要肾替代治疗的终末期老年肾病患者中，在以前的 3 年中都有服用 NSAIDs 的历史。

3. 心血管系统　　对心血管系统副作用的担忧始发于 2000 年，Bombordier 等在研究罗非昔布的胃肠道安全性（VIGOR 试验）时发现该药能引起严重的心血管系统不良反应。该研究纳入 8 076 例类风湿关节炎患者，比较了服用选择性 COX-2 抑制剂罗非昔布（50mg，1/d）组和传统 NSAIDs 萘普生（500mg，2/d）组患者不良反应的发生率。结果显示，罗非昔布组患者的血栓发生率是萘普生组的 4 倍。由于罗非昔布可致严重心血管事件且发生率高，2004 年默克公司宣布将该药撤市。由此，人们也很自然地推断可能所有的 COX-2 抑制剂都有同样的心血管安全性顾虑。虽然随后的 CLASS 试验并未发现塞来昔布与传统 NSAIDs 在心血管不良反应发生率上存在差异，人们推断可能是由于塞来昔布与罗非昔布化学结构上的不同所致。在选择性 COX-2 抑制剂中，与磺酰基类 COX-2 抑制剂罗非昔布相比，磺胺类 COX-2 抑制剂塞来昔布的脂溶性更强，具有稳定细胞膜的作用。罗非昔布较强的水溶性可破坏细胞膜结构，使更多的氧自由基进入细胞内，提高氧化应激水平，使脂蛋白更易被氧化。其机制可能与磺酰基和磷脂相互作用导致磺酰基物理化学性质的改变，最终引起自由基离子的渗透性增加有关。这可能是罗非昔布能增加心血管风险的机制之一。

虽然如此，人们对 NSAIDs 的心血管副作用的担忧仍然存在，尤其是 COX-2 抑制剂。由此 2005 年美国辉瑞公司宣布将对比塞来昔布、布洛芬和萘普生在心血管高危风险患者中的安全性情况，即后来的 PERCISION 研究。2016 年 11 月 12～16 日，AHA 年会再次在美国路易斯安那州新奥尔良召开，会议发布了数个大型临床试验的最新结果，其中关于 NSAIDs

的心血管安全性问题的 PRECISION 研究受到了广泛瞩目。

PRECISION 研究是一项双盲、三重模拟、随机、多中心、3 组平行设计的研究,旨在评估塞来昔布对比布洛芬或萘普生的总体安全性。研究入选了 24 081 例合并心血管疾病或有心血管疾病高危因素,患骨关节炎(90%)或类风湿性关节炎且需要长期应用 NSAIDs 的患者,将其随机分为塞来昔布(100mg,2/d)组、布洛芬(600mg,3/d)组及萘普生(375mg,2/d)组,并可调整 NSAIDs 剂量以达到疼痛缓解的目标。为加强护胃,每位患者每日予以口服埃索美拉唑 20～40mg 进行预防。研究中 45% 的患者既往曾应用阿司匹林。研究的主要终点为满足抗血小板研究协作组(APTC)定义的复合终点(如心血管死亡、出血性死亡、非致死性心肌梗死或非致死性卒中)。参与研究的患者来自 13 个国家的 924 家中心,平均年龄为(63±9.4)岁,白种人及女性比例分别为 74.3% 和 64.1%,3 组患者的基线特征差异无统计学意义。平均随访(34.1±13.4)个月后,塞来昔布组、萘普生组和布洛芬组分别有 188 例、201例和 218 例患者达到主要终点。与布洛芬及萘普生相比,塞来昔布的主要 APTC 终点呈现非劣效性;主要不良心血管事件、心血管死亡、全因死亡发生风险差异无统计学意义;主要胃肠道事件风险和肾脏损害风险显著降低。进一步亚组分析显示,阿司匹林的应用对患者上述主要 APTC 终点无影响。

PRECISION 研究发布后的评价可谓毁誉参半,支持者认为如此大样本长周期的研究可以支持塞来昔布的安全性,也认为不该由一项临床试验的结果就否定一整类药物;反对者则认为研究的设计尚存在不足,长期服用的阿司匹林也有抑制血小板 COX-1、减少 TXA_2 产生的作用。尽管如此,临床试验的主要研究者,美国克利夫兰医学中心的 Steven Nissen 教授坚信,本研究至少强有力地挑战了萘普生心血管安全性最优的地位,因研究显示 3 种 NSAIDs 的心血管安全性无差别,且萘普生并未显示出优于其他两种药物的安全性。

而在 2004 年被默克公司撤回的罗非昔布则有可能在 14 年后重返市场。血友病患者的出血血液在关节内存留,从而出现严重疼痛。目前,许多血友病患者依赖阿片类镇痛药,虽然阿片类药物会上瘾,但是几乎所有其他的镇痛药都会增加出血的风险。可是,罗非昔布却不会增加出血风险。最近,美国 FDA 给予了罗非昔布孤儿药资格,如果重返市场,罗非昔布的前景会不会仅仅用于血友病患者身上更广阔?

我们希望未来能有更多优质的随机对照研究,为临床医生选择最利于心血管患者的 NSAIDs 提供充分的参考依据。

三、展望

对于 NSAIDs 的是是非非,从 1898 年德国拜耳药厂合成阿司匹林开始到 2018 年罗非昔布在撤回 14 年后可能重返市场一直没有停歇过,也反映出这一类药物应用广泛和受关注程度。

在应用过程中,我们要注意从患者出发,全面评估胃肠道、肾脏、心血管等各个脏器功能以及合并用药情况,个体化用药,尽量避免大剂量长期使用。尽量推荐理疗、减肥、锻炼等非药物治疗并及时评估药效和副作用情况,及时调整剂量,合理用药,避免滥用。

(严春燕)

参 考 文 献

[1] 邓小明,姚尚龙,于布为,等. 现代麻醉学. 4 版. 北京:人民卫生出版社,2016:542-567.

[2] RONALD D,MILLER. Miller's anesthesia. 8th ed. Churchill livingstone,2980-2982.

[3] FDA. FDA Drug Satety Communication: FDA strengthens warning that non-aspirin nonsteriodal anti-inflammatory drugs（NSAIDs）can cause heart attacks or strokes[J/OL].

[4] COXIB，BHALA N，EMBERSON J，et al. Vascular and upper gastrointestinal effects of nonsteriodal anti-inflammatory drugs: meta-analyses of individual participant data from radomised trials. Lancet，2013，382（9894）：769-779.

[5] LANAS A，BENITO P，ALONSO J，et al. Safe prescription recommendations for nonsteriodal anti-inflammatory drugs: consensus document ellaborated by nominated experts of three scientific associations（SER-SEC-AEG）. Reumatol Clin，2014，10（2）：68-84.

[6] LANZA F L，CHAN F K，QUIGLEY E M，et al. Guidelines for prevention of NSAID-related ulcer complications. Am J Gastroenterol，2009，104（3）：728-738.

[7] ROSTOM A，MOAYYEDI P，HUNT R，et al. Canadian consensus guidelines on long-team nonsteriodal anti-inflammatory drugs therapy and the need for gastropotection: benefits versus risks. Aliment Pharmacol Ther，2009，29（5）：481-496.

[8] 国家风湿病数据中心，中国系统性红斑狼疮研究协作组. 非甾体消炎药相关消化道溃疡与溃疡并发症的预防与治疗规范建议. 中华内科杂志，2017，56（1）：81-85.

[9] 吕田，叶海，张灿. 安全性高的非甾体抗炎药的研究进展. 中国新药杂志，2016，25（11）：1258-1265.

[10] 中华医学会运动医疗分会，外用 NSAIDs 疼痛治疗中国专家委员会. 外用非甾体抗炎药治疗肌肉骨骼系统疼痛的中国专家共识.

[11] ROBERT A H. ACCF/ACG/AHA 2008 expert consensus document on reducing the gastrointestinal risks of antiplatelet therapy and NSAID use. The American Journal of Gastroenterology，2008，103（11）：2890-2907.

[12] DA C B R，REICHENBACH S，KELLER N，et al. Effectiveness of non-steroidal anti-inflammatory drugs for the treatment of pain in knee and hip osteoarthritis: a network meta-analysis. Lancet，2017，390（10090）：e21-e33.

[13] ELZAYAT E M，ABDEL-RAHMAN A A，AHMED S M，et al. Formulation and pharmacokinetics of multi-layered matrix tablets: Biphasic delivery of diclofenac. Saudi Pharm J，2017，25（5）：688-695.

[14] GARNOCK-JONES K P. Diclofenac potassium powder for oral solution: a review of its use in patients with acute migraine. CNS Drugs，2014，28（8）：761-768.

[15] GORECKI P，RAINSFORD K D，TANEJA P，et al. Submucosal Diclofenac for Acute Postoperative Pain in Third Molar Surgery: A Randomized，Controlled Clinical Trial. J Dent Res，2018，97（4）：381-387.

[16] MAKUNTS T，COHEN I V，LEE K C，et al. Population scale retrospective analysis reveals distinctive anti-depressant and anxiolytic effects of diclofenac，ketoprofen and naproxen in patients with pain. PLoS One，2018，13（4）：e0195521.

[17] MOORE R A，DERRY S. Diclofenac potassium in acute postoperative pain and dysmenorrhoea: results from comprehensive clinical trial reports. Pain Res Manag，2018，2018：9493413.

[18] 付爽，高旋，杨雪松，等. 扶他林对类风湿性关节炎患者血清 VEGF 及 TNF-α 水平的影响及其临床疗效. 现代生物医学进展，2016，16（14）：2744-2747.

[19] 侯婷. 国内双氯芬酸钠缓释制剂的研究进展. 天津药学，2012，24（4）：55-57.

[20] 张娇. 布洛芬的临床研究进展. 中国药业，2010，19（5）：63-64.

[21] 李萍，蔡悄悄，蒋涛. 布洛芬缓释制剂研究概况. 海峡药学，2014，26（10）：17-19.

[22] 宋超，赵荣生. 布洛芬治疗早产儿动脉导管未闭的临床研究进展. 中国临床药理学杂志，2013，29（7）：554-556.

[23] 李玉锦，赵丽娜，杨庆国. 连续股神经阻滞复合氯诺昔康用于膝关节置换术后镇痛. 中国疼痛医学杂志，2012，18（7）：418-421.

[24] 陈小非，郭建荣. 氯诺昔康在围手术期的应用进展. 中国临床药理学与治疗学，2008（01）：16-20.

[25] 马超，崔喜凤，张树荣，等. 注射用氯诺昔康所致不良反应的相关因素和帕累托图分析. 中国药事，2017，31（7）：807-813.

[26] 张旭彤，黄志莲，李兴旺，等. 氟比洛芬酯超前镇痛效果的 Meta 分析. 中国临床药理学与治疗学，2011，16（9）：1006-1011.

[27] 姚志文，赵振龙，古妙宁. 氟比洛芬酯用于腹腔镜胆囊切除术超前镇痛的 Meta 分析. 中国疼痛医学杂志，2012，18（12）：729-734.

[28] 陈宏光. 氟比洛芬酯注射液的药理作用及临床应用研究进展. 世界最新医学信息文摘，2015，15（62）：24＋23.

[29] 姜西刚，卞清明，辜晓岚. 右美托咪定复合氟比洛芬酯预防全麻苏醒期躁动的临床研究. 临床麻醉学杂志，2014，30（6）：528-531.

[30] MITRA S，FLOREZ I D，TAMAYO M E，et al. Association of placebo，indomethacin，ibuprofen and acetaminophen with closure of hemodynamically significant patent ductus arteriosus in preterm infants：a systematic review and Meta-analysis. JAMA，2018，319（12）：1221-1238.

[31] IRVINE J，AFROSE A，ISLAM N. Formulation and delivery strategies of ibuprofen：challenges and opportunities. Drug Dev Ind Pharm，2018，44（2）：173-183.

[32] TSAKIRIDIS K，MPAKAS A，KESISIS G，et al. Lung inflammatory response syndrome after cardiac-operations and treatment of lornoxicam. J Thorac Dis，2014，6 Suppl 1：S78-98.

[33] HILLSTROM C，JAKOBSSON J G. Lornoxicam：pharmacology and usefulness to treat acute postoperative and musculoskeletal pain a narrative review. Expert Opin Pharmacother，2013，14（12）：1679-1694.

[34] HELMY H S，EL-SAHAR A E，SAYED R H，et al. Therapeutic effects of lornoxicam-loaded nanomicellar formula in experimental models of rheumatoid arthritis. Int J Nanomedicine，2017，12：7015-7023.

[35] JOSEPH J，B N VH，D RD. Experimental optimization of Lornoxicam liposomes for sustained topical delivery. Eur J Pharm Sci，2018，112：38-51.

[36] ZHANG L，ZHU J，XU L，et al. Efficacy and safety of flurbiprofen axetil in the prevention of pain on propofol injection：a systematic review and meta-analysis. Med Sci Monit，2014，20：995-1002.

[37] MAO Y，CAO Y，MEI B，et al. Efficacy of nalbuphine with flurbiprofen on multimodal analgesia with transverse abdominis plane block in elderly patients undergoing open gastrointestinal surgery：a randomized，controlled，double-blinded trial. Pain Res Manag，2018，2018：3637013.

[38] WAKAI A，LAWRENSON J G，LAWRENSON A L，et al. Topical non-steroidal anti-inflammatory drugs for analgesia in traumatic corneal abrasions. Cochrane Database Syst Rev，2017，5：CD009781.

[39] TAKAMI Y，EGUCHI S，TATEISHI M，et al. A randomised controlled trial of meloxicam，a COX-2 inhibitor，to prevent hepatocellular carcinoma recurrence after initial curative treatment. Hepatology International，2016，10（5）：799-806.

[40] LIAO K F，CHENG K C，LIN C L，et al. Etodolac and the risk of acute pancreatitis. Biomedicine，2017，7（1）：4.

[41] PEESA J P，ATMAKURI L R，YALAVARTHI P R，et al. Oxaprozin prodrug as safer nonsteroidal anti-inflammatory drug：Synthesis and pharmacological evaluation. Archiv Der Pharmazie，2017，351（2）：1700256.

[42] MITRA S，CARLYLE D，KODUMUDI G，et al. New advances in acute postoperative pain management.

Curr Pain Headache Re，2018，22（5）：35.

[43] ECCLESTON C，COOPER T E，FISHER E，et al. Non-steroidal anti-inflammatory drugs（NSAIDs）for chronic non-cancer pain in children and adolescents. Cochrane Database Syst Rev，2017，8：CD012537.

[44] COOPER T E，HEATHCOTE L C，ANDERSON B，et al. Non-steroidal anti-inflammatory drugs（NSAIDs）for cancer-related pain in children and adolescents. Cochrane Database Syst Rev，2017，7：CD012563.

[45] WICK E C，GRANT M C，WU C L. Postoperative multimodal analgesia pain management with nonopioid analgesics and techniques：a review. JAMA Surg，2017，152（7）：691-697.

[46] WEHLING M. Non-steroidal anti-inflammatory drug use in chronic pain conditions with special emphasis on the elderly and patients with relevant comorbidities：management and mitigation of risks and adverse effects. Eur J Clin Pharmacol，2014，70（10）：1159-1172.

[47] ENTHOVEN W T M，ROELOFS P D，KOES B W. NSAIDs for chronic low back pain. JAMA，2017，317（22）：2327-2328.

[48] ROSS J S，KRUMHOLZ H M. Bringing vioxx back to market. BMJ，2018，360：k242.

[49] BEALES I L P. Time to reappraise the therapeutic place of celecoxib. Ther Adv Chronic Dis，2018，9（5）：107-110.

[50] CLARKE R，DERRY S，MOORE R A. Single dose oral etoricoxib for acute postoperative pain in adults. Cochrane Database Syst Rev，2014（5）：CD004309.

[51] FENG X，TIAN M，ZHANG W，et al. Gastrointestinal safety of etoricoxib in osteoarthritis and rheumatoid arthritis：a meta-analysis. PLoS One，2018，13（1）：e0190798.

[52] HUANG W N，TSO T K. Etoricoxib improves osteoarthritis pain relief，joint function，and quality of life in the extreme elderly. Bosn J Basic Med Sci，2018，18（1）：87-94.

[53] 黄子津，蒋宗滨. 从塞来昔布到帕瑞昔布——特异性 COX-2 抑制剂的昨天、今天和明天. 2009 第三届全国临床疼痛学术会议暨 2009 年世界疼痛医师协会中国分会年会.

[54] 王国春. 依托考昔在骨关节炎的治疗研究进展. 中华关节外科杂志，2014，8（6）：799-802.

[55] 严旭琳，欧阳颖. 选择性环氧化酶 2 抑制剂的不良反应. 药物不良反应杂志，2012，14（2）：93-97.

[56] 邓丽珍，屠伟峰. 帕瑞昔布钠器官保护作用的研究现况. 国际麻醉学与复苏杂志，2013，34（12）：1113-1116.

[57] 高冠民，张蕾蕾，郑晓龙，等. 艾瑞昔布和塞来昔布治疗中轴型脊柱关节炎的随机平行对照研究. 中华临床免疫和变态反应杂志，2017，11（3）：269-276.

[58] 陈涵. 非甾体类抗炎药的心血管安全性新进展：PRECISION 研究. 心电与循环，2016，35（6）：459-464.

第六章 曲马多和他喷他多

第一节 曲马多的药动学和药效学

曲马多（tramadol）是一种结构与可待因及吗啡类似的中枢镇痛药，含有两种对映异构体，它们通过不同机制发挥镇痛作用。（+）-曲马多及其代谢产物（+）-O-去甲基曲马多（M1）是 μ 阿片受体（MOR）的激动剂，（+）-曲马多和（−）-曲马多分别抑制 5-羟色胺（5-HT）和去甲肾上腺素的再摄取，增强了对脊髓疼痛传导的抑制作用。两种异构体的补充和协同作用增加了镇痛作用并提高了耐受性，曲马多应归类为一种非传统性的中枢性镇痛药。

盐酸曲马多，为（$1RS, 2RS$）-2-（二甲氨基）-1-（3-甲氧苯基）环己醇盐酸盐，最早于 1962 年合成并于 1977 年在德国投放市场，后于 1994 年和 1995 年分别在英国和美国注册，其呼吸抑制、便秘和成瘾性等副作用发生率低，不属于管制药物。

一、药动学

（一）制剂的剂型规格

曲马多有多种剂型可供选择。注射剂一支含 50mg（1ml）或 100mg（2ml）曲马多，供肌内、静脉或皮下注射。速释剂型（IR）多为口服剂型，每日 4～6 次，有胶囊（50mg）、可溶性片剂（50mg 溶于 50ml 水），还有滴剂（50mg＝0.5ml＝20 滴或者分 4 次泵入）和栓剂（100mg）。缓释剂型（SR）有数种，每日只需服 2 次。缓释片剂（100mg、150mg 和 200mg）基于亲水基质系统，使得药物能够平均分布，与胃肠道消化液接触后，药物的外膜逐渐溶解形成一层缓释胶层。缓释胶囊（100mg、150mg、200mg）内有很多直径 1mm 的小药丸，包含曲马多中心核和控制药物释放的外膜。此外，双重的曲马多缓释片剂包含 25mg 即释和 75mg 缓释的剂量。

（二）吸收

口服曲马多吸收快速而且完全，滴剂和胶囊分别有 0.2h 和 0.5h 的滞后时间。口服滴剂 1.2h 内可达血药峰浓度（maximum concentration，C_{max}），胶囊则在 1.6～1.9h 达到峰值。

单次口服 100mg 后 C_{max} 约为 300μg/L。在 50～400mg 剂量范围内血浆药物浓度-时间曲线下面积（area under the curve，AUC）呈线性增加。口服单次剂量能达到几乎 100% 的吸收，生物利用度为 70%。但因有 20%～30% 的首过效应，口服多次曲马多剂量 100mg（如 4 次/d），肝脏的首过效应达到饱和，C_{max} 则比口服单次剂量高出 16%，AUC 高出 36%，故多次口服可以达到 90%～100% 的生物利用度。曲马多乙醇滴剂和非乙醇滴剂的生物利用度大致相同。高脂肪含量早餐的受试者比起禁食受试者口服 100mg 曲马多后 C_{max} 增加 17%，AUC 增加 10%。但此种食物所致生物利用度的增加并没有临床意义。

肌内注射曲马多注射剂吸收同样快速完全，肌内注射 50mg 后约在 0.75h 达到 C_{max}，为 166µg/L。肌内或静脉注射超过 30min，其全身作用具有相同生物等效性。肌内注射 100mg 曲马多 0.9～1.1h，C_{max} 为 355～369µg/L。

（三）缓释制剂

缓释片剂和胶囊每 12h 服用一次能维持稳定的血药浓度。体外实验证明在这 12h 内，缓释制剂能释放 100% 的活性成分。缓释片剂的绝对生物利用度是静脉用注射剂的 67.3%，也就是说，缓释片剂和即释胶囊几乎是等效的（90% 的置信区间为 87.7%～103.0%，平均 95.1%）。缓释片剂达峰时间（t_{max}）为（4.9±0.8）h，C_{max} 为（141.7±40.4）µg/L，而即释胶囊分别为（1.6±0.5）h 和（274.1±75.3）µg/L，两者的平均吸收时间分别为（4.70±0.90）h 和（1.09±0.56）h，这就是"缓释"的特点。

每日 2 次服用缓释片剂 48h 后的稳定阶段，与同样服用方法的即释制剂比，生物利用度为 87.4%（90% 置信区间为 81.3%～94.0%）。即释胶囊的血药浓度峰谷波动为 121% 而缓释片剂仅为 66%。缓释片剂餐后服用和禁食服用比，相对生物利用度为 105.1%（90% 置信区间为 99.0%～111.5%），波动范围为 80%～125%。摄食对缓释剂的吸收有轻微的影响，表现在稍短的 t_{max} 和稍高的 C_{max}，也就是说摄食能轻微降低"缓释"的作用。

缓释胶囊的药动学特性和缓释片剂类似。单次口服缓释胶囊 50mg、100mg、200mg 达到峰值血药浓度一半的时间分别为 12.8h、12.9h、13.0h。服药后血药浓度和服用剂量之间为直接的线性关系。与即释胶囊相比，生物利用度仅有很小的降低，而 C_{max} 明显降低，t_{max} 明显延长。摄食对口服 200mg 的缓释胶囊没有影响。在服药后的稳定阶段（服药 48h 后），每 12h 服用 100mg 的缓释胶囊与每 6h 服用 50mg 的即释胶囊生物利用度相当。到达稳定阶段后，缓释胶囊的血药浓度峰谷波动范围只有 57%，而普通胶囊为 86%。

双重的曲马多缓释片剂包含 25mg 即释和 75mg 缓释的剂量，相比于 50mg 的即释胶囊和 100mg 的缓释片剂，更能快速提升血药浓度。服用此种制剂 2.5h 后的血药浓度低于服用 100mg 的缓释片剂。

（四）分布

曲马多快速分布于全身，快速分布相的分布半衰期与终末清除半衰期分别为 6min 和 1.7h。口服和胃肠外给药的分布总容积分别高达 306L 和 203L，提示了高度组织亲和性，血浆蛋白结合率约为 20%。静脉注射曲马多 100mg 后 0.25h、0.5h、1h 和 2h 的血药浓度分别为 612µg/L、553µg/L、483µg/L 和 409µg/L。在鼠类模型中，曲马多主要分布于肺、脾、肝、肾和脑。

口服曲马多后脑内峰值出现在 10min 左右，而它的主要活性代谢产物 O- 去甲基曲马多（M1）峰值浓度出现在 20～60min。小鼠模型中，血浆曲马多 /M1 比值一直为 0.5～1.0，而脑内给药 10min 后为 10，20～50min 后为 2。大鼠模型中，血浆曲马多 /M1 比值一直为 0.5～1.5，而脑内给药 10min 后为 15，其后为 4～7。故在鼠类模型中，相对于血浆分布而言，曲马多 /M1 比值优先分布于脑组织。

曲马多能通过胎盘屏障，脐静脉血药浓度是母体浓度的 80%。极少量（0.1%）的曲马多和 M1 能进入乳汁并在服药 16h 内被检测出来。

（五）代谢与消除

曲马多主要（90%）通过肾脏排泄，用放射性标记检测到剩余的量可从粪便排出。一项关于 9 例胆囊扩张患者的研究发现仅有 1% 曲马多及其代谢产物（表 6-1）从胆汁排出。肌内注射 50mg 曲马多 30min 后，唾液和尿液中的药物浓度明显高于血浆中的药物浓度。唾液、尿液和血浆中的药物浓度几乎同时达到峰值，此后血液、唾液浓度和肾脏清除率几乎是平行的。唾液中的药物浓度是同时间血药浓度的 7～8 倍，而尿液中的则有 43～46 倍。曲马多的平均消除半衰期为 5～6h，静脉注射和口服给药的平均总体清除率分别为 467ml/min（约28L/h）和 710～742ml/min（约 43～44L/h）。

表 6-1   曲马多在人体内的代谢产物

分析物	化学结构	每种化合物百分比 / 人
M1	O- 去甲基	>10
M2	N- 去甲基	>10
M3	N, N- 双去甲基	>10
M4	O, N, N- 三去甲基	5～10
M5	O, N- 双去甲基	<2
M6	4 羟环己基 - 曲马多	5～10
M7	4 羟环己基 -N- 去甲基 - 曲马多	2～5
M8	4 羟环己基 -N, N- 双去甲基 - 曲马多	<2
M9	4- 氧环己烷曲马多	<2
M10	脱氢曲马多	<2
M11	2- 甲酰基 -1-（3- 甲氧苯）环己烷	<2
M12	葡糖醛曲马多	<2
M13	葡糖醛 M1	2～5
M14	葡糖醛 M4	<2
M15	葡糖醛 M5	2～5
M16	葡糖醛 M6	2～5
M17	葡糖醛 M7	<2
M18	葡糖醛 M8	<2
M19	硫酸曲马多	<2
M20	硫酸 M1	2～5
M21	硫酸 M4	2～5
M22	硫酸 M5	5～10
M23	硫酸 M6	<2

曲马多的代谢主要分为两个阶段，第一阶段为 N 位去甲基和 O 位去甲基，第二阶段为 O 位去甲基后的轭合。目前所知的代谢产物（表 6-1）中，5 种为第一阶段的代谢产物（M1～M5），6 种为第二阶段的代谢产物（M1、M4 和 M5 的葡糖醛酸盐和硫酸盐）。曲马多在动物体内比在人体内代谢快得多，分别给予 1% 和 25%～30% 的口服剂量，从尿液中排出的量是一样的。在所有物种中，M1 及其轭合物、M5 及其轭合物和 M2 是主要代谢产物，而 M3、M4 及其轭合物含量非常低。一项 104 例志愿者参加的试验中，口服 50mg 曲马多后 24h 尿液中平均排泄曲马多、M1 和 M2 的量分别为口服量的 12%、15% 和 4%。与上述白种人参与的试验相反，曲马多的生物转化在非洲人群中大大降低。在 10 例尼日利亚志愿者中，口服 100mg 曲马多后约有 96% 的曲马多未经代谢即从尿液中排出。曲马多代谢的人种差异原因还需进一步研究。

研究发现，正常男性志愿者口服 100mg 曲马多后，尿液中共有 23 种代谢产物，包括 11 种第一阶段产物（M1～M11）和 12 种轭合物（7 种葡糖醛酸盐和 5 种硫酸盐），它们是经由以下 6 种代谢途径产生的：O 位去甲基化、N 位去甲基化、环己基氧化、N 位脱烷基、脱水和共轭反应。先前所知的 M1～M5 确认为主要代谢产物，另外 6 种第一阶段代谢产物（M6～M11）是新近确立的代谢途径产物。M12～M18 为葡糖醛酸盐，M19～M23 为硫酸盐，其中 M13～M15 和 M20～M23 为以前报道的 M1、M4 和 M5 的轭合物。其余的第一阶段代谢产物 M25～M29 和第二阶段代谢产物 M24 和 M30 仅被发现存在于大鼠和犬类体内，人类没有。

一项关于曲马多代谢的体外研究采用 10mg/L 曲马多孵育肝线粒体，发现 82% 的曲马多未经代谢以及有 8 种代谢产物。目前发现的 23 种人体内代谢产物中，有 7 种（M12，M19～M23 和 M33）是大鼠和犬类所没有的。

人体内由曲马多生成 M1 的代谢过程是比较缓慢的，口服或栓肛 100mg 曲马多，M1 达到峰值血药浓度的时间（t_{max}）比曲马多长约 1.4h，M1 的 C_{max} 不超过曲马多的 18%～26%。口服多次剂量或服用缓释胶囊，M1 和曲马多的 t_{max} 相近。单次或多次口服曲马多，M1 的 AUC 为母体药物的 25% 左右，两种给药方式下 M1 的消除半衰期分别为 6.7h 和 7.0h，和曲马多并无明显差异。

（六）细胞色素 P450 的生物转化

体外研究表明，O 位去甲基曲马多生成 M1 的过程由肝细胞色素 P450（cytochrome P450，CYP）2D6 催化，此生物转化过程能被奎尼丁特异性 CYP2D6 抑制剂所抑制。此外，研究还发现在人肝微粒体中 M1 的生成和右美沙芬 O 位脱甲基酶（CYP2D6 的标记物）之间有良好的相关性。编码 CYP2D6 的基因呈多态性，众多不同的等位基因的存在产生了各种功能不同的酶。从表型上来说，90%～95% 的白种人为"强代谢"类型，其余为"弱代谢"类型。

在弱代谢者体内提纯的肝微粒体中，M1 的生成显著降低。按 2mg/kg 给予曲马多，强代谢者血浆（+）-M1 含量波动于 10～100μg/L，而在弱代谢者中接近或低于检测低限 3μg/L。由于曲马多主要经 M1 和 MOR 相互作用，弱代谢者的镇痛效果也大大减弱。

即便在表型强代谢者中，曲马多的生物转化也会依据 CYP2D6 的基因型而异。在一项 13 例儿童的研究中，曲马多 /M1 血药浓度比值和 CYP2D6 活性（右美沙芬尿代谢率）仅有较小的相关性；而当把受试者按功能型 CYP2D6 等位基因数量区分开时，有两个等位基因的受试者表现出显著的相关性，只有一个等位基因没有相关性。进一步的研究表明，一个功能型等位基因者较两个功能型等位基因者，由 CYP2D6 介导的 M1 转化减弱，而由非 CYP2D6 介导的 M2 转化增强。

一项对马来群岛受试者的研究更加证实了 CYP2D6 基因型对曲马多生物转化的重要性。与白种人的 5%～10% 相比，亚洲人仅有 1% 为突变的 CYP2D6 纯合子，如 *CYP2D6*3*，*CYP2D6*4* 或 *CYP2D6*5*，无法形成功能型蛋白。虽然在亚洲人种中弱代谢的比例非常低，却有 51% 的人群带有 *CYP2D6*10* 基因（这在白种人中极为罕见），这种突变使酶系稳定性差，导致较低的转化代谢活性。在 30 个马来群岛受试者中，所有人均为强代谢表型，其中基因型为 *CYP2D6*10* 纯合子的血浆曲马多半衰期（12.1h）较杂合子（7.2h）或正常组（10.0h）都有延长。再根据其他等位基因筛选这些受试者时，药动学参数能得到更好的解释，半衰期分别如下：*CYP2D6*1/*1* 6.6h，*CYP2D6*1/*9* 和 *CYP2D6*1/*10* 7.4h，*CYP2D6*1/*4* 和 *CYP2D6*1/*5* 7.5h，*CYP2D6*10/*10* 和 *CYP2D6*10/*17* 8.5h，*CYP2D6*4/*10* 和 *CYP2D6*5/*10* 21.5h。

对于人肝微粒体的研究还表明了 O 位和 N 位去甲基曲马多在药动学上的差异，M1 为主要代谢产物，但它是在低曲马多底物浓度下转化形成的，而 M2 是在高底物浓度下形成。M1 和 M2 的药代双相性提示曲马多在转化途径上不止有一种 CYP 的参与。观察发现，当 CYP2D6 浓度低或者曲马多的 O 位去甲基化被抑制时，代谢就转向 N 位去甲基的形式。曲马多 N 位去甲基生成 M2，在体外经由 cDNA 转录的人 CYP2B6 和 CYP3A4 催化形成。这个过程能被 CYP3A4 抑制剂醋竹桃霉素抑制 33%～44%，而且与 (S)-N- 去甲基美芬妥英（CYP2B6 标记物）有良好的相关性。除了 CYP2D6 催化曲马多 O 位去甲基生成 M1，CYP2B6 和 CYP3A4 催化 N 位去甲基生成 M2 外，CYP2D6 也可能参与了由 M2 转化成 M5 的过程，CYP2B6 和 CYP3A4 参与了由 M1 转化成 M5、M2 转化成 M3 的过程。

曲马多药动学方面的多样性可以部分归因于 CYP 的多态性。由于曲马多药物浓度的波动和活化代谢产物对其治疗效果和毒性副作用有重要的影响，了解不同种族和个体的基因型和表型特征对预计代谢活性、个体化用药和提高最大安全有效性具有相当重要的意义。

（七）立体选择性的药动学特性

曲马多是由两种对映体组成的消旋体，(+)- 曲马多和 (−)- 曲马多分别在肝脏代谢生成 (+)- 代谢产物和 (−)- 代谢产物。有在体和离体实验表明，曲马多的代谢和分布具有立体选择性。

体外研究发现，O- 去甲基曲马多和 N- 去甲基曲马多都是立体选择性的。O- 去甲基曲马多转化生成 M1 的过程中，(−)- 对映体是 (+)- 对映体的 2 倍多。而 N- 去甲基曲马多生成 M2 的过程中，(+)- 对映体比 (−)- 对映体快得多。O 位去甲基化是曲马多生物转化的主要方式，因此体内 (+)- 曲马多和 (−)-M1 的血药浓度分别比 (−)- 曲马多和 (+)-M1 要高。

采用大鼠肾脏离体灌注曲马多和 M1 的方法研究肾脏清除的立体选择性，两种成分的离体均为立体选择性，(−)- 曲马多和 (+)-M1 优先清除，此外，曲马多 O 位去甲基化的过程在肾脏有立体选择性，(−)- 曲马多优先被代谢。

曲马多在大鼠中枢神经系统的分布也具有立体选择性。腹腔给予 17mg/kg 曲马多 1h 后，血浆、脑脊液和大脑皮质中的 (+)- 曲马多较 (−)- 曲马多浓度高，(−)-M1 较 (+)-M1 浓度高。曲马多和 M1 的两种对映体在脑皮质中含量最高，脑脊液中含量最低。与之不同的是，腹腔给予 5mg/kg M1 1h 后，血浆、脑脊液和大脑皮质中 (+)-M1 较 (−)-M1 浓度高。两种 M1 对映体在脑皮质中含量最高，脑脊液中含量最低。大鼠静脉注射 (+)-M1 和 (−)-M1，两者的药动学特性相似，均为二房室模型，且无药动学的相互作用。

给 12 例志愿者静脉注射 100mg 曲马多后观察到，在 10min～24h 内，(+)- 曲马多的血药浓度、AUC 和消除半衰期一直比 (−)- 曲马多高。另外，(+)-M1 浓度在 10min～8h 内比 (−)-M1 低，而在 12～24h 内相反。

口服 200mg 曲马多后，(+)- 曲马多和 (−)- 曲马多、(+)-M1 和 (−)-M1 的 t_{max} 相同，(+)- 曲马多的 C_{max} 和 AUC 比 (−)- 曲马多高，(−)-M1 比 (+)-M1 高。另一项口服多次剂量曲马多缓释片剂（100mg）的研究发现 (+)- 曲马多较 (−)- 曲马多吸收更完全，消除更慢。在稳定阶段，(+)- 曲马多血药浓度在每个采样点都较 (−)- 曲马多高。在 32h 的观测期间内，(+)- 曲马多 /(−)- 曲马多和 (−)-M1/(+)-M1 呈时间依赖性增加。在 12 例受试者中虽然 (+)- 曲马多 /(−)- 曲马多相近（1.19～1.48），但 (−)-M1/(+)-M1 差异很大（0.89～1.90）。

曲马多及其代谢产物在尿液中的研究证实了曲马多代谢上的立体选择性。口服 100mg 曲马多，30min 内有 16% 曲马多原药、16%M1、2%M2 和 15%M5 从尿液中排出。所有这些成分的尿中对映体比例有时间依赖性的增加，其中对映体比率 [(+)/(−)] 分别为曲马多

1.22，M1 1.48，M2 2.29 和 M5 2.19。此外，研究还发现受试者口服 100mg 或 150mg 曲马多，第二阶段代谢产物葡糖醛酸 -O- 去甲基曲马多（M13）和 N, O- 双去甲基曲马多（M15）的 (−)- 对映体清除率为相应的 (+)- 对映体的 4～5 倍。

（八）年龄和肝肾功能对药物代谢的影响

曲马多的药物代谢是不依赖年龄的。研究发现给 9 例儿童（1～7 岁，中位数 2.4 岁）静脉注射 2mg/kg 曲马多，曲马多和 M1 的血药浓度比成人稍高一些，其他参数与成人并无显著差异。儿童的 CYP 系统在 1 岁后发育接近成人，因此儿童与成人的 M1/ 曲马多血药浓度比值类似也较合理。5 例 6～12 岁的儿童（中位数 6.0 岁）骶管内给药的 AUC 仅比静脉给药低 17%，说明曲马多骶管内注射也具有良好效果。

关于对老年人曲马多药代特性的研究，未发现小于 65 岁的健康受试者和 65～75 岁的健康受试者之间有任何临床相关的差异性。超过 75 岁的患者药物消除时间延长。

曲马多及其主要活性代谢产物 M1 由肝肾代谢消除。因此肝肾功能不全患者的总半衰期延长。重症肝硬化者半衰期延长至平均 13h，最长可达 22h，且肝硬化患者曲马多原药肾清除率增加。由于肝硬化患者使用推荐剂量曲马多是否有满意的镇痛效果还不可知，加之药物积聚和清除时间延长，在获得更多的研究结果之前对于此类患者建议使用其他替代药物。

肌酐清除率 <5ml/min 的肾衰患者，曲马多的平均消除半衰期约为 11h，最长达 19h。在非血透日口服 50mg 曲马多，4 次 /d，t_{max} 为 3h，消除半衰期为 6.4h，和正常健康者相当，而总体清除率（151ml/min）和分布容积（83L）降低，C_{max}（478μg/L）增加。因此对重度肾功能不全的患者，给药剂量和间隔时间应根据患者的具体情况加以调整。

透析对曲马多血药浓度没有明显影响，曲马多和 M1 在 4h 的透析期间（血液透析、间断性或持续性血液滤过和腹膜透析）被清除的总量小于所给剂量的 7%。尽管如此，有一份病例报道发现血液滤过清除了 55% 的曲马多，因此推荐在血透后再给药更合理。

（九）药物相互作用

与经典的细胞色素酶抑制剂西咪替丁联合用药时发现，400mg×2 次 /d，口服 3d，可使曲马多 AUC 增加 27%，消除半衰期延长 20%。与经典的酶诱导剂卡马西平联合用药时发现，400mg×2 次 /d，口服 12d，使曲马多 C_{max}、AUC 和消除半衰期分别降低 27%、26% 和 54%。因此以前用过或正在持续服用卡马西平的患者使用曲马多时，剂量应有所增加。

二、药效学

（一）作用机制

曲马多与 μ 阿片受体（MOR）的亲和性较弱。它可能还有非阿片类药物机制，表现为：①没有纳洛酮可逆性；②没有明显的纳洛酮诱导的戒断反应；③产生散瞳作用（而不是缩瞳）；④镇痛作用可被非阿片类（如 5- 羟色胺或肾上腺素类）抑制剂减弱。

曲马多仅具有中度的 MOR 亲和性，且缺乏与 δ 受体和 κ 受体的亲和力。曲马多与 MOR 的亲和力仅为可待因的 1/10，吗啡的 1/6 000，似乎不足以产生镇痛效果。代谢产物 M1 的亲和力较母体强 300 倍，但仍远低于吗啡，且血浆浓度不到曲马多的 1/4。与其他阿片类药物不同，曲马多引起的主客观痛阈升高的效应仅能被阿片类拮抗剂纳洛酮部分阻断。因此，激活阿片受体可能只是曲马多的作用机制之一。

除阿片效应外，曲马多还能抑制神经元重摄取去甲肾上腺素和 5- 羟色胺（5-HT）。这些单胺类神经递质能影响中枢神经系统下行抑制通路的镇痛效应。$α_2$ 肾上腺受体拮抗剂育享宾和 5- 羟色胺拮抗剂利坦色林可以阻断曲马多而不是吗啡的镇痛效应。

曲马多是由 50%（+）（−）对映体组成的外消旋物。（+）- 曲马多对 MOR 的亲和力是外消旋体的 2 倍。在代谢产物中，（+）-M1 对 MOR 的亲和力最强，比（±）- 曲马多高约 700 倍。（±）-M5 对 MOR 的亲和力也强于（±）- 曲马多。静脉注射 M1 而不是 M5，可以产生很强的镇痛效应。然而，脑室内直接注射 M5 也能产生镇痛作用，表明 M5 具有高水极性而不能穿过血脑屏障。因此，体内曲马多的 MOR 源性镇痛效应可能源于（+）-M1 的作用。

（±）- 曲马多抑制神经元重摄取 5- 羟色胺；（+）- 对映体的强度较（−）- 对映体高 4 倍。此外，曲马多及其（+）- 对映体，而不是（−）- 对映体或 M1，可以增加 5- 羟色胺外流。一项研究提示曲马多的效应源于 5- 羟色胺释放的增加，而另一项研究则表明曲马多只能抑制 5- 羟色胺重摄取而不能促进其释放。此外，曲马多在甲醛注射痛实验中通过 5-HT$_2$ 受体介导发挥镇痛作用。

曲马多通过竞争性干扰去甲肾上腺素重摄取，增加了脊髓神经元外去甲肾上腺素的表达。干扰位点是去甲肾上腺素的转运功能部位。曲马多抑制去甲肾上腺素外流的效应不如抑制摄取的作用显著。（−）- 曲马多阻断去甲肾上腺素重摄取的作用较（+）- 曲马多或 M1 显著。

综上所述，曲马多通过多重机制产生镇痛效应。（+）-M1 拮抗 MOR 的作用，（+）- 曲马多抑制 5-HT 重摄取，（−）- 曲马多则抑制去甲肾上腺素的重摄取。与吗啡和阿片类药物位点、丙米嗪和摄取位点的效应相比，曲马多对映体对阿片类药物或单胺类药物摄取位点的活性均较弱。

在大鼠中，产生 50% 镇痛效应（ED$_{50}$）的消旋曲马多剂量比单纯叠加的理论计算值低，表明在外消旋化合物中，曲马多的对映异构体发挥协同作用，作用效应更强。有趣的是，消旋曲马多产生的副作用却不是协同效应（例如 Rotarod 试验及结肠动力试验），因为对映体的作用部分互相抵消或某个占主导效应，所以减轻了消旋化合物的副作用。

（二）镇痛效应

在参与疼痛试验的志愿者中，曲马多 100mg 口服和 2mg/kg 静脉注射产生的镇痛效果显著。口服后镇痛效应在 3h 达到高峰，持续 6h。阿片类拮抗剂纳洛酮仅能部分阻断曲马多的镇痛作用。纳洛酮和 α$_2$ 肾上腺受体拮抗剂育享宾能消除曲马多的镇痛效应。此外，选择性 5-HT$_3$ 受体拮抗剂昂丹司琼可以减弱曲马多的术后镇痛效果。这些数据表明，曲马多在人体中的镇痛机制是调节单胺能和拮抗阿片类药物的协同效果。

曲马多阻断 MOR 的效应主要由其代谢产物（+）-M1 产生。在司巴丁强代谢者中，曲马多的镇痛作用较弱代谢者显著。因此，CYP2D6 诱导生成的（+）-M1 是曲马多产生镇痛效应的重要成分。

3 项试验研究了曲马多对映体在人体的镇痛效应强度。在健康志愿者中，口服（+）- 曲马多能快速提高痛阈，该效应可被纳洛酮拮抗。（−）- 曲马多和消旋体能产生类似的镇痛强度，且都不能被纳洛酮阻断。骨科手术后，静脉注射高达 150mg 的（+）- 曲马多、（−）- 曲马多或消旋体均能产生较安慰剂显著的镇痛效果，但该效应弱于吗啡的镇痛作用（最大剂量 15mg）。（+）- 曲马多和吗啡引起副作用的发生率最高，而曲马多消旋体最低。在一项随机双盲试验中，98 例妇科大手术后患者接受了静脉患者自控镇痛（PCA）治疗。接受（+）- 曲马多、消旋体或（−）- 曲马多治疗的患者中，根据原始评价有效者分别为 67%、48% 和 38%，根据继发评价有效者分别为 82%、76% 和 41%。恶心和呕吐是最常见的副作用，且在使用（+）- 曲马多的患者中多见。综合考虑镇痛效应和副作用，消旋体比单个对映体的效果更好。

Lehmann 在多个相同试验中将不同阿片类药物用于静脉 PCA，并根据每小时阿片类药物消耗量和回顾性疼痛评分计算等效剂量比例。曲马多和吗啡的等效剂量比例介于 6.3∶1 与 10.2∶1 之间。

在一项对 18 个单剂量口服曲马多试验的荟萃分析中[9 个拔牙痛（1 594 例患者）和 9 个术后痛（1 859 例患者）临床试验]，50mg 曲马多和 60mg 可待因的镇痛效果相当，100mg 曲马多则为治疗急性疼痛的最佳单次剂量。因为曲马多的口服生物利用度比吗啡高，所以口服曲马多和口服吗啡的等效剂量比应为 4∶1。

（三）对呼吸的影响

阿片类受体激动剂曲马多能影响呼吸，但在推荐剂量下不易引起临床相关性的呼吸抑制。在健康志愿者中，曲马多作用于脑干 MOR 降低总 CO_2 通气敏感性，但并不影响低氧通气反应。此外，当给药方案为首剂量 150mg 加后续 3h 匀速注射 250mg 时，曲马多对呼吸模式的影响能降到最低。

在有自主呼吸的麻醉患者中，0.6mg/kg 曲马多不影响呼气末 CO_2 浓度、每分通气量和呼吸频率，而同等镇痛效果的羟考酮或哌替啶则会产生呼吸抑制。氟烷麻醉的儿童中，同静脉注射 1mg/kg 哌替啶相比，静脉注射 1mg/kg 或 2mg/kg 曲马多能显著减少呼吸抑制的发生率。

（四）对血流动力学的影响

曲马多对血流动力学的影响没有临床相关性意义。健康志愿者中，静脉注射 100mg 曲马多后仅有非常轻微且一过性的血压和心率升高。在健康志愿者中，首剂 150mg 后持续 3h 匀速注射 250mg 曲马多，其血流动力学不改变，但会引起血浆肾上腺素水平的升高。术前人工通气（氧气＋氧化亚氮）后，静脉注射 0.75mg/kg 和 1.5mg/kg 曲马多能引起全身血压和肺循环压力的轻度升高。在有自主呼吸的氟烷麻醉的患者中，静脉注射 0.6mg/kg 曲马多和 0.04mg/kg 羟考酮对心率均无明显影响。

57 例具有循环系统风险的患者在大血管手术前注射等剂量的吗啡、芬太尼、阿芬太尼、曲马多和纳布啡后，均没有引起心率、平均肺动脉压、肺楔压、心搏指数和外周阻力的显著改变。此外，在心肌梗死或不稳定心绞痛患者中静脉注射 50mg 曲马多对心率和血压也无显著的影响。

（五）对胃肠道的影响

曲马多与其他 MOR 激动剂不同，它仅有轻度延迟胃肠排空的作用。健康志愿者中，1mg/kg 曲马多不延迟胃排空。在另一项试验中，1.25mg/kg 曲马多能抑制胃排空，但效应较吗啡和可待因弱。在一项双盲交叉试验中，10 例健康志愿者连续 10d 每天口服 4 次 50mg 曲马多和安慰剂，结果发现，曲马多对结肠动力有轻度影响，但不会改变上消化道通过或肠平滑肌紧张。

胰腺炎患者中，曲马多给药 5d 后口盲肠通过时间没有改变，但吗啡给药组时间延长。经腹子宫切除术后的 50 例患者随机双盲接受术后 48h 吗啡或曲马多注射及胃肠道动力评估，吗啡和曲马多组的术后口盲肠和结肠通过时间均有延长，但仅吗啡组出现了胃排空延迟。喷他佐辛能引起胆道括约肌痉挛，而曲马多、丁丙诺啡和生理盐水都无此效应。

（六）对免疫系统的影响

在大鼠中，曲马多与吗啡对免疫系统的影响不同，后者在亚镇痛剂量下就能抑制自然杀伤细胞和 T 淋巴细胞的增生。在镇痛剂量下曲马多能显著抑制 T 淋巴细胞的功能，但不会改变自然杀伤细胞的活性。自然杀伤细胞通过介导细胞毒作用杀伤肿瘤细胞，并在针对病毒感染的免疫防御中起重要作用。

另一项试验研究了曲马多的免疫刺激效应。与吗啡不同，在正常的未手术大鼠中曲马多能增强自然杀伤细胞活性并能预防术后自然杀伤细胞活性的降低。此外，大鼠中围手术期曲马多给药可以抑制手术引起的肺部肿瘤细胞转移增加。

与吗啡不同，肿瘤患者术后镇痛剂量的曲马多能缓解手术诱导的 T 淋巴细胞抑制效应，并使 T 淋巴细胞的增生恢复到正常水平。此外，曲马多可以增强自然杀伤细胞的活性。

第二节 他喷他多的药动学和药效学

他喷他多（tapentadol，商品名 Nucynta）是一种新型双重作用方式的中枢性镇痛药，通过两种互补的作用机制实现更加强效的镇痛效用，它既是 μ 阿片受体激动药，又是去甲肾上腺素重吸收抑制药，对急性、炎性和慢性神经病理性疼痛的多种动物模型有镇痛作用，其效能介于吗啡和曲马多之间，但相比于吗啡和曲马多更不易产生镇痛耐受性和依赖性，不良反应（如恶心、呕吐等）较轻。盐酸他喷他多（tapentadol hydrochloride）的中文化学名称是 3-[(1R, 2R)-3-(二甲基氨基)-1- 乙基 -2- 甲基丙基]苯酚盐酸盐，2008 年 11 月经美国 FDA 批准上市，常见的不良反应是恶心、呕吐、头晕及失眠，同时也可能出现呼吸抑制；当共同服用其他阿片类药物、违禁药物或酒精时，对中枢神经系统具有抑制成瘾作用。

一、药动学

（一）制剂的剂型规格

片剂规格为 50mg、75mg、100mg；缓释片规格为 50mg、100mg、150mg、200mg、250mg；口服液规格为 100ml、200ml（20mg/ml）。

（二）吸收

一项健康男性受试者 ^{14}C- 标记的盐酸他喷他多药动学研究表明，他喷他多口服吸收迅速，1.25～1.5h 达到血药峰浓度（C_{max}），平均 C_{max} 为 2.45mg/L，平均半衰期（$t_{1/2}$）为 3.93h。在单次剂量给药后的平均生物利用度接近 32%，主要影响因素为首过代谢效应。在 50～150mg 的剂量范围内，他喷他多的 C_{max} 和 AUC 呈现剂量 - 比例增加。

另一项多剂量试验（每 6h）中，他喷他多的剂量从 75mg 到 175mg，结果显示母体的平均累积因子为 1.6，主要代谢物他喷他多 -O- 葡糖苷酸的平均累积因子为 1.8，主要由他喷他多及其代谢物的半衰期和剂量间隔决定。

目前临床上常用的阿片类镇痛药如吗啡、曲马多、可待因等都需要在体内代谢为活性产物才能发挥药理学作用，而他喷他多与其他镇痛药相比，在不同的给药途径下药动学个体差异较小（表 6-2）。其中，口腔含服他喷他多后的血药浓度极低，基本无生物利用度，而静脉注射或口服均能取得满意的药物血浆浓度，且耐受良好，口服的总生物利用度为（31.9±6.8）%。

表 6-2 不同给药途径的药动学参数

给药途径	剂量 / mg	AUC/[(h·ng)/ml]	C_{max}/(ng/ml)	t_{max}/h	清除率 /(ml/min)
口服	60	190±51	50.0±23.1	0.83±0.13	—
含服	60	—	<1.3		
静脉	60	588±46	299.5±48.7	0.18±0.03	1468±122

食物作用：在高脂肪、高卡路里的早餐后服用，其 AUC 和 C_{max} 会分别增加 25% 和 16%。可与食物同时或不同时服用。

（三）分布

他喷他多广泛分布于身体各处。在静脉注射后，他喷他多的分布容积为（540±98）L。血浆蛋白结合率较低，在 20% 左右。

（四）代谢与消除

他喷他多在体内的代谢转化主要在肝脏，且代谢稳定，几乎可全部代谢为无活性的结合物，大约在 5 天后代谢达到平衡，因此不需要代谢激活即可产生镇痛效应。他喷他多主要在Ⅱ相代谢通路被代谢，只有少部分在Ⅰ相代谢通路被代谢。他喷他多代谢的主要途径是与葡糖醛酸一起产生葡糖苷酸。口服后，接近 70%（55% 的 O- 葡糖苷酸和 15% 的他喷他多硫酸盐）的剂量以结合物的形式排泄到尿液中。3% 的药物以未变化的形式排泄到尿液中。此外，他喷他多通过 CYP2C9 和 CYP2C19 代谢为 N- 去甲他喷他多（13%）和通过 CYP2D6 代谢为羟基他喷他多（2%）。因此，药物代谢中，细胞色素 P450 酶系统的作用小于Ⅱ相代谢结合作用。他喷他多及其代谢产物几乎都通过肾脏排泄（99%）。空腹给药后消除半衰期平均为 4h。其总清除率为（1 530±177）ml/min。

（五）特殊人群的药动学

1. 老年患者　老年受试者的他喷他多的平均 AUC 与年轻受试者相似，C_{max} 值低 16%。考虑到老年患者肝肾功能下降，美国用药指导建议老年患者从较低的推荐剂量开始服用。

2. 肾损伤患者　随着肾损伤程度的增加，他喷他多 -O- 葡糖苷酸的 AUC 增加。在轻微肾损伤（Cl=50～80ml/min）、中等肾损伤（Cl=30～50ml/min）和严重肾损伤（Cl≤30ml/min）的受试者中，他喷他多 -O- 葡糖苷酸的 AUC 值分别高于正常受试者的 1.5、2.5 和 5.5 倍。轻、中度肾损伤患者推荐他喷他多最小剂量，重度肾损伤患者不建议服用。

3. 肝损伤患者　有肝损伤的受试者在口服他喷他多后，AUC 和 C_{max} 值高于正常患者。轻微肝损伤组（Child-pugh 分级值 5～6）和中等肝损伤组（Child-pugh 分级值 7～9）与正常组相比，他喷他多的药动学参数比例分别为：AUC 比值为 1.7 和 4.2，C_{max} 比值为 1.4 和 2.5，$t_{1/2}$ 比值为 1.2 和 1.4。肝脏损害程度越严重，他喷他多 -O- 葡糖苷酸形成率越高。轻微肝损伤患者不需调整用药剂量，而中度肝损伤患者需谨慎用药，从最小剂量（50mg）开始服用。由于缺乏有关数据，他喷他多暂不推荐用于重度肝损伤患者。

（六）药物相互作用

口服他喷他多通过肝脏经 UDP- 葡糖醛酸转移酶（UDP- glucuronide transferase，UGT）途径，由 UGT1A9 和 UGT2B7 酶类的葡糖苷酸化清除。众所周知，药物代谢的酶诱导作用或酶抑制作用能增强联合用药的消除或毒性蓄积，而由药物代谢酶介导的药物间相互作用是值得临床上考虑的。尽管制造商警告经 CYP450 酶可能发生药物相互作用，但经研究证明，他喷他多并不抑制或诱导 CYP450 酶，只有少量通过氧化代谢途径。因此，经细胞色素 P450 系统介导的临床相互作用可能性较小。潜在的药物间相互作用也与药物和血浆蛋白结合的程度有关。人血浆体外分析显示，仅 20% 的他喷他多与血浆蛋白结合，主要与血浆白蛋白结合，表明该药与血浆蛋白结合率稍低于经典阿片类药物（吗啡为 20%～35%，羟考酮为 45%）。因此，这些临床前数据进一步证实他喷他多潜在的药物间相互作用风险较小。口服后吸收和排泄均迅速，不会发生全身性蓄积。此外，他喷他多的主要代谢途径是高容量葡糖苷酸化，不可能发生代谢饱和。因为迄今没有 UGT 强抑制剂，所以药物间相互作用可能不大。

疼痛患者时常会发生应激相关性胃肠溃疡，因此，除他喷他多外还可能使用质子泵抑制剂，如奥美拉唑。为了评估两种药物间相互作用，对 32 例健康志愿者进行了交叉研究。结果表明，他喷他多单用或与奥美拉唑合用的平均 AUC 相似，提示奥美拉唑对他喷他多的吸收比率或程度没有显著影响。此外，患者对他喷他多的耐受良好，主要代谢产物他喷他多 -O- 葡糖苷酸的动力学未见明显改变，即结论为两药合用时，奥美拉唑不会对他喷他多的药动学造成影响。

他喷他多药动学不受胃肠道 pH 和胃肠蠕动的影响。研究证明，他喷他多与甲氧氯普胺、丙磺舒之间没有药物相互作用。他喷他多与非甾体抗炎药（non-steroid anti-inflammatory drug, NSAIDs）合用也未见相互作用，与对乙酰氨基酚、萘普生或阿司匹林合用时，无须调整剂量。考虑到当前临床多模式镇痛的重要性，特别是联合非阿片类药物治疗疼痛，这一特点尤其有利。

二、药效学

（一）作用机制

阿片受体，特别是 μ 阿片受体（MOR）是中、重度疼痛的主要受体。MOR 激动剂对剧烈疼痛非常有效，但对由神经损伤或炎症引起的慢性疼痛疗效不佳或治疗窗窄。研究表明吗啡的镇痛作用和副作用（恶心、呕吐、便秘、呼吸抑制、成瘾性等）是由相同的物质介导的，因而，在选择性 MOR 激动剂的基础上不太可能实现镇痛作用和副作用的完全分离。为解决 MOR 激动剂的副作用，最先研制出的药物是曲马多（具体作用机制及镇痛效应见第六章第一节），然而它的药理基础是复杂的，因为曲马多与其代谢产物分别具有不同的作用，且不同作用原理的药物与代谢产物对总的镇痛效果的相对贡献随时间而改变。母体化合物代谢后，去甲肾上腺素和 / 或 5- 羟色胺的重摄取抑制作用减少，而 MOR 的激动作用有所增加，从而导致药理活性复杂的时间和代谢依赖。曲马多主要通过 CYP2D6 代谢，而 CYP2D6 在人类中是多态的，大约 5%～15% 的白种人是曲马多的弱代谢者，正常剂量下不能产生令人满意的镇痛效果。

基于此背景，将 MOR 激动作用和去甲肾上腺素再摄取抑制剂（norepinephrine reuptake inhibition, NRI）作用结合于一个化学实体将会是一个主要改进，使 MOR 的有效性不再依赖于代谢活化。他喷他多就是这样的药物，它的药理作用与曲马多相似，但后者含左旋、右旋异构体的消旋体，激动 MOR 和发挥 NRI 作用分别来源于曲马多不同构型的异构体及其代谢产物；而他喷他多则是通过同一分子构型激动 MOR 和发挥 NRI 作用，不经过中间代谢途径，所以它的镇痛作用强于曲马多。

MOR 激动剂通过结合并激活中枢神经系统中的 MOR（μ_2 阿片受体），改变疼痛的感觉和情感因素，抑制疼痛在脊髓中的传递，从而影响和控制感知疼痛的大脑皮层部位的活动。而 NRI 则通过抑制去甲肾上腺素在神经突触体中的再摄取，提高脊髓中细胞外去甲肾上腺素水平，激活下行单胺能递质系统的脊髓疼痛抑制通路而发挥作用。这种双重作用机制导致"阿片节约效应"。此外，他喷他多还是弱的 5- 羟色胺再摄取抑制剂，但此作用机制不会产生镇痛效应。

尽管 MOR 与 NRI 机制共同作用发挥镇痛效应，但对发挥镇痛效应的贡献并不相同，NRI 机制似乎对镇痛效应的贡献更为重要。在一项大鼠模型的受体结合研究中发现，与纯阿片受体激动剂如吗啡相比，他喷他多对 MOR 的亲和力相当于吗啡的 1/50，在人体中约相当于吗啡的 1/16，而吗啡镇痛作用只比他喷他多高 2~3 倍，提示 NRI 机制在镇痛效应中发挥着重要作用。另外，在神经病理性疼痛的动物模型中也发现，他喷他多的镇痛作用对选择性 α_2 肾上腺素受体拮抗剂育亨宾敏感，而对阿片受体拮抗剂纳洛酮则相对不敏感。这些发现都在一定程度上证实了去甲肾上腺素对发挥镇痛效应的重要作用。

（二）镇痛效应

他喷他多对多种动物疼痛模型（表 6-3）有效，表明对急、慢性等多种疼痛都有镇痛效应。他喷他多脑室内或鞘内注射有镇痛作用，提示它产生的镇痛（至少部分）是通过中枢神经系统介导的。小鼠甩尾实验显示他喷他多葡糖苷酸代谢产物没有镇痛活性，这证实他喷他多没有活性代谢产物。

表 6-3　在多种动物急、慢性疼痛模型中他喷他多和吗啡的镇痛活性

动物疼痛模型	给药途径	ED_{50}/（mg/kg）	
		他喷他多	吗啡
甩尾（小鼠）	i.v.	4.2	1.4
	p.o.	53.4	18.9
	i.c.v.*	65.0	0.4
甩尾（大鼠）	i.v.	2.2	1.1
	i.p.	10.0	5.8
	p.o.	121	55.7
甩尾（狗）	i.v.	4.3	0.7
热板 48℃（小鼠）	i.v.	3.3	1.3
热板 58℃（小鼠）	i.p.	27.7	8.5
苯醌诱发的扭体（小鼠）	i.v.	0.7	0.4
	p.o.	31.3	4.7
	i.c.v.*	18.4	0.08
牙髓刺激（兔）	i.v.	3.1	2.3
甲醛（第二相）（大鼠）	i.p.	3.8	0.8
酵母模型（大鼠）	i.v.	2.0	0.9
	i.p.	10.1	5.6
	i.t.*	56.8	1.9
结肠直肠膨胀诱发的内脏痛（大鼠）	i.v.	5.5	3.5
芥子油诱发的内脏痛（大鼠）	i.v.	1.5	1.0
脊神经损伤神经病变（大鼠）	i.p.	8.3	2.9
慢性缩窄性损伤神经病变（大鼠）	i.p.	13.0	13.8
长春新碱多发性神经病变（大鼠）	i.p.	5.1	3.4
糖尿病多发性神经病变（大鼠）	i.p.	8.9	3.0

注：i.v. 静脉注射；p.o. 口服给药；i.c.v. 脑室给药；i.p. 腹腔注射；i.t. 鞘内给予；* 剂量为 μg/kg。

在急性伤害性刺激的大鼠甩尾实验和慢性神经病理性疼痛的坐骨神经缩窄性损伤（chronic crush injury to the sciatic nerve，CCI）模型中，大鼠对等效剂量的他喷他多镇痛效应产生耐受（持续治疗直至动物产生耐受）的时间比吗啡显著延迟，在甩尾和CCI模型中，他喷他多的时间分别为51d和27d，吗啡分别为21d和10d。在大多数动物模型中他喷他多的效能介于吗啡和曲马多之间，而且使用他喷他多的患者MOR激动后产生的类阿片戒断症状更容易迅速消除。

（三）不良反应与安全性

阿片类药物通过与MOR结合发挥镇痛作用，但同时也增加了胃肠道不良反应，如恶心、呕吐和便秘，常常会导致治疗终止。患者和医生表明，避免阿片类药物相关的副作用，有助于缓解疼痛。

他喷他多最常见的不良反应是恶心、头晕、呕吐、嗜睡与头痛，当患者合用其他阿片激动剂镇痛药、一般麻醉剂、吩噻嗪类镇静催眠药，或其他中枢神经系统抑制剂（包括酒精、阿片类药物或毒品）时，可能会增加中枢神经系统抑制，导致呼吸抑制、低血压或深度镇静。他喷他多应慎用于有癫痫病史或是任何将使患者暴露在癫痫发作风险下的状况；应慎用于衰弱患者，尤其是患者已经有缺氧、高碳酸血症或呼吸储备减少时，如哮喘、慢性阻塞性肺疾病或肺源性心脏病、严重肥胖、睡眠呼吸暂停综合征、黏液性水肿，或处于昏迷状态；应慎用于颅脑损伤、颅内病变、其他来源的颅内压增高的患者；应慎用于胰腺癌、胆道疾病、中度肝损害患者。有肾和肝功能降低的患者，应考虑降低剂量。对于老年患者，他喷他多的初始剂量应谨慎选择。分娩、生产和哺乳期间不建议使用他喷他多，母亲曾服用此药的新生儿应监测呼吸功能。尚未确定18岁以下患者用药的安全性和有效性。

该药物不应使用于任何不适用MOR药物的患者，例如曾经有严重呼吸抑制、急性或是严重支气管气喘，或是高二氧化碳血症的患者；有肠绞痛的患者；正在使用或14d内服用过单胺氧化酶抑制剂（monoamine oxidase inhibitors，MAOIs）的患者，由于对去甲肾上腺素水平潜在的附加作用，可能会导致心血管不良事件。

在整形外科术后4d内，给予他喷他多58mg和116mg两个剂量，显示等效剂量的他喷他多58mg比羟考酮10mg的耐受性更好，恶心、头晕、呕吐和便秘的发生率也较低。而较大剂量他喷他多更有效，而且恶心和便秘的发生率较羟考酮10mg低，但头晕、嗜睡的发生率比较高。他喷他多对心电图、生命体征包括呼吸、心率和血压等均无临床相关的影响。

Etropolski等对包括慢性骨关节炎、膝关节或腰背痛患者的4项随机、剂量控制调整的Ⅲ期研究进行了荟萃分析，评估他喷他多缓释片缓解中至重度慢性疼痛的安全性和耐受性。研究结果显示，他喷他多缓释片组患者胃肠道及神经系统不良反应发生率介于安慰剂组与羟考酮控释片组之间，相比于羟考酮控释片组，盐酸他喷他多缓释片组由不良反应所导致的研究终止情况也相对较少。说明他喷他多缓释片提高了阿片类药物治疗的安全性，改善了胃肠道耐受，减少了治疗终止情况，对慢性疼痛的治疗具有重要意义。他喷他多不会引起严重的呼吸抑制，在长期治疗剂量后突然终止药物不易引起类似阿片的戒断症状，即使发生也是轻微的。这可能是由于相比其他阿片类药物，他喷他多对MOR亲和力较低。在阿片类药物的滥用风险评估中，他喷他多的滥用风险也低于羟考酮。

第三节　曲马多在急、慢性疼痛中的应用

一、在急性疼痛中的应用

曲马多已广泛应用于创伤后疼痛、产科痛、肾绞痛及胆绞痛，尤其是急性术后疼痛。

（一）术后疼痛

1. **口服给药**　一项荟萃分析研究了口服单剂量曲马多的镇痛效应。在治疗术后疼痛时，口服 50mg、100mg 和 150mg 曲马多的需治疗数（NNT）分别为 7.1、4.8 和 2.4，其他镇痛药为 650mg 阿司匹林加 60mg 可待因（3.6）、650mg 对乙酰氨基酚（扑热息痛）加 100mg 右丙氧芬（4.0）。这意味着曲马多治疗后每 2.4～7.1 例患者中有 1 例疼痛至少能缓解 50%，而安慰剂没有这个效果。在 161 例剖宫产术后患者中，口服 75mg 或 150mg 曲马多比安慰剂或 650mg 对乙酰氨基酚和 100mg 右丙氧芬联合用药的镇痛效果更好。在 80 例椎间盘脱出修复术后剧痛的患者中，当天多次口服 50～200mg 曲马多后能明显缓解疼痛，且与 50～200mg 喷他佐辛产生的镇痛效应和副作用无明显差异。

合用非阿片类镇痛药可以增强口服单剂量曲马多的镇痛效果。对 7 个随机、双盲、对照试验的荟萃分析比较了 75mg 或 112.5mg 曲马多合用 650mg 或 975mg 对乙酰氨基酚在术后镇痛中的差别。合用镇痛药（曲马多加对乙酰氨基酚）的 NNT 优于单用曲马多，且两者的副作用发生率相似。

口服曲马多术后镇痛在儿童中亦有效。60 例拔除 6 颗以上牙齿的儿童中口服 1.5mg/kg 曲马多的术后镇痛效果优于安慰剂。在另一项研究中，81 例 7～16 岁的术后患者从吗啡 PCA 转为口服镇痛药时选择口服 1mg/kg 或 2mg/kg 曲马多。2mg/kg 组需要的吗啡镇痛剂量约为 1mg/kg 组的 50%，而两组的副作用发生率类似。在一项 11 岁以上儿童参与的单盲试验中，口服曲马多和双氯芬酸对扁桃体切除术后的镇痛效果相似。

口服曲马多适用于日间手术患者，因为它没有呼吸抑制效应，适合出院后使用。在一项双盲、多中心研究中，腹股沟手术后出院后的 111 例患者接受了 100～400mg/d 的口服曲马多治疗，另外 117 例患者则口服 16mg/d 可待因或 1 000mg/d 对乙酰氨基酚。出院前患者还接受了术前、术中或术后 100mg 曲马多或芬太尼静脉注射治疗。曲马多的镇痛效果优于芬太尼加可待因或对乙酰氨基酚。在一项 91 例妇科手术患者参与的双盲试验中，术前术后口服 100mg 曲马多和 500mg 萘普生的镇痛效果类似，曲马多组术后恢复更佳。在另一项 68 例腹腔镜手术后患者参与的双盲试验中，每 4～6h 口服 50～100mg 曲马多的镇痛效果和 500mg 对乙酰氨基酚加 30mg 可待因或 325mg 对乙酰氨基酚加 32.5mg 右丙氧芬合用的效果相近。

2. **直肠给药**　一项 40 例患者参与的试验研究了曲马多直肠给药的效果。每 6h 一次的 100mg 曲马多栓剂和 1 000mg 对乙酰氨基酚 /20mg 可待因栓剂在静息或运动时的镇痛评分相似，但曲马多组的恶心、呕吐发生率较高（84% 和 31%）。

3. **肌内注射给药**　曲马多多次肌内注射能提供与吗啡、喷他佐辛和酮咯酸相当的镇痛效果和良好耐受性。然而，在颅脑手术后 60mg 可待因多次肌内注射的镇痛效果优于 50mg 或 75mg 曲马多。此外，75mg 曲马多会增加镇静、恶心和呕吐的发生率。以上试验结果不符的原因可能是颅脑手术后机体对 5-HT 和去甲肾上腺素的重摄取抑制的敏感性降低，而

这正是曲马多作用机制之一。

在 20 例腹腔镜胆囊切除术后接受 2mg/6h 安乃近治疗的患者中肌内注射 150mg 曲马多可以改善肺功能,且肌内注射 100mg 曲马多还可以改善术后免疫抑制。

4. 静脉给药　在一项早期研究中,经阴道子宫切除术后单次静脉推注 50mg 曲马多的镇痛效果不如 0.3mg 丁丙诺啡。因此,建议在大多数患者中使用曲马多的剂量应大于 50mg。在另两项研究中,2~3 次静脉推注 50mg 曲马多能提供满意的镇痛作用,效果与 5mg 吗啡类似。在一项 523 例患者参与的随机双盲试验中,研究者比较了多次静脉推注曲马多(最大剂量 650mg/d)和吗啡(最大剂量 60mg/d)对腹部手术后的镇痛效果,曲马多和吗啡的镇痛有效者分别为 72.6% 和 81.2%。

在一项双盲对照研究中,腹部手术后持续静脉注射 12mg/h 曲马多显示出比间断推注 50mg 曲马多更佳的镇痛效果。虽然持续注射曲马多的总剂量提高了 30%,但副作用的发生率却没有增加。另两项试验表明,根据患者需要持续注射的曲马多可对心脏手术后的患者提供满意的镇痛效应,效果与阿芬太尼或吗啡相似。在最近的两项研究中,腹部或胸部手术后吗啡 PCA 加曲马多注射能提供更好的镇痛效果且能减少吗啡用量。腹部手术后的恶心或镇静的发生率没有差异。在一项研究开胸手术术后镇痛效果的试验中,90 例患者接受了吗啡 PCA 外加静脉曲马多(150mg 推注后持续注射,总量为 450mg/d)或硬膜外吗啡(2mg,其后 0.2mg/h 微泵注射)或安慰剂的治疗。曲马多组和吗啡组的静息和咳嗽时疼痛评分较安慰剂组(仅吗啡 PCA)低。结果表明,术中静脉注射曲马多和硬膜外吗啡效果相似,还能避免胸段硬膜外导管的放置。

在儿童泌尿外科手术后,持续静脉注射 0.25mg/(kg·h)的曲马多也是较为简单有效的镇痛手段。

大量研究比较了静脉注射曲马多和非阿片类镇痛药的镇痛效果。甲状腺切除术后 6h 内单剂量 1.5mg/kg 曲马多的镇痛效果优于 2g 丙帕他莫。一项单盲随机研究中,腹部或泌尿外科手术后单次静脉注射 100mg 曲马多的镇痛效果不如静脉注射安乃近(解痉作用)。另一项研究中,经腹子宫切除术后的患者立即接受了静脉负荷量及维持注射和按需注射的安乃近(最大剂量 8g/d)或曲马多(最大剂量 500mg/d)治疗。两种药物的早期镇痛效果类似,但曲马多更易引起恶心、呕吐。在 60 例腹腔镜结扎术后的患者中,静脉推注 1.5mg/kg 曲马多的镇痛效果优于 10mg/kg 酮咯酸。在 76 例经腹子宫切除术后的妇女中,每 6h 静脉注射 100mg 曲马多的镇痛效果比 30mg 酮咯酸显著,但术后呕吐的发生率较高。一项随机试验研究了静脉注射 60mg 酮咯酸、2g 对乙酰氨基酚和 200mg 曲马多对心胸外科术后拔管早期患者的镇痛效果。对乙酰氨基酚组患者的术后疼痛最明显,曲马多组患者的动脉血二氧化碳分压较高,但与临床症状无相关性。

曲马多静脉注射不但能减轻术后疼痛,也能减少术后寒战的发生。不少双盲对照研究证明,静脉注射 0.7~2.5mg/kg 曲马多有剂量相关性减轻术后寒战程度和发生率的作用。1mg/kg 曲马多的效果优于 0.5mg/kg 哌替啶。此外,在两项对照双盲试验中,静脉注射曲马多还能减轻产科患者局麻过程中的寒战。

一项早期双盲试验中,术中曲马多使用者中 65% 能意识到术中音乐,而安慰剂组则没有。因此,曲马多不推荐作为术中麻醉的单用药。多项术中合并使用曲马多和吸入性或静脉麻醉药的研究表明,曲马多没有临床相关性减轻麻醉深度的作用。术前使用 10mg 吗啡的镇痛效果优于术中 100mg 曲马多,但术后镇痛效果相当。其他研究表明,伤口注射曲马多的术后镇痛效果较安慰剂显著且与静脉或硬膜外吗啡效果类似。

几项试验研究了儿童麻醉诱导时静脉注射 0.5～3mg/kg 曲马多的术后镇痛效果。在腺样体和／或扁桃体切除术的患者中，曲马多的镇痛效果优于安慰剂或丙帕他莫。扁桃体腺样体切除术患者中 3mg/kg 曲马多镇痛效果不如 1.5mg/kg 哌替啶和 0.3mg/kg 纳布啡，神经外科手术患者中 1mg/kg 曲马多效果不如 2μg/（kg·h）芬太尼。

静脉注射曲马多对预防丙泊酚注射痛同样有效。曲马多合并利多卡因用于局麻的效果不佳，不推荐使用。

5. 患者自控镇痛（PCA） PCA 可以让患者在有镇痛需要时，随时使用电子调控注射泵给自己注射预先设定好的小剂量镇痛药剂。一项 20 例妇科手术患者参与的对照试验比较了曲马多 PCA（负荷量 3mg/kg，冲击剂量 30mg，锁定时间 5min，持续注射 5mg/h）和连续曲马多［负荷量 3mg/kg，持续注射 0.35mg/（kg·h）］的镇痛作用。PCA 满足了患者个体镇痛的需要，而连续注射在睡眠后提供的镇痛效果更好。

180 例腹部手术后患者中，使用曲马多、吗啡和安慰剂的有效者分别为 68%、75% 和 18%。在 5 项比较曲马多和吗啡 PCA 的试验中，两者的等效剂量介于 9:1 与 19:1 之间。另一项研究比较了 40 例整形科大手术后曲马多和吗啡皮下 PCA 的镇痛效果。两者均有镇痛作用，第一个 24h 的平均使用量分别为 792mg 曲马多和 42mg 吗啡。曲马多使用者的恶心、呕吐发生率较高，而吗啡则导致更多的呼吸抑制。

几项双盲 PCA 试验报道了曲马多和其他阿片类药物的等效镇痛剂量，曲马多:纳布啡为 5:1，曲马多:芬太尼为 979:1，曲马多:哌替啶为（1.1～1.2）:1，曲马多:羟考酮为 8:1。

一些试验研究了降低曲马多 PCA 中恶心发生率的方法。术中使用负荷量曲马多可减少恶心、呕吐的发生率并可提高术后曲马多 PCA 的镇痛效率。术后 PCA 中曲马多和氟哌利多合用的镇痛效果优于单用曲马多。两者镇痛效果类似，但恶心、呕吐减少，且不会增加镇静的发生率。若使用昂丹司琼预防术后呕吐，曲马多 PCA 的需要量则会增加。

合用非阿片类镇痛药可提高曲马多 PCA 的镇痛效果。101 例子宫切除术后患者在需要镇痛时分别接受了单用 100mg 曲马多或 1.2g 安乃近，或两者按 1:1、1:0.3 和 1:3 配伍合用的治疗。15min 后，他们再接受相同的 PCA 治疗。两药比例为 1:1 时镇痛效果增加但副作用也增多；其他治疗方案的效果也是叠加的。曲马多 PCA 合用静脉 2g 丙帕他莫 4 次/d 的镇痛效果优于单用曲马多。另一项 50 例整形科大手术后成年患者参与的随机双盲试验比较了曲马多 PCA 和曲马多合用赖氨匹林（一种可溶性阿司匹林）PCA 的镇痛效应。阿司匹林组的曲马多用量显著减少，镇静发生率更低。一项 PCA 试验比较了曲马多和非阿片类镇痛药的作用。根据患者的总体评价，曲马多组的患者 72% 认为镇痛效果非常好或很好，与之相比，酮咯酸组为 58%，氯尼辛组为 50%，安乃近组为 55%。

6. 局部给药 两项安慰剂对照的试验表明，硬膜外 50mg 和 100mg 曲马多能为剖宫产术后患者提供满意的治疗效果。腹部手术后硬膜外 100mg 曲马多的镇痛效果优于 50mg 曲马多或 10ml 0.25% 的丁丙诺啡，且与 4mg 吗啡效果类似。然而，在全膝关节置换术后硬膜外 50mg 和 100mg 曲马多的镇痛效果均不理想。

1～2mg/kg 曲马多骶管给药也用于儿童的术后镇痛。骶管内 2mg/kg 曲马多能为疝修补术后的儿童提供满意的镇痛效果，与骶管内 0.03mg/kg 吗啡的作用相当。有两项试验表明曲马多的镇痛作用不如骶管内 0.2%～0.25% 布比卡因。在另一项试验中，研究者观察到骶管内 0.25% 布比卡因能在术后早期降低疼痛评分，而骶管内曲马多能在术后晚期提供更显著的镇痛效果。

一项双盲研究表明 10mg 曲马多关节内给药能为膝关节镜术后患者提供有效的镇痛，虽然作用不如 1mg 吗啡显著。另一项试验表明 100mg 曲马多合用 1% 甲哌卡因在臂丛阻滞中能显著延长阻滞时间且无副作用。

（二）其他急性疼痛综合征

1. 创伤 几项研究报道了曲马多在整形手术、冬季运动损伤中的镇痛作用，它也适用于救护车上医疗人员的入院前镇痛护理。一项双盲试验表明，静脉注射 100~200mg 曲马多和 5~20mg 吗啡对 105 例创伤患者入院前的镇痛效果无明显差异。在一项 131 例急诊患者参与的对照试验中，静脉注射 1mg/kg 曲马多、20mg/kg 丙帕他莫和 1mg/kg 双氯芬酸的镇痛效果相当。

2. 腹部疼痛 曲马多能减轻右下腹疼痛但不掩盖急性阑尾炎体征。几项对照试验研究了曲马多在绞痛中的镇痛效应。在肾绞痛和胆绞痛患者中，静脉注射 2.5mg 安乃近的镇痛效果优于 100mg 曲马多和 20mg 东莨菪碱。在另一项研究中，100mg 曲马多对输尿管绞痛的镇痛效果与 2.5g 安乃近相当。在急性肾绞痛中，静脉注射 50mg 哌替啶的镇痛效果优于 50mg 曲马多，而皮下注射 1mg/kg 曲马多与肌内注射 30mg 酮咯酸的镇痛效应类似。

3. 分娩 Elbourne 等对 16 项使用的肌内注射阿片类药物用于分娩镇痛的随机试验进行了评估，他们发现哌替啶和曲马多在疼痛缓解、分娩间期和器械或手术分娩等方面均无显著差异。哌替啶组的恶心、呕吐和嗜睡的发生率更高。

肌内注射 100mg 而非 50mg 曲马多能提供与 75mg 哌替啶相当的镇痛效应。哌替啶产生的副作用更多，且新生儿呼吸系统的功能更加低下。另一项研究则表明，100mg 曲马多和 50mg 哌替啶在镇痛效果、副作用发生率、脐带血气或 Apgar 评分方面均无明显差异。大多数研究认为曲马多能产生和哌替啶等同的镇痛效果且不导致产妇和新生儿出现呼吸抑制。曲马多栓剂也被推荐用于产科镇痛。

（三）曲马多在急性疼痛中的地位

急性疼痛的治疗不仅有利于患者的健康，还可以降低并发症如肺炎、心肌梗死和血栓栓塞的发生率，改善预后。除了局部注射（有创且仅适用于部分患者）外，大多数阿片类药物的给药方式适用于治疗术后疼痛。

大多数研究中曲马多在急性疼痛中能提供足够的镇痛效应，等同于非阿片类或阿片类镇痛药，因此，适用于中到重度急性疼痛的治疗管理。静脉注射或静脉 PCA 的适应证是术后重度疼痛。虽然肌内注射曲马多有效，但有注射痛且吸收较慢，在术后早期起效慢，因此口服或静脉给药更适用。滴剂或胶囊更适用于术后有肠道功能的患者，特别是日间小手术患者。全身给药的其他适应证还包括麻醉后寒战、创伤后疼痛、产后疼痛和绞痛。此外，术后疼痛的儿童口服和静脉注射曲马多有镇痛效果且耐受良好。骶管内给药的满意镇痛效果可能源于充分的全身吸收，与全身给药相比并没有优越性。

恶心和呕吐是阿片类药物的典型副作用。虽然有些研究报道曲马多恶心、呕吐的发生率较高，但另一些研究则表明曲马多和其他阿片类药物在副作用发生率方面并无显著差异。然而，术后恶心、呕吐的发生率仅部分取决于阿片类药物的类型；另外的因素包括：剂量、给药时间和途径、疼痛强度、手术类型、麻醉方式和是否有晕动病史。预防性使用止吐药可以减少恶心、呕吐。昂丹司琼也可有效地预防恶心、呕吐，但可能会减弱曲马多的镇痛作用。目前尚无证据表明三氟丙嗪、苯海拉明、甲氧氯普胺或其他止吐药与曲马多合用是否

会带来更好的风险 / 收益比率。一项研究表明曲马多首次负荷剂量（在超过 2min 的时间内静脉推注完毕）注射后 15min 内的恶心、呕吐率高于 PCA 期。因此研究者认为减慢推注速度可能避免恶心、呕吐的发生。另一种减少术后恶心、呕吐的办法是术中缝合切口前，即静脉注射曲马多首次负荷量。地塞米松也有防治曲马多恶心、呕吐的作用。

曲马多和其他非阿片类镇痛药有相似的镇痛效果。虽然它有阿片类药物的典型副作用比如恶心，但在患者不适合使用非阿片类镇痛药时（包括潜在消化道溃疡、血液系统疾病、高血压病和肾功能不全）曲马多更能发挥良好的镇痛效应。

曲马多优于吗啡和其他阿片类药物最重要的优势是它对呼吸功能的影响最小。因此，曲马多适用于儿童、日间手术、无须监护的普通病房、分娩和创伤疼痛。此外，曲马多可以改善腹腔镜和胸腔镜术后的肺功能，作用与硬膜外吗啡类似。具有呼吸功能障碍的高风险患者，如老年人、抽烟人群、伴有心肺疾病的患者、胸外科或上腹部手术后呼吸储备减弱的患者均可得益于曲马多的这个优点。为了明确曲马多在这些患者术后康复中的作用，还需要进一步研究比较不同阿片类药物的等效镇痛剂量和副作用。

曲马多的另一优点是它对胃肠道影响小。与其他阿片类药物相比，曲马多可以促进腹部手术后胃肠道功能的恢复，减少术后肠麻痹和肠梗阻的发生。

近年来，有研究表明曲马多还有改善免疫系统功能的作用。因此，曲马多可能比吗啡更适用于免疫受累或癌症患者。

二、在慢性疼痛中的应用

慢性疼痛要求患者规律地使用镇痛药物。只有口服曲马多至少 1w 以上的研究才能用于评价其在慢性疼痛上的效应。

（一）慢性癌痛

30 例不同恶性肿瘤的患者中，口服 200mg/d 曲马多后 86% 的患者疼痛得到了显著改善。另一项 51 例癌症患者口服或肌内注射 300mg/d 曲马多 2w 至 14 个月，其中 83% 的患者为骨痛，62% 为内脏疼痛，33% 为神经病理性疼痛，用药后都有良好的镇痛效果。一项开放性研究的对象为 294 例单用非阿片类药物无效的癌症患者，使用曲马多后也有良好的镇痛效果。WHO 推荐曲马多在适当时与非阿片类镇痛药及其他辅助镇痛药联合使用。给予患者间隔 4h 口服总剂量为 250～600mg/d 的曲马多，共 8 227d（平均 28d/ 人），如果达到最高剂量 600mg/d 时疼痛仍然不能得到有效的缓解，70% 的患者则开始加用强阿片类药物。因副作用而停用曲马多的患者仅有 4%，在 78% 的治疗时间内，患者不感疼痛或仅有轻度疼痛。

缓释剂间隔为 8～12h，因此更适用于癌痛治疗。一项开放性研究对中重度癌痛患者采用间隔 12h 给予曲马多缓释剂，在总共 146 位患者中，62% 完成了为期 6w 的试验，20% 由于副作用终止试验，9% 由于镇痛效果不佳终止试验，3% 因为上述两种原因终止，6% 由于其他原因终止。每日最大剂量不超过 650mg，其中有良好或完全镇痛效果的患者从 1w 后的 43% 增至 6w 后的 71%。绝大多数（86%）患者在此过程中有副作用，最常见的是恶心、呕吐，但与药物治疗相关的仅有不到 25% 的比例。在一个为期 6 个月 131 例癌症患者参与的多中心研究中，曲马多[100mg 缓释片剂，1 次/（8～12）h]的药效性比丁丙诺啡[0.2mg 舌下含服，1 次/（6～8）h]强。副作用发生率分别是 25% 和 26%，严重副作用发生率丁丙诺啡高于曲马多（19% 和 10%）。

（二）慢性非癌性疼痛

一些研究证实了口服曲马多对慢性非癌性疼痛的良好效应。在一项 264 例骨关节炎患者的双盲研究中，曲马多 300mg 的镇痛效果优于右丙氧芬 300mg，2w 以后曲马多组中 72% 的患者症状改善并能适应日常生活，而右丙氧芬组为 53%。但曲马多的副作用发生率更高，所以中途退出试验的患者也较多。

Bird 等发现在 40 例骨关节炎患者的双盲交叉研究中（2×2w），服用曲马多 200mg 比喷他佐辛 150mg 的患者疼痛评分更低，晨僵发生率更低，副作用发生率分别为 53% 和 78%，患者评价的总效应结果曲马多优于喷他佐辛。

另一项双盲交叉研究（2×4w）比较了双氯芬酸和曲马多对 60 例骨关节炎疼痛患者的效果，曲马多（50～100mg，最多 3 次 /d）和双氯芬酸（25～50mg，最多 3 次 /d）根据患者反应逐步增加剂量。两者均能改善患者疼痛程度和日常功能（平均剂量分别为 164mg/d 和 87mg/d），且两组之间无显著差异。曲马多的副作用发生率高于双氯芬酸（20% 和 3%）。

一项为期 4w 的双盲研究比较了曲马多和对乙酰氨基酚 / 可待因联合用药对 390 例大于 65 岁的癌性及非癌性疼痛患者的疗效。允许患者根据自己的疼痛程度自行逐步增加剂量。疼痛缓解疗效曲马多（平均剂量 244mg/d）优于对乙酰氨基酚 / 可待因联合用药（平均剂量每日 1 407mg/140mg），但差异并不显著。恶心、便秘、眩晕和嗜睡等副作用在两组之间也无显著差异。

在 308 例因骨关节痛服用传统 NSAIDs 或选择性 COX-2 抑制剂后疼痛不能完全缓解的患者中，在现有用药方案双盲研究的基础上加用曲马多 / 对乙酰氨基酚或安慰剂。追加使用 1～2 片的曲马多 / 对乙酰氨基酚（37.5/325mg），每日 4 次后，患者和医师均认为其疗效优于安慰剂。

另有两项研究表明，缓慢逐步增加曲马多的剂量可以改善原先因为恶心、呕吐而停用药物的患者对此药的耐受性。一项随机双盲研究比较了曲马多缓释片剂和即释胶囊对腰背痛患者的镇痛效应和耐受性（为期 3w），其中 103 例服用缓释曲马多（3×100mg/d），102 例服用即释曲马多（4×50mg/d）。两者的镇痛效果并无显著差异（良好镇痛效果比率为 59% 和 59%），副作用发生率也相似（54% 和 53%），证明缓释制剂 2 次 /d 和即释制剂 4 次 /d 的镇痛效应和耐受性相近。

Wilder-Smith 等比较了曲马多（2×100mg/d）和双氢可待因（2×60mg/d）两种长效制剂对 60 例对 NSAIDs 治疗效果不佳的骨关节痛患者的镇痛效应和副作用发生率。在为期 1 个月的治疗时间内，有 5 例患者的双氢可待因剂量增至 180mg/d，2 例患者的曲马多剂量增至 300mg/d，曲马多改善静息状态下疼痛的作用明显优于双氢可待因，但是运动状态下疼痛缓解程度两者相近。双氢可待因组患者排便次数少，便秘发生率高。

（三）神经病理性疼痛

神经病理性疼痛曾被认为对阿片类药物反应不佳，但目前大多数研究者认为如果达到足够剂量，阿片类药物对此类疼痛还是有效的。曲马多的单胺能作用较弱，与常用于神经病理性疼痛的环类抗抑郁药相似。因此曲马多是替代强阿片类药物治疗神经病理性疼痛的另一选择。

35 例带状疱疹后神经痛患者在一项研究中被随机分组给予曲马多（最大剂量 600mg/d）或氯米帕明（最大剂量 100mg/d，合用或不合用左美丙嗪 100mg/d），其中曲马多组 10 例患者和氯米帕明组 11 例患者完成了整个为期 6w 的试验。9/10 的曲马多组患者和 6/11 的氯米帕明组患者有良好的或令人满意的镇痛效果,副作用的发生率两组相近(77%和83%)。

113例糖尿病末梢神经病变相关性疼痛的患者随机双盲地予以口服曲马多或者安慰剂42d,曲马多平均剂量为210mg/d时,镇痛效果明显增加,但恶心、便秘和头痛发生率也随之增加。曲马多组患者的生活自理和社交活动评分明显优于安慰剂组。

一项随机双盲安慰剂对照的试验研究了曲马多对多发性神经病变疼痛两个阶段为期4w的镇痛效应,45例患者分为曲马多缓释剂组(200mg/d逐渐加量,最大不超过400mg/d)和安慰剂组,其中34例患者完成了整个试验,曲马多组疼痛评分(4分和6分)、感觉异常评分(4分和6分)和触痛评分(3分和5分)均低于安慰剂组,但曲马多组的副作用发生率更高(82%和35%)。研究者认为曲马多能有效缓解多发性神经病变疼痛引起的进行性疼痛症状和神经性异常疼痛。

(四)曲马多在慢性疼痛治疗中的地位

规律口服镇痛药是治疗癌性疼痛的主要方式。根据疼痛强度采用阶梯式镇痛,从非阿片类药物(WHO阶段1)到弱阿片类药物(阶段2)再到强阿片类药物(阶段3),对一些特殊的疼痛病例,需要联合使用镇痛药和其他辅助用药(抗抑郁药、抗惊厥药、糖皮质激素或者止吐药、缓泻药)。

曲马多是一种镇痛有效耐受良好被推荐用于癌痛患者阶段2的药物。与吗啡相比,曲马多获得更方便,可使无须服用阿片类药物或更晚使用阿片类药物的患者疼痛明显缓解。而且,一些比较性研究发现,尽管为了达到同样镇痛效果,曲马多比其他阿片类药物需要更长的时间,但其副作用影响比其他阿片类药物小得多。加用止吐剂或者谨慎地逐步增加曲马多的剂量能大大降低恶心的发生率。对于癌痛患者,如果相当剂量的曲马多仍不能获得满意的镇痛效果,则需加用吗啡或者其他强阿片类药物。

口服缓释剂能持续缓解疼痛,有良好的顺从性,曲马多和非阿片类药物以及其他辅助药物联合使用能大大增加有效性和安全性。不能口服给药时,可采用皮下给予曲马多的方式。

曲马多(尤其是缓释剂型)也适用于慢性非恶性肿瘤疼痛患者的长期使用,可以单用,也可以与非阿片类药物合用。已有很多研究证实了它对骨关节炎性疼痛的有效性,对于神经病理性疼痛的治疗也有其独特的优点。

(五)耐受性

Cossmann等总结了曲马多的使用安全性。他们研究了Ⅱ~Ⅳ期临床试验和售后调研结果,涵盖了21 000多例患者的数据。最常发生的副作用为恶心(6.1%)、头晕(4.6%)、困倦(4.6%)、嗜睡(2.4%)、疲劳(2.3%)、出汗(1.9%)、呕吐(1.7%)和口干(1.6%)。发生率介于0.1%~1%的副作用为有困意、低血压、面红、胃部不适、便秘、恶心伴有呕吐、镇静、循环衰竭、睡眠紊乱、瘙痒、腹痛、腹泻、心动过速和局部刺激感。

在数量或性质方面,曲马多的单剂量或短期使用(<24h,6 011例患者)所产生的副作用均与长期给药(15 211例患者)相似。

曲马多的副作用性质和阿片类药物大致相符,它导致的呼吸抑制少于吗啡、丁丙诺啡、羟考酮、哌替啶和纳布啡。但曲马多在术后镇痛的应用中并不是完全没有问题的,有两个案例报道了它的呼吸抑制作用。一例未确诊甲亢的腹部手术后患者在注射600mg曲马多后出现了呼吸抑制现象,在多次注射纳洛酮后患者才痊愈。另一例肾功能受损的患者在接受400mg/d曲马多治疗后出现了呼吸功能不全,在注射纳洛酮后恢复。Cossmann等总结了从 1977—1993 年来网上自动报告系统所收集到的数据，阿片类药物使用总量超过 10 亿次。普通病例中最常见的副作用即恶心、呕吐、眩晕、嗜睡、疲劳、出汗和口干在自动报告系统中并不常见，大概因为这些副作用被认为是阿片类药物的典型副作用并写入了药品说明书中。大多数报告指出的是精神障碍（主要是依赖与滥用）和中枢外周神经系统功能紊乱（主要是癫痫）。

在 9 218 例使用曲马多患者中，出现癫痫小发作的患者少于 1%。在 25～54 岁年龄段、有多于 4 种曲马多处方和既往有乙醇滥用、脑卒中或脑部受伤史的患者中，癫痫的发生率最高。通过病例对照研究者采用辅助检查的结果来确定患者癫痫小发作的情况，仅有 8 个病例被确认为癫痫小发作，而且所有病例发生癫痫的风险均有增高。来自大鼠的实验数据表明癫痫阈值的降低会增加曲马多诱发的癫痫发生率。英国综合研究数据库的一项研究在 11 383 例患者中分析了 21 例特发性癫痫患者的情况，其中 3 例使用了曲马多，10 例接触了其他阿片类药物，3 例接触了曲马多和其他阿片类药物，1 例使用了其他镇痛药，还有 4 例无镇痛药接触史。特发性癫痫的发生率在各类有镇痛药接触史的患者中并无差异，表明与其他镇痛药相比曲马多并不会增加癫痫的发生风险。

曲马多的滥用可能性低，在欧美国家均不属于管制药品。德国的物质滥用警告系统收集的流行病学资料表明，曲马多的滥用率低于双氢可待因或可待因，虽然曲马多的使用率远远高于后者。大多数患者在滥用其他药物或乙醇时同时滥用曲马多。1995 年曲马多被批准为非管制药品后，美国开始了一个售后调研方案，3 年中收集的数据表明曲马多的滥用率很低。虽然在第一个 18 个月内曲马多的滥用率较高，几乎达到了 2/10 000，但在第二个 18 个月内滥用率显著下降，低于 1/10 000。绝大部分滥用者（97%）有既往吸毒史。

一项由药物成瘾志愿者参加的安慰剂对照双盲试验进一步证明了曲马多的低滥用性。15mg 和 30mg 吗啡产生了典型的阿片精神效应和缩瞳。而 75mg 和 150mg 曲马多与安慰剂无显著差异，300mg 曲马多也不会产生吗啡样效应。另一项志愿者参与的美沙酮维持时间的研究中，100mg 和 300mg 曲马多既没有产生吗啡样效应，也不会导致撤药综合征，其主观、行为学和生理学效应与安慰剂并无差异。

曲马多过量使用时会出现神经毒性，而心血管毒性尚无报道。来自美国 7 家毒药品研究中心的预期数据表明曲马多过量导致的常见症状有嗜睡（30%）、恶心（14%）、心动过速（13%）、易激惹（10%）、癫痫（8%）、昏迷（5%）、高血压（5%）和呼吸抑制（2%）。在报道曲马多毒性的病例中，大多数患者同时在接受药物治疗或饮酒。

曲马多被推荐用于中重度急性疼痛的基础镇痛治疗。开始低剂量，逐步增加剂量可减少副作用的发生。因次，主张在手术结束前 30min 静脉注射 1～3mg/kg，术后以患者自控镇痛（PCA）方式给予每日量 400mg（冲击量每次不低于 30mg），或口服患者以 50mg/ 次开始，逐步增量至 100～200mg/ 次。曲马多特别适用于心肺功能不佳的患者，包括老年人、肥胖和吸烟人群、胸部或上腹部术后患者，有潜在呼吸抑制的患者包括分娩疼痛、儿科手术、日间手术和普通病房中无监护的患者（如外伤、肾及胆绞痛），需要慎用非阿片类镇痛药的患者及有免疫功能障碍或癌症的患者。

曲马多被 WHO 推荐为癌痛治疗中的第二阶段用药。即释剂应每 4～6h 服用一次，缓释剂每 8～12h 服用一次。曲马多可以和非阿片类镇痛药或辅助药合用。如果曲马多的剂量达到 600mg/d 时镇痛效果仍不满意，就需要换用或合并使用其他强阿片类药物。曲马多也被推荐用于非恶性起源的慢性疼痛，最常发生的副作用是恶心。

第四节　曲马多与对乙酰氨基酚合剂（氨酚曲马多）

曲马多与对乙酰氨基酚合剂（商品名：及通安，Ultracet）每片含曲马多 37.5mg、对乙酰氨基酚 325mg，是非管制的强效镇痛药，根据镇痛需要其剂量为每次 1～2 片，每 4～6h 服用 1 次，每日最大剂量为 6～8 片。

口服后对乙酰氨基酚十几分钟即可起效，对乙酰氨基酚和曲马多的血药浓度分别在 0.9h 和 1.8h 达到峰值。对乙酰氨基酚的消除半衰期为 2.5h，曲马多的平均半衰期为 5.1h/4.7h [(+)-曲马多/(−)-曲马多]，故该药结合了对乙酰氨基酚的速效和曲马多的长效，并发挥了协同的镇痛作用。单剂量口服曲马多的平均生物利用度为 75%，而多剂量口服生物利用度可高达 90%～100%，且不受食物影响。

该药既具有曲马多的阿片样作用及对去甲基肾上腺素和 5-羟色胺的再摄取抑制作用，又具有对乙酰氨基酚的抑制中枢前列腺素生成及可能的氧化亚氮机制作用，没有 NSAIDs 的消化道、凝血功能、肾脏和心脏的毒性作用，其滥用和成瘾发生率极低，是多模式镇痛的代表药物。可待因和对乙酰氨基酚的合剂与之不同，可待因是弱阿片类药物，与阿片受体的结合力弱，其镇痛作用主要是 15% 的代谢产物转换成吗啡，在 CYP2D4 缺乏的患者（约占人口的 10%）中，因为可待因不能被转化为吗啡，其镇痛作用不能加强，而副作用随剂量增加更趋明显。曲马多与对乙酰氨基酚合剂的副作用并未相加或协同，恶心、呕吐发生率与曲马多相当，而便秘、镇静、呼吸抑制的发生率较阿片类药物反而降低，仅出汗发生率稍有增加。曲马多与对乙酰氨基酚的比例低于 1:5.7 时，仅表现为相加作用，在 1:（8～20）时，会发生显著的协同作用。此药已广泛用于急、慢性疼痛和突发性疼痛的治疗。

第五节　他喷他多在急、慢性疼痛中的应用

一、在急性疼痛中的应用

随着疼痛机制的研究和镇痛技术的发展，急性疼痛的治疗已经从既往的保守治疗改为积极主动的治疗。保守治疗的方法往往是在患者已经不能忍受疼痛时，根据需要肌内或静脉注射镇痛药物；积极主动的治疗包括患者自控镇痛、硬膜外镇痛和连续神经阻滞镇痛等。目前，对急性疼痛多采用多模式镇痛和预防镇痛疗法，采用多种药物镇痛和术前预防疼痛的发生，减轻或预防术后超敏状态的形成，以减少患者围手术期的不适。

围绕他喷他多开展的多项随机、双盲、多中心的人体药物临床试验，对照药物大都选用羟考酮（oxycodone），列入试验观察的疾病主要有腰痛、骨关节炎痛、第三磨牙摘除术、大趾囊炎切除术、末期关节病、下背痛或骨关节炎、髋或膝关节炎等中、重度疼痛。试验证实他喷他多与羟考酮相比，具有相仿的功效、较低的副作用和良好的耐受性。

大趾囊炎切除术是整形外科评定强效镇痛药物效能的优良模型。Weber 等对 517 例大趾囊炎切除术后中至重度疼痛患者，双盲、随机评估了单剂口服盐酸他喷他多（25mg、50mg、75mg、100mg、200mg），硫酸吗啡 60mg，布洛芬 40mg 和安慰剂的效能与耐受性。结果表明，与安慰剂相比，他喷他多 50mg 及更高剂量的 8h 疼痛完全缓解（TOTPAR8）的评分呈剂量依赖性显著增高。虽然他喷他多 200mg 的 TOTPAR8 评分没有显著高于吗啡 60mg 的评

分（分别为 8.1 和 6.7），但 TOTPAR4 的评分显著高于吗啡 60mg 的评分。与吗啡 60mg 相比，他喷他多 200mg 的恶心（分别为 57.1% 和 40.9%）、头晕（分别为 36.5% 和 25.8%）发生率较低，而嗜睡（分别为 41.3% 和 37.9%）和呕吐（分别为 36.5% 和 37.9%）发生率相近。从而得出结论，单剂口服他喷他多 50～200mg 可呈剂量相关性缓解大趾囊炎切除术后的重度疼痛，且耐受良好。

Daniels 等在另一项大趾囊炎切除术后疼痛研究中比较了多个剂量的他喷他多速释片、羟考酮速释片与安慰剂的功效（603 例患者参与的随机双盲的临床Ⅲ期研究），主要终点为 48h 的总疼痛强度差（SPID）。在研究终点，他喷他多速释片（50mg、75mg、100mg）与盐酸羟考酮速释片 15mg 的 SPID（48h）均显著高于安慰剂。他喷他多速释片 100mg 的镇痛强度等效于盐酸羟考酮 15mg，而他喷他多速释片 100mg 的恶心和呕吐发生率分别为 53% 和 70%，显著低于羟考酮。多个剂量的他喷他多速释片（50mg、75mg、100mg）对骨科术后患者急性疼痛的疗效确切，并且改善了胃肠道耐受性。

Kleinert 等在一项 400 例口腔术后急性疼痛患者的临床Ⅲ期研究中，让患者随机接受单剂量他喷他多（25mg、50mg、75mg、100mg、200mg），吗啡 60mg，布洛芬 400mg 或安慰剂，主要终点为 8h 疼痛完全缓解（TOTPAR8），次要终点包括 4h 疼痛完全缓解（TOTPAR4）和镇痛起效时间。研究结果显示，他喷他多（75mg、100mg、200mg），吗啡 60mg 与布洛芬 400mg 的 TOTPAR8 均显著增加，优于安慰剂；他喷他多 200mg 比吗啡 60mg 具有更高的 TOTPAR4 和更快速的起效作用，吗啡 60mg 的疼痛缓解评分在他喷他多 100mg 和 200mg 之间。研究证明了他喷他多 75mg 或更高剂量可产生有效镇痛且耐受性良好，200mg 可产生更高的疼痛完全缓解评分和更快速的起效作用。

二、在慢性疼痛中的应用

在最初发生时不能控制的急性疼痛有可能发展为慢性疼痛，其疼痛性质也会发生改变，可转变为神经病理性疼痛或混合性疼痛。

（一）慢性癌痛

对于中重度的癌症疼痛患者，阿片类镇痛药具有无可取代的地位。20 世纪 80 年代世界卫生组织（WHO）推出的癌症三阶梯镇痛方案对阿片类药物的使用起到了重要的促进作用。他喷他多作为一类新型的阿片类药物，用于 WHO 三阶梯疗法的第三阶梯用药具有较大的优势。

一项为期 4 周，包括日本、韩国在内的中至重度慢性疼痛和慢性恶性肿瘤相关疼痛患者的随机双盲对照研究显示，他喷他多缓释片（25～200mg，每日 2 次）能对中重度慢性癌痛患者提供满意的镇痛效应，效果不低于羟考酮控释片（5～40mg，每日 2 次），且整体耐受性良好。Schikowski 等对 123 例慢性癌性疼痛患者在非介入情况下进行了前瞻性研究，观察了他喷他多缓释片对疼痛的控制和生活质量的影响。在 3 个月的观察期内，记录了他喷他多缓释片的剂量和耐受性、之前和伴随使用的镇痛治疗、疼痛强度、限制日常活动的疼痛反应和生活质量。在他喷他多缓释片开始治疗之前，所有患者（93.5% 持续性疼痛）接受了镇痛剂的长期治疗（42.3% 强阿片类药物）。在观察期间，他喷他多缓释片显著降低了平均疼痛强度 2.4 分，从平均（6.1±1.7）分降到（3.7±2.2）分。在观察期的最后阶段，有一半的患者（52%）达到了疼痛评分≤3 分。同时，患者心理和情绪健康，日常活动的疼痛障碍减少，睡眠质量和生活质量提高，一般健康状况改善显著，耐受性良好。总体来说，他喷他多缓释片可以较好地控制慢性癌性疼痛，通过显著缓解疼痛相关的心理和身体负担，提高患者的生活质量。

（二）慢性非癌性疼痛

Lange 等从 3 个临床Ⅲ期研究进行数据荟萃分析，对中至重度慢性骨关节炎疼痛或下腰痛患者评估他喷他多缓释片的疗效。2 968 例患者入组进行疗效评估，随机分为两组，分别接受每日 2 次的安慰剂，他喷他多缓释片（100～250mg）或羟考酮控释片（20～50mg），维持 12w。疗效的主要终点为，维持期间第 12w 平均疼痛强度（11 点数字评定量表）自基线的变化。在第 12w 和整体维持期间，他喷他多缓释片与羟考酮控释片导致疼痛强度基线显著降低，疗效均优于安慰剂；对所有的主要终点，他喷他多的镇痛功效和羟考酮类似。

Hartrick 等研究发现，在关节退行性变终末期等待行关节置换术的期间，他喷他多和羟考酮对疼痛的缓解均有非常显著的效果，而且他喷他多的疗效和羟考酮相差无几。治疗慢性骨关节炎引起的膝和腰背疼痛时，他喷他多（100～250mg，每日 2 次）和羟考酮（20～50mg，每日 2 次）疗效相同，但他喷他多具有更好的胃肠道耐受性及更轻的停药反应。

848 例慢性疼痛患者分别用他喷他多和羟考酮治疗，每 4～6h 给药 1 次，其中他喷他多为 50～100mg、最大量 600mg/d，羟考酮为 10～15mg、最大量 90mg/d，连续用药 90d。用阿片类制剂撤离评分（COWS）以及受试者阿片类制剂撤药临床问卷评分（SOWS）评价撤药反应。结果显示，他喷他多（284±156）mg 和羟考酮（42±25）mg 均可产生临床有效的镇痛作用，撤药反应他喷他多组（17%）明显少于羟考酮组（29%），SOWS 评分他喷他多组（6.9）也低于羟考酮组（8.7）。

（三）神经病理性疼痛

2012 年 8 月，他喷他多膜包衣缓释片（Nucynta ER）获美国 FDA 批准扩大适应证，可用于治疗糖尿病外周神经损伤引起的中至重度慢性疼痛，这是 FDA 批准的首个用于此适应证的阿片类药物。

他喷他多的 NRI 机制使得它在神经病理性疼痛的治疗中效果显著。有研究证实，他喷他多缓释片 100～250mg，每日 2 次，最长达 15w，治疗中至重度糖尿病神经痛安全有效。一项大样本随机试验显示，588 例中至重度糖尿病神经痛患者接受了他喷他多缓释片的治疗，在 3w 的开放性阶段中给予他喷他多特定的最佳剂量（100～250mg，每日 2 次），共有 60.5%（356/588）的患者报告疼痛强度至少减轻 30%，与安慰剂相比，他喷他多对改善疼痛的维持作用具有显著差异且耐受性良好。

（谢蔚影）

参 考 文 献

[1] MIMAMI K. Recent evidences in the pharmacological mechanisms of the tramadol. Mazui，2005，54（11）：1224-1233.

[2] TERLINDEN R，OSSIG J，FLIEGERT F，et al. Absorption，metabolism，and excretion of ^{14}C-labeled Tapentadol HCl in healthy male subjects. Eur J Drug Metab Pharmacokinet，2007，32（3）：163-169.

[3] TERLINDEN R，KOGEL B Y，ENGLBERGER W，et al. In vitro and in vivo characterization of tapentadol metabolites. Methods Find Exp Clin Pharmacol，2010，32（1）：31-38.

[4] REIG E. Tramadol in musculoskeletal pain - a survey. Clin Rheumatol，2002，21 Suppl 1：S9-11；discussion S11-12.

[5] HERRERA S J. The use of oral opioids in neuropathic pain: development of new tramadol and morphine formulations. Revista de la Sociedad Espanola der Dolor, 2001, 8: 32-34.

[6] APAYDIN S, UYARM, KARABAY N U, et al. The antinociceptive effect of tramadol on a model of neuropathic pain in rats. Life Sci, 2000, 66(17): 1627-1637.

[7] HOLLINGSHEAD J, DUHMKE R M, CORNBLATH D R. Tramadol for neuropathic pain. Cochrane Database Syst Rev, 2006, 19(3): CD003726.

[8] DANIELS S E, UPMALIS D, OKAMOTO A, et al. A randomized, double-blind, phase III study comparing multiple doses of tapentadol IR, oxycodone IR, and placebo for postoperative (bunionectomy) pain. Curr Med Res Opin, 2009, 25(3): 765-776.

[9] AFILALO M. Efficacy of tapentadol ER for managing moderate to severe chronic pain. Pain Physician, 2013, 16(1): 27-40.

[10] ETROPOLSKI M, KUPERWASSER B, FLÜGEL M, et al. Safety and tolerability of tapentadol extended release in moderate to severe chronic osteoarthritis or low back pain management: pooled analysis of randomized controlled trials. Adv Ther, 2014, 31(6): 604-620.

第七章　抗抑郁药

第一节　概　　述

一、疼痛与抑郁

疼痛作为一种主观感受，往往与其他感觉一起存在，且常伴有强烈的情绪色彩，慢性疼痛不仅给患者造成躯体上的痛苦，同时也产生心理上的反应，其中抑郁情绪尤其突出。据统计抑郁情绪在慢性疼痛患者中明显高发。而大多数抑郁症患者也会伴发头痛、腰背痛、关节痛等多种躯体症状。一般来说，急性疼痛导致焦虑情绪，而慢性疼痛，随着时间的延长，患者辗转反复于多家医院，接受多种治疗方法均不满意，则有可能使其对疾病能否治愈失去信心，在焦虑的基础上继发抑郁情绪，甚至抑郁情绪成为主要的精神障碍。由于抑郁情绪和疼痛相互影响，可形成恶性循环，即疼痛→抑郁情绪→痛阈降低→疼痛加重→严重抑郁情绪。患者一旦出现抑郁情绪，就有可能对医务人员及治疗方案产生抵触情绪，进而影响到疼痛性疾病本身的治疗；另外，因为患者心理状态不稳定，医患冲突以及患者自杀的发生率大大提高，这将使得治疗变得更加困难。

因此，对合并抑郁情绪的慢性疼痛患者，仅治疗疼痛，不认识、不治疗抑郁情绪，很难从根本上快速、有效地解除疼痛；重视并积极治疗抑郁情绪后，镇痛疗效明显提高。因此，抑郁情绪的治疗是慢性疼痛治疗中的一个重要组成部分。

（一）慢性疼痛与抑郁症状的流行病学

在正常人群中抑郁情绪有一定的发生概率，慢性疼痛患者中抑郁症状尤为高发。一项对 17 个国家的慢性颈背疼痛患者进行情感异常的评估发现，在慢性疼痛发生的前 12 月内，情感异常占 10%～42%，主要包括抑郁和焦虑，并与年龄、性别及病种有关。单纯颈痛较单纯背痛少见，但两者又经常合并出现。在统计学上排除其他因素，单纯抑郁异常占 4%～11%，女性反应较男性更明显，尤其是 60 岁以上年龄段的患者。另外一项对安宁疗护的癌症患者的调查发现，20.7% 的患者伴有抑郁情绪异常，13.9% 的患者有焦虑情绪障碍。这种情感异常主要与生存质量的损害有关，主要包括疼痛、疲劳或无力和残疾。国内一项流行病学调查发现恶性肿瘤住院患者抑郁的发生率为 50.6%，其中血液系统恶性肿瘤患者抑郁的发生率为 37.5%，严重抑郁的发生率为 6.38%；恶性实体瘤患者抑郁的发生率为 56.3%，并对性别、文化水平、KPS 评分、经济压力、社会支持等作单因素分析，发现除年龄外，其余症状对抑郁发生均有协同作用。

另外，很多抑郁患者发生疼痛的概率亦增加。有研究了抑郁患者肌肉骨骼痛的发病率发现，如果被试者在第 1 年出现抑郁症状，那么其在第 8 年发生慢性肌肉骨骼痛的概率是健康人群的 2.14 倍。因此，可以根据个体当前的抑郁程度预测未来慢性痛的发病率。

因此，长时间的慢性疼痛出现抑郁有一定的必然性，并多在初发疾病的 12 个月内出现。慢性疼痛患者的抑郁症状发生率约为 3.7%～58%，随疼痛的性质不同、疼痛时间的延长，疼痛程度呈上升趋势。Edmund 等应用 BDI 量表评定分析指出：在焦虑评测上男性高发，在抑郁评测上女性高发，可见慢性疼痛女性患者更易伴发抑郁。慢性疼痛患者的抑郁症状发生率与病程关系密切，时间越长，发生率越高，并存在性别差异，文化水平、经济压力、社会支持等有协同作用。

（二）调节疼痛和抑郁相关联的脑区

通过功能核磁共振研究也发现，抑郁患者两侧杏仁核激活显著高于健康被试者，并且同时在中脑导水管周围灰质（periaqueductal gray matter，PAG）、嘴侧前扣带回以及前额叶皮层的激活都出现显著降低。以前的研究证明，抑郁患者的杏仁核一般都表现为病理性激活增加，这种激活增加可能是前额叶活动降低，对于杏仁核的抑制作用损害，从而使得杏仁核活动增加，这种激活的增加可能参与了痛觉传导的调节机制。一项对 24 例接受抗抑郁治疗的抑郁患者脑血流量改变的研究发现，在治疗前疼痛刺激主要激活包括杏仁核和前扣带皮层在内的边缘系统以及前额叶皮层，这些区域主要与疼痛的情感 - 动机维度和认知维度有关；而治疗后，只有与认知相关的内侧前额叶被激活。说明抑郁患者中枢对疼痛的调控涉及边缘系统的疼痛情绪系统以及疼痛辨别等认知系统，而正常状况下，疼痛主要涉及认知系统的激活。而在认知系统的激活中，海马则扮演着重要的角色。

（三）与疼痛和抑郁相关的神经传递

1. 5- 羟色胺和去甲肾上腺素　5- 羟色胺（5-hydroxytryptamine，5-HT）和去甲肾上腺素（noradrenaline，NE）为疼痛和抑郁共同涉及的神经递质。长期以来，抑郁被认为是脑内单胺类递质减少造成的，其中最主要的两个就是 5-HT 和 NE。研究显示，抑郁患者脑脊液中 5-HT 和 NE 的水平比健康人群显著降低，其中 5-HT 减少在有强烈自杀倾向的抑郁患者中尤为显著。有趣的是，5-HT 和 NE 也是参与痛觉下行抑制系统调制的重要递质。从脑干发出的 5-HT 和 NE 能纤维下行投射到脊髓背角，对伤害性信息的上传起抑制作用。动物侧脑室给予选择性 5-HT 再摄取抑制剂后会出现显著的镇痛作用；相反，当中枢给予神经毒素选择性耗竭 5-HT 后，镇痛作用也随之消失。在神经病理性疼痛大鼠模型中，脊髓单独给予 5-HT 或 NE 再摄取抑制剂对于动物的痛觉超敏没有明显的抑制作用，而当同时给予两种抑制剂时才表现出显著的镇痛作用。因此，抑郁患者产生疼痛可能同时与脊髓的 5-HT 和 NE 能纤维功能减低有关。

2. 下丘脑 - 垂体 - 肾上腺轴　下丘脑 - 垂体 - 肾上腺轴（hypothalamic-pituitary-adrenal axis，HPA）可能与疼痛及抑郁均有关。HPA 功能紊乱在抑郁症患者中，主要表现为促肾上腺皮质激素和血中皮质醇水平升高。而作为一种应激因素的疼痛，也会导致中 HPA 活动的改变。正常情况下，HPA 通过负反馈机制，使这一调节机制保持动态平衡；而在慢性疼痛状态下，长时间持续应激会打乱这种反馈机制。疼痛作为一种应激，会引起 HPA 的持续兴奋，从而使得皮质类固醇激素增多，这种短时程的增多对机体是一种保护作用，而海马为皮质类固醇受体聚集的部位，因此，会造成海马细胞的损害和凋亡，而海马的功能损害是抑郁症患者的一个重要的病理改变特征。因此，HPA 功能紊乱也可能是抑郁和疼痛共病性的原因之一。

3. 边缘系统　有研究表明，边缘系统在急性疼痛相关行为性抑郁中发挥着关键的作用，而具体机制可能是通过抑制中脑边缘系统多巴胺释放所产生的。然而另一些研究则发现，神经病变可导致边缘系统前脑内促肾上腺皮质激素释放激素（corticotropin releasing hormone，CRH）的增加，不同于急性疼痛的应答主要作用于下丘脑室旁核以及中脑投射系统，慢性疼痛是通过边缘系统中具有核心作用的 CRH 产生的。

二、抗抑郁药的分类

抗抑郁药是消除病理情绪低落、提高情绪，用以治疗抑郁症性疾病的精神药物。它不同于精神振奋剂，只能消除病理性抑郁情绪，并不提高正常人的情绪。其诞生于 20 世纪 50 年代，临床自 1972 年用于镇痛至今已 40 余年，回顾性分析发现，并非所有抗抑郁药均有镇痛效果。

目前，世界抗抑郁药产品主要有六大类：三环类抗抑郁药（tricyclic antidepressants，TCAs），单胺氧化酶抑制剂（monoamine oxidase inhibitors，MAOIs），选择性 5- 羟色胺再摄取抑制剂（selective serotonin reuptake inhibitors，SSRIs），去甲肾上腺素和特异性 5- 羟色胺抗抑郁剂（noradrenergic and specific serotonergic antidepressant，NaSSA），5- 羟色胺和去甲肾上腺素再摄取抑制剂（serotonin and norepinephrine reuptake inhibitors，SNRIs）及其他类（表 7-1）。根据作用机制可分为三代抗抑郁药。

（一）第一代抗抑郁药

1. 三环类抗抑郁药　常用药物有丙米嗪、阿米替林、多塞平，氯丙米嗪等。

2. 单胺氧化酶抑制剂　代表药物有罗氏公司 1990 年上市的吗氯贝胺。

3. 其他　如四环类抗抑郁药，代表药物是马普替林，疗效与 TCAs 相似，但具有奏效快、副作用少、抗抑郁作用谱广等优点。因其对心脏毒性较小，患者对该药的耐受性较好，更适用于老年或已有心血管疾病的抑郁症患者。另外还有 1975 年由欧加农公司首先在瑞士上市的米安色林，但已于 1996 年撤市。

（二）第二代抗抑郁药

1. 选择性 5- 羟色胺再摄取抑制剂（SSRIs）　代表药物有礼来公司的氟西汀、辉瑞公司 1990 年首次在英国上市的舍曲林和史克必成公司 1991 年首次在英国上市的帕罗西汀。这 3 个 SSRIs 在市场上应用最为广泛。此类药物还有美国 Forest 公司 1998 年在本国上市的西酞普兰及其新改良型依他普仑，它去除了前者的一些无活性组分，因而缓解效应增强、起效快而副作用更小。

2. 其他　如 5- 羟色胺受体拮抗剂 / 再摄取抑制剂（DARIs），代表药物是曲唑酮（trazodone）；还有选择性去甲肾上腺素再摄取抑制剂（NARIs），代表药物有法玛西亚和普强公司 1997 年在英国上市的瑞波西汀；另外选择性 5-HT、DA 再摄取抑制剂（DNRIs），以丁胺苯丙酮等为代表，丁胺苯丙酮在 1989 年经 FDA 批准用于治疗抑郁症，于 1997 年用于吸烟戒断症状。

（三）第三代抗抑郁药

1. 去甲肾上腺素和特异性 5- 羟色胺抗抑郁剂（NaSSA）　代表药物有美国欧加农公司 1994 年在荷兰首次上市的米氮平，而后于 2001 年在中国上市，商品名为瑞美隆；还有百时美施贵宝公司 1994 年在加拿大首次上市的奈法唑酮，由于发现全球有 26 例与该药有关的肝脏衰竭而导致 13 人死亡的报告，2003 年 1 月 8 日，施贵宝公司宣布停止奈法唑酮在欧洲市场的销售。

2. 5- 羟色胺和去甲肾上腺素再摄取抑制剂（SNRIs）　代表药物有 1994 年在美国首次上市的文拉法辛；法国皮尔 - 法柏公司 1997 年在本国首次上市的米那普仑；礼来公司 2004 年上市的度洛西汀。

表 7-1 抗抑郁药物的分类

三环、四环类抗抑郁药

三环类

阿米替林	氯丙米嗪	多塞平	丙米嗪	三甲丙米嗪
amitriptyline	clomipramine	doxepin	imipramine	trimipramine

四环类

去甲替林	地昔帕明	马普替林	普罗替林	阿莫沙平
nortriptyline	desipramine	maprotiline	protriptyline	amoxapine

选择性 5- 羟色胺再摄取抑制剂（SSRIs）

氟西汀	帕罗西汀	氟伏沙明	西酞普兰	依他普仑
fluoxetine	paroxetine	fluvoxamine	citalopram	escitalopram
舍曲林	洛非帕明	达泊西汀	苯吡烯胺	
sertraline	lofepramine	dapoxetine	zimelidine	

5- 羟色胺和去甲肾上腺素再摄取抑制剂（SNRIs）

文拉法辛	度洛西汀	米那普仑	地文拉法辛	西布曲明
venlafaxine	duloxetine	milnacipran	desvenlafaxine	sibutramine
氯苄吡醇				
viloxazine				

单胺氧化酶抑制剂（MAOIs）

苯乙肼	苯环丙胺	异丙烟肼	异唑肼	烟肼酰胺
phenelzine	tranylcypromine	iproniazid	isocarboxazid	nialamide
吗氯贝胺	司来吉兰	吡吲哚		
moclobamide	selegiline	pirlindole		

去甲肾上腺素和特异性 5- 羟色胺抗抑郁剂（NaSSA）

米氮平
mirtazapine

其他类

5- 羟色胺受体拮抗剂 / 再摄取抑制剂（DARIs）

曲唑酮	萘法唑酮
trazodone	nefazodone

选择性去甲肾上腺素再摄取抑制剂（NARIs）

瑞波西汀
reboxetine

其他

米安舍林	氟朵林	色氨酸	丁胺苯丙酮	阿托西汀
mianserin	fluradoline	tryptophan	buproprion	atomoxetine
比西发定				
bicifadine				

三、抗抑郁药镇痛的可能机制

动物实验表明抗抑郁药对于疼痛治疗效果明确，但其镇痛作用仍不十分清楚，其镇痛作用与抗抑郁作用并不平行，阿米替林每日镇痛剂量为 75mg，低于其抗抑郁剂量（150～300mg），在 1～7d 即可发挥镇痛作用，不同于抗抑郁作用（需 2w）；另外发现镇痛应用的剂量较小，起作用较快，SSRIs 的抗抑郁效果较好，但其对外周或中枢神经病理性疼痛如糖尿病神经痛、带状疱疹后神经痛、脊髓损伤后痛、脑卒中神经痛都有一定疗效，其中阿米替林镇痛应用得最多也最有效。因此考虑镇痛机制与抗抑郁作用无关。研究认为外周、脊髓及大脑相关的机制均可能参与其镇痛机制。

综合多个实验认为以下机制可能参与了抗抑郁药的镇痛作用：① 5- 羟色胺（5-HT）、去甲肾上腺素（NE）神经递质调节作用；②阿片受体激动作用；③ Na^+ 通道阻滞作用；④ NMDA 受体拮抗作用；⑤ GABA 受体激动作用；⑥抗炎作用等。各类抗抑郁药镇痛的具体作用机制见表 7-2。

表 7-2　各类抗抑郁药镇痛机制

疼痛机制	具体作用	抗抑郁药
5-HT 相关	$5-HT_{1A}$ 受体激动	SNRIs；曲唑酮
	$5-HT_2$ 受体激动	TCAs；SNRIs；SSRIs；NARIs
	$5-HT_3$ 受体激动	TCAs；曲唑酮
NE 相关	a_2 肾上腺素受体	TCAs；SNRIs；MAOIs；SSRIs；米氮平、瑞波西汀
	a_1 肾上腺素受体	TCAs；SNRIs；NARIs
	β_1、β_2 肾上腺素受体激动	TCAs
DA 作用	D_2 受体激动	DNRIs
	内源性阿片受体激动：κ 受体（脊髓上水平）及 μ 受体（脊髓水平）	TCAs；SNRIs；SSRIs；NARIs；DARIs；萘法唑酮、米氮平
Na^+ 通道	阻滞	TCAs
Ca^+ 通道	增强 Ca^{2+} 通道作用	TCAs
	抑制 Ca^{2+} 摄取	TCAs；SSRIs
腺苷作用	腺苷释放增加；激动腺苷 A_1 受体	TCAs
NMDA 受体	中枢抑制 NMDA 受体引发的中枢敏化；外周增强 NMDA 受体拮抗剂作用	TCAs
GABA 受体	增加 GABA 受体功能	TCAs；SSRIs
P 物质作用	减少 SP 产生、降低其作用	TCAs
P_2X 受体、炎症及免疫指标影响	降低 PGE_2 类活性	TCAs；SSRIs：氟洛西汀
	减少 NO 释放	TCAs；SSRIs：氟洛西汀
	减少巨噬细胞迁移	TCAs
	减少 TNFα 生成	TCAs

1. 5-HT、NE 神经递质调节作用　边缘及皮质系统的下行支配及中脑导水管发出的上行伤害性刺激均参与了疼痛的调节。脊髓腹外侧区和大脑导水管周围灰质富含 5-HT 及 NE，他们与中脑导水管周围灰质相互作用，从而抑制脊髓背侧角发出的伤害性刺激。当各种原因导致神经损伤，引起下行抑制系统与上行易化系统之间平衡失调，从而继发中枢敏化。抗抑郁药通过调节突触前后受体功能、抑制转运体功能或抑制突触前神经递质再摄取，从而增加突触间 5-HT、NE 甚至多巴胺（DA）浓度，增强下行抑制作用。

2. 阿片受体激动作用　多种动物实验认为抗抑郁药如 TCAs、SNRIs 及米氮平等均对不同的阿片受体有激动作用。研究显示抗抑郁药的镇痛作用可被阿片受体抑制剂纳洛酮所逆转，但可被脑啡肽酶抑制剂所增强。利用放射性结合方法测定阿片作用部位，抗抑郁药单次给药可取代阿片结合部位，而慢性给药可改变阿片受体密度，同时可增加某些脑区的内源性阿片水平。因此抗抑郁药可直接或间接与内源性阿片系统相互作用而取得镇痛效果。

3. Na^+ 通道阻滞作用　TCAs 全身给药是常规的镇痛方式。但最近越来越多的共识认为 TCAs 还可作为一个局部麻醉药发挥其镇痛作用，甚至较常规氨基酰胺布比卡因更有效，可能由于其对于 Na^+ 通道的阻滞作用。且跟传统的局麻药相同，TCAs 也是在神经元内作用于 Na^+ 通道的，因其较布比卡因全身毒性弱，可增加传统药物的治疗系数，Lynch 等有报道利用 2% 阿米替林及 1% 氯胺酮局部慢性给药，可明显缓解外周神经痛。

4. NMDA 受体拮抗作用　NMDA 受体复合物是配基门控离子通道，活化时引起 Ca^{2+} 内流。NMDA 受体复合物含有多种配基的不同结合部位调节 NMDA 受体活化。已发现在海马区密集分布着这些已知的受体，并在疼痛刺激引起的中枢敏化过程中起关键作用，也就是导致疼痛过敏的"上发条"（wind-up）作用。动物实验认为 TCAs 可降低 NMDA 受体活性，减少 Ca^{2+} 内流，从而影响 NMDA-Ca^{2+}-NOS 通路，以达到治疗神经病理性疼痛的目的。

四、抗抑郁药的镇痛范围

抗抑郁药在慢性疼痛治疗中效果明确，然而在急性疼痛的报道较少，可能与抗抑郁药起效需要 1～2w 所致。抗抑郁药治疗不仅可以改善疼痛，还可以减少患者情感上的痛苦、疲乏、睡眠障碍、紧张等，从而改善患者整体的健康水平和生活质量。

神经病理性疼痛（neuropathic pain，NP）是由于躯体感觉系统的损伤和疾病直接引发的疼痛。常伴有感觉异常或运动障碍，它是一种较为常见的慢性疼痛。NP 包括外周神经病理性疼痛及中枢神经病理性疼痛。外周神经病理性疼痛分为两类，一是单纯性神经病源症型，因外伤、缺血所致；二是多发性神经病源症型，因毒性、遗传、炎症、代谢性因素所致，如糖尿病神经痛、带状疱疹后神经痛。中枢神经病理性疼痛常见于脑卒中、多发性硬化症、脑和脊髓的损伤。

外周神经病理性疼痛是支持抗抑郁药镇痛作用最多证据的一类疼痛类型，抗抑郁药作为一线药物已用于治疗部分外周神经病理性疼痛。临床一般在常规镇痛药物（吗啡、NSAIDs）不足以缓解疼痛症状，或缓解疼痛的同时并发多种不良反应时，可联合使用抗抑郁药治疗。对照实验认为抗抑郁药可明显缓解中枢痛、带状疱疹后疼痛、糖尿病神经痛、非糖尿病多发神经痛以及乳房切除术后疼痛，但对脊髓损伤疼痛、幻肢痛、化疗引发神经痛、艾滋病引起的疼痛等效果不明显。

在临床实践中，评价药物有效性是尤为重要的。在临床中，阐述药物有效性的一种方法是计算使一位患者产生疗效（如 50% 缓解）而需治疗数（NNT），NNT 越小，其治疗有效性越高。通过这种方法，不同的疼痛缓解率或其他指标均可转变为临床统一标准，从而有利于在不同研究、药物以及病情下比较、评价药物治疗的有效性。

Sindrup 对于各种抑郁药在治疗 NP 中的有效性进行了概括研究。在外周神经病理性疼痛（不包括 HIV 所致）中，TCAs 治疗的 NNT 为 2.3（2.1～2.7），且各神经痛类型间无主要差异。在经典抗抑郁药中，三环类抗抑郁药（NNT 为 2.1）镇痛效果较四环类抗抑郁药（NNT 为 2.5）稍强。SSRIs 在治疗糖尿病神经痛中的 NNT 为 6.8（3.4～441），显示出了 TCAs 的明显优越性。SNRIs 文拉法辛在治疗多发性神经痛中的 NNT 为 5.5（3.4～13.5），此项研究包括两个试验，分别为大剂量组（150～225mg/d）和小剂量组（75mg/d），若去掉小剂量试验的数据，则NNT即为4.6（2.9～10.6）。至今仍没有关于度洛西汀临床治疗NNT的相关研究。在一项41例患者的研究中，丁胺苯丙酮在治疗多种病因引起的多发神经痛中的NNT为1.6（1.3～2.1）。

尽管神经病理性疼痛是一种难治的疼痛，但目前仍有不少治疗选择具有足够的有效性。抗惊厥药加巴喷丁就是其中一种，它在治疗外周神经病理性疼痛时有良好效果，如在糖尿病神经痛中治疗的NNT为4.3（2.8～8.6），治疗带状疱疹后神经痛的NNT为4.3（3.3～6.1）。在对糖尿病神经痛患者的对照实验中认为加巴喷丁及阿米替林镇痛效果相似。阿片类药物羟考酮及曲马多治疗多发性神经痛的NNT分别为2.6（1.7～6.0）、3.5（2.4～6.4），而治疗带状疱疹后神经痛的NNT分别为2.5（1.7～5.1）、4.8（2.6～26.9）。也有研究认为阿片类药物镇痛效果强于TCAs，这与根据NNT所得的结果却相反。

抗抑郁药与其他药物联合应用治疗神经病理性疼痛的效果较少有研究。加巴喷丁未能完全缓解糖尿病神经痛时，加用文拉法辛可起到相加作用。当考虑联合用药时，应尽量选用药物机制重叠不多的两种药物。因此，TCAs或文拉法辛可以与加巴喷丁或阿片类药物联用，但不同抗抑郁药之间联用或抗抑郁药与曲马多联用均应该避免，因曲马多除了阿片受体作用外还可与单胺能系统相互作用。

其次，在一些特定慢性疼痛中抗抑郁药有其明显的镇痛优势。纤维肌痛是一种慢性疾病，可引发肌肉和软组织的广泛疼痛和触痛，在美国估计影响到总人口的约2%、合计近600万人，其中大多数是女性。纤维肌痛不能治愈，发病原因也不清楚，但是抗抑郁药的镇痛作用明确，而NSAIDs作用却不显著。

抗抑郁药在治疗偏头痛以及紧张性头痛中依据较强，然而对类风湿性关节炎以及盆腔疼痛的治疗依据仍较弱，见表7-3。

表7-3　抗抑郁药治疗不同慢性疼痛的有效性

疼痛类型	治疗方案	效果
神经病理性疼痛		
带状疱疹后神经痛	TCAs	+
多发性神经痛	TCAs	+
	SSRIs	−
	SNRIs	+
HIV相关神经痛	TCAs	−
糖尿病神经痛	TCAs	+
	SNRIs	+
	SSRIs	+, TCAs＞SSRIs
纤维肌痛	TCAs	+
	SNRIs	+
	SSRIs	+
腰痛	TCAs	+
	SSRIs	−
	SARIs	−
类风湿性关节炎	TCAs	−
强直性脊柱炎	TCAs	+

　　另外目前对于抗抑郁药物治疗术后急、慢性疼痛的作用也常有报道，两篇系统性综述研究了抗抑郁药在急、慢性术后疼痛中的作用，发现仍没有足够的证据支持抗抑郁药用来常规治疗术后急性疼痛，以及预防术后慢性疼痛，因此到目前为止，不推荐围手术期常规使用抗抑郁药，但亦不能排除其可能的术后镇痛作用。

第二节　常用的抗抑郁药

　　一般来说，慢性疼痛患者抑郁情绪的治疗应包括以下几项①躯体治疗：尽快解除疼痛病因，彻底治愈原发病；原因暂时不能查明者，要采用有效镇痛措施，如应用药物、神经阻滞等方法先给患者解除疼痛折磨。②心理治疗：如通过分析治疗、认知治疗、支持治疗等方法，让患者真正体会到医师、护士关心、体贴他（她）的疾苦，正竭尽全力积极为其治疗，从而帮助患者建立战胜疾病的信心。③抗抑郁药治疗：抗抑郁药指主要用于治疗抑郁性精神障碍的药物，该类药物对正常人的情绪不产生影响。

　　抗抑郁药临床用于镇痛已有 40 余年，大量研究使用抗抑郁药治疗各种疼痛类型，可以肯定的是，不是所有抗抑郁药都可以用于疼痛治疗，下面将分别简要介绍上述药物中的主要抗抑郁药在临床常见的慢性疼痛和神经病理性疼痛中的应用方法及可能的副作用，用法及剂量见表 7-4。

表 7-4　常用抗抑郁药剂量范围

药名	常用剂量 /mg	用法
多塞平	10～75	q.n.
阿米替林	10～150	q.n.
去甲替林	10～50	q.n.
丙米嗪	10～50	q.n.
地昔帕明	10～50	q.n.
帕罗西丁	20～80	q.d.
氟西丁	20～80	q.d.
舍曲林	50～200	q.d.
文拉法辛	75～375	q.d.
米那普仑	25～50	b.i.d.
度洛西汀	30～60	b.i.d.
米氮平	7.5～30	q.n.
马普替林	25～75	q.n.

注：q.n. 每晚 1 次；q.d. 每天 1 次；b.i.d. 每天 2 次。

一、三环类抗抑郁药

　　三环类抗抑郁药（TCAs）是治疗慢性疼痛最常用的抗抑郁药，同样也是衡量其他抗抑郁药物有无镇痛作用的"金标准"。

　　1. 常用药　TCAs 又可分为叔胺类和仲胺类，叔胺类 TCAs 的镇痛作用较强，作用机制主要为对 5-HT 和去甲肾上腺素再摄取的抑制，代表药为阿米替林、丙米嗪、氯丙米嗪；仲胺类药物的耐受性优于叔胺类 TCAs，即副作用发生率较低，代表药如去甲替林、脱甲丙米嗪。

2．作用机制

（1）抑制 5-HT、多巴胺、去甲肾上腺素在突触部位的回收，这些神经递质对内源性的阿片系统产生作用，提高疼痛的阈值。

（2）改善抑郁情绪，增强对疼痛的耐受、应对。

（3）对前列腺合成酶有轻微抑制作用。

（4）对色氨酸代谢有正性作用。

（5）有抗胆碱能及抗组胺作用。

（6）此外，还有一些潜在的作用，包括对钠、钾离子通道的阻滞、对 $GABA_\beta$ 的作用及对腺苷的作用等。

3．适应证

（1）对外周神经病理性疼痛如带状疱疹后神经痛及糖尿病神经痛具有良好的疗效，常作为一线药物使用。

（2）对于中枢性神经病理性疼痛如休克后疼痛、脊髓损伤后疼痛以及多发性硬化的治疗效果则不如以上疾病，仅为Ⅱ类推荐。

（3）此外，对纤维肌痛和慢性下腰背痛也有中等的疗效。

（4）对于类风湿性关节炎性关节痛镇痛效果较弱。

（5）一些癌痛，在长期使用（超过 4w）阿米替林时有显著的效果。

（6）TCAs 对于慢性头痛也有较好的疗效。

4．用法与用量　TCAs 在个体药动学上差异较明显，如 100mg 丙米嗪可导致个体血药浓度差异达 30 倍左右，其他 TCAs 也有相同的差异性。因此，TCAs 的剂量应用很值得注意。这种代谢上的差异主要由于代谢酶 CYP2D6 的遗传多态性所致。一些研究指出镇痛效应与血药浓度有一定的相关性。根据治疗效果和副作用来决定用药剂量的方法不一定有效，因为低于治疗浓度的药物也可以引起副作用的发生，甚至许多患者都未能达到镇痛效果。根据血药浓度来决定剂量的方法认为可提高治疗效果，如初始剂量为 50mg/d，然后根据 2～3 周后的血药浓度来调整药物用量。

TCAs 以阿米替林应用最广，推荐使用方法为初始剂量为 25mg，睡前 1h 服药，以 1w 为间隔逐渐加量，每周增加 25mg 至疼痛缓解或产生不能耐受的副作用为止，最大剂量为 150mg/d，至少治疗 6～8w 才能有充分的疗效，其中使用最大耐受剂量时间不少于 1～2w。在治疗前必须监测体位性血压以及心电图尤其 Q-Tc 值。但停药需维持 2～6 个月，以免复发。

5．常见不良反应及处理

（1）外周抗胆碱能效应致不良反应：口干、视力模糊、尿潴留、便秘等。

处理：①可减量、换药或停药；②对症处理；③可试用新斯的明对抗。

（2）中枢抗胆碱能效应致不良反应：常发生于药物过量或特殊个体，会出现谵妄、激越、肌阵挛、舞蹈症或意识模糊、昏迷及癫痫发作；部分病例可出现妄想、错觉、幻觉，可伴有面色潮红、心动过速、瞳孔散大、汗少、高热、肠鸣音减少等自主神经系统症状。

处理：①停药严密观察；②激越、谵妄或抽搐状态可给予地西泮 5～10mg，肌内注射；③意识模糊或浅昏迷状态可给予毒扁豆碱 1mg，静脉缓慢推注或肌内注射，每小时 1～2mg；④一般对症或支持疗法。

（3）心血管不良反应：直立性低血压及窦性心动过速较为常见，多为 α_1 肾上腺素能受体被拮抗所致，一般无须特殊处理，保持患者平卧，严密观察。

奎尼丁样不良反应，可发生于有隐匿性心脏疾病患者中；对心脏传导系统的影响可出现 I～Ⅲ度房室传导阻滞、束支阻滞或室内传导阻滞，可伴有心肌复极过程延长、继发房性期前收缩、心房扑动或室性心律失常。

处理：立即停药，心电监护，对症处理。

预防：用药前要严格排除禁忌证。

（4）变态反应：较罕见。

处理：立即停药，对症抗过敏治疗，严重者给予激素治疗。

（5）其他不良反应：包括体重增加、性欲改变等代谢、内分泌紊乱。

6. 禁忌证 禁用于癫痫、严重心血管疾病、心脏传导阻滞、青光眼、肠麻痹、尿潴留、前列腺肥大等患者。致畸胎作用尚未确定，妊娠前 3 个月妇女禁止使用。

二、选择性 5-羟色胺再摄取抑制剂

SSRIs 是目前最常用的抗抑郁药，但是其镇痛作用相对于 TCAs 较弱，但较 TCAs 更易耐受，副作用小，安全性较高，且使用方便。

1. 常用药 氟西汀（百优解）、帕罗西汀（赛乐特）、氟伏沙明（兰释）、舍曲林（左洛复）、西酞普兰（西普妙）。

2. 作用机制 选择性抑制突触前膜 5-HT 的再摄取，增加 5-HT 在突触间隙的浓度，发挥抗抑郁作用。

3. 适应证 可用于治疗外周神经病理性疼痛如糖尿病神经痛，同时在纤维肌痛中也有一定效果，但对腰背痛、偏头痛以及类风湿性关节痛效果不佳。有研究证明 40mg 帕罗西汀以及 40mg 西酞普兰在治疗糖尿病神经痛中有较明确、但较微弱的治疗作用。但 SSRIs 在头痛以及伴有抑郁症的疼痛治疗中效果较好。

4. 药动学 一些 SSRIs 也可通过 CYP2D6 来代谢，但是其药动学差异不明显，因此其治疗系数也相对较高。氟洛西汀和帕罗西汀是 CYP2D6 的强效抑制剂，且氟洛西汀有一种代谢产物半衰期较长。因此，为避免药物间相互作用，西酞普兰是 SSRIs 中治疗 NP 的首选药物。对于 SSRIs 来说，根据效应及副作用来决定用药剂量却是可行的。动物实验认为氟洛西汀可阻滞 Na^+ 通道作用，但其他 SSRIs 未有报道。

5. 不良反应 SSRIs 无抗胆碱、抗组胺、抗肾上腺素能以及抑制心脏等副作用，治疗指数大。其主要副作用与其作用机制相关，即由抑制 5-HT 泵后产生的间接 5-HT 系统激动作用所致，主要表现在增强 5-HT 在外周及中枢神经系统中的作用。常见不良反应包括胃肠道反应、中枢神经系统功能紊乱以及性功能障碍。所有 SSRIs 均可能引起恶心，多为暂时性的，在治疗 1w 后会消失。舍曲林、氟西汀以及西酞普兰导致腹泻的发生率为 15%～20%，而帕罗西汀有相对较强的抗胆碱作用，可造成便秘、口干或尿潴留，尤其在老年患者中多见。对性功能的不良影响发生率为 30%～50%，包括男性和女性患者。若服药 >1 个月没有消失，可通过减量、更换药物等减轻这种作用，米氮平、安非他酮可以改善这种症状。

SSRIs 的另一不良反应为锥体外系反应。典型症状包括静坐不能、肌张力障碍以及震颤。大多数病例报告来自于帕罗西汀治疗的患者，可通过减少剂量或服用小剂量的 β 受体拮抗剂缓解。

长期应用 SSRIs 可能出现体重增加，而每个药物这种不良反应的发生率不完全一样。

SSRIs 还可能导致多汗，通常减少剂量即可。还可能引起夜间磨牙症状，早晨出现持续性的头部钝痛。

有一些文献报道了服用 SSRIs 的患者出现抗利尿激素不当分泌症候群，其多为老年患者合并服用利尿剂所致。最严重并发症多因为过量服用，或与 MAOIs 合用，可能导致 5-HT 综合证，表现为头痛、兴奋、精神错乱、出汗、高热、高血压、心率过快、腹泻、肌痉挛、颤栗、幻觉及昏迷。

长期通过 SSRIs 治疗（>2 个月），突然停药会出现戒断症状，如头晕、焦虑、流感样症状以及感觉异常，会在停药 48～72h 内出现，持续 >1w。一般症状较轻，可以自行缓解，因此，停药时应逐渐减少剂量。

三、5-羟色胺和去甲肾上腺素再摄取抑制剂

1. 常用药　文拉法辛、度洛西汀、米那普仑等。

2. 作用机制　呈剂量依赖性单胺药理学特征：①低剂量（<75mg/d）仅有 5-HT 再摄取抑制；②中至高剂量（≥150mg/d）有 5-HT 和 NE 再摄取抑制；③非常高的剂量有 DA、5-HT 和 NE 再摄取抑制。

3. 文拉法辛　是全球第一个 SNRIs。

结构式：

$$CH_2N(CH_3)_2$$

（结构式）

（1）药动学：口服吸收快，经过首过消除效应，2h 达 C_{max}。在肝内代谢，生成具有很高药理活性的主要代谢产物 O-去甲基文拉法辛，以及 2 个活性低的次要产物 N-去甲基文拉法辛、N, O-去二甲基文拉法辛。肝微粒体细胞色素氧化酶 P450 是其生物转化的主要酶系，其中 CYP2D6 在催化 O-去甲基文拉法辛形成的过程中最为重要。主要经肾排泄，因此，清除率受肝、肾功能影响。

（2）剂量及用法：起始剂量 75mg/d，分 2～3 次口服，可根据症状的严重程度逐渐增加，最大剂量可达 375mg/d，分 2～3 次服用。用药过程中，应监控患者血压。对于中度肝功能不全者，剂量应减少 50%。轻、中度肾功能不全者，剂量应减少 25%。老年人不需要调整剂量。长期应用此药，尤其剂量大于 150mg/d，疗程大于 3 个月者，突然停药会出现停药反应，一般在停药后 24h 内发生，主要症状为恶心、腹泻、头晕、头痛、失眠、噩梦等，故停药时应逐渐减量。

（3）药物相互作用：文拉法辛主要由 CYP2D6 代谢。故抑制 CYP2D6 的药物如奎尼丁、帕罗西汀、氟西汀均可使其原型药浓度升高，但这些作用对临床应用未见明显影响。

文拉法辛不抑制单胺氧化酶，但不能与 MAOIs 合用或在其停药后 14d 内应用。文拉法辛可引起 5-HT 综合征，与 MAOIs 合用时，易发生严重反应，甚至可致死亡。据报道，有人

同时服用本药 75mg 和异卡波肼 30mg，引起焦虑不安、轻度躁狂、出汗、震颤、瞳孔放大，减量后仍有焦虑、幻视等。

4. 度洛西汀 化学名为（+）-（S）-N- 甲基 -γ-（1- 萘氧基）-2- 噻吩基盐酸，分子式为 $C_{18}H_{19}NOS \cdot HCl$。2002 年获美国 FDA 批准以抗抑郁药上市，2004 年获批用于糖尿病神经痛，2008 年 6 月，美国 FDA 批准度洛西汀用于缓解成人纤维肌痛，由此使其成为现在美国获准用于此用途的第一个 SNRIs。

结构式：

（1）药动学：度洛西汀口服吸收良好，t_{max} 为 4～6h，与食物同服或夜间服用可使 t_{max} 延长 4h。度洛西汀与血浆蛋白结合率较高（>95%）。该药主要经肝脏由细胞色素 P450（CYP）1A2 和 2D6 代谢。该药主要以代谢产物的形式经尿液排泄（>70%），以药物原型经尿液排泄不到 1%。

（2）剂量及用法：度洛西汀 60mg/d 或 60mg 每日 2 次，对糖尿病神经痛有效；治疗肌纤维痛可以从 20mg/d 起始，目标剂量为 120mg/d（60mg，bid）。

（3）药物相互作用：目前还没有有关度洛西汀与其他药物相互作用的详细资料。研究发现度洛西汀与单胺氧化酶抑制剂合用增加了高血压及 5-HT 综合征的可能性，而且有研究显示该药与三环类抗抑郁药合用也可导致上述不良反应的发生。

5. 适应证 文拉法辛是最常用于镇痛的 SNRIs 之一，它对于治疗外周神经病理性疼痛疗效显著，尤其是糖尿病神经痛。其在用 75～225mg/d 时，效果与 TCAs 相似，因此常用于不能耐受 TCAs 的患者的替代治疗。

另外，度洛西汀、文拉法辛以及米那普仑都可用于纤维肌痛的治疗，且有良好的疗效，除了具有镇痛作用以外，还可改善纤维肌痛所致的功能障碍。

文拉法辛在治疗癌痛时可有一定的疗效。

2010 年 11 月，美国 FDA 批准了 Lilly 公司的盐酸度洛西汀胶囊剂新的适应证，即用于治疗慢性肌骨骼疼痛，包括慢性下腰痛和关节炎所致慢性疼痛。其他 SNRIs 对腰背痛效果不明确，文拉法辛在治疗偏头痛时作用等同于 TCAs。

6. 用法与用量 Rowbotham 研究认为文拉法辛 225mg/d 可明显镇痛而 75mg/d 则无效果，说明血药浓度与镇痛效果相关，这与先前的一项研究相符合。先前关于度洛西汀的研究认为剂量在 60～120mg/d 时可缓解疼痛，而 20mg/d 时却无效。

7. 不良反应 与 SSRIs 相同，同样激动 5-HT 系统，SSRIs 相关不良反应亦存在。常见的不良反应为：胃肠道不适（恶心、口干、畏食、便秘和呕吐）、中枢神经系统异常（眩晕、嗜睡、梦境怪异、失眠和紧张）、视觉异常、打哈欠、出汗和性功能异常（射精异常、性欲降低）等。偶见不良反应为：无力、胀气、震颤、激动、腹泻、鼻炎等。不良反应多在治疗的初始阶段发生，随着治疗的进行，这些症状逐渐减轻。

四、单胺氧化酶抑制剂

1. 常用药 苯乙肼、吗氯贝胺。

2. 作用机制 抑制 MAO 及其他酶的活性，减少中枢单胺递质的分解，以提高突触间隙单胺类递质浓度。

3. 常见不良反应及处理 可见抗胆碱能副作用、直立性低血压、行为障碍、体重增加、性功能障碍等。再者在服用 MAOIs 的同时不能应用吩噻嗪类药物、中枢神经系统兴奋剂、TCAs、羟色胺能药物以及有交感神经兴奋作用的胺类和色氨，因为一旦联合应用可能引起严重的高血压、心律失常、肺水肿、脑卒中甚至死亡。处理则以预防为主，要避免与抗交感药物等并用。

五、去甲肾上腺素和特异性 5- 羟色胺抗抑郁剂

TCAs 具有良好的镇痛作用，可能是因为其具有双重机制，对去甲肾上腺素和 5- 羟色胺神经递质系统具有非选择性作用。但是对其他递质系统的作用，如对胆碱能系统和组胺能系统的作用则易带来临床相应副作用。SSRIs 和 SNRIs 改善了药物的安全性，在严重抑郁症患者中可提高药物的剂量，但并未能证明在治疗神经病理性疼痛时与 TCAs 效果抗衡，而且大剂量使用也会导致相关的中枢和外周副作用。

NaSSA 代表药物米氮平不同于 SSRIs、SNRIs 等。米氮平通过拮抗中枢突触前 α_1 受体和异源的肾上腺素受体，加强对去甲肾上腺素和 5- 羟色胺的神经传导。由于米氮平特异性地拮抗 5-HT$_2$ 和 5-HT$_3$ 受体，5- 羟色胺释放增加主要激活 5-HT$_1$ 受体，因此，米氮平也被称作去甲肾上腺素和特异性 5- 羟色胺抗抑郁剂。

米氮平的活性源于对去甲肾上腺素和 5-HT$_1$ 介导的 5- 羟色胺神经传导，没有抗胆碱、抗肾上腺素的副作用。作为抗抑郁药，米氮平能改善抑郁症患者的睡眠，并具有抗焦虑作用，基于其作用机制，在神经病理性疼痛中可能有一定治疗作用。

1. 药效学 米氮平属哌嗪 - 氮䓬类化合物，分子式 $C_{17}H_{19}N_3$，米氮平的结构没有初级侧链，而这种侧链是 TCAs 抗胆碱活性的原因。市售瑞美隆是对映体 R- 米氮平和 S- 米氮平的外消旋混合物。

米氮平能加强去甲肾上腺素的传导，去甲肾上腺素神经传递受突触前 α_2 肾上腺素受体的调控。去甲基肾上腺素激活这些受体后，抑制去甲肾上腺素的释放，米氮平通过拮抗 α_2 受体增加去甲肾上腺素释放，加强去甲肾上腺素的神经传递，米氮平的这种作用是其抗抑郁治疗的部分原因。

米氮平通过两种机制加强 5- 羟色胺的神经传递。其一是通过 α_1 肾上腺素受体，去甲肾上腺素系统对 5- 羟色胺系统具有强大的影响，去甲肾上腺素神经元通过位于 5- 羟色胺神经元胞体的 α_1 肾上腺素受体调控 5- 羟色胺神经元的点燃率。故 α_1 受体被去甲肾上腺素激活后，将导致 5- 羟色胺神经元点燃率增加。由于米氮平特异性地拮抗去甲肾上腺素神经元上的 α_2 受体，故可加强去甲肾上腺素的释放。又因为米氮平与 α_1 肾上腺素受体的亲和力很低，去甲肾上腺素水平的升高则导致 5- 羟色胺细胞点燃的增强，激活神经末梢释放 5- 羟色胺。与 SSRIs 最初降低 5- 羟色胺神经元的点燃相比，米氮平快速并持续加强 5- 羟色胺细胞点燃。第二种机制是米氮平拮抗 5- 羟色胺神经末梢释放的 α_2 受体，防止去甲肾上腺素对 5- 羟色胺释放的抑制效应，由此增加 5- 羟色胺释放。

突触后 5- 羟色胺受体有不同亚型。米氮平特异性地拮抗 5-HT$_2$ 和 5-HT$_3$ 受体，故激活效应主要通过 5-HT$_1$ 受体介导。5-HT$_2$ 受体拮抗作用与睡眠改善和抗焦虑相关，这种拮抗作用有助于防止发生 SSRIs 相关的失眠、焦虑、头痛和性功能障碍。米氮平的 5-HT$_3$ 受体拮抗作用能够防止发生恶心、呕吐和头痛。由于米氮平的选择性作用使其避免了 5- 羟色胺副作用，而具有良好的耐受性。

传统的抗抑郁药治疗会导致受体功能发生适应性改变，如 β 肾上腺素受体、5-HT$_{1A}$ 受体、5-HT$_2$ 受体下调（表 7-5），这些改变与抗抑郁药的起效延迟有关。米氮平虽导致 5-HT$_2$ 受体下调和 β$_2$ 肾上腺素受体轻微下降，但并不引起 5-HT$_{1A}$ 功能变化。米氮平与 α$_1$ 肾上腺素受体、胆碱受体和多巴胺受体的亲和力很低，因而相关的副作用发生率低。

米氮平对组胺受体的亲和力相对较高，但对抑郁症患者并无持久镇静作用，可能与其激活去甲肾上腺素系统的唤醒作用有关。

表 7-5 去甲肾上腺素、5- 羟色胺、乙酰胆碱、组胺比较

	去甲肾上腺素		5- 羟色胺			乙酰胆碱	组胺
	激活	α$_1$ 拮抗	5-HT$_1$ 激活	5-HT$_2$ 激活	5-HT$_3$ 激活	乙酰胆碱拮抗	H$_1$ 拮抗
受体作用	抗抑郁效应	抗肾上腺素副作用	抗抑郁效应 抗焦虑效应	5- 羟色胺副作用	5- 羟色胺副作用	抗胆碱副作用	抗组胺副作用
副作用	心动过速 震颤 本能活动 增强	直立性低血压 反射性心动 过速 眩晕		激越 不安 失眠 性功能障碍	恶心 呕吐 头痛	便秘 口干 心动过速 视物模糊 眩晕 尿潴留 精神错乱 （老年人）	镇静 困倦 体重增加

2. 药动学 米氮平口服后在胃肠道完全吸收，单剂或多剂给药后生物利用度为 50%。食物包括高脂饮食对其吸收速度和程度影响轻微。推荐剂量范围的米氮平遵循线性药动学，血浆消除半衰期为 20～40h，每日只需服用 1 次，在 3～5d 内可达稳态血药浓度。米氮平与血浆蛋白呈非特异性、可逆性结合，血浆蛋白结合率为 85%，米氮平在所有年龄和不同性别的推荐剂量相等。

米氮平在人体肝脏内完全代谢，主要通过去甲基化和氧化代谢，然后与 Ⅱ 相结合酶结合后经肾排出。肝脏细胞色素 P450 同工酶 2D6 和 IA2 参与羟化代谢反应，而 P4503A4 参与去甲基和 N 末端 - 氧化代谢。由于不止一种同工酶参与代谢，故 P4502D6 的弱代谢者也不至发生问题。米氮平的唯一具有药理学活性的代谢产物是去甲基 - 米氮平，其活性仅为母体的 1/10，故可认为米氮平的抗抑郁活性仅源于母体药米氮平。

米氮平口服后数日内其代谢产物几乎由尿和粪便完全清除，4d 内几乎可排泄 100% 药物，尿、便的排泄量分别占 85% 和 15%。

肝或肾功能损害可能改变米氮平的药动学，肝功能损害可降低其清除率，由此延长半衰期达 40%。中到重度肾脏损害也导致米氮平的清除率下降。所以在这类患者服用米氮平时务必进行严密监测。临床报告，中到重度肾功能患者对米氮平的耐受性良好。

由于米氮平不抑制肝脏的细胞色素 P450 同工酶，加之与血浆蛋白的结合率不高（85%），故一般不会引起由于竞争结合导致药物的相互作用。研究表明米氮平与阿米替林、去甲丙咪嗪、氟西汀、利培酮、锂盐等联合应用不导致临床意义上的药动学改变。但米氮平与乙醇合并使用可导致精神运动性行为损害加重。米氮平与卡马西平合用可能出现更多的不良反应，主要见于已服米氮平的患者加用卡马西平治疗，相反，先接受卡马西平治疗的患者加用米氮平不增加不良反应的发生率。米氮平不能与单胺氧化酶抑制剂同时服用，停用单胺氧化酶抑制剂两周后才能考虑服用米氮平。

3. 用法与用量　推荐起始剂量为 15～30mg/d，应该根据患者的个体反应逐步增加治疗剂量。推荐最高日剂量为 45mg，应注意由于拮抗中枢 H_1 受体，米氮平在低于 15mg/d 时可能具有镇静作用，而≥15mg/d 时这种效应被去甲肾上腺素效应抵消。

米氮平比其他抗抑郁药的抗抑郁效果和镇痛效果起效更为迅速，在神经性疼痛的治疗时间一般短于抗抑郁症治疗的时间，后者治疗至少应维持 4～6 个月。

米氮平的血浆半衰期允许每日单次给药，建议在晚上服用，由于青年人和老年人之间药动学差异不显著，因而老年人剂量不改变。虽然临床一些资料显示，米氮平没有致畸效应，但目前不能肯定米氮平对人类生殖安全性没有影响，不推荐用于妊娠期妇女。

已经证明米氮平对所有类型抑郁症，包括中到重度抑郁症，有焦虑、激越和呆滞的症状，对睡眠障碍、忧郁、有自杀倾向的患者和各种年龄患者均有快速、强大和持久疗效。

4. 不良反应　其副作用多见口干、嗜睡或困倦、视物模糊，部分患者食欲和体重增加，较少见的作用包括头痛、恶心、多汗、腹泻等。米氮平性功能方面不良反应发生率低于 TCAs 和 SSRIs。

肝酶增高的发生率很低，主要表现为谷丙转氨酶、谷草转氨酶和葡糖醛酸转氨酶增高，但有研究指出其发生率与安慰剂相近。本药可能引起罕见的血液学改变，表现为中性粒细胞减少，停药后所有病例都很快恢复。对中性粒细胞减少的患者应终止治疗。总之米氮平是副作用较小，治疗指数较高，在神经病理性疼痛中有潜在治疗价值的抗抑郁药。

六、其他类

（一）5- 羟色胺受体拮抗剂/再摄取抑制剂（DARIs）

此类药物以丁胺苯丙酮（bupropion）等为代表，选择性地抑制 5-HT、DA 的再摄取，对突触后受体无明显作用，亦无离子通道等其他作用。丁胺苯丙酮在 1989 年经 FDA 批准用于治疗抑郁症，于 1997 年用于吸烟戒断症状。小样本研究证明其具有较为明确的治疗神经病理性疼痛的作用。

丁胺苯丙酮起始使用剂量为 100mg/d，每周增加 100mg，最大剂量为 400～450mg/d，分 2 次服用。

其主要副作用为焦虑、嗜睡、体重减轻。当剂量超过 450mg/d 时可能出现癫痫症状，因此在癫痫患者中禁用丁胺苯丙酮。

（二）曲唑酮、萘法唑酮及瑞波西汀

曲唑酮是一种为 5-HT 再摄取抑制，同时有突触后 $5-HT_2$ 受体拮抗作用，因此被称为 SARIs。低剂量曲唑酮被 ASA 推荐用于纤维肌痛，推荐剂量为 50～300mg/d，q.n.。其耐受性较差，不良反应除了嗜睡、镇静外，还包括心动过速，需要持续监测。另外还有极为罕见的并发症为持续勃起症，需要外科干预。

奈法唑酮是一种 5-HT、NE 以及 DA 再摄取抑制剂,同时有突触后 5-HT$_2$ 受体拮抗作用。其于 1994 年作为曲唑酮的替代物应用于临床,其主要适应证为偏头痛以及脊柱疾病所致慢性疼痛。其推荐剂量为 200mg/d,分 2 次服用,逐渐增加为 400mg/d。其可与多种药物相互作用,且可导致致命的肝硬化以及肝衰竭,因此某些制剂已被停用,此类药物是其他抗抑郁药无效后的最后选择。

瑞波西汀为选择性去甲肾上腺素再摄取抑制剂(NARIs)。它们的镇痛作用是存在争议的,动物实验证实其在 NP 中的作用,但至今仍缺乏临床实验的证据。因疼痛患者常伴有失眠,因此目前认为它们在镇痛中有辅助疗效。

第三节 抗抑郁药在疼痛治疗中的应用原则

1. 使用最熟悉的药物,尽量避免两种以上药物联用,充分了解药物间相互作用。

2. 从小剂量开始,缓慢加量,停药时亦需要缓慢减量。

3. 个体化原则,根据年龄、性别、体重、疾病状况、伴随疾病及既往用药史综合考虑。

4. 镇静作用较强的药物(如盐酸多塞平、阿米替林、米氮平等)适于伴有焦虑或睡眠障碍者,一般宜晚间给药。

5. MAOIs 不宜作为首选,TCAs 无效病例需停药 2 周后方可使用 MAOIs。

6. 对于合并焦虑的抑郁患者,在应用抗抑郁药的同时可使用苯二氮䓬类药物(BZDs)抗焦虑。BZDs 的优点是可以迅速缓解焦虑症状,并且价格便宜,患者的耐受性好;缺点是长期服用可以导致医源性药物依赖,并且影响精神运动性功能。

7. 使用抗抑郁药期间,需要注意的是患者是否具有自杀倾向,在整个服药期间需要加强监测情绪变化。

8. TCAs 的镇痛效果明显,但抗胆碱作用最强,其发生剂量依赖的 Q-Tc 延长最为常见。各类抗抑郁药副作用见表 7-6。

表 7-6　各类抗抑郁药的副作用

药物	副作用			单胺再摄取活性	
	镇静	直立性低血压	抗胆碱	NE	5-HT
阿米替林	4+	2+	4+	2+	4+
多塞平	3+	2+	2+	1+	2+
丙咪嗪	2+	3+	2+	2+	4+
去甲替林	2+	1+	2+	2+	3+
地昔帕明	1+	1+	1+	4+	2+
米那普仑	0	0	0	3+	1+
度洛西汀	0	0	0	2+	3+
文拉法辛	0	0	0	1+	3+
曲唑酮	2+	2+	1+	0	3+
奈法唑酮	2+	1+	0/1+	0/1+	5+
氟西汀	0/1+	0/1+	0/1+	0/1+	5+

续表

药物	副作用			单胺再摄取活性	
	镇静	直立性低血压	抗胆碱	NE	5-HT
帕罗西汀	0/1+	0	0	0/1+	5+
舍曲林	0/1+	0	0	0/1+	5+
米氮平	3+	2+	2+	2+	4+
安非拉酮	0	1+	2+	0/1+	0/1+
马普替林	2+	3+	2+	4+	0

注：0 无副作用；0/1+ 可能有副作用；1+ 有弱副作用；2+ 有一定副作用；3+ 有明显副作用；4+ 有较强副作用；5+ 有强副作用。

综上所述，持续性疼痛与急性伤害性疼痛不同，常常伴随情绪、行为以及一些社会行为的影响。因此在持续性疼痛的治疗中，除了需要改善疼痛强度，还需要改善患者生活质量，包括睡眠、情绪、社会能力等。抗抑郁药是一种综合以上这些作用的复合药物。但是不同类型的抗抑郁药机制差异较大，因此其镇痛作用也不同。治疗疼痛的一线抗抑郁药为 TCAs，应用时应注意从小剂量开始，逐渐增量至最大耐受量。根据 2010 年 ASA 指南，TCAs 以及 SNRIs 均可以作为持续性疼痛多模式镇痛的辅助治疗方案。在具有心血管疾病的患者中，应用 SNRIs 较 TCAs 更为安全。指南中 SSRIs 仅用于糖尿病神经痛的治疗。因此，选择抗抑郁药辅助镇痛治疗时，需根据患者自身情况、疼痛类型、病程选择合适的药物。

（朱　娟　郑　曼）

参 考 文 献

[1] BALDESSARINI R J. Drugs for the treatment of psychiatric disorders. In: Goodman & Gilman's The Pharmacological Basis of Therapeutics. 11th ed. Eds.: HARDMAN J G, LIMBIRD L E, GOODMAN-GILMAN A. New York: McGraw Hill, 2001: 447-483.

[2] BENDTSEN L, JENSEN R. Mirtazapine is effective in the prophylactic treatment of chronic tension-type headache. Neurology, 2004, 62 (10): 1706-1711.

[3] CARDENAS D D, WARMS C A, TURNER J A, et al. Efficacy of amitriptyline for relief of pain in spinal cord injury: results of a randomized controlled trial. Pain, 2002, 96: 365-373.

[4] Cook, R J & D L Sackett: The number needed to treat: a clinical useful measure of treatment effect. Brit Med J, 1995, 310: 452-454.

[5] DHARMSHAKTU P, TAYAL V, KALRA B S. Efficacy of antidepressants as analgesics: a review. J Clin Pharmacol, 2012, 52 (1): 6-17.

[6] EISENACH J C, GEBHART G F. Intrathecal amitriptyline acts as an N-methyl-D-aspartate receptor antagonist in the presence of inflammatory hyperalgesia in rats. Anesthesiology, 1995, 83: 1046-1054.

[7] GERNER P, MUJTABA M, SINNOTT C J, et al. Amitriptyline versus bupivacaine in rat sciatic nerve blockade. Anesthesiology, 2001, 94: 661-667.

[8] GILRON I. Antidepressant drugs for postsurgical pain: current status and future directions. Drugs, 2016, 76 (2): 159-167.

[9] LEIJON G, BOIVIE J. Central post-stroke pain - a controlled trial of amitriptyline and carbamazepine. Pain, 1989, 36: 27-36.

[10] MICÓ J A, ARDID D, BERROCOSO E, et al. Antidepressants and pain. Trends in Pharmacological Sciences, 2006, 27: 348-354.

[11] KIEBURTZ K, SIMPSON D, YIANNOUTSOS C, et al. A randomized trial of amitriptyline and mexiletine for painful neuropathy in HIV infection. Neurology, 1998, 51(6): 1682-1688.

[12] LYNCH M E, CLARK A J, SAWYNOK J, et al. Topical amitriptyline and ketamine in neuropathic pain syndromes: an open-label study. J Pain, 2005, 6(10): 644-649.

[13] MJELLEM N, LUND A, HOLE K. Reduction of NMDA-induced behaviour after acute and chronic administration of desipramine in mice. Neuropharmacology, 1993, 32: 591-595.

[14] FINNERUP N B, OTTO M, MCQUAY H J, et al. Algorithm for neuropathic pain treatment: an evidence based proposal. Pain, 2005, 118: 289-305.

[15] TAUBEN D. Nonopioid medications for pain. Phys Med Rehabil Clin N Am, 2015, 26(2): 219-248.

[16] RASMUSSEN B B, BRØSEN K. Is therapeutic drug monitoring a case for optimizing clinical outcome and avoiding interactions of the selective serotonin reuptake inhibitors? Therap Drug Monit, 2001, 22: 143-154.

[17] REISBY N, GRAM L F, BECH P, et al. Christensen: Imipramine: Clinical effects and pharmacokinetic-variability. Psychopharmacology, 1977, 54: 263-272.

[18] ROWBOTHAM M C, GOLI V, KUNZ N R, et al. Venlafaxine extended release in the treatment of painful diabetic polyneuropathy: a double-blind, placebo-controlled study. Pain, 2004, 110: 697-706.

[19] SAMBORSKI W, LEZANSKA-SZPERA M, RYBAKOWSKI J K. Open trial of mirtazapine in patientswith fibromyalgia. Pharmacopsychiatry, 2004, 37(4): 168-170.

[20] SCHREIBER S, BLEICH A, PICK C G. Venlafaxine and mirtazapine: different mechanisms of antidepressant action, common opioid-mediated antinociceptive effects - a possible opioid involvement in severe depression? J Mol Neurosci, 2002, 18: 143-149.

[21] SEMENCHUCK M R, SHERMAN S, DAVIS B. Double-blind, randomized trial of bupropion SR for the treatment of neuropathic pain. Neurology, 2001, 57: 1583-1588.

[22] SINDRUP S H, OTTO M, FINNERUP N B. Antidepressants in the treatment of neuropathic pain. Basic & Clinical Pharmacology & Toxicology, 2005, 96: 399-409.

[23] 史妙, 王锦琰, 罗非. 疼痛和抑郁. 中国药物与临床, 2009, 9(9): 789-792.

[24] SIMPSON D A. Gabapentin and venlafaxine for the treatment of painful diabetic neuropathy. J Clin Neuromusc Dis, 2001; 3(2): 53-62.

[25] SINDRUP S H, GRAM L F, BRØSEN K, et al. The selective serotonin reuptake inhibitor paroxetine is effective in the treatment of diabetic neuropathy symptoms. Pain, 1990, 42: 135-144.

[26] SINDRUP S H, GRAM L F, SKJOLD T, et al. Clomipramine vs desipramine vs placebo in the treatment of diabetic neuropathy symptoms. A double-blind cross-over study. Brit J Clin Pharmacol, 1990, 30: 683-691.

[27] SINDRUP S H. Antidepressants and chronic pain. In: Clinical pain management. Chronic pain. Eds: JENSEN T S, WILSON P, RICE A S. UK: London, 2003: 239-249.

[28] SUDOH Y, CAHOON E E, GERNER P, et al. Tricyclic antidepressants as long-acting local anesthetics. Pain, 2003, 103(1-2): 49-55.

[29] YOKAGAW F, KIUCHI Y, ISHIKAWA Y, et al. An investigation of monoamine receptors involved in antinociceptive effects of antidepressants. Anesth Analg, 2002, 95: 163-168.

第八章 抗惊厥药

第一节 概　述

　　自 1962 年常用的抗惊厥药卡马西平首次作为一种有效药物治疗三叉神经痛以来，抗惊厥药物在疼痛治疗中的应用价值逐渐被认识。其后陆续有研究报道了抗惊厥药，如苯妥英钠、丙戊酸钠等，在多种神经病理性疼痛，如糖尿病神经痛、带状疱疹后神经痛、舌咽神经痛、交感神经切除后神经痛以及开胸术后神经痛的镇痛效果。近年也有研究发现在术后急性疼痛的治疗中，新型的抗惊厥药，如加巴喷丁、普瑞巴林可减少阿片类药物的用量，减轻术后疼痛。

　　为什么抗惊厥药物能有效地减轻疼痛，尤其是神经病理性疼痛呢？随着神经病理性疼痛模型研究的进步，神经病理性疼痛时中枢和外周神经系统致敏机制（如异位、兴奋性增高和神经系统的自发放电）的阐明，神经病理性疼痛和癫痫在病理生理学和生物化学机制方面表现出了惊人的相似性。神经受损后产生的"wind-up"现象和癫痫患者中海马神经元"点燃"现象的病理生理过程非常相似，这两种情况的产生，部分原因都是 NMDA 受体的激活。在神经病理性疼痛模型中，初级传入神经元和传导神经元对钠通道阻滞剂的易感性已被公认，这与癫痫模型相类似。在所有的神经细胞中都能发现有钠通道的存在，其主要与神经冲动的传导有关。现已研究发现钠通道至少有 9 个亚型，可分为 TTX 敏感型和 TTX 拮抗型两类。在癫痫模型中，抗惊厥药在初级及传导神经元中能发挥钠通道阻滞的作用，并能充当细胞膜稳定剂，改变神经细胞放电的阈值。除了钠通道的改变，钙通道、GABA 受体、P物质和 NMDA 系统都能部分地解释许多抗惊厥药的作用机制。有这许多类似的机制，抗惊厥药能被用来治疗神经源性疼痛就毫不奇怪了。

　　虽然抗惊厥药具有镇痛作用，但它们与大多数其他传统的止痛药如阿片类药物和非甾体抗炎药的镇痛作用机制大相径庭。所有的阿片类药物都是通过阿片受体发挥作用，非甾体抗炎药均可不同程度地抑制环氧化酶活性。而各种抗惊厥药虽然在临床治疗中的作用是一致的，都能减少癫痫发作和神经性疼痛，但它们的作用机制却又各自不同。理解不同抗惊厥药的不同作用方式具有重要的临床意义，因为不同的抗惊厥药，其作用靶点是不同的受体或神经递质，而对某个患者应该使用哪种抗惊厥药主要是凭经验推断，所以当遭遇治疗失败时，我们就有充足的理由更换另外一种抗惊厥药。此外，在治疗癫痫的过程中，不同抗惊厥药的转换或复合应用是目前的通用做法，当一种抗惊厥药不能控制癫痫发作时，另外一种抗惊厥药或复合 2～3 种不同的抗惊厥药通常能达到治疗效果，这在一定程度上也解释了为什么临床上有那么多的抗惊厥药。

　　虽然抗惊厥药经常被应用于神经病理性疼痛以及其他疼痛状态，但它们的作用机制始终还不是很清楚。尽管这些药物都能发挥抗癫痫的作用，但不同的抗惊厥药仍可能有不同的作用机制，因此可以预料，不同药物在不同的神经病理性疼痛中可能有着各自不同的功效。另一方面，由于神经病理性疼痛的复杂性，一种抗惊厥药不可能对所有的神经病理性痛都有效，即使对于具有相同疼痛症状的不同患者，药物效果也可能不一致。目前对于这些抗惊厥药还没有明确它们的适应证，不清楚在某种疼痛状况下何种抗惊厥药疗效最好，也不清楚何种抗惊厥药能够对神经病理性疼痛的主要症状和体征产生最深远的治疗效果。即便是被广泛认作抗惊厥药的特异性指征的阵发性电击样痛，也仅是一个缺乏对照的经验判断。临床神经病理性疼痛包含了各种不同病因导致的病症，在处理慢性神经病理性疼痛时，医师应该认识到其中的顽固性，严重疼痛可能有复杂的疼痛发生和维持机制参与，抗惊厥药可能仅针对了疼痛发生的部分机制，因此抗惊厥药可作为疼痛综合治疗的一个组成部分，不能作为单一的治疗方案。此外，临床医师必须牢记一个事实，正如同抗惊厥药只能控制癫痫一样，抗惊厥药也只能缓解疼痛而不是根治疼痛，使用抗惊厥药治疗神经病理性疼痛可能需要很长时间（数月、数年甚至是终生）。

本章将介绍的抗惊厥药都是在临床疼痛治疗中被证明有明确效果的或至少是有治疗前景的药物，不讨论仍处于实验发展阶段的药物。本书将简要介绍这些药物的作用机制、药动学特点，主要介绍这些药物在镇痛效果方面的临床数据，重点放在这些药物的临床应用上。

第二节　常用的抗惊厥药

一、卡马西平

卡马西平（carbamazepine）又称得利多，是一种三环类抗抑郁药的亚氨基芪类化学衍生物，它能降低钠和钾通道的传导，由于离子导电的阻滞具有频率依赖的特点，卡马西平能抑制 A_δ 及 C 纤维的自发放电及神经细胞的过度兴奋状况，但不影响运动及感觉神经的正常传导。其可能是通过作用于 γ- 氨基丁酸（γ-aminobutyric acid, GABA）B 受体而产生镇痛效应，并与调节钙通道有关。另外，体外研究还发现，卡马西平还能拮抗中枢神经系统腺嘌呤核苷受体 A_1 及 A_2 的活性。

卡马西平口服给药后通常 4～8h 达到血药峰浓度，半衰期为 10～20h，生物利用度大约为 58%～85%，血浆蛋白结合率约为 76%，但随血浆 α-L- 酸糖蛋白浓度而变化。卡马西平的生物转化有 40% 经环氧化作用实现，25% 经羟基化作用，15% 经糖脂化作用，5% 经硫化作用。卡马西平通过细胞色素 P4503A4，以自身诱导方式进行代谢（卡马西平在长期服药后会诱发自身代谢），这种自身代谢作用能增加清除率，缩短半衰期及降低血浆浓度。卡马西平能和多种药物尤其是其他抗惊厥药发生药物反应。卡马西平的初始剂量通常是100mg，每日 2 次，随后根据疼痛控制情况每日增加剂量达最佳疗效，直至 400mg，每日 2～3 次，建议每日最大剂量不超过 1 200mg。

有 3 个随机、双盲、交叉设计试验证实卡马西平治疗三叉神经痛时要明显优于安慰剂。大量的非盲试验和病例报告也都支持卡马西平用于三叉神经痛的有效性。荟萃分析显示卡马西平用于治疗三叉神经痛时 NNT 达到 2.6。另有 3 个双盲试验将其他药物与卡马西平作了比较，Vilming 等人在一项为期 3w 的试验中发现，卡马西平的疗效要优于 $α_2$ 受体激动剂替扎尼定。Lindstrom 和 Lindblom 在一项为期 4w 的试验中也报道，卡马西平在镇痛方面能和抗心律失常药妥卡尼产生同样的效果。在由 Lechin 等人实施的一项 59 例患者参与的试验中还发现，卡马西平的疗效要差于抗精神病药匹莫齐特，但匹莫齐特却有高达 83% 的可能会产生令人难以接受的副作用。

两项随机、双盲、交叉试验也证实卡马西平治疗糖尿病神经痛时明显优于安慰剂。另一项随机、双盲试验发现卡马西平与去甲替林复合氟奋乃静这两种疗法在治疗糖尿病神经痛时都有显著的疗效，但两种疗法之间比较并无差异。荟萃分析也显示卡马西平用于治疗糖尿病神经痛时 NNT 达到 3.3。令人奇怪的是，很少有关于卡马西平治疗带状疱疹后神经痛的试验。在一项纳入 29 位病例的试验中，Gerson 等人发现卡马西平复合抗抑郁药氯丙米嗪治疗带状疱疹后神经痛的效果要优于经皮神经电刺激。有试验表明卡马西平治疗脑卒中后中枢痛的效果并不比安慰剂强。还有一些卡马西平治疗其他各种类型疼痛的病例报告，但这都有待于大规模的对照试验来证实其结论。

70% 的患者在服用卡马西平后会发生一些副作用，最常见的副作用包括嗜睡、头晕和共济失调，然而这仅仅造成约 7% 的患者退出治疗。因此，我们建议要逐步滴定药物的剂量，以便将副作用降到最低。皮疹有时也可能发生，严重者如 Stevens-Johnson 综合征，但这相当少见。值得关注的是血液学方面的副作用，如粒白细胞缺乏症和再生障碍性贫血，但发生的概率也相当罕见（1∶15 000 暴露剂量）。通常的经验是建议长期服用卡马西平的患者每隔 6 个月做 1 次血液方面检查。

总之，卡马西平用于治疗三叉神经痛的 NNT 为 2.6，治疗糖尿病神经痛的 NNT 为 3.3，它们的疗效已被确认，但用于其他类型的神经源性疼痛还有待于进一步证实。

二、奥卡西平

奥卡西平（oxcarbazepine）又称确乐多，是卡马西平的 10- 酮基衍生物。奥卡西平作用机制主要是通过阻滞脑细胞电压依赖性钠通道，从而稳定过度兴奋的神经细胞膜，抑制神经元重复放电，减少神经冲动的突触传递。此外，有证据表明奥卡西平还能通过阻滞钾和 N 型钙通道而起作用。

奥卡西平与血浆蛋白的结合率为 50%，奥卡西平在肝脏中快速代谢为具有活性的 10-OH 奥卡西平，其半衰期为 8～10h，大部分 10- 羟基奥卡西平以原型经尿液排出，在肝脏以糖脂化作用代谢，不存在自身诱导作用。与卡马西平相比，奥卡西平有更少的药物间相互作用，较少的蛋白结合率和更好的药动学线性关系。奥卡西平的常用剂量通常从每日 150mg 开始，通常用法是每日 2 次，每隔 1 周增加 150mg，直至每日 1 800mg。

一些试验已证实奥卡西平能有效治疗三叉神经痛，这也被一些针对奥卡西平与卡马西平的双盲对照试验所支持。在一项随机、双盲、交叉试验中，Lindstrom 等研究者将每日口服奥卡西平 900～2 100mg 与每日口服卡马西平 400～1 200mg 以治疗三叉神经痛进行对照比较，结果发现两种药物有相同的治疗效果。Beydoun 等人在一项多中心、双盲、随机试验中，对比了奥卡西平与卡马西平治疗三叉神经痛的疗效及药物耐受性，结果发现奥卡西平的疗效与卡马西平相似，但却具有更少的副作用，如头晕、疲乏和共济失调等，因此有更高的耐受性，有 62% 的患者接受奥卡西平而只有 48% 患者接受卡马西平治疗。

与卡马西平比较，奥卡西平还具有以下几个优点：①奥卡西平由于化学结构上的原因，患者更少或几乎罕见发生皮疹或过敏反应；②奥卡西平不会引起严重的血液和肝脏方面的特异质反应，因此在使用过程中，不需常规监测血液及肝功能；③奥卡西平具有可预测的线性药动学和极少的药物间相互反应，因此可允许每日 2 次的给药方案以及与其他药物复合的联合治疗；④奥卡西平不会自动诱导自身代谢，因此在滴定和调整药物剂量时比较简便。由于奥卡西平具有更少的副作用，因此它被建议为除了卡马西平外能治疗三叉神经痛的一个可供选择的药物。一些专家认为，如果不是出于经济上的考虑，奥卡西平是一个能治疗三叉神经痛而且疗效要优于卡马西平的一线药物。

Beydoun 等人在一项开放的、为期 9 周、共有 30 位糖尿病神经痛患者参与的试验中证实，奥卡西平在平均剂量 814mg/d（150～1 200mg/d）时能显著改善疼痛评分，视觉模拟评分（visual analogue scale，VAS）从基础值 66.3 分降到了治疗结束时的 34.3 分。同时，麦吉尔疼痛评分（McGill）和 SF-36 生活质量评分也有显著改善。Dogra 等人在随后的一项为期 16 周，146 位糖尿病神经痛患者参与的多中心、双盲、随机、安慰剂对照试验中报道，与安慰剂组比较，奥卡西平治疗组患者 VAS 评分有显著降低（$p = 0.01$），大多数患者反映在治疗末期疼痛的缓解超过 50% 以上，NNT 达到了 6.0。这项研究最后还指出，治疗糖尿病神经痛时，单纯使用奥卡西平能产生有意义的临床治疗效果。

奥卡西平还能用于治疗带状疱疹后神经痛。在一项共有 24 例对加巴喷丁和卡马西平治疗无效的难治性带状疱疹后神经痛患者参与的开放试验中，Criscuolo 等人指出，每日应用奥卡西平 900mg 维持剂量能显著降低 VAS 评分，平均可减少 5.3 分（$p < 0.000\ 1$），治疗 8 周后生活质量也有显著的改善。最值得关注的是，奥卡西平还能减少异常性疼痛，治疗的最快起效时间通常在用药 1 周以后。还有一些开放试验将奥卡西平用于治疗其他神经源性疼痛。Royal 等人采用奥卡西平治疗了 18 例对加巴喷丁治疗无效的复杂性区域疼痛综合征（complex regional pain syndrome，CRPS）的患者，结果表明每日服用奥卡西平 150～2 000mg 能显著将其 VAS 评分从 7.4 分降低至 3.3 分，McGill 的 SF 评分从 28.1 分降低至 9.3 分，恶心、头痛等副作用也有很好的耐受性，便秘的发生率为 22%。Ward 等人在另一项开放试验中报道，18 例用加巴喷丁难以控制的根性神经痛患者，在每日口服奥卡西平 150～900mg后，83% 的患者有极好的镇痛效果，主要的副作用有恶心、头晕和头痛，但反应较轻，通常都能忍受。在意大利开展的一项有 136 例各种神经源性疼痛患者参与的多中心开放试验中发现，在用奥卡西平（150～1 800mg/d）治疗 8 周后，VAS 评分平均从 77.13 分降低至 38.41分，最常见的副作用有嗜睡、眩晕、震颤、体重增加、水肿和恶心，但这些患者都能很好地耐受。奥卡西平与卡马西平可能存在交叉过敏，发生率为 25%～30%。因此，对卡马西平有过敏反应的患者，在应用奥卡西平时必须谨慎。

总的来说，奥卡西平是一个与卡马西平相类似的药物，很多可信的数据支持它能有效地用于治疗三叉神经痛和糖尿病神经痛，它比卡马西平有更多的优点，因为它具有更少的副作用和更好的药动学特点。奥卡西平对其他神经源性疼痛的治疗也充满前景，尤其是对异常性疼痛，甚至对加巴喷丁和卡马西平治疗无效的难治性疼痛，然而这需要大规模的对照试验来验证。

三、苯妥英钠

苯妥英钠（phenytoin sodium）又称大仑丁，为乙内酰脲类抗惊厥药，其抗神经痛作用机制尚未阐明，可能是作用于中枢神经系统，降低突触传递或降低引起神经元放电的短暂刺激的综合作用。1942 年，Bergouignan 报道将苯妥英钠用来治疗三叉神经痛时，苯妥英钠是当时被发现能治疗神经源性疼痛的第一个抗惊厥药。苯妥英钠口服给药吸收缓慢，在给药

4～12h 后达血药峰浓度，有效血药浓度为 10～20mg/L。蛋白结合率高达 88%～92%。本药主要在肝脏（约 70%）代谢，代谢物无药理活性，主要为羟基苯妥英。苯妥英钠的消除半衰期为 7～24h，它易与其他药物发生相互作用。由于苯妥英钠药动学易变，需要经常监测其血浆浓度，因此给苯妥英钠的使用带来了某些不便。通常苯妥英钠开始剂量为 100mg，每日 3 次，或缓释胶囊每日 300mg。

已有 5 个随机临床试验公开发表了苯妥英钠在疼痛治疗中的应用，其中两个是用于糖尿病神经痛，但结果有争论。Saudek 等人在一项交叉试验中用苯妥英钠及安慰剂治疗 30 例糖尿病神经痛患者，苯妥英钠每日 300mg，并根据血药浓度进行滴定，治疗 23w 后发现两组结果没有差异。而在一项与上述实验设计相同的研究中，Chaddagn 与 Mathur 发现，苯妥英钠治疗两周后有 74% 的患者疼痛有中等程度的改善，而安慰剂组只有 26% 的患者疼痛有中等程度的改善。McQuay 等人所作的荟萃分析表明苯妥英钠用于糖尿病神经痛的 NNT 为 2.1。Yajnik 等人在一项双盲平行组试验中，将每日应用苯妥英钠 200mg 复合丁丙诺啡 0.4mg 与单独使用两种药物进行分组比较，结果发现复合组的疗效要优于单独使用这两种药物。McCleane 在一项有 20 例不同类型的神经源性疼痛患者参与的随机安慰剂对照研究中发现，静脉输注苯妥英钠 15mg/kg，连续输注 5d 后能显著减轻闪电样发作的神经性疼痛尤其是射击样痛。在一项在健康志愿者中开展的，应用苯妥英钠、拉莫三嗪和双氢可待因治疗低温诱导的疼痛试验中，Webb 和 Kamali 发现与安慰剂相比，每日单独应用 300mg 苯妥英钠能更有效地减轻这种低温诱导的疼痛。

苯妥英钠的主要副作用有共济失调、眼球震颤和言语不清等，发生率约为 10%，长期用药后可能出现牙龈增生和面部毛发增多。对苯妥英钠过敏时有可能出现如 Stevens-Johnson 综合征等严重的皮疹症状。

总之，现有的试验证据表明，苯妥英钠对糖尿病神经痛的治疗有效，但因为它药动学易变，易与其他药物发生反应以及治疗范围狭窄，使得关于它在疼痛治疗方面作用的一些大规模试验难以开展。

四、加巴喷丁

加巴喷丁（gabapentin）又称诺立汀，可能是目前研究最多的治疗神经源性疼痛的抗惊厥药。由于其有一个与 γ- 氨基丁酸（GABA）相类似的化学结构，因此命名为加巴喷丁。然而后来人们发现加巴喷丁既不作用于 GABA 受体，也不作用于很多与疼痛相关的受体，如阿片受体、NMDA 受体、α 受体、乙酰胆碱受体及腺苷受体。目前积累的证据指出，加巴喷丁的药理作用是多方面的：在中枢神经系统中主要与突触前神经元背角电压门控 N 型和 P/Q 型 - 钙离子通道上的 $\alpha_2\delta$ 亚基相结合，抑制活性钙离子的兴奋串联；另外，加巴喷丁能增加中枢神经系统中 GABA 的容量，并且可能通过抑制 α- 氨基 -3- 羟基 -5- 甲基 -4- 异噁唑丙酸（AMPA）受体而间接地抑制 NMDA 受体。加巴喷丁口服后吸收迅速，2～3h 达到血浆峰浓度，其生物利用度为 60%，血浆蛋白结合率小于 3%。抗酸药可减少加巴喷丁从胃肠道的吸收，宜在 2h 前给予，加巴喷丁摄入 2h 后达到最大的生物利用度。血浆消除半衰期约为 9h，通常在 4～22h 之间。该药少量在体内代谢，主要以原型经肾排泄，肾功能不全患者清除时间延长，因此在这些患者中，药物使用必须减量。

加巴喷丁容易通过血脑屏障，很少与其他药物发生相互作用。患者使用加巴喷丁时无须监测血药浓度和常规检查肝功能，即使在长期使用的情况下也如此。加巴喷丁的起始剂量为每日 900mg,通常第 1d 300mg,晚间服用,第 2d 300mg,每日 2 次,第 3d 300mg,每日 3 次,然后将这个剂量维持 1w。如果治疗 1w 后未达到治疗效果,可以按每周增加 300mg 的剂量逐步递增,直至每日 3 600mg,分 3 次服用。

1993 年,FDA 首先批准加巴喷丁作为抗惊厥药用于癫痫小发作的治疗,然而它用于癫痫的治疗并不普遍。自 1996 年起,许多病例报道了加巴喷丁能有效治疗一些神经源性疼痛如脊髓灰质炎后疼痛、反射性交感神经营养不良及复杂的神经病变,这引起了疼痛治疗专家对这个药物的莫大兴趣。一些对照研究表明,加巴喷丁对带状疱疹后神经痛和糖尿病神经痛的治疗有效,在 90 年代末期这些研究结果的公开发表进一步推动了加巴喷丁在神经源性疼痛中的应用。据估计,2000 年美国有 80% 的加巴喷丁处方是用来治疗疼痛。在 2002 年的医疗补助计划中显示,有 75% 的加巴喷丁用来治疗疼痛。

两个规模较大的随机、双盲、安慰剂对照研究证实了加巴喷丁用于缓解带状疱疹后神经痛的有效性。Rowbotham 等人实施的一项为期 8w 的多中心、双盲、随机对照试验中,共有 229 例带状疱疹后神经痛患者参与,加巴喷丁组 113 例,最后有 89 例完成试验;安慰剂组 116 例,最后有 95 例完成试验。研究最后发现,每日应用加巴喷丁 900～3 600mg 能显著降低 VAS 评分(治疗 8w 后 6.3 分 vs 治疗前 4.2 分,$p < 0.01$),而安慰剂组无明显改变(治疗 8w 后 6.5 分 vs 治疗前 6.0 分)。常见的一些副作用有嗜睡、头晕、共济失调和四肢水肿,患者多数都能耐受。在另外一项 334 例带状疱疹后神经痛患者参与的为期 7w 的随机、双盲、安慰剂对照试验中,115 例患者每日接受 1 800mg 加巴喷丁的治疗,另有 108 例患者每日接受 2 400mg 加巴喷丁,还有 111 例患者接受安慰剂治疗。结果表明,在疼痛评分和睡眠的改善方面,加巴喷丁组明显优于安慰剂组,不同剂量的加巴喷丁组间无明显不同,嗜睡和头晕等常见的副作用都能较好地耐受。有了这两个重要的试验证据以及其他一些研究结果,在 2002 年 5 月,美国 FDA 批准加巴喷丁作为治疗带状疱疹后神经痛的指定药物,这是获得这项批准的第一个抗惊厥药。

加巴喷丁还被验证可用于治疗糖尿病神经痛。到目前为止,最令人信服的是由 Backonja 等人报道的试验,在这项为期 8w 的随机、双盲、安慰剂对照试验中,共有 165 例糖尿病神经痛患者参与,其中加巴喷丁组 84 例,有 70 例完成试验;安慰剂组 81 例,有 65 例完成试验。研究发现,每日应用加巴喷丁 900～3 600mg 能显著地降低 VAS 疼痛评分(6.4 分降至 3.9 分,$p < 0.01$),而安慰剂组用药后 VAS 由 6.5 分降至 5.1 分。在睡眠干预评分、McGill 疼痛问卷、患者总体满意度评分、SF-36 生活质量调查表及情绪状况评估等方面,加巴喷丁组也有明显改善。加巴喷丁最常见的副作用有头晕、嗜睡和思维混乱。在一项罕有的双盲、随机、平行试验中,Morello 等人每日使用加巴喷丁 900～1 800mg 和阿米替林 25～75mg 治疗糖尿病神经痛,治疗 13w 后发现加巴喷丁组有 53% 的患者以及阿米替林组有 68% 的患者在疼痛方面有中等以上程度的缓解,两治疗组之间没有显著性差异,但加巴喷丁组副作用更少。

众多试验和病例报告已经证实了加巴喷丁在治疗多种神经性疼痛中的疗效。Serpell 和他的同事开展了一项为期 8w 的双盲、随机及安慰剂对照试验,纳入的病例包括多种神经源性疼痛综合征,其中 153 例每日接受加巴喷丁 300～2 400mg 的治疗,152 例接受安慰剂治疗。研究结果表明加巴喷丁组每日疼痛评分改善显著高于安慰剂组($p < 0.05$)。在总体印象评分及 McGill 疼痛问卷方面,加巴喷丁组与安慰剂组相比也有显著性改善。

在 Levendoglu 等人报道的一项为期 18w 的随机、双盲、安慰剂对照的交叉试验中,22 例脊髓截瘫损伤后疼痛的患者接受了加巴喷丁治疗，使用剂量为平均每日 1 800mg，研究发现加巴喷丁治疗后疼痛的程度及发作的频率有显著降低，生活质量指数也有明显改善。由于中枢性疼痛的治疗相当棘手，所以这项研究的结果非常有发展前景。

由于加巴喷丁具有相对较温和的副作用、良好的耐受性和已被证明的安全性（全世界已超过 1 000 万人服用但未发现有严重不良反应），目前加巴喷丁可用于以下各类疼痛的治疗：反射性交感神经营养不良（现称 CRPS）、脊髓灰质炎后疼痛、中枢痛、脊髓损伤后疼痛、疼痛性格林 - 巴利综合征、多发性硬化疼痛、偏头痛防治、丛集性头痛、慢性每天性头痛、SUNCT 综合征、三叉神经痛、会咽神经痛、口腔烧灼综合征、面神经痛、血透引起的瘙痒症、眶周神经痛、疼痛性 Fabry 疾病、糖尿病多发神经病变、周围神经病变、狼疮性外周神经病变、化疗引发的神经病变、艾滋病引发的神经病变、红斑性肢痛症、不宁腿综合征、痛肢动趾综合征、幻肢痛、带状疱疹后神经痛、腰椎术后失败综合征、开胸手术后疼痛综合征、乳房切除术后疼痛综合征、外阴痛和间质性膀胱炎性疼痛。

必须谨慎的是，以上大量的报道均是开放试验或小型的病例报告，加巴喷丁治疗各种疼痛的有效性还需要进一步大规模对照试验来验证。加巴喷丁最常见的副作用有嗜睡、头晕和恶心（发生率少于 10%），可根据疗效逐渐增加加巴喷丁的剂量来使副作用降到最低。

最近有一项令人兴奋的研究是将加巴喷丁用于治疗术后疼痛。在急性伤害感受性疼痛动物模型中，如角叉菜胶诱导的疼痛，发现加巴喷丁具有抗伤害感受性疼痛的效果，这提示加巴喷丁可以用于治疗人类的急性疼痛。一些报道指出，加巴喷丁预处理或术后给药均可以减少术后疼痛和 / 或术后使用镇痛药物的剂量。还有一些研究表明加巴喷丁能增强阿片类药物和非甾体抗炎药物的镇痛效果。

总而言之，加巴喷丁已被证明能缓解疼痛以及改善疼痛带来的一些并发症，如睡眠障碍和生活质量下降等。加巴喷丁在治疗带状疱疹后神经痛及糖尿病神经痛时的治疗剂量为每日 900～3 600mg，分 3 次服用。在长期服用的情况下，加巴喷丁副作用较少，能提供一个相当可靠的安全保障。加巴喷丁能用于各种类型的疼痛，这一点看上去非常有发展前景，但还需要更进一步和更好的对照试验来论证。

五、普瑞巴林

普瑞巴林（pregabalin）是一个 3- 烷基化 GABA 同型体，化学名为 (S)-3- 氨甲基 -5- 甲基己酸，分子式为 $C_8H_{17}NO_2$，分子量为 159.23。结构上与加巴喷丁类似。同加巴喷丁一样，它不作用于 GABA 受体，但它与电压门控钙通道上的 $\alpha_2\delta$ 亚基相结合，减少钙离子内流至突触前神经终板，从而减少兴奋性神经递质如谷氨酸、P 物质和去甲肾上腺素从突触前膜释放，使突触后膜上被激活的受体减少，减少神经元的过度兴奋。

普瑞巴林水溶性高，脂溶性低，口服给药后能被迅速吸收，血浆达峰浓度（C_{max}）的时间为 1.3h，生物利用度约为 90%，它的吸收不会因进食的关系而延缓。因其不与血浆蛋白结合以及很少经肝脏代谢，因此药物间相互作用很少发生，该药通过主动运输机制，可迅速透过血脑屏障，到达中枢作用靶点。消除半衰期约为 6h，肾排泄是主要的清除方式，98% 以原型经肾排泄，肾脏的清除与肾功能如肌酐清除率有关。肾功能衰竭患者每 4h 透析一次可以同时清除体内 50%～60% 的药物，因而能够有效清除血浆中的普瑞巴林。普瑞巴林的起始剂量为 75mg，每日 2 次，根据治疗反应，1w 内可增加到 150mg，每日 2 次，然后逐步增加到每日 450mg，最大推荐剂量为每日 600mg。

普瑞巴林治疗糖尿病神经痛和带状疱疹后神经痛的对照试验已经完成。Lesser 等人开展的一项为期 6w 的随机双盲对照试验中，共有 338 例糖尿病神经痛患者参与了试验，结果表明，每日服用普瑞巴林 300mg 和 600mg 对患者在疼痛、睡眠障碍、患者总体印象评分、SF- 麦吉尔疼痛调查评分及 SF-36 健康测量评分等方面的治疗效果均明显优于对照组。在另外一项有 246 例糖尿病神经痛患者参与的为期 6w 的随机、对照、多中心研究中，Richter 等人对比了两组不同剂量的普瑞巴林（每日 150mg 和每日 600mg）与安慰剂治疗的效果，研究发现，每日应用普瑞巴林 600mg（非 150mg）治疗两周后能显著降低疼痛评分、改善睡眠障碍和提高 SF- 麦吉尔疼痛调查问卷的全部评分。另有 3 个对照试验报道了普瑞巴林治疗带状疱疹后神经痛的疗效，在一项为期 8w 的多中心、双盲、对照及平行试验中，173 例带状疱疹后神经痛患者每日接受 300mg 或 600mg 普瑞巴林（取决于肌酐清除率）或安慰剂治疗，结果显示与安慰剂组比较，普瑞巴林治疗组患者疼痛评分明显降低、睡眠质量显著改善以及总体满意度更优。普瑞巴林常见的副作用有乏力（28%）、嗜睡（25%）以及四肢水肿（19%），这些反应比较轻微，患者能很好地耐受。Sabatowski 等人报道了一项为期 8w 的多中心、双盲、对照试验，238 例带状疱疹后神经痛患者每日使用普瑞巴林 150mg 或 300mg 治疗，两组普瑞巴林治疗都能显著降低疼痛评分、改善睡眠和提高生活质量（HRQoL 和 SF-36）。Rosentstock 等人进一步证实了普瑞巴林治疗带状疱疹后神经痛的疗效，在这项为期 8w 的多中心、随机、双盲、安慰剂对照平行组试验中，76 例患者每日接受 300mg 普瑞巴林治疗，70 例接受安慰剂治疗。在治疗第 1w 后显示，普瑞巴林组患者在疼痛缓解和睡眠改善方面有显著的变化，而且这种疗效可以维持到试验结束，普瑞巴林组在生活质量的评估方面也有很大改善。最近，Freynhagen 及其同事公开发表了一项研究，在这项为期 12w 的随机、双盲、多中心、安慰剂对照平行试验中，纳入了 338 例使用普瑞巴林和安慰剂治疗的糖尿病神经痛和带状疱疹后神经痛患者，普瑞巴林的剂量分为可变剂量（每日最多 600mg）和固定剂量（每日 600mg）两种。试验表明可变剂量和固定剂量的普瑞巴林在降低疼痛评分和改善睡眠障碍方面都要明显优于安慰剂组。普瑞巴林最常见的副作用为头晕、嗜睡、恶心和四肢水肿，其中有 18% 的患者需要终止治疗。

基于以上资料，美国 FDA 同意将普瑞巴林用于治疗糖尿病神经痛和带状疱疹后神经痛。普瑞巴林比加巴喷丁具有更好的生物利用度和线性药动学，因此它能迅速起效（用药 1d 后即可起效，1w 内即有治疗效果），缩短和简化了调整药物剂量的时间，且可以每日 2 次给药，临床应用更加方便。近来一些报道称普瑞巴林能治疗其他类型的疼痛，如纤维肌疼痛症、红斑性肢痛及术后痛等，但这需要更多的临床试验和更进一步的研究来确认。

总之，普瑞巴林在治疗糖尿病神经痛和带状疱疹后神经痛方面已显示出了令人信服的治疗效果，而且有比加巴喷丁更多的临床适应证。

2005 年美国 FDA 批准其用于成人局限性部分性癫痫发作的辅助治疗，2006 年欧盟批准此药用于广泛性焦虑障碍，此外有众多文献证实，作为多模式镇痛用药之一，术前给予足够剂量的普瑞巴林（150～300mg）可以减轻术后急性痛，减少术后阿片类药物用量，减少术后慢性神经痛和慢性疼痛的发生，有利于患者康复。

六、拉莫三嗪

拉莫三嗪（lamotrigine）又称利必通，是苯三嗪类抗惊厥药，作用机制是阻滞电压门控钠通道，抑制兴奋性氨基酸、谷氨酸和天冬氨酸的释放。它最初引进时是作为治疗癫痫部分发作的一个辅助性抗惊厥药。口服给药后约 2.5h 达血药峰浓度，生物利用度为 98%，血浆蛋白结合率为 55%，消除半衰期非常长。必须牢记的是本药易与其他抗惊厥药发生相互反应，例如，拉莫三嗪与苯妥英钠或巴比妥类药物复合给药时会通过诱导酶作用而缩短拉莫三嗪的半衰期；丙戊酸盐由于可以降低拉莫三嗪的代谢而减少拉莫三嗪的用药量。当拉莫三嗪与卡马西平复合给药时可以增加卡马西平的血浆浓度，因此可能发生临床中毒反应。拉莫三嗪的起始剂量通常为每日 25mg，然后每周递增 50mg，几周后达到最大剂量每日 400mg。一些人认为每日 300mg 应该是最佳剂量，没有必要超量。

治疗癫痫时，拉莫三嗪比卡马西平有更少的副作用，如嗜睡、共济失调等。因此，当用于治疗三叉神经痛尤其是多发性硬化患者（其神经已经受损）时，拉莫三嗪作为卡马西平的替代品将有更多的益处。Lunardi 等人报道每日使用 400mg 拉莫三嗪治疗原发性三叉神经痛后的 3~8 个月内，15 个患者中有 11 个能完全缓解疼痛。Solaro 等人报道了如下的临床经验：11 位不能耐受卡马西平治疗的多发性硬化合并有三叉神经痛的患者，在使用加巴喷丁（780mg）加小剂量的拉莫三嗪（150mg）或加巴喷丁（850mg）加小剂量的卡马西平（400mg）治疗后，其中 10 个患者的疼痛能被控制。Leandri 等人研究发现，18 个多发性硬化合并有三叉神经痛的患者用卡马西平治疗后疼痛难以缓解或缓解不完全，在转换为拉莫三嗪治疗（剂量滴定到每日 300mg）后，除一位患者外，其余所有患者的疼痛都可完全缓解，而且疲乏等副作用更少。

Zakrzewska 等人报道了仅有的一项评估拉莫三嗪治疗三叉神经痛的对照试验。14 例三叉神经痛患者给予每日 400mg 拉莫三嗪（而非 200mg）治疗后，其镇痛效果明显优于安慰剂。除了治疗三叉神经痛外，一些病例还报道拉莫三嗪能有效治疗合并有烧灼样感觉异常性疼痛的多发性硬化患者的疼痛。在一项有 227 例合并痛性神经病变的 HIV 患者参与的随机、双盲、安慰剂对照试验中，Simpson 等人根据患者是否接受了抗病毒治疗而将其分层处理。研究发现，与安慰剂组相比，接受了抗病毒治疗的患者用拉莫三嗪治疗后疼痛有显著的缓解（$p < 0.02$）。Eisenberg 等人实施了一项为期 8w 的随机、双盲安慰剂对照试验，59 例糖尿病神经痛患者在使用拉莫三嗪（剂量逐步增至每日 400mg）治疗 8w 后发现，与安慰剂组相比，拉莫三嗪治疗组能显著降低每日的疼痛评分，而且具有很好的耐受性。

Vestergaard 等人在一项 30 例脑卒中后中枢痛患者参与的随机、双盲、安慰剂对照、平行试验中报道，与安慰剂组对比，每日接受 200mg 拉莫三嗪治疗可以降低疼痛评分的均值而且具有更好的整体评价（$p < 0.01$）。Finnerup 及其同事治疗了 30 例脊髓损伤后疼痛患者，拉莫三嗪的剂量缓慢滴定至每日 400mg，研究显示拉莫三嗪能减轻这些患者的自发痛和外因诱发的疼痛，但这种情况只是出现在那些脊髓未完全受损的患者中。然而，McClean 在一项为期 8w 的随机、双盲、安慰剂对照平行试验中报道，100 例各种神经源性疼痛患者在接受拉莫三嗪每日 200mg 治疗 56d 后，拉莫三嗪的疗效并不优于安慰剂。然而由于在长期的治疗期间患者得到的药物剂量过低，因此造成了治疗失效。该试验后来受到了批评，对此作者也予以承认。一些开放试验和病例报告指出，拉莫三嗪能有效地减轻各种疼痛如偏头痛、SUNCT 综合征、Ramsey Hunt 综合征、腰椎神经根性病变及复杂区域疼痛综合征等。十分有趣的是，Bonicalzi 等人在一项小型（共纳入 30 个病例）随机、双盲、安慰剂对照的试验中发现，腰麻下行前列腺摘除的患者在术前 1 小时给予拉莫三嗪 200mg，可使患者 VAS 疼痛评分及术后 2h、4h、6h 镇痛药物的消耗量都有显著的降低。其他的抗惊厥药如加巴喷丁也有类似的术后镇痛效果。

从以上证据可以看出，拉莫三嗪能有效地治疗三叉神经痛（尤其是那些不能耐受卡马西平治疗的患者）、HIV 引起的神经痛、脑卒中后的中枢痛以及糖尿病神经痛。常见的副作用有头晕、恶心、共济失调、便秘和复视，这些通常在卡马西平中很少发生。然而由于 FDA 要求在其处方信息中插入黑色警告：严重的皮疹发生率为 3/1 000，这点妨碍了拉莫三嗪在临床中的应用。皮肤反应的致命后果已经有报道，拉莫三嗪引起皮疹的总体发生率约为 10%，但是因为在临床上还没有办法区分良性皮疹和潜在有致命危险的皮疹，所以在使用拉莫三嗪时，无论什么时候发生了皮疹，必须要终止用药。拉莫三嗪起始剂量较低然后缓慢滴定能降低这种皮疹的发生率。

总之，有资料显示拉莫三嗪能有效治疗不能耐受卡马西平治疗的三叉神经痛、部分 HIV 引起的神经痛、脑卒中所致中枢痛和糖尿病神经痛。然而，临床应用中由于拉莫三嗪导致较高的皮疹发生率而受到影响，在使用中必须有一个长时间调整药物剂量的过程。

七、丙戊酸钠

丙戊酸钠（sodium valproate）又称德巴金，为一种不含氮的广谱抗惊厥药，通过以下几个机制发挥它的作用：抑制电压依赖性钠通道的激活，延长细胞的复极相；增加抑制性神经递质 GABA 的合成和减少其降解，从而增加 GABA 在大脑中的含量，降低神经元的兴奋性而抑制惊厥发作；此外，它通过提高谷氨酸脱羧酶的活性，降低兴奋性氨基酸 - 谷氨酸的效应。丙戊酸钠经口服后迅速吸收，1～4h 达血药峰浓度，该药有很高的生物利用度，接近 100%。血浆蛋白结合率约为 80%～95%，半衰期约为 15h（6～16h）。双丙戊酸钠是由等量的丙戊酸钠和丙戊酸组成的稳定化合物。

1980 年 Peiris 等人首次报道用丙戊酸钠治疗对卡马西平、苯妥英或氯硝西泮均无效的三叉神经痛患者，有效率高达 50%。Swerdlow 和 Cundill 用丙戊酸钠治疗了 79 例各种原因导致的刀割样疼痛的患者，有 37% 的患者疼痛得到缓解。Raffery 报道了丙戊酸钠治疗带状疱疹后神经痛的成功病例，Bowsher 等人报道用丙戊酸盐能减轻脊髓痨疼痛。Drewes 等人报道了一个治疗脊髓损伤后疼痛的双盲、安慰剂对照的研究，结果显示丙戊酸盐和安慰剂之间无差异。已有多个临床研究报道丙戊酸盐在预防和治疗偏头痛的作用。预防偏头痛的用量习惯上为 250mg，每日 2 次（每日 500mg），或者缓释药片 500mg，每日 1 次。药量最高可以增加到每日 1 000mg。

丙戊酸盐与多种药物有相互作用、高度特异性和超敏反应，可能导致肝脏毒性、胰腺炎和血液毒性，因此必须定期检测全血细胞计数、血小板计数、凝血和肝功能等。FDA 黑框警告提示丙戊酸钠具有肝脏毒性、致畸性和导致胰腺炎的副作用，更为常见的副作用是腹痛、恶心、呕吐、头晕、嗜睡和震颤。

总之，丙戊酸钠目前在治疗神经病理性疼痛上的效果仍不确定，它在疼痛治疗上的应用似乎也只限于偏头痛。然而，由于其副作用较多，也不应该作为治疗偏头痛的一线药物。

八、其他

（一）托吡酯

托吡酯（topiramate）又称妥泰，是一种由氨基磺酸酯取代单糖的、结构独特的新型抗惊厥药物，用于成人和儿童的癫痫部分或大发作的辅助治疗。其抗惊厥作用机制是多重的，包括：①选择性阻滞电压依赖的钠通道，以限制持续的反复放电。②增强 GABA 的神经抑制作用。③减弱谷氨酸受体红藻氨酸盐诱导的反应（拮抗 AMPA 受体）。托吡酯口服能很好地被吸收，生物利用率达 80%，蛋白结合率达 15%，约 2h 达血浆峰浓度，单次或多次口服给药后的血浆消除半衰期为 18～24h。托吡酯大部分以原型从尿液中排出，只有少量在肝脏中代谢，但由于其他药物引起的酶诱导作用，可能会显著增加在肝脏中的代谢（通过羟基化反应、水解反应和糖酯化反应）。伍用苯妥英钠、卡马西平或丙戊酸盐的同时将会降低托吡酯的治疗效果。托吡酯的起始剂量通常是睡前 25mg，以后每周增加 50mg，直到每日 400mg（一次 200mg，每日 2 次）。

两个随机、双盲、安慰剂对照研究证实单用托吡酯能有效预防偏头痛。Storey 等人研究了 40 个偏头痛患者，在 8w 中将托吡酯的用量逐渐滴定到 200mg/d（平均剂量 125mg/d），然后继续维持 8w，发现偏头痛的发生率比安慰剂组有显著的降低。Edwards 报道了一个类似的研究，托吡酯治疗组中 15 人有 7 人的偏头痛发病率降低了 50% 以上，而安慰剂组中 15 人只有 1 人有这个疗效。两个多中心、随机、双盲、安慰剂对照研究已经完成，其结果也已发布。在第一个研究中，487 位偏头痛患者接受托吡酯治疗，按不同的剂量随机分为 4 组：托吡酯每日 50mg 组（$n=125$）、托吡酯每日 100mg 组（$n=128$）、托吡酯每日 200mg 组（$n=117$）和安慰剂组（$n=117$），结果显示，托吡酯治疗组比安慰剂组的治疗效果更好，而且每日 100mg 和每日 200mg 的治疗组比每日 50mg 的治疗组疗效更好。在第二个研究中，Brandes 征集了 483 例偏头痛患者，用和第一个研究相同的处理方法，同样发现每日 100mg 和每日 200mg 的托吡酯治疗组的疗效要明显优于安慰剂组。托吡酯治疗组（26%）由于副作用而退出试验的患者人数要多于安慰剂组（12%）；安慰剂组（18%）由于治疗效果不佳而退出试验的患者人数要多于托吡酯治疗组（10%）。基于这些有利的证据，FDA 已批准托吡酯作为成人偏头痛的预防用药。

托吡酯用于治疗神经痛的公开报道相对比较少。在一个小型（纳入 27 例糖尿病神经痛患者）、随机、安慰剂对照的试验中，Edwards 等人证实托吡酯的用量在 9w 中逐渐提高到每日 400mg 并维持 4w 时，与安慰剂组比较，托吡酯治疗组患者的疼痛人数明显减少；然而托吡酯组中有 27.78% 的患者因无法忍受副作用而退出试验，而安慰剂组中只有 11.11% 的人退出。Vinik 等人开展了有 192 例糖尿病神经痛患者参与的为期 12w 的随机双盲安慰剂对照研究，结果表明服用托吡酯并将剂量逐渐滴定至每日 400mg 时疼痛程度明显低于安慰剂组。

Zvartau-Hind 等人报道用托吡酯治疗三叉神经痛有惊人的效果。Solarno 等人在另外一组病例中也报道，4 例三叉神经痛患者在接受每日 150～300mg 的托吡酯治疗后，其疼痛都得到了很好的缓解。然而由 Gilron 等人实施的一项随机、安慰剂对照、交叉设计的研究中，3 例三叉神经痛患者服用托吡酯后并没有显示出优于安慰剂对照组的治疗效果。由于两个试验的样本数量都太少，所以目前对这种类型的疼痛还不能得出明确的结论。Harden 等人在一个小型的随机、安慰剂对照的平行研究中发现，对 9 例脊髓损伤后疼痛的患者给予托吡酯治疗，并在 10w 内逐渐滴定至每日 800mg，然后维持 4w，在治疗的最后 2w，托吡酯组的治疗效果要明显优于安慰剂组。然而，Canavero 等人在一项开放性实验中报道，在 7 例脑卒中后中枢痛的患者中，即使每日给予托吡酯 600mg 的剂量，疼痛也没有得到任何的缓解。

Bajwa 等人报道了一例肋间神经痛的患者在使用托吡酯治疗后，疼痛在一定程度上得到了改善。D'Aleo 等人报道，10 例有钝痛和三叉神经痛的多发性硬化症患者用托吡酯治疗后得到了很好的效果（疼痛减少 50% 甚至更多）。最近，在一项有 42 例腰椎神经根痛患者参与的随机、双盲交叉实验中，一组患者每日服用托吡酯 50～400mg（平均剂量 200mg），另一组每日服用苯海拉明 6.25～50mg（平均剂量 40mg），结果显示，在腿痛和疼痛总体评分的减轻程度上，托吡酯组明显优于苯海拉明组。

托吡酯的副作用包括疲劳、乏力、畏食、体重减轻、头晕、震颤、认知功能障碍和尿石症等，缓慢滴定可以减少这些副作用的发生。认知功能损害包括注意力集中困难、言语迟疑和寻词困难。托吡酯具有微弱的碳酸酐酶抑制剂的活性，因此它可以导致尿石症（发生率为 1.5%），其他碳酸酐酶抑制药如乙酰唑胺应该避免与托吡酯一起给药。FDA 要求托吡酯的处方中必须写明两个黑色警告：一个是出汗减少和体温过高，这主要在儿童患者中有报道；另一个是高氯性酸血症，非阴离子代谢性酸中毒，这可以通过测定血清碳酸氢钠的基础值和周期水平来监测。然而，现在仍不十分清楚托吡酯与骨髓抑制或肝功能障碍的关系。

总之，托吡酯已被批准为偏头痛的预防用药，并在糖尿病神经痛上具有治疗前景，它在其他类型的神经痛中的应用还需要验证。

（二）氯硝西泮

氯硝西泮（clonazepine）是一种苯二氮䓬类抗惊厥药，具有广谱抗惊厥作用。本药作用机制复杂，主要为 GABA$_A$ 受体激动药，也作用于钠通道，可通过作用于中枢神经系统的苯二氮䓬受体，加强 GABA 与 GABA$_A$ 受体的结合，促进氯通道开放，细胞去极化，增强 GABA 能神经元所介导的突触抑制，使神经元的兴奋性降低。口服氯硝西泮的生物利用度达 90%，用药后 1～4h 内达到血浆峰浓度，血浆蛋白结合率为 85%，消除半衰期长达 30～40h。它主要在肝脏中通过细胞色素 P4503A 代谢，只有 1% 以原型从尿液中排出。它没有任何明显的酶诱导活性。氯硝西泮的起始剂量是 0.5mg，睡前服用，随后每周增加 1mg，直至每日 4mg。

氯硝西泮作为一种抗焦虑药和抗惊厥药，用于成人和儿童的癫痫发作。开放性实验和临床病例报告指出它在治疗面神经痛方面有一些效果，比如三叉神经痛、舌咽神经痛、口腔烧灼综合征、不宁腿综合征、丛集性头痛和偏头痛。Caccia 报道了 10 例三叉神经痛患者，在接受每日 10mg 氯硝西泮得高剂量治疗后，有 7 例患者疼痛得到缓解。在另外一个病例报告中，Court 报道了 25 例对卡马西平治疗无效的三叉神经痛患者，在每日服用氯硝西泮 6～8mg 达 10d 后，有 63% 的患者疼痛得到了缓解。一些小规模的病例报告也报道了它在治疗其他面神经痛方面的作用。21 例传入神经阻滞神经痛的患者，每日接受 1～4mg 氯硝西泮治疗，只有 6 例患者有效，但所有有效果的患者其主要疼痛特点都是具有异常性疼痛。基于此，作者 Bouchhoms 和 Litman 猜想氯硝西泮可能对异常性疼痛有较好的反应。然而至今为止都没有使用氯硝西泮的对照研究报道。

氯硝西泮最常见的副作用是嗜睡、眩晕和疲乏，但若长期服用，可能发生肝酶升高和血恶液质，因此应该定期进行肝功能和血液学检测。总之，氯硝西泮给颅神经痛和面神经痛的治疗带来希望，但是目前还缺乏比较好的对照研究。

（三）噻加宾

噻加宾（tiagabine）是一种哌啶酸衍化物，作为成人和 12 岁以上儿童局部癫痫发作抗惊厥的辅助用药。噻加宾为选择性 GABA 再摄取抑制药，通过抑制神经元神经胶质细胞对 GABA 的再摄取，增加突触部位 GABA 的水平而达到抗惊厥作用。噻加宾可以增加脑细胞外的 GABA 水平。口服噻加宾的生物利用度达 90%，服用 1～2h 后达血浆峰浓度，血浆蛋白结合率为 95%，血浆半衰期为 7～9h，主要在肝脏中经细胞色素 P4503A 代谢，63% 的代谢产物从粪便中排出，25% 随尿液排泄，仅有 2% 以原型从尿液中排出。大量动物实验都证明它具有镇痛作用，但很少有用于患者的临床研究。

在一个小型开放的研究中，Solaro 等人选择了 7 例对其他抗惊厥药治疗无效的有痛性痉挛的多发性硬化症患者，每日服用噻加宾 5～30mg（平均每日剂量 12.8mg），治疗一个月后有 4 例患者疼痛得到缓解。在另一项开放性研究中，17 例慢性疼痛性神经病变的患者每日服用噻加宾 4mg，每周增加 4mg，直至在第 4w 达到 16mg，结果显示每日服用 4～8mg能使所有患者的疼痛得到改善，最有效的剂量是每日 8mg，在更高的剂量时（每日 12mg 和 16mg）副作用发生率和中途退出率明显增加。噻加宾最常见的副作用是乏力、头晕、恶心、呕吐、腹痛、腹泻和体重减轻。噻加宾的起始剂量为睡前 4mg，每周增加 4mg，直至最大剂量每日 56mg（每日 3 次给药），然而控制疼痛的最佳剂量仍然不清楚，根据前面两个研究结论，每日 16mg 应该是疼痛的治疗剂量。

总之，噻加宾是一种具有 GABA 拮抗作用的抗惊厥药，在动物研究中显示有镇痛作用，但它用于人类的神经性疼痛治疗的临床资料却很少。

（四）唑尼沙胺

唑尼沙胺（zonisamide）从结构上来说是一种氨苯磺胺类制剂，但其与磺胺类抗生素大不相同，没有证据显示两者之间有交互作用。唑尼沙胺通过阻滞钠通道和 T 型钙通道发挥作用，也可能通过增加 GABA 的释放以及促进多巴胺和 5- 羟色胺神经递质传递而起作用。唑尼沙胺口服吸收效果好，2～6h 达到血浆峰浓度（平均 2.8h），饮食不会影响它的生物利用度。它的蛋白质结合率为 40%～60%，并且不受其他抗惊厥药的影响。消除半衰期相当长（50～68h），呈非线性药动学。大约 35% 的唑尼沙胺以原型从尿中排泄，其余的在肝脏中通过乙酰化作用、还原作用和糖酯化作用被代谢。它具有微弱的碳酸酐酶抑制作用，在某些易感个体中可能会引起尿石症的副作用。唑尼沙胺的起始用量是临睡前 100mg，以后每 2w可以增加 200mg，直到最大剂量每日 400mg。

作为一种新的抗惊厥剂，唑尼沙胺应用于疼痛治疗的研究极少。Backonja 报道了一小型病例研究，35 例患有不同类型神经性疼痛的患者接受了唑尼沙胺的治疗，其中有 17 例完成了 10w 的治疗，但他们的每日疼痛评分只有微小的改善（从基线分数 6.82 到治疗结束时的 6.72）。Krusz 等人进行了另一项开放性研究，50 例患有不同类型神经性疼痛的患者，临睡前口服唑尼沙胺 100mg 后，65% 的患者疼痛评分得到改善。Kaplan 在另一项研究中发现，132 例患有不同类型神经性疼痛的患者接受治疗后，有 76% 的患者疼痛得到了中等程度的改善。唑尼沙胺常见的副作用是胃肠不适和嗜睡，另一个比较意外但又一致的副作用是体重减轻。在 3 个随机、安慰剂对照的实验中，493 位癫痫患者在接受唑尼沙胺治疗后，有 29% 的患者体重减轻超过 5 磅。在美国和欧洲，曾报道过肾结石的发生率是 2%～4%，但在日本的研究中该副作用仅有 0.2%。为安全起见，服用唑尼沙胺时应充分饮水。

总之，唑尼沙胺是一种新型的抗惊厥药，首先在日本用来控制癫痫小发作，然后被引入美国和欧洲。少数开放性研究显示唑尼沙胺在治疗神经性疼痛方面有一些效果，但也并非有很惊人的效果，其在疼痛治疗上的作用还有待于进一步的研究。

（五）左乙拉西坦

左乙拉西坦（levetiracetam）是一种外消旋吡咯烷乙酸胺的 *S-* 镜像异构体。它的药理学作用是多重的：能作用于多巴胺能和谷氨酸途径，尽管它对 GABA 受体没有直接的亲和性，但能增强 GABA 的作用。左乙拉西坦还能选择性阻滞 N 型 Ca^{2+} 通道。口服后能完全快速地吸收,1h 内可达血浆峰浓度,蛋白结合率非常低。药物大部分(66%)都是以原型经肾脏排出,剩余部分经水解作用转化为无活性代谢物。其半衰期约为 8h,因此它的服用方法通常是每日 2 次。左乙拉西坦很少与其他药物发生相互作用,除了与卡马西平同时给药时,可能会增强卡马西平的作用。左乙拉西坦的起始剂量为 500mg,每日 2 次(每日 1 000mg),之后 2w 中每日增加 100mg,最高达到每日 3 000mg。副作用包括头痛(14%)、嗜睡(14.8%)、乏力(14.7%)、头晕(9%)、感觉异常(2%)、眩晕(3%),一般可以耐受。

目前只有一些开放性研究报道了左乙拉西坦在治疗神经性疼痛中的作用。Rizzo 报道 20 个合并疼痛的多发性硬化患者,服用左乙拉西坦并将剂量逐渐增加到每日 500～4 500mg 后,有 60% 的患者疼痛得到了中等到显著的改善。Dunteman 报道 6 例肿瘤压迫神经痛患者,服用左乙拉西坦并将剂量逐渐升至每日 1 000～3 000mg 后,其 VAS 疼痛评分明显降低。Cockran 报道 15 例患不同类型神经性疼痛的患者,给予每日 1 000～2 000mg 的左乙拉西坦,平均持续治疗 3 个月后,67% 的患者疼痛明显得到缓解。在一项较多病例的研究中,Paterson 等人报道了 35 例不同类型神经性疼痛的患者,在服用左乙拉西坦 250～1 500mg 后,持续治疗 30～90d,有 57% 的患者疼痛得到改善。

Empting 等人在另一项病例研究中报道,25 例有不同类型神经性疼痛的患者,在完成治疗的 19 例患者中有 72% 的患者,其疼痛得到了至少是初步的改善。最近 Price 报道了 2 例感觉运动周围神经痛的患者,经治疗后一例患者有 60% 的改善,另一例患者疼痛完全消退。

总之,从目前的少量病例研究中来看,左乙拉西坦治疗神经性疼痛似乎是有前途的。由于其副作用相对比较轻微,因此应该用对照试验进一步研究,以阐明它在治疗疼痛上的全部作用。

第三节 小 结

虽然本章介绍了多种经目前研究证明、具有镇痛效果的抗惊厥药,但还有很多其他抗惊厥药在临床癫痫治疗中使用。尽管有多种抗惊厥药可供疼痛治疗使用,但没有一种药物能称得上是"最好的",可以缓解所有的神经病理性疼痛。考虑到神经病理性疼痛发生机制的复杂性,将来也很难发现这样一种"广谱高效"的镇痛药物。只有深入掌握好各种药物的临床药理学知识并与临床经验相结合,才能选择出对患者最有益的药物并发挥出它最好的效果。

为了便于读者理解这些常用的抗惊厥药,我们将上述的药物的作用机制(表 8-1,表 8-2)、药物的药理性质(表 8-3)、不同神经病理性疼痛时抗惊厥药的选择(表 8-4),以及症状/体征、可能机制与抗惊厥药的选择(表 8-5)归纳如下。

表 8-1 药物可能的作用机制

机制	药物
增强 GABA 作用	加巴喷丁、托吡酯、丙戊酸、普瑞巴林
阻滞 Na^+ 通道	卡马西平、奥卡西平、苯妥英、拉莫三嗪、丙戊酸钠
阻滞 Ca^+ 通道	加巴喷丁、奥卡西平
降低氨基酸的兴奋性	苯妥英、托吡酯、拉莫三嗪
抗炎作用	加巴喷丁、拉莫三嗪

表 8-2　新的抗惊厥药的作用机制

机制	加巴喷丁	拉莫三嗪	奥卡西平	托吡酯	唑尼沙胺
增强 GABA 的传递				+	
L、N、T 型 Ca^+ 通道阻滞	+		+		+
抑制谷氨酸能的传递		+		+	
Na^+ 通道阻滞		+	+	+	+
自由基清除作用					+
增强 5- 羟色胺能的传递					+
抑制 NO 的形成					+

表 8-3　抗惊厥药的药理性质

药物	蛋白结合率 /%	半衰期 /h	代谢	成人镇痛用量 /(mg/d)	用法
卡马西平	75	10～20	肝	200～800	t.i.d.
加巴喷丁	<10	5～9	肾	900～3 600	t.i.d.
奥卡西平	50	9（8～10）	肾	300～1 800	b.i.d.
苯妥英	90	12～36	肝 / 肾	300～600	h.s.
托吡酯	15	18～30	肾 / 肝	50～400	b.i.d.
拉莫三嗪	55	15～30	肝	50～300	b.i.d.
丙戊酸盐	—	6～16	肝	500～1 200	t.i.d.
噻加宾	95	5～10	肝 / 肾	12～44	t.i.d.
唑尼沙胺	40	25～60	肝 / 肾	100～400	h.s.
左乙拉西坦	<10	6～8	肾 / 肝	1 000～2 000	b.i.d.

表 8-4　抗惊厥药治疗神经病理性疼痛的策略

疼痛疾病	一线用药	二线用药	三线用药
糖尿病神经痛	普瑞巴林	加巴喷丁 托吡酯 奥卡西平	苯妥英
三叉神经痛	卡马西平	加巴喷丁 奥卡西平	苯妥英 托吡酯 拉莫三嗪
带状疱疹后神经痛	加巴喷丁	卡马西平 奥卡西平 托吡酯	丙戊酸盐 拉莫三嗪
偏头痛	丙戊酸盐	加巴喷丁 左乙拉西坦	噻加宾 托吡酯
颅神经痛		卡马西平 奥卡西平	加巴喷丁 苯妥英 拉莫三嗪
中枢痛	卡马西平	加巴喷丁 唑尼沙胺 托吡酯	苯妥英 丙戊酸 氯硝地西泮
神经根病	加巴喷丁	奥卡西平 托吡酯 唑尼沙胺	丙戊酸盐 噻加宾

表 8-5 症状/体征、可能机制与抗惊厥药的选择

症状/体征	可能机制	治疗用药
自发性疼痛（阵发性）	异常兴奋	利多卡因、美西律、苯妥英 卡马西平、奥卡西平、拉莫三嗪
自发性疼痛（烧灼样）	伤害性感受器超敏	阿片类药物
交感维持性疼痛	交感传出纤维异常兴奋，改变了受体的表达	利血平、胍乙啶、酚妥拉明
局部暂时痛强化	脊髓神经元的异常放电	氯胺酮、金刚烷、二甲金刚烷、右美沙芬

（曹建平 刘 健）

参 考 文 献

[1] HARMAN G, LIMBIRD L E, MORINOFF P B, et al. Goodman and Gilman's the pharmacological basis of therapeutics. 9th ed. New York: McGaw-Hill, 1996.

[2] MCQUAY H, CARROLL D, JADAD A, et al. Anticonvulsant drugs for management of pain: a systemic review. Br Med J, 1995, 311: 1047-1052.

[3] TREMONT-LUKATS I W, MEGEFF C, BACKONJA M M. Anticonvulsants for neuropathic pain syndromes, mechanism of action and place in therapy. Drugs, 2000, 60: 1029-1062.

[4] DWORKIN R H, BACKONJA M. ROWBOTHAM M C, et al. Advances in neuropathic pain: diagnosis, mechanisms and treatment recommendations. Arch Neruol, 2003, 60: 1524-1534.

[5] PAPPAGALLO M. Newer antiepileptic drugs: possible uses in the treatment of neuropathic pain and migraine. Clinical Therapeutics, 2003, 25: 2506-2538.

[6] SOTAH M. FOONG F W. A mechanism of carbamazepine analgesia as shown by bradykinin-induced trigemeinal pain. Brain Res Bull, 1983, 10: 407-409.

[7] BLOM S. Trigeminal neuralgia: its treatment with a new anticonsulsant drug. Lancet, 1962, 1: 839-840.

[8] CAMPBELL F G, GRAHAM J G, ZILKHA K J. Clinical trial of carbamazepine (Tegretaol) in trigeminal neuralgia. J Neurol Neurosrug Psychiatry, 1966, 26: 265-267.

[9] ROCKLIFF B W, DAVIS E H. Controlled sequential trials of carbamazepine in trigeminal neuralgia. Arch Neurol, 1966, 15: 129-136.

[10] NICOL C. A four-year double-blind, randomized study of Tegretol in facial pain. Headache, 1969, 9: 54-57.

[11] WILTON T. Tegretol in the treatment of diabetic neuropathy. South Afr Med J, 1974, 27: 869-872.

[12] LINDSTROM P, LINDSTROM U. The analgesic effect of tocainide in trigeminal neuralgia. Pain, 1987, 28: 45-50.

[13] VILMING S T, LYBERG T, LATASTE X. Tizanidine in the management of trigeminal neuralgia. Cephalagia, 1986, 6: 181-182.

[14] LECHIN F, VAN D D B, LECHIN M E, et al. Pimozide therapy for trigeminal neuralgia. Arch Neurol, 1989, 46: 960-963.

[15] RULL J A, QUIBRERA R, GONZALES-MILLAN H, et al. Symptomatic treatment of peripheral diabetic neuropathy with carbamazepine: double-blind crossover study. Diabetologia, 1969, 5: 215-220.

[16] GOMEZ-PEREZ F J, CHOZA R, RIOS J M, et al. Nortriptyline-fluphenazine vs carbamazepine in the symptomatic treatment of diabetic neuropathy. Arch Med Res, 1996, 27: 525-529.

[17] GERSON G R. Studies on the concomitant use of carbamazepine and clomipramine for the relief of post-herpetic neuralgia. Postgrad Med J, 1977, 53（S4）: 104-109.

[18] LEIJON G, BOIVIE J. Central post-stroke pain- a controlled trial of amitriptyline and carbamazepine. Pain, 1989, 36: 27-36.

[19] FARAGO F. Trigeminal neuralgia: its treatment with two new carbamazepine analogues. Eur Neurol, 1987, 26: 73-83.

[20] ZAKRZEWSKA J M, PATSALOS P N. Oxcarbazepine, a new drug in the management of intractable trigeminal neuralgia. J Neurosurg Neurol Psychiatry, 1989, 52: 472-476.

[21] REMILLARD G. Oxcarbazepine and intractable trigeminal neuralgia. Epilepsia, 1994, 35: S28-S29.

[22] LINDSTROM P. The analgesic effect of carbamazepine in trigeminal neuralgia. Pain, 1987, 4: S85.

[23] MCCLEAN N J, SCHMUTZ M, WAMIL A W, et al. Oxcarazepine: mechanism of action. Epilepsia, 1994, 35: 55.

[24] BEYDOUN A, SCHMIDT D, D'SOUZA J. Meta-analysis of comparative trials of oxcarbazepine versus carbamazepine in trigeminal neuralgia. J Pain, 2002, 3: 749.

[25] BEYDOUN A, KOBERTZ S A, CARRAZANA E J. Efficacy of oxcarbazepine in the treatment of painful diabetic neuropathy. Clin J Pain, 2004, 20: 174-178.

[26] DOGRA S, BEYDOUN A, MAZZOLA J, et al. Oxcarbazepine in painful diabetic neuropathy: A randomized, placebo-controlled study. Eur J Pain, 2005, 9: 543-554.

[27] ROYAL M A, JENSON M, BHAKTA B, et al. An open-label trial of oxcarbazepine in patients with complex regional pain syndrome refractory to gabapentin. J Pain, 2002, 3: 763.

[28] WARD S, ROYAL M, JENSON M, et al. An open-label trial of oxcarbzepine in patients with radiculopathy refractory to gabapentin. J Pain, 2002, 3: 765.

[29] JENKINS K, KAPLAN S E, LEAHY L F, et al. Oxcarbazepine in central neuropathic pain with allodynia following spinal cord injury. J Pain, 2002, 3: 10.

[30] MAGENTA P, ARGHETTI S, DI PALMA F, et al. Oxcarbazepine is effective and safe in the treatement of neuropathic pain: pooled analysis of seven clinical studies. Neurological Science, 2005, 26: 218-226.

[31] CRISCUOLO S, AULETTA C, LIPPI S, et al. Oxcarbazepine monotherapy in postherpetic neuralgia unresponsive to carbamazepine and gabapentin. Acta Neurol Scand, 2005, 111: 229-232.

[32] BERGOUIGANAN M. Cures heureuses de nevralgies faciales essentielles par diphenyl-hidantoinate de soude. Rev Laryngol Otol Rhinol, 1942, 63: 34-41.

[33] SWERDLOW M. Anticonvulsant drugs and chronic pain. Clin Neuropharmacol, 1984, 7: 51-82.

[34] SAUDEK C D, WERNS S, REIDENBERG M M. Phenytoin in the treatment of diabetic symmetrical polyneuropathy. Clin Pharmacol Ther, 1977, 22: 196-199.

[35] CHADDA V S, MATHUR M S. Double blind study of the effects of diphenylhidantoin sodium in diabetic neuropathy. J Assoc Phy India, 1978, 26: 403-406.

[36] YAJNIK S, SINGH G P, SINGH G, et al. Phenytoin as a aoanalgesic in cancer pain. J Pain Symptom Manage, 1992, 7: 209-213.

[37] MCCLEANE G J. Intravenous infusion of phenytoin relieves neuropathic pain: a randomized, double-blinded, placebo-controllled, crossover study. Anesth Analg, 1999, 89: 985-988.

[38] WEBB J, KAMALI F. Analgesic effects of lamotrigine and phenytoin on cold-induced pain: a crossover placebo-controlled study in healthy volunteers. Pain, 1998, 76: 357-363.

[39] GEE N S, BROWN J P, DISSANAYAKE V U, et al. The novel anticonvulsant drug, gabapentin（Neurontin）

binds to the alpha-s-delta subunit of the calcium channel. J Bio Chem, 1996, 271: 5768-5776.

[40] ROSE M A, KAM P C. Gabapentin: pharmacology and its use in pain management. Anaesthesia, 2002, 587: 451-462.

[41] MELLICK G A, MELLICK L B. Gabapentin in the management of reflex sympathetic dystrophy. J Pain Symptom Manage, 1995, 10: 265-266.

[42] KHAN O. Gabapentin relieves trigeminal neuralgia in multiple sclerosis patients. Neurology, 1998, 51: 611-614.

[43] ROSNER H, RUBIN L, KESTENBAUM A. Gabapentin adjunctive therpy in neuropathic pain states. Clin J Pain, 1996, 12: 56-58.

[44] SIST T C, FILADORA V A, MINER M, et al. Experience with gabapentin for neuropathic pin in the head and neck: report of ten cases. Reg Anesth, 1997, 22: 473-478.

[45] MERRAN M. Gabapentin for treatment of pain and tremor. South Med J, 1998, 91: 739-744.

[46] CARACENI A, ZECCA E, MARTINI C, et al. Gabapentin as an adjuncit to opioid analgesi for neuropathic cancer pain. J Pain Symptom Manage, 1999, 17: 441-445.

[47] ROWBOTHOM M, HARDEN N, STACEY B, et al. Gabapentin for the treatment of post-herpetic neuralgia: A randomized controlled trial. JAMA, 1998, 280: 1837-1842.

[48] RICE A S, MATON S. Gabapentin in post herpetic neuralgia: A randomized double blind, plaxebo controlled study. Pain, 2001, 94: 215-224.

[49] BACKONJA M, BEYDOUN A, EDWARDS K R, et al. Gabapentin for the symptomatic treatment of painful neuropathy in patients with diabetes mellitus: randomized controlled trial. JAMA, 1998, 280: 1831-1836.

[50] MORELLO C M, LECKBAND S G, STONER C P, et al. Randomized double-blind study comparing the efficacy of gabapentin with amitriptyline on diabetic peripheral neuropathy. Arch Intern Med, 1999, 159: 1931-1937.

[51] Serpell MG and the Neuropathic Pain Study Group. Gabepntin in neuropathic pain syndromes: A randomized, double blind, placebo-controlled trial. Pain, 2002, 99: 557-566.

[52] LEVENDOGLU F, OGUN C O, OZERBIL O, et al. Gabepntin is a first line drug for the treatment of neuropatic pain in spinal cord injury. Spine, 2004, 29: 743-751.

[53] HAHN K, ARENDT G, BRAUN J S, et al. A placebo-controlled trial of gabapentin or painful HIV-associated sensory neuropathies. J Neurol, 2004, 251: 1260-1266.

[54] BENNETT M I. Gabapentin significantly improves analgesia in people receving opiods for neuropathic cancer pain. Cancer Treatement Reviews, 2005, 31: 58-62.

[55] FASSOULAKI A, PATRIS K, SARANTOPOULOS C, et al. The analgesic effect of gabapentin and mexilitene after breast surgert for cancer. Anesth Analg, 2002, 95: 985-991.

[56] PANDEY C K, PRIYE S. SINGH S, et al. Preemptive uses of gabapentin significantly decrease postoperative pain and rescue nalgesic requirements in laporoscopic cholecystectomy. Can J Anaesth, 2004, 51: 358-363.

[57] TURAN A, KARARMANLIOGLU B, MEMIS D, et al. The analgesic effects of gabapentin after total abdominal hysterectomy. Anesth Anagl, 2004, 98: 1370-1373.

[58] ROSARIUS M G, MENNANDER S, SUOMINEN P, et al. Gabapentin for the prevention of postoperative pain after vaginal hysterectomy. Pain, 2004, 110: 175-181.

[59] GILRON I, ORR E, TU D, et al. A placebo-controlled randomized clinical trial of perioperative administration of gabapentin, rofecoxib and their combination for spontaneous and movement-evoked pain after abdominal hysterectomy. Pain, 2005, 113: 191-200.

[60] GAO B，SEKIDO Y，MAXIMOV A，et al. Functional properties of a new voltage-dependent calcium channel alpha（2）delta auxiliary subunit gene（CACNA2D2）. J Biol Chem，2000，275：12237-12242.

[61] FINK K，DOOLEY D J，MEDER W P，et al. Inhibition of neuronal Ca^{2+} influx by gabapentin and pregabalin in the human neocortex. Neuropharmacology，2002，42：229-236.

[62] BUSCH J，STRAND J A，POSVAR E L，et al. Pregabalin single-dose pharmacokinetics and safe/tolerance in healthy subjects after oral administration of pregabalin solution or capsule doses. Epilepsia，1998，39（S6）：58.

[63] LESSER H，SHARMA U，LAMOREAUX L，et al. Pregabablin relieves symptoms of painful diabetic neuropathy. A randomized controlled trial. Neurology，2004，63：2104-2110.

[64] RICHTER R W，PORTENOY R，SHARMA U，et al. Relief of painful diabetic peripheral neuropathy with pregabalin：a randomized，placebo-controlled trial. J Pain，2005，6：253-260.

[65] DWORKIN R H，CORBIN A E，YOUNG J P，et al. Pregabalin for the treatment of postherpetic neuralgia. a randomized，placebo-controlled trial. Neurology，2003，60：1274-1283.

[66] SABATOWSKI R，GALVEZ R，CHERRY D A，et al. Pregabalin reduces pain and improves sleep and mood disturbance with post-herpetic neuralgia：results of a randomized，placebo-controlled clinical trial. Pain，2004，109：26-35.

[67] ROSENSTOCK J，TUCHMAN M，LAMOREAUX L，et al. Pregablin for the treatment of painful diabetic peripheral neuropathy：a double-blind，placebo-controlled trial. Pain，2004，110：628-638.

[68] FREYNHAGEN R，STROJEK K，GRIESING T，et al. Efficacy of pregabalin in neuroapthic pain evaluated in a 12 week，randomized，double-blind，multicentre，placebo-controlled trial of flexible- and fixed-dose regimens. Pain，2005，115：254-263.

[69] HILLL C M，BALKENOHL M，THOMAS D W，et al. Pregabalain in patients with postoperative dental pain. Eur J Pain，2001，5：119-124.

[70] LEACH M J，MARDEN C M，MILLER A A. Pharmacological studies on lamotrigine，a noval potential antiepileptic drug. Ⅱ neurochemical studies on the mechanism of action. Epilepsia，1986，27：490-497.

[71] LEES G，LEACH M J. Studies on the mechanism of action of the novel anticonvulsant lamotrigine（Lamictal）using primary neuroglial cultures from rat cortex. Brain Res，1993，612：190-199.

[72] TEOH H，FOWLER U，BOWERY N G. Effect of lamotrigine on the electrically-evoked release of endogenous amino acids from slices of dorsal horn of the rat spinal cord. Neuropharmacology，1995，34：1273-1278.

[73] LUNARDI G，LEANDRI M，ALBANO C，et al. Clinical effectiveness of lamotrigine and plasma levels in essential and symptomatic trigeminal neuralgia. Neurology，1997，48：1714-1717.

[74] SOLARO C，MESSMER U M. UCCELLI A，et al. Low-dose gabapentin combined with either lamotrigine or carbamazepine can be useful therapies for trigeminal neuralgia in multiple sclerosis. Eurpean Neurology，2000，44：45-48.

[75] LEANDRI M，LUNARDI G，INGLESE M，et al. Lamotrigine in trigeminal neuralgia secondary to multiple sclerosis. J Neurol，2000，247：556-558.

[76] MCCLEANE G. Lamotrigine can reduce neurogenic pain associated with multiple sclerosis. Clin J Pain，1998，14：269-270.

[77] CIANCHETTI C，ZUDDAS A，RANDAZZO A P. Lamotirigine adjunctive therapy in painful phenomena in MS：preliminary obwervations. Neurology，1999，53：433.

[78] ZAKRZEWSKA J M，CHAUDHRY Z，NURMIKKO T J，et al. Lamotrigine（Lamictal）in refractory trigeminal neuralgia：results from a double-blind placebo-controlled cross-over trial. Pain，1997，73：223-230.

[79] SIMPSON D M, MCAUTHUR J C, OLNEY R, et al. Lamotrigine for HIV-associated painful sensory neuropathy. a placebo-controlled trial. Neurology, 2003, 60: 1508-1514.

[80] EISENBERG E, LURIE Y, BRAKER C, et al. Lamotirgine reduces painful diabetic neuropathy: a randomized, controlled study. Neurology, 2001, 57: 505-509.

[81] VESTERGAARD K, ANDERSEN G, GOTTRUP H, et al. Lamotrigine for central poststroke pain. A randomized controlled trial. Neurology, 2001, 54: 184-190.

[82] FINNERUP N B, SINDRUP S H, BACH F W, et al. Lamotrigine in spinal cord injury pain: a randomized controlled trial. Pain, 2002, 96: 375-383.

[83] MCCLEANE G. 200 mg daily of lamotrigine has no analgesic effect in neuropathic pain: a randomized, double-blind, placebo controlled trial. Pain, 1999, 83: 105-107.

[84] DEVULDER J. Is 200 mg lamotrigine daily analgesic or not? Pain, 2000, 86: 211.

[85] WHEELER S D. Lamotigine efficacy in migraine prevention. Cephalalgia, 2001, 21: A374.

[86] D ANDREA G, GRANELLA F, GHIOTTO N, et al. Lamotrigine in the treatment of SUNCT syndrome. Neurology, 2001, 57: 1723-1725.

[87] EISENBERG E, DAMUNNI G, HOFFER E, et al. Lamotrigine for intractable sciatica: correlation between dose, plasma concentration and analgesia. Eur J Pain, 2003, 7: 485-491.

[88] HARBISON J. DENNEHY F, KEATING D. Lamotrigine for pain with hyperalgesia. Irish Med J, 1997, 90: 56.

[89] MCCLEANE G J. The symptoms of complex regional pain syndrome type I alleviated with lamotrigine. A report of 8 cases. J Pain, 2000, 1: 171-173.

[90] BONICAIZI V, CANAVERO S, CERUTTI F, et al. Lamotrigine reduces total postoperative analgesic requirement: a randomized double-blind, pleacebo-controlled pilot study. Surgery, 1997, 122: 567-570.

[91] STERKER M, BERROUSCHOT J, SCHNEIDNER D. Fatal course of toxic epidermal necrolysis under treatment with lamotrigine. Int J Clin Pharmacol Ther, 1995, 33: 595-597.

[92] GLAUSER T A. Topiramate. Epilepsia, 1999, 40: S71-80.

[93] ROSENFIELD W E. Topiramate: a review of preclinical, pharmacokinetic, and clinical data. Clin Ther, 1997, 19: 1294-1308.

[94] STOREY J R, POTTER D L, HART D E, et al. A double-blind, randomized, placebo-controlled, parallel study to determine the efficacy of topiramate in the prophylactic treatment of migraine. Neurology, 2000, 54: A267-A268.

[95] EDWARDS K R, GLANZ M J, SHEA P, et al. A double blind, randomized trial of topiramate versus placebo in the prophylactic treatment of migraine headache with and without aura. Cephalalgia, 2000, 20: 516.

[96] EDWARDS K R, POTTER D L, WU S C, et al. Topiramate in the preventive treatment of epidosic migraine: a combined analysis from pilot, double-blind, placebo-controlled trials. CNS spectr, 2003, 8: 428-432.

[97] MATTHEW N T, DODICK D W, SCHMITT J, et al. Topiramate in migraine prevention (MIGR-001): Effect on migraine frequency. Neurology, 2003, 60: A336.

[98] BRANDES J L, JACOBS D, NETO W, et al. Topiramate in the prevention of migraine headache: A randomized, double-blind, placebo-controlled, parallel study (MIGR-002). Neurology, 2003, 60: A238.

[99] EDWARD K R, GLANZ M J, BUTTON J, et al. Efficacy and safety of topiramate in the treatment of painful diabetic neuropathy: a double-blind, placebo-controlled study. Neurology, 2000, 54: A81.

[100] VINIK A, HEWITT D, XIANG J. Topiramate in the treatment of painful diabetic neuropathy: results from a multicenter, randomized, double-blind, placebo-controlled trial. Neurology, 2003, 60: A154-A155.

[101] ZVARTAU-HIND M, DIN M U, GILANI A, et al. Topiramate relieves refractory trigeminal neuralgia in

MS patients. Neurology, 2000, 55: 1587-1588.

[102] SOLARNO C, UCCELLI M M, BRICHETTO G, et al. Topiramate relieves idiopathic and symptomatic trigeminal neuralgia. J Pain Symptom Manage, 2001, 21: 367-368.

[103] GILRON I, BOOHER S L, ROWAN J S, et al. Topiramate in trigeminal neuralgia: a randomized, placebo-controlled multiple crossover pilot study. Clin Neruopharmacol, 2001, 24: 109-112.

[104] CANAVERO S, BONICALZI V, PAOLOTTI R. Lack of effect of topiramate for central pain. Neurology, 2002, 58: 831-832.

[105] BAJWA Z H, SAMI N, WARFIELD C A, et al. Topiramae relieve refractory intercostal neuralgia. Neurology, 1999, 52: 1917.

[106] D'ALEO G, SESSA E, DI BELLA P, et al. Topiramate modulates of R3 noiceptive reflex in multiple sclerosis patients suffering paroxysmal symptoms. J Neurol, 2001, 248: 996-999.

[107] KHOROMI S, PATSALIDES A, PARADA S, et al. Topiramate in chronic lumber radicular pain. J Pain, 2005, 6: 829-836.

[108] SATA S. Benzopiazepines, clonazepine. In Levy RH, Mattson RH, Meldrum BS. eds. Antiepileptic Drugs. 4th ed. New York: Raven Press, 1995, 725-734.

[109] CACCIA M B. Clonazepine in facial neuralgia and cluster headache. Clinical and electrophysiological study. Eur Neuolo, 1975, 13: 560-563.

[110] COURT J E, KASE C S. Treatment of tic douloureux with a new anticonvuslana (clonazepine). J Neurol Neurosurger Psychiatr, 1976, 39: 297-299.

[111] SMIRNE S, SCARLATO G. Clonazepine in cranial neuralgia. Med J Aust, 1977, 1: 93-94.

[112] BOUKHOMS A J, LITMAN R E. Clonazepine in the treatment of neuralgia pain syndrome. Psychosomatics, 1985, 26: 933-936.

[113] SWERDLOW M, CUNDILL J G. Anticonvuslant drugs in the treatment of lanceninating pain: a comparison. Anaesthesia, 1981, 36: 1129-1132.

[114] ANON. Tiagbine for epilepsy. Med Lett Drugs Ther, 1998, 40: 45.

[115] DCHTER M A, BRODIE M J. New epileptic drugs. N Engl J Med, 1996, 334: 1583-1590.

[116] GUSTAVSON L E, SOELLNER S W, GRANNEMAN G R, et al. A single dose study to define tiagabine pharmacokinetics in partial seizures. Neurology, 1997, 48: 1032-1037.

[117] NOVAK V, KANARD R, KESSEL J T, et al. Treatment of painful sensory neurpathy with tiagabine: a pilot study. Clin Auton Res, 2001, 11: 357-361.

[118] JOHANNESSEN C U. Mechanism of action of valproate: a commentary. Neurochem Int, 2000, 37: 103-110.

[119] PEIRIS J B, PERERA G L S, DVENDRA S V, et al. Sodium valproate in trigeminal neuralgia. Med J Aust, 1980, 2: 278-279.

[120] RAFFERY H. The management of post herpetic pain using sodium valproate and amitriptyline. Irish Med J, 1979, 72: 399-401.

[121] BOWSHER D, LAHUERTA J, NELSON A. A case of tabes dorsalis with tonic pupils and lightening pains relieved by sodium valproate. J Neurol Neurosurg Psychiatry, 1987, 50: 239-241.

[122] DREWES A M, ANDREASSEN A, POULSEN L H. Valproate for treatment of chronic entral pain after spinal cord injury: a double-blind cross-over study. Paraplegia, 1994, 32: 565-569.

[123] JENSEN R, BRINCK T, OLESEN J. Sodium valproate has a prophylatic effect in migraine without arua: a triple-blind, placebo-controlled crossover study. Neurology, 1994, 44: 647-651.

[124] SILBERSTEIN S D. Divalproex sodium in headache: literature review and clinical guidelines. Headache，1996，36：547-555.

[125] ROTHROCK J F. Clinical studies of valproate for migraine prophylaxis. Cephalalqia，1997，17：81-83.

[126] NORTON J. Use of intravenous valproate sodium in status migraine. Headache，2000，40：755-757.

[127] GALLAGHER R M，MUELLER L L，FREITAG F G. Divalproex sodium in the treatment of migraine and cluster headache. J Am Ostopath Assoc，2002，102：92-94.

[128] HAMMOND E J，PERCHALSKI R J，WILDER B J. Neuropharmacology of zonisamide，a new antiepileptic drug. Gen Pharamcol，1987，28：303-307.

[129] MASUDA Y，ISHIZAKI M，SHIMIZU M. Zonisamide：pharmacology and clinical efficacy in epilepsy. CNS Drug Review，1996，4：341-360.

[130] LEPPIK I E. Zonisamide. Epilepsia，1999，40：S23-S29.

[131] BACKONJA M M. Use of anticonvulsants for treatment of neuropathic pain. Neurology，2002，59：S14-S17.

[132] KRUSZ J. Zonisamide as a treatment for chronic pain. Abstract book of the 22nd Annual Meeting of the American Pain Society，2003，A938.

[133] KAPLAN M. Pain relief and wight loss in patients treated with zonisamide. Abstract book of the 22nd Annual Meeting of the American Pain Society，2003，A944.

[134] NOYER M，GILLARD M，MATAGNE A，et al. the novel antiepileptic drug levetiracetam（ucb L059）appears to act via a specific binding site in CNS membrane. Eur J Pharmacol，1995，286：137-46.

[135] RIZZO M. Adjunctive levetiracetam therapy for myelopthic pain and paresthesia in MS. Abstract book of the 22nd Annual Meeting of the American Pain Society，2003，A911.

[136] DUNTEMAN E. Leveiracetam adjunctive analgesia in neoplastic plexopathies. Abstract book of the 22nd Annual Meeting of the American Pain Society，2003，A942.

[137] COCHRAN J. Levetriacetam（Keppra）in neuropathic pain：a pilot study. Abstract book of the 22nd Annual Meeting of the American Pain Society，2003，A95.

[138] PATERSON S，STEWART S. levetiracetam is effective in the treatment of chronic pain：A prospective open label case series. Abstract Book of the 22nd Annual Meeting of the American Pain Society，2003，A949.

[139] EMPTING L，HUGHLEY Q，MILLIKEN M. Levetiracetam in the treatment of traumatically induced sympathetic independent neuropathic pain and post-operative radiculopathy. Abstract book of the 22nd Annual Meeting of the American Pain Society，2003，A932.

[140] PRICE M J. Levetiracetam in the treatment of neuropathic pain：Three case studies. Clin J Pain，2004，20：33-36.

[141] 谭刚，郭向阳，罗爱伦. 神经病理性疼痛药物治疗的现状. 中华外科学杂志，2005，43：474-476.

[142] 吕美红，安刚. 慢性疼痛处理指南. 临床麻醉学杂志，2005，21：359-360.

[143] 何睿林，谭宪湖，蒋宗滨. 口服加巴喷丁治疗带状疱疹后神经痛的临床观察. 医学文选，2005，24：663-665.

[144] 朱凌兰，姜晓钟，赵云富. 钠通道阻断剂用于治疗慢性疼痛的进展. 上海医学，2004，27：442-444.

[145] 钱滔来，高崇荣. 神经性疼痛的治疗现状及进展. 中国疼痛医学杂志，2004，21：305-307.

[146] 高崇荣. 慢性疼痛治疗的现状与展望. 现代医院，2004，4：22-25.

[147] 宋文阁，傅志俭，谢甘. 带状疱疹后神经痛的治疗. 中国临床医生，2003，31：10-14.

[148] 刘洁，邓列华，罗育武. 老年带状疱疹94例临床分析. 广东医学，2003，24：173-174.

[149] 徐建国. 慢性疼痛的药物治疗. 临床麻醉学杂志, 2003, 19: 298-301.

[150] 谭宪湖. 带状疱疹及带状疱疹后神经痛的治疗进展. 国外医学: 麻醉学与复苏分册, 2003, 4.

[151] 史卫国. 神经病理性疼痛治疗药物的治疗进展. 国外医学: 药学分册, 2003, 5.

[152] 黄乔东, 高崇荣. 神经疼痛的病理机制与治疗进展. 中华医学杂志, 2003, 23: 2014-2016.

[153] 刘卫, 李玲. 中枢性疼痛. 中国临床康复, 2002, 6: 1707-1709.

[154] 赵晶, 叶铁虎, 罗爱伦. 镇痛药物及其应用. 中国临床康复, 2002, 6: 2350-2352.

[155] 何进, 何跃, 刘皋林. 抗惊厥药在神经性疼痛综合征治疗中的作用. 中国临床药学杂志, 2002, 11: 380-383.

第九章　NMDA 受体拮抗剂

第一节　概　　述

N- 甲基 -D- 天冬氨酸（N-methyl-D-aspartate，NMDA）受体是中枢神经系统中兴奋性递质谷氨酸受体的一种类型，属于离子型受体。NMDA 受体参与很多复杂的生理过程，包括兴奋性突触传递、神经可塑性和神经发育等。另外，在病理状态下，NMDA 受体可介导疼痛外周敏化和内脏痛，并且在诱发和维持疼痛中枢敏化中发挥重要的作用。

天然的 NMDA 受体是由 NR1、NR2、NR3 三种亚基组成的异聚体，其中 NR1 是基本的功能单位，NR2 在很大程度上决定了受体的性质，而 NR3 在 NMDA 受体中主要发挥抑制作用。NR1 有八种剪接体，NR2 有 NR2A、NR2B、NR2C、NR2D 四种亚基，NR3 有 NR3A、NR3B 两种亚基。到目前为止，共发现了七种 NMDA 受体的亚基，天然 NMDA 受体的具体组成形式仍不清楚。NMDA 受体广泛分布于外周神经末梢和中枢神经系统，在痛觉传导通路的全程均有表达，在急慢性疼痛的发生和发展中起着非常重要的作用。

在动物的末梢神经组织及人类腱组织上均存在 NMDA 受体，其激活与末梢组织或神经损伤引起的疼痛有关。研究发现，局部注射谷氨酸或 NMDA 可导致动物发生疼痛相关的行为学表现，且能被 NMDA 受体拮抗剂所缓解。在炎症或福尔马林实验中观察到鼠痛觉过敏和自发疼痛行为，末梢给予 NMDA 受体拮抗剂可有效加以抑制。炎症中末梢神经纤维上 NMDA 受体数量增加可能与炎症的外周敏化有关。在人体烧伤后，末梢给予 NMDA 受体拮抗剂氯胺酮可增强布比卡因的局部麻醉和镇痛作用，并且抑制原发性和继发性痛觉过敏。另有研究指出，局部应用氯胺酮软膏能够减轻 I 型复杂性区域疼痛综合征（complex regional pain syndrome，CRPS）患者的疼痛和痛觉超敏。对慢性疼痛患者局部应用氯胺酮似乎有效，但其具体作用机制尚需进一步研究。

创伤后末梢神经的改变导致外周敏化和原发性痛觉过敏。然而，外周敏化只能部分解释痛觉过敏现象，损伤后的痛觉过敏和痛觉超敏有中枢机制的参与，也就是中枢敏化。中枢敏化是一种背角神经元兴奋性增强的状态，会增强对感觉输入的反应。大量证据表明，NMDA 受体的激活参与了脊髓兴奋性增加和持续性疼痛的发展过程。曾假设脊髓背角中枢敏化是由于突触后 NMDA 受体激活所介导，然而在脊髓中，NMDA 受体存在于突触前。脊髓背角中很多小直径的传入神经纤维末梢上有 NMDA 受体表达，激活突触前 NMDA 受体可引起初级传入纤维释放 P 物质。突触前 NMDA 受体通过 P 物质、降钙素基因相关肽和谷氨酸等神经递质的释放，增强和延长伤害性信息的传递。有证据表明，NMDA 受体同样介导脊髓上伤害性感受器的敏化。在炎症所致的脑干环路神经元兴奋性增加中，NMDA 受体的活性增加。并且，在脑干炎症后，多个 NMDA 受体亚基（NR1、NR2A 和 NR2B）的 mRNA

表达上调。

不同于大量有关 NMDA 受体参与外周躯体伤害性刺激的研究，NMDA 受体在内脏痛模型上的研究相对较少。研究表明，NMDA 受体拮抗剂可能是内脏痛的有效镇痛药。给大鼠静脉注射 NMDA 受体拮抗剂氯胺酮，能够剂量相关性地抑制输尿管扩张引起的血压升高。鞘内给予 NMDA 受体拮抗剂，能够减轻伤害性结直肠扩张所引起的反射。静脉或椎管内给予氯胺酮能够直接抑制尿道膀胱扩张所引起的心血管和内脏运动反应。临床上应用的其他 NMDA 受体拮抗剂比如右美沙芬和美金刚对尿道膀胱扩张引起的疼痛也有效。此外，NMDA 受体也参与了炎症所致内脏痛的传导通路。

综上，NMDA 受体在诱发和维持伤害性刺激后神经元过度兴奋中有重要作用。在疼痛治疗中，选择副作用小且效果确切的 NMDA 受体拮抗剂可能成为药物治疗疼痛的主要策略。

第二节　常用的 NMDA 受体拮抗剂

一、氯胺酮

氯胺酮（ketamine）已发现五十多年，是目前功能最多的一种麻醉药物。近年来，氯胺酮在麻醉、疼痛和精神疾病治疗等多个临床领域有新的应用。

氯胺酮有多个作用靶点，其中最重要的是拮抗 NMDA 受体。此外，还与其他受体相互作用，如对阿片受体、α- 氨基 -3- 羟基 -5- 甲基 -4- 异噁唑丙酸（α-amino-3-hydroxy-5-methyl-4-isoxazolepropionic acid，AMPA）受体、GABA（γ-aminobutyrate，γ- 氨基丁酸）受体、胆碱受体、多巴胺受体和先天修复受体的激动作用，对激活的环腺苷酸 1（hyperpolarization-activated cyclic nucleotide 1，HCN1）门控通道超极化作用，以及对钾、钙和钠通道的阻滞作用。氯胺酮还有抑制单胺类神经递质，如多巴胺、去甲肾上腺素和 5- 羟色胺的再吸收作用，进而发挥中枢疼痛下行性抑制作用。氯胺酮虽不能阻断初级传导通路向丘脑传递，但作用于脊髓上神经结构，因此可有效治疗中枢痛和丘脑痛。氯胺酮与 NMDA 受体结合发生较缓慢，切皮前静脉或硬膜外给予小剂量氯胺酮可预防外周伤害性刺激所造成的中枢敏化，发挥抗疼痛过敏、抗感觉异常及抗疼痛耐受等作用。

（一）药理作用

氯胺酮的常用给药途径是静脉注射或肌内注射，其他给药途径也有报道，如经口、经鼻、经皮、经皮下和经直肠给药等。最近也有报道可通过吸入方式给予无防腐剂的氯胺酮。吸入氯胺酮的优势是可以在没有开放静脉通路的情况下快速安全地给药，适用于一些特殊场景如老年人、临床急救护理和一些外部场所（包括战场上）等。

氯胺酮大部分通过肝细胞色素 P450 酶代谢，代谢产物经肾和胆汁清除。氯胺酮是亲脂性药物，较易通过血脑屏障，这使其对急性疼痛能够快速起效，其预期血 - 效应室达到平衡的半衰期为 1min。而其他方面，如在神经病理性疼痛和抑郁症中，氯胺酮的起效和失效相对较慢，持续时间较长。在 CRPS 的患者中，氯胺酮减轻疼痛的半衰期大约为 10.9d。

目前，尚未有关于氯胺酮作为镇痛药的使用剂量和给药方法的定论，需注意的是，当氯胺酮作为镇痛药使用时，其剂量是亚麻醉剂量而非麻醉剂量。氯胺酮的亚麻醉剂量很难明确界定，但通常认为 0.5～1h 以上静脉给予不超过（0.5～0.6）mg/kg 为亚麻醉剂量。《术后疼痛管理指南》（2016）认为氯胺酮的剂量范围很广，可以考虑手术前给予 0.5mg/kg 氯胺酮，并可在手术中按照 10μg/(kg·min) 持续输注。《成人手术后疼痛管理专家共识》(2017) 认为，手术前静脉注射小剂量氯胺酮 (0.2～0.5) mg/kg 对术后镇痛有重要作用，并有助于预防中枢和外周敏化形成。也有学者认为氯胺酮用于镇痛时，可以静脉缓慢给予 (0.25～0.5) mg/kg，给药时间 30min 以上，并且在给药前后进行疼痛评估调整剂量。有研究者认为氯胺酮胃肠外给药比如经静脉或经皮给药较合适的剂量范围是 (0.125～0.3) mg/(kg·h)。因考虑到可操作性，肠胃外长期给予氯胺酮需要住院和频繁更换注射部位，因此未必是合适的长期给药途径。如果系统性给药效果较好，提示口服给药的效果也会较好。有学者建议在睡觉前给予初始剂量 0.5mg/kg 的氯胺酮，可能降低副作用的发生率，并且按照 0.5mg/kg 逐步增加剂量直至达到疼痛缓解或者不能耐受的副作用出现。文献记载的口服给药剂量范围很大，可达到 (30～1 000) mg/d (平均剂量为 200mg/d)。对于神经病理性疼痛的急性暴发痛，有文献建议氯胺酮持续静脉或者皮下输注的剂量为 (0.14～0.4) mg/(kg·h)。硬膜外给予氯胺酮是治疗 CRPS 的有效方法，有文献报道剂量为 (20～30) mg/d。但因为依据目前现有报道，氯胺酮的给药途径和剂量未有统一的标准，而且氯胺酮存在副作用，需依据具体情况调整给药方案。

由于 NMDA 受体广泛分布于中枢和外周神经系统，且氯胺酮不仅作用于 NMDA 受体，还与前述的其他受体相互作用，因此氯胺酮的副作用较显著，主要包括精神分裂样作用(幻觉、妄想和惊恐发作等)、恶心、呕吐和高血压等。这些副作用可以在用药时产生，但随着用药终止可很快消散。氯胺酮所致的精神分裂样作用限制了患者的用药依从性，但如果只用小剂量氯胺酮，或者加用苯二氮䓬类药物和 α_2 受体激动剂，则副作用的发生率相对低，患者经常能耐受良好。另外，长期应用氯胺酮与组织损伤(比如过敏性肝炎和出血性膀胱炎)以及认知障碍相关。

(二) 疼痛治疗

1. 氯胺酮在急性疼痛中的应用 多项随机对照试验发现，氯胺酮在急性术后疼痛中有重要应用，在术前、术中或术后给予氯胺酮，能减少阿片类药物的用量，即氯胺酮有阿片类药物协同效应，其增强镇痛效果及恶心、呕吐的发生率也较低，氯胺酮对镇静没有影响，但有报道其可能增加神经、精神副作用。氯胺酮加入阿片类药物中用于患者自控镇痛(PCA)，能达到更好的镇痛效果，可减少阿片类药物的用量，减少恶心、呕吐，但对呼吸系统并发症和致幻作用无明显影响。

对于急性非术后疼痛，如在急诊科的患者或者收住院前的患者的疼痛，氯胺酮给药后 30min 的镇痛效果不显著，且使用氯胺酮的患者发生神经、精神事件的风险相对较高，而使用阿片类药物的患者发生心血管呼吸系统事件的风险相对较高。

2. 氯胺酮在慢性疼痛中的应用 一些研究关注了氯胺酮对于慢性疼痛的治疗效果。有报道在脑卒中后中枢性疼痛且常规药物反应不佳的患者中应用氯胺酮，能显著缓解疼痛、痛觉超敏和痛觉过敏，逐步减少阿片类药物和抗惊厥药物所需的剂量并最后停药，这种镇痛作用可维持 9 个月且没有出现明显耐受。对于 CRPS 患者，如其他治疗无效，硬膜外给予氯胺酮能够达到完善的解除疼痛作用。在纤维肌痛患者的随机对照试验中，氯胺酮能够提高耐受性，降低疼痛强度、扳机点压痛、牵涉性疼痛、时间叠加总和、肌肉性痛觉超敏和静息时肌肉痛。有学者认为这些对纤维肌痛患者的试验提示在肌纤维痛中存在中枢敏化，并且压痛点代表继发性痛觉过敏的区域，以此推论氯胺酮能缓解这些症状意味着其能减少中枢敏化。对于缺血性疼痛，伤害性和神经病理性的因素都可能是其致痛原因，并且阿片类药物对这类疼痛经常疗效较差。有报道提示对于缺血性下肢静止痛的患者,氯胺酮是一种强有力的镇痛药,但其治疗窗较窄。

有双盲对照试验提示,在非特异性神经病理性疼痛的患者中,氯胺酮能减轻痛觉过敏和痛觉超敏。也有病例报道,患者皮下转为口服使用氯胺酮可达到较好的镇痛效果,但常引起多梦。其他系列病例报道提示,只有小部分口服氯胺酮的患者能取得较好的镇痛效果,而较长时间用药(超过 1 年)者疗效较差,而且这小部分患者后来也因为副作用而没有继续使用氯胺酮,因此有人认为,氯胺酮对于病程短于 5 年的神经病理性疼痛的效果较好。

一些病例报道提示,氯胺酮能缓解慢性疼痛的急性发作,降低痛觉超敏,并且逐步减少吗啡和其他阿片类药物的用量。慢性神经病理性疼痛的急性暴发痛时,使用大剂量的阿片类药物常可导致痛觉超敏,此时氯胺酮成为一种更好的选择方案。神经病理性疼痛和阿片类药物导致的痛觉超敏都至少部分和 NMDA 受体激活相关,因此使用氯胺酮(NMDA 受体拮抗剂)理论上来说是一种符合逻辑的治疗方案。在一些神经病理性疼痛急性发作的情况中,也有关于氯胺酮和利多卡因联合输注的报道,但对结果的严格评估尚不完善。

关于氯胺酮用于口、面部疼痛的应用也有报道。有一些“三叉神经区域神经损伤”所致的神经病理性疼痛对平常的药物处理无反应,对于疼痛病程小于 3 年的患者,氯胺酮能持续性地缓解疼痛(大于 12 小时),但对于疼痛病程超过 5 年的患者,即使氯胺酮的剂量已增加至接近麻醉剂量仍效果不佳。也有报道对于舌咽神经痛的患者给予氯胺酮能显著缓解持续性疼痛和吞咽导致的疼痛,虽伴随一些副作用,但患者常能耐受。

有研究提示氯胺酮能缓解幻觉痛/残肢痛。对残肢幻觉痛的患者,氯胺酮能显著升高压力阈值、减少痛觉过敏,但也有部分患者出现副作用(头脑不清和不舒适)。有一系列病例报道了相似的结果,对于传统治疗无效或者不耐受的残肢幻觉痛的患者,静脉给予氯胺酮效果明显,随后口服氯胺酮能完全缓解疼痛,似乎没有产生药物耐受或者其他的明显副作用。口服给予氯胺酮对幻觉痛的治疗效果也被其他多组研究者证实。

关于带状疱疹后神经痛的患者的研究提示,氯胺酮能显著缓解疼痛、减轻痛觉过敏和痛觉超敏,但会导致副作用。在前瞻性的研究中,皮下给予氯胺酮能缓解带状疱疹后神经痛患者持续性的疼痛、降低自发性疼痛暴发的数量和程度,副作用中最常见的是注射部位的硬结。有病例报道带状疱疹后神经痛的患者口服氯胺酮,可取得即刻和确定的疗效。也有病例报道有多种并发症的患者接受通过多种途径给予氯胺酮治疗,在超过 4 年的治疗期间取得持续性的效果而且副作用很小。

对于癌痛的处理中,氯胺酮作为阿片类镇痛药的辅助用药,其经口、经皮或经皮下给药的效果均未有定论,有研究认为氯胺酮可作为难治性癌痛的一种治疗选择,但存在副作用。

给予患者氯胺酮前要评估其利弊,确保患者没有使用氯胺酮的禁忌证,并告知患者可能发生的风险和副作用,给药后需行密切监测。在实际临床应用中,氯胺酮的输注速率经常依据疼痛的程度和副作用的情况而调整,个体化、精细化、因人而异地调整氯胺酮的输注速率和加用辅助镇痛药会有助于达到镇痛满意而副作用较少的效果。

二、S-氯胺酮

临床上常用的氯胺酮是含有两部分等量对映体(S-氯胺酮和 R-氯胺酮)的外消旋混合物。S-氯胺酮(S-ketamine)是氯胺酮的纯右旋对映体,已在临床镇痛和麻醉中应用超过 25 年。S-氯胺酮的主要作用是非竞争性抑制 NMDA 受体,但其还作用于阿片受体、单胺类受体、腺苷受体、嘌呤受体、AMPA 受体、代谢型谷氨酸（metabotropic glutamate，mGlu）受体和 L 型钙通道。S- 氯胺酮具有拟交感特性，因此与阿片类药物相比，对维持循环稳定和防止呼吸抑制有优势。此外，S- 氯胺酮还具有神经保护特性、抗过敏和抗癫痫作用，因此也适用于更多特殊情况下的治疗。

（一）药理作用

S- 氯胺酮的给药途径包括静脉注射、肌内注射、经口给药、经鼻给药和经皮下给药。肌内注射仅用于儿童特殊病例，因为这种给药途径会导致疼痛、应激和创伤，在肌内给药后则通过静脉注射的方式维持用药。经鼻给药适用于开放静脉困难的患者，比如烧伤患者。鼻腔黏膜的充分血供保证了药物的快速摄取，且鼻腔给药最好能采用黏膜雾化装置，雾化越好药效也越强，鼻腔给药的剂量要比静脉给药的剂量稍高。上腔静脉给药能够避免首过效应，并保证快速起效。S- 氯胺酮的镇痛、镇静和麻醉作用是剂量相关性的。初始给药剂量因给药途径而异，有文献推荐的常用给药途径的起始剂量为：静脉注射（0.125～0.25）mg/kg，肌内注射（0.5～1.0mg/kg，经鼻给药（儿童）（0.5～2.0）mg/kg，经直肠给药（儿童）（1.0～2.0）mg/kg，可与阿片类药物合用。因存在个体差异，所以推荐采用滴定的方法达到临床上的最佳剂量。

S- 氯胺酮的镇痛和麻醉效力较 R- 氯胺酮和氯胺酮高 2～3 倍，S- 氯胺酮只需要氯胺酮 50% 的剂量就可以达到相同的临床效果。S- 氯胺酮清除速度较氯胺酮更快，因此更易于疼痛和麻醉的管理。S- 氯胺酮通过拮抗 NMDA 受体抑制钙内流从而起到神经保护的作用。但也有动物实验数据提示，S- 氯胺酮可能对发育中的脑有神经毒性作用，这可能是因为当反复给药或者较大剂量给药（≥20mg/kg）时 NMDA 受体 NR1 亚基的表达增加，引起钙离子暴发性内流导致细胞死亡，但这种假设目前为止尚未在临床或者人体中证实。

S- 氯胺酮还有一个优点是能防止慢性疼痛和痛觉过敏，这种作用可能是因为抑制了长时程增强（LTP）。疼痛刺激会导致传入脊髓背角的 C 纤维上的敏感突触持续过度激活。这个作用可以解释为脊髓以上拮抗了 NMDA 受体 NR2B 亚基导致钙离子通过 NMDA 受体内流增加。即使是低剂量的 S- 氯胺酮（0.25mg/kg）就能有效阻止疼痛刺激导致的 LTP 的发生。这就去除了慢性疼痛和疼痛记忆发生中的一个主要因素。另外，阿片类药物可以通过激活 μ 阿片受体来提高 NMDA 受体兴奋性，因此会引起基于 LTP 的痛觉过敏。在给予阿片类药物前给予低剂量的 S- 氯胺酮可避免痛觉过敏。低剂量的 S- 氯胺酮直接作用于 δ 阿片受体并改善 μ 受体功能，并且激活了 5- 羟色胺、去甲肾上腺素等单胺能系统和抑制细胞再摄取，从而增强不依赖于阿片效果的内源性镇痛机制。此外，S- 氯胺酮还能通过影响 NMDA 受体的表达、小胶质细胞和星形细胞的激活、突触的结构和功能来控制慢性疼痛的发生。S- 氯胺酮通过这些作用机制限制疼痛的慢性化，而且 NMDA 受体相关的机制起到比在急性短期疼痛中更强的作用。

如果考虑到精神方面的副作用，S- 氯胺酮优于氯胺酮。S- 氯胺酮的副作用比较小，包括恶心、呕吐、视觉障碍、眩晕和躁动，但这些副作用通常都能够通过合用一些药物（比如 5-HT₃ 受体激动剂或茶苯海明等）而改善。

（二）疼痛治疗

1. S- 氯胺酮在急性疼痛中的应用　在治疗急性手术后疼痛方面，随机对照试验证实，在腹腔镜下胆囊切除术中静脉持续输注 S- 氯胺酮能够有效控制手术后疼痛，并减少吗啡需要量。在腹部手术的患者中也发现，手术前与手术中静脉给予 S- 氯胺酮能够提供更好的术后镇痛。在胸科手术中，持续硬膜外输注 S- 氯胺酮能起到较罗哌卡因更好的镇痛效果。另有试验发现，在行疝气手术的儿童中行 S- 氯胺酮骶管注射能够达到良好的术后镇痛效果。在急性非术后疼痛方面，如在入院前疼痛的处理中，有一系列病例报道经鼻给予 S- 氯胺酮能够有效镇痛。

2. S- 氯胺酮在慢性疼痛中的应用　S- 氯胺酮对其他方法难治的慢性疼痛具有显著的治疗效果，有病例报道鞘内长期（24d）输注 S- 氯胺酮对吗啡耐受的慢性疼痛能起到显著的镇痛作用，并减少吗啡的需要量，甚至停药数周后仍然有效。

在神经病理性疼痛中，S- 氯胺酮也是一种有效的治疗药物。一项双盲交叉试验结果提示，S- 氯胺酮对慢性胰腺疼痛的患者能起到对痛觉超敏的调节作用。有病例报告提示，长期（持续 3 个月）鞘内给予 S- 氯胺酮对神经病理性癌痛患者可取得较好的镇痛效果，并且没有明显的副作用。Vranken 等人曾发现，神经病理性癌痛患者连续 28 天鞘内注射 S- 氯胺酮 50mg/d 会导致脊髓和神经根组织的病理改变，但是并没有出现神经毒性的症状。然而，Kozak 等人却发现，对癌痛患者连续 30 天鞘内注射不含防腐剂的 S- 氯胺酮 22mg/d，并不会出现脊髓和脑干组织的病理改变。这种不一致的结果可能是 Vranken 等人报道的患者加用了大剂量的布比卡因（95mg/d），并且多次放疗导致尼氏小体溶解。

有临床研究发现，S- 氯胺酮对于 CRPS 的患者有很好的镇痛作用，并且即使停药后血药浓度很低时，该镇痛作用仍会持续一段时间，其机制可能是 S- 氯胺酮使脊髓 NMDA 受体敏感性降低或者恢复脑抑制感觉控制。但也有学者报道 S- 氯胺酮对一些 CRPS 的患者镇痛效果不明显。对于纤维肌痛的随机双盲对照试验结果提示，S- 氯胺酮能起到镇痛效果，但这种镇痛效果与氯胺酮的血药浓度相关，因此停药后镇痛效果下降且长期镇痛效果有限。有报道显示，持续静脉输注 S- 氯胺酮能够有效治疗疼痛程度较剧烈内脏痛，而且引起精神方面的副作用的发生率低，并且副作用的发生率能够通过滴定调整 S- 氯胺酮剂量和预防性或者治疗性加用地西泮等方法进一步降低。

三、右美沙芬

右美沙芬（dextromethorphan）是一种低亲和力、非竞争性的 NMDA 受体拮抗剂，同时也是一种广泛使用的镇咳药成分。右美沙芬能非竞争性抑制 NMDA 受体活性，拮抗兴奋性氨基酸与 NMDA 受体的结合，减少 NMDA 受体 Ca^{2+} 内流，抑制伤害因子导致的中枢敏化，缓解原发性和继发性疼痛。联合应用右美沙芬和阿片类药物可防止对阿片类药物镇痛的耐受并增强镇痛效能。右美沙芬本身镇痛作用弱，不适合作为一种镇痛药单独使用，但适用于配合阿片类镇痛药发挥作用。在伤害性刺激给予之前用药，可降低机体对疼痛的敏感性，并减少术后其他镇痛药的需求量及副作用。其临床应用优势之一是作为多模式（multi-modal）镇痛治疗的一部分。

（一）药理作用

右美沙酚是左诺啡 D- 异构体的二甲醚形式，右美沙酚和左诺啡最初被合成用于作为吗啡的替代品，但与左诺啡的 L- 异构体不同，右美沙酚对阿片受体没有作用。右美沙芬没有传统的成瘾性，但当大剂量使用时，右美沙芬对中枢神经系统具有抑制作用，有滥用的可能性。

右美沙芬可经口服、肌内注射和静脉注射吸收。右美沙芬在胃肠道能被快速吸收，口服后大约 2～2.5h 血药浓度达到高峰。治疗剂量的右美沙芬起效时间为 15～30min，作用持续时间为 5～6h。在成人剂量（比如每 4h 口服 30mg，持续 7d），右美沙芬的血中浓度范围为 0.002～0.207mg/L。右美沙芬能快速吸收入血并透过血脑屏障，其脑脊液 / 血浆比率为 32.8%～80%。

右美沙芬在肝脏被生物转化和快速代谢。右美沙芬经过肝门静脉发生首过效应，并且通过 $O-$ 去甲基化形成有活性的代谢产物；其进一步 $N-$ 去甲基化，并且与葡糖醛酸和硫酸根离子结合。细胞色素 P450（CYP2D6）同工酶可使右美沙芬失活。代谢不良者或者接受 CYP2D6 抑制剂的人群中会出现有活性的药物蓄积。右美沙芬与一些药物合用时，会发生相互作用导致其含量增加，这些药物包括单胺氧化酶抑制剂、氟西汀、帕罗西汀和氟哌啶醇等。右美沙芬的主要代谢产物右啡烷具有药理活性，是一种有效的 NMDA 受体拮抗剂，其半衰期为 3.4～5.6h。右美沙芬以原型或去甲基化代谢产物的形式经肾脏清除。

右美沙芬的副作用主要在中枢神经系统，其神经毒性主要有肌张力失常、疲劳、嗜睡和头晕。眼球震颤、言语不清、头晕目眩和疲劳多见于使用较高剂量的右美沙芬 $[10mg/(kg•d)]$ 时，并且通常在服药后 1～2h 发生。右美沙芬和 D_2 受体结合可导致精神症状、视幻觉或躁狂症状（比如躁动、失眠、易怒和思维奔逸等）。右美沙芬其他的非中枢性的副作用包括对皮肤和代谢方面的影响，治疗剂量的右美沙芬即可引起特异性药疹。右美沙芬不常见的副作用还有发热、高血糖和过敏反应，有报道误服中毒剂量的右美沙芬可导致椎体外系反应。一名 30 个月的女童服用 38mg/kg 的右美沙芬（此年龄段推荐剂量为每 4h 口服 2.5～5mg，或每 6～8h 7.5mg），出现角弓反张、共济失调和双向眼球震颤等症状。此患者对纳洛酮无反应，但苯海拉明控制了其角弓反张。右美沙芬导致肌张力障碍的机制可能与其拮抗多巴胺受体相关。

（二）疼痛治疗

1. 右美沙芬在急性疼痛中的应用　右美沙芬对急性手术后疼痛有明显缓解效果而且没有严重副作用。术前口服 30～90mg 可减少 50% 的围手术期镇痛药需要量，且无血流动力学及呼吸等方面的不良反应。子宫切除术前口服 40mg 右美沙芬，之后连续使用 2d（每日 3 次，每次 40mg），可减少静息疼痛评分，但不能减少运动疼痛评分，同时有减少术后前 24h 吗啡需要量的趋势，48h 后镇痛药用量也显著减少。扁桃体切除术前口服 45mg 右美沙芬也可减轻术后疼痛和吗啡需要量。术前或术后肌内注射右美沙芬能减轻痔切除手术后的疼痛，并且减少阿片类药物的需要量。对于腹腔镜胆囊手术和疝根治术的患者，术前口服右美沙芬能显著减少术后镇痛药的需要量、减轻疼痛程度，并且减少原发性和继发性痛觉过敏。对于行口腔手术的患者，右美沙芬虽没有明显的缓解术后即刻疼痛的作用，但能减轻术后 48h 的疼痛。在行膝关节手术的患者中，口服右美沙芬能减少患者自控镇痛所需要的吗啡量，但并不显著降低镇痛评分。

2. 右美沙芬在慢性疼痛中的应用　据报道右美沙芬能显著缓解截肢后幻肢痛，并且无明显副作用。也有病例报道右美沙芬对于血管炎综合征患者的神经病理性疼痛有显著缓解作用。另有随机对照双盲试验显示，右美沙芬对烧伤后的继发性痛觉过敏有显著缓解作用，但对原发性痛觉过敏的影响甚微。右美沙芬能显著降低糖尿病神经痛患者的疼痛，但对带状疱疹后神经痛的治疗效果不佳，对面部神经痛（比如三叉神经痛和痛性感觉缺失）的效果也不明显。对于前臂缺血性疼痛的患者，右美沙芬也缺乏镇痛效果。有研究将右美沙芬与非甾体抗炎药、右旋丙氧芬或吗啡等传统镇痛药合用于慢性癌痛的患者，但结果显示加用右美沙芬并没有取得较传统镇痛药更好的镇痛效果。有报道把硫酸吗啡和右美沙芬按照

1∶1 混合治疗慢性癌痛，能够延长给药间隔、减少吗啡的需要量，但不会明显改变副作用的发生率。

四、金刚烷胺

金刚烷胺（amantadine）是人工合成的三环癸胺，在临床上应用已有 40 余年。因其具有抑制病毒作用而被用于治疗病毒性感冒、带状疱疹病毒、脑膜炎等，后又发现其对震颤麻痹有效而用于治疗帕金森病，在痴呆患者中应用金刚烷胺能改善异常脑电图、增加患者活动性和改善精神状态。金刚烷胺是一种非竞争性的 NMDA 受体拮抗剂，与氯胺酮相比具有较少的副作用而相对易于耐受，对治疗一些特殊类型的疼痛具有良好效果。

（一）药理作用

金刚烷胺常用的给药途径是口服和静脉注射。口服金刚烷胺后吸收良好，一般 2～4h 血药浓度达到高峰。金刚烷胺可以经乳汁分泌，鼻分泌液和唾液中的浓度与血中的浓度相似，而脑脊液中的浓度约是血中的一半。金刚烷胺血浆半衰期为 12～18h，以原型经肾脏清除，在老年人和肾功能低下者中可出现半衰期延长。

金刚烷胺的副作用和给药剂量相关，成人口服每日剂量小于 100mg 时一般不出现明显的副作用。口服剂量超过 100mg/d 可能出现神经系统的副作用，包括头晕、失眠、头痛、焦虑、定向丧失、共济失调，其次还可出现消化系统的副作用，比如食欲减退、嗳气、恶心、呕吐、腹痛、胃肠炎等。当金刚烷胺与抗胆碱药或抗组胺药合用时副作用增加。金刚烷胺的副作用一般在服药 2～3h 后出现，症状可在停药 36h 后消失。癫痫患者、脑动脉硬化患者、驾驶员和妊娠期妇女不宜使用金刚烷胺。研究者对金刚烷胺的结构进行改造，得到其他的衍生物，比如美金刚，其也是 NMDA 受体拮抗剂。但金刚烷胺与美金刚相比，还能增强多巴胺能神经传导，并有抗谷氨酸活性。

（二）疼痛治疗

1. 金刚烷胺在急性疼痛中的作用　对择期脊柱手术的患者术前和术后给予金刚烷胺，能够减少术中和术后阿片类药物的需要量，达到更好的术后镇痛效果，且降低副作用。对于前列腺切除术的患者，术前口服金刚烷胺能减少阿片类药物的需要量，减轻术后疼痛。但也有随机双盲试验提示，对下颌骨骨折患者术前给予金刚烷胺，并不能减轻术后疼痛，也不能减少术后镇痛药的需要量。另有报道显示，术前给予金刚烷胺不能增强子宫切除术后的镇痛作用，也不能减少阿片类药物的需要量。

2. 金刚烷胺在慢性疼痛中的应用　对于慢性神经病理性疼痛的患者，金刚烷胺能起到有效的镇痛作用。对于糖尿病神经痛的患者，静脉输注金刚烷胺能起到良好的镇痛效果。对于单纯疱疹性坐骨神经痛的患者，金刚烷胺能显著改善神经痛。慢性背部痛患者的随机对照试验显示，金刚烷胺能够缓解疼痛和减少短期敏化。另有随机双盲试验证实，静脉给予金刚烷胺能减轻癌症患者的慢性神经病理性疼痛。

（俞　敏　杨建军）

参 考 文 献

[1] PETRENKO A B，YAMAKURA T，BABA H，et al. The role of N-methyl-D-aspartate（NMDA）receptors in pain: a review. Anesth Analg, 2003，97：1108-1116.

[2] AIYER R，MEHTA N，GUNGOR S，et al. A systematic review of NMDA receptor antagonists for treatment

of neuropathic pain in clinical practice. Clin J Pain, 2018, 34: 450-467.

[3] MICHELET D, BRASHER C, HORLIN A L, et al. Ketamine for chronic non-cancer pain: a meta-analysis and trial sequential analysis of randomized controlled trials. Eur J Pain, 2018, 22: 632-646.

[4] BREDLAU A L, THAKUR R, KORONES D N, et al. Ketamine for pain in adults and children with cancer: a systematic review and synthesis of the literature. Pain Med, 2013, 14: 1505-1517.

[5] TRIMMEL H, HELBOK R, STAUDINGER T, et al. S(+)-ketamine: Current trends in emergency and intensive care medicine. Wien Klin Wochenschr, 2018. doi: 10.1007/s00508-017-1299-3.

[6] MIZIARA L E, SIMONI R F, ESTEVES L O, et al. Efficacy of continuous S(+)-ketamine infusion for postoperative pain control: a randomized placebo-controlled trial. Anesthesiol Res Pract, 2016: 6918327.

[7] WEINBROUM A A, RUDICK V, PARET G, et al. The role of dextromethorphan in pain control. Can J Anaesth, 2000, 47: 585-596.

[8] SIU A, DRACHTMAN R. Dextromethorphan: a review of N-methyl-d-aspartate receptor antagonist in the management of pain. CNS Drug Rev, 2007, 13: 96-106.

[9] ILKJAER S, DIRKS J, BRENNUM J, et al. Effect of systemic N-methyl-D-aspartate receptor antagonist (dextromethorphan) on primary and secondary hyperalgesia in humans. Br J Anaesth, 1997, 79: 600-605.

[10] DUEDAHL T H, DIRKS J, PETERSEN K B, et al. Intravenous dextromethorphan to human volunteers: relationship between pharmacokinetics and anti-hyperalgesic effect. Pain, 2005, 113: 360-368.

[11] FUKUI S, KOMODA Y, NOSAKA S. Clinical application of amantadine, an NMDA antagonist, for neuropathic pain. J Anesth, 2001, 15: 179-181.

第十章　α_2 肾上腺素受体激动剂

第一节　概　　述

从 1970 年开始，α_2 肾上腺素受体激动剂在临床上最初被用来治疗高血压、药物及乙醇的戒断症状，这类药物能产生抗焦虑、镇静、镇痛及抑制交感活性等多种药理作用，因此逐渐应用于 ICU 和围手术期镇静、镇痛及麻醉辅助用药。目前主要有 3 种 α_2 肾上腺素受体激动剂在临床中使用，它们分别是可乐定、右美托咪定和替扎尼定，本章将逐一进行介绍。

一、生理特性

α_2 肾上腺素受体属于 G 蛋白偶联受体，在体内分布广泛，当 α_2 肾上腺素受体激动剂与其结合后就能产生临床效应。α_2 肾上腺素受体有 3 种亚型，分别是 α_{2A}、α_{2B} 和 α_{2C}，编码基因分别位于 10 号、2 号和 4 号染色体上。突触前后均有 α_2 肾上腺素受体分布。突触前 α_2 肾上腺素受体分布在交感神经末梢以及中枢神经系统的去甲肾上腺素能神经元处。突触后 α_2 肾上腺素受体分布广泛，包括冠状动脉、肝、胰、脾、肾、脂肪、眼和脑组织中。α_{2A} 受体遍布脑组织中，但在蓝斑核处尤为丰富。此外 α_{2A} 受体也分布在肺、脾、胰和主动脉处。α_{2B} 受体分布于丘脑、心、主动脉、脾和肝中。α_{2C} 受体则分布在基底节、主动脉、心、脾、肾中，尤其集中分布在肾脏中。由于目前尚未研发出针对各种受体亚型高选择性的激动剂和拮抗剂，故每种受体亚型的确切生理作用尚不明确。α_2 肾上腺素受体激动剂结合每种亚型都能产生独特的效应，α_{2A} 受体能产生麻醉、镇痛及抗交感作用（低血压和心动过缓），α_{2B} 受体有间接升高血压的作用（血管收缩），α_{2C} 受体与感觉和运动调控有关，如精神分裂症、注意力缺乏及多动症、创伤后功能障碍和停药反应（调节多巴胺的活性）。见表 10-1。

表 10-1　α_2 受体亚型的特点

	α_{2A}	α_{2B}	α_{2C}
受体特性			
第二信使	抑制性 G 蛋白	抑制性 G 蛋白	抑制性 G 蛋白
跨膜区	7	7	7
氨基酸数	450	450	461
药理学			
激动药			
右旋美托咪定	+++	++	+
可乐定	+++	++	+
UK14304	+++	++	+

续表

	α_{2A}	α_{2B}	α_{2C}
羟甲唑啉	+++	0	+
拮抗药			
WB4101	+++	+	+
Antipamezole	+++	+++	+++
咪唑克生	++	++	++
育亨宾	++	+++	+++
哌唑嗪	0	++	++

注：+ 与受体结合能力，0 为无相互作用。

二、作用机制

所有的 α_2 肾上腺素受体激动剂都是不同程度地作用于各受体亚型，所有的受体亚型都是通过结合 G 蛋白而产生细胞效应，尤其是对百日咳毒素易感的 G 蛋白：G_0 和 G_1。因为没有选择性亚型受体激动剂可供使用，所以想只产生单一所需要的 α_2 肾上腺素能效应可能是不行的，如只是产生镇痛作用，而不会产生其他不利作用如低血压等。激活 α_2 肾上腺素受体可抑制腺苷酸环化酶，导致 cAMP 生成减少，cAMP 是许多细胞作用的重要调节剂，它能通过 cAMP 依赖的蛋白激酶而控制调节蛋白的磷酸化状态。另外 α_2 肾上腺素受体激动导致了神经递质释放受到抑制，这是通过在电压门控钙离子通道中钙离子的减少而介导的，这个过程需要结合一个 G_0 蛋白（图 10-1）。激活 α_2 肾上腺素受体还可加速 Na^+-H^+ 的交换，引起血小板内部碱化，刺激磷脂酶 A_2 活性的增加，最终导致血栓素 A_2 的生成增多。

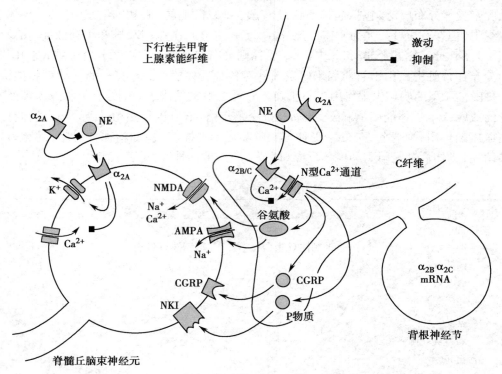

图 10-1 α_2 肾上腺素受体作用示意图

突触前 α₂ 肾上腺素受体存在于交感神经末梢和中枢神经系统中的去甲肾上腺素能神经元中。突触后 α₂ 肾上腺素受体存在于许多组织如肝、胰、血小板、肾、脂肪及眼中。大脑延髓背侧的运动功能区有大量的 α₂ 肾上腺素受体，激活这些受体可产生 α₂ 肾上腺素激动剂效应，如高血压和心动过缓。大脑的蓝斑中有最大的去甲肾上腺素能细胞群，目前已知它对睡眠有调节作用，而且这可能是 α₂ 肾上腺素受体激动剂产生催眠作用的主要位点。蓝斑有许多传出神经的连接，包括下行伤害感受性抑制通路。现已证明在迷走神经、中间外侧细胞柱和脊髓灰质中也存在 α₂ 肾上腺素受体的高密度区。在脊髓背角存在 α₂ₐ 肾上腺素受体亚型，而在初级感觉神经元中含有肾上腺素受体的 α₂ₐ 和 α₂c 亚型。神经轴索区到脊髓的下行抑制通路在疼痛的产生中扮演了重要的角色。痛觉的传导受来自脑干及脑桥神经元的刺激与抑制的调控，双重调控中又以抑制功能为重（图 10-2）。脊髓中肾上腺素能神经支配起源于脑干中的肾上腺素能细胞核，包括蓝斑、A5 和 A7 肾上腺素能细胞核，每种肾上腺素能细胞核都以一种特殊的方式来刺激脊髓活动。

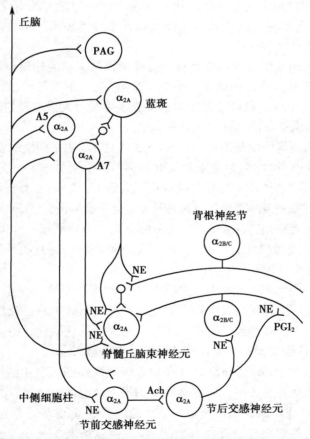

图 10-2　α₂ 肾上腺素受体在痛觉传导下行抑制通路中的原理图

蓝斑轴突行程穿过腹索的中部到达层状体第 VII 和第 VIII 的腹角、层状体 XI 和 X 的运动神经和神经分布很少的背角。A5 轴突支配背角深部、层状体 IV～VI、中间带（层状体 VIII）状体 X 和脊髓的中间外侧细胞柱，A7 神经元支配背角表层、层状体 I～IV。肾上腺素受体激动剂能作用于这些神经元,在脊髓的伤害性感受器中发挥它们的影响。例如,在鼠、猫和灵长类动物中,蓝斑受到电刺激后可以抑制背角神经元对外周有害刺激的反应。A7 神经元激活后在大鼠中也能产生抗伤害感受性作用,这种作用能在鞘内注射育亨宾后得到逆转。有证据表明在中脑导水管周围灰质(阿片受体激动剂在神经轴索上的作用点)和 A7 神经元之间也存在神经联系。除神经轴索作用之外,α_2 肾上腺素的镇痛作用的主要位点在脊髓水平,有类似阿片类药物的效能。α_2 肾上腺素能药物的脊髓水平的抗伤害感受性作用主要是由于突触后抑制产生的。激活 α_2 肾上腺素受体能触发背角内的 K^+ 内流,从而引起突触后背角神经元超极化,因此可以降低兴奋性,产生镇痛作用。动物实验中,激活小鸡背根神经节中的 α_2 肾上腺素受体可以抑制 N 型钙通道,可乐定可抑制脊髓突触小体中谷氨酸的释放。突触后背角神经元中占优势的 α_2 肾上腺素受体亚型是 α_{2A} 亚型,初级传入神经的突触前抑制也可能促进 α_2 肾上腺素受体激动剂的抗伤害感受性作用。α_2 受体激动剂能有效地抑制背角神经元对有害刺激反应的汇聚,但对无害刺激反应的抑制是无效的。背角神经元对伤害性刺激传入纤维汇聚信息的优先抑制,与更小直径的初级传入神经的选择性突触前抑制是一致的。在背角中突触前初级传入终端占优势的肾上腺素受体亚型是 α_{2B} 和 α_{2C} 亚型。α_{2A} 亚型大约占了在人类脊髓中的肾上腺素受体的 80%~90%,这在竞争性结合试验中得到了证实。

α_2 肾上腺素能药物的镇痛作用可能存在有外周神经末梢的作用位点,这在软组织受伤后的疼痛试验中还存有争论。在动物实验中,鞘内注射小剂量的可乐定能逆转 PGE_2 诱导的痛觉过敏机制,另一方面,鞘内注射去甲肾上腺素能增加大鼠皮肤的机械性痛觉过敏,这与局部应用三氯甲烷所造成的痛觉过敏是相似的。

α_2 受体激动剂的镇静作用是由蓝斑介导,α_{2A} 亚型表现的是间接的镇静效应。蓝斑可介导非常多种的生理调节过程,包括睡眠和失眠的调节。α_2 受体激动剂的镇静作用可以被 α_2 受体拮抗剂(如育亨宾)所逆转。即使是镇静作用非常突出的 α_2 受体激动剂,在单独使用时也不会引起明显的呼吸抑制,即便是过量应用后,也不会同阿片类药物一样可能对呼吸造成抑制。在志愿受试者中,Eisenach 等人实施的试验中证实硬膜外注射可乐定不会有停止呼吸的作用。可乐定既可以缓解疼痛,又能避免其他药物如阿片类药物引起的呼吸抑制,因此可以与其他药物联合用药。

延髓背部运动神经元和胸部脊髓中的中间外侧细胞柱中存在有压力感受器反射环,α_2 受体激动剂主要通过压力感受器反射环中的交感神经传出纤维的突触前抑制的介导而引起低血压效应。心动过缓主要是通过孤束核和迷走神经运动背核介导的,局部应用 α_2 受体激动剂后,可引起心脏的副交感神经即迷走神经的传出纤维兴奋。

在动物实验的数据中,α_2 受体激动剂在神经病理性疼痛模型中的使用是有争议的,而在人类的临床试验数据目前还少。α_2 受体激动剂用于神经性疼痛患者的对照临床试验已有报道,如局部、硬膜外或口服使用可乐定。输注速度为 $30\mu g/h$ 的可乐定以硬膜外持续给药的方式能为神经病理性疼痛患者提供有效的镇痛,而以每天 $3\sim5\mu g/kg$ 的全身给药方式却对大多数神经性疼痛患者无效。

第二节　常用的 α₂ 肾上腺素受体激动剂

一、可乐定

（一）药动学

可乐定（clonidine）是在临床上使用最多的 α₂ 肾上腺素受体激动剂，它同时具有 α_1 和 α_2 肾上腺素能的活性，其 α_2 与 α_1 的活性比为 200∶1。它有口服片剂、透皮贴剂，还有可供静脉、肌内及局部使用的注射液，有特殊的无防腐剂注射液可用于椎管内。可乐定缓慢静脉注射后很快分布到各器官，组织内药物浓度比血浆中高，能通过血脑屏障蓄积于脑组织。蛋白结合率为 20%～40%。消除半衰期为 12.7h（6～23h），肾功能不全时延长。表观分布容积为（2.1±0.4）L/kg。肌酐清除率为（3.1±1.2）ml/（min·kg）。在肝脏代谢，约 50% 吸收的剂量经肝内转化。大多以原型经肾排泄，20% 经肝肠循环由胆汁排泄。

（二）药效学

可乐定在心血管系统显示有双重效应：在小剂量时（150～300μg）主要效应是通过激活 α_{2A} 肾上腺素受体而起抗交感神经作用，因此可引起低血压和心动过缓；在大剂量时（500μg以上）主要效果是通过血管平滑肌内的 α_{2B} 肾上腺素受体的激活而引起高血压（血管收缩）。在治疗剂量（通常是 150～300μg）时，可乐定降低交感神经紧张的同时增加迷走神经张力，因此可减慢心率，降低全身的新陈代谢、心肌收缩力和全身血管的阻力。所有这些效果都可降低心肌的氧需求量，并维持一定的心肌氧供/需比。可乐定 4μg/kg 静脉注射可显著地减弱放置喉镜时的应激反应，因而在麻醉诱导中很少产生血流动力学方面的副作用。通过监测冠脉搭桥的外科手术患者的 ST 段的降低，发现可乐定还能显著地减少手术期间的心肌缺血。因为阿片类药物在稳定心血管效果方面具有"封顶效应"，所以加用可乐定时可以减少阿片类药物的用量，而且能使血流动力学更加稳定。麻醉复苏期因交感神经的活性增加，因此经常出现心动过速和高血压的情况，这对患者是不利的，术前应用可乐定可减少麻醉复苏期这种血流动力学的波动。可乐定和氯胺酮联合使用还可减弱氯胺酮引起的高血压反应。

（三）临床应用

1. 术前应用可乐定　作为脂溶性的可乐定能很容易通过血脑屏障，在中枢神经系统中，它能产生抗焦虑和镇静方面的全身效应。在成人中，100～300μg 的可乐定能产生镇静、抗焦虑和减少唾液分泌的效果，在儿童中，4μg/kg 的术前用量即可达到这个效果。不管用哪种给药途径，剂量超过 50～100μg 的可乐定会快速起效（不超过 20min），产生剂量依赖性的镇静作用。大剂量的可乐定（700μg）通常用法是持续 2h 的静脉滴注给药，但是可延长到 4～6h。现提倡在手术前可乐定全身用药可镇静，不会产生呼吸抑制。

2. 术中应用可乐定　可乐定具有抗交感作用和镇痛的特性，因此它能降低交感神经的活性，抑制因喉镜检查、气管插管及外科应激所引起的心血管反应。现已知可乐定能显著减少吸入麻药的最低肺泡有效浓度（MAC），能与阿片类药物一起产生协同作用，因此，在手术中它可作为麻醉的一种非常有用的辅助药物。Murga 等人在一项双盲、安慰剂对照的试验中显示，椎管内 300μg 的可乐定能减少术中 50% 的芬太尼静脉用量，还能提供术后 4h 的镇痛而不伴有明显的低血压。De Kock 等人表明，氨氟醚麻醉下的妇女，通过 EEG 监测到，硬膜外 8μg/kg 的可乐定可以加深麻醉深度。同组试验还证实,手术中可乐定硬膜外给药可以减少 50%~75% 的丙泊酚和阿芬太尼的用量。试验还表明可乐定能延长和强化局部麻醉药诱导的硬膜外麻醉效果。Klimischa 等人表明,髋关节手术中,硬膜外 150μg 可乐定联合 0.5% 的布比卡因 10ml 能延长阻滞时间 3 倍[(5.3±0.9)h/(1.8±0.3)h]。Bouget 等人试验显示,150μg 可乐定加入利多卡因/布比卡因/肾上腺素诱导的骶管麻醉,其产生镇痛作用持续的时间能显著地超过预期的局部麻醉剂产生的术后镇痛作用时间[(13±4)h/(7±5)h]。

α_2 肾上腺素受体激动剂作用在脊髓背角胶状质中的 α_{2A} 肾上腺素受体,抑制了伤害感受神经元放电,这类神经元能被外周 A_δ 和 C 纤维传入伤害感受冲动所激活。另外,最新有证据表明,α_2 肾上腺素受体激动剂的抗伤害感受性作用也有部分原因是脊髓内乙酰胆碱的释放所致。Hood 等人表明,在志愿受试者中,鞘内注射新斯的明可以增加硬膜外可乐定的镇痛效果(图 10-3)。

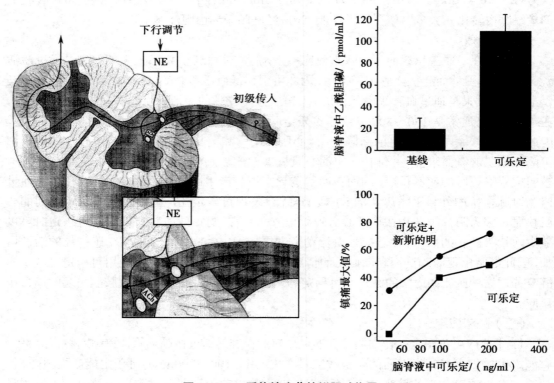

图 10-3 α_2 受体镇痛药的拟胆碱作用

注:抑制去甲肾上腺素的释放,直接有镇痛作用,同时刺激乙酰胆碱的释放,产生镇痛(左图)。硬膜外注射可乐定后脑脊液中乙酰胆碱的浓度升高(右上图),新斯的明能增强可乐定在人类中的镇痛作用(右下图)。

肌内注射、硬膜外腔或蛛网膜下腔注射可乐定可产生镇痛效果(图 10-4)。静脉注射 5μg/kg 的可乐定能显著减少手术后疼痛程度和阿片类药物的需求量。可乐定硬膜外或鞘内给药也能产生类似亲脂性阿片类药物的全身镇痛作用。然而,可乐定经神经轴索给药比全身用药更为有效,这表明可乐定在脊髓有作用位点。与安慰剂对照,在剖宫产和矫形外科手术的患者中,可乐定小剂量(150μg)鞘内注射即可产生术后止痛效果,而经肌内注射或硬膜外注射相同剂量的可乐定则没有明显的镇痛作用。在类似的术后患者中,De Kock 等人比较了硬膜外和静脉注射大剂量的可乐定（450～700μg），结果显示硬膜外给药比静脉注射能产生更好的镇痛效果。

可乐定硬膜外给药后的镇痛效果与脑脊液中可乐定的浓度有很强的相关性（图 10-5）。人类试验发现可乐定硬膜外给药后能快速、广泛地吸收进入脑脊液，注射 30～60min 后脑

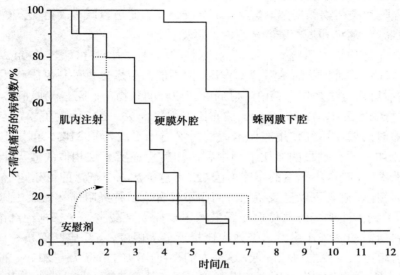

图 10-4　可乐定经肌内注射、硬膜外腔及蛛网膜下腔给药效应的比较

注：小剂量可乐定经不同的给药途径产生镇痛持续时间的效应。150μg 可乐定经肌内注射或硬膜外腔注射给药与安慰剂产生镇痛的持续时间（定义为直到需要使用其他镇痛药物时的平均时间）是相似的，但经蛛网膜下腔给药的镇痛持续时间要更长。

注：脑脊液中的浓度（志愿者或患者检测／计算得出）与残余痛（百分比）的相关性，残余痛由热刺激测定得出。阴影线表示志愿者经硬膜外腔注射 700μg 可乐定，实线表示志愿者经计算机控制输注 700μg 可乐定，虚线表示术后使用吗啡 PCA 的患者经硬膜外输注 700μg 可乐定。

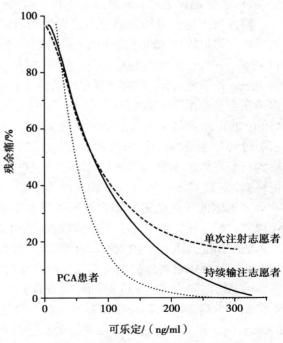

图 10-5　脑脊液中的浓度与残余痛的相关性

脊液内浓度达到峰值，约 1h 后达到最大的镇痛效果，其在脑脊液中的浓度和镇痛两者有明显的相关性。另外，可乐定的镇痛效果与其血药浓度没有很好的相关性，因为可乐定的血药浓度降低非常缓慢，然而其镇痛持续时间相对较短，只有 3~5h。硬膜外 150~300μg 的可乐定能缓解术后疼痛，然而低血压和心动过缓的发生率很高。700~900μg 的可乐定能产生 4~7h 的更好的镇痛效果却不会发生更多的低血压和心动过缓。在临床实践中，可乐定通常用来增强阿片类药物和局部麻醉药的镇痛效果，因此可以减少阿片类药物的副作用如呼吸抑制、尿潴留、瘙痒和局部麻醉药引起的运动神经阻滞。

3. 蛛网膜下腔应用可乐定 正如鞘内注射吗啡一样，大剂量（超过 450μg）可乐定鞘内注射能产生镇静和强而长效的术后镇痛作用，但不能为手术提供外科麻醉作用。因为这个原因，鞘内注射可乐定只是作为鞘内注射局麻药的辅助药物，而不是单独使用。5 个随机对照试验显示，脊髓麻醉中，13.75~15mg 的布比卡因复合 75~225μg 的可乐定提供的感觉和运动神经阻滞时间要比单纯使用布比卡因的阻滞时间平均延长 31%。可乐定加入丁卡因中鞘内注射或加入更小剂量的布比卡因中鞘内注射也证实了这相似的效果。鞍区麻醉下实施的肛肠手术中，鞘内小剂量的布比卡因（2.5mg）中加入小剂量的可乐定（60μg）与单独使用布比卡因相比，前者可以延长镇痛时间而不伴有运动神经阻滞和低血压 [（7.4±4.9）h/（4.7±1.4）h]。鞘内注射局麻药使血压降低的主要原因是减少了交感神经纤维的传出，局麻药产生外科所需的麻醉作用时这个效应已接近最大限度，可乐定具有抗交感作用，加入局麻药后将引起更大程度的血压降低，这是人们不愿出现的。将 75~225μg 的可乐定加入 15mg 的布比卡因中不会发生血压更加下降的情况。然而，在更小剂量的布比卡因 5mg（单独使用仅降低血压 10%）中加入 150μg 的可乐定能引起血压降低 30%。

鞘内注射可乐定像鞘内注射吗啡一样，能加强布比卡因诱导的脊髓麻醉效果，因此可以减少止血带加压引起的疼痛；与脊髓内吗啡用药不一样，鞘内注射可乐定不会引起尿潴留，实际上它能促进脊髓麻醉后首次排尿时间，因为它具有 α 肾上腺素能的效应。

鞘内可乐定在分娩镇痛中的使用受到阻碍，一定程度上是因为它降低血压的效应。鞘内单独使用可乐定 100μg 或 200μg 在分娩时能提供 2h 的镇痛，低血压的发生率分别为 10% 和 18%。100μg 的可乐定复合 7μg 舒芬太尼或 200μg 的可乐定复合 2μg 的舒芬太尼仅能延长 40min 的镇痛时间，然而患者出现低血压的概率却要上升。在一项双盲试验中，所有患者都是在全身麻醉下实施剖宫产手术，Filos 等人在该试验中评估了鞘内注射 150μg、300μg、450μg 的可乐定与盐水安慰剂的镇痛效果。结果显示了可乐定镇痛效果的剂量依赖性，其镇痛时间分别是（7±1.3）h、（10±1.3）h、（14±1.3）h，安慰剂组为（3±2.8）h。试验同时还观察到一个有趣的现象，那就是 300μg 和 450μg 的可乐定比 150μg 的可乐定降低血压的程度更轻微，这证实了可乐定具有血流动力学的二重性。在该试验的患者人群中，鞘内注射高剂量可乐定的镇痛效果与鞘内注射吗啡效果接近，但没有观察到有呼吸抑制、尿潴留和瘙痒现象。但其镇静效果也有剂量依赖性，最有效的剂量是 450μg。

Van Tuijl 等人在一项双盲、对照试验中发现，腰麻时在 0.5% 重比重的布比卡因 2.2ml 中加入小量的可乐定（75μg）将可延长腰麻的作用时间并可改善术后早期的镇痛效果 [术后最早需要镇痛的时间为（129±13.8）min，而没有加可乐定组需要镇痛的时间为（55±14.2）min]，但不会减少术后 24h 总的吗啡需要量。在一项剂量依赖性的研究中，Strebel 等人在腰麻中将 37.5μg、5μg 和 150μg 的可乐定及盐水安慰剂分别加入等比重的布比卡因 18mg 中并进行评估，试验发现 3 种剂量的可乐定组都能延长麻醉时间，呈剂量依赖的方式（37.5μg、75μg 和

150μg 的可乐定分别延长麻醉时间 +8%、+13% 和 17%），血流动力学有轻微的改变。根据疗效与副作用的综合评价，试验推断，150μg 的可乐定可能是较佳的剂量。

在一项双盲、对照试验中，Sites 等人报道，腰麻时，鞘内 75μg 的可乐定复合吗啡 0.25mg 加入重比重的布比卡因中可明显减少全膝置换手术后 24h 静脉 PCA 中吗啡的需要量，效果也明显优于鞘内单纯注射吗啡。在另一项双盲试验中，60 例拟行结肠手术的患者，全麻前鞘内分别给予可乐定 300μg 或布比卡因 10mg 或盐水安慰剂，试验发现可乐定组和布比卡因组都能改善术后疼痛，鞘内可乐定组还能减少因腹部手术后的痛觉过敏甚至术后 6 个月残留的疼痛。Dorbrydnjov 等人报道，拟行腰硬复合麻醉的髋关节手术患者，小剂量的可乐定（15μg）加入 17.5mg 的布比卡因中能提供一个更高质量的麻醉并能延长止痛的时间，同时硬膜外持续输注可乐定 40μg/h + 罗哌卡因 4mg/h 能使术后疼痛的缓解得到改善，但会引起血压轻微的下降。髋关节骨折手术患者中，Baker 等人将可乐定加入重比重盐水或等比重盐水行鞘内注射并进行了比较，试验发现重比重的可乐定抑制血流动力学的作用要较等比重的可乐定轻，但镇痛效果较之也差。

鞘内注射可乐定还被用来治疗对吗啡治疗无效的慢性疼痛。在一份报道中，31 位已植入可编程吗啡泵的患者，经鞘内注射吗啡和口服镇痛药物疼痛仍不能获得充分的缓解。Hassenbusch 等人报道，将鞘内药物改为可乐定（初始剂量为 1μg/h，逐步滴定到 40μg/h），有 21 位患者（71%）对可乐定有反应，其中 13 位患者的疼痛持续有长期的缓解，平均随访时间为 16.7 个月。

4. 硬膜外应用可乐定　临床使用经验最多的是在局部麻醉和疼痛控制方面。更有趣的发现是，现正用可乐定作为椎管内吗啡的替代物，这是因为考虑到在慢性非癌性疼痛患者中长期使用吗啡治疗后的成瘾性和耐受性，另外，在有些疼痛综合征中如一些神经源性疼痛尤其是交感神经维持性疼痛，这类疼痛对阿片类药物反应不佳。1984 年，Tamsen 和 Gordth 首次报道了硬膜外注射可乐定治疗两个慢性疼痛患者的疗效性。Eisenach 和他的实验人员报道了关键性的研究并获得 FDA 批准，同意可乐定椎管内使用来治疗慢性疼痛。在一项多中心的研究中，85 位对口服或椎管内使用最大耐受剂量的吗啡仍无效的重度疼痛的癌症患者，随机接受椎管内可乐定 30μg/h 或安慰剂治疗。所有的患者都接受椎管内吗啡 PCA 的治疗，椎管内吗啡的用量或 VAS 疼痛评分有减少可确定为治疗成功。实验结果表明，可乐定组的有效率为 45%，而安慰剂组的有效率为 21%。硬膜外使用可乐定对神经源性疼痛尤为有效（可乐定与安慰剂比较：56%/6%）。副作用的发生率在可乐定与安慰剂之间无明显差异，可乐定引起低血压的情况约占有 10%~20%，患者多能耐受，只有不到 10% 的患者会因为低血压而退出实验。实验还发现可乐定在使用开始会引起镇静，但很快这种作用就会减退，患者能很好地耐受。另有 5 个试验也支持了 Eisenach 的研究，这些试验包括了 38 位癌症疼痛患者。例如，在硬膜外中给予可乐定 100~900μg 的负荷量后再以 12.5~70μg/h 的速度持续输注，其中有 9 位癌症患者产生了剂量相关的镇痛效果，在药物持续输注长达 94 周之间提供了持久的镇痛作用。

硬膜外输注可乐定还可用来治疗非癌症疼痛。Glynn 等人在一项随机、双盲试验中，比较了硬膜外 150μg 可乐定和硬膜外 5mg 吗啡治疗慢性腰背痛或蛛网膜炎性痛的疗效性。在 20 例患者中，有 16 例可乐定治疗的患者获得了与吗啡一样好的治疗效果，而副作用却比吗啡要少。Taniguchi 等人报道在 10 例疱疹后神经痛患者中，在胸椎硬膜外注射小剂量可乐定（25~75μg）获得了极好的疼痛治疗效果。考虑到 α₂肾上腺素受体激动剂的抗交感神经效应，它被用来治疗交感神经维持性疼痛是合理的。Rauck 等人实施了一项随机、双盲试验，在 26 位患有反射性交感神经营养不良性疼痛患者中，通过 VAS 及 McGill 疼痛问卷的评估，证实了硬膜外注射可乐定 300μg 和 700μg 的镇痛效果。患者中有 19 位继续接受硬膜外持续输注可乐定，维持（43±35）天，在这段治疗期间，VAS 疼痛评分从治疗开始的（7.9±1.7）分下降到（5.1±2.6）分。幻肢痛是另外一种神经源性疼痛，现认为可能是由于中枢敏化或外周神经受损后传入神经阻滞（这种情况是外科截肢）引起，可能被神经轴阻滞后得到改善。Jahangiri 等人报道了 24 例准备接受下肢截肢的患者，随机分两组，一组无手术前治疗，一组接受 24h 的硬膜外输注吗啡、布比卡因和可乐定并在截肢后继续输注 72h。手术 1 年后幻肢痛的发生率在对照组为 73%，而硬膜外输注组明显下降为 8%。然而在硬膜外注射的复合药物中究竟是哪种药物起作用尚不清楚。

可乐定用于术后疼痛控制方面现已积累了许多经验。18 个对照试验中有大量的数据显示可乐定具有镇痛作用并能减少对其他镇痛药物的需求量，在这些大样本临床使用的经验中，还未发现有严重的血流动力学后果和呼吸抑制的病例。400μg 的可乐定硬膜外给药后能产生 2～6h 的镇痛作用，大于 400μg 的镇痛持续时间也不会延长，这与脂溶性阿片类药物如芬太尼相似，但要比吗啡作用时间短，因此对持久性疼痛可乐定需要硬膜外持续给药。由于作用持续时间不同，很难计算吗啡和可乐定之间的转换剂量。粗略估计，装入 400μg 的可乐定并以 25μg/h 的速度持续输注与装入 1mg 的吗啡并以 0.1mg/h 的速度持续输注所产生的镇痛效能大致相等。大剂量的可乐定（120～150μg/h）硬膜外给药用于腹部大手术后能产生更好的镇痛效果。

在手术后患者中，可乐定硬膜外给药后常见的一些副作用有低血压、心动过缓、镇静和口干。可乐定在硬膜外给予负荷量后引起的血压下降和心率减慢呈剂量依赖性。低血压时通常可以静脉输液处理，极少需要使用缩血管药物。仅在少见的情况下需用阿托品来治疗心率减慢。在一项 92 例患者的试验中，他们仅是接受硬膜外持续输注可乐定而未加负荷剂量，结果发现血流动力学的改变不太显著，很少需要治疗。给予负荷量后镇静作用很常见，在给予 150μg 的负荷量后可持续 1～2h，400μg 可持续 2～4h，如患者仅是接受硬膜外输注则很少发生镇静。试验中所有的患者没有发现有呼吸抑制的现象。

硬膜外可乐定复合阿片类药物可用于术后镇痛，加用 70μg 或更多的可乐定可以增强阿片类药物的镇痛效果。腹部手术后，加用 150μg 的可乐定可以使硬膜外芬太尼 100μg 的镇痛时间延长一倍，达 9h。在硬膜外 25μg 的苏芬太尼中加入 70μg 的可乐定可以产生比单独使用 50μg 苏芬太尼还要更长的镇痛时间（4.2h）。硬膜外可乐定与吗啡联用在一些双盲、安慰剂对照试验中也有报道。Van Essen 等人报道，单次 75μg 的可乐定加入 3mg 的吗啡中不能影响膝关节手术后的镇痛效果，但是大剂量的可乐定明确显示能增强硬膜外的镇痛效果。Carbine 等人报道，髋关节手术后，加入 150μg 的可乐定可以增强硬膜外 1mg 吗啡的镇痛效果，Rockemann 等人报道，前列腺切除术后，280μg 的可乐定可以增强硬膜外 2mg 吗啡的镇痛效果。

因为硬膜外作用持续时间在可乐定（2～4h）和吗啡（8～12h）之间相差如此之大，所以将两种药物联合持续输注可能会更加有效。Motsch 等人在一项双盲、对照试验中证实，硬膜外输注 19μg/h 的可乐定和 0.25mg/h 的吗啡能显著降低疼痛评分、镇痛药的需求量和改善患者的活动能力。

还有资料显示附加使用可乐定能增强硬膜外布比卡因的镇痛效果。硬膜外将 1μg/kg

的可乐定加入 0.125% 的布比卡因中与单独使用布比卡因相比，前者能使术后镇痛的时间延长一倍以上 $[(16\pm10)h/(6.2\pm5.7)h]$。同样，与单独使用布比卡因相比，将 $2\mu g/kg$ 的可乐定加入 0.25% 的布比卡因中能使镇痛时间延长两倍。

5. 可乐定用于外周神经阻滞　各种神经阻滞中，局麻药中加入可乐定在麻醉和镇痛的维持时间已被证实呈剂量依赖性，可乐定肌内注射却没有这种效应，说明这是一个局部的神经阻滞效果，而不是全身或中枢神经系统的效应。Tschernko 等人证实，在为手术期间和手术后的患者实施肋间神经阻滞时，将 $2\mu g/kg$ 的可乐定加入布比卡因中能使患者疼痛减少。

一些报道显示，$100\sim150\mu g$ 的可乐定能提高布比卡因臂丛神经阻滞的效果。超过 $100\mu g$ 的可乐定能提供更明显的镇静作用，降低血压和心率，通常这些都不需要治疗。Saied 等人在一项 50 例患者的双盲、安慰剂对照的试验中发现，$150\mu g$ 的可乐定加入 0.75% 的罗哌卡因所行的臂丛神经阻滞，麻醉（从 489min 到 628min）和镇痛（从 587min 到 828min）时间都有延长，同时运动神经的阻滞时间也从 552min 延长到 721min。加用了可乐定的患者中还发现有更明显的镇静作用，但任何患者都没有发现低血压和心动过缓的情况。

Ruben 等人报道，$1\mu g/kg$ 的可乐定稀释到 0.5% 的利多卡因中（40ml 用于上肢，50ml 用于下肢），将它们注入 10 例交感神经维持性疼痛患者的静脉，同时用止血带充气阻断回流 30min，经过 $4\sim6$ 次的这种静脉局部阻滞后，成功地缓解了疼痛，并且一直持续了 6 个月。试验中止血带放气后，患者中没有发现有低血压、心动过缓、呼吸抑制和过度镇静的情况，止血带放气后可乐定的血药浓度为 $(0.12\pm0.05)ng/ml$。

6. 经皮应用可乐定　可乐定具有高脂溶性，所以可以经皮给药。可乐定 $200\mu g/d$ 和 $300\mu g/d$ 的透皮贴剂已被用来治疗慢性疼痛和吗啡或乙醇的戒断症状。Zeigler 等人实施的一项双盲、安慰剂对照试验，24 例糖尿病神经痛患者中，使用可乐定贴剂和安慰贴剂后，在疼痛缓解方面，两组没有统计学差异。然而他们发现，在开放性治疗阶段，可乐定组有 7 例始终报告疼痛有缓解的患者，在停止治疗后疼痛又复发。Byas-Smith 等人在后来的试验中采用两期加强参入、三期交叉设计，在 41 例糖尿病神经痛患者中对比了 $300\mu g/d$ 的可乐定贴剂和安慰贴剂的疗效，试验结果又发现两组间没有统计学差异。但当他们将 12 例对可乐定有反应的患者转入第Ⅱ期试验，与安慰剂对照时，这些患者继续保持对可乐定有反应。Phentolamine 检查了这些呈阴性反应的患者，随后指出，这些患者疼痛的缓解与交感神经无关。由此分析，如果患者的疼痛是呈尖锐的、射击样的，这种情况对可乐定起反应有更大的可能性。考虑到神经源性疼痛通常有多种机制，所以毫不奇怪，某种药物能针对疼痛产生某种机制，因此能缓解这种成分的疼痛，而对其他机制引起的疼痛成分却没有效果。

可乐定局部给药也已试用于反射性交感神经营养不良性疼痛患者中。Davis 等人报道了 6 例下肢 RSD 患者，在使用可乐定贴剂后，贴剂的覆盖区的疼痛过敏至少缓解了 12h，即使移除了贴剂后这种效果还存在。然而在贴剂没有覆盖的区域，疼痛过敏的情况没能得到改善，非刺激依赖性的疼痛（不是由热和机械刺激诱发的持续性疼痛）对可乐定贴剂也无反应。所有这些证据表明，可乐定经皮使用是作用于外周 α 肾上腺素受体的末梢神经效应而非中枢效应。可乐定经皮应用常见的副作用是口干、镇静，没有明显的低血压报道。

总之，可乐定是目前临床上使用最多的 α₂肾上腺素受体激动剂，它可作为术前用药提供镇静、抗焦虑和增强麻醉的作用，还可以作为辅助用药提高吸入麻醉、静脉麻醉、局部麻醉和术中阿片类药物的麻醉/镇痛效果。尽管可乐定可经口服、静脉、肌内注射和经皮给药途径使用，但是经轴索给药才能提供最有效的镇痛效果。可乐定非常有发展前景，因为它可以提供几乎和吗啡一样的镇痛效能，虽然镇痛维持时间较吗啡要短，但却没有呼吸抑制和成瘾性；但因为可乐定的血流动力学效应，如小剂量时引起的低血压及心动过缓和大剂量时引起的过度镇静，它在临床上的使用仍存在一定的限制。

二、右美托咪定

右美托咪定（dexmedetomidine，Dex）是高选择性 α_2 肾上腺素受体激动剂，其激动 α_2、α_1 受体比例为 1 620 : 1，约是可乐定的 8 倍。Dex 具有镇静、抗焦虑、镇痛以及减弱应激反应等多种效应，并且不引起呼吸抑制，故而在麻醉围手术期以及重症患者的镇静中有其独持优势。

（一）药动学

静脉注射后，Dex 的稳态分布容积为 1.3L/kg，总清除率为 39L/h，单次静脉注射分布半衰期和消除半衰期分别为 6min 和 2h。单次剂量静脉注射 Dex 的药动学近似遵循二室模型，但三室模型可更好地描述其药动学特性。Dex 在一定血药浓度范围内遵循浓度依赖的线性药动学，较高的血药浓度会降低 Dex 的初始分布容积和室间清除率。其时量相关半衰期在输注 1h 后为 25min，而输注 250min 后则达到 8h 甚至更久。静脉注射后，Dex 的起效时间约为 15min。持续静脉输注 Dex 1h 后可达峰浓度。重症监护室中呼吸机辅助通气的患者使用 Dex 镇静时，除分布容积增大外，其他药动学特性并不发生改变。

肌内注射 Dex 的生物利用度约为 73%。单次肌内注射 Dex 0.5~1.5μg/kg 后，血浆达峰时间约为 90min，达峰浓度为 0.14~0.34μg/L。肌内注射后药物的消除半衰期约为 2h，表观总血浆清除率为 0.7~0.9L/（kg•h），表观分布容积为 2.1~2.6L/kg。

经皮给药的生物利用度约为 51%，向受试者经皮给予 625μg Dex，可在 1~2h 内产生镇静作用，并可维持 24h 之久。此外，经鼻给药也是另一种未被正式推荐的给药途径，有报告提示在成人及儿童中经鼻给予 Dex 可快速起效。

Dex 的儿童药动学研究较少，现有的研究显示 Dex 儿童药动学与成人相似。稳态分布容积为 1.5~2.2L/kg，清除率为 0.56~1L/（kg•h），消除半衰期为 1.6~2.7h。由于代谢酶系统尚未成熟，新生儿 Dex 的清除率降至 0.26L/（kg•h）。

Dex 与白蛋白结合力为 94%，有 95% 的药物在肝脏经葡糖醛酸化，经 CYP2A6 酶水解以及甲基化后生成非活性代谢产物。代谢产物有 95% 经尿液排出体外，5% 经粪便排泄。24h 经尿液排泄药物约为 85%，72h 后约有 93.8% 的药物被排出体外。肝功能损害可显著影响 Dex 的药动学特性。在肝功能损害的患者体内，Dex 达稳态的分布容积增加至 3.2L/kg，消除半衰期延长至 7h，肝脏清除率相对肝功能正常者下降约 50%。在严重肾损害的患者中，Dex 的药动学无显著改变，但镇静持续的时间长于正常对照者。

Dex 是人微粒体细胞色素 P450 介导的氧化应激过程的抑制剂。研究发现其具有抑制经 P450 途径代谢的药物氧化代谢的作用，如吗啡、芬太尼、阿芬太尼等阿片类药物。即使如此，奎尼丁的 P450 抑制作用还是比 Dex 强约 10 倍，并且这种抑制作用是可逆的。

（二）药效学

1. 镇静作用 向健康志愿者静脉注射 0.25~2μg/kg Dex 超过 2min 即可产生剂量依赖的镇静作用。药物注射 10min 后可出现镇静峰效应，持续时间与药物浓度同样存在剂量依赖关系。单次输注 0.25μg/kg 的 Dex 可使患者镇静约 2h，而单次输注 2μg/kg Dex 带来的镇静效应可达 3h 以上。靶控输注 Dex 也存在剂量依赖的镇静作用。向健康志愿者靶控输注 Dex 40min，初始浓度从 0.5ng/ml 增至 8ng/ml 过程中，镇静作用与靶浓度也呈剂量依赖关系。与抑制 GABA 受体的镇静药物不同，Dex 镇静的患者更易被唤醒，并且不容易出现定向力障碍，患者配合度较好。但在高剂量（靶浓度 >8ng/ml）时，Dex 可产生完全不能唤醒的麻醉作用。

全身麻醉中 Dex 与其他麻醉药物合用时，可减少吸入麻醉药和麻醉性镇痛药的用量，这种作用同样呈剂量依赖。靶浓度为 0.3ng/ml 和 0.6ng/ml 时，异氟烷的最低肺泡有效浓度（MAC）可分别下降 30% 和 50%。另有研究证实，55～70 岁的受试者中，七氟烷 MAC 在 Dex 靶控浓度为 0.3ng/ml 时变化差异无统计学意义，但当靶控浓度达到 0.6ng/ml 时，七氟烷 MAC 下降 17%。全麻诱导时输注 Dex 至靶控浓度 0.66ng/ml 时，同样也可减少 40%～70% 的丙泊酚用量。

2. 镇痛作用　静脉注射 Dex 可产生剂量依赖的镇静作用，但其镇痛效应更为多变。在健康志愿者缺血致痛模型中，单次输注 0.25μg/kg、0.5μg/kg、1.0μg/kg 的 Dex 均可使受试者的 VAS 评分比对照组减低 50%。但其镇痛作用仍弱于 2μg/kg 的芬太尼的镇痛效果。对健康志愿者进行的冷压试验中，负荷输注 1μg/kg Dex 10min，并以 0.2～0.6μg/（kg·h）速率维持可使疼痛程度减轻约 30%。但通过靶控输注使靶浓度达到 0.09～1.23ng/ml 时，Dex 却不表现镇痛作用，仅产生镇静作用。

3. 对呼吸系统的影响　向健康志愿者静脉注射 0.25～2μg/kg Dex，受试者的每分钟通气量出现微降，当剂量大于 1μg/kg 时会使受试者二氧化碳分压（$PaCO_2$）增高。以 2μg/kg 输注 10min 后受试者的 $PaCO_2$ 峰可达 46mmHg。但向健康志愿者靶控输注 Dex 40min，从起始浓度 0.5ng/ml 增加至 8ng/ml 过程中，氧分压（PaO_2）、$PaCO_2$、pH、呼吸频率和血氧饱和度未有明显的改变。在研究过程中通过头位后仰及托起下颌的方式来保证气道通畅。与大多数镇静药物类似，Dex 也可使肌张力下降，这对上呼吸道梗阻的患者是有益的。

4. 对心血管系统的影响　健康志愿者单次静脉注射 0.25～2μg/kg Dex，输注时间长于 2min，可导致剂量依赖的动脉血压下降，下降幅度为 14%～27%，并伴随心率和心输出量的下降。心输出量下降在剂量大于 0.5μg/kg 时即出现，剂量为 1μg/kg 和 2μg/kg 时下降分别为 20% 和 40%。若快速输注超过 1μg/kg Dex 可引起一过性的血压升高。健康志愿者靶控输注 Dex，由 0.5ng/ml 开始逐步增加靶控浓度至 0.8ng/ml、1.25ng/ml、2.0ng/ml、3.2ng/ml、5.0ng/ml、8.0ng/ml，每个浓度维持输注 40min，在 0.5～0.8ng/ml 浓度下可引起平均动脉压和心率的下降，但在 1.25～8ng/ml 浓度下却可引起动脉压和心率的增加。除动脉压力增高外，靶浓度大于 1.25ng/ml 时还会出现心输出量的下降，这主要是由于心率减慢所引起。在靶浓度不超过 5ng/ml 时，仍可维持正常的每搏输出量。一旦超过 5ng/ml，每搏输出量下降 10%～15%。此外，靶浓度大于 2～3ng/ml 时，Dex 还会剂量依赖地增加中心静脉压、肺动脉楔压以及肺循环和体循环血管阻力。为了避免或缓和输注负荷剂量时引起的血压升高，建议输注负荷剂量的时间不短于 10min。在靶浓度为 0.3ng/ml 和 0.6ng/ml 时，Dex 可减低交感神经张力，但其活性和敏感性均不会受到影响。单次快速输注、静脉单次输注、靶控输注或肌内注射 Dex 后，均会引起血浆去甲肾上腺素浓度下降。在剂量大于 1μg/kg 时，血浆肾上腺素浓度也会出现下降。血浆去甲肾上腺素浓度在静脉单次注射 Dex 10～15min 后降至最低，并维持在低值长达 2h 以上。单次肌内注射后 1h 左右，去甲肾上腺素浓度可降至最低。此外，尽管与依托咪酯结构类似，Dex 并不会出现类似的肾上腺皮质功能抑制。

5. 其他效应　静脉注射或肌内注射 Dex 被证实具有减慢唾液流动和降低眼压的效用。此外，还可降低肌震颤阈值和脑血流。利尿作用的可能机制为抑制血管加压素和肾素的释放，并增加心钠素的释放。该药对中性粒细胞的功能并无影响，在体外实验中具有增加子宫收缩力的作用。与苯二氮䓬类相似，Dex 也存在降低肌张力的作用。此外，研究进展表明，Dex 可作为局部麻醉药物的辅助药，可延长感觉和运动神经阻滞的时程。

6. 过量和解毒　Dex 的治疗指数很广，当血浆浓度达到 1ng/ml 时可达到临床镇静效果。在气道通畅时，健康志愿者可耐受的 Dex 血浆浓度高达 8ng/ml。该药物已成功作为超适应证用药的单独麻醉药，可在 5～10μg/(kg·h) 的高速率输注下使用。意外出现 Dex 过量的患者，除过度镇静外均未出现后遗症。临床常规实践中，负荷剂量 0.5～1μg/kg 输注 10min，后续维持输注 0.15～0.5μg/(kg·h) 可满足绝大多数患者镇静需要。小鼠实验中外周 α_2 受体拮抗剂 L-659006 并不通过血脑屏障，故不会拮抗 Dex 镇静作用。这一结果也间接证明了 Dex 中枢作用机制。

（三）常见不良反应和注意事项

最常见的副作用包括心动过缓、低血压和恶心，这些都与剂量有关，更与给药速度有关。静脉单次大剂量注射或快速注射 1μg/kg 的 Dex 可明显降低心率和血压，延长静脉输注时间超过 10min 或维持一定剂量连续输注可以减少这种效应。快速推注超大剂量 Dex 引起非常明显的 α_1 肾上腺素受体效应，如急剧、短暂的高血压。静脉输注常用的临床剂量 0.2～0.7μg/(kg·h) 时，没有观察到明显的呼吸抑制或血氧浓度下降，甚至在患者深度镇静时也不会。超过 65 岁的患者在给予 Dex 后心动过缓和低血压的发生率较高，因此在老年患者中使用时要减量。

（四）临床应用

1. 用于 ICU 镇静　美国 FDA 最初批准 Dex 用于 ICU 气管插管行机械通气患者的镇静，2008 年 10 月，才将适应证放宽到非插管患者。Venn 等人报道，在 ICU 气管插管的患者中，使用首次负荷剂量 1μg/kg 的 Dex 再以 0.2～0.7μg/(kg·h) 的速度持续输注，可以使辅助镇静药物咪达唑仑的需要量减少 80%，镇痛药吗啡减少 50%。Herr 等人比较了 ICU 中分别以 Dex 和丙泊酚作镇静药的冠状动脉搭桥手术后患者，研究显示两种药物都能产生所需的镇静水平（维持 Ramsey 镇静评分≥3），但 Dex 用量为 0.2～0.7μg/(kg·h) 能显著减少镇痛药（吗啡和非甾体抗炎药）、β 受体拮抗药、止吐药、肾上腺素及利尿剂的需要量。为达到类似术中的镇静状态，使脑电双频指数（BIS）保持在 70～80，Arain 等人发现 Dex 的平均输注速度为 0.7μg/(kg·h)，而丙泊酚为 38μg/(kg·min)。Jakob 等比较了 ICU 机械通气患者 Dex、咪达唑仑和丙泊酚的镇静效果，结果提示三者镇静作用相当，Dex 组 VAS 评分优于另两组。ICU 停留时间和出院时间相当，但低血压和心动过缓发生率更高。

静脉输注 Dex 逐步滴定剂量所提供的镇静状态优于丙泊酚或咪达唑仑。因为患者容易被唤醒，又容易回到类似自然睡眠的状态，同时患者还能保持良好的意识状态。因此，使用 Dex 镇静的患者比使用其他镇静药的患者更容易合作与交流。不像目前其他的一些镇静药（如丙泊酚、咪达唑仑和阿片类药物），Dex 不会引起有临床意义的呼吸抑制，因此拔管前无须为保护对抗被抑制的基础呼吸频率而停药。研究发现逐步增加 Dex 用量可引起过度镇静甚至达到昏迷的地步，然而引起的镇静回忆与认知功能仍可保持存在。就算在使用大剂量引起神志丧失的时候，也不会引起明显的呼吸抑制。同时在静脉输注过程中，通过冷压痛测试发现 Dex 能产生镇痛作用，随着浓度的增加，VAS 评分逐渐降低。

在整个机械通气过程、拔管时及拔管后都可持续静脉输注，这使得拔管时机更容易掌握，同时，整个过程患者也更安静、舒适及无痛苦。此外，还没有证据表明，长时间使用会造成重要器官系统的损害。

Dex 也有双重的血流动力学效应，因此使用后可能出现一过性高血压，之后出现低血压及心动过缓（甚至可出现窦性停搏），但药物不能快速静脉推注，在 ICU 中使用时应持续监测血流动力学。

2. 围手术期全身给药 Baba 等人在人体进行的一项条件性痛觉调制模型试验中，评价了亚临床剂量 Dex 对疼痛的影响。结果显示 Dex 剂量依赖地抑制体感诱发电位和牙痛模型 VAS 评分，与动物实验一致。Abdallah 等人研究发现，静脉使用 Dex 可易化蛛网膜下腔麻醉作用：感觉阻滞时间延长 34%，运动阻滞时间延长 17%，首次补救镇痛时间延长 53%，一过性心动过缓发生率增加 3.7 倍，没有呼吸抑制发生。在驱血带所致的缺血性疼痛模型中，Jaakola 等人报道了 5 位志愿者，静脉推注 0.25～1.0μg/kg 的 Dex 与静脉推注 2μg/kg 的芬太尼效果相当，都明显优于安慰剂。Hall 等人报道了 7 位志愿者在静脉分别以 0.2μg/（kg·h）和 0.6μg/（kg·h）的速度输注 Dex 50min，结果与对照组安慰剂相比，在静脉输注期间止血带加压痛减轻了 30%，静脉输注后 1h 这种疼痛仍可减轻 15%。Angst 等人在一项有 12 位志愿者参与的双盲、安慰剂对照试验中报道，使用阶梯法分别以 0.09ng/ml、0.24ng/ml、0.54ng/ml 和 1.23ng/ml 的速度靶控输注 Dex 与以 13.4ng/ml、33.8ng/ml、67.8ng/ml 和 126.1ng/ml 的速度靶控输注阿芬太尼，研究显示 Dex 不能缓解皮肤烧灼样及电击样疼痛，而阿芬太尼能以剂量依赖方式缓解这种疼痛。另一方面，Cortinez 等人在 6 位志愿者中使用同样的方法，分别以 0.6ng/ml、1.2ng/ml、1.8ng/ml 和 2.4ng/ml 的速度靶控输注 Dex 与以 1ng/ml、2ng/ml、3ng/ml 和 4ng/ml 的速度靶控输注雷米芬太尼，研究发现 Dex 能缓解热刺激产生的疼痛然而疗效较雷米芬太尼弱。这表明，Dex 要发挥镇痛作用需要有较高的血药浓度。

许多临床试验已经证实了 Dex 的镇痛效果。Unlugenc 等人在一项安慰剂对照试验中报道，在腹部外科手术中，麻醉诱导前 10min 给予单次剂量的 Dex 1μg/kg 能显著减少术后 24h 吗啡的需要量（$P < 0.05$）。Zhang 等人的一项前瞻性随机双盲试验中，插管前 10min 给予 Dex 0.5μg/kg，随后以 0.3μg/（kg·h）速度持续输注至缝合手术切口结束。60mg 羟考酮和 360μg Dex 稀释到 120ml 行术后 48h 自控镇痛，单次剂量 2ml，锁定时间 5min，1h 总量限制 20ml。羟考酮消耗明显减少，心率和平均动脉压降低，术中丙泊酚和瑞芬太尼消耗减少，术后 1h、4h 和 8h 静息 VAS 评分，24h 和 48h 咳嗽时评分均降低，肛门排气时间缩短，镇痛满意度高，恶心、呕吐发生率低。Song 等人将 Dex 用于预防高风险恶心、呕吐患者，手术结束前 30min 给予 0.5μg/kg Dex，术后将 10μg/kg Dex 与芬太尼加入 100ml 泵中，单次 1ml，背景量 2ml/h。结果显示，与对照组相比，术后 12h 镇痛评分相当，芬太尼消耗少，中到重度恶心、呕吐明显较少，补救镇痛减少。发生低血压和心动过缓的概率增加两倍，但无统计学差异。Gandhi 等人报道 Dex 在颈椎手术术中 0.5μg/（kg·h）输注，术后 0.2μg/（kg·h）持续 24h，总体麻醉药需求减少，虽然镇静评分和苏醒时间相当，各时间点疼痛评分明显降低，术后持续无痛时间也较长，补救镇痛减少，血流动力学参数在正常范围内。Nie 等人的研究表明，0.5μg/kg Dex 联合舒芬太尼用于剖宫产术后静脉自控镇痛，背景剂量 0.045μg/（kg·h），单次剂量 0.07μg/kg，可明显减少术后舒芬太尼需要量，VAS 评分在 4h、8h 和 24h 均显著降低。Kim 等人研究发现，经尿道膀胱肿瘤切除术患者，术中 Dex 负荷剂量 1μg/kg、维持剂量 0.5μg/kg，术后 24h 导管相关膀胱刺激症发生率和强度均较低，NRS 评分和曲马多需要量更少，可能与 Dex 抗

毒蕈碱作用有关。Su 等人在一项回顾性研究中，Dex 联合舒芬太尼[Dex 0.02μg/（kg•h）+舒芬太尼 0.02μg/（kg•h）]静脉自控镇痛用于神经外科术后的患者，结果发现 Dex 组舒芬太尼消耗减少 35%，术后 1h、4h、8h 静息 VAS 评分和 12h、24h、48h、72h 咳嗽时 VAS 评分均明显低于对照组（$P < 0.05$）。

现有临床试验中也有不一致的声音。Naik 等人研究发现，脊柱手术患者术中使用 Dex 1μg/kg 负荷量，随后 0.5μg/（kg•h）持续输注，术后氢吗啡酮自控镇痛用量与对照组相比，并无明显减少，且心动过缓发生率高，去氧肾上腺素使用量增多。多节段脊柱术后镇痛，Dex 并不能减少阿片类药物消耗、改善镇痛评分。

3. 蛛网膜下腔给药　Mohamed 等人在一项研究中，Dex 5μg 与芬太尼 25μg 分别联合布比卡因行蛛网膜下腔麻醉用于腹部肿瘤手术。与芬太尼组相比，Dex 组术后即刻和 12h 的 VAS 评分更低，首次补充镇痛时间长[（5.41±1.23）h/（3.30±0.87）h]，术后曲马多补救用量更少[（142.85±13.04）mg/（310.0±12.08）mg]。

Abdel-Ghaffar 等人则对比了 5μg Dex 与 0.5mg 吗啡联合 0.5% 布比卡因 10mg 鞘内注射用于腹部手术后的镇痛效应。记录术后 48h 内首次自控镇痛时间、吗啡消耗量、疼痛评分、血流动力学、镇静评分、副作用。结果显示，Dex 可延长鞘内吗啡镇痛时间 1.33h，降低术后吗啡消耗量[（11.00±3.32）mg/（27.5±4.30）mg]。但 VSA 和 RSS 评分无统计学差异，术后恶心、呕吐发生率明显降低。

Bi 等人在剖宫产手术蛛网膜下腔麻醉中，10mg 布比卡因分别加入 3μg 和 5μg Dex，可提供更长时间的躯体和内脏感觉阻滞，减少了额外需要利多卡因和芬太尼的量，内脏牵拉反应和腹部肌肉松弛也更理想，血流动力学没有明显差异。Apgar 评分，新生儿脐带血 pH、PaO_2、$PaCO_2$、乳酸均没有统计学差异，Dex 组术后血浆 IL-6 和皮质醇水平更低，术后 6h VAS 评分也更低。术后 6h 和 12h 宫缩痛和补充镇痛药消耗没有差异。副作用（寒战，恶心、呕吐，瘙痒）和术后肛门排气时间也无差异。

4. 硬膜外腔给药　Zeng 等人联合 Dex 和左旋布比卡因用于结肠切除术后硬膜外镇痛，首先给予负荷剂量 Dex 0.5μg/kg（3ml），随后 80μg 加入 150ml、0.125% 左旋布比卡因中以 3ml/h 持续泵注，持续 48h。与对照组（吗啡组）相比，VAS 镇痛评分和补救镇痛无明显差异，但是吗啡组排气和排便时间明显延长，且恶心、呕吐和瘙痒发生率高，两组均未出现神经系统症状。故结肠切除术后硬膜外联合应用左旋布比卡因和 Dex 镇痛，可改善胃肠蠕动功能。

Zhao 等人在硬膜外分娩镇痛中使用 0.5μg/kg Dex 联合 0.125% 罗哌卡因，VAS 评分降低，第一产程和第二产程持续时间无明显差异，剖宫产率和产钳使用率明显低于对照组。新生儿 Apgar 评分、脐动脉血 pH 无统计学差异，产妇镇静评分更优，运动阻滞评分和产科并发症均没有明显差异。

5. 用于外周神经阻滞　Vorobeichik 等人的 Meta 分析表明，臂丛神经阻滞，局麻药中添加 Dex，可加快感觉和运动阻滞起效时间，延长持续时间，减少术后口服吗啡补救镇痛，提高患者满意度。50～60μg Dex 可产生最佳的感觉阻滞时间，同时对血流动力学的影响最小。Hussain 等人在臂丛神经阻滞患者中应用 Dex 的 Meta 分析，Dex 缩短感觉阻滞起效时间平均 3.19min，延长感觉阻滞持续时间 261min，运动阻滞起效时间缩短 2.92min，延长运动阻滞持续时间 200.9min，术后镇痛延长 289.31min，部分患者心动过缓，但血压没有差异。Ammar 等人在超声引导下行锁骨下臂丛神经阻滞时，30ml 0.33% 的布比卡因中加入 0.75μg/kg Dex，感觉阻滞起效时间缩短（13.2min/19.4min，$P=0.003$）和持续时间延长（179.4min/122.7min，$P=0.002$），运动阻滞起效时间缩短（15.3min/22.2min，$P=0.003$）和持续时间延长（155.5min/105.7min，$P=0.002$）。术后 VAS 评分和吗啡补救镇痛用量明显降低[4.9mg（0～8.0mg）/13.6mg（4.0～16.0mg），$P=0.005$]，术后镇痛时间延长（403min/233min，$P=0.002$）。Abdallah 等人的一项随机三盲安慰剂对照试验中，肌间沟臂丛神经阻滞，0.5μg/kg Dex 静脉缓慢注射或神经周围浸润，均可延长阻滞时间。术后镇痛时间延长，减少术后 24h 吗啡量。

Mohamed 等人将 Dex 联合布比卡因用于乳腺癌根治术后椎旁镇痛，1μg/kg Dex 联合 0.25% 布比卡因 20ml，首次补救镇痛时间延长[（8.16±4.2）h/（6.48±5.24）h]，静脉曲马多消耗量减少[（150.19±76.98）mg/（194.44±63.91）mg]。Bakr 等人同样的药物方案用于改良乳腺癌根治术后肋间神经阻滞镇痛，Dex 组 VAS 评分降低持续至术后 12h，补救镇痛明显延迟[（25.4±16.4）h/（17±12）h]，降低吗啡的消耗总量[（9±3.6）mg/（12±3.6）mg]。术后 1h 和 24h 血浆皮质醇和泌乳素水平也较低。

Xu 等人在行超声引导下腹横肌平面和腹直肌鞘阻滞高龄患者中，0.5μg/kg Dex 联合 0.25% 罗哌卡因，感觉阻滞时间明显延长，患者自控镇痛启动延迟，术后 24h 按压次数减少，舒芬太尼消耗降低；术后 2h、6h、12h 静息和运动状态 VAS 评分均低于对照组。

Andersen 等人在健康志愿者中进行了一项随机、对照、三盲的研究，0.5% 罗哌卡因 20ml 行双侧隐神经阻滞，一侧加入 100μg Dex 1ml，另一侧加入 1ml 生理盐水作对照。结果显示，Dex 侧阻滞时间延长；针刺和热痛阈均提高。

6. 局部浸润　Mitra 等人的一项前瞻性、随机、双盲、对照研究中，曲马多和 Dex 分别联合罗哌卡因用于腰椎间盘切除术后切口浸润镇痛，0.5μg/kg Dex 与 0.5% 罗哌卡因 20ml 行伤口局部浸润，术后初次补救镇痛时间长达 930min，明显优于罗哌卡因组 270min 和曲马多组 420min，同时术后消耗双氯芬酸总量减少，镇痛评分 VAS 降低，各组副作用无差别。

Cheung 等人的双盲、随机、对照研究中，全麻下第三磨牙拔除术，手术开始前分别以 Dex 1μg/kg 行局部注射或静脉给药，两组患者术后静息痛相当，张口时 Dex 组 NRS 评分更低，镇静满意，切口感染率无差别，两组总体满意度相似。

7. 儿童用药　Zhuang 和 Pestieau 等人的随机、对照研究提示，儿童行腺样体扁桃体切除术，麻醉诱导阶段给予 Dex 1μg/kg，对比吗啡 100μg/kg，呼吸抑制更轻，镇痛相当，降低了术后早期阿片类药物需求，改善呼吸抑制状况，尤其适用于阻塞性睡眠呼吸暂停的患儿。Pestieau 等人在儿童鼓膜切开置管术中经鼻给予 Dex 1μg/kg，可减少术后对乙酰氨基酚的需要量。Mizrak 等人将 Dex 用于儿童斜视矫正术，术前用药 0.5μg/kg，可明显降低术中眼心反射程度，同时术后躁动减少，面部表情评分也更低。

Fares 等人观察了全身麻醉下行腹部肿瘤切除的患儿，0.25% 布比卡因 1ml/kg 联合 Dex 1μg/kg 行骶管麻醉，记录术后 24h 内 FLACC 评分、首次补救镇痛时间、总镇痛药物消耗。结果发现 FLACC 评分在 2h、4h、6h 和 12h 均明显低于对照组，18h 和 24h 无差别。减少了镇痛药物的使用，可唤醒镇静时间延长，血流动力学改变有统计学差异，但没有临床意义。因 Dex 用于儿童的报告数量较少，安全性和有效性还有待进一步研究。

8. 其他应用　Cheung 等人的一项研究表明，局麻下行第三磨牙拔除术，手术前 45min 经鼻给予 1μg/kg Dex，术后 1～12h 静息和张口时 NRS 评分明显降低，OAA/S 镇静评分较术前和对照组降低，术中丙泊酚自控镇静用量更少。

Kundra 等人对于 20%～50% 体表面积烧伤患者更换敷料，分别口服 5mg/kg 氯胺酮或

4μg/kg Dex，给药后30min直到换药完成后2h，两组疼痛均明显缓解，氯胺酮组更优，但存在过度镇静、谵妄和流涎。

Hilliard等人报道了一例顽固性癌痛伴谵妄患者，美沙酮、加巴喷丁、氯胺酮、氢吗啡酮治疗无效，采用Dex皮下持续输注，滴定剂量至疼痛缓解，谵妄也一并好转。同时患者镇静深度适中，保留清晰的意识，疼痛控制满意。这一结果提示Dex可作为临终关怀期潜在的治疗药物。

三、替扎尼定

替扎尼定（tizanidine）是一种被批准使用的肌肉松弛药，它用于各种疼痛的治疗，诸如肌筋膜疼痛综合征、头痛、下腰痛等。最近的实验表明，它能有效地治疗手术后疼痛和神经源性疼痛。

（一）药动学

替扎尼定经口服给药后的生物利用度是40%，在肝脏中有相当的首过效应，血浆峰浓度出现在1～5h之内，这依赖于不同的给药剂量，消除半衰期大约为2h，95%的药物是在肝脏内进行代谢，只有少量是以原型经过肾排泄。替扎尼定的代谢物是经过肾排泄，肾功能损害的患者中替扎尼定的清除可能要减少50%或以上，因此在这些患者中使用时要减量。由于它的肝脏代谢作用，这种药物对肝脏有潜在的损伤，因此有肝功能障碍的患者在使用这种药物时必须慎重。

（二）药效学

Mietinen等人评价了人类志愿者中替扎尼定的镇静作用和血流动力学效应，推断口服12mg替扎尼定的镇静作用和降压作用与150μg的可乐定相似，但持续时间较短。还有一些研究评价了替扎尼定治疗头痛的疗效性。Saper等人报道了一项研究，39位慢性每日头痛患者在接受最大剂量为18mg/d的替扎尼定治疗12w后，77%的患者头痛的频率、程度和持续时间都有减少，在研究末期使用的止痛药量也有减少。Fogelholm等人在一项试验中用替扎尼定治疗45例慢性肌紧张性头痛的女性患者（开始使用2mg，每日3次，当需要时逐渐滴定直到6mg，每日3次），研究表明，与安慰剂相比，完成试验的37位患者有更低的疼痛评分，需要更少的镇痛药，每日头痛缓解的时间更长，副作用是嗜睡和口干。Krusz等人报道了350例患者使用替扎尼定的经验，其中有222例各种类型的慢性头痛患者完成了试验，平均每日的剂量为26mg。试验表明经替扎尼定治疗后头痛的频率减少了78%，头痛的程度减少了50%。D Alexandro在一个小型研究中报道，5位群集性头痛患者，经每日12～24mg的替扎尼定治疗8～12w后，有4个患者的头痛得到一定程度的改善。

（三）临床应用

替扎尼定还用来与非甾体抗炎药联合应用治疗下腰痛。Berry和Hutchinson比较了替扎尼定4mg t.i.d.＋布洛芬400mg t.i.d.与安慰剂＋布洛芬400mg t.i.d.，总共治疗7d，研究发现替扎尼定组能早期改善疼痛尤其是静息痛（$P<0.05$）、夜间痛（$P<0.05$）和坐骨神经痛（$P<0.05$）。在一项多中心研究中也发现了类似的结果：361位肌肉骨骼疼痛患者分两组治疗，替扎尼定2mg b.i.d.＋双氯芬酸50mg b.i.d.与安慰剂＋双氯芬酸50mg b.i.d.，研究发现，经8d治疗后，替扎尼定组对疼痛有更大程度的改善。研究还发现了一个有趣的现象，就是替扎尼定与NSAIDs联合应用能显著减少胃肠道副作用。因此，当替扎尼定与NSAIDs联合应用时可能有胃肠道的保护效应。

还有些研究报道使用替扎尼定治疗神经源性疼痛。在一项为期 8w 的开放试验中，Semenchuk 和 Sherman 报道，22 位神经痛患者接受平均剂量为 23mg/d 的替扎尼定，研究显示有 68% 的患者症状有全面的改善，其中有 2 个患者疼痛完全得到缓解。副作用有眩晕、嗜睡、疲劳和口干。在一项双盲、单剂互换试验中，Fromm 等人对比了使用替扎尼定 6～12mg/d 和安慰剂治疗 10 例顽固性三叉神经痛患者的疗效。研究发现使用替扎尼定治疗的 8 个患者三叉神经痛的发作次数显著降低，6 个患者持续使用替扎尼定，但所有的患者在 1～3 个月内都有复发。因此，使用替扎尼定治疗三叉神经痛是有效的，但这种疗效可能是短暂的。Russell 等人在一项为期 8w 的开放试验中证实，使用替扎尼定治疗肌筋膜疼痛综合征时，脑脊液中 P 物质的浓度显著降低，这与临床症状的改善有关联。替扎尼定还能治疗不宁腿综合征或周期性肢动症。

总之，替扎尼定作为肌肉松弛药能有效地用于治疗除阵发性肌痛外的各种类型疼痛，如慢性每日头痛、紧张性头痛、三叉神经痛、肌筋膜疼痛、不宁腿综合征，但目前仍缺乏大规模对照试验。替扎尼定的初始剂量是 2mg，每日 3 次，最大剂量是 36mg/d。

（刘晓宇　封小美　刘　健）

参 考 文 献

[1] 刘健，张巧俊，郭北川，等. α₂肾上腺素能受体影响糖尿病痛过敏大鼠尾神经中 C 和 A$_\delta$ 单位的传入活动. 中国神经科学杂志，2003，19（1）：27-31.

[2] 徐蓉蓉，黄文起. 右美托咪定药代动力学和药效动力学的研究进展. 广东医学，2012，33（8）：1037-1040.

[3] 梁德勇，叶燕燕，莫孝荣，等. 二甲苯胺噻唑中枢镇痛作用的研究. 中国疼痛医学杂志，2002，8（4）：215-218.

[4] 张粒子，张婧，姜珊，等. α₂肾上腺素受体激动剂防治术后痛觉过敏的相关机制. 实用医学杂志，2014，30（8）：1331-1333.

[5] 潘灵辉，王建荔，温文钊，等. 丁丙诺啡分别混合可乐定和布比卡因术后镇痛的临床研究. 肿瘤防治杂志，2005，12（1）：72-74.

[6] 金丹，白云，吴辉. 右美托咪定辅助舒芬太尼镇痛对 CPB 下心脏瓣膜置换术后病人应激反应和炎症反应的影响. 中华麻醉学杂志，2016，36（1）：49-52.

[7] 秦晓辉，米卫东，张宏. 椎管内非阿片类药物镇痛研究进展. 国外医学麻醉学与复苏分册，2005，26（3）：167-170.

[8] 李昊森，李文强，刘甜. 替扎尼定治疗肌筋膜痛有效性的随机临床对照研究. 临床口腔医学杂志，2017，33（12）：739-741.

[9] 陈华庭，苏玉永. 近年临床应用的新型止痛药. 临床内科杂志，2005，22（12）：803-805.

[10] 胡立民，刘丽华. 不宁腿综合征的诊断与药物治疗. 临床军医杂志，2005，33（6）：763-764.

[11] 王涛涛，翟明，郭睿，等. 关节腔注射右美托咪定联合罗哌卡因对膝关节镜术后镇痛剂量效应的前瞻性随机对照研究. 中华解剖与临床杂志，2017，22（5）：392-396.

[12] 白志勇，李水清，张华斌，等. 超声引导下星状神经节阻滞联合药物治疗颈源性头痛的临床研究. 中国疼痛医学杂志，2015，21（6）：434-436.

[13] VOROBEICHIK L, BRULL R, ABDALLAH F W. Evidence basis for using perineural dexmedetomidine to enhance the quality of brachial plexus nerve blocks: a systematic review and meta-analysis of randomized controlled trials. Br J Anaesth, 2017, 118: 167-181.

[14] FARES K M, OTHMAN A H, ALIELDIN N H. Efficacy and safety of dexmedetomidine added to caudal

bupivacaine in pediatric major abdominal cancer surgery. Pain Physician，2014，17：393-400.

[15] KIM S H，OH Y J，PARK B W，et al. Effects of single-dose dexmedetomidine on the quality of recovery after modified radical mastectomy：a randomised controlled trial. Minerva Anestesiol，2013，79：1248-1258.

[16] BENGISUN Z K，EKMEKCI P，AKAN B，et al. the effect of adding dexmedetomidine to levobupivacaine for interscalene block for postoperative pain management after arthroscopic shoulder surgery. Clin J Pain，2014，30：1057-1061.

[17] ABDALLAH F W，DWYER T，CHAN V W，et al. IV and perineural dexmedetomidine similarly prolong the duration of analgesia after interscalene brachial plexus block：a randomized，three-arm，triple-masked，placebo-controlled trial. Anesthesiology，2016，124：683-695.

[18] JAKOB S M，RUOKONEN E，GROUNDS R M，et al. Dexmedetomidine vs midazolam or propofol for sedation during prolonged mechanical ventilation：two randomized controlled trials. JAMA，2012，307：1151-1160.

[19] BYLUND D B，EIKENBERG D C，HIEBLE J P，et al. International Union of Pharmacology nomenclature of adrenoceptors. Pharmacol Rev，1994，46：121-135.

[20] ABDALLAH F W，ABRISHAMI A，BRULL R. The facilitatory effects of intravenous dexmedetomidine on the duration of spinal anesthesia：a systematic review and meta-analysis. Anesth Analg，2013，117：271-278.

[21] MOHAMED S A，FARES K M，MOHAMED A A，et al. Dexmedetomidine as an adjunctive analgesic with bupivacaine in paravertebral analgesia for breast cancer surgery. Pain Physician，2014，17：E589-598.

[22] DOCHERTY J R. Subtypes of functional alpha-1 and alpha-2 adrenoceptors. Eur J Pharmacol，1998，361：1-15.

[23] SU S，REN C，ZHANG H，et al. The opioid-sparing effect of perioperative dexmedetomidine plus sufentanil infusion during neurosurgery：a retrospective study. Front Pharmacol，2016，7：407.

[24] MACMILLAN L B，HEIN L，SMITH M S，et al. Central hypotensive effects of the alpha-2A-adrenergic receptor subtype. Science，1996，273：801-803.

[25] CHEUNG C W，QIU Q，YING A C，et al. The effects of intra-operative dexmedetomidine on postoperative pain，side-effects and recovery in colorectal surgery. Anaesthesia，2014，69：1214-1221.

[26] ABDEL-GHAFFAR H S，MOHAMED S A，FARES K M. Combined intrathecal morphine and dexmedetomidine for postoperative analgesia in patients undergoing major abdominal cancer surgery. Pain Med，2016，17：2109-2118.

[27] KUNDRA P，VELAYUDHAN S，KRISHNAMACHARI S. Oral ketamine and dexmedetomidine in adults' burns wound dressing--a randomized double blind cross over study. Burns，2013，39：1150-1156.

[28] LAWHEAD R G，BLAXALL H S，BYLUND D B，et al. Alpha-2a is the predominant alpha-2 adrenergic receptor subtype in human spinal cord. Anesthesiology，1992，77：983-991.

[29] NIE Y，LIU Y，LUO Q，et al. Effect of dexmedetomidine combined with sufentanil for post-caesarean section intravenous analgesia：a randomised，placebo-controlled study. Eur J Anaesthesiol，2014，31：197-203.

[30] MOHAMED A A，FARES K M，MOHAMED S A. efficacy of intrathecally administered dexmedetomidine versus dexmedetomidine with fentanyl in patients undergoing major abdominal cancer surgery. Pain Physician，2012，15：339-348.

[31] LAKHLANI P P，MACMILLAN L B，GUO T Z，et al. Alpha-2A adrenergic receptor subtype mediates anesthetic and analgesic responses. Proc Natl Acad Sci，1997，94：9950-9955.

[32] ANDERSEN J H，GREVSTAD U，SIEGEL H，et al. Does dexmedetomidine have a perineural mechanism of action when used as an adjuvant to ropivacaine：a paired，blinded，randomized trial in healthy volunteers.

Anesthesiology，2017，126：66-73.

[33] AGHAJANIAN G K，VANDERMAELEN C P. Alpha-2-adrenoceptor-mediated hyperpolarization of locus coerulus neurons: intracellular studies in vivo. Science，1982，215：1394-1396.

[34] CHEUNG C W，NG K F，LIU J，et al. Analgesic and sedative effects of intranasal dexmedetomidine in third molar surgery under local anaesthesia. Br J Anaesth，2011，107：430-437.

[35] WANG W，FENG L，BAI F，et al. The safety and efficacy of dexmedetomidine vs. sufentanil in monitored anesthesia care during burr-hole surgery for chronic subdural hematoma: a retrospective clinical trial. Front Pharmacol，2016，7：410.

[36] ZHANG B，WANG G，LIU X，et al. The opioid-sparing effect of perioperative dexmedetomidine combined with oxycodone infusion during open hepatectomy: a randomized controlled trial. Front Pharmacol，2017，8：940.

[37] HIRNING L D，FOX A P，MCCLESKEY E W，et al. Dominant role of N-type Ca channels in evoked release of norepinephrine from sympathetic neurons. Science，1988，239：57-61.

[38] GARG N，PANDA N B，GANDHI K A，et al. Comparison of small dose ketamine and dexmedetomidine infusion for postoperative analgesia in spine surgery—a prospective randomized double-blind placebo controlled study. J Neurosurg Anesthesiol，2016，28：27-31.

[39] LIPSCOMBE D，KONGSAMUT S，TSIEN R W. Alpha-adrenergic inhibition of sympathetic neurotransmitter release mediated by modulation of N-type calcium-channel gating. Nature，1989，340：639-642.

[40] GANDHI K A，PANDA N B，VELLAICHAMY A，et al. Intraoperative and postoperative administration of dexmedetomidine reduces anesthetic and postoperative analgesic requirements in patients undergoing cervical spine surgeries. J Neurosurg Anesthesiol，2017，29：258-263.

[41] TRACEY D J，CUNNINGHAM J E，ROMM M A. Peripheral hyperalgesia in experimental neuropathy: mediation by alpha-2-adrenoceptors on post-ganaglionic sympathetic terminals. Pain，1995，60：317-327.

[42] HUSSAIN N，GRZYWACZ V P，FERRERI C A，et al. Investigating the efficacy of dexmedetomidine as an adjuvant to local anesthesia in brachial plexus block: A systematic review and meta-analysis of 18 randomized controlled trials. Reg Anesth Pain Med，2017，42：184-196.

[43] BABA Y，KOHASE H，OONO Y，et al. Effects of dexmedetomidine on conditioned pain modulation in humans. Eur J Pain，2012，16：1137-1147.

[44] DUBNER S A. Alpha-2 adrenoceptor agonists in the management of chronic pain. Bailliere Clin Anesthesiol，2000，14：471-481.

[45] NAIK B I，NEMERGUT E C，KAZEMI A，et al. The effect of dexmedetomidine on postoperative opioid consumption and pain after major spine surgery. Anesth Analg，2016，122：1646-1653.

[46] HILLIARD N，BROWN S，MITCHINSON S. A case report of dexmedetomidine used to treat intractable pain and delirium in a tertiary palliative care unit. Palliat Med，2015，29：278-281.

[47] MAZE M，FUJINAGA M. Alpha-2 adrenoceptors in pain modulation: which subtype should be targeted to produce analgesia. Anesthesiology，2000，92：934-936.

[48] MOHAMED S A，EL-RAHMAN A M，FARES K M. Intrathecal dexmedetomidine，ketamine，and their combination added to bupivacaine for postoperative analgesia in major abdominal cancer surgery. Pain Physician，2016，19：829-839.

[49] EISENACH J C，DUPEN S，DUBOIS M，et al. Epidural Clonidine Study Group: Epidural clondiine analgesia for intractable cancer pain. Pain，1995，61：391-399.

[50] SONG Y，SHIM J K，SONG J W，et al. Dexmedetomidine added to an opioid-based analgesic regimen for

the prevention of postoperative nausea and vomiting in highly susceptible patients: A randomised controlled trial. Eur J Anaesthesiol, 2016, 33: 75-83.

[51] OSENBACH R K, HARVEY S. Neuraxial infusion in patients with chronic intractable caner and noncancer pain. Curr Pain Headache Rep, 2001, 5: 241-249.

[52] MITRA S, PUROHIT S, SHARMA M. Postoperative analgesia after wound infiltration with tramadol and dexmedetomidine as an adjuvant to ropivacaine for lumbar discectomies: a randomized-controlled clinical trial. J Neurosurg Anesthesiol, 2017, 29: 433-438.

[53] RAUCK R L, EISENACH J C, JACKSON K, et al. Epidural clonidine treatment for refractory reflex sympathetic dystrophy. Anesthesiology, 1993, 79: 1163-1169.

[54] XU L, HU Z, SHEN J, et al. Efficacy of US-guided transversus abdominis plane block and rectus sheath block with ropivacaine and dexmedetomidine in elderly high-risk patients. Minerva Anestesiol, 2018, 84: 18-24.

[55] KIZILARSLAN S, KUVAKI B, ONAT U, et al. Epidural fentanyl-bupivacaine compared with clonidine-bupivacaine for analgesia in labor. Eur J Anaesthesiol, 2000, 17: 692-697.

[56] KLAMT J G, GARCIA L V, STOCCHE R M, et al. Epidural infusion of clonidine or clonidine plus ropivacaine 0.1% for postoperative analgesia in children. Reg Anesth Pain Med, 2001, 26S: 119.

[57] ZHAO Y, XIN Y, LIU Y, et al. Effect of epidural dexmedetomidine combined with ropivacaine in labor analgesia: A randomized double-blinded controlled study. Clin J Pain, 2017, 33: 319-324.

[58] VANTUIJ I, VANKLEI W A, VANDERWERFF D B, et al. The effect of addition of intrathecal clonidine to hyperbaric bupivacaine on postoperative pain and morphine requirements after Caesarean section: a randomized controlled trial. Br J Anaesth, 2006, 97: 365-370.

[59] STREBEL S, GURZELER J A, SCHNEIDER M C, et al. Small-dose intrathecal clonidine and isobaric bupivcaine for ortheopedic surgery: A dose-response study. Anesth Analg, 2004, 99: 1231-1238.

[60] BAKR M A, MOHAMED S A, MOHAMAD M F, et al. Effect of dexmedetomidine added to modified pectoral block on postoperative pain and stress response in patient undergoing modified radical mastectomy. Pain Physician, 2018, 21: 87.

[61] SITES B, BEACH M, BIGGS R, et al. Intrathecal clonidine added to buupivacaine-morphine spinal anesthetic improveds postoperative analgesia for total knee arthroplasty. Anesth Analg, 2003, 96: 1083-1088.

[62] DEKOCK M, LAVAND P, WATERLOOS H. The short-lasting analgesia and long-term antihyperalgesic effect of intrathecal clonidine in patients undergoing colonic surgery. Anesth Analg, 2005, 101: 566-572.

[63] BAKER A, KLIMSCHA W, EISENACH J C, et al. Intrathecal clonidine for postoperative analgesia in elderly patients: the influence of baricity on hemodynamic and analgesic effects. Anesth Analg, 2004, 99: 128-134.

[64] HASSENBUSCH S J, GUNES S, WACHSMAN S, et al. Intrathecal clonidine in the treatment of intractable pain: a phase I/II study. Pain Medicine, 2002, 3: 85-91.

[65] CONNELLY N R, MAINKAR T, EL-MANSOURI M, et al. Effect of epidural clonidine added to epidural sufentanil for labor pain managmenet. Int J Obst Anesth, 2000, 9: 94-98.

[66] SCHEININ H, JAAKOLA M L, SJOVALL S, et al. Intramuscular dexmedetomidine as premedication for general anesthesia: a comparative multicenter study. Anesthesiology, 1993, 78: 1065-1075.

[67] AANTAA R, KANTO J, SCHEININ M, et al. Dexmedetomidine, an alpha-2-adrenoceptor agonist, reduces anesthetic reqirement for patients undergoing minor gynecologic surgery. Anesthesiology, 1990, 73: 230-235.

[68] FELD J M，HOFFMAN W E，STECHERT M M，et al. Fentanyl or dexmedetomidine combined with desflurance for bariatric surgery. J Clin Anesth，2006，18：24-28.

[69] HOFER R E，SPRUNG J，SARR M G，et al. Anesthesia for a patient with morbid obesity using dexmedetomidine without narcotics. Can J Anesth，2005，52：176-180.

[70] GULER G，AKIN A，TOSUN Z，et al. Single –dose dexmedetomidine reduces agitation and provides smooth extubation after pediatric adenotonsillectomy. Ped Anesth，2005，15：762-766.

[71] SHURKY M，CLYDE M C，KALARICKAL P L，et al. Does dexmedetomidine prevent emergence delirium in children after sevoflurance-based general anesthesia? Ped Anesth，2005，15：1098-1104.

[72] EBERT T J，HALL J E，BARNEY J A，et al. The effects of increasing plasma concentration of dexmedetomidine in humans. Anesthesiology，2000，93：382-394.

[73] HALL J E，UHRICH T D，BARNEY J A，et al. Sedative，amnesic and analgesic poperties of small-dose dexmedetomidine infusions. Anesth Analg，2000，90：699-705.

[74] ANGST M S，RAMASWAMY B，DAVIES M F，et al. Comparative analgesic and metal effects of increasing plasma concentrations of dexmedetomidine and alfentanil in humans. Anesthesiology，2004，101：744-752.

[75] CORTINEZ L I，HSU Y W，SUM-PING S T，et al. Dexmedetomidine pharmacodynamics：Part Ⅱ，crossover comparison of the analgesic effect of dexmedetomidine and remifentanil in healthy volunteers. Anesthesiology，2004，101：1077-1083.

[76] UNLUGENC H，GUNDUZ M，GULER T，et al. The effect of pre-anesthetic administration fo intravenous dexmedtomdine on postoperative pain in patients receiving patient-controlled morphine. Eur J Anaesthesiol，2005，22：386-391.

[77] GURBET A，BASAGAN-MOGOL E，TURKER G，et al. Intraoperative infusion of dexmedetomidine reduces perioperative analgesic requirement. Can J Anesth，2006，53：646-652.

[78] KRUSZ J C，BELANGER J，SCOTT V，et al. Tizanidine，a noval effective agent for the treatment of chronic headache. Headache，2000，11：41-45.

[79] FROMM G H，AUMENTADO D，TERRENCE C F，et al. A clinical and experimental investigation of the effects of tizanidine in trigeminal neuralgia. Pain，1993，53：265-271.

[80] RUSSELL I，MICHALEK J，ARNOLD L M，et al. Cerebrospinal fluid（CSF）substance P（SP）in fibromyalgia syndrome（FMS）is reduced by tizanidine therapy. J Pain，2002，3（S）：15.

第十一章　局部麻醉药

局部麻醉药(local anesthetics)又称局麻药,是一类能可逆地阻滞神经冲动的发生和传导,在意识清醒的条件下,使有关神经支配的部位出现暂时性感觉丧失的药物。自1884年Koller首次将可卡因作为表面麻醉剂应用于眼科手术,Einhorn于1905年合成酯类局麻药普鲁卡因,随后1943年Lofren合成酰胺类局麻药利多卡因,至今已有半个世纪的历史。随着对局麻药的研发深入,目前临床上常用的局麻药已有十余种,如利多卡因、布比卡因及罗哌卡因等,根据它们不同的药物特性,局部麻醉及镇痛疗效也大为提高。特别是近年来应用低浓度长效局麻药进行术后镇痛,达到感觉和运动神经阻滞分离,为术后患者在无痛条件下能早期活动,促进机体康复和缩短出院时间,开展快通道外科手术提供了有利条件。

第一节　概　　述

一、局麻药的分类

局麻药分子由芳香基-中间链-胺基三部分组成(图11-1)。亲脂基结构(芳香基)在酯类局麻药中为苯甲胺,在酰胺类局麻药中则是苯胺,它是局麻药分子亲脂疏水性的主要结构。亲水基结构(胺基)除了含有可溶性氮外,还有乙醇或醋酸氨的衍生物。大多数局麻药系弱碱性叔胺(R_3N),少数是仲胺(R_2N),如丙胺卡因。胺基团决定局麻药的亲水疏脂性,主要影响药物分子的解离度。中间链为羰基,可分为酯键和酰胺键,依其不同局麻药可分为两大类,即前者为酯类局麻药,如普鲁卡因、氯普鲁卡因、丁卡因、可卡因等。后者为酰胺类局麻药,如利多卡因、甲哌卡因、布比卡因、依替卡因、丙胺卡因、罗哌卡因等。中间链的构成决定了局麻药的代谢途径并影响作用强度。中间链为4～5个原子结构,原子的多少将决定药物分子与膜受体反应的特性。一般中间链长为0.6～0.9nm,链长者将增加局麻药的效能,但超过一定的长度又将降低其效能。

另外,依据临床上局麻药作用时效的长短也可将其分为三类:短效局麻药主要有普鲁卡因和氯普鲁卡因;利多卡因、甲哌卡因和丙胺卡因属于中效局麻药;布比卡因、左旋布比卡因、丁卡因、罗哌卡因和依替卡因则属于长效局麻药。

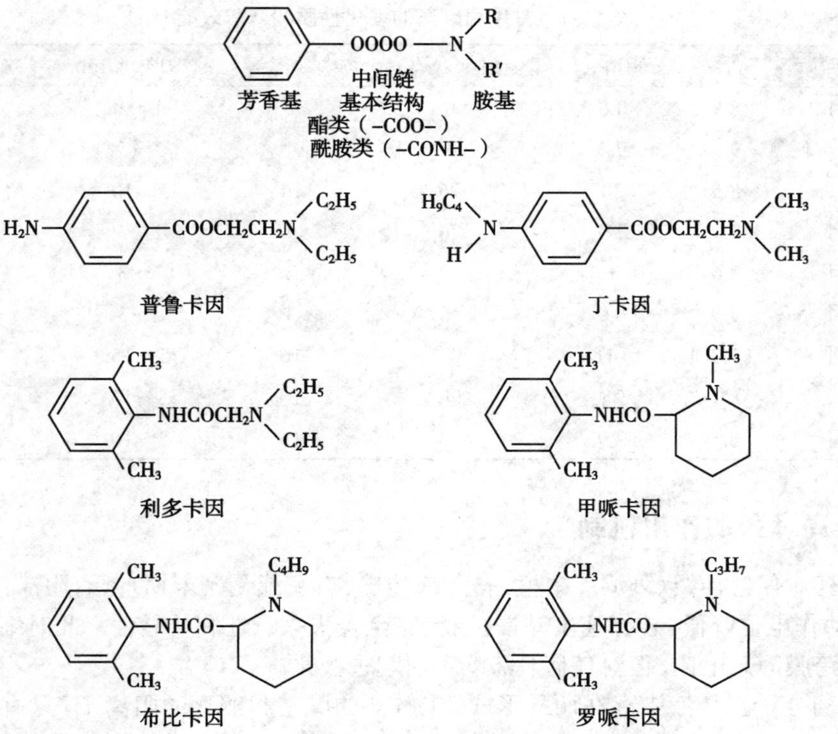

图 11-1　局麻药的分子结构

二、局麻药的麻醉效能

局麻药的分子结构决定了它的理化性质和药理性质。相同系列药物的化学结构改变，只会引起不同生物学特性的量变，如麻醉效能、时效和代谢的速率；但不同系列药物则具有不同的药理性质，如代谢方式和途径。例如丁卡因仅是在普鲁卡因的芳香环上加了丁基，但它不仅显著增加其脂溶性，而且与蛋白质的结合力也增加近 10 倍，使得局麻药的时效和毒性都有明显增长。若将甲哌卡因胺基上的甲基用丁基取代变为布比卡因，则后者的脂溶性与蛋白结合率都会比前者增加，麻醉时效也有所延长。依替卡因与利多卡因的结构也有相似的情况，即以丙基取代利多卡因胺基上的乙基，并在中间链的碳位加上乙基，使其脂溶性增加 50 倍，麻醉效能与时效也随之增加。

脂溶性的大小与局麻作用的强度相关，在酰胺类中，甲哌卡因和丙哌卡因的脂溶性最低，其麻醉作用强度也最弱，依替卡因则与此相反。蛋白结合率可以影响药物作用的时效，如蛋白结合率低的普鲁卡因，臂丛神经阻滞时间约为 30～60min，依替卡因则显著延长。

将酯类与酰胺类局麻药进行比较，总的来说后者起效快、弥散广、阻滞明显、时效长，临床应用较前者广泛。并且酯类局麻药的代谢是在血浆内水解或被胆碱酯酶所分解，酰胺类局麻药则在肝内被酰胺酶所分解。一般认为，酯类局麻药所含的对氨基化合物可形成半抗原，以致引起变态反应；酰胺类局麻药则不能形成半抗原，故引起变态反应者极为罕见。常用局麻药的理化性质和麻醉效能见表 11-1。

表 11-1　常用局麻药的理化性质和麻醉效能

局麻药	pK_a	脂溶性	蛋白结合率 /%	效能	起效时间 /min	持续时间 /h
普鲁卡因	8.9	0.6	6	1	1～3	0.75～1
氯普鲁卡因	9.1	0.4	4	4	3～5	0.5～0.75
丁卡因	8.5	80	76	14	5～10	1.0～1.5
利多卡因	7.9	2.9	70	4	1～3	2～3
甲哌卡因	7.6	1	77	2	1～3	1～2
丙哌卡因	7.9	0.9	55	3	1～3	1.5～3
依替卡因	7.9	141	94	16	5～15	4～8
布比卡因	8.1	28	96	16	5～10	1～2
罗哌卡因	8.1	2.9	94	16	5～10	1～2

三、局麻药的作用机制

局麻药对任何神经（外周或中枢、传入或传出、有鞘或无鞘末梢）都有阻滞作用，使兴奋阈升高，动作电位降低，传导速度减慢，直至完全丧失兴奋性和传导性。此时细胞膜仍能保持正常的跨膜静息电位，但对任何刺激均不引起去极化。

局麻药分子在体液中存在两种形式：未解离的碱基和解离的阳离子，只有两者同时存在时，局麻药才能阻滞神经传导，发挥较好的麻醉效能。因为阳离子是不能透过神经膜的，而未解离的碱基具有脂溶性，它能穿透神经鞘膜或神经膜而进入细胞。碱基浓度越高，穿透膜的能力越强。因为细胞内的 pH 较膜外低，所以在细胞内部分碱基离解成为阳离子。只有阳离子才能与轴膜内的受体结合，使钠通道关闭，阻止 Na^+ 内流，从而阻滞神经传导发挥麻醉的效能。另外，随着局麻药的浓度升高，神经去极化速率和程度便会随之降低，时间越长神经去极化抑制越强，同时局麻药还可降低复极化速率和传导速度，使神经的不应期延长，引起单位时间内神经输送的动作电位频数锐减，导致神经去极化无法达到阈电位而呈现完全阻滞状态。

有关局麻药产生神经阻滞的确切原理仍需进一步探讨，但受到重视的有如下 3 种学说。①受体部位学说：钠离子内流可抑制局麻药与钠通道内受体结合，而这一受体又被解离形式的局麻药所结合引起阻滞，从而出现局麻药与钠离子竞争拮抗受体。这可能是由于局麻药的受体是位于钠离子通道的含水带或局麻药与钠离子通过两个不同相互作用的部位发生变构拮抗。②表面电荷学说：假设局麻药分子的亲脂部分与轴膜脂质发生普遍非特异性结合，而在膜的外侧仍保留已经质子化的带正电荷的胺。一旦膜外侧所累积的正电荷足以中和外膜负电位时，则可在不改变细胞内静息电位情况下，提高跨膜电位，从而抑制来自邻近非麻醉区域的膜电流，使麻醉区去极化不能达到阈电位，终致传导阻滞。但这种学说只限于解释带电荷形式的局麻药的作用机制，却无法阐明中性局麻药苯佐卡因的作用，因为它不存在带电荷的形式。③膜膨胀学说：由于相对疏水的局麻药分子能与脂膜相互作用，引起膜脂质结构形态改变，导致膜膨胀使钠通道变窄，阻止钠的传导和抑制去极化。一些实验表明通过增高膜周围的压力可以逆转无电荷局麻药分子的局麻作用，而带电荷的局麻药（如利多卡因的季铵衍生物）则能抵御这种压力的逆转作用。因此，这一学说只限于解释中性局麻药苯佐卡因的作用机制。

第二节　局麻药的药动学

局麻药进入体内中央室的速率与给药方式直接有关。如局部麻醉时的吸收速率主要取决于该部位的血液灌流状态，一般需经 15～30min 才达到峰值，但静脉内注射时马上就可达到峰值。各种局麻药的分布形式大体上相似，但人体对不同药物的代谢速率并不相同，主要与各药物的理化性质相关。

一、局麻药的吸收

局麻药从注射部位吸收至血液内，主要受注射部位、剂量、部位的血液灌流、药物 - 组织结合，以及是否加用血管收缩药等因素所影响。

1. 剂量　剂量的大小可影响局麻药的显效快慢、麻醉深度和持续时间。增加药物浓度和容量都可增加药物总量，但临床常采用增加浓度的方法以达到适当的区域阻滞。如布比卡因，在容量不变时，以 0.125%～0.5% 不同浓度来满足不同麻醉要求。神经阻滞和硬膜外麻醉常认为扩大容积比增加剂量更为安全有效。但是高浓度的局麻药，虽其所形成的浓度梯度有利于药物弥散，但因浓度高、容量小，与组织接触界面也小。因此在相同剂量下，1%与 2% 溶液在血内浓度相似，毒性也相似。但是甲哌卡因应视为例外，2% 溶液吸收远比 1%快，前者血内浓度也比后者高。从而提示，1% 甲哌卡因与组织结合已接近饱和，再高的浓度只能使血内非结合（游离）状态的局麻药剧增，毒性也随之增加。

2. 注射部位　不同部位局麻药的吸收速率也不相同，特别是分布有丰富血管的部位，局麻药吸收的速率和程度都会较快较多。于不同部位注射局麻药后，血药浓度以肋间神经阻滞为最高，随后呈递减顺序依次为：肋间 > 骶管 > 硬膜外 > 蛛网膜下 > 臂丛 > 坐骨神经 > 皮内。如应用利多卡因 400mg 进行肋间神经阻滞时，其静脉血管内平均峰值达 7μg/ml，如此高的峰值就足致一些患者发生中枢神经系统的症状。反之，用相同的利多卡因剂量进行臂丛神经阻滞，则血内平均浓度仅达 3μg/ml，患者很少有发生毒性的症状。应强调指出，宫颈旁阻滞即局麻药在宫颈旁侧至阔韧带间进行广泛的浸润，因临产的孕妇的子宫周围血管丛充盈异常，有可能加速对局麻药的吸收，以致引起胎儿的毒性反应。

3. 部位的血液灌流　局麻药吸收的快慢与该部位的血液灌流充足与否直接相关。曾有文献报道当犬的血容量降低 15% 时，硬膜外利多卡因的吸收速率将会降低 30%。临床上局麻药溶液中加用适量肾上腺素，以达到以下目的：①减慢局麻药从作用部位的吸收；②降低血内局麻药的浓度；③完善对神经深层的阻滞；④延长局麻或阻滞的时效；⑤减少全身不良反应。但肾上腺素可以延缓局麻药在硬膜外腔内的吸收，因不同药物而异，如利多卡因可延缓 33%，甲哌卡因为 22%，丙胺卡因就更差一些。血管收缩药对长效脂溶性局麻药（如布比卡因和依替卡因）的影响甚微，可能是因其有高度组织结合力，以及有较强的血管舒张作用，从而抵消了血管收缩药的作用。

局部浸润、周围神经阻滞，肾上腺素与局麻药溶液的浓度比以 1∶200 000（5mg /L）为宜。若增加肾上腺素的浓度，不仅不会增加其效果，甚至可出现拟交感样反应，如恐惧、心动过速、出汗等症状。此外还可用 α肾上腺素受体激动剂去氧肾上腺素。但应注意血管收缩药不适用于患心血管疾病或甲状腺功能亢进症的患者。对手指、足趾或阴茎行局部阻滞时也禁用肾上腺素。

4. 与组织的结合 主要涉及局麻药的脂溶性与组织的结合力两个方面。①脂溶性：神经膜含有丰富的脂质和蛋白质，因此局麻药的脂溶性可作为衡量其神经亲和力的尺度。长效局麻药（丁卡因、布比卡因、依替卡因）比中短效的利多卡因和甲哌卡因更具有脂溶性，也易于与注射部位的组织结合，只有相对小量的局麻药被摄入中央室。同时大多数器官对局麻药的亲和力都远较血浆蛋白大，所以它们可视为一个有效的贮存库，缓冲局麻药在血内的浓度。②组织的结合力：多以组织/血浆分配系数来表示，这对应用局麻药来治疗心律失常有较大意义，希望有更多的利多卡因分子能与心肌相结合。

5. 与血浆蛋白的结合 部分吸收入血的局麻药可以与血浆蛋白可逆性结合，暂时失去药理活性，主要是与血浆中酸性糖蛋白结合。白蛋白有较大的亲和力，局麻药与血红蛋白的结合较少，并且结合的多少还受药物浓度和血浆蛋白含量所影响。常用局麻药血浆蛋白结合率见表11-1。局麻药的血浆蛋白结合率与血内局麻药的浓度成反比，一旦其结合已达饱和，则血内会出现更多非结合形式的药物。如当利多卡因血内浓度为 $1\mu g/ml$ 时，有 71% 的利多卡因处于结合形式；当增至 $20\mu g/ml$ 时，仅有 28% 呈结合形式。由此可知，低蛋白血症患者更易发生局麻药的毒性反应。

6. pH 局麻药多为弱碱性叔胺或仲胺，这些胺基不溶于水。为了应用，必须将其与酸结合而形成可溶于水的盐，如普鲁卡因。可用下式表示：

$$RN + HCl \rightleftharpoons RNH^+ + Cl^-$$

在水溶液中，上述盐将解离为带电荷的、可溶于水的阳离子（RNH^+）和不带电荷的、可溶于脂的碱基（RN）。

$$RNH^+ \rightleftharpoons RN + H^+$$
$$（阳离子）\quad（碱基）$$

当反应达到平衡时，根据质量守恒定律可知：

$$K_a=[H^+][RN]/[RNH^+]=[H^+][碱基]/[阳离子] \tag{11-1}$$

式中 K_a 为解离常数，[ ]表示浓度。K_a 多以负对数表示，K_a 的负对数记为 pK_a。$[H^+]$ 的负对数记为 pH。故两边取负对数，式（11-1）变为：

$$pK_a=pH-lg([碱基]/[阳离子]) \tag{11-2}$$

由式（11-2）可见，[碱基]与[阳离子]两者的比例，取决于局麻药本身的 pK_a 与内环境的pH。pK_a 为各局麻药所固有。因此，内环境 pH 的变化，可显著地改变[碱基]/[阳离子]的比值。为了通过 pH 了解阳离子与碱基之比，可将（11-2）改写为：

$$10^{pK_a-pH}=[阳离子]/[碱基] \tag{11-3}$$

大多数局麻药的 pK_a 为 7.5～9.0。从式（11-3）可见，在酸性条件下，存在较高浓度的阳离子。在碱性条件下，存在较高浓度的碱基。从理论上讲，局麻药分子透过神经膜的数量取决于碱基的浓度。pH 升高，碱基数量增加，增强局麻药穿透神经膜的能力。只有当局麻药穿透神经膜后，阳离子才能与其受体结合并阻滞神经冲动的传导。因此，临床上可遇到局部 pH 降低时局麻药作用较差，尤其是作用较弱的局麻药。例如，在人体发生组织感染或脓肿部位周围注射局麻药时，因该部位堆积着较多的乳酸和其他酸性物质，致使 pH 下降影响了局麻药碱基的产生，从而导致麻醉效能减弱甚至失败。为此，必须应用较高浓度局麻药或在局麻药溶液中加入缓冲剂，以求 pH 接近于生理范围。

二、局麻药的分布

局麻药从注射部位经毛细血管吸收分布至各器官系统。首先承受药物负荷的是血液灌流好的器官,如心、脑、肝和肾脏,随后以较慢的速率再分布到灌流较差的肌肉、脂肪和皮肤;最终经生物转化,清除和排出至体外。局麻药的分布与各种药物的理化性质和各组织器官的血流量有关。时效较短的局麻药(如普鲁卡因、利多卡因)在体内呈二室分布模型,时效长、脂溶性高的局麻药(如丁卡因、布比卡因)则属三室分布模型。快速分布相是高灌流器官对局麻药摄取的结果,通常以快分布相半衰期($t_{1/2\alpha}$)表示。慢分布相主要是低灌流器官对局麻药的摄取,以慢分布相半衰期($t_{1/2\beta}$)表示。局麻药的生物转化和排泄称为 γ 相,$t_{1/2\gamma}$ 的长短表示消除速度的快慢。见表 11-2。

表 11-2 酰胺类局麻药的药动学特性

局麻药	分布容积/L	$t_{1/2\alpha}$/min	$t_{1/2\beta}$/min	$t_{1/2\gamma}$/h	消除率/(L/min)
丙胺卡因	261	0.5	5.0	1.5	2.84
利多卡因	91	1.0	9.6	1.6	0.95
甲哌卡因	84	0.7	7.2	1.9	0.78
布比卡因	72	2.7	28.0	3.5	0.47
罗哌卡因	41	2.8	30.0	2.0	0.44
依替卡因	133	2.2	19.0	2.6	1.22

三、局麻药的生物转化和排泄

酯类局麻药主要通过假性胆碱酯酶水解,也有小部分局麻药以原型排出。不同药物水解速率不同,氯普鲁卡因最快,普鲁卡因居中,丁卡因最慢。假性胆碱酯酶主要存在于血浆中,肝细胞中含量亦高,脑脊液中含量甚微。

酰胺类局麻药主要通过肝微粒体酶、酰胺酶分解。经过 N- 脱羟后脱氨基等步骤生成 2,6- 二甲代苯酸。该类药物在肝内代谢的速率各不相同,代谢产物主要经肾排出,仅有不到 5% 以原型从尿排出。利多卡因还有小部分通过胆汁排泄。

第三节 局麻药对中枢神经系统和心血管系统的作用

一、对中枢神经系统的作用

局麻药罕有直接应用于大脑皮质,多经血流而进入大脑。一种方式是经注射部位的血液吸收;另一种方式为局麻药误入血管。对中枢神经系统的作用,取决于局麻药的血浆浓度,低浓度(如普鲁卡因)有抑制中枢活性、镇痛、抗惊厥作用,高浓度则诱发惊厥。利多卡因、甲哌卡因、地布卡因,与可卡因均有抗惊厥的作用。但利多卡因的治疗范围较广,从抗惊厥至诱发惊厥间的剂量相差 2 倍。利多卡因抗惊厥剂量,与治疗心律失常的剂量十分接近($1\sim5\mu g/ml$)。

二、对心血管系统的作用

局麻药对心功能的影响主要是阻碍去极化期间的钠传导，使心肌兴奋性降低，复极减慢，延长不应期。对心房、房室结、室内传导和心肌收缩力均呈剂量相关性抑制。局麻药对心肌的主要作用，主要是减少了细胞膜 Na^+ 快通道的利用，而造成心室肌和浦肯野纤维去极化速率的降低，同时缩短动作电位时间和有效不应期，提高浦肯野纤维和心室肌内有效不应期和动作电位间的比率。

无论是人体或动物研究均表明，当血内局麻药浓度过高，心脏各部的传导都将延缓，在心电图上则呈 P-R 间期和 QRS 复合波时间的延迟。在达极高的浓度时，则抑制窦房结自然起搏的活动，引起心动过缓乃至窦性停搏。所有的局麻药对离体心肌组织的变力性均呈剂量依赖性负效应。而且由于影响 Ca^{2+} 内流和触发释放的机制，使心肌收缩受到抑制。

第四节 局麻药的不良反应与处理

一、毒性反应

血液中局麻药的浓度过高，可引起毒性反应，临床主要表现为中枢神经系统毒性和心血管功能不全。

毒性反应发生的主要原因是局麻药误入血管内或剂量过大。因此，预防局麻药毒性反应关键在于防止或尽量减少局麻药吸收入血和提高机体的耐受力。其措施包括：①在安全剂量内使用局麻药；②在局麻药液中加入血管收缩药，延缓吸收；③注药时注意回抽，避免血管内意外给药；④警惕毒性反应先兆，如突然昏睡、多语、惊恐、肌肉颤搐等；⑤麻醉前尽量纠正患者的病理状态，如高热、低血容量、心衰、贫血及酸中毒等，术中避免缺氧和 CO_2 潴留。

毒性反应的治疗包括：①首先应停止继续给药，保持患者呼吸道通畅，给氧。轻度的毒性反应多为一过性，一般无须特殊处理即能很快恢复。②如遇到患者极其紧张甚至烦躁可给予地西泮 $0.1\sim0.3mg/kg$，但安定类药物有封顶效应，如不能制止烦躁或惊厥，不应一味增加剂量，而应合并使用巴比妥类药物或丙泊酚。③如惊厥发生，除吸氧或人工呼吸外，应及时控制惊厥的发作，如给氧后使用丙泊酚、短效肌松药并给予气管插管人工通气。④应注意循环系统的稳定和监测患者的体温，因严重长时间惊厥导致缺氧可引起中枢性高热，后者提示缺氧性脑损伤。发生低血压应给予及时有效的对症处理，一般先静脉注射麻黄碱 $10\sim30mg$，如效果不好，改用多巴胺 $20\sim40mg$ 或间羟胺 $0.5\sim5.0mg$。

静脉用脂肪乳剂（intravenous lipid emulsion，ILE）是临床常用的肠胃外营养药物，近来有报道用于局麻药中毒的救治。1998 年，Weinberg 首次在犬布比卡因心脏毒性动物模型中采用脂肪乳剂（lipid emulsion，LE）对急性全身毒性反应（local anesthetic systematic toxicity，LAST）进行有效治疗，动物全部存活，表明 LE 能治疗布比卡因导致的心脏毒性，其复苏疗效得到初步认同。随后，Rosenblatt 和 Litz 等人首次报道 LE 应用于临床局部麻醉药急性全身毒性反应的治疗。此后又有个案报道了治疗成功病例，目前 LE 已成为治疗 LAST 的非特异性强效解毒剂。

2011 年，美国医学毒理学学院指南推荐 LE 用法：用 50ml 注射器抽取 20% LE，用时超过 3min,按 1.5ml/kg 进行首次静脉缓慢注射。而对于心肌无搏动或者仅有心电活动的患者,且首次静脉注射 LE 后无效者,再以相同剂量重复静脉注射 1 次,随后按 0.25ml/(kg·min)静脉滴注。血流动力学指标如 BP、HR 等,至少每 15min 记录 1 次。对于初次静脉注射 LE 后有治疗效果,但随后血流动力学又出现不稳定的患者,增加静脉滴注速率,临床中毒症状严重的患者可再次静脉注射 LE。除非患者循环稳定依赖于持续 LE 静脉滴注,一旦病情趋于稳定,无论在何处治疗,LE 治疗应在 1h 以内终止。

目前关于 LE 复苏的确切机制尚不明确,LE 作为解毒剂仍需要进一步临床前研究和人类系统的病例报告作为用药依据。

二、高敏反应

患者个体对局麻药的耐受有很大的差别。当应用小剂量的局麻药,或其用量低于常用量时,患者就发生毒性反应初期症状,应该考虑为高敏反应。一旦出现,应停止给药,并给予相关治疗。

三、变态反应

经常误把局麻药引起的某些反应归咎于"局麻药过敏"。事实上,变态反应发生率只占局麻药不良反应的 2%,真正的变态反应是罕见的。在临床上必须把变态反应、毒性反应及血管收缩药反应加以区别。

发生变态反应,轻者仅见皮肤斑疹或血管性水肿,重者表现为呼吸道黏膜水肿、支气管痉挛、呼吸困难,甚至发生肺水肿及循环衰竭,可危及生命。合成的局麻药是低分子量物质,并不足以成为抗原或半抗原,但当它或它的降解产物和血浆蛋白等物质结合后,便可转变为变态原,这在酯类局麻药中较多见。酰胺类局麻药制剂中的防腐药对羟基苯甲酸甲酯的分子结构与对氨苯甲酸相似,故也被认为是可能引起变态反应的物质。

临床上为保证患者的安全,除了必须严密观察外,还应采取如下措施:①如果局麻药未加肾上腺素,在注药后应仔细观察药液皮丘和皮下浸润后的反应。若局部出现广泛的红晕和丘疹,随后注药的速度要慢些,用量也要减少。②表面局麻应强调分次用药,仔细观察与药液接触的黏膜有无异常的局部反应,以及吸收后的全身反应;可采用小量给药,增加给药次数;必要时延长给药的间隔时间。③用局麻药之前,可常规给患者口服或注射地西泮。有时因局麻药内加入肾上腺素过多,而引起面色苍白、心动过速和高血压,以至被误认为"变态反应"。特别是用过三环类抗抑郁药的患者,其反应更为严重,因此用过此类药的患者,慎用肾上腺素。

第五节 常用的局麻药

一、酯类局麻药

1. 普鲁卡因(procaine) 普鲁卡因为短效局麻药,一般仅能维持 45~60min。pK_a 高,在生理 pH 范围呈高离解状态,故其扩散和穿透力都较差。具有扩张血管作用,能从注射部位迅速吸收,而表面麻醉的效能差。由于小剂量对中枢神经表现为抑制状态,呈嗜睡和对痛觉迟钝,所以可与静脉全麻药、吸入全麻药或麻醉性镇痛药合用,施行普鲁卡因静吸复合或静脉复合全麻。它虽有奎尼丁样抗心律失常作用，但因中枢神经系统毒性和生物转化过快，而不适于作为抗心律失常药。

普鲁卡因经血浆胆碱酯酶水解产生的氨苯甲酸能削弱磺胺类药物的药效。它与琥珀胆碱作用于相同的酶，故普鲁卡因与琥珀胆碱复合静脉滴注时，可延长琥珀胆碱的肌松作用。抗胆碱酯酶药可抑制普鲁卡因的降解，从而增加普鲁卡因的毒性。先天性血浆胆碱酯酶异常的患者，普鲁卡因代谢也存在障碍。

用法和剂量：0.25%、0.5%、1.0% 普鲁卡因溶液，适用于局部浸润麻醉，其他神经阻滞则可用 1.5%～2.0% 溶液，一次注入量以 1g 为限。3%～5% 溶液可用于蛛网膜下隙阻滞，一般剂量为 150mg，不能再提高浓度，以免造成脊髓损害。在行局部浸润或神经阻滞时可加入 1∶200 000～1∶300 000 肾上腺素。静脉复合麻醉则可用 1.0%～2.0% 溶液。

2. 丁卡因（tetracaine） 丁卡因为长效局麻药，起效需 10～15min，时效可达 3h 以上。丁卡因的麻醉效能为普鲁卡因的 10 倍，毒性也为普鲁卡因的 10 倍，而其水解速度较普鲁卡因慢 2/3。其水解产物为丁氨基苯甲酸与二甲胺基乙醇，丁卡因不宜多次高压灭菌。

用法与剂量：眼科常以 1% 等渗液作角膜表面麻醉，鼻腔黏膜和气管表面麻醉常用 2% 溶液。硬膜外腔阻滞可用 0.2%～0.3% 溶液，一次用量不超过 40～60mg，但目前已很少单独应用。常用的是与利多卡因的混合液，可分别含有 0.1%～0.2% 丁卡因与 1.0%～1.5% 利多卡因，具有起效快、时效长的优点。

蛛网膜下隙阻滞只能应用特制的丁卡因粉剂，一般为 10mg；可用 1% 葡萄糖液、麻黄碱、脑脊液各 1ml，配制成 1∶1∶1 重比重溶液，成人剂量 8～10mg（即 2.5～3.0ml），一般时效可达 120～180min。

3. 氯普鲁卡因（chloroprocaine） 氯普鲁卡因与普鲁卡因相似。在血内水解的速度较普鲁卡因快 4 倍，故毒性低，起效短，只需 6～12min，时效为 30～60min，依据其用药量而定。

用法与剂量：盐酸氯普鲁卡因不适于表面麻醉。1% 溶液可用于局部浸润麻醉，一次最大剂量 800mg，加用肾上腺素后时效可达 30min；2%～3% 溶液适用于硬膜外阻滞和其他神经阻滞，具有代谢快，胎儿、新生儿血内浓度低等优点，适用于产科麻醉。

应该指出，以往所用的水剂氯普鲁卡因溶液的 pH 是 3.3，而且含保存剂硫代硫酸钠，若不慎把大量的氯普鲁卡因注入蛛网膜下隙可能引起严重的神经并发症。而使用无保存剂硫代硫酸钠且 pH 高于 4.5 的氯普鲁卡因粉剂，国内外已应用数以万例，无脊髓并发症的报告。当氯普鲁卡因与布比卡因或依替卡因混合应用时，后者有可能抑制氯普鲁卡因的代谢，其所引起的神经毒性，可能与干扰神经的能量需求平衡有关。

二、酰胺类局麻药

1. 利多卡因（lidocaine） 利多卡因为氨酰基酰胺类中效局麻药。具有起效快、弥散广、穿透性强、无明显扩张血管作用的特点。其毒性随药物浓度增大而增加，在相同浓度下，0.5% 利多卡因毒性与普鲁卡因相似，1% 浓度则较后者大 40%，2% 浓度则比后者大 1 倍。除了用于麻醉外，静脉注射或静脉滴注利多卡因还可治疗室性心律失常。

用法与剂量：口咽及气管表面麻醉可用 4% 溶液（幼儿则用 2% 溶液），用量不超过 200mg，起效时间为 5min，时效约可维持 15～30min。0.5%～1.0% 溶液用于局部浸润麻醉，时效可达 60～120min，依其是否加用肾上腺素而定。神经阻滞则用 1%～1.5% 溶液，起效约需 10～20min，其时效可维持 120～240min。硬膜外和骶管阻滞则用 1%～2% 溶液，出现镇痛作用约需（5.0±1.0）min，达到完善的节段扩散约需（16.2±2.6）min，时效为 90～120min。2%～5% 溶液可用于蛛网膜下隙阻滞，一次用量限于 40～100mg，时效为 60～90min，由于阻滞的范围不易调节，一般在临床上并不常用。

神经阻滞和硬膜外阻滞，成人一次用量为 400mg，加用肾上腺素时极量可达 500mg。硬膜外阻滞用量为 400mg，其血内浓度达 2～4μg/ml。出现毒性症状，则浓度多已超过 5μg/ml；出现惊厥症状，则血内浓度已达 7μg/ml 以上。

2. 甲哌卡因（mepivacaine）　甲哌卡因的麻醉效能及毒性与利多卡因相似，在肝内代谢为主，以与葡糖醛酸结合的形式排入胆汁，肠道再吸收经肾脏排泄，仅 1%～6% 原型出现于尿液，极少量从粪便排出。

它的 pK_a 很接近于生理 pH，故注射后能离解出较大比率的不带电荷的脂溶性碱基，与利多卡因相比，其血内浓度高 50%。母体血内水平高，势必迅速经胎盘向胎儿转移，胎儿／母体比率达 0.65～0.70，故不适用于产科麻醉。

1%～2% 溶液加 1∶200 000 肾上腺素行硬膜外阻滞，起效稍慢于利多卡因，为 6.2min，完善节段扩散时间约需 17.5min，麻醉时效比利多卡因长 20%。

3. 布比卡因（bupivacaine）　布比卡因的机构与甲哌卡因很相似，不过在其氮己环上加 3 个甲基侧链，使其脂溶性与蛋白质结合力增加，其代谢分解是先除去氮己环侧链，分解产物为哌可二甲代苯胺（pipecolyl xylidine，PPX），毒性反应仅为甲哌卡因的 1/8。PPX 与原型布比卡因较缓慢地从尿液排出。正常人的消除半衰期约为 8h，新生儿达 9h。对温度较稳定，可行高压灭菌。

布比卡因的镇痛作用时间比利多卡因、甲哌卡因长 2～3 倍，比丁卡因长 25%。对布比卡因是否加用肾上腺素问题，有过争论。但近来认为，加用肾上腺素可进一步提高麻醉效能，降低血内浓度。临床常用浓度为 0.25%～0.75% 溶液，成人安全剂量为 150mg，极量为 225mg。胎儿／母血的浓度比率为 0.30～0.44，故对产妇的应用较为安全，对新生儿无明显抑制。布比卡因适用于神经阻滞、硬膜外阻滞和蛛网膜下隙阻滞。

用法与剂量：0.25%～0.5% 溶液适用于神经阻滞；若用于硬膜外阻滞，则对运动神经阻滞差，加肾上腺素则适于术后镇痛。0.5% 等渗溶液可用于硬膜外阻滞，但对腹部手术的肌松不够满意，起效时间为 18min，时效可达 400min。0.75% 溶液用于硬膜外阻滞，其起效时间可缩短，且运动神经阻滞更趋于完善，适用于外科大手术。0.125% 溶液适用于分娩时镇痛或术后镇痛，对运动的阻滞较轻。

4. 依替卡因（etidocaine）　依替卡因是利多卡因的衍生物，即在利多卡因的结构上加一个甲基和乙基，因此使蛋白结合力增加 50%，脂溶性也增加 50%。其优点是起效快，时效持久。麻醉效能为利多卡因的 2～3 倍，皮下注射的毒性为利多卡因的 2 倍，静脉内注射的毒性可增至 4 倍。

用法和剂量：适用于浸润麻醉、神经阻滞和硬膜外阻滞。0.5%～1.0% 溶液适用于神经阻滞，1.0%～1.5% 则适用于硬膜外阻滞，成人一次用量 150～300mg。在注射的初始，少数患者有短暂的不适或疼痛感，这可能与其 pH 低（3.0～4.5）引起局部的刺激有关。起效时间为 5～15min，时效可达 170min。因其对运动神经的阻滞较感觉神经更为显著，适用于肌松要求较高的腹部手术。

5. 丙胺卡因（prilocaine）　丙胺卡因的结构也与利多卡因很相似，易于分解，故毒性较为少见，主要毒性是导致高铁血红蛋白血症。适用于局部浸润麻醉、神经阻滞、硬膜外阻滞，尤其是蛛网膜下隙阻滞。起效时间要比利多卡因慢。按麻醉时效与阻滞效能比较，其3%溶液相当于2%利多卡因加肾上腺素，故3%溶液可用于对肾上腺素有禁忌的患者（如甲亢）。局部浸润麻醉用0.5%溶液，1%～3%溶液则用于硬膜外阻滞，成人安全剂量为400mg。用量在600mg以下，不会出现高铁血红蛋白症。

6. 地布卡因（dibucaine） 地布卡因虽为酰胺类局麻药，但不同于利多卡因，而是属于氨烷基酰胺系列。是长效局麻药，其麻醉效能与毒性相当于普鲁卡因的12～15倍。代谢主要通过肝脏缓慢转化，大部分以原型形式从尿内排泄。地布卡因目前在临床上已很少用，已被其他毒性低、时效长的局麻药所取代。故只限于表面局麻和蛛网膜下隙阻滞。

用法和剂量：0.3%～0.5%软膏制剂，可供皮肤和黏膜表面局麻用。蛛网膜下隙阻滞，一般用0.2%～0.5%重比重溶液，剂量为5.0～10mg。

7. 罗哌卡因（ropivacaine） 其化学结构与布比卡因、甲哌卡因很相似，只是在其氮己环的侧链被丙基所取代。与多数酰胺类局麻药不同，它不是左消旋混合物而是单一对映结构体（S-形），市售的罗哌卡因是含水的盐酸盐。其脂溶性大于甲哌卡因和利多卡因，小于布比卡因，神经阻滞效能大于利多卡因小于布比卡因，但罗哌卡因对A类和C类神经纤维的阻滞比布比卡因更为广泛。经肝脏代谢，动物实验表明经肝摄取大于布比卡因。对心脏兴奋和传导抑制均弱于布比卡因。利多卡因、布比卡因和罗哌卡因致惊厥量之比为5:1:2；致死量之比约为9:1:2。临床上1.0%罗哌卡因与0.75%布比卡因在起效时间和运动时间阻滞的时效没有显著差异。

罗哌卡因用于分娩镇痛时可单独或佐以其他药物使用，常用药物浓度为0.1%～0.25%。鞘内分娩镇痛时采用的用药方式有所不同，如腰麻联合硬膜外镇痛、分次间断硬膜外给药镇痛、硬膜外连续给药镇痛、患者自控硬膜外给药镇痛等，罗哌卡因或佐以舒芬太尼、芬太尼、可乐定、曲马多、右美托咪定使用可以降低罗哌卡因用药浓度和用量，在取得满意分娩镇痛的同时减少运动神经阻滞的发生率，但增加佐剂的使用剂量可能增加产钳使用的概率及其他事件的发生率。

单次臂丛神经阻滞时，罗哌卡因与布比卡因具有相似的药动学特征，而罗哌卡因相对低的中枢神经系统或心脏毒性，临床应用较布比卡因更为安全。在臂丛神经阻滞时，0.2%或0.1%罗哌卡因在镇痛评分上没有差异，0.2%罗哌卡因较0.1%罗哌卡因镇痛作用时间更长、更少需要阿片类镇痛药，但用力肺活量与用力呼气量都明显减少。罗哌卡因在用作上肢手术的臂丛神经阻滞时，佐以地塞米松5mg局部使用较静脉应用可以显著延长镇痛时间，而不增加神经症候、血糖值等副作用，对感觉运动阻滞起效时间没有明显影响。罗哌卡因联合应用右美托咪定可以显著缩短罗哌卡因臂丛神经阻滞起效时间，并增加感觉阻滞和运动阻滞持续时间。

用法与剂量：适用于神经阻滞和硬膜外阻滞，常用浓度为0.5%～1.0%溶液，若均以20ml来计算则其血浆浓度分别为0.43μg/ml、0.95μg/ml，属安全范围。0.1%～0.2%溶液适用于产科分娩镇痛，可避免运动神经的阻滞，起效时间为5～15min，感觉阻滞时间可达4～6h，加用肾上腺素不能延长运动神经阻滞时效。

常用局麻药的浓度、剂量与用法见表11-3。

表 11-3　常用局麻药的浓度、剂量与用法

局麻药	用法	浓度 /%	一次最大剂量 /mg	起效时间 /min	作用时效 /min	中枢神经系统中毒阈剂量 /（mg/kg）
普鲁卡因						
	局部浸润	0.25～1.0	1 000			
	神经阻滞	1.5～2.0	600～800			
	蛛网膜下隙阻滞	3.0～5.0	100～150	1～5	45～90	19.2
	硬膜外腔阻滞	3.0～4.0	600～800			
丁卡因						
	眼表面麻醉	0.5～1.0		1～3	60	
	鼻、咽、气管表面麻醉	1.0～2.0	40～60	1～3	60	
	神经阻滞	0.2～0.3	50～75	15	120～180	2.5
	蛛网膜下隙阻滞	0.33	7～10	15	90～120	
	硬膜外腔阻滞	0.2～0.3	75～100	15～20	90～180	
利多卡因						
	局部浸润	0.25～0.5	300～500	1.0	60～120	
	表面麻醉	2.0～4.0	200	2～5	60	
	神经阻滞	1.0～1.5	400	10～20	120～240	7.0
	蛛网膜下隙阻滞	2.0～4.0	40～100	2～5	90	
	硬膜外腔阻滞	1.5～2.0	150～400	8～12	60～120	
甲哌卡因						
	局部浸润	0.5～1.0	300～500		90～120	
	神经阻滞	1.0～1.5	300～400	10～20	180～300	7.0
	硬膜外腔阻滞	1.0～2.0	150～400	5～15	60～180	
布比卡因						
	局部浸润	0.125～0.5	150		120～240	2.0
	神经阻滞	0.25～0.5	200	15～30	360～720	
	蛛网膜下隙阻滞	0.5	15～20		75～200	
	硬膜外腔阻滞	0.25～0.75	37.5～225	10～20	180～300	
依替卡因						
	神经阻滞	0.5～1.0	300	10～20	360～720	4.0
	硬膜外腔阻滞	1.0～1.5	150～300	5～15	170	
丙胺卡因						
	神经阻滞	1.0～2.0	400	10～20	120～180	8.0
	硬膜外腔阻滞	1.0～3.0	150～600	5～15		
地布卡因						
	表面麻醉（软膏）	0.25～1.0				0.4
	蛛网膜下隙阻滞	0.25～0.5	5～10			
罗哌卡因						
	神经阻滞	0.5～1.0	200	2～4	240～400	3.5
	蛛网膜下隙阻滞	0.75～1.0	10～15	2	180～210	
	硬膜外腔阻滞	0.5～1.0	100～150	5～15		
	鞘内（硬膜外阻滞）分娩镇痛	0.1～0.2	100～150	5～15		
氯普鲁卡因						
	局部浸润	1	700	2～10	30～60	
	硬膜外腔阻滞	1.5～3	1 000	5～15	30～60	

（徐　磊）

参 考 文 献

[1] WEINBERG G, RIPPER R, FEINSTEIN D L, et al. Lipid emulsion infusion rescues dogs from bupivacaine induced cardiac toxicity. Reg Anesth Pain Med, 2003, 28(3): 198.

[2] ROSCNBLATT M A, ABEL M, FISCHER G W, et al. Successful use of a 20% lipid emulsion to resuscitate a patient after a presumed bupivaeaine-related cardiac arrest. Anesthesiology, 2006, 105(1): 217.

[3] LITZ R J, POPP M, STEHR S N, et al. Successful resuscitation of a patient with ropivacaine qnduced asystole after axillary plexus block using lipid infusion. Anaesthesia, 2006, 61(8): 800.

[4] WHITEMAN D M, KUSHINS S I. Successful resuscitation with intralipid after marcaine overdose. Aesthet Surg J, 2014, 34(5): 738.

[5] YILMAZ H I, CELEBI H, AKCALI D, et al. Pre-treatment of bupivacaine-induced cardiovascular depression using different lipid formulations of propofol. Acta Anaesthesiol Scand, 2014, 58(3): 298.

[6] American College of Medical Toxicology. ACMT position statement: interim guidance for the use of lipid resuscitation therapy. J Med Toxicol, 2011, 7(1): 81.

[7] ROELANTS F, LAVAND'HOMME P. Clonidine versus sufentanil as an adjuvant to ropivacaine in patient-controlled epidural labour analgesia: a randomised double-blind trial. Eur J Anaesthesiol, 2015, 32(11): 805-811.

[8] CHETHANANANDA T N, SHASHANK M R, MADHU N, et al. Comparative efficacy of minimal concentration of racemic bupivacaine(0.0625%)with fentanyl and ropivacaine(0.1%)with fentanyl for epidural labor analgesia. Anesth Essays Res, 2017, 11(3): 583.

[9] KUMAR T S, RANI P, HEMANTH KUMAR V R, et al. Quality of labor epidural analgesia and maternal outcome with levobupivacaine and ropivacaine: a double-binded randomized trial. Anesth Essays Res, 2017, 11(1): 28.

[10] SHEN X, LI Y, XU S, et al. Epidural analgesia during the second stage of labor: a randomized controlled trial. Obstet Gynecol, 2017, 130(5): 1097.

[11] WANGPING Z, MING R. Optimal dose of epidural dexmedetomidine added to ropivacaine for epidural labor analgesia: a pilot study. Evid Based Complement Alternat Med, 2017, 2017: 7924148.

[12] FAN Y, JI M, ZANG L, et al. Comparison of epidural tramadol-ropivacaine and fentanyl-ropivacaine for labor analgesia: a prospective randomized study. Ups J Med Sci, 2011, 116(4): 252.

[13] RASHMI H D, KOMALA H K. Effect of dexmedetomidine as an adjuvant to 0.75% ropivacaine in inter-scalene brachial plexus block using nerve stimulator: a prospective, randomized double-blind study. Anesth Essays Res, 2017, 11(1): 134.

[14] WONG A K, KEENEY L G, CHEN L, et al. Effect of local anesthetic concentration(0.2% vs 0.1% ropivacaine)on pulmonary function, and analgesia after ultrasound-guided interscalene brachial plexus block: a randomized controlled study. Pain Med, 2016, 17(12): 2397.

[15] CHUN E H, KIM Y J, WOO J H. Which is your choice for prolonging the analgesic duration of single-shot interscalene brachial blocks for arthroscopic shoulder surgery? intravenousdexamethasone 5mg vs. perineural dexamethasone 5mg randomized, controlled, clinical trial. Medicine(Baltimore), 2016, 95(23): e3828.

第十二章 糖皮质激素类药物

自 1949 年 Hench 等首先发现糖皮质激素（glucocorticoids, GCs）可以缓解类风湿性关节炎的症状，70 多年来，GCs 历经了滥用、怯用和逐步合理应用 3 个阶段。GCs 通过抑制炎性细胞因子和炎性反应达到镇痛消炎的效应，是目前制止炎性反应效应最强的药物。合理选择适应证、药物剂型、药物剂量和给药方法是使用 GCs 安全有效的关键。

GCs 的许多作用是通过与胞质中的糖皮质激素受体（glucocorticoid receptor, GR）相结合，经过一系列的信号转导，增加靶基因的表达而实现的，但这类作用有一定潜伏期，此外该类药物的一些快速作用不能用影响基因转录来解释，提示还有其他尚未明确的机制。

第一节　糖皮质激素的生理作用

肾上腺皮质从结构上可以分为球状带、束状带和网状带，并有不同的内分泌功能（图 12-1）。

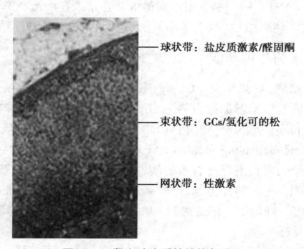

球状带：盐皮质激素/醛固酮

束状带：GCs/氢化可的松

网状带：性激素

图 12-1　肾上腺皮质的结构与分泌

一、肾上腺皮质的结构和糖皮质激素的作用机制

内源性糖皮质激素由肾上腺皮质束状带分泌，通过与受体结合介导基因表达而发挥药理效应。糖皮质激素为脂溶性激素，弥散穿过细胞膜后与糖皮质激素受体结合，GR 是由约 800 个氨基酸构成的多肽组成，存在于细胞质中，与其他几种蛋白质结合组成复合体而处于非激活状态，这些蛋白质包括 90kDa 的热休克蛋白（hsp90）和 hsp70 蛋白组成的免疫亲和

蛋白大分子复合体。GR 的 C 端是与 GCs 结合的部位，受体中共有两个锌指（zink finger）结构是受体与 DNA 结合的结构域（DNA binding domain），受体 N 端是功能区，分别为 T1 区和 T2 区，其中 T2 区是 GR 所特有，T1 区涉及基因的转录、活化及与其他转录因子结合的功能。血浆中 GCs 大部分与白蛋白或糖皮质激素结合蛋白相结合。游离的激素需弥散透过细胞膜进入细胞内，与受体结合，并使受体构象发生改变，随后 hsp90 从复合物上解离下来，而活化的 GCs-GR 复合体迅速进入细胞核内，以二聚体形式与靶基因启动子上的糖皮质激素反应成分或反应元件（glucocorticoid response element，GRE）结合，促进或抑制靶基因的转录，通过调控基因产物最终产生药理学效应或毒副反应。此外，糖皮质激素受体复合物（GCs-GR 复合物）和其他转录因子如 NF-κB、活化蛋白 -1（active protein-1，AP-1）等转录因子相互作用，抑制炎性基因的表达，起到间接的基因调控作用。

另外，GCs 和 GR 结合后还可通过非基因机制启动一系列胞内抗炎信号传导过程发生抗炎反应。研究表明，除了胞质内糖皮质激素受体外，细胞膜上还可能存在 GCs 的特异性受体，作用与诱导淋巴细胞凋亡有关。大剂量 GCs 溶解在细胞膜中，可影响膜的理化性质及膜离子通道蛋白的功能，降低胞质内的钙离子浓度，阻断免疫细胞的活化和功能的维持。

二、糖皮质激素分泌的调节

GCs 的分泌通过下丘脑 - 垂体 - 肾上腺轴（hypothalamic-pituitary-adrenal axis，HPA）正负反馈功能调节，正常日分泌量约 10mg 氢化可的松。该物质分泌与视上核分泌的其他激素一样，有 24h 的生物节律，凌晨血浆浓度最高，可达 160μg/L，到傍晚时该水平只剩 1/4，有研究表明，晚 10 时至清晨 4 时的分泌量为全天分泌量的 3/4，因此长期用药的患者应在每日上午 10 时以前给药，对 HPA 的抑制作用达到最低。正常人在应激状态下，肾上腺皮质可脉冲释放甚至 400mg 的氢化可的松，故手术和创伤患者无须补充外源性糖皮质激素。

三、糖皮质激素的生理功能

1. GCs 的抗炎、镇痛、解热作用 GCs 的主要临床效应是抗炎、镇痛、解热。GCs 具有强大的抗炎作用，其机制包括增加脂质素 -1（lipocurtin-1）的合成及释放，从而抑制促进脂质生成的磷脂酶 A2（phospholipase A2，PLA2），并进一步抑制炎性介质白三烯、前列腺素及血小板活化因子（platelet activating factors，PAF）的生成，从而抑制炎性反应，稳定白细胞溶酶体膜；GCs 还可以抑制白细胞释放有害的酸性水解酶；抑制中性粒细胞、单核细胞、巨噬细胞向炎症部位的趋化、聚集和移至血管外，减轻组织炎性反应；增加血管张力，降低毛细血管通透性及水肿形成；抑制肥大细胞脱粒，减少组胺和激肽释放；抑制成纤维细胞增生和胶原沉积，从而减少瘢痕形成。

GCs 的镇痛机制表现在以下几个方面：稳定神经元细胞膜，抑制敏感化背根神经节和受损神经纤维的异位放电，同时对于受激惹神经组织中脱髓鞘的伤害感受性 C 纤维具有直接的麻醉作用。GCs 能阻断神经肽合成，并可抑制 PLA2 活性。通过减轻受损神经根的炎症水肿，GCs 能改善微循环，避免神经的缺血性损伤。GCs 尚能通过抑制前列腺素合成，从而降低后角神经元敏感化及继发的中枢敏感化上发条（wind-up）现象。此外，有文献报道胶质细胞可通过致炎症因子（TNF、IL-1、IL-6）、一氧化氮（NO）、活性氧自由基（ROS）等激发和调节疼痛。糖皮质激素还可能通过抑制这些细胞因子和炎症产物发挥镇痛作用。GCs 可迅速缓和机体对内毒素的反应，同时又作用于下丘脑的体温调节中枢，降低对热原的敏感性，故对严重毒血症的发热有较好的退热作用。

2．免疫抑制作用　GCs 有强大的免疫抑制作用，其机制复杂，包括：减弱巨噬细胞的吞噬作用；抑制抗原的加工和递呈；破坏参与免疫反应的淋巴细胞；抑制淋巴组织的增殖和蛋白质合成，减少免疫球蛋白的合成；抑制补体的活性；抑制变态反应；延缓肥大细胞中组胺的合成，减少组胺的贮量；通过抑制磷酸二酯酶使胞内 cAMP 浓度增高，抑制组胺、慢反应物质（slow reaction substance of anaphylaxi，SRS-A）的释放；抑制白细胞介素的合成与释放，降低 T 淋巴细胞向淋巴母细胞的转化并减轻原发免疫反应的扩散。GCs 的不同制剂与受体亲和力不一，抗炎和抗过敏等效应也不相同（表 12-1）。

表 12-1　GCs 的受体亲和力

糖皮质激素	与胎儿肺部受体亲和力（2℃）
氢化可的松	100
泼尼松	5
泼尼松龙	220
甲泼尼龙	1 190
氟羟泼尼松龙	190
倍他米松	710
地塞米松	540

对急性免疫反应，常应用迅速起效的静脉制剂，也有主张使用大剂量糖皮质激素短时间冲击治疗。

3．对机体三大物质代谢的影响　GCs 可促进糖原合成及糖异生，减少糖利用，有中度升高血糖作用；促进蛋白质分解，抑制合成；促进脂肪分解和重新分布；增加肾小球滤过率并拮抗抗利尿激素；不具有或具有较轻的盐皮质激素样作用，从而有潴钠排钾效应。长期使用还可致低血钙和骨质脱钙。

4．增强机体应激功能　与抗炎、抗过敏及相容作用有关；肾上腺皮质功能受损的患者，对感染和各种强烈刺激的适应能力大大降低；休克患者、GCs 缺乏者对血管收缩性药物的反应性减低；对促肾上腺皮质激素诱发实验显示肾上腺皮质功能减退的患者，只有补充外源性糖皮质激素，才能恢复对血管活性药物的反应性。

5．抗内毒素和抗休克作用　GCs 不直接拮抗或破坏细菌内毒素，通过其促代谢作用改善机体的内环境，可能缓解毒血症症状；具有抗炎、抗免疫和减轻毒血症的作用；减少心肌抑制因子（myocardial depressant factor，MDF）的产生；缓解内脏小动脉痉挛；抑制血小板聚集；改善微循环，防止微血栓形成等；对休克患者，尤其是伴有肾上腺皮质功能不全的患者有一定治疗效果。

6．对中枢神经系统的作用　减少脑中抑制性神经递质 γ- 氨基丁酸（γ-aminobutyric acid，GABA）的浓度，提高中枢的兴奋性；GCs 还可降低大脑兴奋阈值，促使癫痫发作；近年来发现下丘脑与边缘系统的海马及杏仁核中 GCs 特异性受体密度很高，但与中枢兴奋性的关系尚未确定。能阻断神经肽的合成，抑制 PLA2 的活性，减轻中枢神经的炎症水肿，有助于降低颅内压，临床研究表明其减低脑和脊髓水肿，降低颅内压的作用在转移性脑肿瘤和脊髓损伤患者中尤为明显。

7. 对血液及造血系统的影响 使嗜酸性粒细胞减少；破坏血中有免疫活性的淋巴细胞；抑制中性粒细胞的游走及吞噬功能；刺激骨髓造血，使中性粒细胞和血小板数量增加。

8. 允许作用（permissive action） GCs 对某些组织细胞无直接效应，但可为其他类激素发挥效应创造条件，如：可增强儿茶酚胺类药物的缩血管作用；可增强酮洛酸及其他 NSAIDs 的镇痛效应等。

9. 局部作用 通过抑制酸性黏多糖的合成而使胶原纤维和细胞间质减少，抑制纤维母细胞的生成达到血管收缩、减轻充血及水肿、降低炎症反应并减少瘢痕形成。保护血浆中的溶酶体膜不被破坏，抑制炎症相关酶（如组织蛋白酶可溶解关节骨基质），从而保护关节软骨。

将 GCs 与局麻药罗哌卡因或布比卡因合用，可增强药物的镇痛强度，并延长阻滞时间，是日间手术常用的术中和术后镇痛方法。

第二节　糖皮质激素类药物的药理作用

一、糖皮质激素类药物的基本结构

GCs 的基本结构是甾核，含有 3 个六元环（饱和的菲 ABC 环）和 1 个五元环（环戊烷 D）。C3 和 C20 上的氧、C4 与 C5 之间的双键是保持其生理活性所必需的基本基团。

二、糖皮质激素类药物的构效关系

在 GCs 的基本结构上，增加一些功能基团将改变糖皮质激素的作用。

1. 双键的引入 在 C1 和 C2 之间引入双键（可的松变成泼尼松，氢化可的松变成泼尼松龙），其糖代谢和抗炎作用比母体强 4～5 倍，而盐代谢作用减弱。

2. 甲基的引入 C6 引入甲基，则泼尼松龙变成甲基泼尼松龙，抗炎作用进一步增强（10 倍左右），对水盐代谢的影响也进一步减弱。如甲基泼尼松龙较少引起水钠潴留，治疗高血压、水肿和心力衰竭的风险小，也较少引起低钾血症。

3. 氟的引入 如泼尼松龙 C9 引入氟，C16 加羟基，则变成醋酸地塞米松（氟羟氢化泼尼松、氟羟泼尼松龙）。C9 引入氟，C16 的 α 位加甲基，则变成地塞米松。C9 引入氟，C16 的 β 位加甲基，则变成倍他米松，抗炎作用再提高，水盐代谢作用更加减弱。

4. 其他

（1）氯的引入：地塞米松 C9 上以氯代替氟，则成氯倍他米松二丙酸酯，即倍氯米松，其局部抗炎作用较地塞米松更强而持久。局部应用很少为循环所吸收，鼻喷剂可应用于以上呼吸道症状为主要表现的过敏反应，喷雾剂可用于支气管痉挛的紧急治疗。

（2）羟基的酯化：C21 上的羟基被酯化，则作用时间明显延长。

三、糖皮质激素类药物的分类和剂型

1. 分类　根据作用时间，GCs 类药物可分为短效、中效和长效。短效药物包括氢化可的松，为与其他 GCs 类药物比较，设其抗炎强度和水盐潴留强度为 1，常规剂量为 20mg；甲基泼尼松龙抗炎强度为 5，水盐潴留强度为 0.5，与氢化可的松 20mg 的等效剂量为 4mg。中效 GCs 类药物二乙酸曲安奈德抗炎强度为 5，与氢化可的松 20mg 的等效剂量为 4mg；曲安奈德抗炎强度和等效剂量与二乙酸曲安奈德相同；倍他米松抗炎强度为 25～35，与氢化可的松 20mg 的等效剂量为 0.6mg，泼尼松、泼尼松龙及甲泼尼龙三种中效 GCs 类药物均无水盐潴留作用。长效药物地塞米松抗炎强度为 30，与氢化可的松 20mg 的等效剂量为 0.75mg，无盐皮质激素作用。与氢化可的松相比中效和长效 GCs 类药物对下丘脑 - 垂体 - 肾上腺皮质抑制作用轻微（地塞米松除外），不良反应均较轻。GCs 类药物依据作用时间分类，见表 12-2。

表 12-2　GCs 类药物依据作用时间分类

	GCs 类药物	血浆半衰期 /h	生物半衰期 /h
短效	可的松	0.5	8～12
	氢化可的松	1.7～2.1	8～12
中效	泼尼松	2.9～4.1	18～36
	泼尼松龙	2.7～4.1	18～36
	甲泼尼龙	1.6～3.4	18～36
长效	地塞米松	4.1～5.4	36～54

2. 剂型　不同的 GCs 类药物剂型有不同特性，注射用甲泼尼龙琥珀酸钠（甲强龙）无 C6α 甲基，电活性弱，较之水溶性地塞米松作用更快，但维持较短。两者对组织刺激较小，可用于除中枢部位以外的全身各部位注射；曲安奈德注射液（康宁克通 -A）为混悬液，对局部刺激作用大，可引起注射部位疼痛，不用于静脉和硬膜外腔注射，疗效可维持约 7d，用于关节痛、肩周炎、腱鞘炎、皮肤病的治疗和慢性腰腿痛；复方倍他米松注射液（得宝松）为倍他米松磷酸钠 2mg 与二丙酸倍他米松 5mg 组成的复方制剂，局部注射后前者易溶于水，可被迅速吸收而起效，1h 后达到血浆峰浓度，后者微溶于水，缓慢经组织吸收，维持疗效，作用可维持 3～4w。其制剂为微晶体混悬液，可用于肌内或硬膜外腔注射，但不用于静脉或皮下注射。得宝松局部注射对风湿病引起的疼痛、骨关节炎或软组织炎性疼痛、神经根病变引起的疼痛及复杂性区域疼痛综合征有良好效果。

GCs 类药物的副作用主要见于长期和较大剂量用药的患者中。虽有人认为，一次性使用 GCs 类药物，尤其是作用时间不长的剂型是安全的，但在高危患者中使用 GCs 类药物无安全性可言，仍是普遍的看法。目前市场上销售的任何 GCs 类药物注入蛛网膜下隙都有可能造成潜在的或有临床表现的毒副反应，使用时必须衡量药物的利弊。GCs 类药物直接注射到坐骨神经有不同程度产生神经毒性反应的报告，地塞米松毒性较小，临床上低剂量的地塞米松或注射用甲泼尼龙琥珀酸钠仍在较普遍使用。混悬剂曲安奈德毒性中等，二乙酸曲安奈德和氢化可的松能造成严重轴突变性。

四、糖皮质激素类药物的药动学

1. 吸收 口服及肌内或静脉注射均可吸收，也可由皮肤、眼结膜等局部吸收。可的松与氢化可的松吸收快而完全，1～2h 血药浓度可达高峰，一次服药作用可维持 8～12h。与地塞米松相比，甲基强的松龙透过脂膜的屏障快，可迅速到达受体，穿透血脑屏障约需 30min～6h，起效较迅速，而地塞米松需 24～72h。

注射时水溶剂吸收快，混悬剂吸收慢。

关节腔内注射二丙酸倍他米松或甲基强的松龙可缓解关节炎症，前者作用可达 3w，后者作用可达 10d 左右，倍他醋酸酯可缓解 5d 左右。二丙酸倍他米松的微晶体结构可能与其长期抗炎作用相关。

2. 代谢 通过肝脏代谢，经还原反应，与葡糖醛酸结合，由肾排出。人工合成的 GCs 类药物因 C1 与 C2 位上有双键，不易被还原，活性较强，半衰期较长。

可的松与泼尼松在肝脏内分别转化为氢化可的松和泼尼松龙而生效，故严重肝功能不全的患者只宜应用氢化可的松或泼尼松龙。

3. 分布和排泄 全身作用的 GCs 类药物吸收后分布广泛，其靶细胞在肝、骨骼肌、肺、心、肾、胃和平滑肌等处分布。

大部分从尿中排出，约 90% 以上在 48h 内出现于尿中，少部分可经肠道排泄。

五、糖皮质激素类药物的效应及不良反应

GCs 类药物的效应及不良反应与用药时间长短和剂量呈正相关，短时间内大量使用或低剂量较长时间使用不良反应发生率较低。其效应及不良反应如下：

1. 内分泌系统 使用 GCs 类药物疗程长、累计剂量较高者（如泼尼松日剂量≥20mg/d，3w 以上）易发生 HPA 的破坏，不同制剂对 HPA 的抑制效能有较大差别（表 12-3），一旦 HPA 功能破坏，停药后甚至需要 1 年的时间才能恢复其正常功能。使用 GCs 类药物的其他内分泌改变包括肾上腺皮质功能亢进、库欣（Cushing）综合征、高糖血症或加速糖尿病恶化、免疫抑制、低钾血症、闭经、月经失调、生长迟缓。对糖生成不同制剂有不同促进作用，二丙酸倍他米松稍弱于倍他米松，而倍他米松、地塞米松和甲基强的松龙之间差别不明显。糖尿病患者应视为 GCs 类药物的高危患者，几乎没有任何剂量和任何次数的使用是安全的，甚至一次给药可能导致严重后果。

2. 心血管系统 高血压、液体潴留、充血性心力衰竭、深静脉血栓形成。

表 12-3 不同 GCs 类药物对 HPA 的抑制

GCs 类药物	对 HPA 的抑制作用	HPA 抑制时间 /d
氢化可地松	1	1.25～1.50
泼尼松	4	1.25～1.50
泼尼松龙	4	1.25～1.50
甲泼尼龙	5	1.25～1.50
倍他米松	50	3.25
地塞米松	50	2.75

注：设氢化可地松对 HPA 的抑制强度为 1。

3．骨骼肌肉系统　骨质疏松、骨缺血性坏死、病理性骨折、肌营养不良及萎缩、肌痛、关节痛。

4．心理影响　情绪波动、欣快、失眠、焦虑、抑郁，诱发精神病发作。

5．消化系统　溃疡性食管炎、胃溃疡、胃出血、腹泻、便秘。

6．眼　视网膜出血、后囊下白内障、眼压增高、眼球突出、青光眼、视神经受损，继发性真菌和病毒感染。

7．皮肤系统　面部潮红、创面愈合迟缓、色素沉着过度或不足、皮炎、多毛、皮肤萎缩、色素过度沉着或皮下注射时色素沉着不足，皮肤萎缩，无菌性脓肿。

8．代谢和免疫　高糖血症、脂肪重分布、负氮平衡、水钠潴留、免疫力低下易激发感染。

9．神经系统　头痛、眩晕、躁动、多动症。

10．嗅觉丧失多见于倍他米松局部注射。

11．偶见发热、硬膜外脂肪增生等。

12．过敏反应　主要是制剂中添加剂所致。

13．长期大量应用还可引起类肾上腺皮质功能亢进综合征（医源性 Cushing 综合征），表现有满月脸、水牛背、痤疮、水肿、低血钾、高血压、糖尿病，停药后上述不良反应逐渐消失，数月恢复正常。必要时可给予对症治疗，注意补钾。在饮食方面采用低盐、低糖、高蛋白饮食。

14．长期应用的另一并发症是抑制机体防御功能，诱发或加重感染，如诱发严重感染，使原有结核灶扩散、恶化等。

15．长期应用还可导致消化性溃疡，GCs 类药物刺激胃酸及胃蛋白酶的分泌，抑制胃黏液分泌，降低胃黏膜的抵抗力，增加儿茶酚胺的缩血管作用而使胃循环障碍，诱发或加剧胃及十二指肠溃疡、消化道出血或穿孔。较少数患者可诱发胰腺炎或脂肪肝。

16．长期应用皮质激素尤其是大剂量皮质激素时，因 GCs 类药物促进蛋白质分解，抑制其合成及增加钙磷排泄，可致骨质疏松，肌肉萎缩，甚至导致骨折；抑制成纤维细胞代谢，阻碍肉芽组织形成，延迟伤口愈合；抑制生长因素分泌，可影响生长发育。

17．临床上也应注意，GCs 类药物使眼前房角小梁网状结构的胶原囊肿胀，房水流通受阻，可使眼压升高，引起白内障。精神失常、偶可致畸胎等也是用药时必须警惕的副作用。

第三节　糖皮质激素类药物在疼痛治疗中的适应证和用法

一、适应证

GCs 类药物素在慢性疼痛治疗中的主要适应证为：防治手术创伤后恶心、呕吐，治疗炎症及创伤后疼痛、肌肉韧带劳损、神经根受压、水肿和炎症反应引起的疼痛、软组织或骨关节无菌性炎性疼痛、风湿病和风湿性疼痛、癌痛及复杂区域疼痛综合征。

二、用法

除全身给药外，常采用的给药途径包括关节腔内给药、关节周围给药、肌腱和韧带周围给药、肌肉痛点给药、硬膜外腔给药及皮肤损害部位注射。根据病症选用不同的给药方式和不同的药物剂型能发挥更好的镇痛效应。GCs 类药物局部注射可以达到局部作用最大化和全身作用最小化,尤其适用于局部病变,如滑囊炎、肌腱炎、腱鞘炎、滑膜炎、骨软骨炎、关节韧带扭伤以及神经嵌压综合征等。可以通过硬膜外注射、关节腔注射、关节周围注射、痛点注射及韧带周围注射等达到治疗目的。

硬膜 GCs 类药物注射常用于坐骨神经痛和神经根病变或受压的患者,但临床上应该严格掌握适应证,患者应以符合神经分布规律的腿痛为主,并具有神经根病变相应的阳性检查发现(反射改变或具有运动功能减弱等)。同时,疼痛应该足以影响患者的功能和生活质量,应该具有明确的影像学证据(CT 或 MRI),证实存在与临床表现符合的椎间盘病变和骨质增生等。操作最好在影像学定位下进行,患者没有局部或全身使用 GCs 类药物的禁忌证,治疗也可配合口服非甾体抗炎药或其他保守治疗方法。

第四节 糖皮质激素类药物的临床合理应用

一、临床合理应用糖皮质激素类药物的基本原则

以下措施应视为 GCs 类药物临床合理应用的基本原则:采用最低的有效药物剂量,疾病允许时即酌情停药;尽量进行物理治疗,避免制动,预防肌病;防止反跳现象出现;补钙,最低量为 1 500mg/d;补充维生素 D,最低量为 400IU/d;二磷酸盐治疗,有利于骨质重建,推荐量大于 7.5mg/d,最少应用 3 个月;对患者进行 GCs 类药物不良反应的教育。

二、停药反应

长期应用 GCs 类药物的患者,骤然停药可能发生程度不等的停药反应,故长期用药者应采用逐步减量的方法停药。

1. 医源性肾上腺皮质功能不全(肾上腺危象) 长期使用 GCs 类药物,反馈引起下丘脑促肾上腺皮质激素释放激素(CRF)和垂体前叶促肾上腺皮质激素(ACTH)分泌减少,肾上腺皮质萎缩,减量过快或突然停药可引起医源性肾上腺皮质功能不全。少数患者停药后遇到严重应激情况(严重感染、创伤、出血等),可发生肾上腺危象,表现为恶心、呕吐、低血压、休克、低血糖、肌无力等,需及时抢救,临时使用不低于 GCs 类药物的原剂量。

2. 反跳现象 突然停药或减量过快,原有症状可迅速出现或加重。与患者对 GCs 类药物产生依赖或病情尚未完全控制有关。体内垂体-肾上腺素系统已被抑制者,可能需要 2~6 个月时间才能恢复正常分泌功能。

3. 成瘾反应 减量太快或突然停药可引起成瘾反应,表现为疲乏不适、情绪消沉、食欲减退、有恐惧感和症状复发感,与患者精神和生理依赖有关。治疗宜再用 GCs 类药物,同时向患者解释,减除其对日后减量或停药的顾虑。内源性糖皮质激素由肾上腺皮质束状带分泌,与受体结合后介导基因表达而发挥药理效应。

三、需要关注的其他问题

临床合理使用 GCs 类药物,应特别关注下列问题:

1. 患者应排除慢性感染/机会感染的可能,尤其是结核菌感染、霉菌感染和艾滋病。使用前进行胸片 X 光的检查以及结核菌素皮试,因为机会性感染或慢性感染初始时若被忽视,就有可能在使用 GCs 类药物后感染迅速播散或加重。

2．进行糖耐量试验，检测空腹血糖是否足够完成治疗，进行定期血糖监测，尤其长期治疗前要考虑这个问题。

3．考虑骨质疏松相关疾病的风险，如果有可能，进行骨矿物质密度检测，骨质疏松高危人群尤为注意，可采取预防性的措施防止骨质疏松的出现。

4．患者有严重的胃肠道溃疡性疾病时应视为相对禁忌，严重者可考虑作大便潜血试验和血色素、平均血细胞比容、全血细胞检查。

5．严重的高血压、心脏病患者应当注意，评价外周水肿的情况以及作全身体检。

6．有精神病史的患者应视为相对禁忌，如需使用，必须严密监测。

（徐建国）

参 考 文 献

[1] ALBRECHT U. Molecular Mechanisms in Mood Regulation Involving the Circadian Clock. Front Neurol，2017，8：30.

[2] CAIN D W，CIDLOWSKI J A. Immune regulation by glucocorticoids. Nat Rev Immunol，2017，17（4）：233-247.

[3] RAGLAN G B，SCHMIDT L A，SCHULKIN J. The role of glucocorticoids and corticotropin-releasing hormone regulation on anxiety symptoms and response to treatment. Endocr Connect，2017，6（2）：R1-R7.

[4] TAO F，WANG G，MAO B，et al. Prophylactic administration of parenteral steroids for preventing airway complications after extubation in adults: meta-analysis of randomised placebo controlled trials. BMJ，2008，337：a1841.

[5] KWON S K，YANG I H，BAI S J，et al. Periarticular injection with corticosteroid has an additional pain management effect in total knee arthroplasty. Yonsei Med J，2014，55（2）：493-498.

[6] DAKER C，DANNHORN E H，PATEL S，et al. Beneficial effect of intra-operative methylprednisolone on immediate post liver transplant intensive care course. Ann Transplant，2015，20：76-84.

[7] KESKI-NISULA J，SUOMINEN P K，OLKKOLA K T，et al. Effect of timing and route of methylprednisolone administration during pediatric cardiac surgical procedures. Ann Thorac Surg，2015，99（1）：180-185.

[8] SUEZAWA T，AOKI A，KOTANI M，et al. Clinical benefits of methylprednisolone in off-pump coronary artery bypass surgery. Gen Thorac Cardiovasc Surg，2013，61（8）：455-459.

[9] LUNN T H，KRISTENSEN B B，ANDERSEN L Ø，et al. Effect of high-dose preoperative methylpred-nisolone on pain and recovery after total knee arthroplasty: a randomized，placebo-controlled trial. Br J Anaesth，2011，106（2）：230-238.

[10] AWAD K，AHMED H，ABUSHOUK A I，et al. Dexamethasone combined with other antiemetics versus single antiemetics for prevention of postoperative nausea and vomiting after laparoscopic cholecystectomy: An updated systematic review and meta-analysis. Int J Surg，2016，36（Pt A）：152-163.

[11] GALLAGHER T Q，HILL C，OJHA S，et al. Perioperative dexamethasone administration and risk of bleed-ing following tonsillectomy in children: a randomized controlled trial. JAMA，2012，308（12）：1221-1226.

[12] TARANTINO I，WARSCHKOW R，BEUTNER U，et al. Efficacy of a single preoperative dexamethasone dose to prevent nausea and vomiting after thyroidectomy（the tPONV study）: a randomized，double-blind，placebo-controlled clinical trial. Ann Surg，2015，262（6）：934-940.

[13] KIM S Y，KOO B N，SHIN C S，et al. The effects of single-dose dexamethasone on inflammatory response and pain after uterine artery embolisation for symptomatic fibroids or adenomyosis: a randomised controlled

study. BJOG，2016，123（4）：580-587.

[14] BOIVIN R，VARGAS A，LEFEBVRE-LAVOIE J，et al. Inhaled corticosteroids modulate the（+）insert smooth muscle myosin heavy chain in the equine asthmatic airways. Thorax，2014，69（12）：1113-1119.

[15] PEARSE R M，YOUNG J D. Steroids to prevent postextubation laryngeal oedema. Lancet，2007，369（9567）：1060-1061.

[16] FRANÇOIS B，BELLISSANT E，GISSOT V，et al. 12-h pretreatment with methylprednisolone versus placebo for prevention of postextubation laryngeal oedema：a randomised double-blind trial. Lancet，2007，369（9567）：1083-1089.

[17] RASMUSSEN S B，SAIED N N，BOWENS C J R，et al. Duration of upper and lower extremity peripheral nerve blockade is prolonged with dexamethasone when added to ropivacaine：a retrospective database analysis. Pain Med，2013，14（8）：1239-1247.

[18] NAKAMURA Y，NAKANO N，ISHIMARU K，et al. Inhibition of IgE-mediated allergic reactions by pharmacologically targeting the circadian clock. J Allergy Clin Immunol，2016，137（4）：1226-1235.

[19] ZHANG Q，YE J，ZHENG H. Dexamethasone attenuates echinococcosis-induced allergic reactions via regulatory T cells in mice. BMC Immunol，2016，17：4.

[20] ABATE M，GUELFI M，PANTALONE A，et al. Therapeutic use of hormones on tendinopathies：a narrative review. Muscles Ligaments Tendons J，2016，6（4）：445-452.

[21] YENDE S，THOMPSON B T. Evaluating glucocorticoids for sepsis：time to change course. JAMA，2016，316（17）：1769-1771.

[22] RICHTER A I，LISTING J I，SCHNEIDER M，et al. Impact of treatment with biologic DMARDs on the risk of sepsis or mortality after serious infection in patients with rheumatoid arthritis. Ann Rheum Dis，2016，75（9）：1667-1673.

[23] 卫生部. 糖皮质激素类药物临床应用指导原则. 实用防盲技术，2012，28（1）：38-45.

[24] 石炳毅，陈莉萍. 中国肾移植排斥反应临床诊疗指南（2016版）. 器官移植，2016，7（5）：332-338.

第十三章 其 他 药 物

在前面的章节中，分别介绍了疼痛治疗中较多应用的阿片类药物、曲马多和他喷他多、非甾体抗炎药、抗抑郁药、抗惊厥药、NMDA 受体拮抗剂、α_2 受体激动剂、局部麻醉药和糖皮质激素类药物。但诱发疼痛的疾病错综复杂，在缓解疼痛的同时，还要兼顾病因，如：风湿类疾病、痛风、骨质疏松的治疗药物；某些特殊类型的疼痛如偏头痛、肌肉痉挛性疾病的治疗药物；还有一些药物如神经妥乐平已被临床证明能够缓解伴发麻木、发冷的疼痛；最后神经破坏药、中药、马来酸氟吡汀、齐考诺肽等药物也是疼痛治疗可能使用的药物。本章将分别介绍这些与疼痛治疗相关，但前面章节未提及的药物。

第一节 抗 风 湿 药

风湿性疾病是泛指影响骨、关节及周围软组织，如肌肉、滑囊、肌腱、筋膜、神经等的一组疾病。按照其发病机制、病理及临床特点，可分为十大类近 200 种疾病。风湿类疾病常伴有肌肉、关节、脊柱的疼痛，是疼痛门诊常见的疾病。

用于治疗风湿性疾病的药物主要包括非甾体抗炎药（NSAIDs）、糖皮质激素类药物、改变病情的抗风湿药（disease modifying anti-rheumatic drugs，DMARDs）。其中 NSAIDs 和糖皮质激素类药物在前面的章节中已经详细介绍，本节主要介绍 DMARDs（表 13-1）。

表 13-1 DMARDs

药品名称	单次剂量	频次	给药途径	备注
甲氨蝶呤	7.5～20mg	q.w.	口服	餐后服用，一周 1 次，定期检查肝肾功能、血常规
来氟米特	10～20mg	q.d.	口服	餐后服用，定期检查肝肾功能
柳氮磺胺吡啶	0.25g	b.i.d.	口服	餐后服用，磺胺类过敏者禁用，检测肝肾功能
硫酸羟氯喹	0.2g	b.i.d.	口服	定期检查眼底和视力
青霉胺	0.125g	b.i.d.	口服	
环孢素 A	3～5mg/kg	q.d./b.i.d.	口服	餐后服用，定期测定血药浓度
雷公藤	10～20mg	t.i.d.	口服	餐后服用，检查肝肾功能，有妊娠需求或孕妇禁用
白芍总苷	0.6g	b.i.d.～t.i.d.	口服	餐后服用，偶有软便
青藤碱	20～60mg	t.i.d.	口服	

续表

药品名称	单次剂量	频次	给药途径	备注
依那西普	25mg	b.i.w.	皮下注射	
英夫利昔单抗	每次3mg/kg	第0周、2周、6周各1次，之后每4～8周1次	静脉滴注	
阿达木单抗	40mg	每2周1次	皮下注射	

注：q.w. 每周1次；q.d. 每天1次；b.i.d. 每天2次；t.i.d. 每天3次；b.i.w. 每周2次。

DMARDs 指可以减轻包括类风湿性关节炎（rheumatoid arthritis，RA）在内的炎性关节病症状和体征及延缓关节病变进展，防止关节结构破坏的药物，如柳氮磺吡啶、金制剂、羟氯喹等。广义上的 DMARDs 还包括免疫抑制剂如甲氨蝶呤、来氟米特、硫唑嘌呤等。这些药物通过抑制炎症或作用于免疫反应过程的一个或多个环节而抑制病变发展，有的机制仍不清楚。临床上有时联合应用 2～3 种不同机制的 DMARDs。下面分别介绍常用的 DMARDs。

一、柳氮磺吡啶

1. 适应证　柳氮磺吡啶（sulfasalazine）用于 RA、强直性脊柱炎、幼年性风湿性关节炎、银屑病关节炎、溃疡性结肠炎等。

2. 药动学　口服后部分在胃肠道吸收，通过胆汁可重新进入肠道，未吸收部分可在回肠末端和结肠被细菌分解为 5- 氨基水杨酸与磺胺吡啶，5- 氨基水杨酸几乎不被吸收，大部分以原型自粪便排出，但其 N- 乙酰衍生物可见于尿中。5- 氨基水杨酸可抑制前列腺素合成。从而起抗炎作用；磺胺吡啶可被吸收至血，血中磺胺吡啶及其代谢物的浓度与毒性相关，超过 $50\mu g/ml$ 时具有毒性，应减低剂量。

3. 不良反应　常见于用药的前 2～3 个月，包括上腹不适，头晕、头痛。小剂量开始渐增剂量可减轻并发症发生。白细胞减少多见于用药的前 3～6 个月，故用药 2～4w 应复查一次血常规。偶见皮疹、发热、胰腺炎、肝炎等。

对磺胺类药物过敏者对本品有交叉过敏，对呋塞米、磺酰基类、噻嗪类利尿药、碳酸能酶抑制药或水杨酸过敏者，对本药也会过敏。

对粒细胞减少、血小板减少、尿路或肠道阻塞者，6- 磷酸葡糖脱氢酶缺乏（新生儿可致溶血性贫血）者，肝、肾功能不全者禁用，2 岁以下儿童和孕妇禁用。

二、金诺芬

1. 适应证　金诺芬（auranofin）片是起效慢的抗类风湿类消炎药，疗效判定需在服药后至少 3 个月，机制可能与其抑制巨噬细胞相关。由于作用慢而很少单用于 RA，常与其他药合用。

2. 药动学　口服后所含金诺芬片的 25% 被吸收，其中约 40% 与红细胞结合，60% 与白蛋白结合，主要通过粪便消除（80%～90%），其次经尿液（9%～17%）消除。

3. 不良反应　如腹泻、稀便、恶心、腹痛、皮疹、瘙痒，但较轻微，一般不需停药，但严重皮疹需停药。

4. 用法和用量　口服初始量 3mg/d，2w 后增至 6mg/d，6 个月无效可加量至 9mg/d，分 3 次服用，如仍连续 3 个月无效则应停药。

三、青霉胺

1. 适应证　青霉胺（penicillamine）用于治疗类风湿性关节炎、硬皮病、肝豆状核变性、重金属中毒。

2. 用法和用量　初始剂量为 125～150mg，以后每 1～2 月增加 125～150mg，平均剂量为 500～700mg，小儿 30mg/kg 分 2～3 次服用。类风湿性关节炎患者服用本药 2～3 个月奏效，长期服用本药应加用维生素 B_6 以补偿消耗及正常所需量。

3. 不良反应　出现过敏、造血系统和肾功能损害等少见的不良反应，必须停药。

四、抗疟药

抗疟药（antimalarial drug）包括羟氯喹和氯喹两种。可单用于病程较短、病情较轻的患者。对于重症或有预后不良因素者应与其他 DMARD 合用。该类药起效缓慢，服用后 2～3 个月见效。用法为羟氯喹 200mg，每天 2 次。氯喹 250mg，每天 1 次。前者的不良反应较少，但用药前和治疗期间应每年检查 1 次眼底，以监测该药可能导致的视网膜损害。氯喹的价格便宜，但眼损害和心脏相关的不良反应（如传导阻滞）较羟氯喹常见，应予警惕。

五、托法替尼

托法替尼是一种口服的小分子 JAK_1 和 JAK_3 活性抑制剂，可阻断多种炎性信号转导，对类风湿性关节炎、溃疡性结肠炎、银屑病等有良好的治疗效应。目前已成功用于甲氨蝶呤反应不佳或患者不能耐受甲氨蝶呤的中到重度类风湿性关节炎患者。

1. 药理作用　托法替尼对 JAKs 的抑制作用有较高的选择性。能有效地抑制 JAK_3（$IC_{50}=$1.6nmol/L），对 JAK_1、JAK_2 和 TyK_2 也有较强的抑制作用（三者的 IC_{50} 分别为 3.2nmol/L、4.1nmol/L 和 34.1nmol/L）。

在猕猴长期给药（口服 30mg/kg，4/d，3w）显示本品可剂量依赖性和时间依赖性地减少循环内 NK 细胞（最终减少约 80%）和 $CD8^+$ T 细胞（最终下降约 43%）。

在小鼠关节模型中，托法替尼皮下注射可减轻鼠爪肿胀和炎性反应，血清 IL-6 水平明显减低。

2. 临床应用　目前常用的 DMARD 主要有甲氨蝶呤以及 TNFα 拮抗剂依那西普、英夫利昔单抗和阿达木单抗。托法替尼作为新型 JAK 激酶抑制剂能改善类风湿关节炎的症状和体征，减缓关节损伤并改善身体功能，有望成为新的治疗选择，但对其最终评价仍有待于循证医学的支持。

健康志愿者口服托法替尼 50mg，一个小时后达血药峰浓度值，$t_{1/2}$ 约为 2.5～3.2h，超过 65% 的未经代谢的托法替尼经肾排出，托法替尼不影响肾小球滤过率和肌酐清除率，也不减低肾血流量。托法替尼剂量为 5～10mg，2 次 /d，也有人主张此药仅用于甲氨蝶呤或 TNFα 抑制剂疗效不佳或有禁忌证的各种情况。

3. 不良反应　主要不良反应包括头晕、头痛、胃肠道反应（恶心、腹泻）、鼻咽炎、中性粒细胞减少、贫血。严重的不良反应包括转氨酶增高和肌酐增高。

六、生物制剂

治疗 RA 的生物制剂主要包括肿瘤坏死因子（tumor necrosis factor，TNF）拮抗剂、白细胞介素 IL-1 和 IL-6 拮抗剂、抗 CD20 单抗以及 T 细胞共刺激信号抑制剂等。

1. TNFα 拮抗剂　TNFα 在类风湿性关节炎的发病机制中起主导作用，滑膜中 TNFα 水平和滑膜的巨噬细胞骨浸润高度相关。TNFα 刺激巨噬细胞分泌产生 TL_6、TL_8、MCP1 及氧自由基等。该类制剂主要包括全人源可溶性 TNFα 拮抗剂依那西普（etanercept）及英夫利昔单抗（infliximab）和阿达木单抗（adalimumab）。依那西普和甲氨蝶呤早期合用疗效好，体内消除半衰期约为 70h，推荐剂量和用法是 25mg/ 次，皮下注射，每周 2 次，或 50mg/ 次，皮下注射，每周 1 次。英夫利昔是人鼠嵌合型单克隆抗体，半衰期约为 8～9.5d，治疗 RA 的推荐剂量为每次 3mg/kg，静脉滴注，第 0w、2w、6w 各 1 次，之后每 4～8w 1 次。阿达木也是人源性单克隆抗体，平均半衰期为 14d，治疗 RA 的剂量是 40mg/ 次，皮下注射，每 2w 1 次。与传统 DMARD 相比，TNFa 拮抗剂的主要特点是起效快、抑制骨破坏的作用明显，患者总体耐受性好。

这类制剂可有注射部位反应或输液反应，可能有增加感染和肿瘤的风险，偶有药物诱导的狼疮样综合征以及脱髓鞘病变等。用药前应进行结核筛查，活动性感染和肿瘤除外。

2. IL-6 拮抗剂（tocilizumab）　主要用于中重度 RA，对 TNFα 拮抗剂反应欠佳的患者可能有效。推荐的用法是 4～10mg/kg，静脉输注，每 4w 给药 1 次。常见的不良反应是感染、胃肠道症状、皮疹和头痛等。

3. IL-1 拮抗剂　阿那白滞素（anakinra）是目前唯一被批准用于治疗 RA 的 IL-1 拮抗剂。推荐剂量为 100～150mg，1 次 /d，皮下注射。其主要不良反应是与剂量相关的注射部位反应及可能增加感染概率等。

4. 抗 CD20 单抗　利妥昔单抗（rituximab）的推荐剂量和用法是：第一疗程可先予静脉输注 500～1 000mg，2 周后重复 1 次。根据病情可在 6～12 个月后接受第 2 个疗程。每次注射利妥昔单抗之前的半小时内先静脉给予适量甲泼尼龙。利妥昔单抗主要用于 TNFα 拮抗剂疗效欠佳的活动性 RA。常见的不良反应是输液反应，静脉给予糖皮质激素类药物可将输液反应的发生率和严重度降低。其他不良反应包括高血压、皮疹、瘙痒、发热、恶心、关节痛等，可能增加感染概率。

5. CTLA4-Ig　阿巴西普（abatacept）用于治疗病情较重或 TNFα 拮抗剂反应欠佳的患者。根据患者体重不同，推荐剂量分别是：500mg（＜60kg）、750mg（60～100kg）、1 000mg（＞100kg），分别在第 0w、2w、4w 经静脉给药，每 4w 注射 1 次。主要的不良反应是头痛、恶心，可能增加感染和肿瘤的发生率。

七、植物药制剂

1. 雷公藤多苷　有抑制淋巴、单核细胞及抗炎作用。用法为 30～60mg/d，分 3 次服用，其不良反应为对性腺的毒性，出现月经减少、停经、精子活力及数目降低、皮肤色素沉着、指甲变薄软、肝损伤、胃肠道反应等。

2. 青藤碱　常用剂量为 60mg，饭前口服，每日 3 次。常见不良反应有皮肤瘙痒、皮疹等过敏反应，少数患者出现白细胞减少。

3. 白芍总苷　常用剂量为 0.6g，每日 2～3 次。其不良反应有大便次数增多，轻度腹痛，纳差等。

（周路阳）

第二节　免疫抑制药

免疫调节药通过影响机体免疫应答反应和免疫病理反应而调节免疫功能,防治免疫功能异常所致的疾病,可分为免疫抑制药和免疫增强药。本节主要讲免疫抑制药。

免疫抑制药主要用于预防免疫病理反应,用于风湿性疾病如类风湿性关节炎、系统性红斑狼疮等免疫疾病以及器官移植排斥反应的防治。

该类药可暂时缓解症状,延缓病情发展,但不能根治。尽管作用机制和效应不一,但也有共同特点:

1. 多数免疫抑制药作用缺乏选择性,既抑制免疫病理反应,也抑制正常免疫反应。故可出现骨髓抑制、周围造血细胞减少、肝功能损害、肺纤维化、胃肠症状、脱发、感染等不良反应。对细胞免疫和体液免疫选择性较差。环孢素、他克莫司对 T 细胞有选择性抑制作用。

2. 不同类型的免疫病理反应对免疫抑制药敏感性不同,如 I 类过敏反应对细胞毒类药不敏感,可能药物对已形成的 IgE 无效,而神经类过敏反应对免疫抑制药较敏感。可能是因为药物可使致敏的淋巴细胞和单核巨噬细胞减少。甲氨蝶呤具有显著的抗炎作用,故可抑制免疫炎性反应。

3. 各种药物通过不同途径抑制不同种类细胞合成 DNA 所需的核苷酸而达到抑制淋巴细胞的作用。如甲氨蝶呤干扰嘌呤和嘧啶核苷酸,硫唑嘌呤干扰腺嘌呤及鸟嘌呤核苷酸,来氟米特干扰嘧啶核苷酸,环磷酰胺交叉联结干扰 DNA 合成。此类药对增生活跃的活化淋巴细胞的免疫抑制作用更明显且与剂量相关。

此类药本为抗肿瘤或器官移植后抗排斥药,恰当应用于风湿类疾病可促使疾病进入缓解期,但并非这类疾病的根治药,由于起效需一定时间,多与糖皮质激素类药物或其他改变病情的抗风湿药联合应用。

一、甲氨蝶呤

1. 适应证　甲氨蝶呤(methotrexate, MTX)适用于类风湿性关节炎,幼年类风湿性关节炎的多关节型,脊柱关节病的周围关节炎以及银屑病、皮肌炎等。

2. 药理作用　本药及代谢产物(甲氨蝶呤多种谷氨酸盐)抑制二氢叶酸还原酶,干扰嘌呤核苷酸的形成,并抑制胸腺嘧啶合成酶,干扰胸腺嘧啶核苷酸的合成。由于多核苷酸受抑制直接影响细胞合成 DNA,使活化淋巴细胞的生成和增殖受抑制,从而抑制 IL-1、IL-6 等炎性细胞因子释放而具抗炎作用。

3. 药动学　口服后生物利用度变动大,范围为 25%～100%,在肝代谢为活性成分以及羟基化合物和存在于细胞内的谷氨酸盐代谢物。

4. 用法和用量　用于抗风湿关节炎,本品剂量远低于抗癌症药物剂量。口服起始量为 7.5mg,每周 1 次,可酌情增至 20mg,每周 1 次。肌内、静脉注射 10～15mg,每周 1 次。

5. 注意事项　对各种关节炎起效期为 3～6w,评价本药的效应在 8w 后进行。

二、来氟米特

1. 适应证　来氟米特(leflunomide)适用于 OA、RA、系统性红斑狼疮、银屑病等。主要依赖代谢物 A771726 发挥活性。

2. 用法和用量 成人,口服,每日 1 次,每次 20mg,病情控制后可用 10～20mg。

三、环磷酰胺

1. 适应证 环磷酰胺(cyclophosphamide)适用于系统性红斑狼疮、大动脉炎、显微镜下多动脉炎。

2. 药动学 在体外无毒性,进入体内后经肝 P450 水解成醛磷酰胺,后者再转运至组织中形成酰胺氮芥而发挥作用。

3. 注意事项 妊娠期妇女禁用,环磷酰胺有致突变、致畸作用,可造成胎儿死亡或先天性畸形。

四、硫唑嘌呤

1. 适应证 硫唑嘌呤(azathiopurine,Aza)适用于多系统的自身免疫性疾病,如系统性红斑狼疮、皮肌炎、系统性血管炎、类风湿性关节炎、白塞病等。

2. 用法和用量 成人起始剂量为 100mg,每日最大剂量为 150mg。疗效明显减量至每日 50mg。

五、环孢素

1. 适应证 环孢素(cyclosporin)广泛用于器官移植,用于预防机体的排异反应;已用于 RA、全身系统性红斑狼疮、狼疮肾、葡萄膜炎、银屑病关节炎、皮肌炎、胰岛素依赖糖尿病等自身免疫性疾病的治疗。

2. 药动学 环孢素不溶于水,溶于脂肪和有机溶剂。临床口服或肌内注射均为其橄榄油溶液。环孢素吸收慢且不完全,食物可影响其吸收。环孢素与血浆蛋白尤其是脂蛋白有较高的结合率,主要在肝脏完全代谢,终末清除半衰期在 6h(健康志愿者)和 20h(严重肝病患者)之间。

3. 毒性反应 肾毒性是环孢素最常见的不良反应,发生率为 70%～100%。肝毒性一般发生在用药早期,可自限。高血压发生率在 20% 以上,可能是环孢素使交感神经兴奋的结果。此外还有多毛,牙龈增生,抑制免疫导致病毒、真菌感染、肿瘤发生的风险。

4. 用法和用量 每日 3～5mg/kg,分 1～2 次口服,服药期间应严密监测血药浓度。

(周路阳)

第三节 抗偏头痛药

偏头痛(migraine)是一种因神经—血管功能障碍引起的一种持续性头痛。临床常见,但发病机制不清。与内分泌、代谢、遗传等多种因素有关。5- 羟色胺(5-HT)的 5-HT$_{1D}$ 和 5-HT$_2$ 受体与偏头痛发生关系密切。5-HT 水平降低在偏头痛发生中具有重要意义。

利血平是中枢神经 5-HT 耗竭药,可诱发偏头痛,睡眠可减少 5-HT 神经元的点燃,终止偏头痛发作。5-HT$_2$ 拮抗药有预防偏头痛作用。5-HT$_{1D}$ 受体激动药舒马曲坦对偏头痛有较满意疗效。

偏头痛治疗药物包括:NSAIDs、皮质激素、曲普坦类和麦角衍生物及抗精神病药(氟哌啶醇、氯丙嗪)和抗呕吐药(昂丹司琼、多潘立酮)。预防药物包括:β 肾上腺素受体拮抗药、钙通道阻滞药、抗抑郁药、抗惊厥药、麦角衍生物、NSAIDs 等。麦角衍生物虽有治疗偏头痛急性发作的作用，但由于副作用大，现临床上已基本不用。

本节仅介绍中至重度偏头痛的治疗药物曲坦类药物和对偏头痛有防治作用的氟桂利嗪和苯噻啶。

一、曲坦类药物

5-HT 是体内一个重要的神经递质和自身调节物质，在哺乳动物的细胞质中合成，对平滑肌、腺体、神经节等有多种作用，含量偏少时可导致智力障碍、失眠和痛阈降低。5-HT 受体有许多，包括 $5-HT_1$、$5-HT_2$、$5-HT_3$、$5-HT_4$ 和 $5-HT_7$ 等。5-HT 在偏头痛的发作过程中对血管的舒缩功能起到关键的作用。

曲坦类药物是近年来开发的一类 $5-HT_{1B/D}$ 受体激动剂，可以有效地用于偏头痛的治疗。曲坦类药物主要通过以下三种途径对偏头痛起治疗作用：①通过刺激血管 $5-HT_{1B}$ 受体使血管收缩；②通过刺激三叉神经的突触前 $5-HT_{1D}$ 受体抑制硬膜的神经原性炎症反应和血浆外渗；③通过刺激脑干的 $5-HT_{1B}$ 或 $5-HT_{1D}$ 受体抑制三叉神经核的兴奋。

对曲坦类药物的研发始于 20 世纪 90 年代初，第一个代表药物舒马曲坦于 1991 年上市，此后，一系列的曲坦类药物陆续问世。目前有 7 种曲坦类药物上市，剂型包括口服片剂、口内崩解片、鼻喷剂及皮下注射剂，舒马曲坦的剂型还有肛门栓剂（表 13-2）。

表 13-2　曲坦类药物

一般名称	商品名	剂型	剂量	日最大剂量
舒马曲坦	Imitrex	片剂	25mg、50mg、100mg	200mg
		鼻喷剂	5mg、20mg	40mg
		皮下注射剂	60mg	12mg
		肛门栓剂	25mg	50mg
那拉曲坦	Amerge	片剂	1mg、2.5mg	5mg
佐米曲坦	Zomig	片剂	2.5mg、5mg	10mg
	Zomig-mlt	口内崩解片	2.5mg、5mg	10mg
	Zomig	鼻喷剂	2.5mg、5mg	10mg
利扎曲坦	Maxalt	片剂	5mg、10mg	30mg
	Maxalt-mlt	口内崩解片	5mg、10mg	30mg
夫罗曲坦	Frova	片剂	2.5mg	7.5mg
依来曲坦	Relpax	片剂	20mg、40mg	80mg
阿莫曲坦	Axert	片剂	6.25mg、12.5mg	25mg

（一）舒马曲坦

舒马曲坦是第一个上市的治疗急性偏头痛发作的曲坦类药物。于 1991 年 2 月在荷兰、丹麦首先上市，现已在 30 多个国家上市，有口服、皮下、鼻内和直肠 4 种给药剂型。舒马曲坦的发现被认为是抗偏头痛药物研究的一个科学性突破。舒马曲坦是一个选择性 $5-HT_{1B/D}$ 受体激动剂，对于有或无先兆偏头痛均有效。它引起大脑中大血管收缩变窄，血流速度增加，抑制三叉神经系统中降钙素基因相关肽的释放和阻断神经性蛋白外渗，达到治疗目的。

1. 药动学　舒马曲坦健康人皮下注射 6mg，平均 10min（5~20min）后血药浓度达峰值，为 72ng/ml，生物利用度为 96%，$t_{1/2}$ 约为 2h；口服 100mg，平均 1.5h（0.5~4.5h）后血药浓度达峰值，为 54ng/ml，生物利用度仅为 14%，这主要是由于首过代谢效应和吸收不完全所致，但不受进食和胃排空因素影响，$t_{1/2}$ 为 2.6h。鼻腔内给药 5~20mg，1~1.5h 后血药浓度达峰值；直肠内给药 50~100mg，2.5h 后血药浓度达峰值。在体内 80% 的舒马曲坦经代谢清除，主要是通过肝脏代谢生成无活性的吲哚乙酸类似物，大部分经尿液排泄，但口服时在粪便中的排泄增加。舒马曲坦血浆蛋白结合率为 14%~21%，平均表观分布容积为 170L，肾衰患者会降低舒马曲坦的排泄，但由于其主要是经肝脏代谢，因此这种降低无临床意义。

2. 临床应用　舒马曲坦对无论有无先兆症状的偏头痛均有效，宜在偏头痛发作后尽可能及早给药，口服舒马曲坦 100mg 于 2h 内可使 50%~70% 的患者头痛完全或几乎完全缓解，2h 后第 2 次给予 100mg 可使有效率增加到 80%。由于此药的半衰期较短，所以约有 40% 的患者在 24~48h 内头痛复发，重复给药疗效不减，但 24h 内不应超过 300mg。皮下注射舒马曲坦 6mg，1h 后有效率为 70%~77%，2h 升高到 81%~87%，如症状复发可在 1h 后任何时候进行第 2 次注射，24h 内最大剂量为 12mg。舒马曲坦在缓解疼痛的同时，还能迅速控制恶心、呕吐、畏光、畏声等偏头痛的伴随症状。

3. 不良反应　舒马曲坦耐受性良好，常见副作用为恶心、呕吐、不适和疲劳感，轻微的局部注射反应，胸部症状为发紧和压迫感，只有极少的患者出现较重的副作用。对有心血管疾病的患者慎用。

（二）那拉曲坦

那拉曲坦为选择性 5-HT$_{1B/D}$ 受体激动剂。有 1mg 与 2.5mg 两种片剂。

1. 药动学　与舒马曲坦不同，那拉曲坦的半衰期较长，为 6h，而且 t_{max} 也较长，达 2h，口服生物利用度更高（70%），脂溶性更高（70%）。那拉曲坦只有 30% 在肝脏代谢，其余原型药和无活性代谢产物经肾脏排泄，但在肾脏排泄时约有一半原药被重吸收。

2. 临床应用　那拉曲坦治疗偏头痛的有效率比舒马曲坦高，且复发率较低，不良反应发生率与安慰剂相似。偏头痛发作时，口服那拉曲坦 2.5mg，4h 内 60%~70% 的症状缓解或消失，头痛复发率约为 8%，4~24h 内头痛复发可重复给药。那拉曲坦推荐剂量为 1mg 或 2.5mg，24h 内最大用药量为 5mg。

3. 不良反应　那拉曲坦不良反应发生率很低，常被誉为"温和曲坦"。常见的不良反应为疲劳、头晕、恶心、呕吐、咽喉、颈和胸部的疼痛及压迫感。对有心脑血管疾病伴有高血压的患者，严重的肝、肾功能不全者慎用。那拉曲坦与 5-HT$_{1B/D}$ 受体激动剂、麦角衍生物、羟甲基丙基麦角酰胺有相互作用。

（三）佐米曲坦

佐米曲坦为高选择性的 5-HT$_{1B/D}$ 受体激动剂，用于治疗各种偏头痛的急性发作，药理作用与其他曲坦类药物相似。有 2.5mg 和 5mg 两种片剂。

1. 药动学　佐米曲坦的口服生物利用度为 40%，口服后吸收快，1h 可达 75% 的血药峰浓度，且不受进食等因素影响，血浆中药物浓度保持 4~6h。佐米曲坦主要在肝脏代谢，代谢物由尿排出，有 30% 原型药从粪便排出。3 个主要代谢物中 N- 氧化物和吲哚乙酸无活性，另一个 N- 去甲基代谢物（183C91）仍具有 5-HT$_{1B/D}$ 受体激动剂活性，其血浆中的浓度可达到母体药物的 2/3，$t_{1/2}$ 与母体药物均为 2h。肝功能不全者原型药可经尿排出。

2．临床应用　口服佐米曲坦能迅速而有效地解除头痛，还能缓解恶心、畏光、惧声等并发症。佐米曲坦有很好的量效曲线。在 2.5mg 剂量下（推荐剂量），疗效和耐受性"明显分离"。长期研究资料（>1 年）表明，对于多次偏头痛发作者服用本品一样有效。

3．不良方法　佐米曲坦一般均能很好耐受，不良反应轻微和短暂。最常见的不良反应为衰弱、口干、恶心、头晕、瞌睡和发热。也报道有胸部紧束与压迫感，但并未见伴随明显的心电图异常。需注意的是，有糖尿病、高胆固醇和冠状动脉疾病的高危家族史患者慎用。

（四）利扎曲坦

利扎曲坦为选择性 5-HT$_{1B/D}$ 受体激动剂。剂型有常规和速溶型两种片剂，剂量有 5mg 和 10mg 两种规格。药理作用与其他曲坦类药物相似，抑制降钙基因相关肽的释放，对脑膜中动脉的收缩作用比舒马曲坦强，而对冠状动脉的收缩作用比舒马曲坦弱，说明其比舒马曲坦有更高的颅脑血管选择性。

1．药动学　利扎曲坦口服吸收快，达到最大血药浓度时的 t_{max} 为 1h，$t_{1/2}$ 约为 2h，男女差别不显著。口服生物利用度为 40%～45%，食物不影响利扎曲坦的生物利用度，但是使其到达峰浓度的时间延迟 1h。利扎曲坦的平均分布容积男性为 140L，女性为 110L，血浆蛋白结合率为 14%。利扎曲坦的 N- 单去甲基代谢产物具有与母体相似的 5-HT$_{1B/D}$ 受体激动剂活性。利扎曲坦能透过血脑屏障。

2．临床应用　利扎曲坦起效快，用药后 30min 头痛缓解率达 13%～28%。利扎曲坦疗效较好，5mg 和 10mg 剂量比舒马曲坦 100mg 口服缓解率高，同时缓解由于偏头痛引起的恶心和其他症状也比舒马曲坦好。利扎曲坦不适用于伴有冠状动脉疾病或任何其他严重的心血管疾病、非控制性高血压、偏瘫或基底部偏头痛的患者。对于报道有心绞痛病征或症状的患者、透析患者或中度肝功能损伤的患者，使用时要格外小心。

3．不良反应　利扎曲坦常见副作用为头昏、嗜睡、疲乏无力（24h 内 3 次用药发生率不增加），恶心发生率较低，与剂量有关。利扎曲坦通常耐受良好，副作用一般温和而短暂，多数与胃肠道或中枢神经系统有关，包括一般的消化不良、常见的神经性不适、眩晕、嗜睡、虚弱、疲劳和疼痛及压觉。副作用发生率是剂量依赖性的，但在单剂量或重复剂量下相似。在利扎曲坦（5mg 或 10mg）与舒马曲坦（25mg 或 50mg）之间，副作用的总体发生率相近，但是两种剂量的利扎曲坦的总体发生率都明显地低于 100mg 舒马曲坦。

（五）夫罗曲坦

夫罗曲坦是选择性 5-HT$_{1B/D}$ 受体激动剂，对脑动脉的作用比冠状动脉强。

1．药动学　夫罗曲坦口服绝对生物利用度为 20%～30%，达峰时间为 2～4h，食物对其生物利用度无明显影响，但可延迟达峰时间。静脉注射 0.8mg 后，平均稳态分布容积为 3.0～4.2L/kg。与血浆蛋白结合率较低，约为 15%。夫罗曲坦主要由 CYP1A2 代谢，代谢物主要随尿液和粪便排出。静脉注射后平均清除率为 20～130ml/min，肾清除率占总清除率的 40%～45%。与其他曲坦类药物相比，夫罗曲坦的优点是 $t_{1/2}$ 最长，约为 26h（为其他曲坦类药物的 4～8 倍）。

2．临床应用　夫罗曲坦 2.5mg 为最佳剂量，24h 最大剂量为 7.5mg。2h 治疗反应率为 37%～46%，2h 平均治疗收益为 16%～19%，4h 平均治疗收益为 25%～27%。夫罗曲坦在曲坦类药物中 24h 复发率最低。

3．不良反应　夫罗曲坦 2.5mg 的不良反应事件发生少，略高于安慰剂，与舒马曲坦 100mg 相比，夫罗曲坦的不良反应发生率显著降低。

（六）依来曲坦

依来曲坦是选择性 5-HT$_{1B/D}$ 受体激动剂，依来曲坦对 5-HT$_{1D}$ 受体的亲和力比舒马曲坦高 6 倍，对 5-HT$_{1B}$ 的亲和力比舒马曲坦高 3 倍，依来曲坦还对 5-HT$_{1F}$ 受体有高度亲和力。

1. 药动学　依来曲坦的亲脂性比舒马曲坦和其他现有的曲坦类药物强，能透过血脑屏障。依来曲坦口服后经胃肠道迅速吸收，约 1.5h 达血药峰值，口服的绝对生物利用度约为50%。依来曲坦主要由 CYP3A4 代谢，消除半衰期约为 4h。

2. 临床应用　依来曲坦治疗偏头痛有效，且耐受性良好，推荐初始剂量为 40mg，如果在 24h 内头痛复发，可重复给药一次，但两种剂量之间至少间隔 2h，每日最大剂量为 80mg。对于正在服用红霉素和其他 CYP3A4 抑制剂，如酮康唑、伊曲康唑、克拉霉素的患者，推荐剂量为 20mg，最大日剂量为 40mg。

3. 不良反应　依来曲坦最常见的不良反应为乏力、嗜睡、恶心和眩晕，依来曲坦不可与麦角胺、麦角胺衍生物（包括美西麦角）或其他 5-HT$_1$ 受体激动剂同时使用。

（七）阿莫曲坦

阿莫曲坦是选择性的 5-HT$_{1B/D}$ 受体激动剂，对颅内血管的 5-HT$_{1B/D}$ 受体的亲和力有很高的选择性，对冠状动脉的致痉作用较其他曲坦类药物小，对人脑动脉的作用比舒马曲坦强 25 倍。

1. 药动学　阿莫曲坦口服后吸收良好，约 1.5～3h 到达血药峰值，口服生物利用度为70%，食物不影响阿莫曲坦的吸收。阿莫曲坦约有 45% 经肾脏以原型排出，有 45% 通过单胺氧化酶（monoamine oxidase，MAO）-A 和细胞色素 P450 同工酶 3A 代谢，另有部分经 CYP2D6 代谢，代谢物无活性。消除半衰期为 3.5h，代谢物主要由尿排出。

2. 临床应用　阿莫曲坦改善疼痛、缓解偏头痛相关症状与舒马曲坦同样有效，复发率很低，对不同的患者群体及不同的发作时期均有效。

3. 不良反应　阿莫曲坦耐受性好，不良反应为轻度或中度，一般为短暂性，通常无须治疗或停止用药。在 12.5mg 剂量下，最常见的不良反应为头晕、感觉异常、恶心，不良反应的发生率及强度与剂量有关。阿莫曲坦有收缩冠状血管的作用（尽管弱于其他曲坦类药物），因此禁用于缺血性心脏病、冠状动脉痉挛、具有明显的潜在心血管疾病以及难以控制的高血压患者。对于存在危险因素的群体如高胆固醇血症、糖尿病、有明显冠心病家族史及绝经后妇女也禁用。

二、盐酸氟桂利嗪

1. 适应证　盐酸氟桂利嗪（flunarizine hydrochloride）用于偏头痛或丛集性头痛的预防和治疗，也用于慢性每日头痛的防治及脑供血不足、脑卒中恢复期、脑动脉硬化症、蛛网膜下隙出血后血管痉挛、前庭性眩晕、耳鸣和间歇性跛行。

2. 药理作用　本品有抗组胺和镇静作用，此外为哌嗪类钙通道阻滞药，阻滞 t 型钙通道，引起血管扩张，尤其是脑血管扩张，对冠状动脉作用小，可抑制 P 物质释放，抑制神经源性炎性反应。

3. 药动学　口服易吸收，t_{max} 为 2～4h，连续服用 5～6w 达稳定血药浓度，长期用药组织中浓度可大于血药浓度，主要在肝脏代谢，经胆汁排泄。

4. 不良反应　主要为嗜睡、疲惫感、消化道不良反应、皮疹、口干，长期用药可出现抑郁、失眠和焦虑。服药后出现疲惫症状加重者或出现锥体外系症状者应停药或减量。

5．用法和用量　预防用量 5～10mg，每日 1 次，睡前服用。

三、苯噻啶

1．适应证　苯噻啶（pizotifen）主要用于预防偏头痛，对偏头痛急性发作无即时缓解作用，也用于红斑肢痛症、慢性荨麻疹、血管神经性水肿等。

2．药理作用　有抗组胺和抗 5-HT 作用，并有抗胆碱、镇静、抗抑郁作用，也可缓解缓激肽对神经末梢的致痛作用。

3．用法和用量　成人，口服，每日 1～3 次，每次 0.5～1mg，可逐渐加量，最大量每日不超过 5mg，为减轻倦怠，服药头 3d 每晚用量不超过 0.5mg，病情控制后可酌情减量。一般 2w 后起效，服药 6 个月宜停药 1 个月。

4．不良反应　主要为困倦、眩晕，长期用药后体重增加以及罕见的肌痛，体液潴留，头痛，失眠，白细胞减少等。

（周路阳）

第四节　抗 痛 风 药

痛风是血尿酸增高和尿酸盐结晶在关节和组织内沉积引起的综合征，包括关节炎、痛风石、泌尿系酸性结石和痛风性肾病。体内嘌呤代谢的终产物尿酸过高是引起痛风的原因，其主要机制包括：尿酸排出量减少，遗传性酶异常导致尿酸生成增加。男性或绝经期女性血尿酸 >420μmol/L 或绝经期女性血尿酸 >350μmol/L，可诊断为高尿酸血症。

虽然临床高尿酸血症发病率较高，但仅部分患者出现关节炎、痛风石及痛风肾，发展为痛风。痛风多发生于中年男性，女性多在更年期后发病，常有家族遗传史。

痛风的症状表现为：①初期无症状，出现高尿酸血症后表现为急性关节炎，尤其是下肢单关节，以跖趾关节炎最为常见；②急性关节炎消退后，出现无症状的休眠期，以后反复发作，演变成变异性关节炎，关节液中出现白细胞和嗜酸性细胞结晶；③侵犯肾小管、肾小球和间质组织，也可造成尿酸性尿路结石。

除饮食控制和生活习惯管理外，药物治疗是痛风的主要治疗手段。在急性期，以秋水仙碱、NSAIDs 和糖皮质激素类药物为主要治疗药物，此时，降尿酸药物可延用，但不作为首发用药。降尿酸药物主要用于痛风慢性期，NSAIDs 不用于抗凝治疗或血小板功能异常的患者。

一、急性期药物治疗

（一）秋水仙碱

不影响尿酸盐形成、溶解和排泄，无降尿酸作用。

1．镇痛机制　①与中性粒细胞微管蛋白亚单位结合，从而改变细胞膜功能，抑制中性粒细胞的趋化、黏附与吞噬作用。②抑制磷脂酶 A2，抑制白细胞和单核细胞释放炎性前列腺素和白三烯。③抑制 TNFα 和 IL-6 等炎性因子产生。

2．药动学　本品口服吸收快，服药后 0.5～2h 血药浓度达峰值，口服 2mg，血浆浓度峰值约为 2.2ng/ml，本品在肝脏代谢，经胆汁和肾脏排出 10%～20%。急性痛风口服此药后，12～24h 起效，24～48h 疼痛消失者占 90% 以上。

3．用法和用量　在痛风发作急性期 24h 内应服药，48h 后才开始用药则疗效减低。如用药初 24h 用量达 5～6mg 仍无效果，应考虑诊断是否正确。

4．不良反应　与用药量高低、用药时间长短相关。胃肠道症状发生率最高，可达 8%，包括恶心、呕吐、腹泻，长期用药可出现出血性胃肠炎和吸收不良综合征。

（二）NSAIDs 和糖皮质激素类药物

也用于急性期的抗炎镇痛治疗，具体药物前面的章节已经介绍，本节简单介绍它们在痛风急性期的使用原则。为了快速抗炎镇痛，NSAIDs 初始可用较大剂量，但注意此类药物有天花板效应，不应超封顶剂量用药。用药 1～3d 后逐步减低剂量，5～7d 左右可以停用。长期用药患者可能发生消化道、心血管和肾功能损伤的问题。糖皮质激素类药物用于不能耐受秋水仙碱和 NSAIDs 的高危患者，也适用于肾功能不全者。NSAIDs 和糖皮质激素类药物联合应用效果优于单独使用秋水仙碱 0.5mg，3 次/d。关节腔内注射糖皮质激素类药物加或者不加局麻药也可用于单个或多个关节受累。

二、慢性期药物治疗

使用促进尿酸排泄的药物（苯溴马隆、丙磺舒）和抑制尿酸形成的药物（别嘌醇及新型降尿酸药物）都有降血尿酸的作用，治疗目标是使血尿酸达 300～360μmol/L，尿 pH 高于 6.0～6.5。其中促进尿酸排泄药物适用于肾功能良好者，如果内生肌酐清除率 <30ml/min 时无效；已有尿酸盐结石形成，或每日尿酸排泄量 >600mg 时，不宜使用。用药期间应注意摄入足够水分，并服用碳酸氢钠每日 3～6g，剂量从小剂量开始逐步递增。抑制尿酸生成的药物适用于尿酸生成过多型高尿酸血症患者或继发性痛风、尿酸性肾结石、尿酸性肾病或痛风石的患者。在中度以上肾功能损害时或者尿酸排出过多时，可能会加重尿酸盐结石并损害肾功能，此时也需用此类药。

（一）苯溴马隆

苯溴马隆（benzbromarone）为强力尿酸排出药，是高尿酸血症伴痛风性关节炎的一线药物。

1．作用机制　抑制肾小管对尿酸的重吸收，并促进尿酸重新溶解。

2．用法和用量　初始剂量为每日 25～50mg，逐渐增至每日 100mg，餐后服用，同时可加服碳酸氢钠每日 3～6g。

3．不良反应　可见肝毒性，消化道症状如恶心、呕吐和腹泻。偶见皮疹、发热、过敏性结膜炎、肝坏死和粒细胞减少。

（二）丙磺舒

1．作用机制　与苯溴马隆相似，丙磺舒（probenecid）抑制肾小管对尿酸的重吸收，并促进尿酸重新溶解。

2．药动学　口服吸收完全，血浆蛋白结合率为 65%～90%，主要与血浆白蛋白结合，本品主要在肝脏代谢为有促尿酸排泄的活性羧化物或羟化物，代谢产物主要经肾排出。

3．用法和用量　初始剂量为 0.25g，每日 2 次，两周后可逐渐增加剂量，最大剂量不超过 2g/d。

4．不良反应　约 5% 的患者可出现皮疹、发热、胃肠道刺激症状。

5．药物相互作用　丙磺舒可抑制肾小管排出青霉素、吲哚美辛、萘普生和氨苯砜，影响肝素和利福平代谢，增加甲氨蝶呤和磺胺类药物的血药浓度，从而加大这些药物的毒性。

与水杨酸和阿司匹林合用可抑制丙磺舒的排尿酸效应。与别嘌醇合用,丙磺舒的半衰期延长,疗效增加,但别嘌醇的排泄加快,需增加别嘌醇的剂量。本品仅用于肾功能正常、无肾结石不服用水杨酸类药物的患者,不用于痛风性关节炎急性发作期。

(三)别嘌醇

不用于痛风性关节炎的急性期,因为本药在促进尿酸结晶溶解过程中可诱发或加重急性关节炎症状。

1. 作用机制　别嘌醇(allopurinol)是黄嘌呤酶抑制物,别嘌醇和代谢产物黄嘌呤醇均可抑制黄嘌呤氧化物,阻滞次黄嘌呤和黄嘌呤代谢为尿酸,从而减少尿酸的生成。

2. 药动学　口服胃肠道吸收完全,在肝脏 70% 代谢为活性氧嘌呤醇,两者的血浆蛋白结合率均低,且均经肾脏排出。口服后 2~6h 血浆浓度达高峰,24h 后浓度下降,平均半衰期为 14~28h。持续用药 2~4w,血尿酸下降最明显。别嘌醇主要代谢产物氧嘌呤醇的血浆水平高低取决于肾小球滤过率,故肾损害的患者用药剂量应根据肾功能调整,血肌酐超过正常 2 倍或肌酐清除率低于 50ml/min 时,应减量并避免与 NSAIDs 同时使用。

3. 用法和用量　常规剂量为 5mg,每日 2 次,每周可增加 50~100mg,临床使用最大量为 600mg/d,但应追求最低有效剂量。

4. 不良反应　发生率可高达 20%,主要表现为消化道症状和皮疹等,约半数为严重不良反应,需停止用药,停药后一般均能恢复正常。超敏患者表现为发热、皮疹、血中嗜酸性细胞增多。进行性的肾衰偶见于原先肾功能正常的患者中,但主要发生在慢性肾衰合并使用利尿剂的患者中,一旦发生应立刻停药并严密观察和治疗。对血尿酸不能降至 360μmol/L 的患者,应联合应用促进尿酸排出的药物,如苯溴马隆。

5. 药物相互作用　饮酒、氯噻酮、呋塞米、吡嗪酰胺和噻嗪类利尿剂与之合用,均增加血尿酸含量,用药前后应检查血尿酸和 24h 尿尿酸水平,作为调整用药的依据。老年肾功能不全者应慎用或者减量。

(四)非布索坦

非布索坦(febuxostat)为新型降尿酸药物,为非嘌呤类黄嘌呤氧化酶抑制剂。目前研究认为其降尿酸作用优于别嘌醇,但对痛风石的缩小作用与别嘌醇几乎无差别。

1. 作用机制　对氧化型或还原型黄嘌呤氧化酶均有抑制作用,而别嘌醇对氧化型黄嘌呤氧化酶的抑制作用较弱。

2. 用法和用量　初始剂量 40mg,1 次/d,用药后 2w 血尿酸未降至 360μmol/L 的患者,可加量至 80mg,1 次/d。

3. 不良反应　可见肝功能异常、腹泻、头痛和关节肌肉症状。

4. 药物相互作用　可增高黄嘌呤氧化酶底物药物,如硫唑嘌呤、巯基嘌呤和茶碱的血浆药物浓度导致毒性。因此使用硫唑嘌呤、巯基嘌呤和茶碱治疗的患者禁用非布索坦。

(五)其他药物

1. 尿酸酶和聚己二醇尿酸酶(PEG-uricase)　尿酸酶可将尿酸降解为尿囊素(allantoine),水溶性更高,更易排出,但生物合成的重组黄曲霉菌尿酸酶在人体循环内存留时间短,又有潜在的免疫源性限制,聚己二醇吸附蛋白可延长尿酸酶在循环内的寿命,提高其耐受性。

2. 白介素 1-β 单克隆抗体　已在临床使用,初步研究表明有良好的降尿酸作用,但仍待进一步证明。

(徐建国)

第五节 抗肌痉挛药

运动障碍性疾病（movement disease）过去又称为锥体外系疾病（extrapyramidal disease），是神经系统疾病的一类，临床上常将其分类为少动性疾病（hypokinetic disease）如帕金森病（Parkinson disease）和多动性疾病（hyperkinetic disease）如亨廷顿病（Huntington's disease）。其临床表现以病理性肌挛缩为特征。

运动障碍性疾病的主要生化变化各不相同，涉及基底节（大脑皮质的一组灰色核团，包括尾状核、壳核、苍白球、丘脑底核和黑质，其中壳核与苍白球合称豆状核，苍白球、尾状核与壳核总称纹状体）递质生化异常或环路活动紊乱，治疗则应基于递质异常和环路活动紊乱，包括对因、对症和其他治疗，对全身或局部肌张力增高者可用抗肌痉挛药物治疗。

一、巴氯芬

1. 机制　巴氯芬（baclofen）是一种 γ- 氨基丁酸 β 受体激动药及 P 物质拮抗药，提高初级传入神经元的兴奋阈值，减少突触前兴奋性氨基酸的释放，故可致单或多突触的传递抑制。适用于缓解肌张力增高，减少伸肌和屈肌痉挛程度与频度，对口下颌张力障碍等局限性肌张力增高等亦有效。

2. 药动学　巴氯芬在胃肠道中吸收迅速而完全。单剂量口服 10mg、20mg 和 30mg 巴氯芬，$0.5\sim1.5h$ 后，其血浆峰浓度分别平均约为 180μg/ml、340μg/ml 和 650μg/ml。相应血药浓度 - 曲线下面积（AUC）与剂量成比例增加，其值分别为 1 140（μg·h）/ml、2 350（μg·h）/ml 和 3 350（μg·h）/ml。巴氯芬的分布容积为 0.7L/kg。巴氯芬是亲脂性的，可以透过血脑屏障。脑脊液中活性物质浓度约比血浆中的低 8.5 倍。巴氯芬的血浆消除半衰期平均为 $3\sim4h$。其血清蛋白结合率约为 30%。大部分巴氯芬以原型排出。在 72h 内，摄入量中约 75% 经肾脏排出，其中代谢物约占 5%。摄入量的其余部分，包括占 5% 的代谢物从粪便排出，主要代谢产物为 β-（P- 氯苯）-γ- 羟丁酸，无药理活性。

3. 适应证　巴氯芬主要用于治疗脊髓性痉挛和多发性硬化相关性痉挛，缓解多种疾病引起的骨骼肌痉挛和疼痛，如多发性硬化、脊髓空洞症、脊髓肿瘤、横贯性脊髓炎、脊髓外伤和运动神经元病伴随的骨骼肌痉挛和疼痛。巴氯芬对脑血管病、脑性瘫痪、脑膜炎、颅脑外伤后的肌肉痉挛和疼痛也有效。

4. 不良反应　巴氯芬的不良反应主要是于治疗开始时，剂量增加过快、剂量过大的患者，一般为轻微的暂时性症状，并且可以通过逐渐增加剂量来减少副作用。这些副作用包括：疲倦，轻度恶心不适，精神障碍（包括精神错乱，欣快感和抑郁）。嗜睡的发生率比地西泮低，有可能发生低血压，特别是过量以后。老年人和多发性硬化的患者所需的药量较少，同时容易出现中枢性副作用。巴氯芬也可以增加癫痫患者癫痫发作的频率。

5. 用法和用量　用于成人，巴氯芬的初始剂量为 5mg，每日 3 次，应逐渐增加剂量，每隔 3d 增服 5mg，直至所需剂量，可根据患者的反应具体调整剂量。对本品作用敏感的患者初始剂量应为每日 $5\sim10mg$，剂量递增应缓慢。常用剂量为每日 $30\sim75mg$，根据病情可达每日 $100\sim120mg$。对于儿童，巴氯芬每日剂量为 $0.75\sim2mg/kg$，对 10 岁以上儿童，每日最大剂量可达 2.5mg/kg。通常治疗开始时每次 2.5mg，每日 4 次。大约每隔 3d 小心增加剂量，直至达到儿童个体需要量。推荐的每日维持治疗量如下：12个月～2岁儿童，10～20mg；2～6岁儿童，20～30mg；6～10岁儿童，30～60mg（最大量为70mg）。

二、乙哌立松

1. 机制　乙哌立松（eperisone）是一种能同时作用于中枢神经系统和血管平滑肌，缓和骨骼肌肉紧张并改善血流，从多方面阻断骨骼肌和恶性循环，改善各种肌紧张症状的药物。它可以缓解骨骼肌张力亢进，抑制脊髓反射，通过抑制单突触及多突触电位而降低过高的肌张力；通过对血管平滑肌细胞的 Ca^{2+} 拮抗作用和对交感神经抑制作用而使血管扩张；同时对脊髓痛觉递质 P 物质具有拮抗作用，在缓解痉挛肌张力中不降低骨骼肌的正常张力。

2. 药动学　口服，15mg，每日1次，连续服用14d，在第1d、8d、14d测定血药浓度，达最高浓度时间为1.6～1.9h，最高浓度为7.5～7.9μg/L，半衰期为1.6～1.8h，血药浓度－时间曲线下面积（AUC）为12.1～19.7（μg·h）/L，与第1d给药时比较，第8d、14d均未发现有意义的变动。

3. 适应证　乙哌立松可以改善多种疾病引起的肌紧张状态和疼痛，如颈肩臂综合征、肩周炎、下腰痛及腰腿痛；同时可以缓解多种疾病所引起的肌痉挛和疼痛，如脑血管意外、脊髓损伤后各种脊髓疾病所引起的痉挛性麻痹和脑、脊髓手术后、颅脑外伤后肌萎缩性侧索硬化症、脑性瘫痪、脊髓小脑变性病、脊髓血管障碍等。常用剂量为成人每次50mg，每日3次。

4. 不良反应　乙哌立松主要的不良反应有腹痛、恶心、呕吐、食欲缺乏、腹泻或便秘等消化道症状，另外会出现无力、站立不稳、头晕、嗜睡、失眠、头痛、知觉减退、发热感、口干、皮疹等症状。

三、A型肉毒毒素

1. 适应证　A型肉毒毒素（type A botulinum toxin）主要用于肌痉挛性疾病，尤其是眼睑痉挛、口－下颌肌张力障碍、痉挛性斜视、痉挛性构音障碍、书写痉挛、扭转痉挛、偏侧面肌痉挛，以及某些（麻痹性、共同性内分泌致）斜视。

2. 药效学　A型肉毒毒素是一种神经肌肉松弛药，注入肌肉终板区后，抑制突触前运动神经释放乙酰胆碱，从而导致肌无力。

3. 不良反应　副作用主要是疼痛、肌肉无力等，注射于不同部位，并发症也不相同；可能出现眼睑下垂、复视、吞咽困难、咀嚼无力、构音障碍、失声，以及面部肌肉、手部肌肉无力或瘫痪，与该毒素作用部位肌肉有关，数周后自然恢复。

4. 临床应用　注射前必须根据瓶、盒上实际标示的单位量进行稀释并即用。注射部位准确和注射剂量适当是药物疗效的关键。尽可能将药物注射于神经肌肉接头处，即不自主肌收缩、肌肉放电最明显处，一次足量常很快减轻或清除痉挛，不适当地少量多次则达不到疗效，剂量过大会引起肌肉无力。大剂量频繁注射于患者，可能产生A型肉毒毒素抗体，故应尽可能小剂量和长注射间期注射，原则上注射间期不应低于3个月。应注意可能发生过敏反应，发热、传染病、心肝肺疾病、血液病者，孕妇及12岁以下儿童慎用。

（周路阳）

第六节 钙磷代谢调节药

骨质疏松症是以骨量（bone mass）减少,骨组织微结构破坏,骨动力学功能降低,易发生骨折和其他并发症为特征的全身代谢性疾病。

在生命活动中,骨处于不断新陈代谢状态,破骨细胞清除旧骨,继之以成骨细胞填补新骨,为骨重建。自婴儿至青年,全身骨量不断增加,30岁达峰值,以后渐减。当骨量减至正常人骨峰值均值——1.0标准差（s）以下称骨量减少,减少2.5标准差（s）可诊断为骨质疏松症,发生骨折危险性与遗传（种族、基因多态性）、环境因素（食物中钙摄入量吸收量、维生素D和日照量）、体力活动及吸烟等有关。妇女绝经期头几年（50岁左右）雌激素分泌锐减,骨量丢失明显加快,以松质骨丢失更明显,易发生脊椎骨折;老年期（>65岁）松质骨和皮质骨皆丢失,脊柱和四肢骨折皆易发生。某些疾病如甲状旁腺和甲状腺功能亢进,慢性肾衰,长时间皮质激素治疗,多发性骨髓瘤易引起继发性骨质疏松。根据发病原因不同,又将骨质疏松分为三类:一类为原发性骨质疏松,又可分为Ⅰ型绝经后骨质疏松和Ⅱ型老年退化性骨质疏松。二类为继发性骨质疏松,主要见于服用糖皮质激素、绝经、甲状旁腺功能亢进、肝肾疾病及长期卧床、少运动、胃肠功能障碍致吸收不良等情况。服用激素的时间长、骨量流失多,发病率高。原则上一次用药不至于引起骨质疏松,但对已有骨质疏松者,糖皮质激素无安全剂量可言。三类为特发性骨质疏松,见于妊娠期妇女和有骨质疏松家族史者。

驼背和身高变矮是常见的表现,据统计老年人90%左右的骨折患者伴有骨质疏松。骨质疏松的危险因素还包括:女性绝经后、母系家族史、低体重、性激素水平减低、吸烟、嗜酒、少体力活动、嗜咖啡和碳酸饮料、长期或大剂量使用糖皮质激素及利尿剂、饮食中缺乏维生素D和钙盐等。诊断应以测量身体主轴骨、脊椎骨或股骨上段近骨盆部位的骨骼为主。

根据骨质疏松发生机制,防治骨质疏松的药物可分为抑制骨吸收的药物和促进骨形成的药物两大类。前者泛指雌激素、降钙素、双膦酸盐、依普黄酮;后者有氟制剂、同化类固醇、甲状旁腺素、生长激素等。钙制剂、维生素D及其活性代谢物可促进骨的矿化,对抑制骨吸收、促进骨形成亦有作用。双膦酸盐各自的优缺点除与应用方便程度、价格有关外,应注意肾毒性和颌骨坏死的可能性。磷酸钙是骨盐的重要组成部分,约占84%,经钙结晶后称为羟磷灰石分布于骨基质中。无机焦磷酸盐可与磷酸钙强力结合,可抑制实验动物的磷酸钙晶体的形成和溶解,但在体内因迅速水解而失效。而双膦酸盐既具有焦磷酸盐特点,又有抗水解作用,与羟磷灰石有高度亲和性;可抑制晶体的聚集和溶解,且低剂量就能抑制骨吸收,稍大剂量促进晶体形成;不但有抑制破骨细胞的破骨能力,促进破骨细胞凋亡,此类药还作用于破骨细胞前体细胞,促进骨形成;制剂有羟乙膦酸钠、氯曲膦酸二钠、唑来膦酸、丙氨膦酸二钠、阿伦膦酸钠、利塞膦酸盐等,共同特点是分子极性大,脂溶性低,胃肠吸收少,化学性质稳定,药物在体内不能进行代谢等;口服制剂要求患者服药前需禁食,服药后需站立30min。

不同双膦酸盐的抗骨吸收活性差别甚大,以羟乙膦酸盐的活性为1计算,氯曲膦酸盐、丙氨酸膦酸盐和阿伦膦酸盐的体内相对活性分别为10、100和700。

一、羟乙膦酸钠

1. 药效学 羟乙膦酸钠（etidronate sodium）与羟磷灰石有高度亲和力,能进入羟磷灰石晶体中,当破骨细胞溶解晶体时,药物就会释放出来,起到抑制破骨细胞活性的作用。双膦酸盐还能通过成骨细胞间接起抑制骨细胞的效应。长期持续使用本药对骨矿化有不良影响，故常小剂量间歇使用。

2. 药动学　口服吸收率仅为 1%～6%，药物在体内不能代谢，半衰期约为 6h，24h 内约 50% 通过肾排出，另 50% 被骨吸收。

3. 临床应用　口服羟乙膦酸钠片为 200mg/ 片，羟乙膦酸钠注射液为 200mg/6ml。

口服剂需空腹服药，服药后 1h 内不进食，不能与铁剂、抗酸剂、泻剂同用以免影响本品吸收。至少用 200ml 清水送服，服药后需站立 30min；注射液应用氯化钠或葡萄糖液 250ml 以上稀释，静脉滴注应持续 2h 以上。

4. 不良反应　静脉注射过程中出现短时间感觉改变或丢失，过敏反应少见，严重肾功能损害者慎用；长期大量使用 10～20mg/（kg·d）可能引起骨矿化障碍，导致骨软化和骨折；进食，尤其高钙食品会降低药物吸收率，体内钙和维生素 D 不足者可引起低钙血症。

二、氯曲膦酸钠

1. 药动学　氯曲膦酸钠（clodronate sodium）口服生物利用度为 1%～20%，血浆半衰期约为 2h，药物 30% 被骨吸收，70% 以原型在 24h 内随尿排出。

2. 临床应用　口服制剂为 400mg/ 片，注射液为 300mg/5ml。用量为口服 1 600mg/d，每月 5d；静脉滴注约持续 2h。

3. 不良反应　可见胃肠不适如腹痛、腹泻、腹胀，少数患者可出现眩晕、肝酶一过性升高、白细胞减少和肾损害。对骨矿化不良作用较羟乙膦酸盐轻。

三、阿仑膦酸钠

1. 药动学　阿仑膦酸钠（alendronate sodium）药效同羟乙膦酸钠，口服生物利用度为 0.7%，药物在体内不代谢，很快从血浆中清除，经肾排出或进入骨内，静脉给药 6h 后，血浆浓度下降 95%。

2. 临床应用　开始用本品治疗前，应纠正钙代谢紊乱、维生素 D 缺乏和低钙血症。禁用于不能站立（或直立）少于 30min 者，不用于食管异常（如狭窄或不能弛缓）者。片剂 10mg 或 70mg，每日 1 次 10mg 或每周 1 次 70mg。

3. 不良反应　主要为消化道不适（腹痛、腹泻、恶心、便秘），可能有短暂白细胞升高、尿红细胞、白细胞升高、血钙降低。重度以上肾功能减退者慎用，孕妇禁用。

四、帕米膦酸二钠

1. 药动学　帕米膦酸二钠（disodium pamidronate）药效同羟乙膦酸钠，口服生物利用度为 1%～3%，药物 40%～50% 在 72h 内随尿以原型排出，50%～60% 进入骨。

2. 临床应用　静脉滴注 30～60mg，2～4h 滴完，也可将总剂量分在 2～4d 内给予，一次静脉滴注 10mg，每日 1 次，共 4d。

3. 不良反应　最常见为短暂性局限性发热、全身乏力、白细胞减少，静脉注射局部可有血栓性静脉炎。

五、唑来膦酸

1. 药效学　唑来膦酸（zoledronic acid）为第三代双膦酸钠，系杂环咪唑二膦酸钠，与羟基磷灰石结合,抑制破骨细胞引起的骨吸收,干扰破骨细胞的募集和活性,并通过成骨细胞介导,导致骨破坏凋亡。由于癌症骨转移痛以溶骨性破坏为主,该药又与骨组织有高亲和力,常用于骨转移痛。除抑制骨细胞全生命周期(约 3 个月),还能在骨细胞或静息骨表面蓄积,被破骨细胞摄取,改变破骨细胞的胞质骨架,妨碍骨表面多细胞单位发育和释放 PGs 等,故有较长疗效。

研究表明,在肿瘤患者中唑来膦酸钠的效果相当于帕米膦酸盐。唑来膦酸钠与帕米膦酸盐相比,对血清蛋白结合钙多的患者,唑来膦酸钠效果优于帕米膦酸盐。已证实唑来膦酸钠能有效预防或减低实体瘤骨转移引起的骨骼并发症和高钙血症。

2.临床应用 静脉注射唑来膦酸钠 4mg,输注时间不少于 15min,每 3～4w 重复一次,血浆蛋白结合率为 22%,不在体内破坏,95% 以原型从尿中排出。

对骨溶解性骨转移患者,给药后 1w 可见骨质吸收指标下降;对肿瘤引起的高钙患者,起效为 2～7d,维持作用为 32～39d。

双膦酸盐应用中均应监测肾功能,应避免药物滴注过快,每 3～6 个月监测尿蛋白,如尿蛋白 >500mg/d 时应考虑停药直至肾功能恢复正常。

骨质吸收的生化指标可帮助判断疗效。骨的高吸收率者似乎是双膦酸盐耐药的因素。N 端肽(NTx)和 C 端肽(CTx)也是监测骨释放和破坏程度及用药反应的指标。

3.不良反应 常见为发热,其他包括失眠、焦虑、兴奋、头痛、嗜睡、下肢水肿、低钾血症、低镁血症、低钙血症、低磷血症、低血压、呼吸困难、胸痛、骨关节痛、恶心、呕吐、腹泻、便秘、白细胞减少等。本药的副作用发生率低且多为轻度或一过性,一般 14～48h 内自动消退,但对肾功能损害以及水电解质平衡紊乱者,使用前应纠正或考虑暂时停药。

给药前应监测血肌酐浓度,并定期监测血钙、血磷、血镁浓度,长期用药者应监测尿蛋白和血、尿肌酐。

本品不用于严重肾功能不全患者及妊娠期、哺乳期妇女。慎用于肾损害、甲状旁腺功能减退者(有低血钙危险),同时使用利尿药、氨基糖苷类抗生素等有肾毒性药物的患者,以及阿司匹林哮喘患者。

六、骨化三醇和阿法骨化醇

骨化三醇是维生素 D_3 最重要的活性代谢产物,主要经肝肾羟化激活,是活性最高的维生素 D_3,口服 0.25mg,3 次/d。

阿法骨化醇是强效的维生素 D 衍生物,可增加肠道钙、磷的吸收,绝经后和老年骨质疏松者,0.25μg,每日 2 次;成年人可增至 0.5～1.0μg/d,长期服用者需监测血钙和血磷,以免发生高钙血症。

(周路阳)

第七节 关节保护药

骨性关节炎是老年患者常见的慢性疼痛,应用关节保护药(玻璃酸钠、硫酸氨基葡萄糖、双醋瑞因)可减轻患者疼痛,改善患者生活质量。

一、玻璃酸钠

1.作用机制 玻璃酸钠(sodium hyaluronate)又称透明质酸钠,注入关节腔可在软骨和滑膜表面聚集,重构已破坏的屏障,防治软骨基质进一步破坏,阻止微粒子进入软骨。透明质酸还可与软骨基质和糖蛋白形成聚集体,有利于损伤软骨的修复、覆盖和遮蔽痛觉感受器,从而缓解疼痛。

2. 药动学　动物实验表明,关节腔内注射透明质酸钠,腔中该药半衰期为 12～24h,关节腔内药物逐步吸收入滑膜层进入软骨并在局部降解和吸收。

3. 临床用法　成人每次 2～2.5ml,每周 1 次,4～6w 为一疗程。注药时应注意勿将药物注射于滑膜或韧带内,注入关节腔时应无阻力;勿将药物注入血管中或损伤关节软骨,注射后应嘱患者伸屈膝关节多次以使药物充分涂布于软骨和滑膜表面,当日勿过度劳累。

二、硫酸氨基葡萄糖

1. 作用机制　天然氨基单糖是人体关节软骨基质中合成蛋白聚糖所必需的成分,氨基单糖还可以刺激软骨细胞产生具有正常多聚体结构的糖蛋白,抑制可损害关节的胶原酶等酶,抑制超氧化自由基的产生,防止糖皮质激素和 NSAIDs 对软骨细胞的损害,减少损伤细胞毒性因子的释放。有抗炎镇痛功效,可防止骨关节炎发展。

2. 药动学　口服后 70% 被吸收,血浆蛋白结合率在 10% 以下,口服后 4h 达高峰,半衰期为 18h。对关节软骨有亲和性,可弥散到关节软骨基质到达软骨细胞。氨基葡萄糖经肝代谢为较小分子,终产物为 CO_2、水和尿素。

3. 临床应用　口服,每次 314～628mg,每日 3 次,餐后服药,4～12w 为一疗程,可重复 2～3 个疗程。

4. 不良反应　胃肠道不适,但多为轻度,偶见轻度嗜睡。

三、双醋瑞因

1. 作用机制　动物实验研究证实,骨性关节炎基质降解的关键介质是金属蛋白酶、IL-1β 及 TNFα。双醋瑞因(diacerein)可减轻甚至阻止关节组织的损伤,对关节软骨有保护作用,可诱导软骨生成,有利于骨关节炎患者的关节结构重塑,同时可缓解疼痛、消炎、改善功能障碍,而不抑制炎性前列腺素形成,但这些有益的作用还需更多的临床研究证明。也有人认为该药只有关节润滑的治疗作用。

2. 药动学　本药口服后在胃肠道经脱乙烯基作用形成活性代谢产物大黄酸。单次口服后,达峰作用约为 2.4h,血浆蛋白结合率大于 99%,血浆半衰期为 4.2h。口服生物利用度为 35%～50%。主要代谢产物经肾排泄,小部分经胆汁排泄。

3. 临床应用　常用剂量为 50mg,2 次/d,餐后服用,持续用药不少于 3 个月。对骨关节炎患者,持续口服此药,2～4w 开始见效,4～6w 作用明显,持续用药 3 个月以上,停药后,药效可继续维持 1 个月以上。

4. 不良反应　主要副作用是胃肠道反应,包括恶心、呕吐、腹泻、腹痛和稀便,发生率较高,但多不严重,胃肠道功能不良影响药物吸收,严重时影响药效。为减少腹泻,可在用药的前 4w 每日仅在餐后服用 1 粒,逐渐增加至每日 2 次。对中度以上肾功能不全者(肌酐清除率小于 30ml/min),应减低剂量。不用于孕妇、产妇和年龄低于 15 岁以下者。

(周路阳)

第八节　神经妥乐平

神经妥乐平（neurotropin）是用牛痘病毒疫苗接种家兔的皮肤组织提纯的精制液，于1948年研究开发，由于是从增生免疫病毒疫苗中去除了组织成分和杂菌后提取的非蛋白活性物质，具有对神经系统、免疫系统等广泛多样的作用。

一、药理作用

1．下行抑制的激活作用　下行性镇痛系统包括了从下丘脑—中脑中央灰质—延脑中缝核—释放血清素—脊髓后角的完整通路。研究发现，神经妥乐平连续用药后可增强中缝核电刺激（25HZ）后的镇痛作用，也可使中缝核释放的5-HT的减少得以恢复。

2．神经修复作用　有研究表明神经妥乐平有神经修复作用。

3．改善末梢循环作用　手脚末梢冷感是与体温调节有关的血管运动神经，特别是交感神经功能障碍的表现。服用神经妥乐平后可以恢复皮肤温度。有研究表明，神经妥乐平可使末梢神经功能障碍的亚急性视神经脊髓症患者的皮肤温度升高。由于该药无血管扩展效应，故这一作用应是通过改善自主神经功能发挥的。

4．对变态反应和免疫调节的作用　神经妥乐平可改善甲基胆碱所致的鼻分泌亢进和鼻黏膜乙酰胆碱受体密度增加，而乙酰胆碱受体表达过度可引起鼻腺体分泌亢进、鼻黏膜血管扩张和嗜碱细胞脱颗粒。在小白鼠足踝用羊红细胞致敏实验表明，其对免疫反应性亢进的小白鼠有抑制作用，而对弱反应的小白鼠显示增强作用，故有双向免疫调节作用。

二、规格

每支3ml注射液中含牛痘免疫病毒接种家兔的炎症皮肤提取液3.6个神经妥乐平单位（NU），每片口服制剂中含4.0个神经妥乐平单位。

三、临床应用

口服神经妥乐平每日2次，每次2片，连服4w对各种腰背痛、颈肩痛、骨头关节炎、腱鞘炎有改善疼痛、冷感、麻木感的效果。注射剂每日1支，每周3～6次，肌内注射对慢性荨麻疹、湿疹、皮炎和过敏性鼻炎有效。

对本品过敏者禁用。

（周路阳）

第九节　神经破坏药

临床疼痛学通常将用于神经毁损的药物如乙醇、苯酚称为神经破坏药。这是一类蛋白凝固剂，可使神经纤维脱髓鞘，并出现退行性改变，也可使神经纤维脱水、变性、染色质溶解，从而使神经纤维失去传递功能。神经破坏药不仅可使神经纤维变性，也可损伤周围组织，甚至造成周围血管的损伤。神经破坏药对周围神经的破坏是可逆的，经过一段时间，神经可以再生，功能仍可恢复，破坏程度及恢复时间可因药物的性质、浓度、剂量、个体差异而不同。临床利用其对周围神经的破坏作用，以产生较长时间的痛觉消失效果，主要用于癌性疼痛和某些顽固性疼痛的治疗以及运动神经的破坏如面肌痉挛的治疗等。

一、乙醇

乙醇为无色透明液体，沸点为 78.5℃，易燃，相对分子量为 46。普通乙醇含乙醇量为 95.5%，比重为 0.816。无水乙醇，含乙醇 99.5% 以上，又称为分析纯，无水乙醇对水有很强的亲和力，能迅速从空气中吸收水分，故必须在致密容器里保存。乙醇容易氧化，一旦与空气接触，便会缓慢形成乙醛。乙醇于胃肠道内很快吸收，在体内氧化成二氧化碳和水，除少量经肺、汗腺和其他分泌方式排泄外，约 20% 原型从尿中排出。

乙醇常用于腹腔神经丛阻滞、脑下垂体阻滞、肋间神经阻滞、蛛网膜下隙阻滞、交感神经阻滞，在上述阻滞时一般作为首选药物来使用，其比重较脑脊液低（95%～99% 乙醇在 38℃时的比重为 0.78～0.79），在组织中的溶解速度快，注入时引起短暂的剧痛。判断其阻滞的效果，一般在注入后 12～24h 时进行。

二、苯酚

沸点为 182℃，易溶于乙醚、乙醇、苯、三氯甲烷等有机溶剂中，在 25℃时 100g 水能溶解苯酚 6.7g，68℃以上时可完全溶于水，故苯酚难以配制成高浓度溶液。如果需要高强效制剂应以 50% 水和甘油合剂（V/V）作为溶剂。临床制剂为 5% 和 8% 的苯酚水甘油溶液。苯酚在甘油中溶解缓慢，需要加温以加速溶解。为延缓其吸收，亦可配制 5%、10%、15% 苯酚甘油溶液，其效果也相应增强。注药后苯酚从甘油中逐渐释放出来，然后发挥作用。苯酚易氧化，应储存于棕色瓶中，并注意避光。

苯酚常用于蛛网膜下隙阻滞、椎旁体神经阻滞、交感神经阻滞、末梢神经阻滞、脑下垂体阻滞，也偶尔应用于硬膜外阻滞。酚很难溶于水，因此拟配成 7% 以上的酚时，需添加甘油。为便于确认 X 线透视下酚的扩散情况，有时与造影剂混合后使用。酚甘油的比重较脑脊液大（脑脊液的比重平均为 1.006，酚甘油为 1.25），且因具有局麻作用，注入后的疼痛较轻。苯酚具有一定的毒性，全身用药 8.5g 以上时可发生痉挛、中枢神经抑制、心脏毒性等临床表现。若用 100mg 以下时，则引起中毒、毒性反应的可能性很少。

三、使用方法

神经破坏药的并发症多，有的很严重，且难免对正常组织造成损伤，因此一般只用于以下几种情况：①癌性疼痛，包括良性肿瘤侵及神经根或神经干受压，用药物及其他方法无法控制的剧痛；②顽固性或反复发作的剧烈痛，用各种方法难以制止的疼痛，如三叉神经痛；③某些需反复多次进行神经阻滞治疗的疾病，如反射性交感神经萎缩症、面肌痉挛等。

神经破坏药的神经阻滞应用有蛛网膜下隙阻滞、硬膜外阻滞、腹腔神经丛阻滞、躯体神经阻滞以及脑神经阻滞等方法。蛛网膜下隙阻滞主要应用在一侧的疼痛且局限于几个脊髓分节的疼痛患者，目的在于化学性地破坏后根。硬膜外阻滞主要应用于双侧均有疼痛的患者，将导管插入到合适的水平，将少量的酚甘油（例如 1ml），每日注入，直至 24h 以上出现镇痛为止。腹腔神经丛阻滞应用于腹部恶性肿瘤所致的疼痛，尤用于胰腺癌疼痛时可获显著效果。一次性注入或留置导管均可。躯体神经阻滞在阻滞后容易发生神经炎、肢体肌力低下，因此除晚期癌之外，现一般很少使用。脑神经阻滞常用三叉神经阻滞，而化学性脑下垂体破坏在内分泌依赖性癌所致的疼痛患者中最有效。

蛛网膜下隙脊神经破坏时，多选用乙醇。使需阻滞侧向上 45°，目的是阻滞脊神经后根。一般用量为 2ml，注药速度为 0.1ml/min，镇痛作用可持续 2 个月～1 年。

硬膜外脊神经破坏时，多选用 5%～10% 的苯酚甘油，尤其是高位镇痛、双侧镇痛，并发症较少，一般注射 5～10min 疼痛消失，持续时间 3～12 个月不等。

三叉神经、面神经节阻滞，常选用无水乙醇，效果较好，一般用量 0.2～0.4ml，持续时间为 3～24 个月。

神经破坏药神经阻滞的作用持续时间，根据其阻滞种类、术者的操作技术水平，一般可维持数周至数月。阻滞失败的主要原因是神经破坏药注入部位不准确或疼痛原因在其他部位（例如中枢性、心理性）。

四、神经破坏药神经阻滞的并发症

使用神经破坏药进行神经阻滞时依赖于不同的使用方法，可能产生各种严重的并发症。

神经破坏药椎旁交感神经阻滞时，如扩散过广，破坏药容易浸润于肋间神经、躯体性神经（例如阴部神经、股神经、腹股沟神经），导致运动感觉障碍。也有可能注入血管内、蛛网膜下隙，引起四肢运动障碍、低血压、呼吸困难。还可导致神经炎、射精障碍、背部痛等并发症。

腹腔神经丛破坏药阻滞的并发症有蛛网膜下隙阻滞，气胸，血管内注入、持续 1～2d 的注入水平上的疼痛，暂时性消化道运动亢进，神经炎，暂时性排尿困难，射精障碍，两侧麻痹等。

神经破坏药三叉神经阻滞会发生动眼神经、展神经、舌咽神经麻痹。角膜感觉麻痹、颊部及鼻部的麻痹是通常发生的并发症。有时也会导致鼻溃疡、失明、角膜溃疡、三叉神经运动分支麻痹。

下颌神经阻滞时也可引起嚼肌麻痹或不全麻痹，由此导致下颌的偏位。舌咽神经阻滞时可引起吞咽困难、坏死、纤维化、颈动脉或颈内静脉的血栓症、面神经阻滞。

颈丛的神经破坏药阻滞可并发蛛网膜下隙或血管内注入、食管神经、脊髓性副神经损伤、延迟性霍纳氏综合征。尤其在此阻滞时，上肢麻痹、血栓形成的发生率很高。因此，在临床上几乎不作颈丛的神经破坏药阻滞，星状神经节永久性阻滞时，喉返神经同时被阻滞，故出现暂时性声嘶、吞咽困难、持续性霍纳氏综合征、臂丛或蛛网膜下隙浸润等并发症。

肋间神经永久性阻滞时，由于乙醇的注入可发生皮下组织、皮肤的坏死，重度神经炎。

蛛网膜下隙注入破坏药的并发症有酸痛、膀胱不全麻痹、头痛、骨骼肌和肠管不全麻痹、感觉异常、感觉过敏，可持续 72h。假性脑脊膜炎非常罕见，但偶尔也可发生。也有发生马尾综合征、脊髓前后动脉血栓症的报道。

硬膜外注入乙醇，有时发生重症神经炎。

五、注意事项

由于神经破坏药可以产生各种严重并发症，使用前一定要和患者家属讲明利弊，签订同意书，以免造成不必要的纠纷。

因神经破坏药对神经有强烈的刺激性，注射前应先用局麻药，可减轻疼痛症状，又可了解阻滞范围。

双侧顽固性疼痛治疗时，应先阻滞一侧，隔 3～5d 后，待疗效与身体反应稳定后，再作另一侧。尤其是腹腔神经丛与交感神经节阻滞,因对循环系统影响大,更应注意。

椎管内神经破坏时,应慎重,如应用不当,可致截瘫。为了安全,可首选硬膜外阻滞,先从低浓度、小剂量开始,视效果可隔一定时间再加大浓度。

(周路阳)

第十节 中药镇痛

中药治疗疼痛已有千年的历史,中药中有许多具有镇痛作用的药物,它们在治疗痛证中效果良好。目前,临床上多用西药治疗各种疼痛,大致可分为包括哌替啶、吗啡等的阿片类药物和包括阿司匹林、吲哚美辛等的非阿片类药物,由于前者的成瘾性和耐受性,临床使用常常受到限制;而后者对于重度疼痛的效果不佳,仅限于治疗轻度疼痛。因此,中药治疗疼痛是有广阔开发前景的。

一、中药镇痛的机制

中药治疗疼痛已有千年的历史,南北朝时期的《雷公炮炙论》就有记载"心痛欲死,速觅延胡";明代李时珍的《本草纲目》也有记载"延胡索,能行血中气滞,气中血滞,故专治一身上下诸痛";《本草纲目》还记录胡桃有"治腰脚重痛""心腹疝痛""小肠气痛"等作用。此外,张仲景用附子来治疗痛风、胸痹急症、心痛、腹痛、头痛(外用)、胁腹疼痛等。现代研究表明,延胡索中的延胡索乙素具有显著的镇痛作用,甲素与丑素的镇痛作用也较为明显;羌活注射液有镇痛及解热作用,羌活挥发油亦有抗炎、镇痛、解热作用;附子和川乌中的提取物也均有镇痛作用。近年来,随着研究的逐步深入,对中药镇痛机制的探索,已成为当今中药现代研究的热点之一。

(一)对中枢神经系统作用

中枢神经系统是神经系统的主要组成部分,包括位于椎管内的脊髓和位于颅腔内的脑,是反射活动的中心部位。中枢神经系统能够接受全身各处的传入信息,经它整合、加工后,成为协调的运动性传出,或者储存在中枢神经系统内,成为学习、记忆的神经基础。其镇痛机制主要包括增加阿片肽类的含量、抑制第二信使神经递质NO的释放、降低脑组织中前列腺素 E_2 的含量、提高 5-HT 的含量等。

1. 增加阿片肽类的含量 内源性阿片肽类包括 β- 内啡肽(β-EP)、脑啡肽及强啡肽,在调节疼痛方面起着十分重要的作用,广泛分布于下丘脑、大脑和脊髓中,通过阻断中枢神经系统痛觉冲动的突触传递,激动阿片受体,从而产生镇痛作用。β-EP 是人体产生的一类具有类似吗啡作用的内源性肽类物质,是机体抗痛系统的重要组成部分,张海波等在研究中发现许多中药的镇痛机制可能与兴奋中枢性 β-EP 能受体、提升脑和脊髓中抗伤害性感受递质 β-EP 含量有关,实验结果显示在大鼠脑和脊髓组织中,治疗组的 β-EP 含量均高于对照组。赵永烈等在研究芎芷地龙汤对偏头痛模型动物血液和脑干中 β-EP 的影响时发现,给药组动物脑组织中的 β-EP 含量升高,与模型组比较差异有统计学意义,提示芎芷地龙汤可以上调由硝酸甘油诱导的 β-EP 异常减少的水平。冯丽娟在实验中发现,退热止痛散有良好的镇痛作用,各实验药物组小鼠下丘脑中 β-EP 的含量与对照组相比均有增加,提示药物作用于中枢,使中枢镇痛递质 β-EP 的含量升高,从而达到中枢镇痛的作用。由于阿片肽类是公认的镇痛物质,对 β-EP 的研究也是探索中枢镇痛机制必不可少的一部分。

2．抑制第二信使神经递质 NO 的释放　NO 是一种非经典的新型递质和信息传递分子，其发挥作用的机制之一是提高靶细胞的环磷酸鸟苷（cyclic guanosine monophosphatec，cGMP）水平，即 NO-cGMP 途径，是 20 世纪 80 年代发现的一种重要的信息物质。Liu 等在研究鸡矢藤的环烯醚萜苷类成分的镇痛作用时测定了脊髓中一氧化氮合酶（nitricoxide synthase，NOS）的活性和 NO 的含量，结果发现鸡矢藤的环烯醚萜苷类成分可显著降低脊髓中 NOS 的活性，从而降低 NO 的含量。NO 在脊髓、外周及脊髓上的 3 个不同水平参与痛觉调控。研究发现，给予 NOS 和环磷鸟苷的抑制剂都能够明显抑制蛇毒的镇痛作用，提示 NO/cGMP 参与蛇毒的镇痛机制。王希斌的实验证明，侧脑室注射两面针中木脂素化合物结晶 -8 可以明显降低脑组织中的 NO 的浓度，抑制 Wistar 大鼠中枢 NO 的生成或释放，达到良好的镇痛作用。NO 作为一种当今研究越来越热的信息递质，其含量的升降也能说明痛觉的调控。

3．降低脑组织中前列腺素 E_2 的含量　前列腺素 E_2（prostaglandin E_2，PGE_2）是一种非常重要的细胞生长因子和调节因子，是花生四烯酸环氧合酶的代谢产物，是非常重要的疼痛递质之一。近年来对 PGE_2 在中枢的镇痛机制的研究也逐渐明确。宋小平等研究表明，映山红总黄酮（total flavone of rhododendron，TFR）发挥镇痛作用的机制之一是降低小鼠脑组织 PGE_2 的含量。李剑勇等也在研究中发现，炎消热清（aspirin eugenol ester，AEE）可降低由热刺激所致的小鼠疼痛模型脑组织中 PGE_2 的含量，且随剂量的增加，效果更明显，提示 AEE 可抑制脑中 PGE_2 的合成与释放。王希斌也在实验中得出了抑制中枢 PGE_2 的合成和释放是两面针中木脂素化合物结晶发挥镇痛作用的机制之一的结论。PGE_2 作为一个镇痛机制研究的指标在外周的作用已明确，近年来，越来越多的研究已偏向脑组织中 PGE_2 的含量变化。

4．提高 5-HT 的含量　5-HT 是内源性镇痛系统的重要组成部分，存在于中枢及外周的 5-HT 能神经元，作用部位不同，发挥的作用亦不同。其在中枢起的是镇痛作用，可直达脊髓后角，抑制伤害性信息的传入。李娜等发现元胡止痛胶囊（由延胡索、徐长卿、白芷等组成）具有明显镇痛作用，可以使青霉素钾致三叉神经性头痛模型大鼠脑内的 5-HT 含量升高，且可以改善血瘀症模型动物的血液流变学。吴远在实验研究中发现，四妙君逸软膏能抑制醋酸致痛模型小鼠的扭体反应的可能镇痛机制之一与增加大脑皮质中 5-HT 受体表达数量有关。贾英杰等也发现化坚拔毒膜对内脏疼痛模型大鼠有明显的镇痛作用，能明显提高大鼠脑内 5-HT 含量，降低去甲肾上腺素（NE）的含量，而对多巴胺（dopamine，DA）影响不大。王希斌的实验也发现，侧脑室注射两面针中木脂素化合物结晶能显著提高甲醛致痛 Wistar 大鼠模型中的 5-HT 含量。5-HT 含量的提高，可以抑制脑血管的异常收缩或扩张，改变血液流变学，达到缓解疼痛的效果。

5．其他　除了通过以上 4 个途径发挥镇痛作用外，阻断 DA 受体、抑制中枢 FOS（原癌基因 c-fos 的表达产物）的表达也是中药镇痛的机制之一。中枢 DA 系统参与调控痛觉的作用已得到肯定，但在不同的中枢部位或核团，不同 DA 受体亚型介导的痛觉调控的作用可能不同。在李剑勇等的实验中，通过给予小鼠氟哌啶醇（DA 受体特异性拮抗剂）或 AEE 与氟哌啶醇的联合用药，得到小鼠痛阈值的明显提高，联合用药组尤为显著，说明 AEE 的镇痛机制可能与 DA 受体的阻断相关。而 c-fos 基因则参与调解细胞内信息的传递过程，其在中枢的表达则与痛觉调控密切相关。王希斌的实验结果发现结晶 -8 能明显发现下调 FOS 在中枢的表达，阐述了其可能的镇痛机制。

（二）外周作用

外周神经系统，是神经系统的外周部分，包括除了脑和脊髓之外的神经部分。中枢神经系统既能通过其获得全身器官活动的信息，又可以发出信息到全身各器官来调节其活动。其镇痛机制主要包括减少外周致痛物质的分泌、减轻局部致痛物质的堆积、增加外周内源镇痛物质的释放以及调节 *c-fos* 基因等。

1. 减少外周致痛物质的分泌　某些中药可通过减少 NO、单胺类神经递质、细胞因子类物质（包括白介素 IL）和肿瘤坏死因子（tumor necrosis factor，TNF）类及前列腺素等外周致痛物质的生成，达到镇痛效果。赵雪梅等在研究白屈菜复方镇痛抗炎作用时发现白屈菜复方高浓度组小鼠血清中的 NO 和丙二醛（malondialdehyde，MDA）含量明显低于生理盐水组，说明白屈菜复方对小鼠具有显著的镇痛作用。Li JC 等在研究头风痛丸治疗偏头痛时发现其镇痛机制可能与血清中 NO 含量的减少有关。何凯等在实验中发现，复方马钱子凝胶可明显抑制大鼠血清中 IL-6 的表达水平，对于治疗软组织炎症疼痛损伤、对 IL-6 的抑制和减轻疼痛的作用，明显优于对照组，提示复方马钱子凝胶外敷，在治疗疼痛方面具有很好镇痛效果。研究发现白芷中的欧前胡素能降低伤害性疼痛 SD 大鼠模型血清中去甲肾上腺素、DA、5-HT 的含量，提示其可能的镇痛作用与单胺类神经递质有关。李艳华也发现四妙君逸软膏能明显降低肛肠病术后疼痛模型大鼠血清中 TNF-α、IL-6 的含量、升高 IL-10 的含量，这可能是其调节疼痛因子、治疗肛肠病术后疼痛的作用机制之一。吴远在实验中发现四妙君逸软膏能明显抑制醋酸致痛模型小鼠的扭体次数，王洋的实验表明中药止痛贴对癌痛小鼠模型具有镇痛作用，而这些实验结果都与抑制血清中 PGE_2 的释放有关。减少这些外周致痛物质的分泌达到镇痛效果是最重要的外周镇痛机制之一，也是目前研究最多的热点之一。

2. 减轻局部致痛物质的堆积　中药的外周镇痛机制除了减少外周致痛物质之外，还可通过降低血液黏度、扩张血管、改善微循环等途径来实现。由血竭、三七、乳香、川乌及红花等 8 味中药组成的骨痛灵软膏，有明显的镇痛作用，其作用机制之一是降低了急性血瘀模型大鼠的血浆黏度。而筋络宁口服液则能显著降低大鼠毛细血管的通透性。李娜等实验研究发现元胡止痛胶囊的镇痛机制与改善血液循环有关，在大鼠皮下注射肾上腺素及在冰水中游泳造成急性血瘀症模型中，元胡止痛胶囊均可明显降低血瘀症模型大鼠全血黏度。王开富等在九味头痛片镇痛效果及机制的实验研究中发现，经九味头痛片治疗后，大鼠脑血流量得到明显改善，全血低切、高切还原黏度均显著下降，提示该药物对偏头痛的镇痛作用可能因其能够降低血液黏度，改善脑血流，促进脑血液循环所致。

3. 增加外周内源镇痛物质的释放　阿片肽类作为内源性镇痛物质，其镇痛作用主要体现在中枢神经系统上，但目前已有研究证实在外周受损组织中，含有大量的阿片肽类镇痛物质，主要包括 β-EP 和脑啡肽。通过增加这些外周内源性镇痛物质的释放，也可作为达到镇痛的一条有效途径。李金学等的研究表明，痹痛消治疗颈痛时，治疗组的血浆亮氨酸脑啡肽（leu-enkephalin，LEK）含量明显升高，镇痛效果良好。王洋在研究中药止痛贴镇痛药效及作用机制的实验中得到中药止痛贴组 β-EP 含量与模型组比较明显增加，中药止痛贴组 β-EP 含量高于双氯芬酸钠肠溶片（扶他林）组，低于吗啡组，提示中药止痛贴镇痛作用机制可能与刺激外周血中 β-EP 的产生有关。雷洁莹在中药灌肠结合调情志治疗子宫附件炎性慢性盆腔痛的临床研究中发现，治疗后各组患者血浆 β-EP 水平均上升，与治疗前比较，差异均有统计学意义，说明其镇痛作用可能与增加外周内源性镇痛物质 β-EP 有关。近年来，对阿片肽类的研究已渐渐从中枢转移至外周,结果显示,其在外周的镇痛作用也不容小视,而 β-EP 和脑啡肽对外周镇痛机制的贡献正受到人们的重视。

4. 调节 *c-fos* 基因 FOS 是原癌基因 *c-fos* 的表达产物,是疼痛在分子水平的标志,其具有自调作用,即 *c-fos* 诱导后合成的 FOS 蛋白可抑制进一步的 *c-fos* 转录。复方天麻制剂及由白芷:川芎(4:1)组成的都梁丸提取物均能抑制疼痛模型大鼠包括心脏、皮肤等在内的外周组织 FOS 的表达,达到镇痛效果。王学勇等的研究也发现金铁锁总皂苷具有良好的镇痛效果,其镇痛作用可能与抑制中枢和外周神经 *c-fos* 基因的表达有关,具体体现在能明显抑制花生四烯酸(arachidonic acid,AA)大鼠炎性疼痛中枢及外周组织中 *c-fos* 基因的表达。

总之,到目前为止,对中药的镇痛机制的研究已经取得了一定的成就,在此基础上,对镇痛中药的研究已从"器官—组织"水平,逐渐发展到细胞、分子水平,逐渐呈现出涉及药物品种更多、范围更广、水平比以往更高的局面。但是,与化学药相比,还存在一定的局限性。首先由于中药的成分复杂,不宜做成注射剂以迅速起效,而口服给药的吸收过程又较长;其次中药应用于疼痛治疗不良反应较小,相对应的镇痛的作用也比较弱,尤其对于癌症晚期的疼痛更是难以消除。现阶段,对于中药镇痛机制的研究发展比较缓慢,如何综合考虑各方面的因素,寻找一种低毒高效的理想镇痛中药仍是一个长久的课题。

二、中药镇痛的应用方法和规律

由于止痛中药的应用,是以中医理论体系为指导,体现着辨证论治和整体观的特色,所以中药镇痛不仅对临床用药有所启发,对痛症研究亦有一定的指导意义。

(一)辨证止痛用药

辨证论治是中医认识疾病和解除疾病的基本方式,也是具有中医学术特色的临床诊治疾病的基本核心。不论是在中医临床学的发展历史上,还是在其现代化的进程中,辨证论治的思想始终居于主导地位。同样,对于疼痛的治疗从古至今也一直以辨证论治为主流,着重于祛除致痛病邪和消除或缓解其疼痛病机,即通过理气、活血、散寒、祛风、除湿、消导等来改善症状而达到止痛之根本目的。如缪希雍在《本草经疏》中论述自然铜止痛的作用机制时所言:"自然铜乃入血行血,续筋接骨之药也。凡折伤则血瘀而作痛,卒能散瘀滞气血,破积聚之气,则痛止而伤自和也"。张寿颐在《本草正义·草部》中指出:"腰者肾之府,肾虚则腰痛,苁蓉益骨,是以治之"。又如《本经·中品》论述芍药:"味苦,主邪气腹痛,除血痹,破坚积寒热疝瘕止痛"。吴考在《医学求是·本草经》中阐述:"言芍药之能治邪气腹痛者,全在其能除去其血痹而开通之效。不通则痛,通则不痛。邪气腹痛,病属血痹不通,有以致之,芍药功能降而去之,是以治之"。著名方剂,如《金匮要略》桂枝茯苓丸、枳实芍药散是'破坚积寒热疝瘕止痛'者,言芍药非但能治邪气腹痛血痹,即是坚积寒热疝瘕之病,芍药也能破而去之而止其痛。坚积是言其形,寒热是言其证,疝瘕是言其象,止痛是言其效。根据现代药理研究,有些止痛药物根本就没有直接止痛作用。如葛根治头痛主要是能够扩张脑动脉,增加脑的血流量而改善症状。另如枳壳、木瓜通过解痉而止痛,都是辨证止痛的体现。

(二)归经止痛用药

经络能沟通人体内外表里,人体各部位如发生气血不通,或气血不荣而致疼痛病变时,常通过经络表现出各种症状,如咽喉痛是肺经病变的反应,胁肋胀痛、乳房胀痛、疝痛则属于肝经病变。而药物作用于机体脏腑经络各部也有一定的选择性,正如《灵枢·五味论》:"五味各有所走，各有所病"。所以许多止痛药的止痛作用有一定的归属。如《本经•上品》云："辛夷，主五脏身体寒热，头风脑痛，面黑干"。《本草纲目•草部》对之机制阐述时有"辛夷之辛温，走气而入肺，能助胃中清阳上行通于天，所以能温中，治头面目鼻之病"之说。另如白芷芳香上达，善入手足阳明经，善治头额疼痛，眉棱骨痛；青皮主归肝经，偏用于肝气郁滞的胁痛；牛蒡子主归肺，偏用于咽喉疼痛；木香主归脾胃，偏用于脘腹胀痛；薤白主归心肺经，偏用于胸闷喘咳作痛。著名方剂，栝蒌薤白酒汤、栝蒌薤白半夏汤、枳实薤白桂枝汤均治疗胸痹，三方中之薤白就是取其主入心肺经而治胸痛。另如著名方剂《医学发明》之天台乌药散，主治寒凝气滞之小肠疝气、小腹痛引睾丸之证，证属寒侵肝脉，气机阻滞所致。方中用了归肝经之乌药、小茴香，既能理气疏肝散寒，又能止痛，又配用了高良姜以散寒止痛；青皮、木香以行气止痛，槟榔下气导滞，更用了川楝子与巴豆同炒，去巴豆而用川楝子，妙在取巴豆之温性，用川楝子归肝经止痛之用，全方通过归经药的有机配伍，使行气疏肝、散寒止痛之力更加增强。熟悉药物归经，在临床治疗时，痛在何经，则选用何药，当收效更捷。

（三）引经止痛用药

方剂配伍中，为了充分发挥药物疗效或增强临床用药的针对性，常常配用可以引导一些药物的药力趋向某经或直达病所的引经药，这在痛症临床中也历来受到医家的重视。如《汤液本草•东垣先生用药心法》中有"头痛，须用川芎，如不愈，各加引经药：太阳，蔓荆；阳明，白芷；少阳，柴胡；太阴，苍术；少阴，细辛；厥阴，吴茱萸；巅顶，藁本"。如"气刺痛用枳壳，看何部位，以引经药导使之行，则可"。另如"疮痛不可忍者，用苦寒药，如黄柏、黄芩。详上下，用根梢及引经药则可"。《本草求真•散剂》中有"升麻，似与葛根一类……引石膏能治阳明顶巅头痛、齿痛"。《医学发明》之复元活血汤，主治跌打损伤，瘀血留于胁下，痛不可忍者，该方在当归、桃仁、红花、穿山甲、瓜蒌根等活血祛瘀药中，配伍柴胡以疏肝调气为引经药，而这种引经药甚至是全方之主体，正如《医方集解•理血剂》对其注释为"肝胆之经，行于胁下……，故以柴胡引用为君"。《小儿药证直诀》之败毒散，主治正气不足，外感风寒湿邪之壮热，无汗，头项强痛，肢体酸痛等症，方中在用祛风寒湿之羌独活，行血祛风之川芎，宣肺祛痰之桔梗、前胡，扶正除邪之党参、茯苓、甘草中，加用生姜、薄荷、柴胡之引经药不仅能疏泄气机、帮助主要药物宣透表邪，引邪外出，而且更重要的是加强了止痛之功。

（四）定位止痛用药

有些止痛药物作用于机体，不能通及全身，而是对某一部位具有相应的特殊效能。如《别录•中品》阐述蔓荆子"主风头痛，脑鸣……"。《珍珠囊•木部》中有"凉诸经血，止头痛，主目睛内痛"。《本草纲目•木部》对其主头痛阐述为"蔓荆实，气轻味辛，体轻而浮，上行而散，故所主皆头面风虚之症"；川芎虽能用于痹痛、痛经等，但尤善于治疗头痛，故前人有"头痛必用川芎"之说；姜黄之止痛，尤为肩臂痹痛所常用；桑寄生善用于腰膝酸痛；羌独活均能祛寒湿止痛，但羌活偏用于上半身之痛，而独活偏用于痛在下半身者；乌药、木香止痛常用于脘腹，不用于上焦。从方剂看，如《辨证录》救脑汤，其组成辛夷、川芎、细辛、当归、蔓荆实，主治头痛连脑，双目赤红，如破如裂者。其中细辛、蔓荆、川芎，均为治头痛之要药，而辛夷又主脑痛，前三味得辛夷之导引而直入于脑，实为治头痛连脑之良方。又如《赤水玄珠》川芎散，其组成甘菊花、石膏、川芎，主治头痛，烦躁口渴。其中菊花在《本经•上品》中"主诸风头眩、肿痛"。《药性论》阐述其"能治脑骨疼痛"（引《证类本草•草部》）。川芎又为治头痛之专药，两药可谓是定位止痛。另外，疾病有表里深浅不一，疼痛又有新久之别。初痛多表,多实,久痛多络瘀或虚,因此,止痛中药也当有别。现代治疗癌痛实行三阶梯止痛法,第一步对Ⅰ级疼痛用理气止痛,第二步对Ⅱ级疼痛用祛瘀止痛,第三步对Ⅲ级疼痛用排毒止痛,也体现了层次深浅的定位止痛用药特点。

(五)对症止痛用药(特异性止痛用药)

痛症常可出现在多种疾病过程中,其程度、部位、原因、性质各殊,"治病求本"为治痛之主流。但也有一些常见疾病伴有疼痛或一时以疼痛为主的痛症,在一时无法辨别其疼痛性质病变,如紧张性头痛、肋间神经痛等;或有些已有器质性病变,却表现为隐匿状态,仅凭中医的望、闻、问、切四诊而无法获知,如肿瘤等,若不止痛,则因剧痛而易致休克、昏厥等严重并发症。当此之时,则应暂以对症止痛用药为主,为急则治标之图,亦不失为必要的医疗措施。正如《内科辨病专方治疗学》的序中所说:"某些症状较为突出影响到疾病证候的发展,可以标本兼顾,甚至急则治其标,因此,头痛医头,脚痛医脚,即咳平喘,即刻止血,即刻止泻,即刻退烧,即刻止痛等的对症辨治也必须加以重视"。在对症止痛用药中,往往不受归经及性味之限制,常适用于多种疼痛,如罂粟壳《本草求真·涩剂》"功专……心腹筋骨诸痛者最宜"。蟾酥,不仅用于痈疽疮肿,咽喉肿痛,还用于龋齿作痛,癌性疼痛。樟脑,既用于跌打损伤,又用于牙痛、腹痛等,止痛力较强。徐长卿虽始载于《本经·中品》,但作止痛药应用于临床较晚,该药止痛作用显著,近年来广泛用于各种疼痛,如胃痛、腹痛、风湿痛、牙痛、癌肿剧痛及手术后疼痛等。另如细辛、延胡索等均可作对症止痛药。再看方剂,如《喉科紫珍集》二神散,其组成:绿豆、胡椒,主治一切牙痛。《万氏家抄方》千金一笑散,其组成:巴豆、胡椒,主治牙痛不可忍。两方中之胡椒本来主要用于腹腔冷痛、蛔虫腹痛。此两方主要取其止痛之性而用之。再如《世医得效方》延胡索散,其组成:玄胡索,甘草,主治卒心痛,或经年不愈者。《本草纲目·草部》中述延胡索"专治一身上下诸痛"。用延胡索即是针对卒痛而治之。

(六)辨证结合对症止痛用药

几千年来,中医治疗疼痛主要以辨证论治为主流,其优点是治病求本,按证用方,能随证加减,但也有其局限性,往往起效慢,病程长,针对性差,特别对于某些自觉症状不显著者,往往无证可辨,如肿瘤等;或在某些情况下,虽有证可辨,但一时以疼痛为主要表现,如外感的头身疼痛、风湿痹痛,或外伤疼痛、胸腹胁肋刺痛等急性疼痛,则要求既治病因(除根),又治痛苦(治标),若非标本同治,则往往引起休克、昏厥等并发症。正如《素问·举痛论》中指出:"寒气客于五脏,厥逆上泄,阴气竭阳气未入,故卒然痛死不知人,气复返则生矣。"即使慢性痛症,在治疗病因的同时,加以止痛,则可提高疗效,加速愈病,更快地解除患者痛苦。在辨证结合对症止痛用药中,常有两方面的情况,一则由于有些药物具有双重性、多重性,既能祛除致痛因素,又有直接止痛作用,所以临证如能正确选用,则常取事半功倍之效。如寒凝肝脉之疝痛,用吴茱萸既能温散厥阴肝经之寒,又可直接止痛;风寒湿邪所致的巅顶、头项疼痛,用藁本辛散之性,上达巅顶,散足太阳经风寒湿邪,使邪去痛除,而且此药又能直接止痛;另如青木香,对于热证胃腹疼痛,既清里热,又能止痛。凡此之类,正确运用,足以充分发挥药物的综合效用,标本兼顾,使两种功用相得益彰,从而增强了该药的有效性。另一则是针对致痛病理因素在辨证用药的基础上,另加止痛药物。此止痛药不一定限于性味归经之药性。如《寿世新编》之加味如神散,其组成:元明粉、大梅片、硼砂、飞朱砂、飞青黛、上儿茶、苏薄荷、荆芥穗、北细辛、麝香、白芷、生石膏,主治风火牙痛,红肿而热,或口气臭秽者。其中北细辛、白芷、荆芥穗主要取其既祛风又止牙痛之功;《普济方》卷一三六引《经验良方》之干葛汤，其组成：石膏、麻黄、干葛、川芎，主治伤寒头痛不可忍者。即在解表清里治本的基础上加用一味专治头痛之川芎。另外《引经证医》卷四之七雄汤，其组成：麻黄、桂枝、附子、干姜、杏仁、羌活、甘草，主治年深不愈之头痛。方中在温经散寒止痛的基础再加杏仁，在传统中药中杏仁并无止痛作用，而现代药理研究提示，杏仁不仅能提高机体免疫力且有镇痛作用。故在治本的基础上再加对症（止痛）之药，效果则更为显著。

一方面，随着社会经济发展，人们的体格、生理，患者的病理、心理等诸方面都有新的变化。主要表现为：①人口的老龄化，因增龄使人体骨骼肌肉的变形，抵抗力下降产生疼痛疾病。②对癌性疼痛的恐惧致使痛阈逐减。③慢性疾病过程中合并而来的疼痛病证。另一方面，随着物质生活水平上升，人们对生活高质量的追求，对医源性痛苦的拒绝，所以对疼痛治疗又更具严格要求。而现代实验研究大量资料表明，许多止痛中药由于化学成分、炮制等的不同，止痛药的用量、配伍与其疗效的关系，不是一个简单的"1+1=2"的概念。曾有人报道汉防己与延胡索两种止痛药配合应用时，镇痛效力不但不增加，反而减弱。这可能是由于较大剂量的甲状腺素能兴奋中枢神经系统，因而削弱了镇痛作用。故为了适应现代临床痛症治疗的需要，既要发挥起效快、作用强的止痛优势，又要保持传统中医治病求本的特色，我们在谨守病机的同时，对止痛中药的应用还必须结合现代药理、药化研究的成果，在辨证的基础上结合对症（镇痛）处理，只有这样，才是现代意义上的"治病求本"。

（李启芳）

第十一节 其他药物

一、马来酸氟吡汀

马来酸氟吡汀（flupirtine maleate）为非特异性选择性钾通道开放剂，是一种作用于中枢神经的非阿片、非环氧化酶抑制类镇痛药。

1．药效学和药动学　本品剂量依赖性地激活 G 蛋白耦联的神经元细胞膜上的钾通道，促使钾离子外流，静息电位趋于稳定，神经元不易兴奋。阻断镁离子，对 NMDA 受体起间接拮抗作用，使钙离子内流减少，细胞膜不能去极化，细胞内钙离子浓度不至升高，故此在神经元兴奋状态下伤害性疼痛冲动的传导受到抑制，从而发挥镇痛、缓解肌紧张、保护神经元、阻止疼痛慢性化和形成疼痛记忆的作用。

口服和直肠给药后，分别有 90% 和 70% 的马来酸氟吡汀被胃肠道吸收，75% 通过肝脏代谢。血浆半衰期为 7h，其主要代谢产物 M1 代谢物半衰期为 10h。

2．临床应用　本品主要用于急慢性骨关节痛及伴有肌肉痉挛性疼痛，如颈、肩、腰、背痛，也用于头痛、痛经、外科手术后疼痛、烧伤痛和肿瘤痛。常用剂量为 100～200mg，每日3～4 次，该药在德国及南欧部分国家作为慢性腰背痛的长期用药。欧洲一项 7 806 例的试验，上市后观察表明在骨关节和肌肉痛、头痛、面部痛等患者用药后约 80% 的患者疼痛强度和肌紧张程度减低，睡眠改善。

3．不良反应　长期使用本品无心血管和肾毒性，无 NSAIDs 的抑制前列腺素合成作用，不抑制呼吸，无成瘾性和依赖性，对肾上腺素能受体也无作用。主要的不良反应为困倦、疲劳、头昏、恶心。不良反应发生率低。偶见的不良反应还有胃部不适、便秘、食欲减退、压抑、震颤、腹痛、口干等。

本品在肝脏代谢,经肾脏排泄,肝肾功能不全的患者应对肝肾功能进行监测,并慎用。有肝性脑病、胆道阻塞、重症肌无力的患者以及对本品及其成分过敏的患者禁用此药。

二、己酮可可碱

1. 药效学和药动学 己酮可可碱是一种甲基黄嘌呤衍生物,可以降低血液黏度、提高红细胞变形性、改善白细胞的血液流变特性、抑制嗜中性粒细胞的黏附和激活等作用,使红细胞更容易通过毛细血管,有利于改善血液循环。己酮可可碱也是一种磷酸二酯酶抑制剂,具有免疫调节、抗炎、抗病毒等作用。

己酮可可碱口服后几乎完全吸收,2～3h达到血药峰浓度,进食延缓药物的吸收,但不影响药物的生物利用度。己酮可可碱不与血浆蛋白结合,主要在肝脏代谢,生物转化产物几乎完全由肾排出,其原型药物及代谢物的消除半衰期约为0.5h和1.5h。

2. 临床应用 己酮可可碱主要用于治疗外周血循环障碍性疾病、糖尿病或炎症伴随的循环障碍,可以改善血栓栓塞性脉管炎的间歇性跛行和疼痛症状,己酮可可碱也用于治疗下肢远端溃疡和坏疽的营养改变。己酮可可碱对于脑部血循环障碍如暂时性脑缺血发作、卒中后遗症、脑缺血引起的脑功能障碍,内耳循环障碍以及眼部血循环障碍也有效。

3. 不良反应 己酮可可碱常见的不良反应有恶心、头晕、头痛、畏食、腹胀、呕吐等,发生率约在5%以上。己酮可可碱禁用于对己酮可可碱或其他甲磺嘌呤药物过敏者、脑出血者、广泛视网膜出血者、急性心肌梗死者、妊娠期妇女、哺乳期妇女,以及显著肝肾功能损坏的患者。

三、前列地尔

1. 药效学及药动学 其主要成分是前列地尔(alprostadil,即前列腺素E_1,prostaglandin E_1,PGE_1),PGE_1是一种活性极强的生理活性物质,有明显扩张血管、抑制血小板聚集的药理作用。然而PGE_1在体内代谢很快,在肺部氧化酶作用下,每通过一次肺循环,有60%～90%的PGE_1失活,前列地尔是将PGE_1封入直径为0.2μm的脂微球中,脂微球是理想的药物载体,对病变血管有特殊亲和性,可将PGE_1运送到特定的病变部位,同时在脂微球的屏障保护下,PGE_1在肺部的失活率明显降低。

前列地尔静脉注射后,大部分组织5min后达到峰值,8h后体内浓度是静脉注射30s时的1%,血浆中的主要代谢物质是13,14-二氢-15-氧代前列腺素E_1。前列地尔静脉注射后,主要分布在小动脉、毛细血管和有病变的主动脉血管壁中。浓度最高的组织器官是肝、肾和肺。浓度最低的组织器官是中枢神经系统、眼球和睾丸,无特定的组织蓄积性。

2. 临床应用 前列地尔主要用于治疗由慢性动脉闭塞症如血栓闭塞性脉管炎引起的四肢溃疡及微循环障碍引起的四肢静息疼痛。另外,由于PGE_1广泛的生理作用,前列地尔也可用于其他许多疾病的治疗。

四、齐考诺肽

1. 药效学 齐考诺肽是一种内注射型用于对全身镇痛药等不能耐受或无效的严重慢性疼痛患者的药物。其结构为含有3个二硫键和25个氨基酸的多肽。本品与位于脊髓背角浅层的初级伤害性传入神经上的N-型钙通道结合,抑制初级传入神经末梢兴奋性递质的释放,具有抗伤害性感受作用。本品不与阿片受体结合,其药理作用也不被阿片受体拮抗剂所拮抗。

2．临床应用 鞘内滴注，初始剂量根据患者情况而定，最高初始剂量为 2.4mg/d（0.1mg/h），以后剂量可提高到每周不超过 2～3 倍，直到第 21d 时达到最高推荐剂量 19.2mg/d（0.8mg/h）。通过调整给药泵的滴速达到确定的给药剂量。剂量的调整应根据患者的疼痛程度及不良事件的发生情况而定，在临床试验中，第 21d 时的平均药物剂量为 6.9～19.2mg/d（0.29～0.8mg/h）。

本品可采用剂量可调的植入式自动定时给药泵或外置式微量输液泵及导管鞘内滴注。可使用未稀释的原药液（25mg/ml，每支 20ml）或稀释液（100mg/ml，每支 1ml、2ml 或 5ml，用 0.9% 氯化钠注射液稀释）。

本品用于适合鞘内注射并且对其他治疗（如全身镇痛药、辅助治疗或鞘内注射吗啡）不能耐受或无效的严重慢性疼痛患者。

3．不良反应 发生率 5% 以上的不良反应如下：

（1）全身无力、头痛、疼痛、发热。

（2）消化系统：恶心、呕吐、腹泻、食欲减退。

（3）神经系统：头晕、嗜睡、混乱、共济失调、异常步态、记忆缺陷、张力过高、焦虑、语言障碍、失语症、眼球震颤、感觉迟钝、幻觉、神经质、感觉异常、眩晕。

（4）视觉异常。

（5）泌尿生殖系统：尿潴留。

4．禁忌证

（1）对本品及其中成分过敏者禁用。

（2）正在接受能增加鞘内给药危险的其他治疗的患者禁用。

（3）有精神病史的患者应避免使用。

（4）微量输液泵部位感染患者、未控制的出血患者及椎管阻塞影响脑脊液循环的患者禁用。

5．慎用

（1）只有当可能的受益高于危险时方可用于孕妇。

（2）尚不知本品是否经乳汁分泌，哺乳期妇女使用本品应根据药物对母体的重要性确定是否停止哺乳或停止用药。

（周路阳）

参 考 文 献

[1] MCINNES I B，SCHETT G. The pathogenesis of rheumatoid arthritis. N Engl J Med，2011，365（23）：2205-2219.

[2] BURMESTER G R，POPE J E. Novel treatment strategies in rheumatoid arthritis. Lancet，2017，389（10086）：2338-2348.

[3] DOUGADOS M，SOUBRIER M，ANTUNEZ A，et al. Prevalence of comorbidities in rheumatoid arthritis and evaluation of their monitoring: results of an international，cross-sectional study（COMORA）. Ann Rheum Dis，2014，73（1）：62-68.

[4] HITCHON C A，BOIRE G，HARAOUI B，et al. Self-reported comorbidity is common in early in flammatory arthritis and associated with poorer function and worse arthritis disease outcomes: results from the Canadian early arthritis cohort. Rheumatology，2016，55（10）：1751-1762.

[5] 曾小峰，朱松林，谭爱春，等．我国类风湿关节炎疾病负担和生存质量研究的系统评价．中国循证医学杂志，2013，13（3）：300-307.

[6] 周云杉，王秀茹，安媛，等. 全国多中心类风湿关节炎患者残疾及功能受限情况的调查. 中华风湿病学杂志，2013，17（8）：526-532.

[7] 中华医学会风湿病学分会. 类风湿关节炎诊断及治疗指南. 中华风湿病学杂志，2010，14（4）：265-270.

[8] CHEN Y L，WANG C，SHANG H C，et al. Clinical practice guideline in China. BMJ，2018，360：j5158.

[9] PINCUS T，GIBSON K A，CASTREJÓN I. Update on methotrexate as the anchor drug for rheumatoid arthritis. Bull Hosp Jt Dis，2013，71 Suppl 1：S9-19.

[10] 曾小峰. 中国风湿免疫专科现状调查. 中华医学信息导报，2015，30（10）：19.

[11] 刘栩，贾园，安媛，等. 类风湿关节炎患者就医及治疗现状分析. 中华风湿病学杂志，2008，12（9）：637-639.

[12] ARNETT F C，EDWORTHY S M，BLOCH D A，et al. The American Rheumatism Association 1987 revised criteria for the classification of rheumatoid arthritis. Arthritis Rheum，1988，31（3）：315-324.

[13] 唐·王冰注. 黄帝内经素问. 上册. 北京：商务印书馆，1958：195，196，197.

[14] 凌一揆. 略论中药之止痛药. 云南中医杂志，1980（6）：8-9.

[15] 高明菊，崔秀明，王强，等. 三七饮片的抗炎和镇痛作用比较研究. 现代中药研究与实践，2007，21（5）：54.

[16] 李兆键. 中药三七药理作用研究. 上海市中医研究院学报，1995，9（1）：65-68.

[17] 张湘杰，何永恒. 花椒、延胡索、没药、三七镇痛的药理学研究概述. 海峡药学，2009，21（2）：62.

[18] 牛红梅. 癌痛欣滴鼻剂治疗癌痛的临床与实验研究. 山东中医药大学学报，1999，23（6）：430-434.

[19] 胡一冰，张运发，许建阳. 复方天麻制剂对中枢吲哚类及儿茶酚胺类神经递质影响的实验研究. 福建中医药，2003，34（4）：36-37.

[20] 张娟，肖鲁伟，戴体俊，等. 氧化苦参碱对脊髓 c-fos 表达和对阿片受体的作用研究. 中华中医药学刊，2009，27（5）：1077-1078.

[21] 陈荣明，姜淼，殷书梅，等. 复方南星止痛膏对甲醛等致炎性疼痛模型大鼠止痛作用及 c-fos 表达的影响. 世界中西医结合杂志，2008，3（8）：454-456.

[22] 彭媛，顾振纶，张慧灵，等. 复方银杏胶囊镇痛作用及其机制的实验研究. 中国野生植物资源，2005，24（3）：37-39.

[23] 陶寰，刘永年，李俊松. 癌痛宁巴布剂治疗癌痛的临床与实验研究. 中医杂志，2002，43（7）：507-510.

[24] 韩笑，刘文，邱德文. 都梁丸提取液镇痛作用及对外周组织 c-fos 基因表达影响的实验研究. 中国实验方剂学杂志，2003，9（4）：34-36.

第十四章 镇痛药物基因组学

第一节 概　　述

镇痛药物用于急、慢性疼痛治疗,按照作用机制可分为阿片类药物和非阿片类药物。镇痛药物的作用(治疗作用和副作用)存在较大的个体差异,如不同个体应用同一剂量药物可能出现不同的血浆和效应室浓度(药动学变异);而即使同样的血药浓度在不同的个体中也可产生不同的药物作用(药效学变异)。镇痛药物作用个体间的差异主要受两方面因素的影响:其一,非遗传因素,包括人口因素(如年龄、性别、体重和身高)、心身疾病因素(如疾病状态、焦虑程度和手术类型)、环境因素(如营养状态、吸烟、酗酒)及药物之间相互作用等。其二,遗传因素,包括与镇痛药物药动学(药物代谢酶和药物转运体)和药效学(药物作用靶点)相关物质的基因多态性(图 14-1)。近年来,随着人类基因组研究的不断深入,发现遗传因素是主导镇痛药物个体间差异的重要因素。借助遗传学基因技术通过"药物遗传学"(pharmacogenetics)和"药物基因组学"(pharmacogenomics)研究,了解遗传因素与镇痛药物作用的个体差异的关系,有助于镇痛药的个体化治疗,减少用药风险。

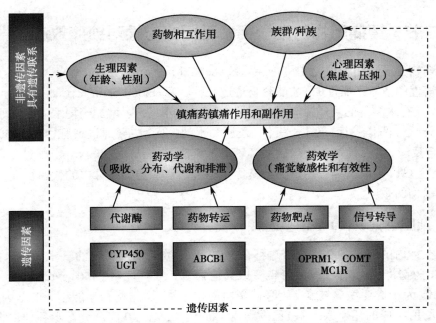

图 14-1　影响镇痛药物作用和副作用的个体间差异的因素

1959 年 Vogel 提出了"药物遗传学"；1997 年 Marshall 提出"药物基因组学"。药物基因组学是药物遗传学的延伸和发展，两者的研究方法和范畴有很多相似之处，都是研究基因的遗传变异与药物反应关系的学科。但药物遗传学侧重于研究单基因变异，特别是药物代谢酶基因变异对药物作用的影响；而药物基因组学除覆盖药物遗传学研究范畴外，还包括与药物反应有关的所有遗传学标志，药物代谢靶受体或疾病发生链上诸多环节，所以研究领域更为广泛。

药物基因组学应用基因组学的信息和研究方法，通过分析 DNA 的遗传变异和监测基因表达谱，以阐明药物代谢、药物转运和药物靶分子的基因序列多态性（gene polymorphism）及药物作用包括疗效和毒副作用的多样性之间的关系，即基因本身及其突变体与药物效应相互关系的一门科学。

基因多态性是药物基因组学的研究基础。药物效应基因所编码的酶、受体、离子通道作为药物作用的靶位点，是药物基因组学研究的关键所在。基因多态性可通过药动学和药效学改变来影响镇痛药物的作用。基因多态性表现在：①药物代谢酶，比如影响药物代谢的细胞色素 P450 酶的多态性；②药物转运蛋白，如影响镇痛药物吸收、分布、排泄的蛋白的多态性；③受体或靶位，如与阿片类药物镇痛作用或者成瘾相关的 μ 受体（MOR）的多态性；④离子通道，如与镇痛药物作用的相关的钾离子、钠离子或者钙离子通道等；⑤信息通路的靶点，如存在于细胞质膜与许多镇痛药物效应或者不良反应的相关的酪氨酸激酶等的多态性。①和②主要体现基因多态性对镇痛药物代谢的影响；而③～⑤主要体现药物与作用靶点结合以及后续分子生物学过程中相应基因多态性对药物效应的影响。

能够准确预测患者对镇痛药物的反应，一直是广大麻醉科医生追求的目标之一。若能了解药物基因组学的基本原理，掌握用药的个体化原则，就有可能根据患者的不同基因组学特性合理用药，达到提高药效，降低毒性，防止不良反应的目的。本章节将从镇痛药物药动学和药效学相关基因多态性两个方面阐明对镇痛效应的影响。

第二节　镇痛药物药动学相关基因多态性对镇痛效应的影响

镇痛药物主要作用部位是中枢神经系统（central nervous system，CNS），因此，镇痛药物必须是脂溶性的或者亲脂性的，才能容易透过血脑屏障（blood brain barrier，BBB）；但是当药物排泄时，只有水溶性的物质才容易通过肾脏排出体外。为了增加药物水溶性，镇痛药物在体内生物转化分两相进行，第 I 相氧化、还原和水解反应，主要通过细胞色素 P450 酶完成；第 II 相结合反应，主要通过尿苷二磷酸葡糖醛酸转移酶（uridine diphosphate glucuronic acid transterase，UGT）完成。编码两种酶的基因多态性与镇痛药物在体内的代谢快慢有关，从而影响镇痛药物的效应。

一、细胞色素 P450 基因多态性

药物在体内的代谢主要在肝脏进行，通过肝内药物代谢酶催化的氧化、还原、水解和结合等反应，药物将活化 / 失活，或者转变成其他物质。细胞色素 P450（cytochrome P450）简称 CYP450，为一类亚铁血红素 - 硫醇盐蛋白的超家族，由结构和功能相关的基因超家族编码的同工酶所组成的超家族酶系；已发现近 1 000 种 CYP450 广泛分布于各种生物机体内，具有生理功能的约 50 种，根据氨基酸序列的统一性分为 17 个家族和许多亚家族。CYP450

在哺乳动物中主要存在于微粒体和线粒体中，主要参与内源性物质和外源性物质（包括药物、环境化合物）的代谢。

CYP450 是肝脏镇痛药物代谢的主要酶系。目前通过研究 CYP450 活性表观分布规律及其基因型功能意义这两方面内容，CYP450 氧化酶活性的个体和人群或者种族差异的机制已得到阐明。CYP450 基因多态性对镇痛药物的药动学和药效学的个体差异起着重要作用。在镇痛药物代谢中，CYP3A4 与 CYP2D6 是最重要的代谢酶，除以上两种酶外，CYP3A5、CYP2C19 可能也参与阿片类药物代谢（表 14-1）。

（一）CYP450 基因多态性类型

1. CYP3A4 基因多态性　CYP3A4 是 CYP450 酶系最重要的亚族之一，是人体含量最丰富的 CYP450，主要存在于肝脏和小肠中，占肝脏 CYP450 含量的 30%。CYP3A4 可以氧化外源有机小分子，如毒素或者药物，参与 45%～60% 的常用药物的代谢转化，其中包括镇痛药物的代谢。CYP3A4 基因具有多态性，其蛋白质含量和活性存在较大的个体差异，底物的体内代谢可相差 10 倍以上。药物引起的反应存在个体差异，大部分是由于遗传因素，如单核苷酸多态性（single nucleotide polymorphism, SNP）造成。SNP 是人类基因组 DNA 序列变异的主要形式，也是影响不同群体对药物反应的主要遗传因素。

CYP3A4 基因位于人类第 7 号染色体上，包括 13 个外显子和 12 个内含子。迄今为止，共鉴定出了 26 个等位基因突变体及一系列亚突变体。在 CYP3A4 转录起始区 −287～−296 存在一个长度为 10 个碱基的特殊序列（NFSE），发生 A→G 的点突变，命名为 *CYP3A4*1B*，*CYP3A4*1A*，为 CYP3A4 野生型。*CYP3A4*1B* 是第一个被报道的等位基因突变，其发生频率在白种人群中为 2%～9%，在非洲人群中为 35%～67%，在中国人群中则未发现。突变型纯合子（*CYP3A4*1B*）镇痛药物的清除率比野生型纯合子（*CYP3A4*1A*）低 30%，从而导致携带突变型纯合子的人群在较低剂量镇痛药时就可以达到与野生型纯合子相当的镇痛麻醉效果，同时可降低药物毒副作用。

*CYP3A4*1G* 的突变，由于氨基酸的改变导致酶活性降低，该突变在中国人群中的发生频率较高，达 22.1%～37%。*CYP3A4*4*、*CYP3A4*5* 和 *CYP3A4*6* 等位基因突变同样由于氨基酸发生替换或者移码，从而导致酶活性降低，这三个等位基因突变在中国人群中出现频率为 0.5%～1.5%。*CYP3A4*7* 至 *CYP3A4*17* 等位基因突变则因为发生碱基插入，导致酶活性完全丧失。*CYP3A4*18* 则是唯一一个增加酶活性的等位基因突变，该突变在白种人中未发现，但在中国人群中发生频率为 10%。*CYP3A4*26* 是目前为止最新报道的等位基因突变，发现于一个 19 岁的肾移植患者中。由于在 5 号外显子发生终止密码子突变，造成酶活性完全丧失。

由于大多数 CYP3A4 等位基因突变没有功能意义或是比较罕见，因此，CYP3A4 基因多态性并不能完全解释个体间 CYP3A4 的显著代谢差异。一种可能的解释是 CYP3A4 转录表达受孕烷 X 受体基因调节，研究表明该基因存在着多态性，从而引起 CYP3A4 表达水平的改变（表 14-1）。

2. CYP450 其他亚家族基因多态性

（1）CYP2D6 基因多态性：CYP2D6 位于人类第 22 号常染色体上，包含 9 个外显子和 1 个阅读框架，也是 CYP450 家族中一员；主要分布在肝脏、小肠或者脑组织中；CYP2D6 只占 CYP450 家族总量的 2%～5%，但是却参与了 25% 的临床常用药物代谢。CYP2D6 基因具有广发的基因多态性。其等位基因突变体数量在 CYP450 超家族中最多，目前，已经

表 14-1 重要的 CYP450 基因的染色体分布及基因多态性

基因名	染色体定位	基因多态性
CYP3A4	7 号染色体，全长 27kb，包括 13 个外显子和 12 个内含子	共鉴定了 26 个等位基因突变体，包括 CYP3A4*1B，CYP3A4*1G，CYP3A4*4～CYP3A4*26 等。CYP3A4*1G 是一个具有功能意义的突变，由于氨基酸的改变导致酶活性降低，该突变在中国人群中的发生频率较高，达 22.1%～37%
CYP2D6	22 号染色体，全长 4.37kb，包括 9 个外显子和 1 个阅读框架	CYP2D6 等位基因突变体数量是 CYP450 超家族中最多的，已经鉴定了 109 个突变体，其中 CYP2D6*2，CYP2D6*3，CYP2D6*4，CYP2D6*5，CYP2D6*10，CYP2D6*17 和 CYP2D6*41 等最为重要；由 CYP2D6 代谢的药物代谢类型在人群中也有明显的差异，包括超强代谢型、强代谢型、中间代谢型和弱代谢型
CYP2C19	10 号染色体，全长 55kb，包括 9 个外显子和 5 个内含子	包括 CYP2C19*3A，CYP2C19*3B，CYP2C19*4～CYP2C19*35；其中 CYP2C19*17 是唯一具有超强代谢活性的突变体。由于突变位点增强了基因启动子的活性，从而使得突变体的转录活性高于野生型 CYP2C19*1
CYP2C9	10 号染色体，全长 50.71kb，包括 9 个外显子和 8 个内含子	共鉴定了 60 个等位基因突变体，分为 CY92C9*1（野生型），CY92C9*2，CYP2C9*60 等；其中 CY92C9*3（1075A > C）是突变率最高的一种突变体，由于氨基酸的改变导致酶的活性显著降低
CYP1A2	15 号染色体，全长 7.8kb，包括 7 个外显子和 6 个内含子	共有 41 个 CYP1A2 等位基因突变体，常见的有 CYP1A2*1C，CYP1A2*1D，CYP1A2*1E，CYP1A2*1F，CYP1A2*1K，CYP1A2*3，CYP1A2*4，CYP1A2*7、CYP1A2*11，CYP1A2*15 和 CYP1A2*16

鉴定了 109 个 CYP2D6 等位基因突变体，包括单碱基的改变、片段插入或者缺失，甚至整个基因的缺失和重复。因此，有 CYP2D6 代谢的药物代谢类型在人群中也有明显差异。不同于其他 CYP450 家族成员，CYP2D6 没有诱导剂。因此，不同个体间药物代谢能力的差异主要与 CYP2D6 基因突变有关。在众多 CYP2D6 等位基因突变体中，CYP2D6*2、CYP2D6*3、CYP2D6*4、CYP2D6*5、CYP2D6*10、CYP2D6*17 和 CYP2D6*41 最为重要。其中，CYP2D6*2 和 CYP2D6*41 常携带有一个双拷贝或多拷贝（最高可达 13），从而使得酶活性显著增强。该突变频率在埃塞俄比亚人中最高（29%），其次是在沙特阿拉伯人中为 21%，在中国人中为 0.4%～1.1%。CYP2D6*3、CYP2D6*4 和 CYP2D6*5 是 CYP2D6 主要的等位基因突变体并与弱代谢型有关，CYP2D6*4 主要存在于白种人群中，突变频率为 20%～25% 并且 70%～90% 的弱代谢型都是由它引起，而在黄种人群中突变频率只有大约 1% 甚至更少。CYP2D6*10 在亚洲人群中的突变频率约为 50%。由于碱基突变造成氨基酸的改变，使得酶不能正常折叠，从而降低了对底物的亲和力。CYP2D6*17 等位基因突变主要存在于黑种人群中，核苷酸碱基突变造成 3 个氨基酸发生了改变。同野生型相比，CYP2D6*17 活性显著降低。

由 CYP2D6 代谢的药物代谢类型在人群中也有明显的差异，可将人群分为 4 种表型：超强代谢者（ultrarapid metabolizer，UM）、强代谢者（extensive metabolizer，EM）、中强代谢者（intermediate metabolizer，IM）和弱代谢者（poor metabolizer，PM）。其中，把携带两个以上活性等位基因（CYP2D6*1 或 CYP2D6*2）者称为 UM，此类或者 CYP2D6 酶蛋白高度表达；携带 1 个正常有活性等位基因者称为 EM；携带 2 个导致酶活性降低的等位基因（CYP2D6*10 或者 CYP2D6*17）者称为 IM，因为 CYP2D6*10 等位基因与酶活性稳定有关，而 CYP2D6*17 与底物亲和力减弱有关，两者均形成中间代谢型；携带 2 个无活性等位基因（CYP2D6*3，

CYP2D6*4）或基因缺失（*CYP2D6*5*）者称为 PM，基因突变或者缺陷，导致蛋白合成减少。其中 *CYP2D6*1* 为野生型。

基因突变可引起酶活性的消失、减弱和增强。前体药物主导镇痛作用的药物，PM 常规剂量用药，镇痛作用增强，同时发生前体药导致不良反应的概率增加。而由前体药物经过 CYP2D6 代谢后产物发挥镇痛作用时，PM 常规剂量用药，镇痛作用减弱；同时，前体药物无法有效代谢，在体内蓄积而使得不良反应升高。UM 则是已经复制或者扩增引起的常染色体显性性状，其表现为前体药物为主导镇痛作用的药物，因为前体药物很快代谢，使得药物镇痛作用很弱或者缺失；而代谢产物发挥镇痛作用时则产生相对强烈镇痛效果，同时对于常规服药，镇痛作用加强的同时，副作用也增加。如于 CYP2D6 UM 型时服用阿片类药物可产生致命的呼吸抑制。

（2）CYP2C19 基因多态性：CYP2C19 位于人类第 10 号常染色体上，共鉴定了 35 个等位基因突变体，包括 *CYP2C19*2A*，*CYP2C19*2B*，*CYP2C19*2C*，*CYP2C19*3A*，*CYP2C19*3B*，*CYP2C19*4～CYP2C19*35*。它们的分布具有人种特异性。其中，*CYP2C19*2* 为 CYP2C19 的弱代谢型，在高加索人群中突变频率为 3%～5%，在亚洲人中突变频率高达 12%～23%；*CYP2C19*17* 是唯一具有超强代谢活性的突变体。由于突变位点增强了基因启动子的活性，从而使得突变体的转录活性高于野生型 *CYP2C19*1*。能促进 CYP2C19 底物超速代谢，其中在欧洲人群中突变频率为 18%～28%，在非洲人群中突变频率为 18%，在亚洲人群中突变频率为 0.3%～4%。

（二）CYP450 基因多态性对镇痛作用的影响

基因及其表型多态性对药物消除的影响是造成阿片类药物药动学个体差异的主要原因，其内容有包括药物的代谢与清除，这统属于遗传药理学范畴。常用的阿片类药物中，曲马多、可待因、羟考酮等常用阿片类药物是由 CYP3A4 与 CYP2D6 共同代谢；芬太尼、吗啡由 CYP3A4 代谢。舒芬太尼由于其浓度测定敏感性差，其药动学至今没有完全测定出来。瑞芬太尼以肝外代谢为主，主要被红细胞和组织中的非特异酯酶代谢降解。基因突变导致酶活性发生变化，影响代谢镇痛药物的能力，从而影响镇痛药物的临床作用。

1. CYP3A4/5 基因多态性与芬太尼　芬太尼主要通过 CYP3A4 酶的 *N-* 去烃基作用生成去甲芬太尼，少部分经烃基化、羟基化作用生成羟基芬太尼，两种代谢产物几乎无生物活性。CYP3A4 基因突变位点，中国人发生率最高的是 *CYP3A4*1G*，突变型纯合子（**1G/*1G*）痛阈高于突变型杂合子（**1/*1G*）和野生型纯合子（**1/*1*）。*CYP3A4*1G* 基因突变后降低 CYP3A4 酶的活性，芬太尼代谢减慢，术后镇痛用量减少。由于 CYP3A5 与 CYP3A4 拥有重叠底物，CYP3A5 基因突变中最重要的是 *CYP3A5*3*，该突变引起可变剪切，使突变型纯合子 *CYP3A5*3/*3* 不表达 CYP3A5 酶蛋白，使得 CYP3A5 酶活性下降；只有携带 *CYP3A5*1* 等位基因的个体才表达正常的 CYP3A5 酶蛋白。*CYP3A5*3* 等位基因频率在中国人中高表达为 74%，*CYP3A5*3* 多态性能够影响芬太尼的药动学特点，同时增加中枢副作用的发生率。

2. CYP2D6 基因多态性与可待因　可待因的镇痛效果与 CYP2D6 基因多态性有很紧密的联系。约 15% 可待因是通过 CYP2D6 代谢为强的阿片类药物（吗啡）而发挥镇痛作用。CYP2D6 PM 型患者使用可待因后几乎没有镇痛作用，增加剂量后胃肠道的不良反应增加，而并不增加中枢系统的不良反应（如镇静、恶心以及口干等）；相反，CYP2D6 UM 型患者使用可待因后吗啡中毒的发生率增加。常见不良反应包括嗜睡、轻微头痛、头晕、气短、恶心、呕吐和出汗等，严重者发生严重威胁生命安全的不良反应，包括呼吸抑制，轻微的循环抑制、呼吸暂停、卒中和心搏骤停。

3. CYP2D6 基因多态性与曲马多　曲马多为非吗啡类激动型阿片类受体镇痛药，主要代谢为 O- 去甲基曲马多，是主要的代谢产物，较前体药物具有更强的 μ 阿片受体（mu opioid receptor，MOR）亲和力，大约是曲马多的 200 倍，并具有镇痛作用。CYP2D6 对曲马多脱甲基起重要作用；*CYP2D6*2* 对曲马多的药动学没有影响；但是 *CYP2D6*10* 等位基因突变，引起酶活性下降，且 *CYP2D6*10* 野生型或者杂合型的患者对曲马多的敏感性增加，需要剂量减少；相反，而突变型的患者对曲马多的敏感性降低，需要剂量增加。另外，CYP2D6 PM 型患者术后曲马多镇痛效果好，而 UM 型患者则相反，镇痛效果差，需要增加曲马多剂量。

4. CYP450 基因多态性与羟考酮　羟考酮是一种半合成的强阿片类药物，其药理作用和持续时间类似于吗啡；羟考酮有极大的个体差异，不同患者中，有效镇痛剂量可在 10～1 040mg/d 之间波动。羟考酮进入体内后，11% 的 CYP2D6 进行 O- 去甲基化转化为氧吗啡酮，氧吗啡酮对 MOR 的亲和力是羟考酮的 10～60 倍。但是携带不同基因型（UM 型或者 PM 型），只能影响羟考酮的药动学，对其药效学没有影响，对镇痛效果和不良反应均无影响。

羟考酮另一种代谢途径是经过 CYP3A4/5 代谢，是羟考酮的主要代谢途径，80% 的羟考酮通过 CYP3A4/5 进行 N- 去甲基化转化成为去甲羟考酮，该代谢产物对 MOR 的亲和力低。CYP3A4/5 野生基因型为 UM 型，*CYP3A4*1G* 和 *CYP3A5*3* 突变分别导致 CYP3A4 和 CYP3A5 的活性降低。因此从理论上讲，*CYP3A4*1G* 和 *CYP3A5*3* 可能会导致羟考酮治疗效果增强或者只需要更小的剂量就可达到疗效。另外 *CYP3A5*3/*3* 基因型个体阿片剂量指数（opioid escalation index，OEI）提高，OEI 是阿片类药物无耐受性的标志，因此携带 *CYP3A5*3/*3* 基因型个体更容易对羟考酮产生耐受性。

5. CYP2D6 基因多态性与二氢可待因　二氢可待因是一种前体药物，其本身与 MOR 的结合能力很弱，通过 CYP2D6 代谢为活性代谢产物氢吗啡酮，发挥相应的镇痛作用。CYP2D6 抑制剂能减弱二氢可待因的代谢产物氢吗啡酮的生成，从而减弱二氢可待因的镇痛作用。

6. CYP2D6 基因多态性与内源性吗啡物质　内源性吗啡的代谢与疼痛敏感性有关。CYP2D6 影响内源性吗啡合成过程；另外白细胞具有合成吗啡的功能，同时白细胞可表达 CYP2D6 并释放吗啡至细胞周围环境，发挥自我调节或者调节其他细胞的作用。CYP2D6 UM 型患者，相比较 CYP2D6 其他代谢型患者合成更多的内源性吗啡，因此在接受吗啡治疗疼痛时，所需要的剂量减少。

7. CYP450 基因多态性与氯胺酮　氯胺酮是苯环己哌啶静脉麻醉药的代表，氯胺酮进入体内之后，大部分经肝脏 CYP450 催化，进行 N- 去甲基作用，形成去甲氯胺酮。CYP450 中三种酶（CYP3A4、CYP2C9 以及 CYP2B6）同时对氯胺酮作用，其中 CYP3A4 占主导作用，相关基因突变影响氯胺酮的镇痛作用和不良反应。

8. CYP450 基因多态性与非甾体抗炎药　大多数 NSAIDs 由 CYP2C9 代谢。*CYP2C9*3* 等位基因个体对塞来昔布、萘普生、吡罗昔康、布洛芬、氟比洛芬的代谢比缺乏 *CYP2C9*3* 等位基因的个体代谢慢。而且，这种代谢缓慢在 *CYP2C9*3* 纯合子个体中比在杂合子中表现更明显，例如 S- 布洛芬的清除降低了将近 50%。*CYP2C9*3* 等位基因个体使用 NSAIDs 产生更好的镇痛效果。CYP2E1 基因型分型：野生型纯合子（*c1/c1* 型），野生型与突变型杂合子（*c1/c2* 型）和突变型纯合子（*c2/c2* 型）；*c2* 等位基因使 CYP2E1 转录增加，使得醋氨酚代谢速度加快，后者（*c2/c2* 型）的代谢速度甚至是前两者（*c1/c1* 型或者 *c1/c2* 型）2 倍。

二、尿苷二磷酸葡糖醛酸转移酶基因多态性

尿苷二磷酸葡糖醛酸转移酶（uridine diphosphate glucuronic acid transferase，UGT）是体内进行Ⅱ相生物转化时最重要的酶之一，广泛分布于人体的肝、肾和肠道等不同组织中，代谢多种外源性毒性物质和内源性物质。人的 UGT 包括两个家族：UGT1 家族和 UGT2 家族；三个亚族：UGT1A、UGTA 与 UGT2B。UGT2B7 属于 UGT2 家族，参与多种药物的葡糖醛酸化过程，如吗啡 60%～80% 的药物是经过 UGT2B7 酶代谢而排出体外。吗啡在 UGT2B7 酶的作用下，葡糖醛酸与 3 位和 6 位的羟基结合，生成 M-3-G，为主要代谢产物，但是几乎没有生物活性；以及次要代谢产物 M-6-G，具有很强的镇痛活性。UGT2B7 基因存在高度遗传多肽性，主要表现在 $C802T$ 位点的多态性。中国汉族人群 UGT2B7 基因多态性，在 $-327A > G$、$-161T > C$、$802C > T$、$2288A > G$ 和 $2316A > G$ 的分布频率均为 34.1%，且存在连锁；在 $-125T > C$ 和 $211G > T$ 的发生频率分别为 5.26% 和 16.7%。UGT2B7 $802TT$ 型个体所需吗啡镇痛剂量比 UGT2B7 $802CC$ 型高。

三、儿茶酚-O-甲基转移酶基因多态性

儿茶酚-O-甲基转移酶（catechol-O-methyl transferase，COMT）参与肾上腺素能与多巴胺能神经递质的调控，是儿茶酚胺类物质（肾上腺素、多巴胺、去甲肾上腺素等）的主要代谢酶。参与了伤害性刺激、镇痛及心理调节等过程。根据不同基因型，COMT 活性分为高活性（V/V）、中活性（V/M）和低活性（M/M）。COMT 基因研究较多的多态性位点是 $rs4680$（$G472A$），为缬氨酸变成了蛋氨酸（Val158Met），可使 COMT 活性降低，从而降低个体疼痛敏感及镇痛药物的使用剂量；COMT $V108/158M$ 基因型与疼痛敏感性有关；而 COMT $V108/158M$ 基因多态性与术后阿片类药物消耗量有关，且 V/V 基因型患者阿片类药物消耗量均高于 M/M 基因型，因此术前 COMT 基因型的检测可为调节个体阿片类药物用量达到满意的疼痛控制，同时为减少潜在的副作用提供参考。

四、药物转运蛋白的基因多态性

ATP 结合盒 B 亚家族成员 1 转运蛋白（ATP-binding cassette subfamily B member 1 transporter，ABCB1）基因位于人体 7 号染色体的 q21 上，片段大小在 49～209 个碱基对之间，包含 28 个外显子。P-糖蛋白（P-glycoprotein，P-gp）也可称为多药耐药性蛋白 1（multidrug resistance protein 1，MDR1），是 ABCB1/MDR1 基因编码的转运蛋白。P-gp 在体内存在于具有分泌功能的上皮细胞中，包括结肠、小肠、胆管、胰腺、肾上腺以及肾进球小管等，并且在脑部的微血管内皮细胞中存在高度表达。在多种药物转运和通过血脑屏障中起到重要作用。临床上常用阿片类药物如美沙酮、吗啡、哌替啶等均是 P-gp 的底物。

ABCB1 基因具有高度多态性，已发现 50 多种基因多态性和连锁不平衡区，中国人群 ABCB1 基因多态性主要表现 $C3435T$、$G2677T/A$ 和 $C1236T$ 三个位点突变；其中两个位点（$C3435T$ 和 $G2677T/A$）的突变频率最高，分别为 35% 和 35.4%；而 $3435C > T$ 的突变频率，汉族人为 37.9%，维吾尔族人为 52.8%%，哈萨克族人为 39.8%。

ABCB1 不同基因型影响阿片类药物的疗效和使用剂量，其中，ABCB1 $C3435T$ 位点变异研究较多，此位点中，基因 CC 型和 CT 型的个体所需阿片类药物剂量是 TT 型的 5.6 倍和 7.1 倍；对于 ABCB1 $C3435T$ 位点，携带 T 突变基因的个体服用羟考酮的不良反应较少；而

对于 ABCB1 *G2677T/A* 位点，携带由 T 等位基因的个体服用羟考酮可以获得更理想的效果，不良反应也较少；而 ABCB1 *C3435T* 和 *G2677T/A* 两位点均为野生型的个体使用羟考酮疗效不佳，严重不良反应增多。P-gp 表达减少与 ABCB1 *C3435T* 突变相关，增加曲马多的器官暴露，镇痛效果和不良反应均增强。在 ABCB1 *G2677T/A* 基因型中，携带有 G 等位基因的患者出现吗啡 CNS 不良反应（如幻觉、中重度的嗜睡和意识模糊等）风险降低，而携带 T 或者 A 等位基因，合成蛋白质发生变化，以致发生 CNS 不良反应的风险增加。

ABCB1 *1236*T/*T* 基因型携带患者对芬太尼的敏感性超过 *1236*C/*C* 或者 *1236*C/*T* 基因型携带患者，所需芬太尼剂量减少；但是 *1236*C* 等位基因携带个体，吗啡用药后发生 CNS 不良反应的风险降低。另外 ABCB1 *1236*T* 纯合子以及 *G2677T/A* 和 *C3435T* 的 TT/TT 双倍体基因型患者口服吗啡后疲倦的发生率降低，因为携带双倍体的患者吗啡口服清除率高。并且 TT/TT 双倍体基因型患者发生吗啡引起的呕吐的不良反应也较低。

ABCB1/MDR1 发生同义突变即可导致 P-gp 对底物的特异性发生变化。MDR1 基因有 48 个 SNPs，多数为同义突变。MDR1 基因突变，增加中枢神经系统对芬太尼的敏感性；突变基因携带个体使芬太尼镇痛和呼吸抑制程度增加；而 ABCB1 基因多态性对芬太尼的镇痛和呼吸抑制不起决定作用。P-gp 在母体和胎儿中存在 ATP 依赖的药物外排功能，MDR1 基因突变，胎盘内 P-gp 表达减少，活性降低，影响外源性物质在胎儿体内浓度，这对探讨芬太尼引起胎儿呼吸抑制具有重要意义。

五、神经递质代谢酶相关基因多态性

内源性儿茶酚胺、去甲肾上腺素（norepinephrine，NE）、5-羟色胺（5-hydroxytryptamine，5-HT）和多巴胺在伤害感受、疼痛和情绪的生理调节过程中起着重要的作用。两种主要神经递质 NE 和 5-HT，分别通过肾上腺素受体和 5-HT 受体激活下行的单胺类递质系统，从而抑制脊髓疼痛向中枢传导的通路而发挥作用。这些神经递质最终因突触前膜特定转运体的重摄取功能或儿茶酚胺代谢酶作用而失活。曲马多的部分镇痛作用正是通过抑制特定转运体对内源性儿茶酚胺重摄取而达到镇痛目的。因此，这些特定转运体基因多态性与曲马多药效可能密切相关。5-羟色胺转运体蛋白（5-serotonin transporter，SERT）由 5-HTT 基因编码，5-HTT 基因的两个功能多态性位点分别为 *5-HTTLPR* 和 *STin2VNTR*，*5-HTTLPR* 基因是指在正常 SERT 的 5′ 端启动子区插入或删除了一段 44bp 而形成的突变基因，删除 44bp 后形成的短等位基因可导致 5-HT 表达和重摄取减少，而增加镇痛作用。NE 转运蛋白（noradrenaline transporter，NET）则由 *SLC6A2* 基因编码，与术后急性疼痛反应差异呈现弱相关性。

第三节 镇痛药物药效学相关基因多态性对镇痛效应的影响

镇痛药可分为阿片类药物和非阿片类药物。前者包括吗啡、芬太尼、舒芬太尼等，主要通过激动阿片受体（μ、δ 和 κ）和孤啡肽受体（又名阿片受体样受体，opioid receptor like 1 receptor，ORL₁）发挥镇痛作用。曲马多是人工合成的中枢性镇痛药，其镇痛作用与阻断突触前膜单胺类神经递质再摄取和激活 μ 阿片受体有关。非阿片类镇痛药有：氯胺酮为 *N*-甲基-D-天冬氨酸（NMDA）受体抑制剂；NSAIDs 主要通过抑制炎性介质前列腺素生物合成的环氧化酶而发挥解热、镇痛和抗炎作用。

一、阿片受体的基因多态性

阿片类药物的镇痛疗效及不良反应发生主要是作用于 μ、δ 和 κ 三种阿片受体。其中 μ 阿片受体（MOR）是内源性和外源性阿片物质镇痛、耐受、依赖等效应的关键性靶点，由 MOR 受体基因（OPRM1）编码，OPRM1 位于染色体 6q24～q25 上，超过 100 个 SNPs 在 OPRM1 基因上已经确定。近年来，OPRM1 *A118G* SNP 已经成为阿片类药物遗传药理学研究热点。OPRM1 *A118G* 突变不仅与阿片类药物的效能有关，也与疼痛刺激反应的个体差异性有关。

OPRM1 *A118G* 的突变在外显子 1 的 118bp 处，腺苷酸（A）被鸟苷酸（G）所取代，核苷酸替换的结果是 MOR 细胞外 N- 末端第 40 位氨基酸由天冬氨酸取代了天冬酰胺，使 MOR 失去一个糖基化位点，使得信号传递效率下降及阿片受体表达数量下降。*A118G* 基因突变降低各种阿片类药物生物效能，携带 *A118G* 基因的患者需要更多阿片类药物才能达到镇痛的效果。体外试验表明，变异的 MOR 对内源性配体（如 β- 内啡肽）的亲和力和效能增强，但是对外源性配体（如吗啡）的效能减弱。动物实验表明，携带基因型 G 的小鼠大脑区域降低了对吗啡的镇痛反应。人体尸检结果发现，*A118G* 基因突变使得 MOR 的 mRNA 表达降低，OPRM1 *118A* mRNA 表达是 *118G* 的 1.5～2.5 倍，在 AA、AG、GG 基因型中 mRNA 表达水平依次降低，*118G* 引起 MOR 蛋白水平降低，因此可见，*118G* 等位基因可能导致 MOR 功能改变。

在中国人群中 OPRM1 *A118G* 的基因型频率高达 30% 以上。此点突变可影响阿片类药物的镇痛效果，即 GG 基因携带个体镇痛效果弱于 AG 基因或者 AA 基因携带个体；以至于基因 AG/GG 型的患者术后镇痛所需吗啡剂量是基因 AA 型患者的 4 倍。芬太尼静脉镇痛时，基因 GG 型患者比基因 AG/AA 型患者需要芬太尼剂量增加，但是并未增加恶心、呕吐等不良反应的发生率。对于应用阿片类药物治疗癌痛，无论是芬太尼还是羟考酮，基因 AA 型所需镇痛药首次剂量、日剂量或者剂量调整次数均比 AG/GG 型少，因此进行 OPRM1 基因检测可以实现癌痛治疗个体化。

OPRM1 *A80G* 多态性对吗啡镇痛作用起重要作用，野生型纯合子等位基因 AA 型携带患者口服吗啡镇痛所需剂量较纯合子等位基因 GG 型携带患者少，OPRM1 *A80G* 是目前临床上吗啡治疗反应性的强烈预测因子。

二、多种基因的交互作用

药物作用个体间的变异的表型，有时是单基因控制，但是多数情况则是多种基因交互作用的结果。如 OPRM1 和 COMT 基因型之间的交互作用，对于 COMT 基因，MM 型患者的痛阈和疼痛耐受值均降低；而对于 OPRM1 基因，GG 型患者痛阈和疼痛耐受性均降低；两种基因之间有相互作用，携带 COMT MM 和 OPRM1 GG 基因患者，两种基因型具有联合效应，患者具有较高的疼痛敏感性。另外，年龄、雌激素受体（estrogen receptor，ESR1）的 9 个 SNPs、OPRM1 以及 COMT 可以解释术后吗啡剂量的 10.7% 个体变异，并且 ESR1 的 3 个 SNPs、OPRM1 和 COMT 则可以解释术后吗啡剂量的 5% 个体变异。同时携带 COMT *rs4880* 与 ESR1 *rs4986936* 两种基因的患者对吗啡敏感性的影响具有明显的交互作用。因此 OPRM1、COMT 和 ESR1 基因组合变异较单一基因变异更好地解释吗啡剂量的个体差异。

OPRM1 *A118G* 与 *CYP3A4*18B* 两种基因多态性之间相互作用影响术后镇痛芬太尼的

剂量。具体体现：同时携带 OPRM1 AA 与 *CYP3A4*1/*18B*（AA+**1/*18B*）的患者术后镇痛芬太尼的用量低于同时携带 OPRM1 AG 与 *CYP3A4*1/*1*（AG+**1/*1*）的患者；而 AG+**1/*18B* 的患者术后镇痛芬太尼的剂量也低于 AG+**1/*1*。

OPRM1 *A80G* 与 ABCB1 *C3435T* 基因多态性影响吗啡治疗的反应性，根据不同的组合可以预测吗啡治疗强反应性、正常反应性以及无反应性，预测敏感性近 100%，而特异性大于 70%，具体见表 14-2。

表 14-2　OPRM1 *A80G* 与 ABCB1 *C3435T* 基因多态性对吗啡治疗反应性的预测作用

基因	基因型	吗啡治疗反应性
OPRM1	AA（*A80G*）	强
ABCB1	TT（*C3435T*）	
OPRM1	AA（*A80G*）	正常
ABCB1	CC 或 CT（*C3435T*）	
OPRM1	GG 或 AG（*A80G*）	正常
ABCB1	TT（*C3435T*）	
OPRM1	GG 或 AG（*A80G*）	无反应
ABCB1	CC 或 CT（*C3435T*）	

三、表观遗传学对镇痛药物作用的调控

MOR 在阿片类药物的镇痛、耐受及依赖性等过程中发挥着重要的作用。MOR 在中枢神经系统分布广泛，在发育及成熟个体的多种生理病理过程中，MOR 表达改变均发挥着重要的作用。MOR 转录后受到调控，DNA 甲基化、组蛋白修饰和非编码 RNA 等相互作用，影响 MOR 基因的转录活性状态，并发生机能改变，从而实现对阿片类药物镇痛作用的调控。

（一）表观遗传学调控的调控方式

表观遗传学调控（epigenetic regulation）是指基于基因序列改变所致的基因表达水平变化，是外界因素导致的基因表达改变的主要方式，在转录的长期调控过程中，转录因子及其介导的表观遗传学机制发挥着关键作用。一般情况下，表观遗传学调控主要包括以下方式：DNA 甲基化、染色质重塑和非编码 RNA（如 microRNA）。DNA 甲基化是在 DNA 甲基化转移酶（DNA methyl-transferase，DNMT）作用下，以 *S*- 腺苷甲硫氨酸作为甲基供体，将甲基选择性添加到 5-C 端的胞嘧啶上形成 5- 甲基胞嘧啶。DNA 甲基化一般与基因的沉默相关，DNA 去甲基化则与基因的活化有关。染色质重塑是指染色质位置和结构的变化，主要涉及核小体的置换或者重新排列，增加了基因转录装置和启动序列的可接近性。组蛋白乙酰化、甲基化、磷酸化和泛素化是染色质重塑的常见方式。如组蛋白乙酰化后，DNA 的结合变得松散，转录因子与 DNA 结合而促进基因表达；而去乙酰化常伴随岁基因转录的抑制。非编码 RNA（non-coding RNA）是指不能翻译为蛋白质的 RNA。非编码 RNA 直接参与基因转录的调控过程，在基因水平及染色体水平调控基因表达，决定细胞分化的命运。此外，非编码 RNA 还能介导 DNA 甲基化和组蛋白修饰，从而导致转录基因沉默（transcriptional gene silencing，TGS）。如成熟的 miRNA 与其他蛋白质一起组成 RNA 诱导的沉默复合体（RNA induced silencing complex，RISC），通过碱基互补配对的方式识别靶基因 mRNA，阻遏靶 mRNA 分子的翻译或者降解靶 mRNA。

（二）MOR 的表观遗传学调控

1. DNA 甲基化在 MOR 基因转录调控中的作用 小鼠 P19 细胞系（是研究神经系统发育常用的细胞模型）在神经系统发育和分化过程中，MOR 表达增加；去甲基化（5′-氮杂-2′-脱氧胞苷）处理 P19 细胞，MOR 表达上调。MOR 近端启动子 CpG 甲基分析显示，未分化 P19 细胞高度甲基化，而分化的 P19 细胞呈现去甲基化状态，提示 DNA 甲基化参与 MOR 的基因沉默。

在神经病理性疼痛状态下，MOR 的表达下调导致阿片类镇痛药效能下降。背根神经节中 MOR 基因近端启动子的甲基化增加参与了吗啡镇痛效能下降的机制。采用去甲基化处理，可以抑制 MOR 基因近端启动子的甲基化并防止 MOR 在背根神经节中的表达下降，改善吗啡的镇痛效能。OPRM1 基因启动子 R2 区域甲基化程度与阿片类药物成瘾有关，甲基化程度越高，成瘾性的风险越大，因此，可以通过检测外周血或者白细胞中 OPRM1 基因启动子 R2 区域甲基化程度以评估用药者的成瘾性。而且甲基化 DNA 可与 MeCP2（甲基化 CpG-结合蛋白）结合，可以抑制基因转录；反之，MeCP2 表达下调可激活基因的转录表达。所以，MeCP2 可作为一种转录抑制因子，与 DNA 甲基化相互作用并参与 MOR 表达调控过程。

2. 组蛋白修饰在 MOR 基因转录调控中的作用 组蛋白乙酰化参与 MOR 在转录水平的表达调控，使用组蛋白去乙酰化酶（HDACs）的抑制剂曲古抑霉素 A（TSA）可以诱导启动子的活性增加 3 倍。MOR 基因 OPRM1 由一系列转录因子调控，转录因子可分为正性转录因子（激活）和负性转录因子（抑制）。特异性蛋白 1 和 3（specificity protein 1 and 3）与聚 C 结合蛋白（poly C binding protein，PCBP）均为正性转录因子。TSA 可以增强招募 MOR 近端启动子的 dsDNA 元件（Sp1/Sp3 结合位点）和 ssDNA 元件（PCBP 结合位点）到启动子区域，激活 MOR 转录，从而增强阿片类药物的镇痛作用。

在 MOR 基因转录调控过程中，转录因子、DNA 甲基化、组蛋白修饰及染色质重塑等同时发挥作用，共同参与 MOR 基因转录的调控过程。在 MOR 分化表达过程中，抑制子如组蛋白去乙酰化酶、mSin3A、Brm、MeCP2 等从启动子区域解脱离，导致启动子区域组蛋白修饰（乙酰化、H3-K4 甲基化、H3-K9 甲基化）减少；另外，DNA CpG 甲基化，可以部分阻止 Sp1 的结合并诱导 MeCP2 的结合。可见，神经细胞分化过程中，MeCP2 及 DNA 甲基化通过染色质重塑因子（Brg1 和 BAF155）介导 MOR 启动子的重塑，使其从致密状态变成允许转录因子进入的构想状态；随后改变构想的启动子通过招募转录因子如 Sp1 继而上调 MOR 转录（图 14-2）。

3. 非编码 RNA 在 MOR 基因转录调控中的作用 非编码 RNA 对 MOR 基因的转录后过程起调控作用。MOR mRNA 的 5′-及 3′-非翻译区（untranslated regions，UTR）均包含转录后表达调控的元件，非编码 RNA 与这些元件结合后可影响翻译效率，改变 mRNA 的稳定性或控制 mRNA 的转运等。如核内不均一核糖核蛋白（hnRNPH1、hnRNPF）及波形蛋白等可以与 MOR 5′-UTR 区域特异性结合，抑制 MOR 的表达，是 MOR 转录后调控的重要途径。一种反式作用 miRNA（miR-23b），可以与 MOR 3′-UTR 内的顺式作用元件 K 盒相互作用，抑制 mRNA 与聚合蛋白结合，继而抑制 MOR mRNA 的翻译。MiR-339-3p、let-7 miRNAs 可以与 MOR 的 3′-UTR 区域结合，降低 MOR mRNA 的稳定性或抑制 MOR 的翻译，负反馈调节 MOR 的生物合成，参与阿片类药物耐受的发生过程。

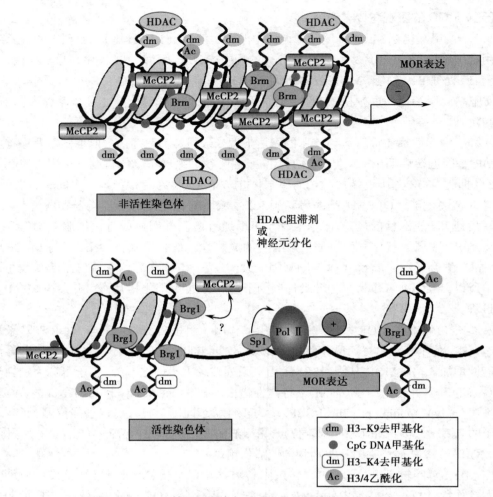

图 14-2 MOR 基因经由染色质重塑进行调控的可能分子机制

注：HDAC 表示组蛋白去乙酰化酶；dm 表示去甲基化；Ac 表示乙酰化；Brm 表示梵天蛋白质；MeCP2 表示甲级 CpG 结合蛋白 2，其中 C 表示胞嘧啶，p 表示磷酸，G 表示尿嘧啶；Brg1 表示 Brm 相关基因。

四、其他基因多态性对 MOR 信号通路的影响

除了 OPRM1 等位基因的多态性，其他基因变异以及相互作用也可以影响 MOR 作用，如黑素皮质激素受体 1（melanocortin 1 receptor，MC1R）基因，可以编码 MC1R，其主要在皮肤和毛发的色素沉着以及免疫调控中发挥作用。MC1R 的遗传变异也可以通过影响 MOR 的作用，而影响吗啡代谢产物 M-6-G 的药效学；另外，MC1R 还影响女性 κ 阿片受体对疼痛的敏感性。然而 MC1R 对基础疼痛敏感性的影响或多或少还是通过影响 MOR 功能介导。Stat6 是一种转录因子，可以促进 OPRM1 表达增加；5- 羟色胺（5-hydroxytryptamine，5-HT）受体拮抗剂可以减少阿片类药物的副作用，5-HT$_4$ 特异性拮抗剂可以克服芬太尼的呼吸抑制作用，而对其镇痛作用没有影响。

这些遗传因素使我们更好地理解如何优化镇痛效果，同时减少不良反应。同样道理，充分认识对不同等位基因之间的关系可以理解 OPRM1 的表达以及 MOR 的不同表型。阿片配

体与 MOR 结合后，信号传递到不同的效应物，如 G 蛋白激活的内向整流型钾通道（G protein activated inwardly rectifier potassium channels，GIRKs），因此产生镇痛效应。GIRKs 基因的多态性，共有 9 个 SNPs，主要集中在 *KCNJ6* 基因所有外显子、5′- 上游以及外显子 - 内含子边界区，*KCNJ6* 基因主要编码 GIRK2。其中 G1250A 和 A1032G 在 9 个 SNPs 具有代表性。携带 *A1032G* 的 A/A 基因型以及 *1250G/1032A* 单体的患者术后对阿片类药物需求量增加，同时这些患者脑组织中 *KCNJ6* 基因表达减少。

神经 - 免疫激活通路多态性影响阿片类药物的副作用（恶心、呕吐以及认知功能障碍），其主要通过 MyD88 信号通路发挥作用。而 MyD88 是 toll 样受体的衔接蛋白，包括 TLR4、TLR2 以及 IL-1 受体，具有诱导先天性的免疫反应；阿片类药物也能促发此免疫反应。Stat6 *rs167769* 的变体，是细胞因子、生长因子应答因子的转录激活因子，可以预测芬太尼的剂量，但是不能决定疼痛敏感性的个体间差异。

五、展望

镇痛药物尤其阿片类药物在个体间作用的巨大差异，以及个体间疼痛敏感的不同，使得个体化应用阿片类药物十分必要。镇痛药物遗传学的研究为个体化用药方案的提出奠定基础，如何平衡其药理效应和毒性反应是临床关注的焦点。镇痛药物镇痛效应的个体差异与遗传因素密切相关，其中 CYP2D6、OPRM1 和 P-gp 基因多态性是镇痛药物镇痛效应个体差异的三个主要影响因素；从基因水平了解各种药物的药动学及药效学，使临床医师可以更合理、更科学、更经济地应用阿片类药物。但仍有部分药效差异无法解释，可能与药物在体内的过程、未知基因共同影响、非遗传因素等有关。随着药物基因组学研究的不断深入，将能更全面地阐明遗传因素与非遗传因素对镇痛药物药动学和药效学的影响，并把研究结果应用于临床指导合理用药。表观遗传学、小 RNA 以及遗传与环境因素的共同作用有可能成为后续研究的方向。相信不久的将来，疼痛患者的个体化药物治疗将成为可能。

（李玉红　谢　凯）

参 考 文 献

[1] DAVIDE G，杜冠华. 药理学原理：药物治疗学的病理生理基础. 2 版. 北京：人民卫生出版社，2009：791-795.

[2] 郭涛，左金梁，夏东亚，等. 中国汉族和回族药物代谢酶细胞色素 P450（CYP）3A4、CYP2C9、CYP2C19 及 CYP2D6 基因多态性分析. 中国临床药理学杂志，2012，28（4）：281-284.

[3] 赵琴，于锋，朱君荣. 曲马多的药物基因组学相关研究进展. 药学与临床研究，2013，21（1）：56-61.

[4] ANDREASSEN T N，EFTEDAL I，KLEPSTAD P，et al. Do CYP2D6 genotypes reflect oxycodone require-ments for cancer patients treated for cancer pain? A cross-sectional multicentre study. Eur J Clin Pharmacol，2012，68（1）：55-64.

[5] ZHENG X，FANG P，BAO S S，et al. Function of 38 variants CYP2C9 polymorphism on ketamine metabo-lism in vitro. J Pharmacol Sci，2017，135（1）：8-13.

[6] KAWAI K，TANAKA H，KINOSHITA H. Prediction of postoperative nausea and vomiting during patient-controlled analgesia by intravenous fentanyl in the sitting position before the induction of anesthesia. Eur J Anaesthesiol，2014，31：228.

[7] DE GREGORI M，DIATCHENKO L，INGELMO P M，et al. Human genetic variability contributes to post-

operative morphine consumption. J Pain, 2016, 17 (5): 628-636.

[8] 唐永忠, 廖琴, 张帆, 等. CYP3A4*18B 基因多态性及其与 OPRM1 A118G 相互作用对胃癌患者术后芬太尼镇痛效应的影响. 中国疼痛医学杂志, 2015, 21 (9): 707-710.

[9] 赵芸慧, 田阿勇, 马虹, 等. 人肝微粒体中 CYP3A4 对氯胺酮代谢的催化作用. 中国药理学通报, 2012, 28 (7): 986-988.

[10] 常菲菲, 宋春雨. CYP2D6 基因多态性与阿片类药物代谢的关系. 临床麻醉学杂志, 2013, 29 (5): 516-517.

[11] HOCKING L J, SMITH B H, JOHNS G T, et al. Genetic variation in the beta2-adrenergic receptor but not catecholamine-O-methyltransferase predisposes to chronic pain: results from the 1958 British Birth Cohort Study. Pain, 2010, 149 (1): 143-151.

[12] JACOBSEN L M, SCHISTAD E I, STORESUND A, et al. The COMT rs4680 Met allele contributes to long-lasting low back pain, sciatica and disability after lumbar disc herniation. Eur J Pain, 2012, 16 (7): 1064-1069.

[13] LOGGIA M L, JENSEN K, GOLLUB R L, et al. The catechol-O-methyltransferase (COMT) val158met polymorphism affects brain responses to repeated painful stimuli. PLoS One, 2011, 6 (11): e27764.

[14] 刘莹, 朱超, 罗卓荆. 中枢神经系统 μ- 阿片受体 (MOR) 的表观遗传学调控. 神经解剖学杂志, 2015, 31 (5): 663-667.

[15] 倪健强. 炎性疼痛大鼠背根神经节 microRNA134 对 MOR1 调节作用的研究. 苏州大学, 2013.

[16] 丛潇怡, 贾晓健, 刘晓翌. 可卡因与阿片类药物成瘾中 microRNA 作用机制的研究进展. 中国药物依赖性杂志, 2015 (2): 89-92.

[17] 赵同欣. OPRM1 A118G 基因多态性与术后阿片类药物使用剂量关系的 meta 分析. 福建医科大学, 2016.

[18] ROSS J R, RILEY J, QUIGLEY C, et al. Clinical pharmacology and pharmacotherapy of opioid switching in cancer patients. Oncologist, 2006, 11 (7): 765-773.

[19] OERTEL BG, KETTNER M, SCHOLICH K, et al. A common human micro-opioid receptor genetic variant diminishes the receptor signaling efficacy in brain regions processing the sensory information of pain. J Biol Chem, 2009, 284 (10): 6530-6535.

[20] CAMPA D, GIOIA A, TOMEI A, et al. Association of ABCB1/MDR1 and OPRM1 gene polymorphisms with morphine pain relief. Clin Pharmacol Ther, 2008, 83 (4): 559-566.

[21] ROSS J R, RILEY J, TAEGETMEYER A B, et al. Genetic variation and response to morphine in cancer patients: Catechol-O-methyltransferase and multidrug resistance-1 gene polymorphisms are associated with central side effects. Cancer, 2008, 112 (6): 1390-1403.

[22] 崔涛涛, 李昌琪, 张建一. 表观遗传学在神经可塑性中的作用. 神经解剖学杂志, 2008, 24: 661-644.

[23] 王亚平, 邹定全, 江兴华, 等. 麻醉药及镇痛药的药物基因组学. 中华麻醉学杂志, 2006, 26 (8): 764-767.

[24] 李颖, 李翔, 罗欢, 等. 基因多态性对阿片类药物疼痛治疗影响的研究进展. 中国医院药学杂志, 2018 (2): 203-208.

[25] 陈尧, 张伟, 周宏灏. 风湿性疾病药物基因组学的研究进展. 中国医院药学论坛. 2011.

[26] 王雪琴, 段娟, 李芳, 等. 疼痛的表观遗传学机制研究进展. 神经解剖学杂志, 2013, 29 (6): 696-700.

[27] SADHASIVAM S, CHIDAMBARAN V. Pharmacogenomics of opioids and perioperative pain management. Pharmacogenomics, 2012, 13 (15): 1719-1740.

[28] ZHOU X L, YU L N, WANG Y, et al. Increased methylation of the MOR gene proximal promoter in primary sensory neurons plays a crucial role in the decreased analgesic effect of opioids in neuropathic pain.

Mol Pain，2014，10（1）：51.

[29] EBRAHIMI G，ASADIKARAM G，AKBARI H，et al. Elevated levels of DNA methylation at the OPRM1 promoter region in men with opioid use disorder. Am J Drug Alcohol Abuse，2018，44（2）：193-199.

[30] HWANG C K，WAGLEY Y，LAW P Y，et al. Analysis of epigenetic mechanisms regulating opioid receptor gene transcription. Methods Mol Biol，2015，1230：39-51.

[31] HWANG C K，KIM C S，KIM D K，et al. Up-regulation of the mu-opioid receptor gene is mediated through chromatin remodeling and transcriptional factors in differentiated neuronal cells. Mol Pharmacol，2010，78（1）：58-68.

[32] SEKHRI N K，COONEY M F. Opioid Metabolism and Pharmacogenetics：Clinical Implications. J Perianesth Nurs，2017，32（5）：497-505.

[33] SONG K Y，CHOI H S，LAW P Y，et al. Post-transcriptional regulation of mu-opioid receptor：role of the RNA-binding proteins heterogeneous nuclear ribonucleoprotein H1 and F. Cell Mol Life Sci，2012，69（4）：599-610.

[34] SONG K Y，CHOI H S，LAW P Y，et al. Vimentin interacts with the 5′-untranslated region of mouse mu opioid receptor（MOR）and is required for post-transcriptional regulation. RNA Biol，2013，10（2）：256-266.

[35] WU Q，LAW P Y，WEI L N，et al. Post-transcriptional regulation of mouse mu opioid receptor（MOR1）via its 3′ untranslated region：a role for microRNA23b. FASEB J，2008，22（12）：4085-4095.

[36] MOGIL J S，WILSON S G，CHESLER E J，et al. The melanocortin-1 receptor gene mediates female-specific mechanisms of analgesia in mice and humans. Proc Natl Acad Sci U S A，2003，100（8）：4867-4872.

[37] MOGIL J S，RITCHIE J，SMITH S B，et al. Melanocortin-1 receptor gene variants affect pain and mu-opioid analgesia in mice and humans. J Med Genet，2005，42（7）：583-587.

[38] LLOYD R A，HOTHAM E，HALL C，et al. Pharmacogenomics and patient treatment parameters to opioid treatment in chronic pain：a focus on morphine，oxycodone，tramadol，and fentanyl. Pain Med，2017，18（12）：2369-2387.

[39] NISHIZAWA D，NAGASHIMA M，KATOH R，et al. Association between KCNJ6（GIRK2）gene polymorphisms and postoperative analgesic requirements after major abdominal surgery. PLoS One，2009，4（9），E7060.

[40] KLEPSTAD P，FLADVAD T，SKORPEN F，et al. Influence from genetic variability on opioid use for cancer pain：A European genetic association study of 2294 cancer pain patients. Pain，2011，152（5）：1139-1145.

[41] 刘莹，朱超，罗卓荆. 中枢神经系统 μ- 阿片受体（MOR）的表观遗传学调控. 神经解剖学杂志，2015，31（5）：663-667.

[42] HOCKING L J，SMITH B H，JOHNS G T，et al. Genetic variation in the beta2-adrenergic receptor but not catecholamine-O-methyltransferase predisposes to chronic pain：results from the 1958 British Birth Cohort Study. Pain，2010，149（1）：143-151.

[43] SADHASIVAM S，CHIDAMBARAN V. Pharmacogenomics of opioids and perioperative pain management. Pharmacogenomics，2012，13（15）：1719-1740.

[44] BARRATT D T，KLEPSTAD P，DALE O，et al. Innate immune signaling genetics of pain，cognitive dysfunction and sickness symptoms in cancer pain patients treated with transdermal fentanyl. PLoS One，2015，10（9）：e0137179.

[45] DE GREGORI S，DE GREGORI M，RANZANI G N，et al. Morphine metabolism，transport and brain

disposition. Metab Brain Dis，2012，27（1）：1-5.

[46] BELL G C，DONOVAN K A，MCLEOD H L. Clinical implications of opioid pharmacogenomics in patients with cancer. Cancer control，2015，22（4）：426-432.

[47] WU Q，HWANG C K，ZHENG H，et al. MicroRNA 339 down-regulates μ-opioid receptor at the post-transcriptional level in response to opioid treatment. FASEB J，2013，27（2）：522-535.

[48] HE Y，YANG C，KIRKMIRE C M，et al. Regulation of opioid tolerance by let-7 family microRNA targeting the mu opioid receptor. J Neurosci，2010，30（30）：10251-10258.

第十五章 常用的给药途径和给药方法

第一节 全身给药

一、全身给药的方法

（一）口服给药

口服给药是简单、非侵入性、患者易于接受且大多数情况下有效的方法。除重度疼痛和有恶心、呕吐、胃排空延迟、药物吸收不良等情况，口服禁忌证很少。在胃排空延迟的患者中，多次服药导致药物蓄积在胃内，一旦恢复正常的胃排空大量药物进入小肠可导致出现严重副作用的危险。药物的吸收、口服的剂型（片剂、胶囊或溶液剂，缓控释或速释）和生物利用度（与肝脏首过效应相关）是口服给药需掌握的基本参数。

与空白对照间接比较得出表 15-1 中镇痛药的有效性对比。该表基于随机双盲单剂量研究结果，表明在中重度疼痛时达到至少 4～6h 50% 的疼痛减轻所需给药的剂量。由于急性疼痛的程度缺乏客观标准和模型，而且仅用单次剂量，故表 15-1 只能作为常用药物开始选择剂量时的参考。

表 15-1 不同镇痛药单次剂量的有效性

镇痛药 / 剂量（mg）	患者数	50% 以上疼痛减轻百分比 /%	NNT	较低 95% 可信区间	较高 95% 可信区间
双氯芬酸 100	411	67	1.9	1.6	2.2
双氯芬酸 50	738	63	2.3	2.0	2.7
对乙酰氨基酚 1000 + 可待因 60	197	57	2.2	1.7	2.9
对乙酰氨基酚 1000	2 759	46	3.8	3.4	4.4
布洛芬 200	1 414	45	2.7	2.5	3.1
布洛芬 400	257	50	2.3	2.0	2.9
萘普生 550	500	50	2.6	2.2	3.2
酮咯酸 10	790	50	2.6	2.3	3.1
帕瑞考昔 40（静脉注射）	349	63	2.2	1.8	2.7
哌替啶 100（肌内注射）	364	54	2.9	2.3	3.9
吗啡 10（肌内注射）	946	50	2.9	2.6	3.6
曲马多 50	770	19	2.3	6.0	13.0
曲马多 100	882	30	4.8	3.8	6.1
可待因 60	1 305	15	16.7	11.0	48
阿司匹林 600/650	5 061	38	4.4	4.0	4.9

阿片类药物和曲马多口服剂型有速释和缓控释之分，在治疗急性疼痛时主要选择速释剂型，给予治疗疼痛剂量来制止暴发痛；治疗慢性疼痛时使用缓控释剂型以达到稳态血药浓度和持续镇痛。单用可待因 60mg 或双氢可待因 60mg 或右丙氧酚 65mg 口服镇痛效果有限，但加用对乙酰氨基酚 500～1 000mg 后镇痛作用增强。羟考酮 5mg 对中等以上疼痛效果不佳，但加用对乙酰氨基酚后也可用于中度甚至重度疼痛。

吗啡和曲马多单独口服有镇痛作用，但恶心、呕吐的副作用随之增加。吗啡 20mg 或曲马多 37.5～75mg 加对乙酰氨基酚 375～600mg 将会有协同作用，同时因吗啡和曲马多的药量减少，恶心、呕吐、头晕等副作用发生率也将明显减低。

口服控释羟考酮或曲马多与对乙酰氨基酚的合剂也常用于急性疼痛使用 PCA 泵 12～24h 后停泵前的良好过渡。对乙酰氨基酚也可口服，但起效较慢，静脉注射较口服或直肠给药能更快更好发挥作用。NSAIDs 口服是最常用途径，静脉给药或直肠给药无论是作用强度还是副作用均未能显示出更大优点。抗惊厥药和抗抑郁药主要用于慢性疼痛，也无证据表明静脉给药有较之口服给药更多的优点，故该两类药物主要用于口服给药。

（二）静脉给药

分为间断静脉给药（推注给药）和持续静脉给药。

在中到重度疼痛患者中，间断静脉给药可避免药物吸收不确定的因素，达到迅速阿片类药物药效的目的，通常采用的方法为吗啡 2～3mg 静脉推注，锁定时间为 10～15min，在从未使用过阿片类药物的慢性疼痛患者和老年人中，推注剂量可酌情降为 1～2mg。单位时间内如 4～6h 达到满意镇痛的阿片类药物剂量可换算成 24h 静脉注射、口服或硬膜外剂量。

曲马多静脉注射剂量稍大极易导致恶心、呕吐和头晕，故在手术后镇痛患者中常将负荷剂量（1～3mg/kg）在手术中给予。

阿片类药物连续给药约 4 个半周期即达到稳定的血药浓度。连续给药的优点是避免了药物的峰剂量和峰作用，但在疼痛强度发生变化时不能及时达到镇痛作用，增加剂量又可能导致延迟性呼吸抑制。有研究表明与 PCA 方法相比，持续静脉注射的呼吸抑制发生率要高出 3～4 倍。选择性 COX-2 抑制剂塞来昔布 20～40mg 或对乙酰氨基酚 1 000mg 或氯诺昔康 16～24mg 或氟比洛芬酯 100～200mg 是目前国内常用的静脉注射剂型。由于口服 NSAIDs 生物利用度高且起效时间和副作用与静脉注射相差无几，故静脉给药多用于口服困难的情况。

（三）皮下和肌内给药

皮下注射阿片类药物治疗中到重度疼痛是较常用的方法，但循环不佳时影响治疗效果。在儿童中，皮下注射和肌内注射的起效时间、镇痛时间和副作用几无差别，但经皮下导管持续注药更容易被患者和医师所接受。

肌内注射阿片类药物是"老"方法，但不能避免呼吸抑制的发生，呼吸频率也不是阿片类药物过量的可靠指征，应仔细评估注药后的呼吸频率、呼吸幅度、脉搏氧饱和度及意识状态。由于在急性疼痛时治疗效果不及静脉 PCA 或硬膜外 PCA，在慢性疼痛治疗时不易维持稳定的镇痛，故肌内注射镇痛药使用日趋减少。

（四）直肠给药

在其他途径不能采用时可寻求直肠给药，药物经直肠黏膜下静脉丛进入直肠中、上静脉，不经过门静脉，避免了肝脏的首过效应。主要的缺点是起效常较慢，作用也较弱，吸收率不够稳定，有直肠刺激，患者的接受程度较低。禁忌证包括直肠损伤、免疫抑制、近期直肠手术。

直肠给予阿片类药物和非甾体抗炎药所导致的恶心、呕吐、困倦或肾脏损害，与其他给药途径相似。

（五）经皮给药

芬太尼和丁丙诺啡都为分子量小、脂溶性高的阿片类药物，是目前仅有的两种经皮给药镇痛药。芬太尼透皮贴剂是治疗慢性疼痛和癌痛的常用药，由于制剂采用基质型（骨架分散型）或采用控释膜和贮池，起效和失效均较慢，维持时间较长，达到血药峰浓度需 6～12h 或 12～14h，维持作用为 72h，去除贴剂后终末半衰期为 13～25h，平均为 17h。由于起效慢，不能快速给药，不适用于急性疼痛治疗。局部皮肤应用布洛芬、酮洛芬和双氯芬酸可治疗局部软组织创伤引起的疼痛。

（六）经黏膜给药

经鼻黏膜、舌下、肺或阴道给药，药物可快速吸收进入血液循环，无肝脏首过效应。

鼻黏膜有药物代谢酶，但代谢能力较低，临床意义尚不确定。为避免药物从咽部流失，给药量不得超过 150μl/ 次。经黏膜给药的生物利用度和达血药峰浓度时间如下：芬太尼 71% 和 5min，舒芬太尼 78% 和 10min，阿芬太尼 65% 和 9min，布洛托啡 48% 和 30min，羟考酮 46% 和 25min，丁丙诺啡 48% 和 30min，氢可酮 1～2mg 分别为 23min 和 20min，生物利用度仅 55%。在儿童中有采用二乙酰吗啡（diamorphine）患者自控经鼻给药，0.1mg/kg 经鼻黏膜 PCA 较肌内给予 0.2mg/kg 吗啡有相同效果。鼻部刺激、充血、嗅觉减低是短时间出现的副作用，也可出现阿片类药物共同的副作用，现在的文献尚不支持采用经鼻黏膜 PCA 的方法。

舌下给予丁丙诺啡含片的生物利用度为 30%～35%，作用时间长（半衰期为 35h）。在腹部手术后舌下给予 0.4mg 丁丙诺啡的镇痛作用与肌内注射 10mg 吗啡的镇痛作用相当。

口服经黏膜吸收的枸橼酸芬太尼棒棒糖生物利用度约为 52%，4～5min 起效，22min 作用可达血药峰浓度，由于给药剂量难以调控，现在主要适用于慢性疼痛的暴发痛和儿童镇痛。

吗啡和芬太尼可通过表面积大、渗透性强、血流量高的肺循环吸收，用普通雾化器雾化吗啡，生物利用度仅为 5%，需 10min 起效，但若用特殊的吸入装置，生物利用度可达到 95%～100%，芬太尼的生物利用度也可达到几乎 100%。临床上经肺给药的循证医学报告仍不够充分。

二、全身给药的药物种类

（一）阿片类药物

阿片类药物主要用于中到重度疼痛治疗，全身给药是最常用的方法。所有阿片类激动剂均可用等效剂量换算其作用强度。等效剂量产生相同的镇痛作用，但由于个体间药动学和药效学可能有显著差异，对具体患者应给予不同剂量。对阿片类药物，年龄对药物剂量需求的影响比体重要更加明显。

一般认为，没有一种阿片类药物一定优于另一种药物，药物间的差别不在于不同的镇痛效应，而在于副作用大小和患者的耐受及满意程度。癌痛治疗的临床经验表明，对一种阿片类药物发生耐受时，换用另一种药物可能在较低剂量时即达到理想的镇痛作用，而副作用较小，称为阿片轮转（opiate rotation）。

1. 可待因 是典型的"弱"阿片类药物，主要代谢产物为 6- 葡糖醛酸 - 可待因，其与原型药物有类似的强度，经肾脏排泄，2%～10% 经细胞色素 P450 同工酶 CPY2D6 代谢为吗啡，是发挥镇痛作用的主要因素。在高加索人中约 9%，在中国人中 1%～2%，在美国人中

5%～6% 缺乏此酶,而不能发挥较好镇痛作用。与对乙酰氨基酚合用有镇痛和副作用的相加或协同效应。

2．双氢可待因 是可待因半合成衍生物,镇痛作用不依赖于其代谢产物去氢吗啡。

3．氢吗啡酮 是吗啡的衍生物,强度是吗啡的 5 倍,主要代谢产物为 3- 葡糖醛酸氢吗啡酮,与 3- 葡糖醛酸氢吗啡结构同源,经肾脏排泄,无镇痛作用,有剂量依赖的中枢毒性。

4．羟考酮 口服可用于急性疼痛,控释和速释剂也可用于患者自控镇痛停药时的过渡给药。在肝脏代谢为去甲羟考酮(noroxycodone)和羟氢吗啡酮(oxymorphone)。

5．美沙酮 口服生物利用度为 60%～95%,具有强度高、作用时间较长的特点,主要用于戒毒患者的维持治疗。此外,由于其代谢产物无活性,有 NMDA 受体拮抗和血清素释放抑制作用,也用于重度癌痛和慢性非癌痛,尤其是神经病理性疼痛。

由于作用时间长且有不确定性,有蓄积危险,很少用于急性疼痛。

6．吗啡 目前仍是各种阿片类药物间相互比较的标准药物。吗啡在肝脏经葡糖醛酸化后代谢为 3- 葡糖醛酸吗啡(morphine 3 glucuronide,M3G)和 6- 葡糖醛酸吗啡(morphine 6 glucuronide,M6G),M3G 与 μ 受体亲和力低,无镇痛效应,动物研究表明其可拮抗吗啡的镇痛作用导致疼痛高敏、异常疼痛和肌痉挛。M6G、M3G 均由肾排泄,故肾衰者、老人口服给药时可能会有 M3G 和 M6G 的蓄积。

7．芬太尼 在肝脏代谢为几无活性的代谢产物,作用强,起效快(缓释贴剂除外),芬太尼药物广泛用于急性、慢性癌痛和非癌性痛。

8．哌替啶 对 Oddi 括约肌、胆道的作用以及治疗肾绞痛时,与吗啡效应和不良作用相当,与吗啡相比,静脉注射哌替啶显著增加恶心、呕吐发生率。主要代谢产物去甲哌替啶半衰期长于其原型药物哌替啶,并可导致震颤、抽动、脸部肌肉抽搐和惊厥,肾脏功能不良时其排除减慢,增加毒性的危险,不主张应用于慢性疼痛,纳洛酮不能制止其中枢毒性作用,反而增加其毒性。

9．曲马多 是非阿片类中枢性镇痛药,有血清素和去甲肾上腺素再摄取抑制作用和 μ 阿片受体激动作用,其发挥作用主要依赖于代谢产物 M1 和 M2。对中重度疼痛和神经病理性疼痛均有治疗作用。呼吸抑制和成瘾性低,几乎不抑制缺氧性呼吸驱动,明显呼吸抑制仅见于肾衰患者,但恶心、呕吐发生率较高,便秘发生率显著低于阿片类药物。

(二) 非甾体抗炎药

1．对乙酰氨基酚 对乙酰氨基酚是中枢作用的非酸性解热镇痛药,可口服、直肠或静脉给药。口服吸收迅速,并在小肠内吸收。

其作用机制仍不完全清楚,几乎不抑制周围环氧化酶活性,但有中枢 COX-2 和 COX-3 的抑制作用,有研究发现对下行性血清素途径有抑制作用,并在细胞转录水平上可抑制前列腺素合成。

单次剂量治疗术后疼痛有一定效果,50% 疼痛减轻超过 4～6h 的需治疗数(numbers-need-treat,NNT)为:25mg 时为 3.8(2.2～13.3);500mg 时为 3.5(2.7～4.8);1 000mg 时为 3.8(3.4～4.4);1 500mg 时为 3.7(2.3～9.5)。对乙酰氨基酚与阿片类药物合用,有减少阿片类药物用量的作用,可减低疼痛评分,提高患者满意度,但对乙酰氨基酚用量不应超过 2g/d(有封顶效应,且增量将导致副作用增加)。

2．其他 NSAIDs NSAIDs 可以抑制周围组织、神经和中枢神经前列腺素合成,前列腺素有许多生理功能,包括保护胃黏膜,维护肾小管功能,扩张肾内血管,舒张支气管,产生内皮前列环素，扩张血管，预防血小板凝集，故使用该类药物尤其是长时间使用可能导致上消化道、肾脏和血小板的副作用。在高危患者中，如休克、少尿、原有消化性溃疡或上消化道出血的患者，甚至短期或一次用药也可能导致副作用。但在健康状况良好的手术患者中，短期使用该类药物是否可导致上述并发症仍不能确定。

阿司匹林抑制环氧化酶和血小板功能是不可逆的，血小板半衰期为 8～10d，故若为防止术中出血过多，术前需停药 1w。其他环氧化酶抑制药对血小板的抑制均为可逆性抑制，除非在术中发生出血的高危患者，其他环氧化酶抑制药并不禁忌。从分类上看，阿司匹林应视为特异性 COX-1 抑制剂，而其他该类药物如双氯芬酸、布洛芬、美洛昔康、氯诺昔康等均为非选择性 NSAIDs。

该类药物可用于术后痛或创伤痛治疗，也可用于颈肩痛、下背痛、骨关节痛、头痛、月经痛和肾绞痛的治疗，该类药物与阿片类药物或对乙酰氨基酚合用都可达到镇痛的相加或协同作用，所有该类药物治疗作用均有封顶效应，且都有高血浆蛋白结合率，因而不能超量使用，两种 NSAIDs 也不宜同时使用。

3. 特异性 COX-2 抑制剂　现在国内可用的 COX-2 抑制剂为塞来昔布，其对 COX-2/COX-1 的抑制比例为 375∶1，是特异性 COX-2 抑制剂。塞来昔布几乎不具备对血小板的抑制作用，消化道副作用也明显减低，但长期应用有可能导致心血管和水钠潴留的副作用。

COX-2 抑制剂对术后痛、骨关节痛、月经痛均有一定效果，术后镇痛达 50% 疼痛减轻的 NNT：塞来昔布 200mg 为 4.5，帕瑞昔布 20mg 为 3.0，酮咯酸 10mg 为 2.6，布洛芬 400mg 为 2.4，双氯芬酸 50mg 为 2.3。该类药物与阿片类药物合用同样有减少阿片类药物用量的作用，与对乙酰氨基酚合用有镇痛相加或协同作用。术前口服塞来昔布或静脉注射帕瑞昔布现已广泛用于预防镇痛和手术后镇痛。

（三）NMDA 受体拮抗剂

NMDA 受体位于周围和中枢。神经突触兴奋释放谷氨酸，导致 NMDA 受体激活，增强伤害性信息的传导，与学习、记忆、神经生长、神经可塑性和急慢性疼痛状态相关。在脊髓水平 NMDA 受体激活导致疼痛高敏和疼痛异常发生。

NMDA 受体拮抗剂氯胺酮用于慢性疼痛状态，如中枢痛、复杂性区域疼痛综合征、纤维肌痛、缺血性和神经病理性疼痛，可减轻疼痛、痉挛和异常痛，减少其他止痛药的需要。在阿片耐受的患者中，氯胺酮也减少阿片类药物的需求。作为术后静脉或自控止痛的阿片辅助药，氯胺酮有节阿片作用。持续静脉给药时可发挥最佳效果。在低剂量使用时，副作用不明显，但遗憾的是，节阿片的作用也减少得不明显。在严重疼痛者中，若吗啡止痛不够理想，加用氯胺酮可提供迅速有效和长时间止痛。部分研究表明 NMDA 受体拮抗剂有预先镇痛效应。

（四）抗抑郁药

尚无证据表明抗抑郁药对治疗急性疼痛有效，但对各种慢性神经病理性疼痛已证明其疗效。三环类抗抑郁药对慢性头痛也有确切效果，NNT 为 3.2，可减轻慢性疼痛但功能未能改善。

经循证医学证实，抗抑郁药中对慢性疼痛和神经病理性疼痛有效的药物主要是三环类抗抑郁药（TCAs）和度洛西汀，米氮平也可能有一定作用。选择性 5- 羟色胺再摄取抑制剂（SSRIs）未能被证明有高于三环类抗抑郁药的疗效。三环类抗抑郁药应从低剂量开始（阿米替林 5～10mg 睡前），继而逐步增加剂量以降低副作用。TCAs 和 SSRIs 治疗糖尿病神经痛和带状疱疹后神经痛的 50% 疼痛缓解需治疗数（NNT）见表 15-2。

表 15-2 TCAs 和 SSRIs 治疗糖尿病神经痛和带状疱疹后神经痛的 NNT

疾病	药物	NNT（95%CI）
糖尿病神经痛	TCAs	2.4（2.0～3.0）
	SSRIs	6.7（3.4～43.5）
带状疱疹后神经痛	TCAs	2.1（1.7～3.0）

注：CI 可信区间。

阿米替林和文拉法辛治疗癌痛和术后痛有效，在术前和手术开始使用文拉法辛可能减少 6 个月后慢性疼痛发生率。阿米替林在急性带状疱疹疼痛早期使用也可减低 6 个月后神经病理性疼痛发生率。抗抑郁药治疗糖尿病神经痛和带状疱疹后神经痛均有一定疗效。

（五）抗惊厥药

第一代抗惊厥药卡马西平和第二代抗惊厥药加巴喷丁及第三代抗惊厥药普瑞巴林治疗神经病理性疼痛有良好疗效。尤其是加巴喷丁和普瑞巴林疗效高、副作用低，已是治疗神经病理性疼痛的一线药物。抗惊厥药治疗糖尿病神经痛和带状疱疹后神经痛的疗效见表 15-3。

表 15-3 抗惊厥药治疗糖尿病神经痛和带状疱疹后神经痛的疗效

疾病	NNT（95% CI）
糖尿病神经痛	2.7（2.2～3.8）
带状疱疹后神经痛	3.2（2.4～5.0）

注：CI 可信区间。

术前使用加巴喷丁（900～1 800mg）可使术后疼痛减轻，镇痛需要量降低，可预防短效阿片类药物如瑞芬太尼引起的疼痛过敏，并能降低疼痛从急性转化为慢性的发生率。

卡马西平治疗糖尿病神经痛的 NNT 为 3.2，治疗三叉神经痛的 NNT 为 2.6，计算使一位患者产生显著的或无法耐受的副作用的治疗患者数（number needed to harm，NNH）为 3.4～24。加巴喷丁治疗慢性神经病理性疼痛的 NNT 为 3.2～3.8，NNH 为 26.8，副作用小对治疗幻肢痛有效。拉莫三嗪治疗三叉神经痛的 NNT 为 2.1。

（六）膜稳定药

利多卡因在腹部手术前开始静脉滴注，术后 1h 停止，可使术后疼痛减轻，大手术后 12h 静脉注射阿片类药物需要量减少。

在慢性神经病理性疼痛治疗中，利多卡因减低疼痛和疼痛异常方面有一定效果，特别是对周围神经损伤有较好效果。

口服盐酸美西律（慢心律）治疗糖尿病神经痛的 NNT 为 10。

（七）α_2 肾上腺素受体激动药

全身应用可乐定或右美托咪定（dexmedetomidine）可减少围手术期阿片类药物的需要，且与剂量相关，但可乐定增量也带来低血压和镇静的副作用。

ICU 机械通气患者使用右美托咪定镇静可使吗啡需求量减少 50%。硬膜外用可乐定似乎效果更好。

（朱敏敏）

第二节　局 部 给 药

全身给药往往会带来很多与药物相关的不良反应，从而影响患者的快速康复，甚至增加并发症机会。随着快速康复外科（enhanced recovery after surgery，ERAS）理念的普及以及超声技术的发展，局部用药在急性和慢性疼痛治疗中的应用越来越广泛。

一、外周神经阻滞

除硬膜外和蛛网膜下隙阻滞外，外周神经阻滞是常用的治疗急性和慢性疼痛的方法。外周神经阻滞包括神经丛阻滞和神经干阻滞。超声引导下的神经阻滞已经成为主要的外周神经阻滞方法。目前使用较多的外周神经阻滞包括：上肢神经阻滞、胸椎旁神经阻滞、腹横肌平面（transversus abdominis plane，TAP）阻滞和下肢神经阻滞。上肢神经阻滞根据需要阻滞的区域可以采用臂丛神经阻滞或尺神经、桡神经、正中神经分别阻滞。

胸椎旁神经阻滞可用于乳癌手术、胸腔镜手术或胸壁手术术后镇痛。超声引导下胸椎旁阻滞操作简单易行，可置入导管行持续镇痛，其镇痛效果确切，可以减少阿片类药物使用量，降低术后恶心、呕吐发生率。在胸腔内手术术后镇痛使用椎旁神经阻滞，肺部并发症发生率低于全身给药镇痛，神经内分泌的应激反应也较轻，患者并发症少，阿片类药物相关的副作用也明显减少。胸椎旁神经阻滞需要当心发生低血压和气胸的风险。肋间神经阻滞也可用于胸部切口的镇痛，可在直视下或超声引导下行相应节段的阻滞。

TAP阻滞可用于腹壁切口的镇痛，但不能覆盖内脏痛。TAP阻滞是将局麻药注射入腹外斜肌和腹横肌之间的平面内，可以阻滞T6～L1支配的前部腹壁。多个荟萃分析指出，TAP阻滞可以为术后早期提供良好的镇痛作用。超声引导下行TAP阻滞可以明显提高阻滞的成功率，减少TAP阻滞的并发症，也可以置入导管行持续TAP阻滞。

下肢神经阻滞主要阻滞腰丛和腰骶丛相应的神经。使用较多的有腰丛阻滞、坐骨神经阻滞、股神经阻滞、收肌管阻滞等。经髂筋膜间隙行腰丛阻滞即所谓的三合一阻滞（股神经、股外侧皮神经和闭孔神经），虽然操作简单，但在阻滞效果上存在较大争议，认为髂筋膜间隙阻滞很难达到真正的三合一阻滞，其对股神经的阻滞基本完善，但对闭孔神经的阻滞不确切。下肢神经阻滞可根据需要置入导管行持续神经阻滞。在全膝关节置换术后使用连续腰丛或股神经阻滞可提供良好的术后镇痛，和静脉给予吗啡PCA相比有更多的益处，所导致的恶心、呕吐较少，几乎不导致低血压和尿潴留，更有利于功能恢复。有时也可做收肌管阻滞（单次或者置管）复合阿片类镇痛药自控镇痛用于膝关节手术术后镇痛，由于能保留其运动功能，可实现术后尽早活动和恢复功能锻炼。

如果需要有效镇痛的时间较长，可考虑在超声引导下置入导管，妥善固定好可用于持续镇痛。持续的神经阻滞镇痛主要用于胸椎旁神经阻滞和下肢神经阻滞。也有采用经腋窝或锁骨下径路行持续臂丛阻滞，用于上肢手术的术后镇痛。一般持续镇痛所使用的局麻药浓度不宜太低，常使用0.2%～0.3%罗哌卡因。持续外周神经阻滞一定要当心局麻药的毒性反应，但从多数文献报道来看，局麻药严重毒性反应的发生率不高。有报道0.2%罗哌卡因6～14ml/h用于经锁骨下持续臂丛阻滞长达120h，监测血浆游离罗哌卡因的血浆浓度始终低于0.6mg/L的中毒危险浓度。当然，连续外周神经阻滞的镇痛效果常常不如连续硬膜外阻滞的镇痛效果好，可能与导管容易发生移位或者局麻药局部扩散不够有关，可能需要添加辅助药物如 NSAIDs 或阿片类药物。

在局麻药中添加一些药物可以延长镇痛时间。在已证实的药物中，有阿片类药物丁丙诺啡和曲马多，另外还有可乐定。已证明同为阿片类药物的芬太尼不能延长镇痛时间，而吗啡是否可延长镇痛时间，很多研究结果模棱两可。最近，也有人认为局麻药中加入右美托咪定可延长镇痛时间。

二、关节腔内给药

关节腔内注入局部麻醉药或非甾体抗炎药治疗膝关节手术后或前纵韧带修复手术后疼痛的疗效有限，股神经阻滞较关节腔内阻滞能更好地消除膝关节修复术后的疼痛。关节腔内使用阿片类药物在关节镜检查后有一定的镇痛作用，常用剂量为吗啡 5mg，但此种剂量常不足以消除全膝关节置换后的疼痛。

关节腔内注射小剂量激素或玻璃酸钠对类风湿性关节炎或骨关节炎有一定疗效，详见有关章节。

三、局麻药局部应用

局麻药局部应用主要包括切口浸润、局部喷洒、腹腔持续雾化和创面或皮肤表面涂抹药物等方法。

（一）切口浸润

现已证明长效局麻药浸润伤口局部可明显缓解术后早期手术切口的疼痛，延长术后镇痛时间，减少阿片类药物的应用。如罗哌卡因用于疝修补术切口局部浸润，术后镇痛作用可达 7h 之久。在甲状腺和腹腔镜胆囊切除手术中也证明了局部浸润的术后镇痛作用。腹壁切口处的浸润麻醉能很好地缓解切口的疼痛，但对内脏痛无效。局部浸润镇痛的持续时间较短，也可以由外科医生在缝合伤口时放置导管行连续伤口局麻药浸润，该方法已用于脊柱、肩、韧带重建，胸部手术等多种手术，可明显减少术后阿片类药物的用量。但 2011 年的一篇 Meta 分析的文献指出，切口放置导管用于术后镇痛的效果并不确切，除了妇科或产科病人外，其他病人无论术后休息状态或者活动状态的镇痛效果都不够，往往需要辅助阿片类药物。

（二）局部喷洒

腹腔镜胆囊切除术后的右肩痛主要是胆囊床损伤后所致的牵涉痛，有文献报道使用局部麻醉药喷洒胆囊床，可明显缓解腹腔镜胆囊切除术后的右肩痛。

（三）腹腔持续雾化

腹腔镜胆囊切除术后的内脏痛有人认为与气腹密切相关，包括气腹压、二氧化碳等的影响，而且此内脏痛的感受器和疼痛传导通路定位于腹膜。因此，尝试手术期间通过持续腹腔内给予雾化的局麻药以期降低患者的术后疼痛，但结果似乎并不理想。

（四）创面或皮肤表面涂抹药物

局部使用 EMLA 药膏（主要成分为丙氨卡因和利多卡因的合剂）可有效减低静脉溃疡后的疼痛，局部皮肤粘贴 40～45min 后，皮肤和皮下组织可被麻醉，可用于小儿静脉穿刺以及各种皮肤美容手术。局部使用双氯芬酸等环氧化酶抑制药常用于骨骼肌肉痛，全身副作用小。

（邱晓东）

第三节　患者自控镇痛、预防镇痛和多模式镇痛

一、患者自控镇痛

（一）患者自控镇痛的特点

患者自控镇痛（patient controlled analgesia，PCA）是一种由患者根据自身疼痛的剧烈程度而自己控制给予医师预设剂量镇痛药物的镇痛方法。PCA 给药的优点有：①给药及时、起效快，患者疼痛时无须等待医护人员的处方和药物准备；②用相对较少量的镇痛药获得较好的镇痛效果，血药浓度保持相对稳定，减少副作用；③有效地减少药动学和药效学的个体差异，防止药物过量，并可避免意识不清患者用药过量；④让患者自主、积极地参与到对自己的治疗中，增强信心，增加依从性，有利于康复。

使用 PCA 成功的关键首先取决于选择适合的患者。不适合使用 PCA 的患者包括：年龄过大或过小、精神异常、无法控制按钮、不愿接受 PCA 的患者。应在术前告知患者 PCA 的使用方法及注意事项，让患者清楚自己在镇痛治疗中所起的积极作用，包括如实汇报疼痛情况及自主用药，并消除患者对阿片类药物的恐慌及错误概念。需要强调的是，PCA 成功而安全的应用有赖于医护人员和患者及其家属对 PCA 技术的认可和正确而充分的使用。

（二）PCA 的技术参数

1. 负荷剂量（loading dose）　目的是迅速达到镇痛所需要的血药浓度，即最低有效镇痛浓度，使患者迅速达到无痛状态。

2. 背景剂量（background dose）或者持续剂量（continuous dose）　目的是希望达到稳定的、持续的镇痛效果，减少患者的 PCA 给药次数。静脉 PCA 不推荐使用脂溶性高、蓄积作用强的药物。因为在镇痛需求发生变化时难以及时调整给药量，导致给药量超过实际需要量，因此对是否设置背景剂量应视具体情况而定。

3. 单次剂量（bolus dose）或者冲击剂量　指患者每次按压 PCA 泵所给的镇痛药剂量，目的是在患者出现疼痛时迅速注入一定剂量的镇痛药物抑制疼痛。一般单次给药剂量相当于日剂量的 1/10～1/15，单次给药剂量过大或过小均有可能导致并发症或镇痛效果欠佳。

4. 锁定时间（lockout time）　指该时间内 PCA 泵对患者再次给药的指令不作反应。锁定时间可以防止患者在前一次给药完全起效之前再次给药，是 PCA 安全用药的重要环节。

5. 最大给药剂量（maximum dose）　是 PCA 泵在单位时间内给药剂量限定参数，是 PCA 泵的另一保护性措施。一般设有 1h 或 4h 限制量。其目的在于对超过平均使用量的情况引起注意并加以限制。

6. 给药模式　包括单纯 PCA，持续给药 + PCA，负荷剂量 + 持续给药 + PCA。

PCA 镇痛效果是否良好，以是否安全并达到最小副作用和最大镇痛作用来评定。评价优良指标包括：平静时视觉模拟评分（VAS）为 0～1 分，镇静评分为 0～1 分，无明显运动阻滞。副作用轻微或无，PCA 泵有效按压/总按压比值接近 1，无睡眠障碍，患者评价满意度高。

（三）PCA 常用给药途径及其主要特征

根据不同给药途径分为静脉 PCA（patient controlled intravenous analgesia，PCIA）、硬膜外 PCA（patient controlled epidural analgesia，PCEA）、皮下 PCA（patient controlled subcutaneous analgesia，PCSA）和区域 PCA（patient controlled regional analgesia，PCRA）等，其中 PCRA 又

包括神经周围 PCRA（PCNA）、切口周围 PCRA 等。不同种类 PCA 的特征在于其特定给药途径下所选用药物的不同，以及由不同药物所决定的单次给药量、锁定时间等参数设置有所不同（表 15-4）。

表 15-4　PCA 的分类及其主要特征

不同种类的 PCA	单次给药量	锁定时间 /min	常用药物
静脉 PCA（PCIA）	0.5ml（如吗啡 1mg）	5～8	阿片类药物，非甾体抗炎药
硬膜外 PCA（PCEA）	4.0ml（0.2% 罗哌卡因）	15	局麻药和 / 或阿片类药物
皮下 PCA（PCSA）	0.5ml（如吗啡 2.5mg）	20	吗啡等
区域 PCA（PCRA）			
神经周围 PCRA（PCNA）	5～8ml（0.2% 罗哌卡因）	30	长效局麻药，可乐定等
切口周围 PCRA	10ml（视切口大小）	30	长效局麻药
鼻内 PCA	25μg 芬太尼	6	阿片类药物

1. PCIA　是目前术后急性中重度疼痛最常用的镇痛方式。最初认为常规设置背景剂量可以改善镇痛效果，特别是在睡眠期间。但是随后的临床试验并未证实背景剂量对那些从未使用过阿片类药物的患者有何益处。2016 版美国《术后疼痛管理指南》中指出，无阿片类药物耐受的成人患者，静脉内 PCA 不需常规给予背景剂量，因为可能增加恶心、呕吐及呼吸抑制等不良事件风险。对于阿片类药物耐受，尤其是术前使用过该类药物的患者，虽然仍缺乏使用背景剂量的证据，但是出于潜在的难治性疼痛及停药等因素，可考虑使用背景剂量。

PCIA 一般以强效阿片类药物为主，辅以非甾体抗炎药、小剂量氯胺酮、止吐药等以增强疗效，减少阿片类药物用量，减轻副作用。阿片类药物镇痛强度的相对效价比：哌替啶 100mg ≈ 曲马多 100mg ≈ 吗啡 10mg ≈ 阿芬太尼 1mg ≈ 芬太尼 0.1mg ≈ 舒芬太尼 0.01mg ≈ 羟考酮 10mg ≈ 布托啡诺 2mg ≈ 地佐辛 10mg。常用 PCIA 药物的推荐方案（成人）见表 15-5。

表 15-5　PCIA 药物的推荐方案（成人）

药物（浓度）	单次给药量	锁定时间 /min	持续输注
吗啡（1mg/ml）	0.5～2.5mg	5～15	0～2mg/h
芬太尼（10μg/ml）	20～50μg	5～10	0～60μg/h
舒芬太尼（1μg/ml）	1～5μg	5～15	0～5μg/h
阿芬太尼（0.1mg/ml）	0.1～0.2mg	5～8	
氢吗啡酮（1mg/ml）	0.05～0.25mg	5～10	
羟吗啡酮（1mg/ml）	0.2～0.4mg	8～10	
美沙酮（1mg/ml）	0.5～2.5mg	8～20	
曲马多（10mg/ml）	10～30mg	6～10	0～20mg/h
布托啡诺（1mg/ml）	0.2～0.5mg	10～15	0.1～0.2mg/h
丁丙诺啡（0.03mg/ml）	0.03～0.1mg	8～20	
纳布啡（1mg/ml）	1～5mg	5～15	
喷他佐辛（10mg/ml）	5～30mg	5～15	
地佐辛（0.4～0.6mg/ml）	0.8～2.4mg	10～15	0.8～1.2mg/h

2. PCEA 适用于胸腹部躯干手术后的中重度疼痛的治疗。与 PCIA 相比，PCEA 较常采用持续给药 +PCA 模式。目前常采用低浓度长效局麻药复合阿片类药物，增强镇痛效果，减少运动阻滞、呼吸抑制等副作用。如舒芬太尼 0.3～0.6μg/ml 与 0.062 5%～0.125% 罗哌卡因或 0.05%～0.1% 布比卡因硬膜外神经阻滞，能达到镇痛作用而对运动功能影响轻，适合分娩镇痛和需要功能锻炼的下肢手术。PCEA 常见药物配方及参数见表 15-6。

表 15-6 PCEA 常见药物配方及参数

药物配方	背景速度 /(ml/h)	单次量 /ml	锁定时间 /min
方案（负荷量 6～8ml） 0.062 5%～0.15% 布比卡因 或 0.062 5%～0.15% 左旋布比卡因 或 0.075%～0.2% 罗哌卡因 /+ 芬太尼 2～5μg/ml /+ 舒芬太尼 0.3～1μg/ml /+ 吗啡 20～40μg/ml /+ 布托啡诺 0.04～0.06mg/ml	4～10	4～6	15～30

3. PCSA 适用于静脉穿刺困难的患者。PCSA 起效慢于静脉给药，镇痛效果与 PCIA 相似，留置导管需注意可能发生导管堵塞或感染。常用药物为吗啡、曲马多、羟考酮、氯胺酮和丁丙诺啡。哌替啶因有组织刺激性，不宜用于 PCSA。

4. PCNA 在神经丛或神经干留置导管，采用持续输注 +PCA 方式。常用药物为低浓度长效局麻药，如罗哌卡因、布比卡因和左旋布比卡因，可辅助纯 α_2 受体激动剂可乐定。PCNA 常用局麻药见表 15-7。

表 15-7 PCNA 常用局麻药

导管留置部位	局麻药及浓度	持续输注速度 /(ml/h)	单次追加量 /ml
肌间沟臂丛		5～9	3～5
锁骨下臂丛		5～9	3～5
腋路臂丛		5～10	3～5
椎旁神经	0.1%～0.125% 布比卡因 0.1%～0.2% 左旋布比卡因 0.2% 罗哌卡因	5～10	3～5
腰丛		8～15	5～7
股神经		7～10	5～7
坐骨神经		7～10	5～7
腘窝坐骨神经		5～7	3～5

（四）PCA 的管理

由于 PCA 镇痛药物治疗窗较窄，患者个体差异的存在以及同一患者在不同时间对镇痛药物需求不同，PCA 期间常常会发生镇痛药物使用不足或过量等问题，不但影响镇痛效果，还可引起副作用，导致并发症或意外事件。因此，规范化、制度化的 PCA 管理是开展 PCA 治疗的必备条件。

1. 组织管理 目前，国外的大多数医院由急性疼痛服务（acute pain service，APS）小组来负责术后患者的疼痛管理,我们可借鉴国外经验,结合我国国情,成立以麻醉医师为指导,外科医师与护士参与的术后疼痛控制管理团队。麻醉医师根据患者特点制订个性化 PCA 方案,临床护士是 PCA 管理的主体,及时对患者病情与疼痛状况进行动态评估。同时建立病区 PCA 实施档案,制订 PCA 专用登记表,包括患者姓名、性别、年龄、身高、体重、住院号、麻醉方式、疾病诊断、手术方式、镇痛途径、药液配方、参数设定、镇痛效果以及并发症等观察项目,进行 PCA 管理质量分析并持续改进。

2. APS 小组人员的管理　取得医护人员支持是开展 PCA 的关键条件之一。需要对 APS 小组医护人员进行疼痛知识及技能培训,包括镇痛药物药理特性的掌握、镇痛泵的使用、镇痛效果评估、不良反应发生前兆和处理等。通过培训提高 APS 小组对 PCA 管理的积极性,及时反馈并处理 PCA 过程中出现的问题,最终达到提高患者满意度的目的。

3. 宣教管理　PCA 宣教宜从术前开始,根据患者及其家属的文化层次,针对性地介绍 PCA 的工作原理,PCA 泵的使用方法和注意事项,使用过程中可能出现的不适,并及时向医护人员反映。术后待患者完全清醒,再次讲解 PCA 的使用方法和注意事项,包括:PCA 泵严禁碰撞、坠地,一旦发生应立即与护士联系;不要频繁按压镇痛泵上的追加药物剂量按钮;当镇痛效果不佳或有其他不适时,应及时向护士反映等。

4. 安全管理

(1)患者术后返回病房,麻醉医师应与病区护士详细交接班,交待麻醉方法、手术方式、PCA 泵药物配方、所设各项参数等,并嘱吸氧、心电监护。

(2)病区护士加强巡视,确保泵管连接紧密,管道在位通畅。

(3)一旦患者出现并发症如恶心、呕吐、便秘、眩晕、嗜睡、尿潴留、皮肤瘙痒、呼吸抑制等,病区护士应及时报告麻醉医师。

5. PCA 信息化管理　近年来,无线镇痛管理系统逐步兴起并不断普及。无线镇痛管理系统由基站及监测台组成,无线镇痛泵通过其机头内部的集成化电子控制系统,发射无线信号给无线镇痛管理系统的基站,基站通过监测台显示无线镇痛泵的运行情况及报警信息,并最终形成 PCA 电子记录单,方便医护人员对 PCA 患者进行规范化、信息化管理,实现麻醉科对 PCA 的质量控制。

二、预防镇痛

20 世纪初,Crile 首次提出"预防镇痛"的概念,指在手术切皮前给予一定的药物治疗措施,阻断伤害性信息的产生和传递,从而降低术中痛和预防术后痛。1993 年,Woolf 进一步提出了"围手术期"镇痛理念,即在手术的前、中、后期均给予镇痛和/或镇静药物,以达到充分有效预防术后痛的目的,此为广义的"预防镇痛"理念。目前,"预防镇痛"被定义为阻止外周伤害性传入冲动向中枢传递及传导而建立的一种多模式和/或多药物联合的镇痛方法,在减轻术中痛和预防术后痛中发挥着重要作用。

虽然大量的动物实验研究证实预防镇痛具有很好地预防和抑制外周敏化和中枢敏化的作用,但在临床使用中其有效性却存在很大争议,许多研究结果并不完全一致,甚至结论相反,这可能与手术病种不同、手术方式不同、组织和/或神经损伤程度不同有关。

目前,根据作用靶点及机制不同,用于预防镇痛的药物包括以下几种:

(一)阿片类药物

阿片类药物通过作用于脊髓上、脊髓和外周神经的阿片受体(μ、κ、δ),减少 C 纤维伤害性神经递质的释放，阻断痛觉的传递以及防止外周伤害性感受器的敏感化，从而产生镇痛作用。目前，阿片类药物广泛用于麻醉诱导、维持及术后镇痛，并成为多模式镇痛的重要组成部分。阿片类药物并不是术前"预防镇痛"的理想药物，尤其是单次给药法。2016 版美国《术后疼痛管理指南》亦不推荐术前给予患者阿片类药物，因为不能获益。

（二）局麻药

局麻药的应用非常广泛，常用的有短效的利多卡因，中长效的布比卡因和罗哌卡因。已有大量的临床研究证实局麻药具有良好的"预防镇痛"的效果。在手术切皮前局部浸润切口，能够阻断因伤害性刺激所引起的心血管反应，在手术结束前再次局部浸润伤口，可减少因伤口疼痛引起的术后疼痛。需警惕局麻药的最大用药量，防止局麻药中毒。

（三）非甾体抗炎药

非甾体抗炎药（NSAIDs）是一类具有解热、镇痛、抗炎和抗风湿作用的药物，在临床上应用广泛，发挥镇痛作用的主要机制是抑制环氧合酶和前列腺素合成，减少内源性炎性因子对伤害性细纤维（如 A_δ 和 C 类）的刺激和兴奋作用，从而抑制外周敏化。众多临床研究对于 NSAIDs 是否具有预防镇痛效果仍存在很大争议，2016 版美国《术后疼痛管理指南》指出术前口服塞来昔布及加巴喷丁或普瑞巴林可减少术后阿片类药物的用量，但不推荐术前给予非选择性 NSAIDs，因为不能获益。

（四）NMDA 受体拮抗剂

N- 甲基 -D- 天冬氨酸（N-methyl-D-aspartate，NMDA）受体拮抗剂氯胺酮和右美沙芬通过抑制脊髓中枢敏化现象达到预防镇痛作用，但多项临床研究的结果并不一致，究其原因可能与所实施的手术方式不同有关。2016 版美国《术后疼痛管理指南》建议在切皮前肌内注射 5mg/kg 氯胺酮，术中持续静脉泵注 $10\mu g/(kg\cdot min)$，术后追加低剂量［低于 $10\mu g/(kg\cdot min)$］或不追加，此方案尤其适用于阿片类药物高剂量耐受和不耐受的患者，但需注意氯胺酮可能有增加噩梦及幻觉的风险。

（五）α_2 肾上腺素受体激动剂

右美托咪定是 α_2 肾上腺素受体激动剂，通过抑制兴奋性氨基酸谷氨酸、门冬氨酸达到抑制疼痛的效果。围手术期使用右美托咪定能否减轻术后的疼痛、减少阿片类药物的用量结论尚不一致。右美托咪定用于预防镇痛的最佳给药方式、给药时机及用量，仍待进一步研究。

联合使用不同作用机制的药物及不同镇痛方法，达到良好的预防镇痛效果是目前临床治疗中推荐的模式。术前口服给药、局麻药切口浸润、超声引导下的各类神经阻滞、椎管内神经阻滞等，既可减少术中、术后阿片类药物的用量，又可取得良好的镇痛效果。如何将不同机制的镇痛药物、不同的镇痛方法应用于不同的手术、不同的个体，获得最佳的预防镇痛效果，成为今后研究的热点。

三、多模式镇痛

多模式镇痛（multimodal analgesia）是指联合应用作用机制不同的镇痛药物或不同的镇痛方法实施镇痛。作用机制的不同使得作用于疼痛传导通路的靶点不同，即使镇痛作用相加或协同，同时每种药物的剂量减少，副作用相应减轻，从而达到最大的效应 / 副作用比。日间手术及创伤小的手术，一般采用单一药物或方法即可镇痛，而对于中等以上手术的术后镇痛则多采用多模式镇痛。

（一）镇痛药物的联合应用

1. 阿片类药物或曲马多与对乙酰氨基酚联合应用 对乙酰氨基酚的每日剂量为 1.5～2.0g，在大手术中可减少阿片类药物 20%～40% 的用量。

2. 对乙酰氨基酚与 NSAIDs 联合应用 两者各使用常规剂量的 1/2，可发挥镇痛的相加或协同作用。

3. 阿片类药物或曲马多与 NSAIDs 联合应用 大手术后使用常规剂量的 NSAIDs 可减少阿片类药物 20%～50% 的用量，尤其是能达到清醒状态下的良好镇痛，并可使术后恶心、呕吐、过度镇静发生率降低 20%～40%。术前使用 COX-2 抑制剂可使脑脊液中具有较高血药浓度，发挥抗炎、抑制中枢敏化和外周敏化的作用，并有可能阻止术后急性疼痛转化为慢性疼痛。有研究称术前、术中、术后持续输注氟比洛芬酯，可以透过血脑屏障，发挥抗炎及抑制中枢敏化的作用，但其他非选择性 NSAIDs 术前用药的作用尚不确定。需要注意的是，NSAIDs 的镇痛作用具有"封顶效应"，即当药物达到一定剂量仍不能控制疼痛时，再增加剂量也不能提高疗效却只能增加副作用，因而不能无限制地加大药物用量。此外，NSAIDs 可能会增加胃肠道溃疡、出血、心血管不良事件及肾功能损伤的风险，所以在使用前需综合评估。对于施行冠脉搭桥术的患者，围手术期患者禁用 NSAIDs。

4. 阿片类药物与局麻药联合用于 PCEA 局麻药通过椎管内、区域神经丛、外周神经干以及局部浸润等方法用于术后镇痛治疗。常用的局麻药有罗哌卡因、布比卡因、左旋布比卡因等。临床上常将阿片类药物，尤其是高脂溶性的芬太尼或舒芬太尼与局麻药联合用于 PCEA。研究证实，联合应用有协同作用，延长作用时间，镇痛效果确切，且降低两种药物的用量，减少药物的副作用，低浓度的局麻药不影响患者术后活动及早期功能锻炼。

5. 其他药物与阿片类药物联合应用 术前应用氯胺酮、曲马多、加巴喷丁、普瑞巴林、可乐定、右美托咪定等，可减轻术后疼痛，并减少术后阿片类药物的用量。偶尔可使用三种作用机制不同的药物实施多靶点镇痛。

（二）镇痛方法的联合应用

多模式镇痛常采用的方法包括：①超声引导下的外周神经阻滞＋伤口局麻药浸润；②超声引导下的外周神经阻滞和／或伤口局麻药浸润＋对乙酰氨基酚；③超声引导下的外周神经阻滞和／或伤口局麻药浸润＋NSAIDs 或阿片类药物或其他药物；④全身使用（静脉或口服）对乙酰氨基酚和／或 NSAIDs 和阿片类药物及其他药物。镇痛方法的联合应用使患者对镇痛药的需求量降低，药物不良反应的发生率也随之降低。

（三）多模式镇痛的实施

多模式镇痛在实施的过程中联合应用了多种不同作用机制的药物，阿片类药物的副作用通常会引起大家的较多关注，事实上非阿片类镇痛药（如对乙酰氨基酚、非选择性 NSAIDs、氯胺酮、右美托咪定、加巴喷丁等）也有副作用，如胃肠道溃疡、出血、心血管不良事件、肝肾毒性、凝血功能障碍、意识错乱、镇静、头晕等，在术后多模式镇痛过程中，这些副作用也有可能加重。

不同的手术有其不同的疼痛特点和临床结局，如活动受限、麻痹性肠梗阻、尿潴留、肺功能受损等，因而对术后镇痛的要求存在很大差异。再加上患者存在个体差异，即使实施的手术方式相同，其术后的疼痛程度以及对各种镇痛药物和镇痛方法的需求亦不相同。

多模式镇痛的风险 - 效益比很大程度上取决于手术类型。比如，腹部大手术后，选用连续硬膜外镇痛效果较好，可减轻肠梗阻及恶心、呕吐的发生。但此方法并不适用于其他一些腹部手术如腹腔镜下结肠切除术。耳鼻咽喉科手术、髋关节置换术、整形外科手术后选用非选择性 NSAIDs 易导致出血，血管外科手术后选用 NSAIDs 易发生肾功能衰竭，结肠手术后选用阿片类药物易致肠梗阻。

对于轻度疼痛的手术，如腹股沟疝修补术、静脉曲张手术、腹腔镜手术等，可给予 NSAIDs（如口服塞来昔布 100～200mg/d）和局部麻醉药切口浸润，必要时予以区域阻滞加阿片类药物。对于中、重度疼痛的手术，如髋关节置换术、子宫切除术、颌面外科手术、开胸术、大血管（主动脉）手术等，在轻度疼痛镇痛方案的基础上，可根据具体情况联合应用外周神经阻滞（单次或持续输注）配合曲马多或阿片类药物的 PCIA 以及局部麻醉药复合阿片类药物的 PCEA。临床医生应根据手术特点，优化多模式镇痛，具体可参考不同类型手术后预期疼痛强度及术后多模式镇痛方案（表 15-8）。

表 15-8　不同类型手术后预期疼痛强度及术后多模式镇痛方案

重度疼痛	开腹、开胸术 大血管（主动脉）手术 全膝、髋关节置换术	(1) 单独超声引导下行外周神经阻滞（如胸部：胸椎旁神经阻滞，腹部：腹横肌平面阻滞），或配合 NSAIDs 或阿片类药物 PCEA (2) 对乙酰氨基酚 + NSAIDs 和局麻药切口浸润（或超声引导下行外周神经阻滞） (3) NSAIDs（除外禁忌证）与阿片类药物（或曲马多）联用 (4) 硬膜外局麻药复合高脂溶性阿片类药物 PCEA
中度疼痛	膝关节及膝以下下肢手术 肩背部手术 子宫切除术 颌面外科手术	(1) 超声引导下行外周神经阻滞（如上肢臂丛阻滞或下肢全膝关节股神经阻滞或收肌管阻滞）或与局麻药局部阻滞配伍 (2)（1）+ 对乙酰氨基酚或 NSAIDs (3) 硬膜外局麻药复合高脂溶性阿片类药物 PCEA (4) NSAIDs 与阿片类药物联合行 PCIA
轻度疼痛	腹股沟疝修补术 静脉曲张手术 腹腔镜手术	(1) 局部局麻药切口浸润和 / 或外周神经阻滞，或全身应用对乙酰氨基酚或 NSAIDs 或曲马多 (2)（1）+ 小剂量阿片类药物 (3) 对乙酰氨基酚 + NSAIDs

疼痛产生的机制复杂，涉及致痛物质、神经传导通路、受体、离子通道、中枢调控机制等，只有通过联合应用多种镇痛药物及镇痛方法才能达到更加确切完善的治疗效果。很多临床研究也证实，与单模式镇痛方案相比，多模式镇痛具有更好的镇痛效果及更少的不良反应。2016 版美国《术后疼痛管理指南》亦强推荐采用多模式镇痛治疗方案与非药物性干预（如神经阻滞术等）相结合的手段治疗患者术后疼痛。

随着新理论、新疗法和新的防治策略在术后疼痛中的应用，术后镇痛方案日趋多样化。但是，目前的现状却是大部分术后镇痛模式未能达到最佳镇痛效果，患者的满意度也不是很高。这可能与下列因素有关：①惧怕镇痛药所产生的副作用而给药不充分；②药动学及药效学研究还不够深入，个体差异使得药理学特征不同；③对术后镇痛缺乏系统、及时地评估，不能指导术后镇痛管理。对此，今后还需要进一步探索与研究。

（顾连兵）

参 考 文 献

[1] WICK E C，GRANT M C，WU C L，et al. Postoperative multimodal analgesia pain management with nonopioid analgesics and techniques: a review. JAMA Surg, 2017, 152（7）: 691-697.

[2] DE OLIVEIRA G S JR, CASTRO-ALVES L J, NADER A, et al. Transversus abdominis plane block to amelio-rate postoperative pain outcomes after laparoscopic surgery: a meta-analysis of randomized controlled trials. Anesth Analg, 2014, 118 (2): 454-463.

[3] BAERISWYL M, KIRKHAM K R, KERN C, et al. The analgesic efficacy of ultrasound-guided transversus abdominis plane block in adult patients: a meta-analysis. Anesth Analg, 2015, 121 (6): 1640-1654.

[4] BLECKNER L L, BINA S, KWON K H, et al. Serum ropivacaine concentrations and systemic local anes-thetic toxicity in trauma patients receiving long-term continuous peripheral nerve block catheters. Anesth Analg, 2010, 110 (2): 630-634.

[5] GUPTA A, FAVAIOS S, PERNIOLA A, et al. A meta-analysis of the efficacy of wound catheters for post-operative pain management. Acta Anaesthesiol Scand, 2011, 55 (7): 785-796.

[6] FRANCESCO F, KATRIN C K, MARCO S. Effectiveness for pain after laparoscopic cholecystectomy of 0.5% bupivacaine-soaked Tabotamp placed in the gallbladder bed: a prospective, randomized, clinical trial. Surg Endosc, 2009, 23: 2214-2220.

[7] YUVAL K, IRENA H, LUDMILA O, et al. Pain relief by continuous intraperitoneal nebulization of ropi-vacaine during gynecologic laparoscopic surgery– A randomized study and review of the literature. Journal of Minimally Invasive Gynecology, 2008, 15 (5): 554-558.

[8] 邓小明, 姚尚龙, 于布为, 等. 现代麻醉学. 4版. 北京: 人民卫生出版社, 2014: 2319-2330.

[9] ROGER C, DEBRA B G, OSCAR A, et al. Guidelines on the management of postoperative pain. The Journal of Pain, 2016, 17 (2): 131-157.

[10] 徐建国. 成人手术后疼痛处理专家共识, 临床麻醉学杂志, 2017, 33 (9): 911-917.

[11] 韩文军, 邓小明, 赵继军. 手术后患者自控镇痛的管理策略. 国际麻醉学与复苏杂志, 2015, 36 (1): 74-76.

[12] 张倩, 尤浩军. "超前镇痛" 研究进展及麻醉中应用. 中国疼痛医学杂志, 2016, 22 (4): 241-243.

[13] 吴江东, 蒋宗滨. 术镇痛的趋势——多模式镇痛. 实用疼痛学杂志, 2013, 9 (1): 63-66.

[14] 郭云观, 冯艺. 亦敌亦友——术后阿片类药物镇痛研究进展. 中国疼痛医学杂志, 2017, 23 (10): 721-724.

[15] 徐建国. 地佐辛术后镇痛专家建议. 临床麻醉学杂志, 2013, 29 (9): 922-923.

第十六章　椎管内药物镇痛

第一节　概　　述

自 1976 年 Yaksh 和 Ruby 首次报道了蛛网膜给予吗啡在实验动物中的镇痛效果，1979年，两项研究分别报道了硬膜外腔、蛛网膜下腔给予吗啡可有效控制疼痛以及随后 Wang 等报道了蛛网膜下腔给予吗啡成功控制了癌症患者的疼痛，椎管内药物镇痛已成为慢性顽固性疼痛治疗的基石。起初椎管内药物镇痛仅用于全身给予阿片类药物但疼痛控制不佳的癌症患者，近二十年来随着多种椎管内药物输注系统的使用，椎管内药物镇痛已用于癌性疼痛和一些慢性非癌性疼痛的治疗。可采用椎管内镇痛的慢性疼痛疾病包括癌症、腰椎手术失败后综合征、神经根损伤、蛛网膜炎、臂丛或腰骶丛炎、复杂区域疼痛综合征、脊髓损伤后神经痛、幻肢痛、带状疱疹后神经痛、顽固性心绞痛等。椎管内药物镇痛是通过导管将镇痛药物注入椎管内（包括硬膜外腔及蛛网膜下腔），药物通过脑脊液直接到达作用位点，使对其他方式给药耐受或不能耐受副作用的患者疼痛明显缓解（图 16-1）。椎管内阿片类药物镇痛用于癌性疼痛的治疗已经有三十余年的历史，吗啡是最早用于椎管内镇痛的药物，目前仍然是癌性疼痛和非癌性疼痛椎管内镇痛的首选药物。与传统的阿片类药物给药途径相比，椎管内给药具有效力高、副作用小的优势。随着基础研究发现多种神经递质（如：谷氨酸、

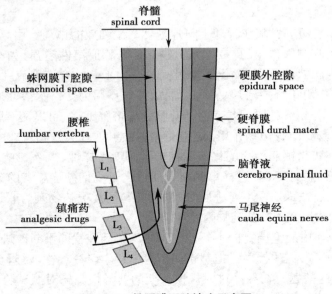

图 16-1　蛛网膜下腔镇痛示意图

γ- 氨基丁酸、P 物质、乙酰胆碱)、受体(如：GABA 受体、NMDA 受体、α₂ 肾上腺素受体)和 N 型钙离子通道参与到慢性疼痛的发生和维持以及鞘内注射新型药物的不断开发和鞘内给药装置的不断改进中,目前局麻药、可乐定 / 右美托咪啶、齐考诺肽、氯胺酮、巴氯芬等药物(表 16-1)也被用于椎管内镇痛。但迄今为止美国 FDA 仅批准吗啡和齐考诺肽用于椎管内镇痛以治疗慢性顽固性疼痛。

表 16-1 椎管内镇痛可选用的药物及其可能作用靶点

作用靶点	鞘内输注药物
阿片受体	吗啡、氢吗啡酮、芬太尼、舒芬太尼、美沙酮、哌替啶
α₂ 肾上腺素受体	可乐定、右美托咪定
GABA 受体	巴氯芬、咪达唑仑
NMDA 受体	氯胺酮
钠离子通道	局麻药:布比卡因、左旋布比卡因、罗哌卡因
钙离子通道	齐考诺肽
其他药物(不常用)	腺苷、加巴喷丁、酮咯酸、新斯的明、奥曲肽

硬膜外和蛛网膜下腔应用局麻药历史悠久,在外伤、手术、术后镇痛、分娩等方面发挥了重要作用,但是最初很少用于晚期癌痛,因为其在镇痛的同时,会伴有运动障碍、感觉异常、感染和影响交感神经功能的问题,不利于家庭和临终关怀医院的护理,但随着新的局麻药如罗哌卡因等出现,选择合适的药物浓度和剂量可以达到感觉运动分离的效果,因此,硬膜外和鞘内应用局麻药越来越广泛应用于控制晚期癌痛。鞘内应用局麻药使电压敏感性 Na⁺ 通道失活,阻滞脊髓神经的前后根,以及交感神经、感觉神经和运动神经纤维传导。局麻药可因交感神经阻滞而引起低血压,并因运动阻滞和感觉麻痹而会引起不快感,但鞘内局麻药的阻滞范围和阻滞程度与局麻药输注的容量和浓度相关,此外持续长时间鞘内输注局麻药亦会出现局麻药耐受。长期应用的主要副作用包括躯体和内脏器官运动功能减退。

鞘内阿片类药物通过脊髓和脊髓上阿片受体产生强效的镇痛作用。阿片类药物辛醇 / 水分配系数决定了其鞘内作用的特点,系数越高的药物脂溶性越强,如芬太尼族。此类阿片类药物注入鞘内起效迅速,但作用维持时间短。由于其脑脊液溶解度低,因此在鞘内的扩散范围小,主要作用于脊髓阿片受体,以局部镇痛作用为主。水溶性的阿片类药物则相反,起效相对慢,但作用维持时间长。由于其脑脊液溶解度高,可以随着脑脊液循环作用于脊髓上阿片受体,起到全身镇痛作用,这也是鞘内注射阿片类药物首选吗啡的重要原因之一。椎管内阿片类药物镇痛治疗的优点就在于其高度选择性,其不影响运动、感觉和交感神经功能,同时其使用方便,经过简单的指导后适合于晚期癌症患者的家庭护理。椎管内镇痛药物的联合应用技术还在不断进展中,局麻药与阿片类药物鞘内联合注射有协同作用并减少局麻药的副作用和阿片类药物耐药性。

随着用于鞘内注射新型药物的不断开发和鞘内给药装置的不断改进,目前椎管内药物镇痛已经迅速得到了广泛的接受。但是正如所有的科学研究一样,尽管已经在临床广泛应用,但仍存在诸多的问题。需要经过大规模长期的前瞻性临床对照试验来验证,原因可能是一种新药或新装置应用的条件和限制比常用药应用于新用途严格得多。椎管内药物镇痛治疗的临床应用和广泛接受已经证明了椎管内药物治疗的有效性和良好的风险/效益比，尤其是适用于难治性癌症疼痛。

第二节　椎管内药物镇痛的机制

椎管内药物镇痛是将药物注入硬膜外腔或蛛网膜下腔，药物直接或弥散进入蛛网膜下腔，蛛网膜下腔内含脑脊液，并与脑室相通，注入鞘内的镇痛药物作用于脊髓或随脑脊液循环作用于脑相关部位从而发挥镇痛作用。因此，椎管内镇痛的药物需在脊髓或脑有相应的作用靶点，才能发挥镇痛。

传入伤害性痛觉的 A_δ 和 C 类纤维以及在病理状态下传入非伤害性痛觉的 A_β 纤维在脊髓背角形成突触联系，是痛觉传导的中转站。这一突触联络又受脑、上位脊髓的下行神经（传至脊髓）、脊髓的中间神经元及其他初级传入神经元的相互调节。脊髓灰质分为 10 层（REXED'S 分层），其中，A_δ 纤维主要终止在 I、V、X 层，C 纤维主要终止在 II 层的外侧部（IIo），有些仅对非伤害性刺激起反应的 C 纤维终止在 II 层的内侧部（IIi）。传递非伤害性痛觉的 A_β 纤维终止在 III～V 层。另外，内脏传入纤维主要投射到 I、II、V 和 X 层。突触上的离子通道或受体是鞘内药物发挥镇痛作用的重要靶点（表 16-2）。

（一）受体

1. 阿片受体　按受体类型可分为 μ、κ、δ 和痛敏肽/孤啡肽受体（ORL_1），其中 μ 受体与镇痛关系最密切。μ 受体广泛分布于中枢神经，在大脑皮层额部和颞部、中央丘脑、侧丘脑、脑室和导水管周围灰质区受体密度高，这些结构与痛觉的整合和感受有关。在边缘系统蓝斑核受体也呈高度分布，这些结构涉及情绪和精神活动。而脊髓阿片受体的表达主要在脊髓背角的浅层（I 层和 II 层），而初级传入伤害性痛觉的 C 纤维和 A_δ 纤维也主要终止在这里。此外，μ、δ、κ 和 ORL_1 阿片受体在背根节（dorsal root ganglion，DRG）神经元中也有高度表达。这些结构是痛觉冲动传入中枢的中转站。鞘内给予的阿片类药物主要作用在突触前水平，以减少伤害信息的传递。

2. α_2 肾上腺素受体　主要分布于脊髓背角突出后。鞘内给予 α_2 肾上腺受体激动药可乐定，激活脊髓的下行抑制通路，包括降低 A_δ 纤维和 C 纤维介导的躯体交感反射、自主交感神经活性及提高脊髓内神经元的去极化阈值。

3. 毒蕈碱受体　分布于脊髓背角 II 和 III 层的初级传入神经元的突出前末梢。鞘内注射胆碱酯酶抑制剂——新斯的明，可产生镇痛作用。目前，研究表明鞘内给予可乐定产生的镇痛作用受到脊髓毒蕈碱样和烟碱样受体的调节，而可乐定的抗异常疼痛作用是因为脊髓释放了乙酰胆碱。

4. 腺苷受体　存在于脊髓背角的灰质中，鞘内给予腺苷对伤害性感受作用有限，往往不能单独使用。腺苷可减少痛觉异常和痛觉过敏的面积，与新斯的明有协同作用，与可乐定有相加作用。

5. COX-1 和 COX-2　存在于脊髓的神经胶质和神经元中。研究表明鞘内使用非选择性 COX 抑制剂酮咯酸能够产生镇痛作用，可能逆转了因脊髓内长期使用阿片类药物产生的高敏性（痛觉过敏）。有证据表明新斯的明和酮咯酸在鞘内使用存在协同作用。

6. NMDA 受体　存在于脊髓背角位置不确切。鞘内使用 NMDA 受体拮抗剂对神经性疼痛患者能够产生抗伤害性感受作用。这些药物还能预防或降低脊髓的"上扬"（wind up）

现象,这种"上扬"在慢性疼痛综合征的发展和长久不愈中起很大作用。NMDA 受体拮抗剂也可用于改变急性或慢性阿片类药物使用导致的痛觉高敏。

(二)离子通道

1. 钠离子通道 目前发现电压门控钠离子通道(voltage-gated sodium channel,VGSC)共有 9 种 α- 亚基异构体(Nav1.1~Nav1.9),背根神经节(dorsal root ganglion,DRG)神经元作为主要的感觉神经元可以表达至少 6 种钠离子通道异构体,其中 Nav1.3 在成熟 DRG 中的表达水平较低,但在神经损伤后表达水平会大大地提高。Nav1.3 可以引发小的受损的伤害性感觉 DRG 神经周围神经处于高频活跃状态。Nav1.7 在小直径的 DRG 神经元生长锥中高度表达。Nav1.8 主要表达在感觉神经元,尤其是小直径伤害性感觉 DRG 神经元。这些表达方式使其成为可能的理想治疗靶点。局部麻醉药可以抑制钠离子通道的开放,减少痛觉的传导。

2. 钙离子通道 电压门控的钙离子通道(voltage-gated calcium channel,VGCC)分为低阈值钙离子通道和高阈值钙离子通道(主要为 T 型),高阈值钙离子通道根据其生理和药理学特性又分为 N、P/Q、L 和 R 等亚型。其中 N 型 VGCC 大量分布于背根节(DRG)及脊髓背角神经元(感受伤害性刺激)上,且主要分布在突触前部位,参与调节神经递质的释放。在延髓、中脑、小脑、丘脑、大脑皮质浅层等突触分布密集区均有分布,这是 N 型 VGCC 参与疼痛的传递及调节的解剖基础,其 α2δ 亚单位是齐考诺肽(ziconotide)鞘内作用的靶点。P/Q、L 型 VGCC 亦大量分布于 DRG 和脑神经元的突触前,但相应的临床药物还有待开发。

第三节 椎管内药物镇痛的临床应用

一、适应证

1. 急性疼痛 对于相应抗肿瘤治疗能够获得较长生存期的患者,椎管内药物镇痛对于缓解患者暂时性的急性疼痛有一定效果,使得患者能够接受相应的诊断或治疗措施。如患者在放疗时必须保持静止状态,镇痛作用能够使患者更好地接受放疗;化疗有效的肿瘤随着肿瘤的缩小疼痛逐渐缓解,镇痛作用能够帮助患者度过这一时期。同时椎管内药物镇痛能够缓解病理性骨折、神经侵犯等引起的严重而难以控制的急性疼痛。

2. 慢性疼痛 与神经阻滞和神经外科手术一样,椎管内药物镇痛最佳的适应证是全身应用镇痛药物难以控制或者具有难以控制的不良反应的慢性疼痛。椎管内药物镇痛较全身应用镇痛药物有更好的前景。原因主要在于:①从目前所有镇痛治疗措施来看,一些学者认为它是安全而微创的;②如果患者长期口服阿片类药物,会造成后续治疗镇痛效果的不理想,而早期应用椎管内药物治疗则镇痛效果非常明显。与神经阻滞和神经破坏手术相比,椎管内药物镇痛治疗疼痛缓解效果好,尤其对于躯干或下肢等身体正中部位或双侧性的疼痛效果尤佳。

3. 儿童急性疼痛 椎管内药物镇痛治疗对于儿童术后急性疼痛治疗效果较佳,但对儿童慢性疼痛的控制方面研究仍然较少。

二、禁忌证

绝对禁忌证包括出血体质、接受抗凝治疗以及严重影响置管或者镇痛系统的解剖结构异常。行为异常，如极度衰弱、精神神经疾病等，影响导管护理和镇痛效果评估的患者也应慎用。有精神疾病史的患者禁忌使用齐考诺肽，接受齐考诺肽治疗期间，应定期评估患者的认知功能、有无幻觉以及意识和情绪的改变，如果出现严重的神经学或精神症状或体征，应停止给予齐考诺肽。在实施椎管内药物镇痛治疗时必须有合适的培训指导支持系统，必要时可由麻醉师或神经科医生担当。

三、患者的筛查

在开始应用椎管内药物镇痛治疗之前，患者必须认真考虑多种相关因素。必须确定该治疗对相应疼痛控制是有效的。一般来说，如果口服镇痛药物有效，包括口服用药有效但是具有难以缓解的不良反应以及药物耐受，是可以接受椎管内给药的。尽管有相当一部分患者镇痛效果较佳，椎管内药物镇痛治疗对持续或阵发性躯体或内脏性疼痛效果最佳，而对皮肤和神经病理性疼痛控制较差。椎管内药物镇痛的开展需要一个熟悉患者筛选、植入和维护技术的麻醉科医生或神经外科医生，以及家庭护理人员等，其中麻醉科医生在其中起主要作用。

筛查可以在门诊或住院条件下，通过植入经皮硬膜外导管或单次硬膜外给药，观察患者对上述途径注入镇痛药的效果来实现。尤其是既往口服相同镇痛药物的患者，对药物的耐受性好，不良反应少，可以在门诊安全开展。

当然在筛查之前，应该明确患者疼痛的原因和疾病的严重程度。同时，不是所有的慢性顽固性疼痛都能通过椎管内给药控制，因此在植入系统之前必须通过经皮导管试验肯定该治疗的效果。如果采用间断给药，在两次给药的间隙必须很好地控制疼痛且没有不良反应的累积；如采用持续给药，镇痛效果至少达 24～48h。原则就是疼痛缓解要超过给药前 50%，作用效果至少是持续给药半衰期的 2 倍（例如：吗啡硬膜外给药半衰期是 8～12h）。持续给药停止后，应该仍然能够控制疼痛，而且控制效果与药物的消除半衰期相一致。由于硬膜外给药和蛛网膜下腔给药途径在不良反应和镇痛效果上并不一样，因此筛查试验必须要尽量能够模仿治疗给药途径。

四、药物应用途径

椎管内药物镇痛治疗的给药途径、药物以及治疗方案的指南尚未形成。硬膜外给药和蛛网膜下腔给药镇痛机制相似，效果也没有显著性差异，且各有优缺点，因此在选择给药途径、药物剂量、给药系统时必须综合考虑。

（一）硬膜外和蛛网膜下腔给药

与蛛网膜下腔给药途径相比，硬膜外给药途径穿刺后头痛发生率较低，而且一旦发生感染（主要是硬膜外脓肿），由于有硬脊膜这一天然屏障存在，就不容易发生脑膜炎。但是一旦肿瘤侵犯硬膜外或周围组织纤维化，较蛛网膜下腔给药更容易发生导管给药障碍。事实上，在实验动物中也发现硬膜外给药可能很快引起局部纤维化从而导致药物难以注入。

和口服、静脉和肌内给药相比，硬膜外途径和蛛网膜下腔给药剂量较小，但由于硬脊膜的存在，药物要穿过硬脊膜才能起作用，故硬膜外给药剂量是蛛网膜下腔给药剂量的 10 倍，且起效时间存在一定延迟。因此如果长期用药的患者（超过 3～6 个月），推荐使用蛛网膜下腔给药，因为硬膜外给药易产生耐药而且一旦耐药发生加大剂量时会导致明显的全身不良反应。尤其当存在骨关节炎、转移病灶及人工植入体时，确定硬膜外给药比直接蛛网膜下腔穿刺难度要大很多。但是，硬膜外给药时在药物选择上可以有更大的灵活性，比如脂溶性药物的替代、局麻药物的加入等。

应用硬膜外给药途径时，可以将导管通过硬膜外间隙置于相对高的部位，从而对于较高位肿瘤引起的疼痛，如肺上沟癌，达到局部高浓度镇痛。如果通路上没有转移或骨关节炎症的话，在放射学引导下，可将大孔硅胶导管沿硬膜外间隙上行达到所需部位。应用硬膜外造影术结合局部注射局麻药试验能够确定导管位置。尽管没有对照试验，但是对于躯体高位的疼痛将导管上行至胸段或颈段给药理论上效果更佳。硬膜外置管感染发生较少，注药口可以外置也可以埋植于皮下，而蛛网膜下腔给药必须将注药泵或容器埋植于皮下防止感染。硬膜外给药途径的优点：①穿刺后头痛和脑脊液漏风险低；②硬膜是抗感染的屏障，一旦发生感染，严重时也多为硬膜外脓肿；③药物的可选择性更大，脂溶性药物和局麻药使用较安全，而且效果较好；④不良反应发生较少，而且较轻；⑤穿刺的部位选择的灵活性更大，而且为了获得更好的节段性麻醉效果，可以很方便将脂溶性药物通过穿刺管放置在更靠近头端的部位；⑥神经损伤的可能性更低；⑦意外发生的药物过量的上限值更高。蛛网膜下腔给药途径的优点：①进入蛛网膜下腔比进入硬膜外更方便；②由于硬膜外置管引起的纤维化和转移的可能性更小；③注射药物引起的疼痛更小；④镇痛效果更强、起效更快、持续时间更长；⑤达到镇痛效果所需要的吗啡剂量更小（1∶10），应用时间更长；⑥由于导管在鞘内，无导管易位的可能性。

（二）脑室/脑池内给药

随着利用奥马耶贮器（Ommaya reservoir）（植入帽状腱膜下方的一种装置）向脑室内注入小剂量吗啡镇痛的治疗措施的不断应用，发现该方法在部分患者中镇痛效果良好，尤其是对椎管内用药耐药的患者镇痛效果更佳。可以通过专门的设备在局麻下颅骨打孔并植入奥马耶贮器，或者应用一个经皮导管和 14 号的 Touhy 针插入小脑延髓池固定，以后可以在门诊或由家庭护理人员或护士定期给药和护理。

该方法镇痛效果佳，且不影响疼痛部位，对于头面部疼痛较其他方法效果更好，也适用于颈臂部疼痛、双侧或中线部位的疼痛以及其他方法难以控制的疼痛。在植入前，必须行腰穿或脑池穿刺吗啡给药试验，预期生存时间应该大于 6 个月。若操作不当可能导致感染、耐药或呼吸抑制。目前该方法有多种硬件系统、药物及剂量方案可选择。通常选用 0.2～4mg 吗啡 24h 给药一次。不良反应和椎管内给药相似，文献报道严重感染、呼吸抑制发生率很低。

五、药物的选择

虽然有很多药物（表 16-1）被报道用于椎管内药物镇痛，但目前 FDA 仅批准吗啡和齐考诺肽用于椎管内药物镇痛治疗慢性顽固性疼痛。局麻药、α_2 受体激动剂在椎管内药物镇痛的应用，在相关章节（第十章、第十一章）已有较详细介绍，本节不再赘述。下面介绍阿片类药物及齐考诺肽在椎管内镇痛的应用概况。

（一）防腐剂（保存剂）

尽管没有详细的组织病理学的研究，但是用于椎管内药物镇痛的药物均应不含保存剂。不含保存剂的吗啡可以购买或者从药厂获得，其他的不含保存剂的镇痛药物也可以获得。一瓶药可供多人用。一般药物含有保存剂所以不建议使用。Du Pen 报道了一例误用了含有苯酚和甲醛的吗啡患者，发生注射时局部烧灼痛并最终导致定向障碍和意识障碍，硬膜外造影显示局部非特异性充盈缺损。由于不含保存剂的吗啡价格高昂，因此 Du Pen 建议使用

Tubex 吗啡（含低浓度的氯丁醇），该药物在 15 023 天的累计治疗内，累计注药 57 087 次，没有发生神经系统不良反应。

（二）亲水性药物——吗啡

多种阿片类或非阿片类药物被应用于椎管内药物镇痛，在对癌症患者的多种研究中，吗啡是最常用的对照药物。通常，吗啡给药后 30～60min 达到镇痛高峰，一次给药持续 6～24h。对于初次接受阿片类药物的患者来说，硬膜外给药和蛛网膜下腔给药的一次剂量分别为 2.5～5.0mg 和 0.1～0.5mg，有耐药的患者剂量可逐步加大。给药后，在脑脊液中可以检测出较高的吗啡浓度并持续一段时间，可能是导致不良反应发生的原因，尤其在初次用药的患者当中。Ventafridda 分析了 107 个接受鞘膜内给药的癌症患者，发现每次给药剂量从 0.5～85mg 不等，曾有患者甚至达到 150mg/d 用量的报道。306 个硬膜外给药的患者每次给药剂量为 1～240mg，最高剂量的使用情况是，一个患者在最后一年每天给药剂量达 540mg。耐药发生在一部分患者中，似乎和既往接受吗啡镇痛的时间长度有关而与剂量大小无关。当给药剂量非常大时，椎管内给药的优点就不存在了，因此可以考虑更换其他镇痛方法。

除了和其他麻醉药物结合应用外，一般蛛网膜下腔内使用的吗啡通常是等比重溶液，但研究发现高比重溶液（7% 葡萄糖水配置）可以减少药物向头侧的扩散，镇痛效果没有显著降低，但是作用时程延长，而且不良反应减少，特别适用于保持头高脚低位的患者。

（三）亲脂性药物——舒芬太尼和芬太尼

舒芬太尼是脂溶性阿片类药物的原型，给药后数分钟起效，达峰时间为 10min，持续 2～5h。初次用药的患者建议将 50μg 溶于 10ml 生理盐水中。由于该药物为脂溶性，主要在局部起作用，因此必须将导管插至疼痛部位所对应的相应节段。尽管有报道说不稀释的药物镇痛效果较好，但是目前证实应用低浓度稀释的药物能够达到较好的镇痛作用。而大量稀释的芬太尼仍然能够达到快速起效的镇痛作用和较长的持续时间。硬膜外给药时加入 1∶200 000 的肾上腺素能够增强舒芬太尼的局部镇痛作用和延长持续时间。芬太尼硬膜外给药时，50～100μg 稀释于生理盐水中，5min 起效，10～20min 达峰，持续 2～3h。硬膜外给药时，舒芬太尼和芬太尼必须要大剂量才能达到吗啡相同的作用。因此，用药时必须防止静脉浓度快速增高而早期发生的不良反应，尤其是初次用药的患者，相反迟发性不良反应较少。研究发现硬膜外注射芬太尼后腰段脑脊液浓度明显升高，但是颈段脑脊液浓度和血液中药物浓度均较低，同时也发现静脉注射芬太尼后脑脊液中药物浓度很低。

目前没有椎管内长期注射舒芬太尼和芬太尼的报道。有个双盲的临床研究将 150μg 芬太尼作为辅助药物加入腰麻中，一例患者在注药 1h 后发生呼吸抑制和心脏停搏。阵发性呼吸暂停、皮肤瘙痒和镇静状态提示至少在初次用药患者中药物上行很快。另一个研究将 20～40μg 的芬太尼加入术中椎管内麻醉药物中，发现镇痛时间延长一倍。尽管有些初步的研究发现舒芬太尼在控制急性疼痛中有效，但是不适合长期应用治疗慢性疼痛。舒芬太尼是特异性 μ 受体激动剂，脂溶性较差，硬膜外给药时作用不如芬太尼，0.015～0.030mg/kg 给药时，5min 起效，持续 90～100min。

（四）中度亲脂性的阿片类药物

中度亲脂性的阿片类药物主要用于急性疼痛中，在慢性疼痛中应用较少。美沙酮以每 8h 一次 4mg 静脉推注能够快速有效地控制术后疼痛，而且很少有尿路和呼吸系统症状，提示其在伴有排尿功能障碍的慢性癌痛患者中有较好的应用前景。但是长期给药时必须注意由于美沙酮血浆半衰期长，容易产生药物蓄积。有报道两例患者硬膜外应用美沙酮控制多发性骨髓瘤引起的弥漫性骨痛,镇痛效果好、不良反应少,而且不易耐药。

氢吗啡酮 1.5mg 硬膜外推注在术后镇痛中起效时间快,作用持续 6～19h。Coombs 等报道一例盆腔癌痛患者持续鞘膜内给药(2.4～10mg/d)有效控制疼痛 1 个月,然后联合可乐定可继续有效镇痛。

哌替啶 20～50mg 硬膜外推注在术后镇痛中起效也很快,持续 3～6h。但是哌替啶的代谢产物去甲哌替啶存在中枢神经系统毒性,特别是伴有肝肾功能不全时,因此其在慢性疼痛中的应用受到一定限制。海洛因可以用来控制急、慢性疼痛,给药后,海洛因迅速去乙酰化成吗啡和单乙酰吗啡,作用效果和吗啡相似,脂溶性较后者略高。因此海洛因硬膜外给药后,全身药物浓度较高,但镇痛效果和持续时间和吗啡相似,且少有报道迟发性呼吸抑制。硬膜外给药时,发现镇痛效果略好于吗啡。

(五)内源性阿片类药物——合成 β- 内啡肽

由于血脑屏障的存在,静脉给药一般不能达到镇痛效果,但是椎管内或脑室内注射内源性阿片类药物 β- 内啡肽在癌痛患者中也能取得良好的镇痛效果。给药后数分钟起效,且常持续数天。有学者报道预防性给药 β- 内啡肽能够提高其他镇痛药物的效果。β- 内啡肽给药后常伴有一过性精神障碍,但其他不良反应和吗啡相似。

近来有研究发现脑啡肽酶(能够降解内源性多肽)抑制剂在动物和人身上有良好的镇痛效果,具有良好的研究前景。

(六)阿片类激动 / 拮抗剂

丁丙诺啡是阿片类激动 / 拮抗剂,有广泛用途,包括癌痛治疗。0.15～0.3mg 硬膜外给药后,5～10min 起效,30～60min 达峰,持续 4～10h。不良反应和其他镇痛药物相似,但发生率低于吗啡。由于全身利用度高,早发性呼吸抑制较吗啡常见,但迟发性呼吸抑制罕见。发生严重不良反应后难以用纳洛酮或其他药物逆转,且具有天花板效应,达到一定剂量后,增加药物剂量不增加镇痛效果。纳布啡、布托啡诺、喷他佐辛也用在控制急性疼痛中,但在癌症引起的慢性疼痛中应用较少,特别是喷他佐辛由于会引起精神病样症状而应避免应用。

(七)齐考诺肽

齐考诺肽是除吗啡外,目前 FDA 另一个批准可用于椎管内镇痛的药物。全身给予阿片类药物和其他辅助镇痛药物以及对椎管内吗啡治疗耐受或效果不佳的慢性疼痛患者,需要椎管内镇痛时可使用齐考诺肽。齐考诺肽是一种含 25 个氨基酸的芋螺肽,目前认为其可阻滞突触前膜的 Ca^{2+} 通道,从而减少突触间隙的递质释放,发挥镇痛作用。动物实验发现齐考诺肽具有极强的镇痛作用,其镇痛强度至少是吗啡的 10 倍以上。在疼痛患者的临床研究中发现,2h 内蛛网膜下腔输注不同剂量(1μg、5μg、7.5μg、10μg)的齐考诺肽,其镇痛作用是剂量依赖性的,输注完毕后 30min 镇痛起效,4～12h 达到峰镇痛效应。该研究发现齐考诺肽的分布容积为 155ml,与脑脊液容积相似,齐考诺肽在体内可被多种肽酶降解,脑脊液中其清除率为 0.38ml/min,消除半衰期为 4.6h。齐考诺肽可采用内置式、程控、可调速的微注射泵或外置微注射泵通过导管给药。目前可用的齐考诺肽注射液为 25μg/ml 和 100μg/ml。应根据治疗的剂量将上述注射液稀释至合理的浓度。齐考诺肽的起始给药剂量应不超过 0.1μg/h(2.4μg/d),可根据微注射泵的最低速度从 1.2～2.4μg/d 开始给药。根据镇痛效果,按照 0.1μg/h 的幅度,逐渐增加给药剂量,但建议每周的剂量增加次数不超过 2～3 次,用药后第 21 天,推荐最大给药剂量为 0.8μg/h(19.2μg/d)。

（八）药物理化性质与临床疗效的相关性

许多因素和椎管内药物镇痛治疗的效果有关，如患者本身的情况、给药途径、注射技巧、脑脊液的特性、神经系统结构以及药物的理化性质。药物的理化性质影响药物的起效时间、持续时间和扩散速度。

受体是双脂层的细胞膜上的蛋白质。椎管内药物镇痛治疗的阿片类药物的不同药动学和药效学是由于其脂溶性的不同而导致的受体结合能力和机体吸收的能力不同。舒芬太尼的脂∶水的溶解系数是 1.754，可以认为是脂溶性阿片类药物的原型。吗啡的溶解系数是1.42，可以认为是水溶性阿片类药物的原型，其他的药物大多介于两者之间。高脂溶性药物硬膜外给药时起效时间非常快，而水溶性药物起效时间长，可能要数小时才能达到理想的镇痛作用（几种用于椎管内药物镇痛的阿片类药物的药理特性见表 16-2）。另外，和水溶性药物相比，脂溶性好的药物更加难以向大脑腹侧受体部位聚集，从而减少了不良反应的发生。同时，由于脂溶性药物组织吸收快，容易导致早发性的呼吸抑制。有些学者认为脂溶性药物不良反应较低的原因不是其不易向大脑腹侧受体部位聚集，而是其四处扩散较快。由于吗啡的水溶性大，受体饱和发生较晚，导致其达峰时间较长，从脊髓中扩散速度较慢而使作用时间延长，而向大脑腹侧受体的缓慢分布与迟发性的呼吸抑制有关。迟发性的呼吸抑制在分娩和手术等急性镇痛时是一个较棘手的问题，一般发生在硬膜外或蛛网膜下腔给药后 12～14h，但是既往接受过阿片类药物治疗者发生率较低。

表 16-2　阿片类药物用于椎管内药物镇痛的相关参数

药物	脂/水分配系数	平均有效剂量 /（mg/70kg）			作用时间（硬膜外）/min		
		静脉	硬膜外	鞘内	起效时间	达峰时间	持续时间
吗啡	1.42	10	5～10	0.1～0.5	20～35	30～60	8～22h
海洛因	1.7	5～10	5～10	1	5～10	30～60	6～12h
哌替啶	38.8	100	25～50	35～70	15～20	20	7～10h
美沙酮	116	10	4～5		10～15	20～30	7～9h
阿芬太尼	131	0.5～1	0.5～1		5	15	1.5h
氢吗啡酮	—	1～2	1～1.5		10～15	20～30	6～19h
芬太尼	813	0.1	0.1		4～6	10～20	2～3h
舒芬太尼	1 778	0.02	0.05		5	10	4～6h
丁丙诺啡	—	0.3	0.15～0.3		5～10	30～60	4～10h

注："—"缺乏相关数据。

阿片受体的类型和镇痛效果有关，阿片受体有 3 种，对 μ、κ、δ 受体认识较多，大部分的临床和实验室资料主要集中在 μ 受体上，其次是 δ 和 κ 受体。μ 和 δ 受体是剂量依赖性的，与丘脑抑制、化学和机械性疼痛的传导有关。μ 受体激动作用的药物主要有吗啡、哌替啶、芬太尼、舒芬太尼和氢吗啡酮。尽管哌替啶在癌症镇痛方面用得比较少，它在高剂量鞘膜内给药时起局麻药的作用，这在手术和产科研究较多。δ 受体激动剂 DADL 研究资料较少，但是在动物和人身上初步显示有较好的镇痛效果。κ 受体能够有一定的镇痛效果，但是具有"天花板"效应，κ 受体激动剂布托啡诺、纳布啡发现在部分癌症患者中有较好的镇痛效果。疼痛控制情况和不良反应的情况与活化的受体类型有一定关系，这也是脂溶性药物镇痛具有节段性而水溶性药物镇痛范围更广的原因。其中一个例子就是头面部的疼痛可以利用腰部置管和颈胸部硬膜外给药的方法缓解。

椎管内给予阿片类药物对突发的强烈疼痛（通常是沿着有髓鞘的新脊髓丘脑束 A_δ 纤维传导）控制不佳，但是对持续存在的钝痛（新脊髓丘脑束的 C 纤维传导）控制效果较好。Arner 报道了 55 例全身镇痛治疗后无效的患者应用硬膜外注射吗啡用于术后镇痛，镇痛效果（从好到差）排序是：①持续的躯体性疼痛；②持续的内脏痛；③阵发性躯体性疼痛；④阵发性内脏疼痛；⑤神经痛；⑥皮下溃疡或瘘。尽管有些患者是阿片类药物抵抗的患者，但是仍然可以尝试椎管内阿片类药物镇痛治疗，因为大多能获得一定程度的缓解。在一个小规模的试验中发现大量口服阿片类药物无效的患者应用椎管内药物镇痛治疗有效，另外在一个大规模的试验发现根性神经痛患者应用椎管内阿片类药物治疗也有一定效果。

六、药物应用方法的选择

（一）持续输注和间断推注

持续输注和间断推注都各有优缺点，但是持续输注更常用。持续输注能够保证脑脊液中药物浓度，减少疼痛和不良反应，而且用药剂量相对较少且不易耐药，而推注会造成药物浓度一过性增高，以及药物向脑部弥散过多；持续输注由于是药物逐步释放，不良反应发生较慢，可有足够时间发现并及时处理；另外持续输注多是密闭系统，不易引起感染。持续输注系统刚开始时，患者会觉不适，但是经过恰当的教育、护理等支持后，患者及其家人多能独立完成。而且一些持续输注系统还加有患者自控镇痛（PCA）功能。

持续输注最大的缺点是植入和维护费用高昂，发展中国家的患者难以承受，这时可以改用一次性便携式输注系统。

（二）患者自控镇痛

癌症患者有很多难以控制的情况，如肿瘤的不断进展，而患者自控镇痛解决了癌症患者最怕的一个问题：无法控制的疼痛。它能够在出现无法控制疼痛的时候给予由患者自己控制的一次大剂量的药物从而达到镇痛效果。患者自控镇痛并不适合于任何患者，许多患者和家人对这个都难以接受，他们不愿承担太多的医疗责任。因此医务人员必须仔细分辨那些不喜欢自己控制的患者，否则可能会加重患者的精神负担；那些滥用镇痛药物的患者要排除；同时有认知障碍、脑转移、精神疾病或药物成瘾的患者也应该排除。对有认知障碍或精神疾病的患者适合使用配偶辅助 PCA（spouse-controlled PCA，SCA），甚至父母辅助下的 PCA。使用 PCA 的患者必须有相关护理人员或医生定期检查，同时也要有人能够及时修理泵引起的机械、技术问题。

由于癌症患者多有持续性慢性疼痛，因此 PCA 大多是辅助镇痛而不能完全代替持续性输注，这样可以避免出现难以控制疼痛时必须由专人采用的推注给药。医生必须要知道 PCA 联合持续输注的有关参数包括药物浓度、持续输注速度、推注给药剂量、两次推注给药的最短间期。假如要增加镇痛药物剂量，医嘱上必须包含上述参数并重新制订方案。

由于应用 PCA 经验不够、耐药以及患者反应不一致等原因，文献报道药物选择和给药方案很不一致。持续输注剂量应该能够控制疼痛且没有明显镇静状态，推注剂量应该能够控制突然加重的疼痛。推注给药间期应该根据对呼吸的影响和疼痛控制的达峰时间来调节。一个实用的硬膜外或鞘膜内给药方案是：首先推注持续输注 1h 剂量的 25%，间隔 $30\sim60min$，然后根据患者的疼痛控制情况调整。持续硬膜外输注舒芬太尼和芬太尼时尤其适用结合 PCA，因为其起效时间特别快。

在应用一次性便携式输注泵时常常会遇到两个难题，一是夜间使用困难，二是误注射或过量注射。解决前者可在推注按钮上贴一个夜光胶带，后者可在按钮上粘一个药瓶的橡胶塞，这样就需要更大的力量才能给药。

（三）药物输注系统的选择

Waldman 和 Coombs 推荐了六种可植入药物输注系统（IDDS）。麻醉科医生大多对Ⅰ型系统非常熟悉，它和妇产科、外科的术后镇痛装置非常相似。Ⅱ型和Ⅰ型系统的主要差别是它的导管有个皮下隧道，它的转接口也是外置的。Ⅲ型和Ⅱ型的差别就是它是完全植入的，尾部有个给药池。Ⅳ型其实就是Ⅱ型导管接上一个机械泵，它是一个 PCA 装置。Ⅴ型是Ⅱ型导管接上一个完全植入型的固定速率的持续输注机械泵。Ⅵ型是Ⅴ型的改进，它有个接口可以接在笔记本电脑和遥感器上，它可以调节各种持续给药和推注给药的速率和剂量。要选择恰当的 IDDS 要考虑多个因素，首先要经过经皮导管药物试验，其次要考虑经济承受能力，一个复杂的非回收的植入系统需要花费 6 000～8 000 美元，这在临终前患者身上的应用是否值得仍需要考虑。一个研究比较了部分植入和完全植入装置对患者的影响，发现植入系统 3 个月后，不考虑花费上升，完全植入装置的患者的药物依赖、一次性用品和家庭护理需求均明显减少了。

1. Ⅰ型经皮导管　Ⅰ型经皮导管行椎管内输注阿片类药物和 / 或局麻药广泛用于妇产科、术中和术后短期镇痛。在癌症患者中，该型导管主要用于试验性用药和控制急性疼痛，以及临终前不能接受任何小手术的患者（预期生存期小于 1 月）。在应用时，在导管内放置一根导丝，可以增加可控性、容易放射定位、不易弯折，而且使导管更容易往头端延伸。Ⅰ型导管的主要问题是导管移位和中枢神经系统感染。通常在放置经皮导管 7 天内，导管出口处经常会发现红斑和浆液脓性的液体。导管出口处是最容易感染的部位，浅表的感染可能导致严重的硬膜外脓肿和脑膜炎。因此，多数学者建议Ⅰ型导管适合于短期应用控制急性疼痛。

2. Ⅱ型皮下隧道导管　Ⅱ型皮下隧道导管的导管位置更固定、中枢感染可能更低且皮下隧道操作简单，因此比Ⅰ型导管更适用于生存期较短的患者使用。使用时可以加或不加导丝。置管时首先用针刺法直接将导管植入硬膜外，在拔针前，在针孔处切开皮肤和皮下组织，然后再用一个硬膜外穿刺针或静脉穿刺针从肋骨后缘打隧道至导管位置，建立皮下隧道。该方法有一定风险，一般建议卧床或在手术室中操作。该方法的缺点是导管向头端上升不能太长，且可能堵塞或导管移位。

另一个方法是在腰椎穿刺部位旁正中先切开一个小口，用 16 号导管穿入 14 号腰穿针。切口切开浅深部腰筋膜，推开椎旁肌，从而使隧道能够固定在骨筋膜上，这种深部隧道稳定而不易移动，然后再拿一根硅橡胶（Silastic）导管从肋骨后缘皮下隧道至切口部位，用一个无菌的结合器将其和 16 号导管连接起来。该操作创伤性大，感染、出血、渗出、导管弯折等并发症多，但是仔细操作大多可以避免，一般要求在手术室全麻或静脉麻醉下施行，并且静脉应用抗生素。

硅橡胶导管（Hickman and Broviac 导管）组织相容性好，不容易导管移位和堵塞。在影像学引导下，大多能够到达所需部位。有公司发明了一整套的皮下隧道和插管器械。导管远端用 Dacron 套管固定在皮下组织，最近应用的含银的套管进一步减少了感染的发生。除了连接两个导管的连接器外，其他所有缝线都是可吸收的，以利于以后导管的拔出。患者可以短期内住院，可能伴有术后一定时间的疼痛。

3. Ⅲ型完全植入型泵　该系统包括一个皮下隧道型导管和一个底部钢结构内部硅结

构的容器，其内部硅结构可以用 Huber 无损伤针刺入给药，能够保证 1 000 次以上而没有渗漏。注射比Ⅰ/Ⅱ型略复杂，但还是可以接受的，或者可以接入一个便携式输注泵。Ⅲ型导管系统一般适用于预期生存时间数月到数年的患者，该系统是完全密闭的，可以用于蛛网膜下腔给药，感染和导管堵塞发生率较Ⅰ/Ⅱ型明显降低，操作方法和Ⅱ型相似，在背部需要加一个切口植入系统的容器池。拔除该系统要手术取出。

4. Ⅳ型完全植入机械泵　该系统最早是由 Poletti 等提出的，当时包括一个无菌的可植入血袋、一个用于脑积水的单向瓣和硬膜外导管，在给药时瓣开启。后来迈阿密的 Cordis 修改了该系统，将系统植入后，只需要按泵表面的按钮就可以注射一定剂量的药物。Ⅳ型较前三型感染概率低，也适合于蛛网膜下腔给药。该系统最大的好处是接上 PCA 系统后，患者可以根据疼痛情况调整给药。目前美国还没有该系统，但 FDA 最近批准了一个相似的系统。

5. Ⅴ型完全植入系统　该系统也用于预期生存时间为数月到数年的患者。该系统加药的时间间隔较长，对于生活自理能力较好、而又不愿意过多关注自身疾病、不需要家庭护理人员的患者较适用。和Ⅳ型相比，该系统持续给药，防止了误注射或过量注射的发生。该系统的原型是用于肝动脉灌注化疗的，泵埋植于腹壁皮下，并和硬膜外或鞘膜内硅橡胶导管相连。该系统有隔开的两个腔，一个含有氟利昂（Freon），一个是储药器（47ml），在储药器注药后，压迫另一个腔形成一定的压力，然后药物以一定的速率缓慢注入。容器容量为50ml，一般 14～21 天加药一次。通过改变药物浓度或者另外的通道推注来改变给药剂量。除了价格较贵外，主要的问题是不能根据疼痛情况及时改变给药剂量。

6. Ⅵ型完全植入自控性输注泵　Ⅵ型系统和Ⅴ型系统相似，植入也相对简便，优点和Ⅴ型相似，而且可以通过输注泵及时调节给药速度（0.025～0.9ml/h）。此外接上笔记本电脑或手控器后还可以调节白天和夜间给药速度以及进行推注给药。该系统还有个重要用途是可以通过鞘膜内注射布洛芬控制顽固性的痉挛。

第四节　不 良 反 应

慢性顽固性疼痛的患者大多接受过全身性的镇痛药物治疗（阿片类药物及其他辅助镇痛药物），因此不太容易出现初次用药所引起的剂量相关性的毒性反应。其中，椎管内给予阿片类药物临床常见的不良反应有呼吸抑制、胃肠蠕动降低、排尿抑制、恶心、呕吐、皮肤瘙痒和镇静状态。De-Castro 还列举了一些罕见的不良反应，包括烦躁不安、体温过低、少尿、射精障碍、头痛、红斑、情绪激动、瞳孔缩小、肌无力、幻觉、紧张、腹部痉挛、腹泻、发抖、低血压、戒断综合征和癫痫发作（伴颅内压增高的患者）。椎管内给予齐考诺肽临床常见的主要不良反应在早期的剂量调整期和后续的长期治疗期有所差异，但应警惕如患者出现严重的认知功能受损、幻觉以及意识和情绪障碍，应停止给予齐考诺肽。此外长期留置导管、管理不善也可导致一些可能的并发症，如感染、误注射等。对于这些镇痛药物相关的不良反应，主要是对症处理，但是如果持续存在或症状严重，必要时停止鞘内药物输注。

一、阿片类药物相关的不良反应

（一）呼吸抑制

呼吸抑制是最受关注的不良反应。可以分为早发性（首次给药后 2h 内发生）和迟发性

（给药后 4～24h 内发生）。μ、δ 受体的活化和两种类型呼吸抑制均有关，κ 受体活化和呼吸抑制关系不大，但是目前还没有研究出单独作用于 κ 受体的有效镇痛药物，但是将来该特异性药物的发明能够降低呼吸抑制的发生。目前临床多采用逐渐增加剂量的方法避免该不良反应的发生。

处理：药物过量、非严重疼痛、高龄、极度衰弱、并存肺部疾病、睡眠呼吸暂停、同时其他途径应用阿片类药物、首次用药等因素和呼吸抑制的发生有关。值得注意的是，呼吸抑制在既往没有服用过阿片类药物的患者中明显高发，而既往接受过阿片类药物即使很短时间者发生率也很低。应用 μ 受体拮抗剂（纳洛酮）或 κ 受体激动剂 /μ 受体拮抗剂（纳布啡）可以逆转呼吸抑制。外科手术患者预防性口服纳曲酮能够降低皮肤瘙痒、恶心和嗜睡症状，但是会降低镇痛效果。但这些药物必须小心使用并逐步加量防止阿片受体过快逆转而产生心源性休克、不可逆性室颤和肺水肿。最近有研究报道利用生理盐水置换脑脊液能够逆转呼吸抑制。

（二）便秘

口服给药主要是作用于胃肠道的阿片受体而导致胃排空延迟、胃肠蠕动减慢。椎管内给予阿片类药物比口服给药胃肠道功能障碍明显降低，主要在给药过量时发生。在术后镇痛研究中发现，硬膜外应用吗啡比布比卡因肠蠕动恢复时间明显延长。

处理：晚期癌症患者便秘常常是多因素的，注意及时处理一些可逆因素，必要时应用轻泻剂。特别当口服给药有严重便秘时的患者，及时改用椎管内给予阿片类药物镇痛能够明显减轻该症状。

（三）恶心、呕吐

在健康志愿者中发现，吗啡硬膜外给药能够降低胃排空和小肠蠕动。椎管内给予阿片类药物治疗在初次接受该类药物的患者中恶心、呕吐的发生率为 25%～30%，而在既往接受该类药物治疗的患者中发生率很低。因此不需中断治疗，该不良反应会逐渐消退。恶心、呕吐的发生与大脑化学性受体和呕吐中枢的活化有关，同时前庭系统受累导致的恶心、呕吐也提示卧床患者该不良反应发生率较低。

处理：恶心、呕吐可以用纳洛酮、纳布啡等治疗，但大多数不需治疗能够逐渐缓解。如果症状持续，可以应用脂溶性更高的药物，或者甲氧氯普胺等标准止吐药物治疗。一个安慰剂、双盲、对照临床试验发现硬膜外应用吗啡和经皮东莨菪碱术后镇痛结合甲氧氯普胺和氟哌利多较安慰剂组恶心、呕吐明显降低。

（四）排尿功能障碍

椎管内给予吗啡镇痛能够降低膀胱逼尿肌张力和造成尿路括约肌功能失调而导致尿潴留，但可被纳洛酮逆转。该作用是由 μ、δ 受体调节，而不受 κ 受体调节。研究发现脑室内给药不发生尿潴留，提示该障碍和脊髓相关受体活化有关。有报道在初次用药的男性患者中尿潴留发生率达 20%～40% 甚至更高，但是在阿片受体耐受的患者中发生率很低。

处理：一般在给药后 24～48h 内能够缓解，这段时间内可以暂时性留置导尿管。或者应用脂溶性更好的药物（美沙酮能够增加逼尿肌张力、丁丙诺啡对逼尿肌无作用）或口服酚苄明。

（五）皮肤瘙痒

皮肤瘙痒发生率变异很大，在初次接受治疗的患者中发生较多，但在晚期癌症患者中相对较少。苯海拉明、抗组胺药、阿片类药物拮抗剂、氟哌利多可以试用，但效果不确切。

（六）过敏反应

尽管所谓"吗啡过敏"发生率较高，但大部分并非真正的过敏反应。至今只报道了一例芬太尼引起的致死性过敏反应。真正的硬膜外给药过敏或芬太尼皮试阳性患者很罕见。

二、齐考诺肽相关的不良反应

（一）剂量调整期的不良反应

有三项研究观察了蛛网膜下腔给予齐考诺肽治疗顽固性非癌性疼痛、顽固性癌痛及顽固性艾滋病相关疼痛在剂量调整期的不良反应情况。三项研究的剂量调整期分别为 5～6 天、3 周以及 5～6 天。在接受齐考诺肽治疗的患者中 93%～97% 的患者至少有一项以上的不良反应，安慰剂组患者不良反应发生率也达到 72%～82%，大部分的不良反应为轻至中度。齐考诺肽治疗的患者严重不良反应发生率达到 12%～31%，安慰剂仅为 2%～10%，有 5%～17% 的患者因为不良反应停止了齐考诺肽的治疗，而安慰剂组停止治疗率仅为 0～10%。剂量调整期为 3 周的齐考诺肽治疗的患者，早期严重不良反应发生率及患者停止治疗率明显低于剂量调整期为 5～6 天的患者。三项研究报道的剂量调整期的不良反应相似，主要包括：头晕、恶心、眼球震颤、步态异常、便秘、头痛、疼痛、尿潴留、呕吐、嗜睡、直立性低血压、弱视。

（二）长期治疗期的不良反应

有三项研究观察了长期蛛网膜下腔给予齐考诺肽的不良反应。其中一项研究纳入了上述剂量调整期为 5～6 天，对齐考诺肽治疗反应较好的 155 例患者，齐考诺肽用药时间最长达 288 天，不良反应发生率为 94.8%，严重不良反应发生率为 20%，因为不良反应而终止齐考诺肽治疗的患者比率为 39.4%。另一项研究纳入了慢性严重疼痛患者，其中接受蛛网膜下腔给予齐考诺肽治疗的患者 644 例，用药时间最长 68 天，不良反应发生率为 87.7%，严重不良反应发生率为 8.7%，因为不良反应而终止治疗的患者比率为 48.9%。第三项研究纳入了前两项对齐考诺肽治疗反应佳的患者 78 例，治疗持续了 2 年左右，不良反应发生率为 52.1%，严重不良反应发生率为 2.6%，仅 5.1% 的患者因不良反应而终止治疗。长期治疗期，发生率超过 10% 的齐考诺肽相关的不良反应按从高到低排列依次为：迷糊、头晕、眼球震颤、记忆力损伤、步态异常、肌无力、语言功能损伤、衰弱、恶心、嗜睡、头痛、共济失调、言语障碍、寒栗、味觉异常、幻觉、尿潴留。

三、导管相关并发症

（一）感染并发症

在椎管内置管或经皮置管中，发生严重感染很少，大约有 6% 的患者有导管出口处的轻度感染，因此建议置管时建立皮下隧道来延长出口和椎管入口的距离，防止发生严重的中枢感染。最近，在导管出口处结合一个含银套囊的硅橡胶的硬膜外导管（Du Pen 导管）投放市场，初步研究结果显示可以防止感染。

感染可能发生在导管出口处、通路中和硬膜外或鞘膜内间隙，如果未控制可能发生硬膜外脓肿导致局部血供障碍和神经功能障碍。在 339 例手术植入硅橡胶硬膜外导管的病例中，Du Pen 报道了 24 例导管出口或浅表通道感染、6 例深部导管通道感染、14 例硬膜外感染，所有患者经过保守治疗后恢复。导管出口或浅表通道感染应用局部护理和全身抗生素治疗，深部导管通道感染和硬膜外感染应用全身性抗生素和拔出导管后恢复，深部感染如果单用抗生素治疗感染会复发。感染的发生和治疗时间长短无关，硬膜外感染大部分和皮肤细菌污染有关，其他包括注射药物污染和全身感染血行播散。

导管出口或浅表通道感染与局部炎症反应和引流不畅有关，有时能够扩散到涤纶套囊。深部导管通路感染来源于套囊周围的炎症反应，并可能蔓延到硬膜外。硬膜外间隙的感染常伴有持续非特异性背痛、注射时疼痛、伤口渗出以及镇痛效果降低等。Du Pen 的研究中没有一个患者发生脑膜炎、白细胞升高、发热、神经功能障碍。

Du Pen 的研究结果和血管置管的研究结果相似，强调局部皮肤护理、无菌操作和提高警惕的重要性。有证据证明，浅表感染可仅用局部治疗，深部感染必须拔除导管结合全身应用抗生素。后者可以通过 MRI 判断感染是否痊愈，而且必要时可以再次置管。

（二）误注射并发症

多种药物可能被误注射导管内，主要原因是稀释药物的溶液错误，导致局限性背痛、痉挛，偶有永久性神经损伤。因此必须认真仔细，一旦发生，可以硬膜外注射激素、硬膜外盐水稀释、通过鞘内管行脑脊液替代等处理。

第五节　存在的问题

一、镇痛无效

尽管椎管内药物镇痛很有前景，但是仍然有其不足之处。其中最常见的问题是，合适的患者经过药物试验有效，而且成功植入系统，但是在应用一段时间后，疼痛控制不佳。一般这种情况是由药物耐受引起的，增加药物剂量大多能够控制，但是必须要仔细鉴别其他情况，如给药处方问题、输注泵的问题、导管接头脱落或阻塞、导管移位、新的疼痛部位的发生。此时，应该和患者本人、家属、肿瘤科医生、护理人员进行交流并仔细收集信息。

在出现镇痛无效的情况时，在排除新的疼痛部位或其他病理性疼痛后，必须仔细检查输注系统。包括：①重新检查并核实医嘱；②检查输注系统，确认程序设置、给药方案、电池、电压没有问题，并检查容器内是否有足够药物；③检查系统外部装置有无扭转打结并观察有无药物从导管进入体内；④检查皮下隧道内有无导管扭转和有无感染或药物积聚于皮下。在确认没有上述问题后，可以通过导管注入局麻药或者放射造影剂，能够帮助检查系统的完整性、导管有无移位以及导管末端有无堵塞（通常由纤维化或肿瘤引起），还可以进一步通过 MRI 或者脊髓 X 线造影查明原因。MRI 在 Ⅳ 型导管中禁用，因为可能损害内置的电脑芯片，此时推荐从导管注入造影剂，行脊髓造影结合 CT 检查。

二、耐药性

一旦发现疼痛控制不佳，并且检查发现与输注系统问题以及其他病理生理因素引起的疼痛没有关系，最可能的原因就是患者对药物的耐受。以前一旦患者疼痛控制不佳，首先考虑的是药物耐受，最近的研究发现疼痛控制不佳的主要原因是肿瘤进展和组织破坏增加，当然药物耐受仍然是一个重要原因。严格意义上说，耐药是指"对药物作用的抵抗以及需要持续给药或者大剂量给药才能发生作用"。耐药并不是同时对药物的所有作用耐受，而且耐药也发生在药物的不良反应中。耐药的原因主要是受体下调，由于持续存在的受体激动剂，使得受体发生了长期暴露于药物中的脱敏作用。耐药的发生通常是无法预测的，有许多患者用同一种药物同一剂量持续控制疼痛达数月之久，总结既往文献发现：耐药情况主要是时间依赖性、浓度依赖性或受体选择性的。与阿片类药物不同，临床观察发现蛛网膜下腔持续输注齐考诺肽不引起药物耐受。由于齐考诺肽不作用于阿片受体，所有它的作用不能被阿片受体拮抗剂拮抗，也不会与吗啡发生交叉耐受。此外齐考诺肽也不能预防吗啡耐受的发生，也不会易化吗啡的呼吸抑制作用，但有研究发现其可能促进阿片类药物诱导的胃肠道运动的下降。

（一）预防

临床应用中发现似乎持续输注的患者较间断推注的患者不容易发生药物耐受，另外应用效能更好的药物如舒芬太尼能够降低受体下调的速度。

（二）非阿片类药物——可乐定等

一旦耐药发生后，可以尝试应用其他疼痛调节通路的药物来控制疼痛，暂时让受体"休息"或者恢复受体水平，也可以作为阿片类药物的补充用药。有报道多种不同机制的药物行椎管内给药能够达到镇痛效果，但是这些结果的有效性和药物的毒性的数据仍然很不完整。

α_2 肾上腺素受体激动剂可乐定可能是研究最多的药物。有报道硬膜外或者鞘膜内注射可乐定有较好的镇痛效果。可乐定可能是通过作用于突触后受体来活化脊髓背侧角下行的去甲肾上腺素抑制系统来产生镇痛作用的。该镇痛作用应用 α 受体拮抗剂是可逆的，但是应用纳洛酮不能逆转，主要不良反应是低血压，而没有明显的局部毒性作用。当和阿片类药物联合应用时，尤其在初次用药的患者中，呼吸抑制发生的概率可能增高。Glynn 等发现应用可乐定治疗 52 例癌痛患者，20 例控制效果较好。Eisenach 等将可乐定和吗啡联合鞘内给药，疼痛控制持续 5 个月以上，而不良反应轻微。这些研究提示对于阿片类药物无效的神经病理性疼痛，可乐定是很有前景的药物。其他两个 α_2 受体激动剂，右美托咪定和替扎尼定也在进一步研究中。

氟哌利多似乎也是一个有效的椎管内阿片类药物镇痛治疗的辅助用药。动物实验证实鞘内注射吗啡和氟哌利多能延长和增强镇痛作用，且延迟耐药的发生。荟萃分析显示氟哌利多联合吗啡行硬膜外或蛛网膜下腔注射能够明显增强和延长镇痛作用，延迟耐药的发生，减少不良反应（如恶心、呕吐、皮肤瘙痒、尿潴留、低血压），但是镇静作用发生率增高。

Chrubasik 报道在癌症镇痛和术后镇痛中，硬膜外、蛛网膜下腔或脑室内注射内源性多肽——生长抑素能够达到和吗啡相似的镇痛作用。因此生长抑素是又一个治疗阿片类药物耐药的措施，但是花费昂贵且可能伴有神经毒性。同样，鲑鱼降钙素尽管单用镇痛效果差，但是和吗啡联合用药时可以降低吗啡的药物剂量，目前尚没有足够的研究支持常规硬膜外或者蛛网膜下腔应用降钙素。

Stein 和 Brechner 将 $50\sim250\mu g$ 的去甲肾上腺素联合吗啡硬膜外应用于一个耐药的患者，发现可以使吗啡的剂量减少 50%。Russell 和 Chang 等报道改变作用于不同受体的阿片类药物能够降低耐药的发生。有报道给吗啡耐药的患者注射 DADL（合成脑磷酯类似物，主要作用于 δ 受体）有镇痛作用。其他镇痛作用的替代物有氯胺酮、咪达唑仑、布洛芬、阿司匹林注射剂以及各种 α 肾上腺素类似物。

交叉耐药指对一种药物的耐药导致对另一种药物的耐药，因此患者在对阿片类药物耐药的同时也可能对作用于其他受体的药物耐药，尽管研究发现完全交叉耐药不多见，但仍需要进一步明确。

另外一个逆转或者减慢耐药的方法就是应用硬膜外局部麻醉。硬膜外局麻药的应用提供了阿片类药物治疗的间歇期，使得受体水平逐渐恢复。但治疗时必须注意检测，防止出现阿片类药物的戒断综合征以及局麻药的不良反应。或者也可以将稀释的药物（0.012%～0.25% 的布比卡因）和阿片类药物联合应用，该方法在急性疼痛治疗中应用广泛而有效。Du Pen 证实该方法在家庭应用中是安全的。有报道 105 例癌痛患者中，8 例需要联合吗啡和布比卡因（0.125%～0.5%）以及肾上腺素（6ml/h）硬膜外给药，没有发现明显的低血压，患者基本可以自由活动。在治疗开始时，患者必须进行水化并完全卧床。该治疗方法对于突然加重的急性疼痛（如病理性骨折）有显著疗效，而且能够降低各自的不良反应。

三、戒断综合征

从阿片类药物全身给药突然转变成椎管内给药可能导致药物的戒断综合征，包括流泪、流鼻涕、瞳孔放大、出汗、毛发竖起、无法入睡、激惹、抽搐、恶心、呕吐、腹泻以及腹部痉挛。偶有疼痛加重、肺水肿以及心血管功能衰竭发生。可能是和药物剂量减少导致的中枢神经系统大脑腹侧与阿片受体结合的药物减少有关。应用阿片受体拮抗剂或激动 / 拮抗剂也可能引起严重的戒断症状甚至休克。主要预防措施是逐步减少给药剂量并小心地给予有拮抗作用的药物。目前已经有相应的治疗指南出版。在鞘内阿片类药物转换为齐考诺肽治疗时，由于齐考诺肽不作用于阿片受体，所以其不能预防或减轻椎管内阿片类药物的撤药反应。此时应逐步减少椎管内阿片类药物剂量或者以等效口服阿片类药物替代鞘内阿片。

四、治疗方案

目前有多个椎管内药物镇痛的治疗和维护方案，但是大多缺乏对照试验，也没有哪个方案适合于几乎所有的患者。当出现疼痛控制困难时，以下几点可能有作用：①硬膜外给药时最大速率不能超过 10～15ml/h，蛛网膜下腔给药时 24h 给药量不能超过患者估计脑脊液量的 10%；②当达到输注最大速度但仍然不能有效镇痛时，可以提高药物浓度 2～4 倍，但输注速率相应减少 25%～50%；③推注剂量一般为既往 24h 给药量的 25%～50%，然后将持续输注的速度相应提高 10%～25%，这在控制突发的严重疼痛时效果最好，对于缓慢加重的疼痛只需要将输注速度提高 10%～25% 就已经足够了。阿片类药物给药的极限量还取决于市场上能够获得的药物的生产浓度，通常可以由药剂师利用粉剂临时配置。吗啡能够达到 50mg/ml，而氢吗啡酮能够达到 200mg/ml。缓慢输注高浓度吗啡并不会加重神经毒性和中枢损害。文献报道吗啡硬膜外给药的极限量是 60～480mg，而蛛网膜下腔给药的极限量是 150mg。

五、小结

对于原先椎管内镇痛效果确切但后来镇痛不佳的患者，要仔细地去评估引起镇痛效果不理想的各种可能。评估应该包括完整的系统评估和患者的生理、心理状态的评估。进一步的处理必须是高度个体化的。对于晚期的肿瘤、功能障碍和面临死亡的患者，心理和情绪的调节非常影响患者对疼痛的主观感受。对疼痛主诉的增加，意味着有寻求心理咨询和精神治疗的必要。精神治疗药物包括抗抑郁药、催眠药。还必须明确诊断有没有新的病理情况的发生（肠梗阻、病理性骨折和脊髓压缩），并选用适当的姑息介入治疗，包括放射治疗、手术治疗和激素治疗等。比较有效的输注系统包括患者自控镇痛或辅以预程序化的推注设置。根据对不同新药和不同输注方法的临床经验，各种介入治疗的确切效果是可以预见的。

椎管内镇痛在顽固性慢性疼痛治疗中的进展将会关注获得良好镇痛效能的同时保持机体的功能。我们在不远的将来能看到椎管内镇痛的发展包括以下一些领域：

1．药物输注系统的改进。

2．药物作用于中枢神经系统对疼痛调控的神经药理机制有进一步的了解。

3．综合以上进展进一步应用于临床。

4．加强更符合患者个体需要的输注系统的研制。

5．多学科治疗在慢性顽固性癌痛及非癌痛镇痛中的运用。

总之，大多数慢性顽固性疼痛患者经过仔细的系统评估，口服镇痛药大多能获得满意效果，但仍有一部分患者由于副作用限制了药物的剂量而不能获得满意的效果。神经毁损技术在部分患者中有效，但是产生不可逆的后果，而且还伴随着失去功能和生活自理能力的危险。虽然目前椎管内药物镇痛还不能被视为无所不能，但它提供了一条很重要的治疗途径。这个过程是可逆的，且允许在植入半永久装置之前进行患者筛选实验。在选择药物种类、输注途径输注方面都有很大的灵活性。

在过去三十多年里，对疼痛相关的神经药理学的认识有了很大进展。区分各类阿片受体的工作仍在继续，对疼痛起重要调节作用的其他受体系统的研究也在进行中。基础研究工作的主要任务是确定各种药物的治疗效能，建立更好的临床治疗模式。而临床研究者的主要工作是做前瞻性和回顾性的临床研究。基础研究、临床工作和产业的密切合作以及从实验室研究到临床试验的进展保证了未来十年对顽固性慢性癌痛和非癌性疼痛的治疗将有一个十分美好的前景。

（刘红军 刘 健）

参 考 文 献

[1] VARGAS-SCHAFFER G. Is the WHO analgesic ladder still valid? Twenty-four years of experience. Can Fam Physician，2010，56（6）：514-517，e202-205.

[2] FOLEY K M，KASHEMSANT P，MACDONALD N，et al. Cancer pain relief and palliative care. Report of a WHO Expert Committee. World Health Organ Tech Rep Ser，1990，804：1-75.

[3] 罗国英. 癌痛患者缺乏规范止痛治疗状况的调查研究. 护理研究，2011，25（3）：204-205.

[4] MEUSER T，PIETRUCK C，RADBRUCH L，et al. Symptoms during cancer pain treatment following WHO-guidelines：A longitudinal followup study of symptom prevalence，severity and etiology. Pain，2001，93：247-257.

[5] BENEDETTI C. Intraspinal analgesia：An historical overview. Acta Anaesthesiol Scand，1987，85：17.

[6] Food and Drug Administration. Unlabeled use of FDA approved drugs. US FDA Drug Bulletin，1982.

[7] COOMBS D W，SAUNDERS R L，HARBAUGH R，et al. Relief of continuous chronic pain by intraspinal narcotics infusion via an implanted reservoir. JAMA，1983，250：2336.

[8] MURPHY T M，HINDS S，CHERRY D. Intraspinal narcotics：non-malignant pain. Acta Anesthesiol Scand，1987，31（Suppl）：75.

[9] LEAK W D，KENNEDY L D，GRAEF W. Clinical experience with implantable，programmable pumps：The Medtronic Svnchromed pump. Clinical Journal of Pain，1991，7：44.

[10] PENN R D，PAICE J A. Chronic intrathecal morphine for intractable pain. J Neurosurg，1987，67：182.

[11] World Health Organization. Cancer Pain Relief. Geneva，1986.

[12] MALONE B T，BEYE R，WALKER J. Management of pain in the terminally ill by administration of epidural narcotics. Cancer，1985，55：438.

[13] WAIDMAN S D. The role of spinal opioids in the management of cancer pain. J Pain Symptom Manage，1990，5：163.

[14] CHERRY D A，GUURLAV G K. The spinal administration of opioids in the treatment of acute and chronic pain：Bolus doses，continuous infusion，intraventricular administration and implanted drug delivery systems. J Palliat Med，1987，1：89.

[15] JAFFE J H，MARTIN W R. The Opioid analgesics and antagonists. In：GILLMAN A G，RALL T W，NIES A S，et al. The Pharmacological Basis of Therapeutics. 8th ed. New York：Pergamon Press，1990.

[16] COUSINS M J，CHERRY D A，GOURLAY G K. Acute and chronic pain: Use of spinal opioids. In：COUSINS M J，BRIDENBAUGH P O（eds）：Neural Blockade. 2nd ed. Philadelphia：JB Lippincott，1988：955.

[17] COUSINS M J，MATHER L E. Intrathecal and epidural administration of opioids. Anesthesiology，1984，61：276.

[18] YAKSH T L. Spinal opiates：A review of their effect on spinal function with an emphasis on pain processing. Acta AnaesthesioI Scand，1987，31（Suppl 85）：25.

[19] SOSNOWSKI M，YAKSH T L. Spinal administration of receptor-selective drugs as analgesics：new horizons. J Pain Symptom Manage，1990，5：204.

[20] SHETTER A G，HADLEY M H，WILKINSON E. Administration of intraspinal morphine sulfate for the treatment of intractable cancer pain. Neurosurgery，1986，18：740.

[21] YAKSH TL，NOUEIHED R. The physiology and pharmacology of spinal opioids. Annu Rex，Pharmacol Toxicol，1985，5：433.

[22] GOURLAV G K，CHERRY B A，COUSINS M J. Cephalad migration of morphine CSF following lumbar epidural administration in patients with cancer pain. Pain，1985，23：317.

[23] MADRID J L，FATELA L V，LOBATO R D，et al. Ntrathecal therapy: rationale，technique，clinical results. Acta Anaesthesiol Scand，1987，31（Suppl 85）：60.

[24] SABBE M B，YAKSH T L. Harmacology of spinal opioids. J Pain Symptom Manage，1990，5：191.

[25] ONOFRIO B N，YAKSH T L. lntrathecal delta-receptor ligand produces analgesia in man. Lancet，1983：i1386.

[26] RAWAL N，SCHOTT U，DAHLSTROM B. Influence of naloxone infusion on analgesia and respiratory depression following epidural morphine. Anesthesiology，1986，64：194.

[27] CHRISTENSEN V. Respiratory depression after extradural morphine. Br J Anesth，1980，52：841.

[28] ABBOUD T K，MOORE M，ZHU J，et al. Epidural butorphanol or morphine for the relief of post cesarean section pain，ventilatory responses to carbon dioxide. Anesth Analg，1987，66：887.

[29] WAKEFIELD R D，MESAROS M. Reversal of pruritus secondary to epidural morphine with a narcotic agonist/antagonist nalbuphine（Nubaine）. Anesthesiology，1985，63（SuppI）：A255.

[30] THORN T，TANHHOJ H，JARNEROT G. Epidural morphine delays gastric emptying time and small intestinal transit in volunteers. Acta Anaesthesiol Scand，1989，33：174.

[31] LOPER K A，READY L B，DORMAN B H. Prophylactic transdermal scopolamine patches reduce nausea in postoperative patients receiving epidural morphine. Anesth Analg，1989，68：144.

[32] DRAY A. Epidural opiates and urinary retention: new models provide new insights. Anesthesiology，1988，68：323.

[33] DRENGER B，PIKARSKY A J，MAGORA F. Urodynamic studies after intrathecal fentanyl and buprenor-

phine in the dog. Anesthesiology, 1987, 67 (Suppl): A240.

[34] NICKELS J H, POULOS J G, CHAOUKI K. Risks of infection from short-term epidural catheter use. Reg Anesth, 1989, 14: 88.

[35] DUPEN S L, PETERSON D G, WILLIAMS A, et al. Infection during chronic epidural catheterization: diagnosis and treatment. Anesthesiology, 1990, 73: 905.

[36] LAZORTHES J, VERDIE J C, BASTIDE R, et al. Spinal versus intraventricular chronic opiate administration with implantable drug delivery devices for cancer pain. Appl Neurophysiol, 1985, 48: 234.

[37] CHABAL C, BUCKLEY F P, JACOBSON L, et al. Long-term epidural morphine in the treatment of cancer pain. Pain Clin, 1989, 3: 19.

[38] TURNAGE G, CLARK L, WILD L. Spinal opioids: a nursing perspective. J Pain Symptom Manage, 1990, 5: 154.

[39] PLANCARTE R, PART R. Intractable upper body pain in a pediatric patient relieved with cervical epidural opioid administration. J Pain Symptom Manage, 1991, 6: 98.

[40] OBBENS EAMT, STRATTON-HILL C, LEAVENS M E, et al. Intraventricular morphine administration for control of chronic cancer pain. Pain, 1987, 28: 61.

[41] PATT R. Neurosurgical interventions for pain problems. Anesthesiol Clin, 1987, 5: 609.

[42] PFEIFER B L, SERNAKER H L, TER HORST U M, et al. Cross tolerance between systemic and epidural morphine in cancer patients. Pain, 1989, 39: 181.

[43] CELLENO D, CAPOGNA G, DARDES N, et al. Ventilatory effects of subarachnoid fentanyl. Reg Anesth, 1988, 13 (Suppl): 29.

[44] WERMELING D P, FOSTER T S, RECORD K E, et al. Drug delivery for intractable cancer pain. Cancer, 1987, 60: 875.

[45] MERCADANTE S. Problems of long-term spinal opioid treatment in advanced cancer patients. Pain, 1999, 79: 1-13.

[46] PATT R, LOUGHNER J. Problems and innovations in home-based patient controlled analgesia with epidural opioids. Anesthesiology, 1990, 72: 215.

[47] WALDMAN S D. Implantable drug delivery systems: practical considerations. J Pain Symptom Manage, 1990, 5: 169.

[48] BEDDER M D, BURCHIEL K J, LARSON A. Cost analysis of two implantable narcotic delivery systems. J Pain Symptom Manage, 1991, 6: 368.

[49] PARKER O E. Epidural narcotic use for outpatient pain treatment. Anesth Analg, 1989, 69: 408.

[50] PENN R D, KROIN J S. Long-term intrathecal baclofen infusion for the treatment of spasticity. J Neurosurg, 1987, 66: 181.

[51] STEVENS C W, YAKSH T L. Potency of spinal antinoci ceptive agents is inversely related to magnitude of tolerance after continuous infusion. J Pharmacol ExpTher, 1989, 250: 1.

[52] STEVENS C W, MONASKI M S, YAKSH T L. Spinal infusion of opiate and alpha2 agonists in rats: tolerance and cross tolerance studies. J Pharmacol Exp Ther, 1988, 244: 63.

[53] PASQUALUCCI V. Advances in the management of cardiac pain. In: BENEDETTI C, CHAPMAN R C, MORICCA G (eds): Advances in Pain Research and Therapy, volXX. New York: Raven Press, 1990: 7.

[54] BACH V, CARL P, RAVLO M E, et al. Potentiation of epidural opioids with epidural droperidol. Anaesthesia, 1986, 41: 1116.

[55] STEIN C, BRECHNER T. Epidural morphine tolerance: Use of norepinephrine. Clin J Pain, 1987, 2: 267.

[56] BURTON A W，HASSENBUSCH S J. The double-catheter technique for intrathecal medication trial：a brief technical note and report of five cases. Pain Med，2001，2：352-354.

[57] COOMBS D W. Effec.t of spinal adrenergic analgesia on opioid resistant pain. Acta Anaesthesiol Scand，1989，91：37.

[58] DUBNER R. Principles of analgesia use in the treatment of acute and chronic cancer pain：a concise guide to medical practice，2nd ed. Skokie，IL：American Pain Society，1989.

[59] ARNER S，RAWAI N，GUSTAFSSON L L. Clinical experience of long-term treatment with epidural and intrathecaI opioids：a nationwide survev. Acta Anaesthesiol Scand，1988，32：253.

[60] REISINE T. Pharmacology of pain presented at reflex sympathetic dystrophy：current strategies in diagnosis and treatment conference. Philadelphia：Thomas Jefferson University，1991.

[61] ZHUANG M，CHIANG J，MENDOZA T，et al. Intrathecal analgesia via implanted pump is effective in the treatment of refractory cancer pain. IARS，2006：S240.

[62] ALLEN W，BURTON M D，ARUN RAJAPOPAL，et al. Epidural and intrathecal analgesia is effective in treating refractory cancer pain. Pain medicine，2004，5：3.

[63] MILES J. Intrathecal therapy for chronic pain. Stereotact Funct Neurosurg，2001，77：2593-2605；discussion 2606.

[64] WERMELING D，DRASS M，ELLIS D，et al. Pharmacokinetics and pharmacodynamics of intrathecal ziconotide in chronic pain patients. J Clin Pharmacol，2003，43（6）：624-636.

[65] SANFORD M. Intrathecal ziconotide：a review of its use in patients with chronic pain refractory to othersystemic or intrathecal analgesics. CNS Drugs，2013，27（11）：989-1002.

第三篇　疾　病　篇

第十七章　急性疼痛的治疗原则

疼痛是组织损伤或潜在组织损伤所引起的不愉快感觉和情感体验，或是具有感觉、情绪、认知和社会层面的痛苦体验。根据损伤组织的愈合时间以及疼痛的持续时间，疼痛可划分为急性疼痛和慢性疼痛。急性疼痛持续时间通常短于 1 个月，常与手术创伤、组织损伤或某些疾病状态有关。本章主要介绍成人术后急性疼痛的镇痛、术后疼痛慢性化的危险因素及预防、小儿术后镇痛、分娩镇痛、腔镜检查诊疗的镇痛以及超声引导神经阻滞技术在急性疼痛中的应用。

第一节　成人术后镇痛

有效的术后镇痛可减轻疼痛导致的循环、呼吸和胃肠道等器官的功能改变，可抑制术后分解激素异常增高、高代谢反应和免疫异常，使术后恢复更平稳、缩短住院时间，减少医疗费用，此外还可有效降低慢性术后疼痛综合征的发生率。有效的术后镇痛也是加速康复外科（enhanced recovery after surgery，ERAS）的重要环节。

术后镇痛的目标是减轻和消除患者的疼痛和不适，使患者的躯体功能、舒适度和满意度提高，同时尽可能降低副作用和成本。

由于疼痛是主观的感觉，术后疼痛治疗必须考虑到个体因素，例如临床疾病、文化差异、年龄、性别的影响，并根据患者的认知能力加以评估。

有效的术后镇痛管理应包括一个有组织的急性疼痛管理团队，对患者家属和医护人员进行培训，使用规范的评估手段定期评估疼痛并能及时调整治疗方案，以满足具体患者的需要。

一、手术部位、手术类型和患者因素对术后疼痛的影响

相对而言，胸部和上腹部手术后疼痛比下腹部手术后疼痛严重，四肢手术疼痛较轻。但涉及大关节面和深部组织疼痛都较剧烈。

在上腹部手术中有人认为腹直肌切口比肋缘下横切口手术导致的疼痛更剧烈。不同类型手术疼痛的分级见表 17-1，但对具体患者，仍应以 VAS 评分分值为准。

表 17-1　不同类型手术疼痛的分级

轻度疼痛	中度疼痛	重度疼痛
下腹部：腹股沟疝、阑尾炎	子宫切除	胸部手术
下肢：静脉曲张	下颌手术	上腹部手术
腹腔镜手术	髋、膝关节置换	主动脉手术

对于轻到中度疼痛可酌情采用对乙酰氨基酚或其与曲马多合剂（氨酚曲马多）、与其他非甾体抗炎药（NSAIDs）或选择性 COX-2 抑制剂的合剂。亦可直接采用 NSAIDs 或选择性 COX-2 抑制剂。外周神经或区域阻滞也是常采用的方法，需要时可加弱阿片类药物或其与对乙酰氨基酚的合剂，也可加用小剂量强阿片类药物。

对于重度疼痛常采用硬膜外局部麻醉药和阿片类药物镇痛、外周神经或神经丛阻滞、患者自控阿片类药物或曲马多镇痛，也可加用对乙酰氨基酚及非选择性 NSAIDs 或选择性 COX-2 抑制剂联合镇痛。

手术性质和目的对患者的精神影响巨大，也直接影响患者的感受。手术可能使其恢复正常的生理功能或带来新的希望，如畸形的修复、剖宫产术后患者可能会主诉疼痛较轻，而另一些效果不明确的手术或疾病，如癌症手术后患者可能会有更多的焦虑和恐惧。对医生的信任程度和术前建立患者对医生的信心至关重要，充分、易懂、友善的术前访视和解释是减轻焦虑的最好方法。

评估疼痛强度可采用视觉模拟评分（VAS）、数字模拟评分（NRS）或"无痛、轻度痛、中度痛、重度痛、极度痛"的五级评分法。对教育程度低的患者以及小儿、老人，疼痛可通过面部表情图画评估，也可通过临床观察判定疼痛程度（如呻吟、出汗、挣扎、叹气等）评估，详见第三章。

静息时评估的疼痛程度不能全面反映镇痛效果，评估患者在活动时的疼痛是否缓解更为重要，活动常与功能锻炼或并发症的防治相关。也应注意记录患者的疼痛性质，尖锐痛常与手术相关，而麻木痛和刺痛可能表明神经受压和缺血。

评估疼痛应按时进行，作为术后镇痛治疗小组的一项常规工作，如能绘制出疼痛缓解曲线图，能更好记录患者的疼痛和镇痛过程。

二、术后疼痛对生理功能的影响

疼痛不仅给患者带来精神和肉体痛苦，干扰睡眠，影响情绪和日常活动，还可能带来一系列影响。

（一）神经内分泌反应

手术损伤可引起切口皮肤疼痛和疼痛高敏，局部肌张力的增加。疼痛信号可通过脊髓丘脑束引起唤醒反应、交感激活的循环和消化改变，通过脊髓网状束引起精神和情绪改变，并在视丘平面引起神经内分泌反应。

术后的内分泌反应包括促肾上腺皮质激素、肾上腺皮质激素、抗利尿激素、生长激素、儿茶酚胺、血管紧张素Ⅱ、醛固酮、胰高糖素、白介素 1（IL-1）、肿瘤坏死因子、IL-6 等分解代谢激素分泌增加，胰岛素和睾酮等合成代谢激素分泌减少。创伤后的代谢反应表现为碳水化合物的分解增加，如糖原酵解和糖原异生增加（皮质激素、胰高糖素、生长激素和肾上腺素使游离脂肪酸分解增加），出现高血糖，糖耐量下降和胰岛素抵抗。由于皮质激素、肾上腺素、胰高糖素和炎性介质的作用使急性期蛋白合成增加，肌肉蛋白分解。在儿茶酚胺、肾上腺皮质激素、胰高糖素和生长激素作用下脂肪分解和氧化作用增强。内分泌改变所导致的水和电解质代谢异常表现为水钠潴留、功能性细胞外液减低、液体向细胞内转移。

（二）对心肺功能影响

胸部和上腹部手术及手术后疼痛均会明显改变肺功能。研究报道，上腹部和胸部手术后肺活量可减少 40%，数小时至十几个小时后功能残气量减低，患者不能有效咳嗽，易导致肺不张和肺部并发症,功能残气量需 5～7d 方能恢复,与疼痛常在 2～3d 内明显减轻并不平行。除手术因素外,研究表明即使不做手术,2h 以上的全身麻醉和机械通气也可导致可逆性肺不张。此外,术后肠道扩张、腹内压升高和胸腹部包扎过紧使呼吸储备能力和清除能力进一步下降。上腹部和胸部手术后还可出现膈肌功能异常,胸 4 平面的硬膜外阻滞可使肺活量和功能残气量减低的程度受到抑制,膈肌功能部分改善,表明术后膈肌功能异常有中枢性成分。

疼痛造成垂体肾上腺系统和交感儿茶酚胺反应亢进,导致心率加快,心脏做功增加和氧消耗加大,血压也可能增高,有研究表明 36% 的术后高血压与疼痛相关,甚至可能导致脑卒中和心肌缺血。

(三)血栓形成风险

疼痛可能导致静脉淤滞,如术后脱水,血液黏稠度增高,加上术后活动减少,将增加深静脉血栓形成甚至肺动脉栓塞的危险。术后应激反应还可触发炎性瀑布的产生,抑制细胞和体液免疫,加重术后高凝状态。

(四)对胃肠道的影响

疼痛抑制胃肠道蠕动,增加恶心、呕吐、麻痹性肠梗阻的发生机会,是延长住院时间,增加医药费用的主要原因之一。

涉及颅神经中的视神经、动眼神经、听神经、舌咽神经、迷走神经和舌下神经的手术,通过神经反射导致呕吐中枢兴奋性增高,是术后恶心、呕吐的高危类型。胃肠道手术、腹腔镜手术、妇产科手术以及术后使用阿片类药物或曲马多镇痛,有晕动史的患者也易发生恶心、呕吐。

疼痛和过度应激也是导致上消化道应激性溃疡的主要原因。

(五)长期不良影响

严重的急性疼痛治疗不充分是发展成慢性疼痛的危险因素。

对儿童,疼痛可能导致长时间(甚至一年)的行为学改变。

三、术后疼痛的药物治疗

有效的镇痛可改变创伤所引起的病理生理反应。现代镇痛技术的研究表明在下腹部和妇科、下肢手术后使用胸 4 平面的硬膜外麻醉和镇痛几乎可完全阻断术后内分泌和代谢反应,胸 8 平面的硬膜外阻滞仅能阻断部分内分泌反应。上腹部手术后胸 4 平面的硬膜外阻滞仅部分阻断内分泌反应(阻断肾上腺素和去甲肾上腺素升高反应,不完全阻断肾上腺皮质激素和脑垂体激素升高反应)。虽然有上述优点,但与静脉镇痛相比未能证实硬膜外镇痛可降低残疾率和改善最终的生存率。

世界卫生组织的癌症阶梯镇痛治疗,对急性疼痛治疗也是一定的帮助,在三阶梯中,对轻或中度痛可使用口服或静脉注射的第一阶梯药物,如:对乙酰氨基酚或 NSAIDs 及特异性 COX-2 抑制药,如果疼痛较重或疼痛未能控制,使用弱阿片类药物如:可待因或双氢可待因及其合剂或曲马多及其合剂。如果为重度疼痛或疼痛仍未得到有效控制建议使用强阿片类药物,如吗啡或芬太尼。

世界麻醉医师协会联合会针对急性疼痛治疗提出了术后早期疼痛较严重,可能需要强效镇痛药物、区域阻滞或硬膜外术后镇痛。而且因手术性质,患者无法口服给药时必须采用注射给药的方法。通常情况下术后疼痛随时间推移而逐渐减弱,可能不再需要注射用药,此时要恢复口服途径给予非强阿片类药物。联合使用对乙酰氨基酚与曲马多或弱阿片类药物的合剂即可达到满意的镇痛效果，疼痛轻微时也可短期使用对乙酰氨基酚或其他 NSAIDs。

近年来我们一直提倡在术后镇痛中采用预防镇痛和多模式镇痛策略。由于疼痛的产生包括了多个环节，多种调控通路，没有一种药物或者单一的镇痛方法可有效控制所有类型的疼痛或阻断所有的伤害性刺激，而且目前临床所用的镇痛药物和方法都可能产生相关的副作用，故联合多种药物和镇痛方法可以发挥镇痛的协同作用，减少单一药物或方法的副作用，还可减轻药物的耐受性，加速起效时间，延长作用时间，提高顺应性。此外，在骨科和妇产科等前列腺素高表达的手术中，术前口服环氧化酶抑制药可能阻抑炎性前列腺素产生，发挥预防镇痛作用同时防治形成中枢敏化，而术后用药因创伤后局部炎性前列腺素已经生成，加上创伤后局部水肿和循环功能不良，炎性介质在组织内将存留较长时间并导致炎性疼痛，环氧化酶抑制药对已形成炎性前列腺素并无拮抗作用而疗效较差，因此术前预防镇痛可能提供更好的术后镇痛效果。

（一）局麻药

1．方法　采用区域麻醉技术进行手术，可以减少失血并能提供良好的镇痛，有利于康复，可获得较好的呼吸系统和心血管效应。如能将其时效延长到手术后，可提供有效的术后镇痛。具体的方法包括用长效局麻药对手术切口进行局部浸润、外周神经或神经丛阻滞技术。希望单独采用一种局部麻醉技术即可使每一位患者达到 100% 镇痛是错误的，因为术后疼痛有很多的原因。局部麻醉应该是全面管理的一部分，需要和其他镇痛药物一起使用才是合理的。

使用长效局麻药，如布比卡因、罗哌卡因对伤口进行浸润可提供数小时的有效镇痛，也可由导管重复加药来达到持续镇痛。单次注射和持续输注技术可用于阻滞臂丛、腰丛、肋间神经、坐骨神经、股神经或任何其他支配特定手术区域神经。阻断交感神经可改善术后局部血供。

腰麻可为下腹及下肢手术提供良好的镇痛，有人尝试使用腰麻持续镇痛，但由于技术要求高和严重的脊髓并发症的危险，因此硬膜外镇痛使用更为广泛。硬膜外导管可置于颈、胸、腰段，但胸、腰段硬膜外阻滞最为常用。胸段硬膜外阻滞平面达胸 5 以上，相应的胸交感神经被阻滞，可导致心率减慢，心脏后负荷下降，心脏耗氧量降低，对维持心肌氧供需平衡有重要促进作用，甚至可用于治疗顽固性心绞痛。腰部硬膜外阻滞由于下肢动静脉扩张，血流加速，有减少下肢静脉栓塞的功效。相反，腹部硬膜外阻滞，由于阻滞部位血管扩张，而非阻滞部位的胸部、下肢血管代偿性收缩，优点反不突出。局麻药和阿片类药物联合应用可减低两类药物的毒性，增强镇痛效果。鉴于长期使用高浓度的局麻药硬膜外注射可能产生脊神经毒性，而单用阿片类药物镇痛，药物的副作用如瘙痒、恶心、呕吐、尿潴留发生率高且镇痛作用并不比静脉镇痛作用更强，故两种药物联合已成为共识。一些不需下肢运动阻滞的术后患者或分娩镇痛，使用舒芬太尼或芬太尼联合低浓度罗哌卡因阻滞痛觉神经而保留运动功能已成为硬膜外镇痛的首选配方。

2．局麻药的毒性　防止局麻药中毒最重要的因素是避免血管内注射。小心回抽至关重要，尤其是在移动针时。回抽实验阴性并不能绝对保证针头位置正确。应缓慢注药，同时仔细观察中毒征象，如耳鸣、面部和唇的麻木感以及肌肉抽搐。如果怀疑出现中毒反应，应停止注射并评估患者的呼吸循环功能，避免低氧，患者可能发生惊厥，此时需开放气道，维持呼吸和循环，必要时用升压药并使用地西泮或丙泊酚、硫贲妥钠甚至肌松药（前提是有气管插管和人工通气的条件）。用于急性疼痛治疗的局麻药见表 17-2。

表 17-2　用于急性疼痛治疗的局麻药

药物	镇痛阻滞的溶液 /%	时效 /h	最大单次剂量 /（mg/kg）（成人总量 /mg）	输注溶液 /%	注释
利多卡因					
局部浸润	0.5～1	1～2	7	—	起效快
硬膜外	1～2	1～2	（500）	0.3～0.7	运动阻滞严重
神经丛或神经阻滞	0.75～1.5	1～3		0.5～1	
甲哌卡因					
局部浸润	0.5～1	1.5～3	7	—	起效快
硬膜外	1～2	1.5～3	（500）	0.3～0.7	运动阻滞严重
神经丛或神经阻滞	0.75～1.5	2～4		0.5～1	比利多卡因时效长
布比卡因					
局部浸润	0.125～0.25	1.5～6	1.5	—	避免在产科患者中使用 0.75% 以上浓度
硬膜外	0.25～0.75	1.5～5	（1.5）	0.062 5～0.125	
神经丛或神经阻滞	0.25～0.5	8～24*	0.125～0.25		低浓度主要阻滞感觉神经
					快速静脉注射后心脏毒性
氯普鲁卡因					
局部浸润	1	0.5～1	14	—	所有药物中全身毒性最低
硬膜外	1.5～3	0.5～1	（1 000）	0.5～1	
					鞘内注射后可能出现运动 / 感觉缺陷
罗哌卡因					
局部浸润	0.15～0.30	2～8	3	—	低浓度（低于 0.15%）时感觉和运动分离明显
硬膜外	0.5～0.75	1～4	3	0.062 5～0.15	
神经丛或神经	0.25～0.75	2～8	3～5		

注：* 无禁忌的患者可在局麻药溶液中加入 1∶200 000 的肾上腺素。如果溶液中不含肾上腺素，括号内最大剂量应降低 40%。如注入血管，很小剂量即可致命。

（二）非阿片类药物

1. 药物　最常用的非阿片类药物为阿司匹林、对乙酰氨基酚、其他 NSAIDs 以及特异性 COX-2 抑制药，如塞来昔布、帕瑞昔布。

阿司匹林口服短时间内就能产生活性，因为它很快就代谢为水杨酸，水杨酸具有镇痛作用。阿司匹林有显著的胃肠道作用，可能引起恶心、呕吐，或因不可逆的抗血小板作用造成的胃肠道出血。基于后一种原因，如有其他选择，术后不应使用阿司匹林。阿司匹林在流行病学上与雷伊综合征（Reye's syndrome）相关，12 岁以下的儿童不应常规使用阿司匹林镇痛。成人用量，一次 0.3～0.6g，一日 3 次，必要时每 4h 一次。

对乙酰氨基酚几乎没有抗炎作用，但一般情况下也不与其他药物产生交叉反应，口服吸收很好，几乎全部通过肝脏代谢。正常剂量下几乎没有副作用，被广泛用于疼痛的第一线治疗或作为合剂用于平衡镇痛。剂量范围：常用剂量为每 4h 口服 500mg，最大剂量为每日口服 4g，与其他镇痛药合用时，最大剂量不超过每日 2g。过量服用可能会产生肝毒性。

非选择性 NSAIDs 具有镇痛和抗炎作用。所有 NSAIDs 通过同一途径起作用，加上该类药物都是高血浆结合率药物，治疗作用有封顶效应，因此同时给予两种以上 NSAIDs 可能发生与血浆蛋白结合的竞争，导致药物游离部分增多，治疗作用有封顶效应，而副作用将显著增加，因而是不合理的。此外，此类药物个体反应差异很大，因此没有首选药物或治疗作用最强的药物。由于作用方式不同，与阿片类药物合用可能有相加或协同效果。

布洛芬是常用的口服 NSAIDs，该药具有良好的临床效果，价格低廉，为非处方类药物，用于急性的轻、中度疼痛和发热，0.2～0.4g/ 次，每 4～6h 一次，最大限量为 2.4g/d。缓释胶囊：成人及 12 岁以上儿童，0.3～0.6g/ 次，2 次 /d。其他常用的 NSAIDs 还有：氟比洛芬酯、双氯芬酸、氯诺昔康、酮咯酸、美洛昔康等（表 17-3）。

表 17-3　常用 NSAIDs 术后镇痛的用法

药物名称	给药途径	剂量 /mg	半衰期 /h
氟比洛芬酯	静脉	50（必要时可重复）	5.8
双氯芬酸	口服 / 肌内注射	75～150	1～2
氯诺昔康	静脉 / 肌内注射	8～16	3～4
酮咯酸	口服 / 静脉 / 肌内注射	10～20（口服） 30（静脉） 30～60（肌内注射）	5～6
美洛昔康	口服	7.5～15	20

注：酮咯酸在肾功能不全及 65 岁以上老人半衰期延长，剂量酌减。

2. 毒性　NSAIDs 的不良反应的高危因素包括：消化性溃疡、胃肠道出血或存在出血倾向、服用糖皮质激素、哮喘、糖尿病、大于 65 岁、中重度肾功能受损、脱水、既往曾经对 NSAIDs 过敏。

（三）弱阿片类药物

可待因是一种弱阿片类镇痛药，是罂粟碱的衍生物。对轻中度疼痛有效。可与对乙酰氨基酚合用，但在使用复合片剂时须注意不要超过对乙酰氨基酚的最大推荐剂量。

剂量范围：30～60mg/4h，最大剂量每日 300mg。

右丙氧酚在结构上与美沙酮类似，对阿片受体和兴奋性氨基酸受体均有作用，但镇痛的活性较低。右丙氧酚与对乙酰氨基酚复合制剂同样要注意对乙酰氨基酚不要超量，与可待因相比，该药几乎没有优势。由于其代谢产物去甲丙氧酚的心脏毒性，美国 FDA 于 2010 年宣布，建议停止使用丙氧酚类镇痛药，要求生产商自觉将该类药物撤出市场。

弱阿片类药物与对乙酰氨基酚的复合制剂常用于疼痛较轻的小手术和门诊患者，如对乙酰氨基酚 500mg 与可待因 30mg 的合剂，羟考酮 5～10mg 与对乙酰氨基酚 325～500mg 的合剂，曲马多 37.5mg 与对乙酰氨基酚 375～500mg 的合剂等。

（四）强阿片类药物

常用于术后镇痛的强阿片类药物包括：吗啡、芬太尼、舒芬太尼、羟考酮等。对于其他镇痛药物或方法控制不佳的中重度术后疼痛或其他药物方法有禁忌的术后疼痛，可考虑应用强阿片类药物。

1. 给药方法

(1) 口服给药：是应用最为广泛而且患者最容易接受的给药途径。口服给药治疗急性疼痛的缺点在于药物吸收可能因手术后肠胃排空延迟而降低。这是一种双重缺陷，最开始药物不被吸收，而肠胃功能恢复后，药物又可能会被大量吸收。恶心、呕吐可能妨碍口服药物的吸收，而且当药物吸收时，经肠壁及肝脏代谢（首过效应）后，生物利用度会降低。因此，口服途径可能在很多情况下不合适。虽然术后立即口服给药未必合适，但浅表手术或中、小手术等胃肠功能正者仍可采用术前预防镇痛（采用作用时间长于手术时间的控缓释药物），术后根据评估情况，补充用药。

(2) 舌下给药：药物吸收后直接进入体循环，因此没有首过效应。因为代谢的原因，即使吞下也不会造成毒性反应。最常经此途径应用的药物是丁丙诺非，该药吸收迅速，作用时间长（6h），但引起恶心、呕吐、镇静的概率较高。

(3) 直肠给药：阿片类药物可以使用栓剂给药，好处是可减少与胃肠道阿片受体结合，减轻胃肠道副作用，避免肝脏首过效应。在维持镇痛方面非常理想，但在即刻缓解急性疼痛方面效果不佳，因为该方法吸收缓慢，有时吸收不稳定。大多数强阿片类药物直肠给药的剂量是口服给药的一半。

(4) 肌内注射给药：肌内注射给药起效快于口服给药，但注射痛、单次注射用药量大等副作用明显，重复给药易出现镇痛盲区，不推荐用于术后镇痛。但对于医疗资源有限、不能建立静脉途径的急性暴发性疼痛，可考虑短时间使用肌内注射给药（表17-4）。

(5) 静脉给药：静脉注射与其他方法相比可产生更快的镇痛效果，但可能引起血药浓度的波动，必须对患者进行监护。

表 17-4　阿片类药物肌内注射/皮下/舌下术后镇痛的用法

药物名称	给药途径	剂量/mg	作用时间/h
吗啡	肌内注射/皮下	5～10	2～4
美沙酮	肌内注射	7.5～10	4～6
哌替啶	肌内注射	100～150	1～2
丁丙诺啡	舌下	0.2～0.4	6～8

注：静脉给药的剂量是肌内注射给药的1/2，缓慢推注超过5min。

(6) 患者自控镇痛（PCA）：为了达到稳定的镇痛，同时又可根据不同个体和不同的生理活动需要调节药量，发明了 PCA 给药系统。PCA 是通过一个微处理器——控制泵来实现的。其基本设置包括负荷剂量（loading dose）、背景剂量（background dose）、冲击剂量和锁定时间（lockout time）。负荷量是指一次给药达到可镇痛的血药浓度，起迅速镇痛作用；持续量是为达到维持血药浓度而设定的；冲击量是指在持续量的基础上针对患者生理活动和病理状态发生的突发痛而追加的剂量。原则上，为保证治疗效果应采用迅速起效作用强的药物，使用 PCA 泵时，仍用与基础给药相同的阿片类药物，但每次给药剂量不应低于24h总量的1/10。为了待药物达最大效应后才能第2次给药，避免药物蓄积产生副作用，设置了锁定时间的安全措施。医生确定基础给药量（达基础镇痛），而患者自己可以根据疼痛的严重程度调整所需的镇痛水平。理论上 PCA 可以保持镇痛药的血浆浓度相对恒定，由血药浓度过度波动造成的副作用也会减少。

为了使 PCA 达到安全满意的镇痛效果，需要术前对患者仔细解释。理论上，理想的药物应该起效迅速，作用时间中等（防止频繁的需求），而且安全范围应该较宽，常用的药物有吗啡、舒芬太尼、芬太尼、羟考酮和曲马多等（表 17-5）。

表 17-5　静脉术后镇痛常用的 PCA 药物推荐方案

药物	负荷量	背景量	冲击量 /mg	锁定时间 /min
吗啡	1～3mg	0～1mg/h	1～2	10～15
芬太尼	10～30μg	0～10μg/h	10～30μg	5～10
舒芬太尼	1～3μg	1～2μg/h	2～4μg	5～10
羟考酮	1～3mg	0～1mg/h	1～2	5～10
曲马多	1.5～3mg/kg[*]	10～15mg/h	20～30	6～10
布托啡诺	0.25～1mg	0.1～0.2mg/h	0.2～0.5	10～15
地佐辛	2～5mg	30～50mg/48h	1～3	10～15
氢吗啡酮	0.1～0.3mg	0～0.4mg/h	0.2～0.4	5～10
纳布啡	1～3mg	0～3mg/h	1	10～20
氟比洛芬酯	25～75mg	200～250mg/24h	50	—

注：上述负荷剂量均应缓慢注射（1min 以上），[*] 曲马多负荷剂量手术结束前 30min 给予。

吗啡的负荷剂量是 1～3mg，但每一例患者都需观察以确保首剂能充分缓解疼痛。锁定时间的设置是为了避免因对镇痛效果过分热切的需要而导致药物过量。锁定时间须足够长，以保证前一次给药已经起效后才能再次用药。对吗啡来说 10min 即可。为避免药物过量，大多数装置都可设定 24h 最大给药剂量。

由于大多数药物随注射时间延长，有一定蓄积作用，故术后开始时常频繁用药，随时间的推移需要量逐渐减少。对脂溶性高、蓄积作用强的芬太尼而言，开始频繁给药使组织中累积药物增多，血液组织中的药物浓度趋向稳定，患者按压次数越来越少，背景剂量设置也应减少或不给背景剂量。研究表明，阿片类药物的 PCA 总量少于肌内注射给药，两者的副作用发生率相似，PCA 呼吸抑制的发生率更低。PCA 泵通常应与专门的静脉通路连接，如果与现有的持续静脉通路连接，则必须使用单向阀门以防止阿片类药物在静脉管路中蓄积，否则输注速度加快时会导致大剂量的药物一次性进入体内。

PCA 不仅适用于静脉给药，也可用于肌内、皮下或硬膜外给药。鞘内及硬膜外应用阿片类药物已被用于许多不同类型的手术及急性疼痛的镇痛。无论是为手术提供麻醉还是作为术后镇痛的技术，硬膜外术后镇痛通常使用高脂溶性阿片类药物与低浓度长效局麻药的混合液（表 17-6），低浓度布比卡因尤其是低浓度的罗哌卡因对运动阻滞轻微，因此临床硬膜外镇痛常采用 0.1%～0.2% 的布比卡因或 0.15%～0.25% 的罗哌卡因与 0.4～0.8μg/ml 的舒芬太尼或 2～4μg/ml 的芬太尼混合液，以 5～10ml/h 输注，可产生良好的镇痛效果，同时不明显阻滞运动功能。患者可以行走，不影响分娩的子宫收缩而且没有低血压的风险。硬膜外镇痛的维持方法包括连续静脉输注（方法简单，但易发生局麻药蓄积）、间断给药（效果好，但依赖医务人员的工作）和患者自控硬膜外镇痛（patient-controlled epidural analgesia，PCEA），PCEA 的患者满意度高，所用药量较少。

对手术后镇痛而言，硬膜外途径的应用远比蛛网膜下隙给药广泛，可能因为长时间保留导管并发症较少而效果更确切，管理较简单，也不会出现腰穿后头痛。

硬膜外给予阿片类药物镇痛常见的副作用包括恶心、呕吐、呼吸抑制、瘙痒及尿潴留。早期呼吸抑制可能由药物吸收进入血循环引起；延迟呼吸抑制可能由于药物在脑脊液内向上（向头侧）扩散导致，其发生率可能受下列因素影响：剂量、年龄、体位、药物水溶性高、正压通气及腹内压增高。所有患者，尤其是使用低脂溶性吗啡的患者，可能发生少见但危险的呼吸抑制并发症的危险，采用此类镇痛方法的患者应住在监护室或重症监护病房，由受过专门训练的人员管理，按规定的时间间隔检查患者的呼吸频率、幅度和意识水平。尤其是在开始治疗 24h 内。任何接受鞘内或硬膜外阿片类药物治疗并出现意识水平降低的患者，都应怀疑或排除存在呼吸抑制。

表 17-6　硬膜外术后镇痛的局麻药和阿片类药物配方

局麻药/阿片类药物	罗哌卡因 0.15%～0.25%，布比卡因 0.1%～0.2，左旋布比卡因 0.1%～0.2%，或氯普鲁卡因 0.8%～1.4%（上述药物内可加舒芬太尼 0.4～0.8µg/ml，芬太尼 2～4µg/ml 或吗啡 20～40µg/ml）
PCEA 方案	首次剂量 6～10ml，维持剂量 4～6ml/h，冲击剂量 2～4ml，锁定时间 20～30min，最大剂量 12ml/h

（7）经皮、经黏膜、吸入及经鼻应用阿片类药物：芬太尼透皮贴剂、枸橼酸芬太尼棒糖，芬太尼雾化吸入剂以及布托啡诺滴鼻剂在癌痛、慢性痛和慢性疼痛突发性发作的应用中日趋广泛，见芬太尼相关内容。

2. 常用的强阿片类药物　吗啡半衰期短，生物利用度低，经肝脏代谢，在患有肝脏疾病的患者、老年人及体弱患者内清除率降低。主要副作用包括恶心、呕吐、便秘及呼吸抑制。反复使用可能会出现耐受但在持续治疗的最初一周内几乎不可能出现明显的耐受。

如果肌内或皮下注射吗啡需要 2～4h 一次。

哌替啶是一种合成的阿片类药物，半衰期短，生物利用度及清除率与吗啡相似。可能需要 1～2h 给药一次才能维持良好的镇痛作用。其代谢产生中枢毒性的产物（去甲哌替啶），该产物经肾脏清除，但在肾功能不全或频繁长期给药时可能发生蓄积，导致肌肉抽搐和惊厥。哌替啶还使心率增快，心肌收缩力降低，不利于心脏氧供需平衡，故不用于慢性疼痛治疗、癌痛治疗或肾功能不全的患者。

美沙酮与其他药物的不同之处在于它不但作用于阿片受体也作用于兴奋性氨基酸受体，口服吸收很好。它在肝脏缓慢代谢，半衰期很长，因此作用时间较长。

芬太尼作用时间相对较短，副作用均与吗啡类似，也在肝脏代谢。已被用于术后鞘内或硬膜外镇痛。透皮贴剂可维持 3 日镇痛，尤适于癌痛和慢性中到重度疼痛。

丁丙诺啡为阿片受体部分激动剂，与主要作用于 µ 受体的药物有不同的特性。它对所有主要的阿片受体都有一些作用。最具有优势的特点在于可以舌下给药。丁丙诺啡吸收迅速，作用时间长（6h），但恶心、呕吐及镇静的发生率较高。在所有阿片类药物中，丁丙诺非对肾功能不全的患者危险性最小，因其代谢产物无活性，即使蓄积也不会有显著影响。

舌下剂量范围：200～400µg，8h 一次。

纳布啡及布托啡诺与传统的阿片类药物不同，为激动 - 拮抗剂。激动 k 受体而非 µ 受体。无论是间断给药、持续给药还是 PCA，其镇痛效果存在封顶效应（限制了其临床应用），但呼吸抑制作用也存在封顶效应，这使得其临床使用更为安全。普遍认为，与传统的阿片类药物相比，这两种药物滥用的可能性更低。

四、老年患者的术后镇痛

老年患者的沟通和评估可能会有较大困难，因此在选择镇痛技术时应考虑到老年患者对疼痛的主诉可能较少，且较少剂量的镇痛药即可充分缓解疼痛。许多老年患者非常焦虑，可能加剧术后疼痛。

老年患者的评估可采用常规的方法，传统的数字或图示方法均可使用。由于肝脏代谢下降，在实际使用阿片类药物或 NSAIDs 等药物时剂量必须减少。另外，由于吗啡及哌替啶等药物的代谢产物经肾脏排泄，所以肾功能减低可能导致反复用药后的蓄积。因为疾病和身体状况，老年人可能同时使用多种药物，因此发生药物相互作用的可能性也增大。

五、其他原因导致的急性疼痛治疗

本节涉及的许多原则都适用于其他急性疼痛的治疗，例如烧伤和创伤后疼痛。不同之处在于上述原因导致的急性疼痛可能比术后的急性疼痛持续时间更长。损伤早期的急性疼痛可按上述原则治疗，之后的愈合和康复期可能长达数周并伴有明显的疼痛，此时可考虑口服控缓释药物进行镇痛治疗。在某些操作时反复提供充分的镇痛也是很重要的，如包扎、理疗及植皮。烧伤或创伤后的情感影响及组织损伤如神经损伤可能需要其他治疗，如心理治疗、康复治疗等。

六、多模式(平衡、联合)镇痛和预防镇痛

多模式(平衡、联合)镇痛是将作用机制不同的多种药物或镇痛方法联合应用以获取镇痛作用的相加或协同(机制以外)而不增加不良反应，也可能达到加快作用时间、延长疗效的作用。例如硬膜外镇痛用阿片类药物和局麻药，静脉或口服非甾体抗炎药或阿片类药物，几乎在任何适宜的病情下都可用对乙酰氨基酚等非甾体抗炎药(包括特异性 COX-2 抑制药)作为基础镇痛药。对中度以上疼痛可按适应证加用曲马多或阿片类药物。

预防镇痛是指在疼痛发生前即给予镇痛药，以减少疼痛的形成和中枢神经系统敏化，在骨科和妇产科手术时，术前使用 NSAIDs 阻抑手术创伤所导致炎性前列腺素的生成，可更好地镇痛。但对大多数手术而言，疼痛涉及的传导途径更为复杂，可能由于不能从手术创伤开始即阻断所有伤害性刺激，因而预防镇痛的效果仍有待于进一步认定。

七、急性疼痛治疗进展

(一)离子导入技术

离子导入是近年来发展起来的一种新的给药技术，它可通过电场将药物颗粒渗透入皮肤。皮肤的"镶嵌式"结构以及它的亲脂特性对药物经皮吸收途径造成了较大的障碍。而离子导入技术可成功使带正电的亲脂颗粒进入皮肤。根据调节电场强度、药物浓度、分子以及药物结构，离子导入技术不仅可用于局部给药，还能用于全身给药。

芬太尼的一种透皮离子导入装置(IONSYS)，是被美国 FDA 通过的用于术后急性疼痛治疗的一种给药系统。这个自控给药装置仅为一张信用卡大小，只需按一下装置上的按钮就可以启动。在 IONSYS 的底部是 2 个水凝胶储备装置，其中一个是阳极，储有盐酸芬太尼，另一个是阴极，储放无药理活性的成分。当这个装置放置于皮肤上时，电场通路便已完整，只要患者启动按钮，药物便移至阴极，在此过程中，药物可进入皮肤从而吸收入外周循

环系统。脂肪层在脉管层以下，因此患者的胖瘦并不影响药物的吸收。最初血药浓度上升速度较静脉给药速度慢。每次输入芬太尼单位剂量约为 40μg，一般需 10min。在 10min 内不能再次启动另一次给药。该芬太尼离子导入装置最多能使用 24h 或最多能输入 80 个单位芬太尼。与静脉自控给药相同，患者在使用该系统之前必须首选滴定镇痛药物达到患者较舒适水平。

这种离子导入系统与以往的无创的被动经皮给药贴剂相比是不同的，经皮贴剂中含较高的药物浓度，持续经皮肤吸收，药物吸收速度和剂量都不能控制，因此不适用于短期内镇痛。在一项来自 29 所美国以及 4 所加拿大医院的关于 636 位接受腹部、整形外科以及胸科手术患者的随机平行的多中心对照研究中，离子导入芬太尼与静脉自控输注（PCIA）吗啡分别用于治疗术后疼痛，其中 PCA 组一次给入 1mg 吗啡，锁定时间为 5min，每小时限量 10mg；离子导入组单次给予 40μg 芬太尼，每次 10min，每小时最多给予 240μg。结果显示两组镇痛效果相当。不论是患者疼痛改善情况还是疼痛强度两组结果都无明显差异。但由于离子导入技术具有无创性、体积小等优点，避免了静脉自控给药的静脉并发症，且有利于患者活动。

由于制剂安全性的问题，该给药系统未得到美国及欧洲卫生管理行政部门的批准上市，该系统还需要进一步的改进和临床验证。

（二）脂质体输注设备

脂质体输注设备是一个由磷脂外壳和药物内芯组成的球形颗粒。脂质成分结构决定了药物控释性能。药物的运输主要通过一个多泡的脂质体（MVL），它是由无数个分散的可包入药物的内腔组成的蜂窝样结构。这种结构决定了药物释放的稳定性和可预测性，因为药物的释放过程相当于外层结构重组的过程。MVL 可局部或全身给药，决定于给药途径，以下途径均可适用：皮下、肌内、腹腔内、硬膜外、鞘内、静脉内、关节腔内、结膜下或玻璃体内。

布比卡因脂质体制剂，于 2011 年经 FDA 批准上市，生产商为美国 Pacira 公司，多项研究观察了脂质体布比卡因注射剂切口局部浸润用于术后镇痛的效果，与安慰剂相比，其可明显减轻切口疼痛，但限于目前有限的研究资料，不能确定其镇痛效果是否优于布比卡因局部浸润，但所有的研究均无脂质体布比卡因相关不良事件的报道。目前还需要进一步的研究来判断脂质体布比卡因用于术后镇痛的疗效和安全性。

缓释硫酸吗啡脂质体（EREM）是美国 FDA 认证的用于治疗术后疼痛的脂质体药物，其亦可用于术前或剖腹产中脐带剪断后的蛛网膜下腔镇痛。镇痛药物脂质体的硬膜外给药可通过单次硬膜外注射或通过硬膜外导管持续给药。吗啡的硬膜外注射有效期可达 24h，而通过脂质体转运后，硬膜外注射有效期达 48h。这种脂质体导致的有效时间延长使得对于硬膜外导管的需要减少。硬膜外导管镇痛通常较少达到满意的镇痛效果。一项关于硬膜外导管用于 471 例患者术后镇痛的研究中发现 60% 的患者未达到镇痛效果。另外，在一项对于 25 000 例患者的回顾性研究中发现 27% 的腰段镇痛以及 32% 胸段镇痛均未达到充分的效果。此外，大部分放置导管的患者术后需要接受抗凝剂治疗，明显增加了硬膜外血肿的发生率；在使用抗凝剂的同时拔除导管更增加了血肿发生的危险性。而通过脂质体的硬膜外麻醉不仅效应持续时间长，而且避免了抗凝剂治疗引起的硬膜外血肿。

一项关于 200 例患者的随机双盲对照的多中心研究评价了 EREM 的有效性。实验对象为单侧髋关节置换术患者，在术前 30min 麻醉前分别鞘内给予 15mg、20mg 或 25mg EREM 或生理盐水。患者术后给予静脉芬太尼 25μg，以及静脉芬太尼 PCA 给药。观察时间为 48h 内不给予其他镇痛。观察指标为首次应用芬太尼时间以及疼痛强度。结果显示 EREM 组患者术后累积用芬太尼量明显低于对照组，平均用量减少了约 75%。术后首次使用芬太尼时间（21.3h）也明显长于对照组（3.6h）。46% EREM 组患者以及 2% 对照组患者在 24h 内不需自控给予芬太尼，有些患者甚至 48h 内无须芬太尼镇痛。另外疼痛强度在 EREM 组也明显减低。药物的不良反应与吗啡相似，是剂量相关性的，因此 10mg 以及 20mg 是推荐用剂量。因此我们认为 EREM 为下肢关节手术术后疼痛治疗提供了一个新的选择。它不仅可在 48h 内控制疼痛，而且较硬膜外导管明显优越，导致术后静脉 PCA 的需求减少，从而降低了静脉用药的危险性，且有利于患者术后早期下床活动。但最新的荟萃分析认为硬膜外应用 EREM 术后镇痛时，应密切监测患者的生命体征，警惕延迟性呼吸抑制的风险。

（杨建军　王　莹）

第二节　从急性术后疼痛到慢性术后疼痛

PCA、PECA 等术后镇痛方法和加强健康管理人员的教育，改善了人们对疼痛的认识，增进了患者对疼痛治疗的意识，促进了急性疼痛管理队伍的建设，近年来新的麻醉药物的应用使急性疼痛治疗得以改观，但急性疼痛的治疗仍不够充分。

一、急性疼痛转变成慢性疼痛

急性疼痛治疗不充分可能转变成慢性疼痛（表 17-7）。Nienhuij 等报告 319 例疝修补术后患者 45% 发生了 7～33 个月慢性痛，其中 15% 为重度疼痛，50% 为中度疼痛，35% 被认为是神经病理性疼痛。

表 17-7　术后疼痛慢性化的发生率

手术	发生率 /%	参考文献
乳腺	25～56	WALLACE, et al. Pain, 1996: 66-195
腹肌沟疝	19	CALLESEN, et al. JACS, 1999: 188-355
腹肌沟疝（补片）	43	NIENHUIJ, et al. Brit J Surgery, 2005, 92: 33
体外循环手术	56	EISENBERG, et al. Pain, 2001, 92: 11
	44	BAR-EL, et al. Euro J Cardio Thoracic Surgery, 2005, 1062: 27
骨盆创伤	48	MEYHOFT, et al. Clinical J of pain, 2006, 22: 167
髋关节成形	28	NIKOLAJSEN, et al. Acta Anaesthesiologic Scandinarvica, 2006, 50: 495

Wallace 等报告女性乳房手术后持续疼痛 1 年以上的比率在乳房切除术、乳房切除重建术、乳房增大整形和乳房缩小整形中分别为 31%、49%、38% 和 22%，表 17-7 中两个体外循环手术后的随访表明，其中 65% 患者为中度或严重痛，72% 患者认为疼痛影响生活质量。

Perkins 和 Kehlet 研究表明，术后慢性痛形成的手术前因素包括中到重度疼痛长于 1 个月，精神易激，多次术前、术中和术后损伤神经，放疗，化疗，精神抑郁，其中最突出的因素是术后疼痛控制不佳。而周围伤害性感受器敏化并进一步导致脊髓背根敏化是慢性神经病理性疼痛的主要机制。

可能的预防措施包括：

（1）选择患者和选择适当的手术方式。

（2）避免过多的组织和神经损伤。

（3）术前筛选慢性痛危险因素。

（4）给予易激患者精神支持。

（5）优良的术前、术中和术后镇痛。

（6）主动锻炼。

（7）早期识别和治疗未解决的疼痛。

（8）早期治疗慢性痛。

二、防治急性疼痛转变成慢性疼痛的措施

（一）区域麻醉

可预防脊髓高敏，降低或防止伤害性冲动的感受，但现有的技术很难提供足够长时间的术后镇痛（需要重复注药，有运动阻滞、导管并发症、局麻药毒性的缺陷）。现在并未证实区域麻醉可降低慢性术后疼痛的形成。

（二）阿片类药物

阿片类药物在动物模型上证实可降低脊髓敏化并有预防镇痛效应，但多数临床研究不支持动物实验结果。

（三）非选择性 NSAIDs 和特异性 COX-2 抑制药

急性创伤后炎性前列腺素形成在周围敏化中起重要作用，近年来研究发现前列腺素还参与调制脊髓伤害性信息的传导，可降低中枢敏化，至少从理论上此类药物影响慢性疼痛形成的病理生理过程。正常剂量注射后，特异性 COX-2 抑制药和非选择性 NSAIDs 均可迅速渗透到中枢，故此类药物不但有外周镇痛作用，也有中枢镇痛作用。

（四）抗惊厥药和抗抑郁药

传统的看法是用于慢性疼痛治疗的药物（抗惊厥药、抗抑郁药）在急性疼痛治疗中无地位，但由于急性和慢性疼痛的病理机制相互重叠，这些药物也在急性疼痛治疗中被重新评估。

加巴喷丁与突触前电压依赖钙通道 $\alpha_2\delta$ 亚单位结合，可抑制钙内流和抑制疼痛路径上的兴奋性氨基酸释放。已证实加巴喷丁 1 200mg 可降低 I 度烧伤患者疼痛，1 200～1 800mg 可减低术后疼痛（疝修补、脊椎手术、腹腔镜胆囊手术、整形外科、根治性乳腺切除等）。但也可能带来困倦、嗜睡等副作用，在日间手术时患者可能会延迟出院时间，而 300～600mg 加巴喷丁通常认为无效。在慢性疼痛治疗时通常首日 300mg；第 2 日为 300mg，一日 2 次；第 3 日为 300mg，一日 3 次，剂量渐增是为了减低副作用，而直接用治疗剂量 1 200mg 是否合理仍待阐明。

普瑞巴林作用与加巴喷丁相似，对神经病理性疼痛和焦虑有显著的治疗作用，副作用更少，在急性疼痛中地位也有待阐明。

（杨建军　艾艳秋）

第三节　小儿疼痛及镇痛

小儿是一个特殊的群体，在疼痛治疗方面，不能简单将其视为缩小版成人。伤害性感受器在孕 25 周开始发育，至新生儿期外周疼痛感受器已发育完善，且与脊髓背侧角相连，具备了疼痛感知能力，并可形成疼痛性记忆。但是小儿疼痛相关的神经回路发育尚不完善，

对疼痛刺激的神经内分泌反应要比成人强 3～5 倍。若急性疼痛不予控制或控制不佳，小儿常常表现为行为或生理的显著改变，产生深刻、持久性的性格和心理影响，甚至引发永久性的中枢神经系统改变。

1974 年，Eland 等首次报道，大部分小儿实际上并未达到满意的镇痛效果。由于小儿疼痛评估困难，镇痛药物使用受限或者对药物副作用的担忧以及镇痛技术发展缓慢，小儿疼痛的评估及其镇痛治疗有待规范。在临床上，对小儿疼痛进行干预、处理时，镇痛药物的种类及合适剂量的选择也多凭临床医生的经验判断，缺乏科学依据。不过经过四十余年的努力，小儿疼痛及镇痛已成为重要的研究热点，目前对小儿疼痛的病因、机制与临床治疗已有相当多的研究。

美国经过 2001—2010 年的"疼痛研究的十年"，在小儿疼痛的基础研究以及临床治疗方面取得显著的进步，但是我国小儿疼痛的治疗则相对滞后。对国内小儿年手术量大于 1 000 例的 27 家医院调查后发现，虽然小儿术后镇痛工作在儿童手术较多的大型综合性医院和儿童医院已经普遍开展，但婴儿和新生儿的术后镇痛工作有待加强。术后切口局麻药浸润有待普及，需推广开展外周神经阻滞；应提倡副作用少又经济实用的对乙酰氨基酚的使用，增加 NSAIDs 的用量，并加强阿片类药物治疗安全的监控。这虽然只是国内小儿镇痛情况的冰山一角，但也反映了在完善控制小儿疼痛的这项工作上，我们的认识与我们实际的行动还相差很远。

一、小儿疼痛的特点

（一）神经系统的敏感性和可塑性

在胎儿期，人类感知疼痛的中枢、末梢和传导系统就已发育并具备功能，尽管出生时新生儿的疼痛感知系统还是不成熟的，但较成人对疼痛反应更敏感。在此系统的发育过程中神经可塑性极其明显，例如传入纤维的传导速度、受体转导、兴奋频率等均在出生后一段时间发生转变。与成人相比，出生时 A_δ 和 A_β 纤维均在较低痛阈时兴奋而起反应，A_β 传入纤维与 C 纤维同时进入脊髓的第Ⅰ和Ⅱ层，而成人的 A_β 纤维仅传入脊髓背角的第Ⅲ和Ⅳ层。此外，在新生儿中，脊髓背角细胞及躯体感觉的皮质细胞感受区域较成人要大，因此小儿中枢神经细胞更易被外周痛觉纤维激动。最后，小儿中枢下行抑制系统机制在出生时还未成熟，导致内源性镇痛系统缺乏，从而使其更易被伤害性刺激损害。

与成人相比，新生儿对相同的外伤刺激会有更明显的反应，主要表现为低痛阈和较长时间的肌肉收缩，对成年人的一般性刺激，如按压胫骨，在小儿中即可成为疼痛刺激。轻触小儿面颊，即可引起面神经反射。新生儿在术后对触觉以及对疼痛均表现为极其明显的高反应性。

（二）疼痛感知的可塑性和复杂性

从心理学或者生物学看来，小儿对于疼痛的感知是可塑的。组织损伤可引发一系列神经系统改变而发生疼痛，但是许多社会的、心理的因素可以干预这一疼痛传递过程而改变小儿的疼痛感觉。小儿的一些特点如认知水平、性别、体温、既往疼痛经历、家庭以及文化背景均会影响小儿对疼痛的理解。

其他一些因素是根据疼痛当时的环境而改变的。父母或监护人可以通过改变小儿对于环境的认知、注意力、对疼痛控制以及对于恢复或疼痛缓解的期待等措施来改善疼痛经历或减少疼痛所造成的生活质量下降。

环境因素对小儿的影响明显大于成人。成人多已经历过不同病因、不同性质的疼痛，因此当他们再次遭遇疼痛时，可以根据以往的生活经验积累来评估疼痛；而当小儿遭遇疼痛时，由于经验有限，仅能从当时的环境来判断。这也是遇到小儿疼痛时，首先采用"安慰"的方法的理论基础。

年龄、性别以及心理因素被认为是持续疼痛以及疼痛相关后果发展中的重要因素。总体而言，疼痛发生率随年龄增长而增加，女孩较男孩发生某些疼痛的危险性高。大部分疼痛类型在小儿中的发生率还未知，但如今已有关于小儿疼痛流行病学的研究，如年龄及性别相关疼痛发生率、易感及预后因素、家庭对小儿疼痛长期的影响等。

（三）疼痛性记忆的形成

疼痛性记忆是指人体遭受伤害性刺激后，再次经历疼痛刺激时，机体和心理会对疼痛产生性质和程度较前次更大的反应。在针对小儿的诊疗过程中，有相当一部分患儿的急性疼痛，甚至是中、重度疼痛未得到及时、有效的处理。这将易化疼痛性记忆的产生，引发慢性疼痛，对小儿发育过程中的心理、学习能力和性格塑造等方面产生负面影响。针对重构小儿对针刺操作记忆的干预措施有助于抑制疼痛性记忆产生，改善小儿的预期恐惧状况。

（四）特殊的生理变化

小儿疼痛的反应强烈，疼痛发生后，常伴有较强烈的生理、生化改变，这与成人区别较大，例如呼吸加快、心跳加速、血压升高、颅内压增高、代谢加速、耗氧量增加、血浆及脑脊液中内啡肽改变等。因此小儿疼痛的危害比成人更严重。有时呼吸加快还可导致哮喘或喉痉挛。长期疼痛会影响小儿食欲、造成营养不良。小儿疼痛时常用夸张的行为表现来引起人们的同情，值得注意。

新生儿和婴儿的肝脏功能尚未发育成熟，其血浆蛋白水平及蛋白结合力较低，血浆游离药物浓度较高，此时应用麻醉性镇痛药易引起呼吸抑制。在 3 个月之内的小儿中，吗啡、哌替啶和芬太尼的半衰期明显延长。

二、小儿疼痛的评估

疼痛是一种主观感受，由于受各种因素影响，小儿疼痛很难进行准确测量。目前尚无适用于所有年龄阶段小儿疼痛评估的理想量表。对于语言表达、疼痛描述和疼痛定位能力有限或存有障碍的小儿，疼痛评估报告应包括小儿和父母两个方面，内容包括疼痛的部位（是否伴有放射痛或牵涉痛）、强度、加重或缓解因素以及疼痛的性质（尖锐痛、钝痛或抽痛）、持续时间等。因此，对疼痛强度的评估主要包括自我描述、行为学评估和生理学评估三种类型（表 17-8）。自我描述为小儿根据量表自己评估和描述疼痛的程度。行为学评估指的是观测与小儿疼痛相关的行为学表现或者对小儿监护人提供的疼痛叙述进行评估。而生理学评估则是根据疼痛引起的小儿生理学变化进行评估，参数包括心率、呼吸、血压、心率变异度、皮质醇变化、皮层诱发电位等。这些参数受行为学影响较大。在疼痛评估时，生理学评估必须与其他评估手段联合使用。行为学与生理学评估常适用于无法提供疼痛自我描述的婴儿、幼儿或生理缺陷的儿童。

Piaget 将儿童分成四个发育阶段论述其对疼痛的感知。

Piaget Ⅰ期（0～2 岁）：该阶段的婴幼儿几乎不能理解疼痛，且没有语言能力。只能依靠婴儿的行为（姿势、活动、哭闹、喂养和睡眠等）和生理体征（心动过速、高血压、出汗等）

来判断婴儿疼痛的严重程度,常用的评分方法有 NIPS、NFCS、CRIES 评分法(表 17-9)、CHEOPS 方法(表 17-10)等。

Piaget Ⅱ期(2~7 岁):此期的儿童具备一定的语言表达和对疼痛进行定位的能力,能用"多"与"少"来区别,可以用简单的词汇对疼痛进行描述。此时的儿童常以自我为中心,常把疼痛作为对自己过错的惩罚。此阶段常用 FLACC 评分法(表 17-11)、CHEOPS 方法和 FACES 方法(图 17-1)进行疼痛评分。

Piaget Ⅲ期(8~12 岁):此阶段的儿童能与医生很好地沟通,能比较准确地讲述疼痛的性质和发作次数,可以用 FACES 方法、NRS 和 VAS 进行疼痛程度评分。

Piaget Ⅳ期(>12 岁):此阶段的儿童能够比较准确地描述疼痛的部位、性质及持续时间等,说出不同镇痛方法对疼痛的缓解程度,一般采用 NRS 和 VAS 进行评估。

表 17-8　儿童疼痛常用评估方法

方法	类型	年龄组	评价
NRS	自我描述	>7 岁	简易的 11 个点位的标尺,0 = 无痛,10 = 最痛
VAS	自我描述	>8 岁	10cm 的标尺,0 = 无痛,10 = 最痛
Oucher	行为学评估	>6 岁	10 张疼痛逐渐加剧的图片,以示疼痛的程度
FACES	行为学评估	>3 岁	不同的面部表情,以示疼痛程度的差异
CRIES	行为学评估	<1 岁	5 项指标,得分 0、1 和 2,0 = 无痛,10 = 最痛
FLACC	行为学评估	2~7 岁	4 项指标,得分 0、1 和 2,0 = 无痛,8 = 最痛
CHEOPS	行为学评估	1 个月~7 岁	6 项指标,4 = 无痛,13 = 最痛
NIPS	行为学和生理学评估	<1 个月	6 项指标,得分 0、1 或 2,0 = 无痛,7 = 最痛
NFCS	行为学评估	<1 个月	8 项指标,得分 0 和 1,0 = 无痛,8 = 最痛
TPPPS	行为学评估	1~5 岁	7 项指标,得分 0 和 1,0 = 无痛,7 = 最痛
OPS	行为学评估	>10 岁	6 项指标,得分 0、1 和 2,0 = 无痛,12 = 最痛

注:NRS,numerical rating scale(数字等级评分法);VAS,visual analogue scale(视觉模拟评分法);Oucher,最底部的图表示完全无痛,最上面的图表示从来没有的剧烈疼痛;FACES,Wong-baker pain rating scale(脸谱疼痛评分法,由六张从微笑直至流泪的不同表情的面部象形图组成,患儿可能因为恐惧、饥饿失去"笑脸",评估时应排除这些因素的影响);CRIES,crying,requires O_2 for oxygen saturation above 95%,increased vital signs,expression,sleeplessness;FLACC,face,legs,activity,crying,consolability(住院手术患儿首推的评估方法);CHEOPS,Children's Hospital Eastern Ontario pain scale(东安大略儿童医院评分法,共六项指标,每个分值分别为 0~2 或 1~3,总分值为 4~13);NIPS,neonatal/infant pain scale(新生儿婴儿疼痛评分法,适用于婴儿、幼儿或任何不会讲话的孩子);NFCS,neonatal facial coding system(新生儿面部编码系统);TPPPS,学龄前儿童术后疼痛评分法;OPS,objective pain scale(客观疼痛评分法)。

表 17-9　CRIES 评分法(用于新生儿和婴儿)

指标	0	1	2
啼哭	无	高声	不可安抚
SpO_2 >95% 时对 FiO_2 的要求	无	<30%	>30%
生命体征升高(与术前比较)	HR、BP 无变化	HR、BP 上升 <20%	HR、BP 上升 >20%
表达	无	做鬼脸、扭歪	咕哝
不能入睡	无	间断性苏醒	经常苏醒

表 17-10 CHEOPS 评分法（用于 1 个月 ~ 7 岁）

指标	行为	分值	定义
哭	不哭	1	没有哭闹
	悲啼	2	悲啼或是不出声地哭
	哭泣	2	哭但哭声不大或是抽泣地哭
	尖叫	3	放开大哭，呜咽，或者有 / 无抱怨
面部表情	微笑的	0	明确的正面面部表情
	镇定的	1	面部表情正常
	鬼脸	2	明确的负面面部表情
言语	积极表现	0	孩子诉说的积极话语或是谈论除疼痛外的其他事情
	无	1	不说话
	抱怨其他	1	抱怨，和疼痛无关，如"我想见妈妈"或"我口干"
	抱怨疼痛	2	抱怨疼痛
	抱怨两者	2	抱怨疼痛，也抱怨其他的，如"好痛，我想见妈妈"
躯干	中立的	1	身体（不是四肢）静止，躯干没有活动
	弯曲的	2	身体呈移动或弯曲的姿势运动
	紧张的	2	身体弯曲成弓形的或僵硬的
	战栗的	2	身体在发抖或不由自主的摇动
	笔直的	2	孩子处于垂直位或直立位
	强迫体位	2	身体强迫体位
触摸	无触摸	1	孩子没有触摸或抓伤口
	伸手	2	孩子伸手拿东西但不是伤口
	触摸	2	孩子轻轻地触摸伤口或伤口区域
	抓	2	孩子剧烈地抓伤口
	受限制的	2	孩子的手被限制
腿	中立的	1	腿处于任何放松的姿势，包括轻轻的游泳状或分隔开样的运动
	扭曲 / 踢	2	腿和 / 或除去足或双足确定的不舒服或不自在的运动
	拖动 / 紧张的	2	腿紧张地和 / 或紧紧地拖动身体和保持不动
	直立	2	直立、蜷缩、跪位
	受限制的	2	孩子的腿被束缚的

表 17-11 FLACC 评分法（用于 2 ~ 7 岁）

指标		0	1	2
面部表情		微笑	偶尔皱眉、面部扭歪、淡漠	经常下颌颤抖或紧咬
腿		放松体位	紧张、不安静	腿踢动
活动		静卧或活动自如	来回动	身体屈曲、僵直或急扭
哭		无	呻吟、呜咽、偶诉	持续哭、哭声大
安慰		无须安慰	轻拍可安慰	很难抚慰

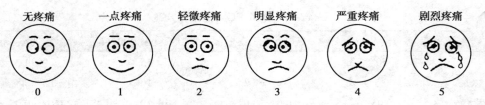

图 17-1 脸谱疼痛评分法（FACES pain rating scale）

　　进行疼痛评估时需注意以下几点：①在选择合适的疼痛评估方法时，应考虑儿童认知水平、语言能力、种族／文化背景等因素。②疼痛评分不能作为是否给予镇痛药物的唯一指导。对于低龄儿童，自我评估的信度和效度不高，需结合行为学疼痛评估方法进行综合判定。对于不能交流的小儿，应考虑使用非客观的指标（比如动作和表情）、生理参数（比如血压、心率、呼吸频率、流泪、出汗等）以及这些参数在镇痛治疗前后的变化。③医生需与小儿及其监护人进行密切交流，规律地进行疼痛评估和记录其效果与不良反应的发生情况，这样才能保证疼痛治疗的有效性和安全性。④小儿可能会惧怕医务人员，因此当后者来到床前进行疼痛评估时，小儿当时的面部表情可能并不能反映其疼痛程度。⑤需对相关的医务人员进行评估方法的培训，提高其熟练程度和准确性。

　　总之，任何一种疼痛评估方法都有其优点和缺点，无论采用何种评分系统，评估应规律重复进行，定时记录镇痛效果。只有综合性多参数评估才能更好地反映患儿的疼痛感受。

三、常用的镇痛方法

（一）口服给药

　　作为最简便、安全的给药方法，口服镇痛药物常用于胃肠道吸收无障碍或无须禁食禁饮的小儿。关于吗啡的口服用量，新生儿为每 4～6h 80μg/kg，儿童则是 200～500μg/（kg·4h）。因肝脏和胃肠道的首过效应，吗啡口服生物利用率较低。氢吗啡酮的口服剂量为 40～80μg/（kg·4h）。

（二）静脉给药

　　该方法最常用于小儿术中及术后早期的镇痛。对于婴幼儿，静脉穿刺也可引起强烈的疼痛反应，此时可采用局部麻醉药行表面麻醉、氯胺酮肌内注射或非药物治疗等措施来缓解。吗啡单次静脉注射剂量起始量为新生儿 25μg/kg，儿童 50μg/kg，连续输注剂量为 10～40μg/（kg·h）。芬太尼单次静脉注射剂量为 0.5～1.0μg/kg，连续静脉输注剂量为 0.5～2.5μg/（kg·h），新生儿需减量。舒芬太尼单次静脉注射剂量为 0.05～0.1μg/kg，连续静脉输注剂量为 0.02～0.05μg/（kg·h）。氢吗啡酮单次静脉注射剂量为，体重 <50kg，10～20μg/kg 开始，连续输注剂量为 2～8μg/（kg·h）。

　　作为特殊的经静脉给药方法，患者自控静脉镇痛（patient-controlled intravenous analgesia，PCIA）常在麻醉后恢复室（post-anesthesia care unit，PACU）开始实施。该方法适合于 7 岁以上的小儿，对较小患儿，可由护士或父母共同参与。与传统的按需镇痛给药相比，PCIA 能提供更好的镇痛效果，降低肺部并发症，提高患儿和家长满意度。但它也会导致恶心、呕吐、过度镇静、低氧血症、静脉炎等不良反应。镇痛药物中加入一定剂量的止吐药可以在一定程度上预防阿片类药物的恶心、呕吐等不良反应。小儿 PCIA 的推荐方案见表 17-12。

表 17-12　小儿 PCIA 的推荐方案

药物	负荷剂量/（μg/kg）	冲击剂量/（μg/kg）	锁定时间/min	背景输注/[μg/（kg·h）]
吗啡	50	10～20	5～15	0～4
芬太尼	0.5	0.1～0.2	5～10	0.3～0.8
舒芬太尼	0.05	0.01～0.02	5～10	0.02～0.05
曲马多	500	100～200	5～10	100～400

（三）透皮贴剂

芬太尼透皮贴剂（多瑞吉®）以恒定速率经皮吸收，达到类似持续静脉输注的效果，同时免去小儿遭受静脉穿刺的疼痛刺激。据报道，50μg 的芬太尼透皮贴剂可致 8 个月龄婴儿出现意外的呼吸抑制，给予 0.1mg/kg 的纳洛酮后，患儿立刻清醒，但 25min 后，患儿再次呈现嗜睡状态，可能因为婴儿的肝脏功能尚不成熟，其血浆蛋白水平及蛋白结合力较低，从而导致芬太尼血浆游离浓度较高，引发中枢性呼吸抑制。

丁丙诺啡贴剂可以显著缓解疼痛，改善睡眠以及减少补救性镇痛药物的使用率。对 16 名 2～17 岁的癌痛小儿使用单剂时程为 72h 的丁丙诺啡贴剂，发现患儿的疼痛评分明显降低，用药 60d 内的整体满意度显著提高，未见严重并发症发生，但在第 2 个月的治疗期间，泻药的使用率明显增加。

（四）表面麻醉

1. 丙胺卡因和利多卡因混合乳膏（EMLA）　涂于无损的皮肤表面并覆盖密封的敷膜，可以渗透皮肤达到真皮层，在皮层痛觉感受器和神经末梢处积聚利多卡因和丙胺卡因而达到麻醉作用，一般可维持 60～120min，常用于腰穿、骨穿的穿刺点，植皮时的取皮部位等，缺点是涂抹后起效时间较长（1～2h）。EMLA 乳膏涂于生殖器黏膜吸收较快，10～20min 起效，用于取下包皮部位粘贴很紧的敷料或包皮环切后镇痛，可减少镇静镇痛药物的使用。EMLA 不主张用于开放性伤口，也不用于口腔黏膜，以免发生丙胺卡因所导致的高铁血红蛋白血症。

2. 5% 利多卡因乳膏　用于包皮环切等表浅部位，在神经阻滞作用消失后继续镇痛。在日间手术患儿中，可教会其父母在包皮环切术后最初 24～36h 使用方法。

3. 局部麻醉药眼药水（丁卡因、普鲁卡因）　能对去除眼睛表面小的异物提供短暂的镇痛，也可用于小儿斜视手术后的镇痛。

（五）局部伤口滴注

1. 缝合皮肤之前　在小儿的开放创口滴注布比卡因很有效，使用加或不加肾上腺素的稀释布比卡因药液滴在植皮取皮处也是简单、有效、安全的方法。局部滴注应严格限制最大剂量，推荐单次使用最大剂量为 2～3mg/kg。

2. 用泡沫状的敷料浸入　0.25% 布比卡因 2mg/kg（0.8ml/kg）放在取皮部位，并用 18 号硬膜外导管在敷料外面或里面持续输注 0.25% 布比卡因 1～3ml/h。这使得小剂量局麻药在整个取皮部位渗透，我们称为"敷料灌注"。

（六）局部浸润

局部浸润操作简单易行，对小婴儿是安全、有效的方法，可使术后疼痛得到更好的控制。小儿行全麻下的腹股沟手术、置入脑室腹腔引流管、中心静脉置管操作，切皮和做皮下隧道时，均可在切口边缘注射局麻药进行浸润麻醉。

（七）经鼻给药

鼻腔内黏膜的毛细血管丰富，经鼻给予的药物可较快地吸收入血，避免肝脏的首关效应作用。这种给药方式具有无创性、简便性等特点，更易被小儿接受。小儿行扁桃体切除术时，经鼻给予 1.5mg/kg 的氯胺酮或 1.5μg/kg 的芬太尼，与经静脉注射 10mg/kg 的对乙酰氨基酚相比，可提供更有效的术后镇痛作用。小儿行双侧鼓膜切开置管手术时，于麻醉诱导后经鼻给予 25μg/kg 的布托啡诺，可提供更满意的术后镇痛效果，补救性镇痛药物的使用率明显降低。小儿行腺样体扁桃体切除术时，在麻醉诱导前 45～60min 经鼻给予右美托咪定 1μg/kg 可降低患儿术后行补救性疼痛治疗的发生率。

（八）神经阻滞技术

1. 外周神经阻滞　适用于小儿行相应神经丛、神经干支配区域的手术操作及术后镇痛。布比卡因在股神经阻滞或阴茎背神经阻滞方面可与骶管阻滞效果相媲美。髂腹下和坐骨神经的阻滞作用时间甚至可大大超过单次的骶管阻滞。借助于神经电刺激仪和超声引导的精确定位，有助于提高镇痛效果和降低并发症。使用导管留置持续给药，可以获得长时间的镇痛效果。但是，小儿术后活动度大，留置管是否移位和脱落需密切关注。

2. 椎管阻滞

（1）硬脊膜外腔给药：针对小儿的疼痛，吗啡是常用的药物。药物的脂溶性影响用药剂量、起效速度、作用时间和并发症的程度。高脂溶性药物，一方面易穿过硬脊膜，作用于鞘内阿片受体，因而起效快；另一方面，其从受体部位消除也快，所以时间较短。与芬太尼相比，吗啡脂溶性较低，起效慢，但同时在鞘内停留时间也长，镇痛效应对注射节段高低的依赖较少。吗啡在脑脊液停留时间较长意味着更有可能在颅脑扩散导致副作用，如迟发呼吸抑制，提示在小儿中给予硬膜外或鞘内注射阿片类药物之前，需要建立严格的监测指导原则。而使用脂溶性较大的药物如芬太尼，局部吸收就较多，产生节段性镇痛作用，而呼吸抑制的发生率极低。局麻药中加入阿片类药物不仅可达到镇痛的协同作用，还可降低这两类药物的副作用，减少运动阻滞的发生，是目前最常用的配伍。对于施行上腹部、胸部等大手术的小儿可采用患者自控硬膜外镇痛（PCEA）（表 17-13）。用药期间需观察有无呼吸抑制、恶心、呕吐等并发症，并给予及时处理。

表 17-13　硬膜外镇痛的局麻药和阿片类药物配方

局麻药/阿片类药物	罗哌卡因 0.1%～0.2%
	布比卡因 0.1%～0.125%
	左旋布比卡因 0.1%～0.2%
	氯普鲁卡因 0.8%～1.4%
	舒芬太尼 0.5μg/ml
	芬太尼 2μg/ml
	吗啡 10μg/ml
PCEA 方案	首次剂量 0.1～0.3ml/kg
	背景剂量 0.1～0.3ml/（kg·h）
	冲击剂量 0.1～0.3ml/（kg·次）
	锁定时间 20～30min

（2）骶管阻滞：应用于下腹部、下肢及会阴部手术后镇痛是有效的，复合小剂量吗啡 0.03～0.04mg/kg 是安全有效剂量。对于创伤小的手术如疝修补术，因其疼痛反应有限，单用局麻

药即可获得有效镇痛，而对于创伤较大手术如睾丸手术应给予超过 8h 的镇痛，可复合右美托咪定（1μg/kg，产生 4 倍的单次布比卡因骶管阻滞时间）或氯胺酮（0.5mg/kg，产生 4 倍单次布比卡因骶管阻滞时间）。

（3）鞘内给予阿片类药物：通常给单次剂量，吗啡单次给药剂量为 0.02μg/kg，延迟性呼吸抑制可以持续到注药后 24h 才发生，因此，日间手术小儿不主张采用。除呼吸抑制外，阿片类药物经鞘内给药后其他副作用也常常发生，比如 30% 以上小儿排尿反射抑制，因此有主张对所有鞘内给予阿片类药物的小儿预防性导尿，而单次静脉注射纳洛酮 0.5～2μg/kg 或小剂量纳洛酮滴注对解除尿潴留有效。40% 小儿发生恶心、呕吐，可以用止吐药治疗。40%～50% 的小儿发生瘙痒，可用低剂量纳洛酮治疗。

3．非药物疗法　与药物疗法相比，非药物疗法具有低风险、简便易行等特点。它可有效降低小儿行诸如静脉采血等短暂、急性有创操作时的疼痛反应，而父母的参与也符合以家庭为中心的儿科护理理念，利于缓解患儿恐惧心理，符合儿童身心发展的客观需求。蔗糖溶液目前被认为是新生儿时期最主要的非药物镇痛手段。对新生儿行足跟穿刺采血操作时，新生儿吸吮安抚奶嘴合并口服含蔗糖饮料、母亲对新生儿行袋鼠式护理均可产生良好的镇痛效果，表现为新生儿哭闹发生率降低，哭闹时间缩短，脉搏的变异度明显改善。在小儿身旁放置手机并播放音乐，可以较好地分散注意力，使环境变得让小儿产生亲切感，有助于降低其行有创穿刺操作时的疼痛评分。其他的分心技术，比如吹泡泡、玩最喜欢的玩具、看卡通片、变魔术、使用奖励措施等也能在不同年龄的小儿群体中成功地被使用，父母应给予鼓励和配合。

四、常用的药物治疗

小儿并非是成人的简单缩小版，小儿有其自身特点，一定要根据个体、疾病，以及当时的具体情况去选择药物治疗方法，并且还应该充分了解各年龄组小儿的生理特点和病痛的发生、发展和转归从而调整用药。临床上镇痛药、局麻药、吸入麻醉药、镇静药以及一些辅助药物均广泛应用于小儿镇痛。

（一）局部麻醉药

局部麻醉药（简称局麻药）可以通过表面麻醉、手术切口局部浸润，区域神经丛、外周神经干单次或者持续阻滞，椎管内单次或者持续阻滞等方法控制小儿急性疼痛。肾上腺素与局麻药一起使用可以减少后者全身吸收的毒副作用，延长局麻药的作用时间。常用的药物有利多卡因、丁卡因、布比卡因、左旋布比卡因以及罗哌卡因。2～12 岁小儿，在术后经骶管内注入 0.25% 布比卡因 0.5～1ml/kg 进行镇痛安全有效，并且副作用小于阿片类药物。当新生儿需要接受长时间区域阻滞时，罗哌卡因代替布比卡因是更为合适的选择。咽喉部注射局麻药还需注意其对呼吸功能的潜在影响。一位 5 岁女孩行扁桃体切除术时，对其扁桃体周围行布比卡因浸润麻醉，导致患儿拔除气管导管后出现喉鸣、呼吸窘迫症状，喉镜检查提示为双侧声带麻痹，5h 后才再次安全拔管。

（二）NSAIDs

NSAIDs 常用于治疗小儿的轻至中度疼痛，其通过抑制环氧化酶（COX），减少前列腺素和血栓素的合成而发挥镇痛作用。该药具有起效快、缓解疼痛、减轻炎症肿胀和改善功能的优点，但不能根治原发病、不能防止疾病发展、不能防止不良反应发生和停药后可能发生"反跳"，甚至症状再现等。

NSAIDs 用于小儿镇痛的主要指征是：①中小手术后镇痛；②参与多模式镇痛，发挥阿片节俭作用，用于控制剧烈疼痛；③ PCA 停用后，控制残留痛；④术前给药，发挥术前抗炎和抑制超敏作用。因为 NSAIDs 在儿童中使用的有效性、安全性还没有得到系统验证，因此药物说明书上不建议在儿童中使用，但是国内外都已有大量关于 NSAIDs 用于儿童疼痛治疗的报道。阿司匹林因可能引起雷尔氏综合征而不用于儿童。布洛芬引起的副作用最少，是目前使用安全证据最多的 NSAIDs，但一般不推荐作为镇痛药物用于 3 个月以下婴儿。口服 NSAIDs 用于控制小儿疼痛的推荐剂量见表 17-14。氟比洛芬酯是可注射的 NSAIDs，有研究报道在术前 15min 经静脉缓慢注射氟比洛芬酯 0.5mg/kg、1mg/kg 或 1.5mg/kg 与对照组相比，可显著降低 4～12 岁行双侧扁桃体切除术患儿的术后疼痛评分，其中静脉注射氟比洛芬酯 1.5mg/kg 患儿的疼痛评分最低。可注射的选择性 COX-2 抑制剂帕瑞昔布钠也用于小儿术后镇痛，研究发现在全麻诱导后经静脉注射帕瑞昔布钠 1mg/kg，可降低 3～7 岁行扁桃体切除术患儿的术后疼痛评分以及恶心、呕吐的发生率。

表 17-14　小儿口服 NSAIDs 术后镇痛的推荐剂量

	剂量 /(mg/kg)	间隔时间 /h	最大日用剂量 /(mg/kg)	应用年龄
布洛芬	5～10	6～8	30	>3 个月
双氯芬酸	1	8	3	>6 个月
塞来昔布	1.5～3	12	6	>1 岁

NSAIDs 的不良反应包括抑制血小板聚集、延长出血时间，引发消化性溃疡、肾功能损伤、骨髓抑制，以及加重哮喘等。在小儿扁桃体摘除术后，使用布洛芬行术后镇痛可增加术后伤口出血及重返手术室止血的发生率。因此，NSAIDs 用于此类患儿的术后镇痛时，需谨慎选择镇痛剂量。

（三）对乙酰氨基酚

对乙酰氨基酚是一种常用的解热镇痛药，由于其镇痛效果确切，副作用小，具有可定时给药、剂型多等优点，已成为国际上中小手术术后镇痛主要用药和大型手术的基础用药。轻度疼痛可以单独使用对乙酰氨基酚镇痛。中度疼痛可以与 NSAIDs 或可待因等弱阿片类药物联合应用。其镇痛剂量高于解热镇痛剂量，但达到一定剂量后产生封顶效应。一般口服后在 30～60min 后药物浓度达到峰值，直肠给药后需经过 1～2.5h 才能达到最大血药浓度，静脉给药起效快但需在 15min 内缓慢输入。本药物在肝脏代谢，在新生儿的肝脏中某些酶类未发育成熟，药物清除率低，但是对于 2～6 岁的儿童，因为肝脏的相对比重大从而药物代谢快。对乙酰氨基酚口服和直肠给药剂量见表 17-15。

表 17-15　对乙酰氨基酚用于小儿术后镇痛剂量推荐表

年龄	给药途径	负荷剂量 /(mg/kg)	维持剂量 /(mg/kg)	间隔时间 /h	最大日用剂量 /(mg/kg)	最大剂量维持时间 /h
28～32 周 *	口服	20	10～15	8～12	30	48
	直肠	20	15	12		
32～52 周 *	口服	20	10～15	6～8	60	48
	直肠	30	20	8		
大于 52 周	口服	20	15	4	90	48
	直肠	40	20	6		

注：* 指孕产龄的婴儿。

（四）阿片类药物

阿片类药物是使用最广泛的强效镇痛药，可以通过多种方式给药。常用的阿片类药物包括吗啡、芬太尼、舒芬太尼、氢吗啡酮、可待因、布托啡诺、地佐辛、羟考酮等。该类药物常引起恶心、呕吐、瘙痒、尿潴留、呼吸抑制等不良反应，所以使用此类药物的小儿，应适当监护并做好不良反应处理的准备。联合使用非阿片类药物可以减少阿片类药物的使用剂量及相应严重不良反应的发生率。

吗啡是使用最广泛的阿片类药物，具有无可替代的良好的镇痛效果，长期应用对机体重要器官无损害且无封顶效应，故可连续长期使用。它是衡量其他镇痛药物效应的标准阿片类药物，可通过皮下、口服、硬膜外、鞘内、肌内、静脉内以及经直肠等方式给药。儿童的药动学与成人相似。但是新生儿和2岁以内的婴儿，其蛋白结合率和代谢率降低，半衰期延长，并与孕产龄和出生体重相关，用药时需考虑这些因素。

芬太尼是一种半合成吗啡制剂，与吗啡相比，前者脂溶性强，起效快，作用时间短。它除了可通过静脉注射、持续滴注，因为其亲脂性，还可以经皮肤和经黏膜使用。在新生儿因为药物清除率降低，半衰期延长，应当在严密监测下使用才能保证安全。随着连续输注时间的延长，其消除半衰期也相应延长。

舒芬太尼是一种较芬太尼镇痛效应强5～10倍的强效镇痛药。比芬太尼的脂溶性更高，很容易穿过血脑屏障，起效迅速。新生儿肝酶系统不成熟，清除率降低，同时清除率受肝血流的影响很大，经 N- 去碱基化和 O- 去甲基化代谢后，代谢产物约有10%活性。2～12岁小儿术后骶管内注入 0.3μg/kg 舒芬太尼、1.5μg/kg 芬太尼或 30μg/kg 吗啡，这些阿片类药物均可提供安全、有效的镇痛效果。

氢吗啡酮是强效阿片类药物，常用于中重度疼痛的治疗，因为其水溶性好，可用于皮下注射。其副作用较吗啡轻，目前在西方国家被广泛用于小儿术后镇痛治疗。

可待因镇痛效果比吗啡稍弱，常用于轻中度疼痛的治疗，并与 NSAIDs 或对乙酰氨基酚联合使用。可用于口服、肌内注射或直肠给药，但不能静脉给药，否则会产生严重低血压。可待因进入体内需转化为吗啡后发挥镇痛作用，基因多态性导致的代谢酶差异表达可能会影响部分患者的疗效。可待因的推荐使用剂量为每 4～6h 0.5～1mg/kg。

布托啡诺作为阿片受体的激动拮抗剂，主要作用于 κ 受体，对 δ 受体作用不明显，对 μ 受体具有激动拮抗的双重作用。小儿行泌尿外科手术时，经硬膜外给予布托啡诺、布比卡因的复合药液，与芬太尼、布比卡因复合药液组相比，前者可提供更有效的镇痛效果，同时瘙痒的发生率明显降低。对行泌尿生殖手术的小儿行骶管麻醉时，30μg/kg 的布托啡诺加入 0.25% 的布比卡因药液可显著延长有效镇痛时间。

地佐辛激动 κ 受体和 δ 受体，对 μ 受体具有激动拮抗的双重作用。行腺样体、扁桃体切除术的小儿，在术后即刻经静脉注射 0.1mg/kg 的地佐辛，可以取得同时点经静脉注射芬太尼 1μg/kg 相似的镇痛效果，而前者副作用的发生率明显低于后者。学龄前儿童行腹腔镜下腹股沟疝修补术时，术后经静脉给予地佐辛 0.1mg/kg 可以显著降低患儿术后疼痛评分和术后躁动的发生率。

羟考酮激动 μ、κ 受体，强效、全面镇痛，对内脏痛更为有效。对 6 个月～7 岁年龄段小儿使用羟考酮，具体用量基于体重计算，不需根据年龄调整。2～7 岁小儿行无痛胃镜术时，经静脉给予羟考酮 0.1mg/kg，与静脉注射舒芬太尼 0.1μg/kg 相比，前者可以明显降低患儿术后 FLACC 疼痛评分 >3 分的发生率。

（五）曲马多

曲马多是一种通过 5- 羟色胺和去甲肾上腺素作用的弱阿片类药物，用于控制轻到中度疼痛，已被广泛地使用于所有年龄的小儿中。它有两种异构体，分别为（+）- 曲马多和（−）- 曲马多。前者及其代谢产物（+）-O- 去甲基曲马多是 μ 受体的激动剂，两者又分别抑制中枢 5- 羟色胺和去甲肾上腺素的再摄取，提高了对脊髓疼痛传导的抑制作用。两种异构体的协同作用增强了镇痛作用并提高了耐受性。该药可通过口服、静脉、直肠或连续输注给药，也可以作为 PCA 配方的组分。常见的副作用包括恶心、呕吐，过度镇静和大小便潴留。使用过量时，还可能出现癫痫样抽搐。曲马多用于新生儿的术后镇痛，可以提供很好的镇痛效果而无呼吸抑制等并发症的发生。口服、直肠或静脉给药的常用剂量为每 4～6h 1～2mg/kg。

（六）辅助用药及治疗

1. 氯胺酮　氯胺酮是 N- 甲基 -D- 天冬氨酸（NMDA）受体非竞争性拮抗剂，与 NMDA 受体的苯环己哌啶位点结合，拮抗兴奋性氨基酸与 NMDA 受体结合，从而抑制兴奋性突触后电位的产生和伤害性刺激的传入发挥镇痛作用。随着新型麻醉药、镇痛药广泛应用于临床，氯胺酮已由多年前小儿麻醉诱导、维持的主流用药降为围手术期镇痛辅助用药。经静脉或骶管内注射氯胺酮可降低患儿在麻醉后恢复室时的疼痛强度及非阿片类药物的使用量，但其未能降低术后阿片类药物的使用量。3～12 岁小儿行腺样体、扁桃体切除术时，术毕前 15min 静脉注射 0.25mg/kg 的氯胺酮可降低患儿术后早期的 CHEOPS 疼痛评分。右旋氯胺酮在欧洲已广泛使用。它与国内临床常用的消旋体氯胺酮相比，镇痛强度大，副作用少，分泌物少。因其制剂中不含防腐剂，故可安全用于椎管内阻滞。行疝修补术的小儿在全麻诱导后经骶管注入 0.75ml/kg 的右旋氯胺酮 1.0mg/kg，与经骶管注入 1∶200 000 肾上腺素的 0.25% 布比卡因一样，可产生满意的术后镇痛效果。右旋氯胺酮不同的给药方式产生的镇痛效果差异很大。行腹股沟疝修补术的 1～7 岁小儿在全麻诱导后经骶管注入右旋氯胺酮 1.0mg/kg，与肌内注射右旋氯胺酮 1.0mg/kg 相比，前者产生的有效镇痛时间更长（528min/108min）。与此类似，经骶管注入右旋氯胺酮 0.5mg/kg 可使行疝修补术或睾丸固定术的小儿骶管注入 0.25% 布比卡因 1ml/kg 的有效镇痛时间显著延长（10h/4.75h），但是经静脉注射右旋氯胺酮 0.5mg/kg 并无此效果。

2. 三环类抗抑郁药（TCAs）　与成人疼痛治疗相同，在小儿中将抗抑郁药与其他镇痛药物合用也是常用的镇痛方式。TCAs 常用于神经病理性疼痛、中枢痛以及不明原因疼痛，但肿瘤相关慢性疼痛治疗效果不佳。抗抑郁药可分为很多种类，但疗效最明确的仍属 TCAs，尤其是阿米替林和丙咪嗪。两药的推荐剂量为：阿米替林每晚 0.1mg/kg；丙咪嗪每晚 0.2～0.4mg/kg。此剂量均低于其抗抑郁剂量，从而可降低毒性。由于 TCAs 过量不良反应较重，用药时应缓慢逐渐加量，从而提高患儿耐受能力，减少不良反应发生。

3. 加巴喷丁　有报道认为加巴喷丁与其他常规镇痛药物联用，可用于治疗反射性交感神经营养不良、红斑性肢痛病以及其他神经痛。加巴喷丁初次给药后在 30min 内起效，持续 4～6h。加巴喷丁最常见副作用为嗜睡，唯一禁忌证是胰腺炎。起始剂量为 10～15mg/（kg•d），分 3 次给药。>12 岁儿童起始剂量为每次 300mg，3 次 /d。

4. 右美托咪定　右美托咪定高选择性地结合蓝斑、脊髓背角神经元以及其他突触前位点的 α_2 肾上腺素能受体，增强肾上腺素能作用从而达到镇静、镇痛作用。与芬太尼相比，右美托咪定用于丙泊酚麻醉下的小儿体外振波碎石术时，可显著降低丙泊酚用量。将右美托咪定与罗哌卡因或布比卡因的复合药液用于小儿区域麻醉或镇痛时，镇痛满意度明显提高，镇痛时间延长约 50%，睡眠质量得到改善，术后躁动的发生率显著下降，而术后并发症的发生率及血流动力学的波动情况未见改变。0.5～1μg/kg 的右美托咪定负荷量泵注 5～10min 后，行 0.1～0.4μg/(kg·h)持续输注 1～16d，还可缓解小儿的阿片类药物引发的戒断综合征。见表 17-16。

表 17-16 辅助镇痛药物在小儿镇痛中的应用

药物类型	指征	药物	剂量及方式	镇痛机制	不良反应
TCAs	神经病理性疼痛或自发痛，可减少阿片类药物用量	阿米替林	起始每晚 0.1mg/kg；耐受后 2～3w 可增至每晚 0.5～2mg/kg	增强内源下行抑制作用	口干、尿潴留、心律失常
		丙咪嗪	每晚 0.2～0.4mg/kg，每 2～3d 剂量增加 50% 直至每晚 1～3mg/kg		
抗惊厥药	神经病理性疼痛或肌痛	加巴喷丁	初始 5mg/(kg·d)，若能耐受 3～4d 后增至 20mg/(kg·d)，最高可达 50mg/(kg·d)	多种作用机制	嗜睡
α₂ 肾上腺受体激动剂	围手术期镇静、镇痛，降低应激反应、减少阿片类药物和局麻药用量	右美托咪定	0.5～1μg/kg 的负荷量泵注 10min 后，行 0.1～0.4μg/(kg·h)持续输注	中枢及脊髓肾上腺素能受体激动	嗜睡、低血压、心动过缓

五、多模式镇痛

多模式镇痛（multimodal analgesia）也称平衡镇痛（balanced analgesia），是将作用于疼痛传导通路不同部位的镇痛药物或镇痛方法联合应用，达到最佳疼痛治疗效果，降低相关不良反应。常用的小儿多模式镇痛方法有 NSAIDs 和其他药物如阿片类药物联用，局部麻醉药复合阿片类药物或其他类镇痛药物以及预防镇痛与术后镇痛的联合应用。对于门诊的腹部小手术，可以术前口服 NSAIDs，手术开始行髂腹股沟神经及髂腹下神经阻滞及手术切口浸润麻醉，术中辅以少量阿片类药物，术后使用对乙酰氨基酚栓剂，从而达到最优的镇痛效果。

六、小结

对小儿疼痛进行准确评估和有效治疗是一个涉及多方面的系统工程，包含药物、认知、行为以及心理干预等综合措施，它需要麻醉学、临床药理学、心理学等多学科的参与。目前我们对于小儿疼痛治疗效果及副作用的评估缺乏临床多中心研究，未能达到临床治疗有根有据。医务人员应密切关注小儿的疼痛体验，尽可能地提供有效的镇痛措施，给予家属参与的全面护理干预，同时熟悉常用镇痛药物的药效学和药动学特点，及时发现药物的不良反应，维护小儿生命体征平稳并促进小儿康复。

（桂 波 刘存明）

第四节　分 娩 镇 痛

一、分娩镇痛的历史和我国分娩镇痛的发展与现状

（一）分娩镇痛的历史

自从生命进化出了人类，人类就在自身繁衍过程中一直饱受产痛的折磨。在医学疼痛指数中，分娩疼痛等级极高，甚至可达到"痛不欲生"的程度。但是分娩疼痛也如其他类型的疼痛一样有个体感受的差异，大约有 50% 的产妇分娩时感受剧烈的疼痛，35% 的产妇感受到中等程度的疼痛，认为可以忍受，15% 的产妇感觉疼痛轻微。因此，对分娩镇痛的实施应因人而异，不能一味否定，也不应该一味夸大。早在远古时代，人们为了减轻分娩时的疼痛，采取念咒挂符等方法。1660 年 Wecker 首次在分娩期间使用酒精以减轻分娩疼痛。现代分娩镇痛的历史可以追溯到现代麻醉学的开端。早在 1846 年 William Thomas Morton 首次成功公开演示乙醚麻醉完成下颌肿瘤切除术之前，英国的妇产科医生 James Young Simpson 于 1842—1846 年期间即采用乙醚麻醉来缓解分娩疼痛。1847 年，Simpson 医生又尝试采用氯仿进行分娩镇痛，最为经典的是 1853 年英国女王 Victoria 接受氯仿分娩镇痛，生下了王子 Beatrice，这在当时极大地推动了分娩镇痛的发展。1880 年 Klikovicz 将 N_2O 用于分娩镇痛。继乙醚麻醉之后，氯仿和 N_2O 在分娩镇痛中的成功运用，奠定了吸入麻醉的地位。1938 年，硬膜外麻醉被首次用于分娩镇痛。1988 年，PCEA 技术被首次用于分娩镇痛。之后，以椎管内分娩镇痛为标志的产科麻醉在产科领域掀开了崭新的篇章，这是人类生育文明和优生医学发展的一次质的飞跃。

（二）我国分娩镇痛的发展与现状

分娩镇痛在中国的发展历史起步不晚，但发展并不顺利。新中国成立后 2 年，当时称为"无痛分娩"的事项已被提到议事日程。1952 年山东省成立了"无痛分娩法推行委员会"，1959 年有关于针灸分娩镇痛的报道。1963 年，张光波医生在北京大学第一医院采用低浓度普鲁卡因开展了中国首例硬膜外分娩镇痛。可惜的是，"文革"期间无痛分娩销声匿迹，再次见到分娩镇痛的文章是 1989 年北京友谊医院李树人教授的"分娩镇痛法的临床应用与观察"，而大量的临床应用是 1997 年北京协和医院麻醉科叶铁虎教授开展的分娩镇痛；随后南京市妇幼保健院于 1998 年与上海国际和平妇幼保健院于 2000 年先后开展了分娩镇痛，2001 年北京大学第一医院推行了"规模化"分娩镇痛。2006 年，在美国西北大学发起的公益性医疗活动"无痛分娩中国行"项目的助推下，2008 年第 1 版硬膜外分娩镇痛指南——《产科麻醉临床指南》的发布，标志着我国分娩镇痛进入了规范化管理阶段。

然而，由于我国高剖宫产率的因素（2014 年剖宫产率为 34.9%），人们观念因素，产科医生、助产士等对分娩镇痛的认知和接受程度以及麻醉医生对开展分娩镇痛的热情和参与意识等因素的影响，我国目前分娩镇痛的普及率（约为 10%）与英美等发达国家（约 85% 以上）等仍有不小的差距。因此，减轻产妇痛苦、提高分娩的安全性，进行规范、系统、合理、正确的分娩镇痛的推广和实施仍然任重道远。然而可喜的是，人们的认识已经提高，2015 年提出了"人人享受生殖健康"的全球共同奋斗目标，相信随着 2016 年"二孩政策"的放开，我国的分娩镇痛将会迎来发展的春天。

二、产程与分娩疼痛的机制

目前我国仍沿用的产程是 1955 年 Friedman 医师根据宫口开大速度与胎儿下降的关系提出的著名的"弗氏产程进展曲线"的标准。随着社会的发展,近几十年孕妇年龄、体质的变化和产科干预(引产、分娩镇痛、催产素应用)等都发生了很大变化,以上因素均可能影响产程,因此 50 年前的临床资料可能并不适于现在的人群。近年来,越来越多的临床研究对这一统治产程半个多世纪的"金标准"提出了质疑,2010 年 Zhang 等对美国 19 所医院 62 415 例单胎、头位、自然临产并阴道分娩,且新生儿结局正常产妇的产程进行了回顾性分析,绘制了阶梯式新产程图,发现初产妇和经产妇在宫口 6cm 之前产程进展相似,经产妇宫口 6cm 以后进入加速期,而初产妇没有明显的加速期,这与我国传统的产程宫口 2～3cm 以前为潜伏期、之后为加速期的观点存有差异。这一观点正在逐渐被越来越多的临床医生接受,也为实施分娩镇痛的时机不再局限于产程进入"活跃期"提供了可靠的依据。

2014 年中华医学会妇产科分会产科学组专家对新产程的处理达成了新的专家共识。其中与分娩镇痛有关的内容有:

(1)潜伏期延长(初产妇 > 20h,经产妇 > 14h)并不作为剖宫产指征。

在除外头盆不称及可疑胎儿窘迫的前提下,缓慢但仍然有进展的第一产程不作为剖宫产指征。

(2)活跃期:以宫口扩张 6cm 作为活跃期的标志。活跃期停滞的诊断标准:当破膜且宫口扩张≥6cm 后,如宫缩正常,而宫口停止扩张≥4h 可诊断为活跃期停滞;如宫缩欠佳,宫口停止扩张≥6h 也诊断为活跃期停滞。活跃期停滞是剖宫产指征。

(3)第二产程延长:对于初产妇,如行硬膜外镇痛,第二产程超过 4h,产程无进展,可诊断为第二产程延长;如无硬膜外镇痛,第二产程超过 3h,产程无进展可诊断第二产程延长。对于经产妇,如行硬膜外镇痛,第二产程超过 3h,产程无进展可诊断第二产程延长;如无硬膜外镇痛,第二产程超过 2h,产程无进展可诊断第二产程延长。

专家共识对新产程的时间和剖宫产指征有了新的定义,这对分娩镇痛工作的开展带来新的机遇和挑战。

(一)产程分期

1. 第一产程(宫颈扩张期) 从规律宫缩开始到宫口开全。初产妇约需 11～12h,经产妇约需 6～8h,一般不超过 12h。

2. 第二产程(胎儿娩出期) 从宫口开全到胎儿娩出。初产妇需 1～2h 左右,经产妇不超过 1h。一般不超过 2h。

3. 第三产程(胎盘娩出期) 从胎儿娩出到胎盘娩出,需 5～15min,一般不超过 30min。

(二)分娩疼痛的机制

第一产程的疼痛主要是子宫收缩、宫颈及子宫下段的扩张。子宫由 T_{10}～L_1 脊神经支配,子宫收缩时,子宫内压力升高达 35～50mmHg,子宫的韧带和腹膜受到牵拉,子宫壁的血管暂时受压闭塞,使周围组织产生暂时性的缺血缺氧而致交感神经兴奋,子宫肌肉组织发生炎性改变。潜伏期疼痛始于 T_{11}～T_{12},活跃期则涉及 T_{10}～L_1。疼痛部位主要发生在下腹部和腰部,可沿子宫及阴道痛觉感受器,经盆底内脏神经传入大脑,形成"内脏痛",且有副交感神经反射活动和内分泌改变。第一产程分娩疼痛与其他类型内脏痛一样是弥散的,不像躯体痛定位准确,下腹痛最常见,相当部分产妇同时伴有腰痛,也可放射至髂嵴、臀部及大腿。随着产程的进展，疼痛明显加剧，最为剧烈往往发生在宫颈扩张到7～8cm时。

第二产程宫颈扩张的疼痛逐渐减轻，取而代之是不自主的排便感。宫缩时先露部压迫骨盆底部组织，产生反射性的肛提肌收缩和肛提肌、会阴拉长及阴道扩张产生疼痛，此时的疼痛常被强烈的排便感所掩盖。胎儿下降时，产妇阴道、盆底、会阴的扩张产生刺激通过阴部神经以及骶神经 S_2～S_4 的前分支传导，并上传至大脑，产生的疼痛多为躯体痛，疼痛比产程早期的疼痛定位更明确，主要集中在阴道、直肠和会阴部，疼痛性质如刀割样锐痛。产妇往往主诉有强烈、不自主的"排便感"。

第三产程主要为胎盘娩出时宫颈扩张和子宫收缩所引起的疼痛，但是胎盘娩出，子宫体缩小，子宫内压力下降，痛觉显著减轻。子宫和宫颈的伤害性刺激通过 A_δ 和 C 纤维传入中枢而使人产生疼痛的感觉。

目前，临床上对分娩疼痛仍然缺乏客观的、普遍适用的疼痛强度测量标准，最常见的方法是自我评估，如视觉模拟评分。但是这些方法很难使用标准心理测量方法进行验证，常用的镇痛药物可能损害产妇认知能力，进一步影响产妇口头和视觉评分报告的可靠性。由于产妇对镇痛期望值不同、分娩经验不同，常导致其对镇痛效果及满意度评价不一致，这也提醒医务工作者在运用分娩镇痛临床研究结果的同时应该注意甄别其实践的效果。

三、分娩疼痛的危害

长期以来，人们传统的观念认为，分娩疼痛是临产的信号，是生孩子应该有的过程，而且产痛对临床医务人员来说，也有助于对产程进展情况的判断。但分娩疼痛绝不是说说那么简单，2017年陕西榆林产妇跳楼事件虽然是个特例，但足以说明产痛的程度。研究表明，剧烈的分娩疼痛是一种应激源，可引起机体一系列内分泌反应，体内儿茶酚胺分泌增加，可使子宫胎盘血流量减少，胎儿缺氧；剧烈的疼痛使产妇过度紧张，导致换气过度，致呼吸性碱中毒，使母体血红蛋白释氧量下降，影响胎盘供氧；而且疼痛引起的产妇焦虑综合征使神经介质分泌增多，影响子宫有效收缩，使产程延长和副交感神经反射致产妇大量出汗、恶心、呕吐，使产妇脱水、酸中毒，胎儿酸中毒。对大多数产妇而言，分娩疼痛足以让她们对生产产生恐惧，而且其引起机体一系列继发性生理改变，对母体和胎儿产生不良影响。良好的镇痛可以抑制甚至消除这些改变，可阻断伤害刺激的传入和交感神经的传出，可减少儿茶酚胺、β-内啡肽、ACTH 和皮质醇的释放，降低产妇的应激反应；减少产妇不必要的耗氧量和能量消耗，防止母婴代谢性酸中毒的发生；避免子宫胎盘的血流量减少，改善胎儿的氧合状态。从而使分娩过程更安全、更舒适，对保障胎儿的安全更为有利。同时剧烈的疼痛也是产后抑郁的一个高危因素。

四、分娩镇痛的适应证、禁忌证

传统观念认为宫口开至3cm时，疼痛逐渐剧烈，此时开始分娩镇痛，对宫缩不会产生明显影响。然而，近年来国内外诸多研究为潜伏期分娩镇痛的应用提供了充分的依据，即在宫口扩张到1～3cm时实施分娩镇痛并不延长产程，也不增加剖宫产率。此外，目前将第二产程延长的概念从第二产程超过2h更新为3h。已有大量临床研究及荟萃分析表明潜伏期开始椎管内镇痛并不增加剖宫产率，也不延长第一产程。所以不再以产妇宫口大小作为分娩镇痛开始的时机。2017年美国妇产科医师协会颁布了《2017产科镇痛和麻醉实践指南》，指南指出，只要没有禁忌证，产妇要求分娩镇痛就是独立的医学指征。我国于2016年、

2017年先后两次颁布《分娩镇痛专家共识》，共识中对分娩镇痛的适应证和禁忌证进行了明确的规定。

1. 分娩镇痛的适应证

（1）产妇自愿。如同签署手术知情同意书一样，要让产妇知情分娩镇痛中的风险和利害关系后，再让产妇自愿选择，而不是"因为疼痛所以选择"。

（2）经产科医师评估，可进行阴道分娩试产者（包括瘢痕子宫、妊娠期高血压及子痫前期等）。产科医生对产妇能否经阴道分娩的专业评估，虽然可从产力、产道和胎儿（体检骨盆大小，超声检查胎儿大小）等方面进行评估，但也受个人经验因素的影响。

2. 分娩镇痛的禁忌证

（1）产妇拒绝。

（2）经产科医师评估不可进行阴道分娩者。

（3）对有椎管内阻滞禁忌证者，不宜选用椎管内阻滞行分娩镇痛。

一般情况下，由于产程长，产程中变化的因素较多，虽然分娩镇痛应本着产妇自愿的原则，但是在决定行分娩镇痛前，产科医生对产妇分娩方式的再次评估不能忽略。同时，专家共识强调，产妇须待进入产房后才能开始实施分娩镇痛，以便于镇痛期间的管理，并提高安全性。

五、分娩镇痛前的评估

影响分娩的因素包括产力、产道、胎儿和精神因素等。产力是分娩的动力，主要依靠产力将胎儿排出体外，但同时还需要软产道的相应扩张，以供胎儿通过。产力与胎儿的位置、大小以及其与产道的关系有关，否则可导致难产。近年来，产妇的精神心理因素在分娩过程中的作用受到重视，这也是医患双方对正常分娩过程认识提高的一个表现。

不论初产妇、经产妇，还是一胎、多胎，我们首先应该建议并提倡阴道分娩，尽量减少医疗干预。对需要镇痛的产妇，产妇自愿是前提，而麻醉医生和麻醉医生的准确评估才是顺利安全实施分娩镇痛的有力保障。产科方面的评估主要是围绕是否能经阴道分娩，而分娩方式的选择虽然有一定的依据，但就产妇个体而言，由于产程长、产程变化因素多，分娩方式也会有随时改变的可能（比如中转为剖宫产）。因此，在实施分娩镇痛时应有对改变分娩方式的应对措施（比如剖宫产时，麻醉效果不佳，需要辅助用药，甚至更改为全身麻醉等）；或者，产妇在分娩过程中出现的各种危险情况，包括新生儿复苏等，均要有充分的准备，千万不能抱有"打一针了事"的侥幸心理。

（一）产科评估

1. **产道评估** 包括骨产道和软产道。有无头盆不称、宫颈小而肿、产道先天性发育异常等。

2. **产力评估** 有无原发或继发性宫缩乏力，及相应治疗的效果。

3. **胎儿的评估** 包括胎位不正（横位、臀位、枕后位等）；胎儿宫内窘迫；脐带是否脱垂；胎儿过大（估计大于4 000g，也有定义为4 500g）等。

4. **妊娠及合并症情况评估** 包括妊娠次数，分娩次数，本次孕周数以及胎儿的数量；有无产前出血（前置胎盘、胎盘早剥等），瘢痕子宫（剖宫产史或子宫肌瘤剜除术史）；合并有严重的肺疾病、糖尿病、肾病、重度子痫前期，严重的肝内胆汁淤积等；做过产道手术（如瘘修补或会阴Ⅲ度裂伤修补）；先兆子宫破裂或子宫破裂；高龄初产（大于35岁），珍贵儿，难产或反复流产；胎儿畸形（对母体造成影响，如连体儿，大头或大腹儿）等。

5.产妇精神心理评估 如果产妇精神萎靡，对自己生产没有自信和勇气，想完成自然阴道分娩也是一件困难的事。

（二）麻醉评估

除了重视椎管内穿刺的评估外，对产妇全身情况的评估也同样不能忽视。另外，对各种抢救措施和应急设备是否准备就位也应列在麻醉评估的范畴，以确保母婴安全。

1.产妇基本情况 包括既往病史、麻醉手术史、药物过敏史、是否服用抗凝药物、合并症、并存症，并确保排除椎管内穿刺的禁忌。

2.全面的气道评估 检查有无困难气管插管或困难面罩通气的危险因素，包括甲颏距离、张口度、Mallampati分级等。

3.检查产妇背部 有无严重的腰腿部疼痛，有无脊柱侧弯、肥胖、穿刺部位感染、占位性病变或其他背部异常等，以评估穿刺的难易程度。

4.采集基本生命体征 如BP、HR、RR、SpO_2、T。

5.相关实验室检查 常规检查血常规、凝血功能等。对合并有其他系统疾病的产妇，应进行相关系统的检查和评估。

分娩镇痛前对产妇系统的评估是保证镇痛安全及顺利实施的基础。应在产科门诊区域设置麻醉门诊，当产妇近临产可到麻醉门诊进行全面系统的评估，没有建立麻醉门诊可在产房分娩镇痛前系统评估，全面了解产妇情况并填写评估表。当产妇分娩时，特别是紧急情况下，不论是剖宫产还是经阴道分娩，麻醉科医师可及时了解到产妇的情况。评估内容包括：病史、体格检查、相关实验室检查等。

总之，麻醉医师和产科医师在产妇分娩发动和自愿决定行分娩镇痛之后，在实施分娩镇痛之前，对产妇和胎儿风险进行再次评估是明智的选择。

六、分娩镇痛的方法

所有提供孕产妇保健的医院均应提供分娩镇痛，而分娩镇痛方法可因医院而异。实际上分娩镇痛的方法多种多样，归纳起来，可分为非药物性和药物性两大类，药物性镇痛又可分为全身性镇痛和区域阻滞性镇痛两类。目前，国内外公认椎管内镇痛是分娩镇痛效果最为确切的方法。

（一）非药物性镇痛

非药物性镇痛主要包括：精神预防性镇痛法（心理疗法）、针刺镇痛、经皮神经电刺激、水中分娩、按摩、瑜伽及分娩球等方法。

妊娠期妇女的疼痛程度个体差异很大，非药物性镇痛的效果与产妇的紧张和焦虑情绪有关。在临床实践中发现，分娩疼痛除了机体生理产生疼痛的因素外，还与产妇的精神、心理状态密切相关，如恐惧、焦虑、疲惫、缺乏自信及周围环境的不良刺激都能降低产妇的痛阈。产前教育，纠正"分娩必痛"错误观念，让产妇了解分娩的过程，以及分娩中可能进行的检查和操作，或让家人陪同，营造宽松的氛围，使产妇主动配合产程的进展和分娩过程；同时进行呼吸训练、锻炼助产动作以及让有分娩经验的人员陪护，给予产妇以最大程度的鼓励，增加自然分娩的信心。有研究表明，精神安慰法可降低10%的产痛，并可减少镇痛药物的使用量。

针刺镇痛作为中国传统医学的国粹，近二三十年来西方国家也开始尝试将它用于分娩镇痛。针刺镇痛不良反应少，可延迟或减少硬膜外及其他药物和镇痛方法的使用，但针刺后 30min 缓解疼痛效果即明显减弱，目前的研究并不支持单纯针刺镇痛用于分娩镇痛。

经皮神经电刺激仪是一种减轻分娩时疼痛的无创镇痛方法，是由无害的电刺激不断作用于较大的传入神经纤维（A_α 或 A_β），使疼痛传入通道关闭，同时低频高强度刺激可激活机体内啡肽的产生，从而起到镇痛的作用。1977 年，瑞典的医师将其应用于分娩镇痛。方法是将两个电极板分别放置于 $T_{10} \sim L_1$ 和 $S_2 \sim S_4$ 水平椎旁，以电磁波刺激进行镇痛，还可通过提高痛阈，暗示及分散疼痛注意力的作用原理缓解产痛，产妇可以自己调节刺激强度、频率和刺激方式。除了对胎心监护有干扰的缺点外无任何副作用，但其镇痛有效率仅为 25%。

水中分娩即产妇于第一产程及第二产程的前期坐于热水的浴盆中，靠热水和水的浮力缓解产痛，镇痛效果不确切，但感染及新生儿安全性等问题备受争议。

按摩在分娩中可能有减轻疼痛和改善产妇情感体验的作用；第一产程给予按摩与进行常规护理比较，能减少分娩疼痛及焦虑；按摩与音乐放松疗法比较，分娩疼痛较轻。

瑜伽对分娩镇痛效果缺乏高质量的研究，可能与孕期瑜伽实践较少有关。Jiang 等研究表明瑜伽组的疼痛水平较低。使用分娩球降低分娩疼痛的可能机制是门控理论。一项 Meta 分析显示分娩球锻炼可降低疼痛评分。

总之，非药物性的分娩镇痛法优点是对产程和胎儿无影响，但镇痛效果差或不确切，只适合于轻度、中度分娩疼痛的产妇，可推迟其他镇痛措施的使用时间或作为药物性镇痛的辅助方法。

（二）药物性镇痛

1. 全身性镇痛法　全身性镇痛法主要是指全身性（经口、静脉、肌内、鼻内或吸入途径）应用镇痛类药物或吸入麻醉性药物达到减轻分娩疼痛的方法。阿片类药物是常用的药物，美国 2017 年指南推荐了常用的阿片类药物（表 17-17）。然而多数的研究认为，全身应用阿片类药物的镇痛效果并不尽如人意，而且常伴有恶心、呕吐、困倦和新生儿抑制等不良反应。

表 17-17　阿片类药物用于分娩镇痛的使用推荐

药物	使用方法	起效时间	持续时间	半衰期（母体）
芬太尼	$50 \sim 100\mu g/h$，或采用 PCIA，负荷量 $50\mu g$，冲击量 $10 \sim 25\mu g$，锁定时间 $10 \sim 20min$	$2 \sim 4min$	$30 \sim 60min$	3h
吗啡	$2 \sim 5mg$ i.v. $5 \sim 10mg$ i.m.	10min i.v. 30min i.m.	$1 \sim 3h$	2h
纳布啡	$10 \sim 20mg$ i.v./s.q./i.m.	$2 \sim 3min$ i.v. 15min s.q./i.m.	$2 \sim 4h$	$2 \sim 5h$
布托啡诺	$1 \sim 2mg$ i.v./i.m.	$5 \sim 10min$ i.v. $30 \sim 60min$ i.m.	$4 \sim 6h$	$2 \sim 5h$
瑞芬太尼	$0.15 \sim 0.5\mu g/kg$，间隔 2min PCIA	$20 \sim 90s$	$3 \sim 4min$	$9 \sim 10min$

注：PCIA 静脉患者自控镇痛；i.v. 静脉注射；i.m. 肌内注射；s.q. 皮下注射。

（1）盐酸哌替啶：在分娩镇痛中应用较为广泛。盐酸哌替啶通过中枢性镇痛作用缓解产妇的紧张情绪，松弛子宫颈，加强宫缩的频率和强度，缓解不协调宫缩，减轻产妇疼痛。通常用法为 $50 \sim 100mg$ 间断肌内注射，用药后 $15 \sim 20min$ 出现作用，24h 后重复；也可静脉用药 0.5mg/kg，静脉注射后即刻起效，间断 $1 \sim 2h$ 重复注射，体内半衰期为 2.5h。由于盐酸哌替啶可通过胎盘，对产妇和胎儿均有一定的呼吸抑制作用，因此在胎儿出生前 1 ～4h 内禁止使用。盐酸哌替啶潜在的药物相互作用（如服用单胺氧化酶抑制剂）影响了它的使用。此外，其代谢产物去甲哌替啶的蓄积可降低癫痫发作的阈值。

（2）吗啡：因胎儿的呼吸中枢对吗啡极为敏感，常规剂量的吗啡就会造成胎儿明显的呼吸抑制，现在基本已被盐酸哌替啶、芬太尼取代。

（3）芬太尼：为短效脂溶性镇痛药，可迅速通过胎盘，但镇痛剂量的芬太尼几乎不引起新生儿呼吸抑制，也不影响新生儿 Apgar 评分。需要注意的是，芬太尼对产妇的呼吸抑制要比镇痛作用持续时间长。目前，低浓度局麻药复合芬太尼用于椎管内分娩镇痛在临床使用更为广泛。

（4）氯胺酮：也可起到有效镇痛作用，静脉注射 10～15mg 可在 2～5min 内达到较好的镇痛效果且不会引起知觉丧失。但若剂量超过 1mg/kg，则可引起胎儿窘迫和 Apgar 评分降低以及高张性子宫收缩。另外，其致幻作用也限制其临床的应用。

（5）布托啡诺：为 κ 受体激动剂和 μ 受体激动拮抗剂，它的镇痛效果是吗啡的 5 倍，较少引起恶心、呕吐，但会产生过度镇痛。不同于盐酸哌替啶，它的代谢产物无活性。但应用布托啡诺可引起药物相关性正弦波胎心率图，影响胎儿缺氧或贫血的判断。

（6）瑞芬太尼：是一种超短效的纯 μ 受体激动剂，具有独特的药动学特征。高脂溶性、起效快，消除和分布迅速，时 - 量相关半衰期仅为 3～5min，具有较高的可控性和安全性。已被证明其镇痛效果优于盐酸哌替啶，是一种比较理想的药物，可通过 PCIA 给药。虽然可通过胎盘，但由于体内代谢快，不会导致新生儿和产妇的长时间镇静、嗜睡以及新生儿呼吸抑制。由于瑞芬太尼起效快，通常设定无背景剂量、Bolus 量不超过 0.5μg/kg、锁定时间 2～3min 的方法。可以指导产妇在宫缩前 30s 按压 PCA 键，这样瑞芬太尼峰效应出现时正处于宫缩期，产妇应激程度较高，呼吸抑制的发生率也可能减少，从而达到迅速镇痛且减少药物用量的目的。

（7）吸入性镇痛：与静脉或肌内注射途径使用镇痛药物相比，通过呼吸道吸入挥发性麻醉药的方法相对较少。

1）笑气（N_2O）：N_2O 是分娩镇痛中目前使用最为广泛的吸入性麻醉药。常用 50% N_2O 和 50% O_2 的混合气体，通过抑制中枢神经系统兴奋性神经递质的释放和神经冲动的传导及改变离子通道的通透性而产生药理作用，是毒性最小的吸入性镇痛麻醉药，对呼吸道无刺激，孕妇吸入 30～50s 即产生镇痛作用，停止吸入后数分钟镇痛作用消失，产妇始终保持清醒，能主动配合至完全分娩。产妇使用橡胶咬嘴或面罩进行自我管理，由产妇自己掌控，一旦出现过度镇静，即可自动松开面罩，防止进一步持续吸入。据统计，如果 N_2O 使用得当，约有 50% 的产妇可取得满意的镇痛效果。氧化亚氮镇痛效果与硬膜外镇痛效果差，但是不影响产妇运动，可以自控，不需特殊监护。但可引起恶心、呕吐、头晕、嗜睡等不良反应。

2）七氟烷：七氟烷的血气分配系数低（0.62），可控性好，用于分娩镇痛的研究较少。有研究认为，七氟烷最适宜的吸入浓度为 0.8%，其镇痛效果优于吸入 N_2O，但临床应用中需要特殊的吸入装置且有过量吸入的风险。

总之，全身性镇痛法在分娩镇痛中的效果并不理想，而且大多数药物能通过胎盘影响胎儿，其他可能的影响包括胎心基线变异消失、基线降低、新生儿呼吸抑制或者神经行为改变。新生儿清除药物较成人慢，因此药物副作用持续时间更长。不仅如此，临床使用时需要对产妇的呼吸功能进行严密的监测。为此，2017 年《分娩镇痛专家共识》中明确指出，不推荐常规实施静脉分娩镇痛，当产妇椎管内分娩镇痛方式存在禁忌时，根据医院条件可选择静脉分娩镇痛方法，但必须在麻醉科医师严密监控管理下方可实施，以防危险情况发生。

2. 区域阻滞性镇痛 区域阻滞性镇痛主要包括硬膜外阻滞、蛛网膜下腔阻滞（简称腰麻），以及腰麻联合硬膜外阻滞镇痛，该类镇痛需要麻醉专业人员实施。循证医学表明，椎管内神经阻滞行分娩镇痛具有最佳的镇痛效果，对产妇和新生儿影响小，是目前最安全可靠的镇痛方法。

（1）连续硬膜外镇痛：硬膜外镇痛具有临床镇痛效果确切、便于调控、对母婴影响小、产妇清醒能主动配合、满意度高等优点，是目前应用最为广泛的分娩镇痛方法之一，当分娩过程中发生异常情况需实施紧急剖宫产时，可直接用于剖宫产麻醉，因此是分娩镇痛的首选方法。

操作方法如下：

1）穿刺过程中监测产妇的生命体征；开放静脉通路。

2）选择 $L_{2\sim3}$ 或 $L_{3\sim4}$ 间隙，严格按椎管内穿刺操作规范进行硬膜外穿刺，向头端置入硬膜外导管。

3）经硬膜外导管注入试验剂量（含 1:20 万肾上腺素的 1.5% 利多卡因）3ml，观察 3～5min，排除导管置入血管或蛛网膜下隙。

4）若无异常现象，注入首剂量（表 17-18），持续进行生命体征监测。

5）测量镇痛平面（维持在 T_{10} 水平）、进行疼痛（VAS）和运动神经阻滞（Bromage）评分。

6）助产士常规观察产妇宫缩、胎心改变及产程管理。

7）镇痛维持阶段建议使用 PCEA 镇痛泵，根据疼痛程度调整镇痛泵的设置或调整药物的浓度。

8）观察并处理分娩镇痛过程中的异常情况，填写分娩镇痛记录单。

9）分娩结束后观察 2h，产妇无异常情况离开产房时，拔除硬膜外导管返回病房。

常用分娩镇痛的药物浓度及剂量见表 17-18。

表 17-18 硬膜外镇痛常用药物浓度及剂量

药物	首剂量/（ml/次）	维持量/（ml/h）	自控量/（ml/次）
罗哌卡因 0.062 5%～0.15%＋芬太尼 1～2μg/ml 或舒芬太尼 0.4～0.6μg/ml	6～15	6～15	8～10
布比卡因 0.04%～0.125%＋芬太尼 1～2μg/ml 或舒芬太尼 0.4～0.6μg/ml	6～15	6～15	8～10

注：局麻药浓度高注药容量应减少，局麻药浓度低注药容量应增加。

共识中还对给药方案进行了推荐：即首剂量后，维持剂量则根据产妇疼痛情况个性化给药，浓度剂量在表 17-18 所列范围之内进行调整。患者自控硬膜外镇痛（PCEA）每次 8～10ml，锁定时间 15～30min。

（2）腰 - 硬联合镇痛：腰 - 硬联合镇痛是蛛网膜下腔镇痛与硬膜外镇痛的结合，此方法集两者之优点，起效迅速、镇痛完善。

具体操作方法如下：

1）准备同硬膜外镇痛。

2）首选 $L_{3\sim4}$ 间隙穿刺，如穿刺困难再选择 $L_{2\sim3}$ 间隙，最好在 B 超下定位。

3）经腰穿针注入镇痛药（表17-19），退出腰穿针后，向头侧置硬膜外导管，当镇痛效果随时间延长而减退时，继续硬膜外给药。

4）在硬膜外给药之前经硬膜外导管注入试验剂量（含1∶20万肾上腺素的1.5%利多卡因）3ml，观察3～5min，排除硬膜外导管置入血管或蛛网膜下腔。

5）镇痛管理同硬膜外镇痛。

表17-19　蛛网膜下腔镇痛常用药物及其剂量

单次注射阿片类药物	单次注射局麻药	联合用药
舒芬太尼2.5～7μg	罗哌卡因2.5～3.0mg	罗哌卡因2.5mg＋舒芬太尼2.5μg（或芬太尼12.5μg）
芬太尼15～25μg	布比卡因2.0～2.5mg	布比卡因2.0mg＋舒芬太尼2.5μg（或芬太尼12.5μg）

注：蛛网膜下腔注药45min后，硬膜外腔用药参照表17-18。

（3）其他：宫颈旁阻滞适用于第一产程镇痛，在宫口开至2～3cm时，用1%利多卡因进行宫颈阻滞麻醉，可以缓解疼痛，松弛宫颈环状肌，促进宫口扩张。骶管阻滞对第一产程镇痛效果较差，主要适用于第二产程镇痛。阴部神经阻滞主要适用于第二产程镇痛，一般于宫口开全时，行双侧阴部神经阻滞，潜在的风险是血肿和感染等。

产妇合适的体位对椎管内分娩镇痛的成功实施以及母婴的安全都很重要。椎管内镇痛开始时产妇可以采用侧卧位或者坐位，对于肥胖的产妇坐位更有优势。硬膜外置管后，产妇应使用侧卧左侧倾斜位或者完全侧卧位，避免仰卧位引起仰卧位低血压综合征，导致胎盘供血供氧障碍。

七、分娩镇痛中镇痛方法与给药方法的选择

（一）镇痛方法的选择

对椎管内神经阻滞行分娩镇痛的方法国内外已取得一致意见，认为是目前最安全、有效的方法。目前研究较多的是椎管内用药的配方和用药的方法的差异。

局麻药以罗哌卡因、布比卡因和左旋布比卡因为主，混合的药物以阿片类药物舒芬太尼、芬太尼为主，近年来也有局麻药混合右美托咪啶的报道。总结起来，椎管内分娩镇痛的效果主要与局麻药的浓度和量有关。局麻药的浓度低，运动阻滞弱，对产程的影响小，镇痛的效果相对较差，但可用相对较大的用量来弥补；局麻药的浓度高，运动阻滞强，对产程的影响大，镇痛的效果相对较好；局麻药中混合阿片类药物则可增强局麻药在椎管内镇痛的效果，但也有阿片类药物的副作用，如产妇过度镇静、嗜睡、瘙痒等，对新生儿的影响表现为Apgar评分低等不良反应，所以，硬膜外腔单纯应用大容量低浓度局麻药还是局麻药混合阿片类药物用于分娩镇痛还应进行系统评估。至于蛛网膜下腔注射镇痛，由于起效快，鞘内注射局麻药30min内可导致一过性的宫缩抑制；鞘内注射阿片类药物30min内可导致一过性的胎儿心率下降，此外鞘内注射阿片类药物还可以导致产妇瘙痒，症状与剂量呈正相关。

尽管硬膜外分娩镇痛方法较为普及，腰-硬膜外联合麻醉用于分娩镇痛也有报道，但连续蛛网膜下腔阻滞用于分娩镇痛可能也具有特殊的优势。因为连续硬膜外分娩镇痛技术存在着起效慢、用药量大，药物通过硬膜外腔吸收入血，理论上易对胎儿产生影响，而且长时间镇痛，大量药物在硬膜外腔蓄积，镇痛效果难以保证等不足。在蛛网膜下腔置入微导管，

间断或持续注入局麻药或镇痛药物行分娩镇痛，能达到满意的镇痛效果，实现微量给药、极少吸收入血，在保证镇痛效果的同时，对产妇子宫收缩和胎儿的影响可减少到最低。但是，此方法带来的头痛等神经系统并发症却是临床应用时的一大顾虑。

（二）给药方法的选择

PCEA 允许产妇在产程的不同阶段根据疼痛及自身要求自行控制给药频率和用药量，用药更趋个体化，是目前比较常用的分娩镇痛方法。PCEA 在对母亲和新生儿结局没有不良影响的情况下，降低了非计划的临床医生干预的发生率，包括局麻药的总剂量、下肢运动阻滞的发生率。但是这种背景剂量＋PCA 的方法因药物流速缓慢，药液常常仅从硬膜外导管的最近端出药孔流出，药液在硬膜外腔扩散成不均匀的圆球状，容易出现扩散平面不大、阻滞不全，甚至导致单侧阻滞等现象。近年来，硬膜外间歇脉冲注入技术用于临床取得了较好的效果。硬膜外腔间歇脉冲注入的方法，药液扩散更为均匀，减少了因局部药液蓄积导致的阻滞不全或部分阻滞现象。当药液以脉冲的形式通过硬膜外导管时，由于速度快和压力高，硬膜外导管远端的多个出药孔均有药液流出，药物传递远，散布比连续输注均匀，效果更好，特别适用于分娩过程中的暴发痛。

Sng 等发明的集成计算机硬膜外自控给药系统（computer-integrated patient-controlled epidural analgesia，CIPCEA）可以根据产妇对镇痛程度的要求智能化地自动调节输注量，在无痛的基础上将局麻药的用量降到最低，进一步提高了产妇的满意程度，并且发现在运用 CIPCEA 的基础上，没有必要给予背景输注量，新设备的研发将使分娩镇痛更趋完善。

八、分娩镇痛中存在的问题与展望

分娩镇痛中存在问题不是技术上的问题，而是认识与管理上的问题，这包括产妇及其家属以及临床医生对分娩镇痛的认识和接受程度。就像对待任何新生事物一样，我们应当一分为二地看待分娩镇痛，而不应该因为惧怕个体化疼痛差异的产痛而大肆鼓吹分娩镇痛，也不能因为分娩镇痛有延长第一产程（约 18.51min）、第二产程（约 13.66min）和增加器械助产率等副作用而一味地渲染强调。

自从"无痛分娩中国行"以来，中国的分娩镇痛项目的确得到了快速的发展，各地、各省、各学会组织也纷纷效仿，一时间各地区甚至各医疗单位追求分娩镇痛率之风此起彼伏，甚至主管部门下达硬性指标，这当然对改善我国相对低水平的分娩镇痛率有极大的推动作用。但是我们也应该清醒地认识到我国仍处于发展中国家的实际情况，抛开我国由计划生育政策导致的高剖宫产率、转为实施二孩政策的变化、陈旧的传统观念、短缺的麻醉医生和不健全的管理制度，而一味地追求高分娩镇痛率，难免有偃苗助长之嫌，这在实际操作的过程中，不仅会有悖于分娩镇痛产妇自愿的可能，而且也会有过多干预自然生产过程和医疗过度的可能。一旦因操之过急发生了纠纷或不利于母婴安全的事件，反而不利于分娩镇痛的开展。正如我们相信没有"只有益而无害的手术创伤"一样，分娩镇痛也有它的局限性，如仰卧位低血压综合征，延长产程、胎心率减慢、镇痛不全、镇痛中产生的尿潴留和瘙痒、神经并发症以及原因仍不清楚的发热等问题都需要在实施分娩镇痛中认真对待、科学宣传，与产妇及其家属以及产科医生进行充分的沟通和交流，达成统一的认识，基于"医患护"三方友好的合作才是成功开展分娩镇痛的有力保障。

分娩镇痛的实施应由有资质的麻醉医生来实施和主导，这无疑增加了麻醉医生的工作量，增加麻醉医生的数量是顺利开展分娩镇痛的必要条件。2017 年《分娩镇痛专家共识》指出，要求麻醉科医师在分娩镇痛岗位时，不可兼顾其他麻醉工作，以应付产妇突发情况时的紧急抢救等工作，确保母婴的安全。分娩镇痛期间的临床管理极为重要，应建立相关的制度，如分娩镇痛工作制度、麻醉药品及物品管理制度、会诊制度、知情同意制度、报告制度等。

　　同时，加强管理和团队协作，方能确保母婴安全。在实际临床管理中，分娩镇痛是需有麻醉科医师、产科医师、助产师协作共同完成、缺一不可的医疗服务项目，特别是助产士和麻醉科医师的配合尤为重要，紧密合作，但又要分工明确，职责明确，责任到人，规范操作，严密监测，才能使产妇安全享受医学发展的成果，让分娩镇痛作为一个新的医疗项目真正走向健康发展的道路，才能真正响应 2015 年提出的"分娩镇痛，人人有权享受"的口号，实现"人人享受生殖健康"全球共同奋斗的目标。

（韩传宝　刘存明）

第五节　腔镜诊疗镇痛

　　腔镜在临床广泛应用是现代医学发展重大进步之一，通过腔镜能顺利地完成一些重要脏器的检查，可早期发现和诊断这些脏器的病变，甚至可施行一些手术治疗，由于其安全性和准确性均较高，因此易被绝大多数患者接受。

　　目前，腔镜的应用主要集中在一些门诊患者的检查，但其应用范围仍在不断扩大，但是腔镜诊疗或手术均属于侵入性操作，对机体造成一定的刺激和应激，强烈者可表现为疼痛。由于人们对医疗质量和舒适度要求越来越高，因此腔镜镇痛或麻醉应运而生。

一、腔镜诊疗镇痛患者的选择

　　适合腔镜诊疗或手术的患者应该有一定的健康基础，并能够承受腔镜诊疗或手术对生理的干扰及其应激反应。完善的术前准备和治疗，可使腔镜诊疗患者的范围扩大。过去 ASA Ⅰ～Ⅱ级患者方能行门诊手术，现在 ASA Ⅲ或Ⅳ级的患者，一般认为术前病情得到良好控制达 3 个月，腔镜诊疗及其镇痛的并发症发生率可降到很低水平。因此，临床上应综合腔镜的类型和镇痛技术等因素，判断患者是否适合作门诊腔镜诊疗镇痛。

二、腔镜诊疗镇痛的禁忌证

　　因严重疾病或药物滥用及客观因素的存在，不适宜腔镜诊疗或手术镇痛的患者主要有：
　　1. ASA Ⅲ病情控制不稳定、ASA Ⅵ。
　　2. 病理性肥胖伴有呼吸系统或血流动力学改变。
　　3. 药物治疗，单胺氧化酶抑制剂、急性药物滥用。
　　4. 近期出现上呼吸道感染、哮喘发作及持续状态。
　　5. 在手术后没有成人照顾的患者。

三、腔镜的布局和设施设备要求

　　开展腔镜诊疗镇静 / 麻醉除应具备常规腔镜的基本配置要求外，还应具备以下条件：
　　1. 每个诊疗单元面积不宜小于 15m²。
　　2. 每个诊疗区域除应配置腔镜基本诊疗设备外，还须符合手术麻醉的基本配置要求，配备常规监护仪、供氧与吸氧装置和单独的负压吸引装置、静脉输液装置、常规气道管理设备（麻醉机、简易呼吸囊、麻醉咽喉镜与气管内插管用具等）和常用麻醉药物如丙泊酚、依托咪酯、咪达唑仑、阿片类药物等，以及心血管药物如阿托品、麻黄碱、去氧肾上腺素等，必要时监测呼气末二氧化碳分压和/或有创动脉压力。

3. 具有独立的麻醉恢复区域，建议麻醉恢复室与腔镜操作室床位比例不低于1∶1，并根据受检患者数量与镇静/麻醉性质设置面积。

4. 腔镜诊疗区域须配备困难气道处理设备（如喉罩、视频喉镜等）和抢救设备如心脏除颤仪以及常用急救药品。

四、腔镜诊疗镇痛前评估

由于接受门诊腔镜诊疗镇痛患者的病情日趋复杂，术前评估也越来越重要，其首要目的就是了解腔镜诊疗镇痛患者的全身状况，注意患者有无冠心病及其严重程度，是否存在心律失常、左室功能障碍、低氧血症、糖尿病及肾功能不全等有关内科情况，能否耐受镇痛及麻醉对机体生理的可能存在的不良影响，确定相应的镇痛或麻醉方法。病史、体格检查和实验室检查是了解患者的全身状况的重要手段。

其次是通过术前评估建立医患互动关系，减少患者的焦虑紧张情绪，最大限度增强患者的信心。有研究证明术前麻醉医师对患者的访问比应用巴比妥类药物能更有效地减少患者的焦虑。患者阅读手术和麻醉知识方面的小册子、收听录音或观看影像等也可起到减少患者的焦虑的作用。

各医院可根据自己的条件制订相应的办法筛选出适合腔镜诊疗镇痛的患者，如计算机问卷。这种方法可以使病史采集过程自动化，标出可能存在的问题，提出进一步检查的建议，有利于选择实验室检查和相关医生了解病史。

全麻下施行浅表手术的健康患者，男性患者一般无须行实验室检查，女性患者只需要进行血红蛋白或是血细胞比容检查。对于有并存疾病的患者，在仔细评估病情的基础上安排合理的术前准备，必要时和相关学科医师共同制定术前准备方案并选择合适的手术时机。椎管内麻醉或神经阻滞，术前应检查凝血功能。健康患者拟在全麻下行无明显出血的腔镜手术前进行的实验室检查见表17-20。

表 17-20　不同年龄的腔镜诊疗镇痛患者推荐的实验室检查

年龄/岁	男性	女性
≤40	无	妊娠实验（不能排除妊娠时）
40~49	心电图	血细胞比容、妊娠实验
50~64	心电图	血细胞比容或血红蛋白
65~74	血红蛋白或血细胞比容、心电图、血浆尿素氮、血糖	血红蛋白或血细胞比容、心电图、血浆尿素氮、血糖
≥75	血红蛋白或血细胞比容、心电图血浆尿素氮、血糖、胸片	血红蛋白或血细胞比容、心电图血浆尿素氮、血糖、胸片

五、腔镜诊疗镇痛前服用药物情况

由于腔镜诊疗或手术镇痛患者病情各异，可能存在中长期或短期服用某些特殊药物的情况。而这些药物可能直接或间接影响腔镜诊疗麻醉或镇痛期间的管理。

1. 抗高血压药物　绝大多数抗高血压药物都影响神经递质的储存、摄取、代谢或释放，故而与术中用药存在相互作用，停用抗高血压药物治疗可导致术中严重高血压或低血压及抑郁、噩梦和嗜睡等副作用。α_2 受体激动剂可乐定，在中枢抑制儿茶酚胺的释放，曾作为术前用药以控制术中高血压；钙通道阻滞剂抑制心肌和血管平滑肌细胞的经膜钙离子电流，吸入全麻药与钙通道阻滞剂有协同作用，导致心肌收缩力和血压的下降。钙通道阻滞剂也可以在麻醉期间对心肌缺血和心功能不全提供保护、减少麻醉药用量和加强非去极化和去极化肌松药的作用；停用 β 受体拮抗剂会导致交感神经冲动增加。除利尿剂外，抗高血压药应继续服用至手术当日。

2. 抗精神病药物　SSRIs 类药物氟西汀、锂剂和三环类抗抑郁药是精神病患者最常服用的药物。氟西汀选择性地抑制神经元对 5-HT 的摄取，与抗组胺止吐药昂丹斯琼合用时，可能会导致发热反应。

三环类抗抑郁药在不同的程度上抑制神经元对去甲肾上腺素、5-HT、多巴胺的摄取，产生毒蕈碱样作用以及 α_1 受体、H_1 受体和 H_2 受体的拮抗作用，导致口干、心动过速、谵妄和尿潴留。由于这些药物拮抗了去甲肾上腺素的再摄取，故注射肾上腺素（与局麻药混合）或间接作用于交感神经的药物麻黄碱，能导致严重的高血压。心律失常和窦性心动过速患者术前应用丙咪嗪，术中应用氟烷和潘库溴铵麻醉时最常发生严重高血压，可致麻醉药需求量增加。

锂剂用于治疗躁狂抑郁症，锂可以在动作电位的产生过程中取代钠离子，延长去极化和非去极化肌松药的作用，并延长新斯的明拮抗所需时间。由于锂剂抑制脑干肾上腺素和去甲肾上腺素的释放，麻醉药需求量会降低。

单胺氧化酶（MAO）抑制剂阻止 MAO 对儿茶酚胺的分解。与含有胺的药物或食物的相互作用可产生严重高血压、颅内出血甚至死亡。

3. 阿司匹林　阿司匹林或其他非甾体抗炎药，在服用后几小时内改变血小板功能并在服后至少 7d 内延长出血时间，但出血时间正常则术中出血可能不会增加，如果术中出血的可能性不大就无须停服阿司匹林。

六、术前禁食指南

通常要求术前至少禁食 6~8h，禁清亮液体 2h。术前禁食的目的是减少胃内容物反流而导致的误吸等相关呼吸系统并发症风险，或降低其严重程度；防止过度脱水，维持血流动力学稳定；防止低血糖；防止过度禁食所致的饥饿、恶心、呕吐及烦躁不安等不适感。有下列情况者有必要延长禁食时间：消化道梗阻患者、肥胖患者、困难气道患者、中枢神经系统疾病患者。消化道或其他对术前禁食有特殊或更高要求的择期手术患者，应按照专科医生要求实施。

禁食的目的是减少误吸的危险，通常要求术前至少禁食 6~8h。在禁食一夜后，50% 的患者有中到重度的饥饿感，44% 的患者有中到重度的口渴感，14% 的年轻女性患者在禁食一夜后，血糖浓度显著降低。而研究表明，清水在胃内的半排空时间是 10~20min。禁食后的门诊患者，手术前 2h 口服 150ml 水不会增加胃内容量。甚至在手术前 2~3h 口服 150ml 咖啡或橙汁也不会对成人的胃内容量和酸度产生明显影响。同样，与常规禁食的儿童相比，儿童随意饮用清液体直至手术前 2h，最后一次饮水限制在 240ml 以内，不但能减少患儿的饥饿感和口渴感，而且不会增加胃内容量。在术前口服 3ml/kg 苹果汁能减少胃内容量和酸度,对爱好饮用咖啡的患者在术日早晨饮用咖啡还可减少术后头痛的发生率。美国麻醉医生协会推荐在择期手术前2h饮用浓度不超过12.5%的含糖清液体。

七、术前准备

术前准备的目的是减少风险、改善预后和降低患者焦虑及恐惧感,使腔镜诊疗更安全、更易于患者和医务人员接受。术前准备包括药物或非药物准备。

(一)非药物准备

焦虑是腔镜诊疗或手术前患者常见心理,可在术前1w出现。焦虑最常见于对腔镜诊疗或手术疼痛、风险以及术后并发症的顾虑,可影响术后恢复质量。术前医生与患者充分沟通,使患者乐于接受并能主动配合是术前准备之一,手术前于手术室外对患者进行访视能明显减轻焦虑。其他的术前准备还应该包括用书面和口头的方式告知患者到达时间和地点、合适的穿戴、禁食的要求、手术后发生的变化、术后对驾驶车辆的限制,以及需要一位成人在围手术期陪护患者。

(二)药物准备

门诊腔镜诊疗或手术患者使用术前药物的主要指征与住院患者相同,包括抗焦虑、镇静、镇痛、遗忘、减低迷走神经张力、预防术后的呕吐和吸入性肺炎。合理地选择术前药物能减少术中麻醉药的用量和术后的恶心、呕吐的发生率,有助于术后恢复。但门诊患者在手术后要回到家中,术前用药不能影响术后的恢复。适当选择术前用药,绝大多数并不延长恢复时间。

1. 抗焦虑和镇静药 术前使用镇静催眠药能减少焦虑和术中麻醉药的用量,故而能改善术后的恢复。最常用的药物是巴比妥类和苯二氮䓬类药物,随着剂量的增加,会产生抗焦虑、镇静甚至是意识丧失的效果。巴比妥类药物在门诊麻醉中并不常用。目前苯二氮䓬类药物是常用的术前抗焦虑镇静药物。

(1)苯二氮䓬类:苯二氮䓬类药物作为术前药已有很长时间,其抗焦虑和遗忘作用在门诊麻醉中同样有用。地西泮是最常用的苯二氮䓬类药物,但咪达唑仑以其消除半衰期较短和手术后恢复较快成为门诊麻醉时的选择。咪达唑仑为水溶性药物,分布半衰期为7.2min,消除半衰期为2.5h(2.1～3.4h),老年人可延长到5.6h,肥胖人可延长到8.4h,用药的剂量应随年龄的增加而减少。副作用是呼吸和心血管抑制以及精神抑制,偶会发生恶心。研究表明,异丙酚麻醉诱导前即刻给予咪达唑仑并不减少诱导和麻醉维持所需异丙酚的用量,为了达到术前使用咪达唑仑的目的,应该最迟在诱导前5min应用咪达唑仑。不管是成人还是儿童口服咪达唑仑都明显有效,儿童口服0.5mg/kg咪达唑仑10～15min后,就可以与其父母分开,不会延长术后恢复时间。成人可在手术日晨和手术前60～90min口服地西泮。入手术室时出现明显焦虑,常用静脉注射咪达唑仑1～3mg。

适当剂量的咪达唑仑对心血管和呼吸的抑制比地西泮更强。健康人使用咪达唑仑后的血压下降幅度为10%。老年患者,尤其患有心脏病的老年人,血压下降幅度可达到20%～35%,并可能伴有呼吸暂停。如与芬太尼、异丙酚、硫喷妥钠合用,血压下降更明显。在注射咪达唑仑后血氧饱和度的下降也有报道。有研究报道100例内镜检查的患者,血氧饱和度基础值平均为95%,静脉注射咪达唑仑镇静后下降至92%,内镜检查中为89%,7%的患者血氧饱和度低于80%,所以静脉使用苯二氮䓬类药物时应该常规吸氧。

鉴于苯二氮䓬类药物可能的呼吸抑制的风险,以及导致腔镜诊疗镇痛后苏醒延迟的可能,故对于短小的腔镜检查不推荐术前使用苯二氮䓬类药物。

(2) α_2肾上腺素受体激动剂:α_2肾上腺素受体激动剂能减少手术中麻醉药和镇痛药物的用量,有镇静效果,并有心率和血压下降。可乐定已成为门诊手术术前用药之一。但老年患者,术后残留镇静效应是临床使用可乐定的障碍之一。相对而言,右旋美托咪啶的时效更短,对α_2肾上腺素受体选择性更高,在门诊麻醉中有更广阔的前景,可以减少术中麻醉药和镇痛药物的用量,但其可导致苏醒延迟,因此应根据腔镜检查的复杂程度、患者有无伴随疾病等因素决定是否使用右美托咪定以及选择合适的剂量。

2. 镇痛药物

(1) 阿片类药物:术前使用阿片类药物能提供镇静镇痛。诱导前静脉注射阿片类药物可以迅速控制焦虑,减少静脉诱导药物的用量。哌替啶具有抗寒战作用;儿童口服经黏膜吸收枸橼酸芬太尼能减少焦虑,加强镇静,提高诱导质量,但有呼吸抑制作用,呼吸频率下降,血氧饱和度下降,应该监测氧饱和度。阿片类药物能有效控制插管时的高血压反应,其减少插管时收缩压升高的作用有剂量效应,并可能降至基础值以下。

(2) NSAIDs:围手术期使用 NSAIDs 较广泛,但控制急性疼痛的效果尚不及阿片类药物,但作为辅助药物可增强后者的药效、减少其用量。如与阿片类药物以及区域麻醉平衡镇痛,NSAIDs 能改善早期恢复质量、减少并发症、使患者离院时间提前。

术前应用非甾体抗炎药可有效控制术后早期疼痛。腹腔镜手术患者麻醉前接受酮咯酸氨丁三醇 60mg、地佐辛 6mg 或芬太尼 100μg,在 PACU 中,61% 使用芬太尼的患者需要额外的镇痛,34% 使用酮咯酸氨丁三醇的患者和 25% 使用地佐辛的患者需要额外的镇痛。酮咯酸氨丁三醇组和地佐辛组患者对镇痛药的需要量也比芬太尼组的患者少,但使用地佐辛后恶心的发生率最高。在另一项研究中,进行腹腔镜手术的患者术前使用双氯酚酸或萘普生能明显减轻术后的疼痛,同时减少术后镇痛药物的需要量。儿童可以在术前经直肠给予布洛芬。

3. 预防恶心和呕吐的药物　术后恶心、呕吐(PONV)是全麻后常见的并发症,可使患者恢复延迟甚至必须在门诊留观。影响 PONV 发生率的因素很多,包括患者的体型、健康状态、性别、年龄、是否怀孕、月经周期、手术类型、麻醉药和镇痛药物使用和术后低血压等。PONV 的危险因素主要有:年轻、女性、早期妊娠、晕动病病史、曾经有过 PONV、月经周期、糖尿病、焦虑、胃内容量增加、肥胖和极度焦虑等。与 PONV 有关的麻醉和手术因素有:全身麻醉相对于局部或区域麻醉 PONV 发生率高,尤其是使用了 N_2O、依托咪酯、氯胺酮、新斯的明等药物的患者。有些手术 PONV 发生率高于其他手术,如卵子采集术、腹腔镜手术、斜视手术、睾丸固定术、泌尿系碎石术、中耳手术等。术后因素也影响 PONV 发生,如疼痛、阿片类药物、低血压、强迫口服液体及活动均可增加 PONV 的发生。婴儿 PONV 的发生率很低。年轻女性患者处于排卵期或是黄体期时恶心、呕吐最明显,对于既往有明显 PONV 病史的患者在安排手术时间时可适当考虑错开这些时期。用单一的药物预防和治疗 PONV 是否有确切效果尚难肯定,要成功处理 PONV 可能需要联合使用多种药物。由于 PONV 的发生率较低,而特殊的止吐药花费较高、效果不确定,还可能产生多种不良反应,所以仅对有 PONV 病史以及有明确的发生恶心、呕吐倾向的患者才预防性使用药物。

(1) 丁酰苯类药物:以氟哌利多为代表,通过拮抗多巴胺受体而止吐,主要用于预防和治疗 PONV。门诊麻醉的研究表明,不管是儿童还是成人,氟哌利多都有很好的止吐效果。大剂量的氟哌利多(> 20μg/kg)能加强术后的镇静,明显延迟恢复,推迟离院时间。小于

10μg/kg 剂量与大剂量氟哌利多在止吐方面同样有效且不会延长恢复时间。研究表明小剂量的氟哌利多联合甲氧氯普胺比昂丹斯琼能更有效地预防腹腔镜术后的恶心、呕吐。氟哌利多与异丙酚比较，术后的恶心发生率相似，但使用氟哌利多的患者应适当延长留观时间，适合在术后 1h 之后离院。

（2）酚噻嗪类：酚噻嗪类药物止吐机制也是阻断多巴胺受体的作用区域。异丙嗪用于治疗恶心、呕吐已有多年，尤其是治疗阿片类药物诱发的恶心、呕吐。常用剂量是 0.5～1.0mg/kg，在斜视手术中，异丙嗪 0.5mg/kg 静脉注射或肌内注射用于控制儿童各种原因的术后呕吐，尤其是离院后的呕吐，效果明显优于氟哌利多。但异丙嗪能导致低血压和恢复期的昏睡状态，故能延迟离院时间，还可能产生锥体外系症状。

（3）胃动力药：甲氧氯普胺（胃复安）和多潘利酮（吗丁啉）都能增加胃和小肠动力和食管括约肌的张力。甲氧氯普胺 20mg（或是 0.2mg/kg）静脉注射能有效预防 PONV。由于甲氧氯普胺是短效药物，应在手术即将结束时使用以保证术后早期的效果。联合使用甲氧氯普胺（10～20mg i.v.）和小剂量氟哌利多（0.5～1.0mg i.v.）比单用氟哌利多（1mg）更有效。

（4）抗胆碱能药物：传统使用抗胆碱能药物的目的是减少唾液分泌、降低迷走神经张力。东莨菪碱的中枢神经作用能有效地控制晕动病。术前使用透皮贴剂能有效减少 PONV 的发生，但必须在术前 8h 使用，而且有较多的不良反应，包括口干、嗜睡、散瞳和神志模糊，不宜用于 60 岁以上的患者，从而限制了透皮东莨菪碱在门诊麻醉中的应用。

（5）抗组胺药物：苯海拉明和羟嗪是作用于呕吐中枢和前庭传导路的抗组胺药物。由于预防术后恶心、呕吐，在预防和治疗晕动病和接受中耳手术患者的术后恶心、呕吐方面尤其有效。也能成功地减少斜视手术后的呕吐。在麻醉诱导时给予羟嗪 0.5mg/kg，能在手术后 24h 内明显减少呕吐，而不会推迟离院时间。

（6）5- 羟色胺拮抗剂：昂丹司琼为高度选择性的 5-HT$_3$ 受体拮抗剂，常用于治疗化疗导致的恶心、呕吐，成人半衰期约为 3.5h，儿童较短而在老年人中较长（平均 7.9h）。昂丹司琼通过拮抗中枢和外周的 5-HT$_3$ 受体能有效地预防门诊手术后的恶心、呕吐。在治疗已经发生的呕吐时昂丹司琼也有效。由于昂丹司琼的时效很短，所以在较长时间手术结束前使用，以减少在恢复室的止吐药用量。使用小剂量的昂丹司琼（1～2mg）与较大剂量（4～8mg）相比，小剂量的昂丹司琼用于预防患者离院后的 PONV 效果较差。0.625mg 氟哌利多与 4mg 昂丹司琼预防性止吐的效果相同。昂丹司琼 4mg 用于控制 PONV 的效果优于甲氧氯普胺。8mg 的效果优于氟哌利多 1.5mg 和甲氧氯普胺 10mg。没有其他止吐剂的镇静、烦躁以及锥体外系效应。但是昂丹司琼价格限制了在门诊麻醉中的应用。头痛是最重要的不良反应，还可能发生腹泻、便秘、镇静和一过性的肝功能轻度升高，

另一项研究比较了昂丹司琼和安慰剂的效果，效果欠佳时采用甲氧氯普胺 20mg 静脉注射或羟嗪 25mg 静脉注射补救。结果昂丹司琼减少术后恶心的效果与安慰剂相似。

非药物技术：已经将针刺和指压疗法用于预防 PONV，并且取得了不同程度的成功。对于术前使用阿片类药物接受妇科小手术的患者，针刺可以明显减少 PONV。

4. 预防误吸 预防性用药防止吸入性肺炎是门诊麻醉有争议的话题。早期研究表明，多数门诊患者胃内容物大于 25ml，pH<2.5，而近期研究表明门诊患者胃内容量与住院患者的胃内容量没有区别。对于没有特殊风险的患者，误吸的发生率 <1/35 000，不主张常规使用预防酸性物质误吸的药物。对于有明显的误吸危险的患者（如妊娠、硬皮病、膈疝、放置

鼻胃管和病理性肥胖），术前应使用 H_2 受体拮抗剂。

（1）H_2 受体拮抗剂：西咪替丁和雷尼替丁拮抗组胺对 H_2 受体的作用，导致胃液氢离子浓度下降，并减少胃内容量。与西咪替丁相比，雷尼替丁的保护时间长，不良反应少，经静脉给药起效时间快，保护效果更好。西咪替丁在服用后 $60\sim90min$ 起效，至少维持 3h。雷尼替丁的药效是西咪替丁的 $4\sim6$ 倍，但是消除半衰期相似（$2\sim3h$）。新型 H_2 受体拮抗剂有法莫替丁和尼扎替丁，法莫替丁的作用强度是雷尼替丁的 7.5 倍，西咪替丁的 20 倍。西咪替丁抑制依赖细胞色素 P450 的药物的代谢。对于禁食的患者短期使用西咪替丁会使肝血流减少 25%，长期使用会使肝血流减少 33%。依赖肝脏血流经肝代谢的药物如普萘洛尔与西咪替丁合用代谢减慢。西咪替丁偶可导致轻度精神错乱，尤其是老年患者，常发生在用药后 48h 内。

（2）抗酸药：枸橼酸钠是一种非特异性的抗酸药，但使用枸橼酸钠中和胃酸时能增加胃内容量，所以要加用胃动力药。枸橼酸钠口服口感差，可致患者呕吐，时效也不确定，效果不如 H_2 受体拮抗剂。所以应用仅限于少数误吸危险很高的糖尿病和病理性肥胖患者。

（3）胃动力药：甲氧氯普胺（胃复安）是一种多巴胺受体拮抗剂，能提高食管下段括约肌的张力，加速胃排空，预防或减轻恶心、呕吐。一般主张甲氧氯普胺与 H_2 受体拮抗剂合用，预防术后呕吐，同时减少误吸性肺炎的危险。而且甲氧氯普胺能增加食管括约肌的张力，从而提供双重保护作用。

（4）奥美拉唑：抑制胃 H^+-K^+-ATP 酶产生胃酸，半衰期为 $0.3\sim2.5h$。代谢产物同样具有活性，能同 H^+-K^+-ATP 酶进行不可逆的结合。在术前夜用奥美拉唑 80mg，胃内容量不变而胃内容物的 pH 升高。奥美拉唑与西咪替丁一样，也抑制细胞色素 P450，减少依赖细胞色素 P450 代谢的药物代谢。

八、腔镜诊疗镇痛方法

在选择腔镜诊疗镇痛方法时要考虑镇痛的质量、安全性、效率、设备和药物的费用等。理想的腔镜诊疗镇痛方法应该是起效迅速平稳、能在手术中提供遗忘和镇痛、恢复期短、不良反应少。此外，不同麻醉医师和患者的偏好也决定腔镜诊疗镇痛的方法。不同腔镜诊疗镇痛方法各有其优缺点，目前尚无统一理想的镇痛方法。气管插管的全身麻醉可保证血氧饱和度正常，但较深的镇静可明显使血氧饱和度下降，有些患者镇静时因镇痛不全而出现影响操作的体动，不得不改成全麻。目前多使用镇静镇痛的方法，恢复时间也缩短。

门诊腔镜诊疗镇痛所需要麻醉、监护和复苏设备与住院患者一样。标准的门诊手术术中监测包括胸前听诊器、心电图、无创血压、脉搏氧饱和度，全麻需选用呼气二氧化碳监测，另外用于监测镇静或麻醉深度的脑电双频谱指数及听觉诱发电位指数也已引用于该类检查中。根据腔镜诊疗种类和范围、患者病情和精神状态所不同，腔镜诊疗可以选择清醒镇静或全身麻醉等方法，给药方法则有医生给药、患者自控给药和靶控输注等多种模式。

（一）镇静

不适合进行门诊全麻的患者，可以在局部麻醉或区域阻滞辅以镇静的状态下进行，因此人们提出监测下的麻醉管理（MAC）。

MAC 是指在局麻手术中，由麻醉科医师实施镇静和 / 或镇痛，并监测患者生命体征，诊断和处理 MAC 中的临床问题。其主要目的是保证患者术中安全、舒适、满意。常用于成人镇静的药物有：苯二氮䓬类药物、阿片类药物、小剂量的静脉或吸入全麻药。

清醒镇静是指通过药物或非药物或联合使用两种方法,对意识水平的浅抑制,保留患者维持呼吸道通畅和对躯体刺激和语言指令做出反应的能力。而深度镇静的定义是通过药物或非药物或者联合使用两种方法,产生的一种可控制的意识抑制状态,保护性反射的部分丧失,不能对语言指令做出有意识的反应。几种镇静方式的比较见表 17-21。

表 17-21　几种镇静方式的比较

	轻度镇静	中度镇静 （清醒镇静）	深度镇静	全身麻醉
反射	正常	对言语和触摸刺激有反应	反复刺激或疼痛刺激才有反应	即使疼痛刺激不能唤醒
气道	不受影响	无须呼吸支持	可能需要呼吸支持	常需呼吸支持
自主呼吸	不受影响	足够	可能不足	不足
心血管系统	不受影响	稳定	稳定	不稳定

儿童通常联合用药以达到镇静目的。包括口服咪哒唑仑、苯巴比妥以及合用口服哌替啶和异丙嗪、经黏膜枸橼酸芬太尼。氯胺酮能提供镇静镇痛和遗忘,可以通过静脉、口服、直肠、肌内注射给药。一般肌内注射 2mg/kg,口服氯胺酮 5mg/kg,与口服咪哒唑仑的起效时间相似,但是口服咪哒唑仑的患儿离院时间早于氯胺酮。

成人常用的药物为丙泊酚,尽管单剂量给药可能起效更快,但小剂量输注能精确调节镇静深度,输注速度在 25～100μg/kg 时能产生剂量依赖性的镇静作用或患者自控给药。患者自控镇静时,能保留对语言指令迅速做出反应的能力。眼征和对语言的反应是重要的监护指标,在咪哒唑仑镇静时确定药物剂量达要求的有效体征是患者上睑下垂超过瞳孔的一半;或是对继续对话失去兴趣,回答语调变得单调。

镇静时必须进行适当的监测和具备复苏的能力。监测标准与全麻相同,特别注意氧饱和度和二氧化碳监测。镇静时所用的药物可能抑制呼吸和导致患者缺氧,因此患者应常规吸氧,应经常同患者对话以监测患者镇静水平和意识状态。应提前告知患者将要发生的刺激(注射局麻药、置入内窥镜、止血带充气)及其刺激程度和反应。

（二）局部浸润和区域阻滞

采用局部浸润和区域阻滞,处理满足手术需要,还可减少全面术后常见的副作用(如恶心、呕吐、眩晕、乏力等)。超声引导下神经阻滞技术的不断完善,为腔镜神经阻滞的开展提供了保障,有条件者建议采用。

用稀释的局麻药在手术部位局部浸润是减少术中阿片类药物积累和减轻术后疼痛最简便、安全的方法,有利于患者早期恢复,缩短留院时间。

椎管内麻醉(蛛网膜下腔阻滞、硬膜外阻滞)可能引起尿潴留,下肢感觉运动功能完全恢复时间长,椎管内感染及出血等并发症可能在术后数日内发生,故一般不优先选用这种麻醉方式。

（三）全身麻醉

全身麻醉是门诊镇痛方法之一,包括非气管插管的全静脉镇静镇痛、气管插管全静脉麻醉或吸入麻醉或静吸复合麻醉。制订方案时,除了要考虑术中的管理外,还要考虑患者的特点、术后的并发症及疼痛治疗。全麻药物的选择对患者术后留院时间影响很大。

全身麻醉的诱导一般使用快速起效的静脉麻醉药，中短时效的静脉麻醉药、吸入麻醉药、肌松药和镇痛药越来越多，使短小手术更加安全、易于为门诊患者接受。丙泊酚恢复质量高，已经基本取代了巴比妥类和苯二氮䓬类药物用于麻醉诱导，N_2O 和溶解度小的吸入麻醉药如七氟醚和地氟醚使全麻的起效和恢复更加迅速，是常用麻醉维持用药。

1. 诱导　丙泊酚已成为门诊麻醉诱导的较好选择。丙泊酚的消除半衰期是 30～60min，丙泊酚的恢复质量比其他绝大多数的静脉麻醉药都好。丙泊酚术后发生 PONV 的机会较少，并有止吐作用，使用低于催眠剂量的异丙酚能使 81% 的患者化疗后的恶心和呕吐有改善。接受异丙酚麻醉的患者在恢复时易于兴奋，有欣快感。诱导剂量的丙泊酚与硫喷妥钠比较，使用硫喷妥钠后患者明显的精神活动损害可持续达 5h，而用丙泊酚后的精神损害仅 1h。丙泊酚诱导后使用吸入性麻醉药维持，则恢复比用硫喷妥钠或依托咪酯快。异氟烷维持麻醉进行 30～40min 关节镜手术的患者，使用丙泊酚诱导者比使用硫喷妥钠诱导者恢复快 1h。在儿童中的恢复时间差别也很明显，患儿使用丙泊酚、氟烷或硫喷妥钠诱导，丙泊酚诱导的患儿的恢复时间、离院时间均明显短于氟烷和硫喷妥钠诱导的患儿，而且术后恶心的发生率也低。静脉注射丙泊酚时静脉痛和不适感的发生率较高，在手背静脉注射时疼痛更容易发生，而在前臂或肘前等较大的静脉注射疼痛会减轻。

短时间腔镜手术，患者一般不需要使用肌肉松弛剂，部分患者需要使用超短效的肌松药帮助完成气管插管或在手术中提供肌松。去极化肌松药琥珀胆碱在门诊麻醉中广泛用于完成气管插管和提供短时间的深度肌松。麻醉后肌痛是常见的并发症，而且肌痛可能比手术本身的疼痛更加强烈，持续时间一般为 2～3d，也可达 4d 以上。术后短时间内就活动的患者肌痛发生率（66%）明显高于术后卧床休息的患者（13.9%）。非去极化肌松药米库氯铵，可以取代琥珀胆碱用于气管插管，米库氯铵不引起术后肌痛。米库氯铵的恢复时间比琥珀胆碱长 15min，但是并不需要进行拮抗。采用预注剂量能加快米库氯铵的起效时间。单次注射米库氯铵 0.15mg，起效时间是 3.5min；如果采用预注法，起效时间将缩短至 2min。使用更大的剂量，则起效会更快。罗库溴铵起效时间与琥珀胆碱非常接近，也可用于插管。琥珀胆碱能在最短的时间内提供肌松，在有误吸和缺氧危险的情况下尤为适用。

2. 维持　麻醉维持药物能影响麻醉后的恢复，丙泊酚、地氟醚和七氟醚的药理特性使其成为门诊麻醉维持的理想药物。吸入麻醉药七氟醚和地氟醚及异丙酚在门诊手术麻醉中尤其有用。有恶心和呕吐病史的患者，不管是由于晕动病还是由手术引起，术后恶心的发生率都高，这类患者可以从丙泊酚麻醉中获益。

丙泊酚的半衰期短，用于麻醉维持时恢复非常迅速而且并发症较少。由于丙泊酚术后恶心、呕吐的发生率较低而优于其他药物，腹腔镜或关节镜手术时，使用丙泊酚与异氟烷维持相比，异氟烷组最初恢复时间较短，但丙泊酚组恶心、呕吐的发生率低。当与安氟醚和地氟醚进行比较时，丙泊酚术后恶心的发生率均较低。

地氟醚和七氟醚是新型的卤族吸入全麻药，血气分布系数低，摄取和消除迅速，门诊麻醉使用方便、易于调节麻醉深度。七氟醚和地氟醚更适合门诊麻醉使用，是目前门诊手术理想的全麻药。与地氟醚不同，七氟醚没有气道刺激性，可以进行平缓的吸入诱导。当儿童需要迅速恢复时，吸入诱导是首选的诱导方法。但七氟醚的分解产物有肾脏毒性，使用七氟醚时新鲜气体总流量应大于 2L/min。地氟醚的低溶解性使其摄取更加迅速，而且吸入浓度和肺泡内浓度间差别更小，使用低流量麻醉技术后，地氟醚的费用与异氟烷相似。地氟醚即刻恢复快于异氟烷，但中期恢复和晚期恢复与异氟烷相似。

对丙泊酚、异氟烷、安氟醚和地氟醚麻醉进行研究,地氟醚麻醉后恢复更快,但是离院的时间相似,与地氟醚和安氟醚相比,丙泊酚维持后恶心和呕吐的发生率更低。采用丙泊酚诱导,用安氟醚、异氟烷、氟烷或丙泊酚维持,在麻醉结束后4h各组之间无显著差异。

在高血压患者中使用地氟醚,迅速升高地氟醚的浓度会导致交感和肾素 - 血管紧张素系统活动增加,产生短暂的动脉压和心率升高,还会发生短暂的血浆抗利尿激素升高。药物的浓度逐步升高或使用抑制交感神经的药物或舒芬太尼、瑞芬太尼等,能削弱这种反应。

门诊手术麻醉中 N_2O 使用的问题值得讨论,因为一般认为使用 N_2O 后呕吐发生率较高。但很多研究表明 N_2O 能成功用于门诊手术麻醉,麻醉维持加用 N_2O 能减少吸入麻醉药的用量,恢复更迅速。N_2O 因增加中耳内压力和胃肠道内压力,增加术后呕吐的发生率,而腹腔镜手术患者研究表明,丙泊酚 -N_2O 麻醉比单纯丙泊酚麻醉患者恢复略快,术后呕吐没有差异,认为 N_2O 不是术后恶心、呕吐的根本原因,仍为门诊手术吸入麻醉的首选药物之一。

随着新的中效的肌松药阿曲库铵、维库溴铵、米库氯铵的出现,即使在短小手术中肌松也能迅速恢复。阿曲库铵、维库溴铵、米库氯铵的代谢途径均不相同,阿曲库铵和米库氯铵的插管剂量能引起组胺释放。门诊麻醉中选择肌松剂时要考虑手术时间,使用插管剂量的阿曲库铵和维库溴铵后,肌松恢复需要时间(95% 自发恢复)为 1h 左右,而插管剂量的米库氯铵的肌松时效是琥珀胆碱的 2 倍,米库氯铵的临床时效(即从静脉注射到25% 恢复)是 12~18min,是所有非去极化肌松药中最短的。持续静脉注射米库氯铵能保证手术结束后的迅速恢复。由于米库氯铵依赖血浆胆碱酯酶代谢,若血浆中存在非典型性胆碱酯酶其时效延长。

很多门诊手术麻醉的维持并不需要使用肌松剂。肌松剂用于气管插管和改善腹部手术的操作条件,还可以减少麻醉药的用量,促进快速恢复。在门诊麻醉中,常在使用中短效非去极化肌松药前使用琥珀胆碱,但琥珀胆碱会导致高钾血症、心律失常、恶性高热和可以持续 4d 之久的肌痛。

麻醉诱导前常使用阿片类药物减少插管时的自主神经反应,在麻醉维持中使用镇痛药物以减少或消除术中的疼痛刺激引起的自主神经反应。手术中使用阿片类药物,如芬太尼和瑞芬太尼是最常用的药物。阿片类药物能减少术中镇静药物的用量,使恢复更加迅速,还能减少甲己炔巴比妥、依托咪酯、丙泊酚注射时的疼痛和不自主运动反应。全麻中非甾体抗炎药不能提供更有效的镇痛作用。

小剂量强效镇痛药物(如芬太尼 1~2μg/kg、阿芬太尼 15~30μg/kg、舒芬太尼 0.15~0.3μg/kg)能减轻喉镜置入及气管插管时的心血管反应。与吸入麻醉相比,麻醉中使用短效镇痛药物时,患者的恢复较快。阿芬太尼起效迅速,作用时效较短,尤其适合于门诊麻醉。

瑞芬太尼是一种超短效的阿片类药物,镇痛强度与芬太尼相似。通过非特异性酯酶代谢,体内消除很快。瑞芬太尼的半衰期是 8~10min,时 - 量相关半衰期为 3~6min。全静脉麻醉时,瑞芬太尼比芬太尼能更好抑制术中刺激的反应,麻醉诱导时给予 1μg/kg 瑞芬太尼较芬太尼能更有效地抑制喉镜和气管插管所致的血流动力学反应。使用瑞芬太尼时,在手术后较早就需要使用镇痛药物。

半合成的阿片激动拮抗剂(如布托非诺 10~20μg/kg、纳布啡 0.1~0.2mg/kg、地佐辛 0.1~0.2mg/kg)应用在门诊手术中可能比强效的阿片受体激动剂更好,因对呼吸的抑制更小,但这些药物的镇痛效果有封顶效应,可用于相关检查或手术后阿片类药物的替代镇痛药物。

3. 气道管理 气管插管会导致术后喉痛、声嘶。除非有误吸的高危因素，一般门诊手术都不需要进行气管插管。而喉罩的应用越来越多，喉罩的并发症要远少于气管内插管，使用喉罩与面罩或口咽通气道相比，能减轻麻醉医师的劳动，使其有更多时间进行监护和用药。

喉罩可以在没有使用肌松剂的情况下顺利放置，免除插管时所需要的肌松药。与气管插管相比，对心血管的刺激小，咳嗽发生率较低，麻醉药的需要量减少，声嘶和喉痛也减少。使用喉罩能使患者迅速恢复到基础状态，但喉罩不能保护气道防止异物进入，不能用于有反流、误吸危险及有上呼吸道出血的患者，控制正压通气会导致胃扩张而造成误吸，由于胃内充气，术后的恶心和呕吐发生率更高。

4. 拮抗 尽管阿片类药物有严重的不良反应，但不常规拮抗，因为纳洛酮可引起恶心、呕吐、肺水肿甚至心律失常。

氟马泽尼能迅速逆转苯二氮䓬类药物的中枢作用，是高度特异性的药物，但价格昂贵，不适于常规使用。而使用氟马泽尼拮抗时，有可能会发生再镇静现象。

中效的非去极化肌松药常需要拮抗，最常使用的是新斯的明和依酚氯铵。拮抗剂可影响术后恶心、呕吐的发生率，使用新斯的明较使用依酚氯铵，术后患者恶心、呕吐的发生率高。

九、腔镜诊疗镇痛后处理

腔镜诊疗镇痛的恢复分为三个阶段，即早期、中期和晚期。早期和中期恢复要在医院内完成，而晚期恢复指的是恢复正常的日常活动，是在患者离开医院回到家里之后。

早期恢复指的是从停止麻醉到患者恢复保护性反射和运动能力的阶段。在此阶段，患者应该放在腔镜诊疗镇痛后恢复室，对生命体征和脉搏氧饱和度进行严密监测，吸氧，有可能需要使用镇静和镇痛药物以及止吐药。

中期恢复阶段，患者在躺椅上接受照顾，逐渐开始活动、饮水、上厕所，准备离开。

晚期恢复是从患者回家开始，到完全恢复正常生活、重新开始工作为止。

除了 PACU 外，常设"第二阶段恢复室"。术后患者在此区域内停留直至能够耐受饮水、行走和独自活动。所有镇静患者和部分全麻后的患者，在手术室内能够正常坐起和呼吸，常直接送"第二阶段恢复室"。

患者离院前应以口头或书面形式通知患者术后注意事项。患者术后至少 24h 不能驾驶，不能操作电动工具或是做出重要的决定。至少 24h 内可能会感到头痛、头昏、恶心、呕吐、肌肉痛和伤口疼痛，让患者对可能发生的问题有充分的认识，一旦腔镜诊疗镇痛患者回家后发生上述症状，其紧张的程度较轻。术后症状一般都会在术后 24h 内消失，但是如果症状持续的话，要与随访医生取得联系。医院还必须建立随访制度，很多医院在术后的第一日对患者进行随访了解恢复的情况，可以采取电话随访等形式。

对独居、监护人不能满足其需要、交通不便、经济受限的患者，应为需要观察的患者保留病床。

离院标准：决定腔镜诊疗镇痛患者能否安全离开医院的标准包括生命体征稳定，定向力恢复，可以活动而不感到头晕、疼痛，PONV 轻微和检查部位的出血很少。可以用下列评分系统来评价和证实患者是否可以离院（表 17-22）。一般情况下，如果评分超过 9 分，又有人护送，患者就可以离开。

腔镜诊疗镇痛推迟离院的原因主要是术后疼痛不能有效缓解和发生恶心、呕吐。严重的术后疼痛常与长时间手术有关,手术时间长还会引起患者在 PACU 或是第二阶段恢复室内的停留时间延长。术前需判断术后发生严重疼痛的可能,酌情进行预先镇痛。

表 17-22　腔镜诊疗镇痛后离院评分系统

生命体征	0 分 = 变化超出术前值的 40%
	1 分 = 术前数值变化 20%～40%
	2 分 = 术前数值变化在 20% 以内
疼痛	0 分 = 严重
	1 分 = 中等
	2 分 = 轻微
运动功能	0 分 = 不能行走 / 头晕
	1 分 = 需要帮助
	2 分 = 步态稳定 / 没有头晕
手术出血	0 分 = 严重
	1 分 = 中等
	2 分 = 轻微
恶心和呕吐	0 分 = 严重
	1 分 = 中等
	2 分 = 轻微

十、各类腔镜诊疗镇痛

(一)(支)气管镜诊疗的麻醉

(支)气管镜是呼吸系统疾病诊断与治疗的重要手段,已广泛应用于临床。(支)气管镜诊疗是一种刺激强度大、低氧血症发生率高、患者不适感强烈的操作。随着(支)气管镜诊疗技术的普及,以及医疗服务水平的提高,患者在接受(支)气管镜诊疗时对舒适服务的需求日趋增加。镇静 / 麻醉本身可明显影响呼吸循环,而(支)气管镜操作又需在气道内进行,如何在与内镜操作者共用气道的情况下,既保证患者安全舒适又能满足操作要求,对麻醉医师是一种重大挑战。

1. 镇静与麻醉方法

(1)表面麻醉:配合镇静 / 麻醉使用,明显减少患者痛苦,术中并发症较少发生。推荐利多卡因作为常用表面麻醉药。目前,利多卡因的使用主要有下述方法:喷雾法或雾化吸入法、气管内滴注法、含漱法、环甲膜穿刺法。利多卡因喷雾具有表面麻醉方便、效果好、定量准确、副作用小等特点,成为气管镜表面麻醉的主要方法。利多卡因相关并发症主要为局麻药的毒性反应,其总量应小于 8.2mg/kg。

(2)轻中度镇静:表面麻醉虽可降低(支)气管镜检查的应激反应,仍有部分患者因紧张、恐惧而出现窒息、呼吸困难等,因此宜给予镇静及适量镇痛药物,使患者处于轻中度镇静水平,并保留自主呼吸。临床上最常选择咪达唑仑或合用芬太尼 / 舒芬太尼,适用于患者耐受力较好且操作简单的气管镜诊疗。

咪达唑仑可用滴定法给予,60 岁以下成年患者的初始剂量为 0.03～0.05mg/kg,于操作前 5～10min 给药，注射后 2min 起效，逐渐达到中度镇静的程度，在操作 30～40min 内一般无须再次追加。咪达唑仑静脉给药应缓慢，约为 1mg/30s；若操作时间延长，必要时可追加 1mg，但使用总量不宜超过 5mg。年龄超过 60 岁的患者，咪达唑仑用量应酌减。成年患者合用阿片类药物时，宜分次给予芬太尼 1～2μg/kg 或者舒芬太尼 0.1μg/kg，可明显提高患者耐受程度。

（3）深度镇静或静脉麻醉：适用于常规（支）气管镜诊疗操作，尤其是耐受性差的患者。

右美托咪定联合应用麻醉性镇痛药物适用于（支）气管镜诊疗。在充分表面麻醉基础上，可在 10～15min 内静脉泵入右美托咪定 0.2～1μg/kg，随后 0.2～0.8μg/（kg·h）维持。宜合用适量阿片类药物，可明显抑制气道操作的刺激。

咪达唑仑或丙泊酚也可用于（支）气管镜诊疗的深度镇静或静脉麻醉，建议联合应用阿片类药物，以改善患者耐受程度。成年患者咪达唑仑的用量多为 1～3mg，或在 1～5min 内静脉注射丙泊酚 1～1.5mg/kg，维持剂量为 1.5～4.5mg/（kg·h）。芬太尼静脉注射常用剂量为 1～2μg/kg，其起效速度迅速，可维持 30～60min。舒芬太尼静脉注射常用剂量为 0.1μg/kg，其起效较快，作用时间较长。瑞芬太尼可承认每次静脉注射 0.5～1μg/kg，5min 后追加，也可单次注射后持续静脉输注 0.05～0.1μg/（kg·min）。

也可单次静脉注射芬太尼 1～2μg/kg 或者舒芬太尼 0.1μg/kg 复合丙泊酚靶控输注（效应室浓度为 3～5ng/ml）；或选择丙泊酚（效应室浓度为 3～5ng/ml）与瑞芬太尼（效应室浓度为 1.5～3ng/ml）双靶控输注，一般要求靶控输注起始浓度较高，随后逐渐降低。患者入睡、睫毛反射消失、呼吸平稳后可开始气管镜操作，并根据患者反映适当调整镇静或麻醉深度。

（4）硬质气管镜、喉罩或气管内插管下可弯曲支气管镜诊疗的全身麻醉：适用于（支）气管镜诊疗操作精细复杂或操作时间长的患者，如（支）气管内异物取出、支架置入或取出以及肿瘤摘除等。

全身麻醉的实施与通气的维持应根据（支）气管镜诊疗操作性质与要求、气管镜室内麻醉设备配置以及麻醉医师的经验与水平，选择合适的麻醉方法、气道管理工具（如喉罩、抗激光气管导管等）以及恰当的通气方式。因麻醉医师与内镜操作医师共用气道，（支）气管镜进入气道造成部分管腔阻塞，致气道阻力增加，引起肺泡通气量减少，双方应密切配合，采取合适、恰当的通气策略，如经喉罩或气管内导管末端 Y 行接口通气或硬质气管镜下高频喷射通气，在保证患者氧合前提下顺利完成操作。

实施全身麻醉时，可考虑使用少量肌松药，以协助硬质气管镜、声门上气道管理工具（喉罩）或气管导管置入，尤其是进行损伤风险较大的操作（如激光治疗、经支气管镜超声定位针吸活检术等）时，要求保持患者无体动，以避免气道穿孔等并发症的发生。麻醉方式可根据患者病情、（支）气管镜操作性质以及麻醉医师经验与水平选择全凭静脉麻醉、吸入麻醉或静吸复合麻醉。气道管理工具的选择应依据诊疗类型、操作者经验等，（支）气管插管麻醉适用于气管远端及支气管内的长时间诊疗操作，喉罩麻醉适用于声门下包括气管与主支气管诊疗操作，硬质气管镜主要适用于声门下包括气管与主支气管诊疗操作。

2. 呼吸管理 （支）气管诊疗中，因操作医师与麻醉医师共用气道，增加患者通气困难，镇静药和 / 或麻醉性镇痛药可能抑制呼吸，增加呼吸管理难度，因此维持有效的呼吸功能至关重要，临床常用的呼吸管理方式如下：

（1）去氮给氧：所有接受气管镜诊疗镇静 / 麻醉的患者在镇静 / 麻醉前应在自主呼吸下充分去氮给氧（8～10L/min，3～5min）。

（2）鼻导管给氧：经鼻导管给氧是表面麻醉以及轻中度镇静时最常用的给氧方式，患者乐于接受，但不能保证患者足够的氧合，只适用于表面麻醉或轻中度镇静下肺功能良好且接受操作简单、时间短的（支）气管镜诊疗的患者。

（3）面罩通气给氧：有效的面罩通气（尤其是内镜面罩）有利于维持患者充分氧合，也可显著改善患者通气，是值得推荐的通气方式。当 $SpO_2 < 90\%$ 时，应采取面罩辅助呼吸或控制呼吸，适用于深度镇静或静脉麻醉下氧合和／或通气功能明显下降的患者。且采用面罩上的 Y 型接口，可在维持有效呼吸功能的同时，进行时间短的（支）气管镜简单的诊疗操作。

（4）高频通气：主要包括高频喷射和高频振荡通气。高频通气可与气管镜连接，通过后者提供氧气，以降低低氧血症的发生率。应选择合适的通气参数，包括通气频率、通气压力以及吸呼比率等，防止可能的并发症（如气压伤、二氧化碳蓄积等）。高频通气适用于深度镇静或静脉麻醉下的（支）气管镜，尤其是硬质气管镜的诊疗操作。

（5）喉罩通气：是较常采用的通气方式，其优点在于使用方便迅速，气道较易维持；喉罩放置难度小，成功率高，可用于自主通气和控制通气，并避免气管内黏膜损伤；患者在较浅麻醉下也可耐受，麻醉恢复期咳嗽发生率低。喉罩通气也适用于全身麻醉下较复杂、时间较长的（支）气管镜诊疗操作。

（6）气管导管内通气：全身麻醉下经（支）气管导管通气的效果确切可靠，适用于全身麻醉下较复杂、时间较长的气管远端与支气管内诊疗操作。经支气管导管单肺通气时应注意低氧血症的发生。

3. 常见并发症及处理

（1）呼吸抑制：是镇静／麻醉以及内镜检查时最常见的并发症，当呼吸暂停或呼吸频率及幅度减少或患者屏气时，可出现氧饱和度明显下降（<90%），此时应暂停操作，提高吸入氧浓度并采用面罩辅助呼吸或置入喉罩辅助呼吸，直至患者呼吸完全恢复正常。

（2）喉、（支）气管痉挛：口腔内分泌物直接刺激咽喉部，气管镜反复进出声门也直接刺激咽喉，诱发喉部肌群反射性收缩，发生喉痉挛。患者高度紧张或操作技术不规范和强行刺激声带、气管壁可造成气管或支气管痉挛。因此必须保证良好的表面麻醉与适当的镇静／麻醉深度，并严密观察患者生命体征。发生严重喉、气管痉挛，应立即停止所有诊疗，并充分清除气道分泌物。轻度支气管痉挛时，可面罩加压给氧，给予支气管舒张剂和／或静脉注射糖皮质激素；严重支气管痉挛时，如患者氧饱和度难以维持，可给予肌松剂、加深麻醉并行面罩正压通气，必要时气管内插管并控制通气，同时给予支气管舒张剂和／或静脉注射糖皮质激素。

（3）反流误吸：镇静状态下，患者咽喉反射被抑制，口腔内分泌物可能误吸入气管。胃液及胃内容物可能反流到呼吸道，造成吸入性肺炎。因此严格禁食禁饮，防止反流误吸。一旦发生反流误吸，立即使患者采取侧卧位，叩拍背部，及时清理口咽部的呕吐物，观察生命体征，特别是氧合状态，必要时插入气管内导管并在纤支镜下行气管内冲洗及吸引。

（4）心血管并发症：镇静／麻醉的药物与操作以及（支）气管镜操作可能造成患者心率与血压剧烈波动，甚至出现心律失常。因此加强监测，并及时发现和处理相关并发症。

（5）出血：多由诊疗操作造成气道损伤所致。轻者可不处理，出血较多者可局部止血，严重时应进行支气管插管隔离双肺，必要时介入治疗或手术治疗。

（6）气道灼伤：多由气道内着火所致，多在高浓度氧气下应用手术电刀或激光引燃气管内导管所致。发生气道内着火时，应立即停止所以气体，移走（支）气管镜设备，注入生理盐水。确认火焰熄灭后可使用面罩重新建立通气。此时应检查气管导管，评估是否有碎片残留于气道内，可考虑用支气管镜检查气道，清除异物，评估伤情，以确定后续处理。

（二）消化内镜检查

消化内镜检查为消化系疾病最常用的诊疗方法，随着患者对舒适化医疗服务需求的不断提高，普及和推广舒适化消化内镜诊疗也是必然的趋势。

1. 镇静与麻醉

（1）中度镇静：主要适用于 ASA Ⅰ～Ⅲ级、能够合作的患者。

以镇痛为目标的中度镇静方案，咽喉部喷洒表面麻醉剂或者含服利多卡因凝胶后静脉给予舒芬太尼 0.1μg/kg，咪达唑仑 1～2mg；术中可根据患者及手术情况酌情调整剂量。也可采用咽喉部表面麻醉复合小剂量瑞芬太尼滴定法给药或静脉泵注右美托咪定等其他方法。

（2）深度镇静/麻醉：主要适用于呼吸功能储备良好的患者和气道可控性强的消化内镜诊疗。

1）静脉推注：在自主呼吸下充分吸氧去氮（8～10L/min，3～5min），静脉给予舒芬太尼 0.1～0.2μg/kg，或瑞芬太尼 0.4～0.6μg/kg，每 2～5min 追加 10～20μg，或纳布啡 0.1mg/kg，复合使用丙泊酚达到深度镇静/麻醉状态。年老体弱者可选用依托咪酯。

2）靶控输注（target controlled infusion，TCI）：①舒芬太尼 0.1～0.15μg/kg，设定丙泊酚效应室靶浓度为 1.0μg/ml，2min 后靶浓度递加 0.5μg/ml，直到睫毛反射消失，内镜插入后适当降低丙泊酚 TCI 浓度维持麻醉。②可用丙泊酚 0.5～2.0μg/ml 复合瑞芬太尼 0.75～2.0ng/ml 至目标效应室靶浓度。

（3）气管插管全身麻醉：适用于操作时间长、有潜在误吸风险及可能影响气体交换的消化内镜诊疗，如经内镜逆行性胰胆管造影（ERCP）、经口内镜下肌切开术（POEM）、上消化道黏膜下剥离（ESD）和超声内镜检查（EUS）。针对反流误吸发生率高的患者，推荐使用快速顺序诱导加环状软骨压迫法，也可在视频喉镜辅助下行侧卧位气管插管。

麻醉诱导可采用静脉注射：咪达唑仑 1～2mg，舒芬太尼 0.4～0.6μg/kg，丙泊酚 1.5～2.5mg/kg，罗库溴铵 0.6～1.0mg/kg。麻醉维持可采用静吸复合全身麻醉，也可采用全凭静脉麻醉。

2. 呼吸管理　在消化内镜诊疗中，镇静药和/或麻醉性镇痛药可能抑制呼吸，合并潜在误吸风险高、困难气道、可能影响气体交换时，呼吸管理难度增加，因此维持有效的呼吸功能至关重要，临床常用的呼吸管理方式如下：

（1）去氮给氧：适用于所有消化内镜诊疗的患者。

（2）鼻导管给氧：适用于非插管镇静/麻醉的患者。

（3）面罩通气给氧：有效的面罩通气（尤其是内镜面罩）有利于维持患者充分氧合，也可显著改善患者通气，是值得推荐的通气方式。当 $SpO_2 < 90\%$ 时，应采取面罩辅助呼吸或控制呼吸，适用于深度镇静或静脉麻醉下氧合和/或通气功能明显下降的患者。

（4）喉罩通气：优点在于使用方便迅速，气道较易维持；可用于自主通气和控制通气。适用于全身麻醉下较复杂、时间较长结肠镜诊疗操作。

（5）气管导管内通气：全身麻醉下经气管导管通气的效果确切可靠，适用于全身麻醉下复杂精细、时间长、潜在反流误吸风险高、诊疗使用二氧化碳气体影响气体交换的消化内镜诊疗。

3. 常见并发症及处理

（1）麻醉并发症及处理

1）呼吸抑制：如怀疑舌后坠引起的气道梗阻，应行托下颌手法，必要时放置口咽或鼻咽通气管；同时应增加吸氧流量或经麻醉面罩给予高浓度氧。必要时嘱内镜医师退出内镜。如果患者脉搏氧饱和度低于 90%，应立即处理。可通过大声询问和压眶刺激患者加深呼吸。如采取上述措施后仍无效，则应给予辅助或控制呼吸，必要时行气管内插管或放置喉罩。

2）反流与误吸：一旦发生误吸，应立即退出内镜并沿途吸引，尤其口咽部；必要时应及时行气管内插管，在纤维支气管镜明视下吸尽气管内误吸液体及异物，行机械通气，纠正低氧血症。

3）血压下降：患者血压下降可给予输液或加快输液速度，必要时可给予血管活性药物，如麻黄碱、去氧肾上腺素或去甲肾上腺素，可反复使用。

4）心律失常：如心率小于 50 次 /min，可酌情静脉注射阿托品 0.2～0.5mg，可重复给药；必要时可静脉给予异丙肾上腺素 0.02～0.1mg。其他类型心律失常时，注意观察患者生命体征，纠正诱发因素，必要时对症处理。

低血糖、心肌缺血等其他并发症应密切观察、及时处理。

（2）消化内镜相关并发症及处理

1）出血：对于出血风险高或大出血的患者，需要保护气道，维持循环功能稳定。

2）消化道穿孔：消化道穿孔是内镜手术时出现的严重并发症之一，常危及患者的呼吸及循环功能，需及时发现、及时处理。

（三）食管镜检查

1. 术前准备　食管镜检查可用于诊断，尤其是癌症的诊断；也可用于治疗，如去除异物或食管曲张静脉内注射硬化剂等。通常用纤维食管镜进行检查与治疗，但纤维食管镜不能用于异物去除，也不能用于小儿。

接受食管镜检查的患者多数为老年患者，常合并其他疾病，可因吞咽困难而失水，需要补给液体。因为药物可能停留在食管病灶近端而引起干呕，因此应避免术前用药，口服抗酸药也很少应用，必要时可考虑静脉注射降低胃液分泌和增加胃排空的药物。

2. 麻醉注意事项　食管镜检查中的主要问题为梗阻病灶近端可能有液体、血液和固体食物的贮积，有可能产生反流误吸，麻醉处理时应足够重视。

成人食管镜检查绝大多数可在表面麻醉加适当镇静下完成，静脉注射镇静药咪达唑仑，气管及食管上端进行表面麻醉。

全麻可用快速诱导，压迫环状软骨防止反流，但需注意压迫环状软骨并不能有效控制内容物反流，且在浅麻醉时这一操作本身有可能引起内容物的反流。偶尔需要左侧卧位，以减少插入气管导管前食管内液体或固体物质反流误吸。金属食管镜可压迫气管导管，气管内插管应选用弹簧钢丝加固的导管，并移向口腔左侧固定，以便食管镜的插入，术中给予短效非去极化肌松药，以防止咳嗽等动作引起并发症如食管穿孔。

麻醉维持通常以一氧化亚氮和挥发性麻醉药维持，并应用间歇正压通气。可持续静脉注射丙泊酚，也可选用静脉注射阿片类药物。术中监测心电图可发现心律失常，气道压必须持续监测，以及时发现压迫气管导管影响通气。

术后应拮抗肌松药的残余作用，给予纯氧，直至自主呼吸恢复，一般于头低左侧卧位拔去气管导管，防止反流误吸。术后12h内禁饮食，有的延迟至24h后，以静脉输液维持水电解质平衡。

（四）结肠镜检查

结肠镜检查适用于原因不明的下消化道出血或长期大便潜血阳性而未能发现上消化道病变者；慢性腹泻或大便规律改变者；腹部发现包块，X线、B超、CT等怀疑结肠肿瘤者或转移性腺癌寻找原发病灶；低位肠梗阻原因未明者，结肠镜能发现结肠癌、回盲部结核等。对肠套叠及乙状结肠扭转可进行内镜下复位；纤维结肠镜治疗如息肉电切等。

结肠镜检查多选用静脉麻醉，以丙泊酚复合小剂量芬太尼最为常用，新型阿片类药物瑞芬太尼引入结肠镜检查后，其安全性更高。丙泊酚1.5mg/kg复合瑞芬太尼1μg/kg静脉麻醉，即可使老年患者其术后恢复和苏醒更迅速。术中应持续吸氧，但一般无须气管内插管。

（五）胆道镜检查

胆道镜检查常用于术中肝内、外胆道的检查，术中可以直观地看到肝内胆管和胆道黏膜，并且可以取病理组织做检查。如为结石，可通过取石网将肝内、外胆道结石取出。也可于术后，经过T型管的窦道进入肝内外胆道以取残余结石，一般给予适当镇静即可。若胆道镜操作复杂、时间长、患者耐受性差，可采用喉罩/气管插管全身麻醉，静脉麻醉、吸入麻醉、静吸复合麻醉维持均可。有报道术中胆道镜检查时心搏骤停，考虑为胆心反射所致，术前应用阿托品，术中持续监测心电图有助于及时发现心律失常。胆道镜操作时冲洗液可经胆道进入十二指肠，术中注意低体温和循环监测。

（六）宫腔镜、膀胱镜检查

是一种纤维光源内窥镜，宫腔镜体的前部进入宫腔、膀胱镜体的全部进入膀胱，对所观察的部位有放大作用，因直观、准确成为宫腔、膀胱的首选检查方法，同时可利用相关配件进行手术操作。

1. 镇静与麻醉

（1）中度镇静：用利多卡因或其他局麻药浸润宫颈、尿道后静脉给予舒芬太尼0.1μg/kg，咪达唑仑1～2mg；术中可根据患者及手术情况酌情调整剂量。也可选择其他镇痛、镇静药物，如右美托咪定、瑞芬太尼等。

（2）深度镇静/麻醉：在自主呼吸下充分吸氧去氮（8～10L/min，3～5min），静脉给予舒芬太尼0.1～0.2μg/kg，或瑞芬太尼0.8～1.5μg/kg，每2～5min追加10～20μg，或纳布啡0.15mg/kg，复合使用丙泊酚达到深度镇静/麻醉状态。女性膀胱镜检查可减量。

（3）喉罩/插管全身麻醉：适用于操作复杂、时间长的治疗。麻醉诱导可采用静脉注射：咪达唑仑1～2mg，舒芬太尼0.4～0.6μg/kg，丙泊酚1.5～2.5mg/kg，罗库溴铵0.6～1.0mg/kg。麻醉维持可采用静吸复合全身麻醉，也可采用全凭静脉麻醉。

（4）椎管内麻醉：可选择蛛网膜下腔阻滞和硬膜外麻醉。

2. 呼吸管理　宫腔镜/膀胱镜不占用气道，呼吸管理相对简单。可采用鼻导管吸氧、面罩吸氧、喉罩/气管插管维持等。

3. 并发症及处理　麻醉相关并发症及处理同消化内镜检查。

（七）宫腔镜检查

1. 机械性损伤　一旦发生损伤，应立即停止操作。如出血少者，可观察；出血多者，疑有邻近脏器穿孔，应立即行腹腔镜检查或剖腹探查。

2. 出血　术后少量出血属正常情况，术后大出血常因颈管裂伤、子宫收缩不良、止血不彻底等引起，可通过宫缩剂、止血药、明胶海绵塞入宫腔或重新电凝、激光止血。

3. 气栓或水中毒　应用二氧化碳气体作为膨宫介质，使用液体为膨宫介质操作不当致空气进入宫腔，有发生气栓的危险。一旦出现气急、胸闷、呛咳等症状，应立即停止操作，吸氧，并对症处理，维持呼吸和循环稳定。宫腔镜应用大量灌流液时，液体被吸收入血液循环，可导致血容量过多及低钠血症，严重者表现为急性左心衰和肺水肿。为预防其发生，术中应采取有效低压灌流，控制手术时间。一旦发生水中毒，应立即停止手术，给予吸氧、利尿剂、纠正低钠等电解质失调。

（八）鼻内镜检查

鼻内镜是用以直接观察鼻腔、鼻窦及鼻咽部的一种内镜，用于诊断与治疗鼻腔、鼻窦疾病。电子纤维鼻咽喉镜镜体细，可弯曲，可进行无痛检查及一些小手术，也可将喉镜的尖端部通过声门进入到气管与主支气管，主要检查有无炎症、异物、狭窄及新生物。出血是常见并发症，多次鼻息肉摘除术或鼻窦重复手术最易发生，其次为出血倾向的病变，较大量的出血对手术进程可造成困难，严重出血可直接危及患者生命，其他并发症包括脑脊液鼻漏、眶内损伤与视力障碍、鼻泪管损伤、眶周皮下气肿等。鼻内镜检查的麻醉多选用气管内插管全身麻醉，以保证气道通畅。

（九）关节镜检查

关节镜检查和手术目前主要用于膝关节腔疾病的诊断和治疗，其麻醉与一般下肢手术相同，脊麻和硬膜外阻滞均可成功应用，硬膜外阻滞可以考虑选用 1% 利多卡因或 0.75% 罗哌卡因或 0.5% 左旋布比卡因。

（吕蕴琦　杨建军）

第六节　超声引导神经阻滞技术在急性疼痛中的应用

目前术后镇痛的常见方法有全身应用镇痛药物、切口局部浸润、椎管内镇痛以及外周神经阻滞。全身应用镇痛药物存在术后镇痛作用较弱以及其他的一些副作用：如 NSAIDs 对心血管、肾脏、消化系统和血小板功能存在一定的影响；强效纯阿片类受体激动药虽然镇痛作用强，无封顶效应，但其存在恶心、呕吐、呼吸抑制、镇静和认知功能障碍、耐受、身体和精神依赖、免疫抑制以及瘙痒等副作用。术后切口局部浸润具有较强的切口镇痛作用，可明显减少术后镇痛药物的使用，但其存在过于依赖外科医师的配合、局麻药用量较大可能出现局麻药中毒、镇痛作用局限在手术皮肤切口和切口渗液等缺点。术后硬膜外镇痛效果确切，对术后过度应激反应抑制更完全，也有助于预防心脏缺血（胸段脊神经阻滞）或下肢深静脉血栓的形成，但是其不可用于使用抗凝药、抗栓药以及有出血倾向的患者，而且一旦出现感染则后果严重。外周神经阻滞特别是超声引导下外周神经阻滞，其优点在于镇痛作用好、可避免或减少全身镇痛药物的应用以及全身用药的不良反应、可用于术后需尽早行抗凝治疗的患者。近年来，随着超声技术在麻醉科的推广，超声引导下外周神经阻滞已成为四肢和躯体部位术后多模式镇痛的重要组成部分。

下面，本节简要介绍超声引导神经阻滞技术在术后镇痛中的应用以及常用的局麻药配方。在开展超声引导神经阻滞技术时，实施者应考虑到自身对技术的熟悉度、所使用的超声仪器性能，并应高度警惕不恰当的外周神经阻滞可造成神经损伤、穿刺部位出血、局部或全身感染的风险；还应注意所用局麻药总量不超过极限量。

一、超声引导上肢外周神经阻滞

（一）肌间沟臂丛神经阻滞

1. 适应证　用于肩部及上臂手术后镇痛。

2. 探头位置　高频探头横向置于颈部，在胸锁乳突肌的后缘、锁骨上约3～4cm开始扫查。

3. 目标　局麻药在前、中斜角肌之间，臂丛的神经根（或干）周围扩散。导管置于臂丛目标神经周围。

4. 药物　单次给药时，0.2%～0.25%罗哌卡因10～15ml或0.15%～0.2%布比卡因10～15ml；持续输注时，0.2%罗哌卡因（0.15%布比卡因）6ml/h，自控输注量为2ml，锁定时间为30～60min。

罗哌卡因作用时间较长（相对于利多卡因、普鲁卡因）、安全（相较于布比卡因）。早期文献报道，0.10%～0.25%罗哌卡因行臂丛神经阻滞可实现感觉运动分离，有利于患者术后恢复日常活动及功能锻炼。故术后局麻药推荐首选罗哌卡因。

值得注意的是，Auyong等研究表明在肩关节手术的术后镇痛方案中，0.2%罗哌卡因（6ml/h）连续肌间沟臂丛神经阻滞与连续肩胛上神经阻滞相比，镇痛效果（术后疼痛评分以及阿片类药物消耗量）相当，但连续肩胛上神经阻滞对于肺功能的保护明显优于连续肌间沟臂丛神经阻滞（平均肺活量991ml VS 803ml）。在肩关节镇痛效果上，肌间沟臂丛神经阻滞优于锁骨上臂丛神经阻滞和肩胛上神经阻滞。选择镇痛方案时要充分权衡效果与安全。

（二）锁骨上臂丛神经阻滞

1. 适应证　用于肩关节、上臂、肘部、前臂和手部手术后镇痛。

2. 探头位置　高频探头横向置于锁骨中点的上方。

3. 目标　局麻药在锁骨下动脉外侧的臂丛神经周围扩散。连续阻滞时，应根据手术部位来决定导管位置，必要时可联合神经刺激器，导管置入臂丛鞘内2～3cm。

4. 药物　单次给药时，0.2%～0.25%罗哌卡因10～15ml；持续输注时，0.2%罗哌卡因（0.15%布比卡因）5～6ml/h，自控输注量为5ml，锁定时间为1h。

锁骨上臂丛神经阻滞相较于肌间沟臂丛神经阻滞，适用范围相仿。差异之处在于：①锁骨上臂丛神经阻滞对于阻滞侧膈肌的活动度影响较肌间沟臂丛神经阻滞小，其对肺功能保护要更好一些，尤其是对本身存在呼吸道疾病的患者；②锁骨上臂丛排列紧密，尺侧镇痛效果较肌间沟臂丛神经阻滞好，尤其适合肘部及前臂手术的术后镇痛；③用于肩关节手术后镇痛，锁骨上臂丛神经阻滞效果不如肌间沟臂丛神经阻滞完善。临床上可根据两者的不同特点来选择合适的神经阻滞方式。

（三）锁骨下臂丛神经阻滞

1. 适应证　用于上臂、肘部、前臂和手部手术后镇痛。

2. 探头位置　高频探头近矢状位置于锁骨下、喙突内侧。

3. 目标　局麻药在腋动脉周围扩散。连续阻滞时，导管通常置于腋动脉后方深部。依据手术部位，将导管置于相应支配区域（如外侧束、内侧束、后束）。一般置入导管应超过针尖2～4cm。

4. 药物　单次给药时，0.2%～0.25%罗哌卡因20～30ml；持续输注时，0.2%罗哌卡因（0.15%布比卡因）5～10ml/h，自控输注量为5～8ml，锁定时间为1h。

锁骨下臂丛神经阻滞与锁骨上臂丛神经阻滞覆盖范围相似，但其优点在于：①对于存在副膈神经的患者，膈肌功能影响更小；②导管更易固定，患者感觉舒适。缺点在于：①进针点靠近锁骨，穿刺困难；②神经位置较深，临近胸膜，易发生气胸；③难以满足肩关节术后镇痛。

（四）肋锁间隙臂丛神经阻滞

1. 适应证　用于上臂、肘部、前臂和手部手术后镇痛。

2. 探头位置　高频探头横向置于锁骨下窝中部，然后探头稍向头侧倾斜，由内向外扫查，直至在肋锁间隙中，找到位于腋动脉外侧的臂丛神经。

3. 目标　局麻药在臂丛神经周围扩散。连续阻滞时，一般置入导管应超过针尖2～3cm。

4. 药物　单次给药时，0.2%～0.25%罗哌卡因10～15ml；持续输注时，0.2%罗哌卡因（0.15%布比卡因）5～6ml/h，自控输注量为5ml，锁定时间为1h。

肋锁间隙（costoclavicular space，CCS）臂丛神经阻滞，阻滞位点介于锁骨上臂丛与锁骨下臂丛之间，因此三者阻滞范围及效果相似。其特点为：①与锁骨上臂丛神经阻滞相比，穿刺点位于锁骨下窝的外侧、尾侧，导管易于固定、患者感觉舒适，且对呼吸功能影响小；②与锁骨下臂丛神经阻滞相比，神经位置表浅，易于穿刺置管；③此处臂丛的3束均位于腋动脉的外侧，其对前臂和手部阻滞成功率高达97%，且起效迅速。

（五）腋路臂丛神经阻滞

1. 适应证　用于上臂中段以下、肘部、前臂和手部手术后镇痛。

2. 探头位置　高频探头平行手臂短轴置于近腋窝顶点处。

3. 目标　局麻药在腋动脉周围扩散（动脉周围法）或者分别在正中神经、尺神经及桡神经周围扩散（神经周围法）。连续阻滞时，可采用与单次阻滞相同的方法穿刺，置管应超过针尖2～3cm。

4. 药物　单次给药时，0.2%～0.25%罗哌卡因20～30ml；持续输注时，0.2%罗哌卡因（0.15%布比卡因）5～10ml/h，自控输注量为5～8ml，锁定时间为1h。

腋路臂丛神经阻滞与肌间沟、锁骨上及锁骨下臂丛神经阻滞相比具有以下优势：①与锁骨下臂丛神经阻滞相比，其位置表浅，操作空间大，易于阻滞；②与肌间沟臂丛神经阻滞相比，无穿破脊髓或椎动脉甚至发生椎管内麻醉的风险；③与锁骨上臂丛神经阻滞相比，无气胸风险，即使穿破腋动脉，也较穿破锁骨下动脉容易压迫止血；④与锁骨上及肌间沟臂丛神经阻滞相比，无膈神经阻滞的风险，对患者呼吸功能无影响；⑤导管易于固定，对患者活动影响较小，与锁骨下臂丛神经阻滞相似。其缺点在于：①需摆"敬礼"位，在骨折或者上肢无法外展患者中难以应用；②局麻药毒性发生率较其他臂丛神经阻滞高，可达到1%～10%；③神经血管解剖变异大；④限于三角肌以下手术；⑤腋窝部位有发达汗腺及腋毛，术后管理较麻烦，且相对易于感染。

（六）前臂、肘部、腕部神经及皮神经阻滞

1. 适应证　超声引导桡神经、正中神经和尺神经阻滞，主要用于手或腕部相应神经支配区域的镇痛及臂丛神经阻滞的补充；前臂内、外侧皮神经主要用于前臂内、外侧术后的皮肤镇痛；肋间臂神经阻滞用于上臂内侧术后皮肤镇痛。

2. 药物　0.2%～0.25%罗哌卡因、0.125%～0.15%布比卡因或1.0%～1.5%利多卡因，剂量为3～5ml。

上述几种超声引导下臂丛神经阻滞均可用于手术后疼痛的治疗。在选择入路时，应综

合考虑患者手术部位（需阻滞的范围）、呼吸功能、置管及操作难易程度、感染控制、患者舒适度及导管护理等方面因素。建议在能满足镇痛效果的同时，如需行连续神经阻滞镇痛，可优先选择锁骨下或腋路臂丛神经阻滞。如行臂丛神经阻滞后仍有部分手术区域效果不佳，可考虑选择相应的前臂、肘部、腕部神经及皮神经阻滞作为补充，当然也可复合全身镇痛药物。

二、超声引导下肢外周神经阻滞

（一）超声引导腰丛神经阻滞

1. 适应证　用于髋部、大腿前方、膝关节前方、小腿内侧以及内踝手术后镇痛。

2. 体位　患者健侧卧位，略微前倾，屈髋屈膝。

3. 探头位置　推荐低频探头，可以在横断面扫查（"三阶梯"）、纵轴扫查（"三叉戟"）以及从侧方扫查（"三叶草"）。

4. 目标　在超声引导下找到腰大肌间隙内高回声的腰丛神经，并将局麻药注于其周围。连续阻滞作术后镇痛时，建议联合神经刺激器定位并将导管留置超过针尖 5～10cm（腰背部活动度大，建议留置导管宜长）。如预计导管留置时间超过 1d 则建议作皮下隧道固定。

5. 药物　单次给药时，0.2%～0.25% 罗哌卡因 20～30ml；持续输注时，0.1%～0.15% 罗哌卡因（0.125% 布比卡因）8ml/h，自控输注量为 5ml，锁定时间为 1h。

与股神经、闭孔神经、股外侧皮神经阻滞比较，腰丛神经阻滞优点是覆盖范围广，联合坐骨神经阻滞用于髋部手术后镇痛，效果满意。缺点是：与单独阻滞腰丛分布于下肢的 3 个主要分支（股神经、闭孔神经、股外侧皮神经）相比，即使在超声引导下，腰丛神经的显像依然较困难，位置深，操作难度大，可能出现双侧阻滞，对凝血功能要求高，出血后难以压迫而出现腹膜后血肿或者腰背部皮下出血。而选用闭孔神经联合股外侧皮神经阻滞来行术后镇痛出血风险低，即使出血也容易压迫止血，同时该方法术后镇痛效果较好。选择髋关节术后镇痛方式时应权衡利弊综合考虑。

（二）超声引导股神经阻滞

1. 适应证　用于大腿至膝关节前内侧、小腿内侧及内踝手术后镇痛。

2. 探头位置　高频探头横向置于腹股沟处。

3. 目标　在股动脉的外侧，髂腰肌的表面，髂筋膜深部寻找股神经，并将局麻药注于其周围。连续阻滞时，留置导管应超过针尖 2～4cm。

4. 药物　单次给药时，0.2%～0.25% 罗哌卡因 20ml；持续输注时，0.2% 罗哌卡因（0.15% 布比卡因）5ml/h，自控输注量为 5ml，锁定时间为 1h。

超声引导股神经阻滞尤其是连续股神经阻滞（continuous femoral nerve block，CFNB）用于全膝关节置换手术后镇痛，效果良好，利于手术后功能恢复。股神经浅表为感觉神经而深部为运动神经，由外向内侧穿刺，利于局麻药扩散；将药物注于神经浅表、深部以及包绕神经时，阻滞失败率分别为 20%、47% 以及 12%。研究表明，持续股神经阻滞时，神经浅表置管对感觉神经的阻滞，效果优于深部置管。综上所述，建议在行单次股神经阻滞用于手术后镇痛时，应由外向内侧进针，使局麻药包绕股神经；CFNB 应将导管置于髂筋膜与股神经之间。

（三）超声引导髂筋膜阻滞

1. 适应证　用于大腿前方、膝关节和髋关节手术后镇痛。

2.探头位置 高频探头横向置于腹股沟、股动脉的外侧。

3.目标 局麻药在髂筋膜下扩散。连续阻滞时,留置导管应超过针尖2~4cm。

4.药物 单次给药时,0.2%罗哌卡因30~40ml;持续输注时,0.15%~0.2%罗哌卡因(0.125%~0.15%布比卡因)5ml/h,自控输注量为5ml,锁定时间为1h。

超声引导下髂筋膜阻滞的穿刺点可位于髂前上棘水平(高位)或腹股沟处、股动脉的外侧(低位)。研究表明,高位、低位髂筋膜阻滞在注射40ml局麻药时,股神经的阻滞成功率均为100%,而股外侧皮神经阻滞成功率则为100%、83.3%。因此行全髋置换手术(THA)后镇痛时,高位髂筋膜阻滞效果比低位更好;膝关节手术后镇痛,选择持续股神经或收肌管(隐神经)阻滞比髂筋膜阻滞更合适。

(四)超声引导收肌管(隐神经)阻滞

1.适应证 用于膝关节、内踝手术后镇痛。

2.探头位置 高频探头横向置于大腿内侧、中段或中下1/3。

3.目标 局麻药在缝匠肌深部、股动脉的外侧扩散。连续阻滞时,留置导管应超过针尖2~4cm。

4.药物 单次给药时,0.2%罗哌卡因10~20ml;持续输注时,0.15%~0.2%罗哌卡因或者0.125%~0.15%布比卡因5ml/h,自控输注量为5ml,锁定时间为1h。

收肌管由缝匠肌、股内侧肌和内收肌围成,其内有隐神经等感觉神经走行。收肌管阻滞与股神经阻滞镇痛效果相似,但对股四头肌力影响小,因而有利于膝关节置换术后早期功能锻炼。

(五)超声引导股外侧皮神经阻滞

1.适应证 股外侧皮神经一般用于大腿外侧取皮术,或与闭孔神经联合用于髋关节手术后镇痛。

2.探头位置 高频探头横向置于大腿外侧,髂前上棘内2cm、下5cm。

3.目标 局麻药注于缝匠肌与阔筋膜张肌之间的神经周围。股外侧皮神经阻滞一般不做置管。

4.药物 单次给药,0.25%罗哌卡因(0.15%布比卡因)3~5ml。

(六)超声引导闭孔神经阻滞

1.适应证 用于内收肌收缩、大腿内侧皮肤的镇痛,联合其他神经阻滞用于膝、髋关节手术后镇痛。

2.探头位置 推荐高频探头,超声引导闭孔神经阻滞入路主要有3种:①近端肌筋膜入路,探头置于大腿近端靠内侧;②向头侧倾斜的近端肌筋膜入路,探头位置同近端肌筋膜入路,向头侧倾斜40°~50°;③近端耻骨入路,探头置于大腿内侧,超声束方向由内向外。目标:将局麻药注于神经周围或者神经所在肌筋膜内。

3.药物 通常为单次阻滞。①近端肌筋膜入路:0.25%罗哌卡因(0.15%布比卡因)前支与后支各5ml;②向头侧倾斜的近端肌筋膜入路:0.25%罗哌卡因(0.15%布比卡因)10~15ml;③近端耻骨入路:0.25%罗哌卡因(0.15%布比卡因)10~15ml。

近端肌筋膜入路是临床最常用的入路,分别阻滞闭孔神经前支(长收肌与短收肌之间)、后支(短收肌与大收肌之间)。闭孔神经前支变异较多,可能在长收肌与短收肌之间、耻骨肌表面、耻骨肌内走行,所以行近端肌筋膜入路闭孔神经阻滞时,其前支可能需多点注射。另两种入路则可避免因前支变异造成的阻滞不全。闭孔神经髋关节支在闭孔神经分出前、后支之前就已发出，因此髋关节手术后镇痛，最好选择第 2 种入路。近端耻骨入路操作简便，只需将药液注在闭孔外肌与耻骨肌之间即可。

（七）超声引导骶丛神经阻滞

1. 适应证　用于小腿、大腿后方手术后镇痛。
2. 体位　患者取健侧卧位，屈髋屈膝。
3. 探头位置　低频探头横置于股骨大转子至髂后上棘连线中内 1/2，向内侧尾端扫查。
4. 目标　将局麻药物注于梨状肌深面，骶丛神经表面。
5. 药物　单次阻滞：0.25%～0.375% 罗哌卡因（0.15%～0.25% 布比卡因）15～20ml。

在超声引导下行骶丛神经阻滞时，应注意进针过深有伤及盆腔脏器的风险，穿刺针越过梨状肌，于骶丛神经表面注射即可；即使单次阻滞也有导致尿失禁的可能；药液沿骶骨扩散，可出现闭孔神经阻滞。

（八）超声引导坐骨神经阻滞

1. 适应证　与骶丛神经阻滞类似，可用于小腿、大腿后方手术后镇痛。
2. 体位　患者取健侧卧位，屈髋屈膝。
3. 探头位置　经臀肌入路：低频探头置于臀后，坐骨结节与股骨大转子之间；臀横纹下入路：高频探头横置于臀横纹远端，大腿后侧中线；腘窝入路：高频探头横置于腘窝近端；前路坐骨：患者平卧，下肢略外展外旋，低频探头横向置于大腿近端内侧（通常在股骨小转子水平）。
4. 目标　将局麻药注于坐骨神经周围。置管时导管应超过针尖 3～5cm。
5. 药物　单次阻滞时：①臀肌入路以及臀横纹下入路，0.2%～0.25% 罗哌卡因（0.15% 布比卡因）15～20ml；②腘窝入路，0.2%～0.25% 罗哌卡因（0.15% 布比卡因）10～15ml；前方入路 0.2%～0.25% 罗哌卡因（0.15% 布比卡因）10～20ml。持续阻滞时：臀横纹下入路与腘窝入路，背景剂量 0.2% 罗哌卡因 5ml/h，自控输注剂量为 5ml，锁定时间为 1h。

前路坐骨神经阻滞适用于因疼痛、创伤或者其他原因无法侧卧的患者，但此处位置深，需穿多块肌肉，且穿刺与置管角度大，因此不适合行连续阻滞。臀肌入路与臀横纹下入路作用相类似，差别在于单独行臀横纹下入路坐骨神经阻滞时，无法阻滞到股后皮神经，所以大腿后方手术后镇痛使用臀肌入路阻滞效果较好。腘窝坐骨神经阻滞可以在胫神经和腓总神经共同的神经鞘内注射局麻药，也可以单独阻滞胫神经和腓总神经。行腘窝入路穿刺时，由于进针方向是从外侧向内侧，所以应特别注意位于外侧的腓总神经，防止误伤。文献报道，相较于臀上部位的坐骨神经，腘窝附近的神经纤维含量少（臀上部位神经组织：非神经组织为 2:1，而腘窝处为 1:1），所以在坐骨神经远端行神经阻滞时，神经损伤少，起效快，效果好。具体的入路选择，在满足手术后镇痛的同时，尽量选择远端入路；如需置管，可以选择臀横纹下入路或腘窝入路。

（九）超声引导踝关节神经阻滞

踝关节及其远端主要由隐神经、胫神经、腓深神经、腓浅神经和腓肠神经 5 支神经支配。隐神经支配踝关节内侧皮肤及足底内侧部分皮肤，胫神经支配足底处（包括足跟）以及踝关节内侧深部组织，腓浅神经支配足背处感觉（除了腓深神经支配区），腓深神经支配第一、二趾之间皮肤，腓肠神经支配足与踝的外侧缘。

1. 适应证　用于足与脚趾手术后的镇痛或下肢近端入路神经阻滞的补充。通常不做置管。
2. 探头位置　高频探头置于踝关节附近，取决于需阻滞神经的位置。

3. 目标　将局麻药注于相应神经周围。

4. 药物　0.2%～0.25% 罗哌卡因或 0.125%～0.15% 布比卡因 3～5ml。

三、超声引导躯干神经阻滞

超声引导躯干神经阻滞包括腹横肌平面阻滞、髂腹下及髂腹股沟神经阻滞、腹直肌鞘阻滞、腰方肌阻滞、竖脊肌阻滞、胸椎旁阻滞、胸神经阻滞、前锯肌平面阻滞等。这些阻滞与通常的臂丛、股神经阻滞不同，超声下很难显像神经，所以一般将局麻药注至相应的肌筋膜间隙内。探头的选择：除腰方肌阻滞通常使用低频探头外，其他阻滞一般使用高频探头，肥胖的患者有时也需选用低频探头。

（一）超声引导腹横肌平面阻滞、髂腹下及髂腹股沟神经阻滞

1. 适应证　髂腹下（iliohypogastric，IH）神经及髂腹股沟（ilioinguinal，IL）神经阻滞通常联合应用于腹股沟疝修补手术后镇痛，因两者在解剖上邻近，所以将它们放在一起阐述。腹横肌平面（transversus abdominis plane，TAP）阻滞、髂腹下及髂腹股沟神经阻滞在操作上相似，可以将后者看作是"低位"的腹横肌平面阻滞。

2. 探头位置　TAP 阻滞根据探头所置部位分为高位的肋缘下（主要覆盖 T7～T8 支配区，有时也可阻滞 T6）入路、髂嵴与肋弓缘间侧方（主要覆盖 T9～T11 支配区）入路、髂前上棘与脐连线的低位（与髂腹下髂腹股沟神经阻滞的入路相同，主要覆盖 T12～L1 支配区）入路。

3. 目标　将局麻药物注于腹内斜肌与腹横肌之间。行连续阻滞，置管深度应超过针尖 3～5cm。

4. 药物　单次给药时，每侧 0.2%～0.25% 罗哌卡因 20～30ml，儿童每侧 0.15ml/kg；持续输注时，0.2% 罗哌卡因单次注射 20ml 后，5ml/h 持续输注。

TAP 阻滞、髂腹下及髂腹股沟神经阻滞对躯体痛效果较好，但对内脏痛效果较差，局麻药多点注射有利于扩散。如手术范围跨越中线，需行双侧阻滞，此时应注意局麻药总量不超过极限量。

（二）超声引导腹直肌鞘阻滞

1. 适应证　超声引导腹直肌鞘阻滞（rectus sheath block，RSB）用于脐疝修补及其他脐部手术后镇痛。

2. 探头位置　紧贴脐的外侧，横置于腹壁上。

3. 目标　将局麻药注于腹直肌与腹直肌后鞘之间。通常需要行双侧阻滞，当联合腹股沟神经阻滞时可获更广的麻醉平面。

4. 药物　单次给药时，每侧 0.2%～0.25% 罗哌卡因 10～20ml，儿童每侧 0.1ml/kg。

（三）超声引导腰方肌阻滞

2007 年 Blanco 提出腰方肌阻滞 1（quadratus lumborum block 1，QLB1），方法是经前路穿刺，将局麻药注射至腰方肌的前外侧，因药物注射在腰方肌与腹横肌水平之间，因此又称为后路 TAP。2015 年 Blanco 将 QLB1 用于手术后镇痛。2013 年 Blanco 又提出 QLB2，方法是从后路进针，将局麻药注射至腰方肌后侧，MRI 研究的结果提示 QLB2 的局麻药在椎旁间隙扩散更好。QLB2 还具有位置较浅表、超声成像清晰、穿刺路径短而安全等特点。2007 年 Jens Børglum 等提出一个经肌肉入路，在超声引导下将局麻药注射至腰方肌和腰大肌之间的平面的方法，这种方法也称为 QLB3。

Murouchi 等研究表明，双侧 QLB1（每侧注射 0.375% 罗哌卡因 20ml）的镇痛效果优于 TAP 阻滞。QLB3 入路时，药液可以扩散到胸椎旁间隙。而且由于腰丛神经走行于腰大肌间沟之间，所以 QLB3 对下肢外周神经也有一定的阻滞作用，据相关文献报道 QLB3 可信的阻滞范围为 $T_{6,7} \sim L_{1,2}$。

1．适应证　QLB1、QLB2、QLB3 均可用于腹部手术后镇痛，QLB3 也可用于下肢手术后镇痛。

2．探头位置　患者呈侧卧位，探头横置于腰椎外侧 3～4cm 处。

3．目标　QLB1 将局麻药注于腰方肌与腹横肌之间；QLB2 将局麻药注于腰方肌的后方；QLB3 将局麻药注于腰方肌与腰大肌之间。

4．药物　0.25%～0.375% 罗哌卡因 20ml。如手术切口过中线，则需双侧阻滞，此时应注意局麻药总量。

（四）超声引导胸神经阻滞、前锯肌平面阻滞

超声引导胸神经阻滞（pectoral nerves block，PECS）和前锯肌平面阻滞在超声扫查及局麻药注射部位上有相似之处，故将它们放在一起来概述。PECS1、PECS2、前锯肌平面阻滞由 Blanco 提出，用于乳腺手术后镇痛。前锯肌平面阻滞可用于胸腔镜手术后镇痛，并改善胸腔镜手术后患者的恢复质量。

1．适应证　PECS1：用于乳房重建手术（扩张器或者胸肌下假体）后镇痛；PECS2：用于乳腺肿瘤切除、乳房切除、前哨淋巴结、腋窝清扫手术后镇痛；前锯肌平面阻滞：用于乳房切除、淋巴结清扫及重建、胸腔镜手术后镇痛。

2．探头位置及目标　PECS1：置于锁骨外 1/3 处，识别胸大肌、胸小肌、胸肩峰动脉胸肌支，将药物注射于邻近动脉的胸大小肌之间，阻滞胸内侧神经、胸外侧神经；PECS2：探头横置于腋前线第三肋间，将局麻药注入胸小肌和前锯肌之间；前锯肌平面阻滞：探头平行身体长轴置于腋中线第五肋间，在前锯肌浅表或深部注药（药物注于前锯肌浅表时，平面更广、镇痛效果更佳）。

3．药物　单次阻滞时，0.375% 罗哌卡因 20ml，持续阻滞时，相关局麻药浓度及用量仍不明确。

（五）超声引导竖脊肌阻滞

2016 年 Forero 等首次报道了超声引导竖脊肌阻滞（erector spinae plane block，ESP），在竖脊肌深部与 T5 横突之间注射 0.5% 罗哌卡因 20ml，可阻滞同侧 T3～T9 脊神经支配区域。Forero 等在 1 例硬膜外阻滞失败的胸科手术患者中进行了持续竖脊肌阻滞镇痛，首次剂量给予 0.5% 罗哌卡因 25ml，持续量为 0.2% 罗哌卡因 8ml/h，自控量为 5ml，锁定时间为 60min。之后文献报道，在腹部手术（双侧 T7 阻滞）以及膀胱前列腺切除（双侧 T8 阻滞）手术后镇痛效果满意。因此，ESP 可以用于胸腹部相应脊神经支配区域手术后镇痛。

1．适应证　用于胸腹部手术后镇痛。

2．探头位置　横置于脊柱中线外侧横突水平（手术区域相对应的节段）。

3．目标　在超声引导下将局麻药注于竖脊肌与横突之间。

4．药物　单次给药时：0.375%～0.5% 罗哌卡因 20～30ml；持续阻滞时：负荷量 0.5% 罗哌卡因 25ml，持续量为 0.2% 罗哌卡因 8ml/h，自控量为 5ml，锁定时间为 60min。

ESP 相对于硬膜外、胸椎旁阻滞优点在于：①横突的超声图像容易识别；②横突上无重要血管、神经及其他器官分布，故该阻滞很大程度上降低了血肿、神经损伤、气胸和阻滞失

败等不良事件的风险；③对存在凝血功能异常、口服抗血小板或抗凝药的患者行区域阻滞较为安全。

（六）超声引导胸椎旁阻滞

2009 年，Hara 等报道了超声引导下胸椎旁阻滞（旁矢状面，平面外穿刺），同年 Shibata 等介绍了一种实时超声引导平面内穿刺椎旁阻滞技术。超声引导胸椎旁阻滞主要适用于椎旁肌群前侧的手术后镇痛。

1．适应证　用于乳腺手术，开胸及胸腔镜手术，腹部手术如胆囊、阑尾等手术，以及肾脏、输尿管手术后镇痛。

2．探头位置　探头横向或纵向置于相应节段横突水平。

3．目标　在超声引导下将局麻药注于椎旁间隙。

4．药物　单次给药时：0.25%～0.375% 罗哌卡因 20ml（或按照每个节段 3～5ml 来计算）；持续阻滞：0.25%～0.375% 罗哌卡因 5ml/h，或 0.1（ml/kg·h），自控输注量为 5ml，锁定时间为 1h。

与椎管内麻醉相比较，超声引导胸椎旁阻滞优点为：①容易掌握，安全系数较高；②单侧阻滞，对循环影响小；③并发症少，无尿潴留，正常剂量不影响下肢活动。其缺点有：①仍可能出现血肿、神经损伤、气胸等风险；②对凝血要求高。

四、外周神经阻滞时局麻药中的佐剂

外周神经阻滞时，局麻药中添加佐剂的目的是加快麻醉起效和延长镇痛作用时间。目前使用的多数佐剂可能存在潜在风险，临床应用必须慎重。对佐剂的应用概述如下：

（一）碳酸氢钠

理论上添加碳酸氢钠可使局麻药 pH 升高。非解离型局麻药增多，促进药物穿过神经膜，使神经阻滞起效加快。利多卡因适合碱化；布比卡因碱化时易产生不溶性的碱性物质沉淀；罗哌卡因的碱化更容易产生沉淀物，难以安全碱化。目前仅推荐利多卡因碱化（碳酸利多卡因）用于硬膜外麻醉。

（二）肾上腺素

添加盐酸肾上腺素（2.5～5μg/ml）显著延长诸多局麻药作用时间。肾上腺素可使注射局部或神经周围的血管收缩，减少局部血流和延缓局麻药清除。志愿者双侧尺神经阻滞，1% 盐酸利多卡因添加盐酸肾上腺素 5μg/ml 后，镇痛时间从 35min±4min 延长到 190min±14min。而添加盐酸肾上腺素 5μg/ml 到 0.5% 或 0.2% 盐酸罗哌卡因用于股神经施行全膝关节置换手术，不影响其感觉神经阻滞持续时间。因而不建议在罗哌卡因中加用肾上腺素作为佐剂。

（三）地塞米松

糖皮质激素通过抑制磷脂酶 A2 和激活糖皮质激素受体发挥其抗炎、镇痛、免疫抑制以及止吐效果。在较多研究中，添加 4mg 或 8mg 地塞米松到局麻药中可增加镇痛持续时间，但是否存在量效关系仍不清楚。4mg 或 8mg 地塞米松加入盐酸布比卡因（0.5%，40ml）作肌间沟臂丛神经阻滞，发现两种剂量第一次出现中度疼痛时间都显著延长，术后乙酰氨基酚羟考酮片的用量减少。一项大型荟萃分析（24 个研究 2 751 受试者）结果表明：单次静脉注射剂量 >0.1mg/kg 磷酸地塞米松可以显著减少静息痛、运动性疼痛和阿片类药物消耗。地塞米松局部注射可能被静脉注射所替代，以避免可能造成的神经损伤。

（四）镁

镁调节钙流入神经元，在静脉注射和鞘内注射可以增强麻醉和镇痛，其对 NMDA 受体有拮抗作用。已知数据显示，添加镁到局麻药中的优点是延长神经阻滞镇痛时间。镁可能干扰神经递质突触接头的释放或加强局麻药的作用，不过其确切机制仍未明确，需更多的实验数据来判断镁是否具有神经毒性。目前不推荐镁作为佐剂在外周神经阻滞中使用。

（五）右美托咪定

右美托咪定是 α_2 受体激动剂，具有镇静、催眠、镇痛作用，副作用是高血压、低血压以及心动过缓。全身麻醉应用右美托咪定可以减少吸入麻醉药和阿片类药物的剂量。文献报道右美托咪定作为佐剂可延长罗哌卡因在胫神经阻滞中的作用时间。右美托咪定用于外周神经阻滞能延长手术后镇痛时间，但鉴于其可能引起血压下降、心率减慢、上呼吸道梗阻，临床谨慎应用。另外目前仍未知右美托咪定在外周神经阻滞中延长阻滞时间的确切机制。

（六）氯胺酮

氯胺酮是 NMDA 受体拮抗剂，有确切的镇痛效果。氯胺酮有局部麻醉的特性，在体外能影响神经传导作用。以往有较多文献报道氯胺酮在椎管麻醉中应用，但很少有文献报道氯胺酮作为局麻药佐剂用于外周神经阻滞。氯胺酮作为局麻药佐剂的安全性仍有待进一步观察研究，因此不推荐氯胺酮做外周神经阻滞佐剂使用。

（七）局麻药混用

混合起效时间快的中效局麻药（利多卡因）和起效时间慢、作用时间长的局麻药（如布比卡因、罗哌卡因），这方法已经长期运用在硬膜外阻滞中。有文献比较 0.5% 盐酸布比卡因、0.5% 布比卡因与 2% 利多卡因混合液，容量均为 40ml，混合液按体积比 1∶150∶50 配制，用于股神经和坐骨神经的阻滞，发现利多卡因的添加可以加速起效时间、缩短持续时间。但是 Admir Hadzic 的研究表明超声引导下肌间沟臂丛神经阻滞时，使用 1.5% 甲哌卡因与 0.5% 布比卡因混合液的起效时间与单独使用其中任何一种药物相近，平均阻滞时间明显比单独使用甲哌卡因长，但比布比卡因短。目前混合起效时间快的中效局麻药和起效时间慢、作用时间长的局麻药能否加速起效仍不明确，但联合使用会导致作用时间缩短已被证实。同时应注意不要大剂量应用两种局麻药的混合液，不能认为其毒性反应是互不相干的，在没有确切证据之前，应假定其全身毒性作用是叠加的。笔者比较赞同 Admir Hadzic（外周神经阻滞与超声介入解剖作者，纽约局部麻醉学院教授）的观点，局麻药混用时，它们的起效、持续时间和麻醉效能常难以预料，且阻滞效果也达不到预期水平。因此在此建议选择单一局麻药来行阻滞。

五、总结

毋庸置疑的是目前超声引导外周神经阻滞技术是术后多模式镇痛的重要组成部分，其镇痛效果确切，无全身使用药物的副作用（恶心、呕吐、瘙痒、胃肠道副作用），十分符合目前"能局部不全身"的手术后镇痛理念。但在使用该技术时，应综合考量以下因素：①超声引导神经阻滞仍有神经损伤的可能。②存在局部及周围组织损伤的可能。③对运动神经的阻滞而影响手术后患者功能锻炼或者外科医师手术后对患者肢体活动的观察（尤其是手术前已有神经损伤的患者）。④麻醉和手术后镇痛对外周神经阻滞所用局麻药有不同的需求。手术要求感觉和运动神经均阻滞完全，而手术后镇痛则要求尽可能只阻滞感觉神经而不阻滞运动神经，以利于恢复日常活动和进行功能锻炼，在选择所阻滞的神经和所用局麻药的浓度时,都应考虑。⑤尽管很多区域阻滞教科书经常强调皮区、肌区和骨骼支配之间的神经支配的差别,但是在实施区域阻滞行手术后镇痛时这些考虑是不切实际的。相反,考虑如何用特定的阻滞技术对身体某一区域进行阻滞来得更为实际。如股神经阻滞用于膝关节手术后镇痛,TAP 阻滞用于腹部切口手术后镇痛。⑥应综合考虑到实际操作难度、手术后护理难易、患者舒适度(置管时)、局麻药总用量等方面。举个例子:我们知道膝关节由股神经、股外侧皮神经、闭孔神经、坐骨神经(胫神经与腓总神经)支配。我们在行膝关节手术后镇痛时,很少有人去把这些支配膝关节的神经都阻滞,而通常选择以股神经阻滞(单次或持续)或收肌管阻滞(单次或持续)为主联合一些其他的镇痛方式(如静脉 PCIA、膝关节"鸡尾酒"疗法、手术后口服或者静脉 NSAIDs 等等)的多模式镇痛来完成。究其原因有以下几点:①行这四支神经阻滞,操作复杂且患者需经受多次穿刺,在可行性上不如单个神经阻滞复合其他方式的手术后镇痛,且如行持续置管会增加导管护理难度以及降低患者舒适度。②手术引起局部炎症因子释放,导致严重的外周炎症反应(外周敏化)。这个"炎症池"诱发外周敏化,并导致中枢敏化。即使进行了完全的神经阻滞(如腰麻),仍然存在外周炎症反应导致的全身反应。因此,局部麻醉技术不能完全抑制中枢敏化的进程。而多模式的镇痛(联合不同机制的药物)能更好地抑制中枢敏化,减少手术后急性疼痛转为慢性疼痛。③有文献报道,在联合坐骨神经阻滞后,膝关节手术后腓总神经功能不全的机会增加。④另外多支神经同时阻滞要考虑到局麻药的总用量,以及对手术后功能锻炼的不利影响。

总之,超声引导神经阻滞技术在手术后疼痛的治疗中占有重要地位,是多模式镇痛中的重要环节。但是在实际的临床工作中仍需综合考量,选择最佳的药物(方法)组合来行手术后镇痛。

(沈锦春)

参 考 文 献

[1] American Pain Society. Principles of analgesic use in the treatment of acute pain or chronic cancer pain. Clin Pharm, 1987, 6(7): 523-532.

[2] CHANEY M A. Side effects of intrathecal and epidural opioids. Can J Anaesth, 1995, 42(10): 891-903.

[3] MACINTYRE P E, READY L D. Acute pain management: a praitical guide. 3rd ed. London: WB Saunders, 2006.

[4] KEHLET H. Effect of postoperative pain treatment on outcome-current status and future strategies. Langenbecks Arch Surg, 2004, 389(4): 244-249.

[5] ZHAO S Z, CHUNG F, HANNA D B, et al. Dose-response relationship between opioid use and adverse effects after ambulatory surgery. J Pain Symptom Manage, 2004, 28(1): 35-46.

[6] BLOCK B M, LIU S S, ROWLINGSON A J, et al. Efficacy of postoperative epidural analgesia: a meta-analysis. JAMA, 2003, 290(18): 2455-2463.

[7] KOTINIEMI L H, RYHANEN P T, VALANNE J, et al. Postoperative symptoms at home following day-case surgery in children: a multicentre survey of 551 children. Anaesthesia. 1997, 52(10): 963-969.

[8] MANN C, POUZERATTE Y, BOCCARA G, et al. Comparison of intravenous or epidural patient-controlled analgesia in the elderly after major abdominal surgery. Anesthesiology, 2000, 92(2): 433-441.

[9] STANDL T, BURMEISTER M A, OHNESORGE H, et al. Patient-controlled epidural analgesia reduces analgesic requirements compared to continuous epidural infusion after major abdominal surgery. Can J Anaesth, 2003, 50(3): 258-264.

[10] STEINBERG R B, LIU S S, WU C L, et al. Comparison of ropivacaine-fentanyl patient-controlled epidural analgesia with morphine intravenous patient-controlled analgesia for perioperative analgesia and recovery after open colon surgery. J Clin Anesth, 2002, 14(8): 571-577.

[11] DOLIN S J, CASHMAN J N, BLAND J M. Effectiveness of acute postoperative pain management: I. Evidence from published data. Br J Anaesth, 2002, 89(3): 409-423.

[12] 谭岚月, 黄规, 左云霞. 国内大型综合医院和儿童医院小儿术后镇痛调查. 国际麻醉与复苏杂志, 2014, 35(12): 1109-1112.

[13] NOEL M, CHAMBERS C T, PETTER M, et al. Pain is not over when the needle ends: a review and preliminary model of acute pain memory development in childhood. Pain Manag, 2012, 2(5): 487-497.

[14] NOEL M, MCMURTRY C M, PAVLOVA M, et al. Brief clinical report: A systematic review and meta-analysis of pain memory-reframing interventions for children's needle procedures. Pain Pract, 2018, 18(1): 123-129.

[15] MITCHELL A, SMITH H S. Applying partially occluded fentanyl transdermal patches to manage pain in pediatric patients. J Opioid Manag, 2010, 6(4): 290-294.

[16] BEHRMAN A, GOERTEMOELLER S. A sticky situation: toxicity of clonidine and fentanyl transdermal patches in pediatrics. J Emerg Nurs, 2007, 33(3): 290-293.

[17] RUGGIERO A, COCCIA P, ARENA R, et al. Efficacy and safety of transdermal buprenorphine in the management of children with cancer-related pain. Pediatr Blood Cancer, 2013, 60(3): 433-437.

[18] YENIGUN A, YILMAZ S, DOGAN R, et al. Demonstration of analgesic effect of intranasal ketamine and intranasal fentanyl for postoperative pain after pediatric tonsillectomy. Int J Pediatr Otorhinolaryngol, 2018, 104: 182-185.

[19] BENNIE R E, BOEHRINGER L A, DIERDORF S F, et al. Transnasal butorphanol is effective for postoperative pain relief in children undergoing myringotomy. Anesthesiology, 1998, 89(2): 385-390.

[20] AKIN A, BAYRAM A, ESMAOGLU A, et al. Dexmedetomidine vs midazolam for premedication of pediatric patients undergoing anesthesia. Paediatr Anaesth, 2012, 22(9): 871-876.

[21] GHALI A M L, MAHFOUZ A K, AL-BAHRANI M. Preanesthetic medication in children: A comparison of intranasal dexmedetomidine versus oral midazolam. Saudi J Anaesth, 2011, 5(4): 387-391.

[22] BLASS E M, WATT L B. Suckling- and sucrose-induced analgesia in human newborns. Pain, 1999, 83(3): 611-623.

[23] GRAY L, WATT L, BLASS E M. Skin-to-skin contact is analgesic in healthy newborns. Pediatrics, 2000, 105(1): e14.

[24] MENEZES M S, GOZZANI J L. Postoperative analgesia in pediatric patients: comparative study among local anesthetics, opioids and non-steroidal anti-inflammatory drugs. Rev Bras Anestesiol, 2002, 52(2): 175-184.

[25] SÜMPELMANN R, MÜNTE S. Postoperative analgesia in infants and children. Curr Opin Anaesthesiol, 2003, 16(3): 309-313.

[26] WEKSLER N L, NASH M, ROZENTSVEIG V, et al. Vocal cord paralysis as a consequence of peritonsillar infiltration with bupivacaine. Acta Anaesthesiol Scand, 2001, 45(8): 1042-1044.

[27] 李浩, 连庆泉. 不同剂量氟比洛芬酯用于小儿扁桃体剥除术后镇痛, 临床麻醉学杂志, 2011, 27(2): 189-190.

[28] BU X, YANG L, ZUO Y. Efficacy and safety of perioperative parecoxib for acute postoperative pain treatment in children: a meta-analysis. Front Med, 2015, 9(4): 496-507.

[29] LI X, ZHOU M, XIA Q, et al. Parecoxib sodium reduces the need for opioids after tonsillectomy in children: a double-blind placebo-controlled randomized clinical trial. Can J Anaesth, 2016, 63(3): 268-274.

[30] D'SOUZA J N, SCHMIDT R J, XIE L, et al. Postoperative nonsteroidal anti-inflammatory drugs and risk of bleeding in pediatric intracapsular tonsillectomy. Int J Pediatr Otorhinolaryngol, 2015, 79(9): 1472-1476.

[31] SZABOVA A, SADHASIVAM S, WANG Y, et al. Comparison of postoperative analgesia with epidural butorphanol/bupivacaine versus fentanyl/bupivacaine following pediatric urological procedures. J Opioid Manag, 2010, 6(6): 401-407.

[32] LAWHORN C D, STONER J M, SCHMITZ M L, et al. Caudal epidural butorphanol plus bupivacaine versus bupivacaine in pediatric outpatient genitourinary procedures. J Clin Anesth, 1997, 9(2): 103-108.

[33] LI X, XIA Q, LI W. Comparison of the effects of dezocine, fentanyl, and placebo on emergence agitation after sevoflurane anesthesia in children. Int J Clin Pharmacol Ther, 2015, 53(3): 241-246.

[34] AN L J, ZHANG Y, SU Z, et al. A single dose of dezocine suppresses emergence agitation in preschool children anesthetized with sevoflurane-remifentanil. BMC Anesthesiol, 2017, 17(1): 154.

[35] EL-TAHTAWY A, KOKKI H, REIDENBERG B E. Population pharmacokinetics of oxycodone in children 6 months to 7 years old. J Clin Pharmacol. 2006. 46(4): 433-442.

[36] 王玉霞, 姜丽华, 王涛, 等. 复合丙泊酚时羟考酮用于小儿无痛胃镜术的效果. 中华麻醉学杂志, 2017, 37(7): 804-807.

[37] OSIFO O D, AGHAHOWA E S. Safety profile and efficacy of commonly used analgesics in surgical neonates in Benin City, Nigeria. Am J Perinatol, 2008, 25(10): 617-622.

[38] DAHMANI S, MICHELET D, ABBACK P S, et al. Ketamine for perioperative pain management in children: a meta-analysis of published studies. Paediatr Anaesth, 2011, 21(6): 636-652.

[39] KIMIAEI ASADI H, NIKOOSERESHT M, NOORI L, et al. The effect of administration of ketamine and paracetamol versus paracetamol singly on postoperative pain, nausea and vomiting after pediatric adenotonsillectomy. Anesth Pain Med, 2016, 6(1): e31210.

[40] MARHOFER P, KRENN C G, PLÖCHL W, et al. S(+)-ketamine for caudal block in paediatric anaesthesia. Br J Anaesth, 2000, 84(3): 341-345.

[41] KOINIG H, MARHOFER P, KRENN C G, et al. Analgesic effects of caudal and intramuscular S(+)-ketamine in children. Anesthesiology. 2000; 93(4): 976-80.

[42] MARTINDALE S J, DIX P, STODDART P A. Double-blind randomized controlled trial of caudal versus intravenous S(+)-ketamine for supplementation of caudal analgesia in children. Br J Anaesth, 2004, 92(3): 344-347.

[43] ALI A R, EL GHONEIMY M N. Dexmedetomidine versus fentanyl as adjuvant to propofol: comparative study in children undergoing extracorporeal shock wave lithotripsy. Eur J Anaesthesiol, 2010, 27(12): 1058-1064.

[44] TONG Y, REN H, DING X, et al. Analgesic effect and adverse events of dexmedetomidine as additive for pediatric caudal anesthesia: a meta-analysis. Paediatr Anaesth, 2014, 24(12): 1224-1230.

[45] ANAND V G, KANNAN M, THAVAMANI A, et al. Effects of dexmedetomidine added to caudal ropivacaine in paediatric lower abdominal surgeries. Indian J Anaesthesia, 2011, 55: 340-346.

[46] OBAYAH G M, REFAIE A, ABOUSHANAB O, et al. Addition of dexmedetomidine to bupivacaine for greater palatine nerve block prolongs postoperative analgesia after cleft palate repair. Eur J Anaesthesiol, 2010, 27: 280-284.

[47] SAADAWY I, BOKER A, ELSHAHAWY M A, et al. Effect of dexmedetomidine on the charateristics of

bupivacaine in a caudal blok in pediatrics. Acta Anaesthesiol Scand, 2009, 53(2): 251-256.

[48] OSCHMAN A, MCCABE T, KUHN R J. Dexmedetomidine for opioid and benzodiazepine withdrawal in pediatric patients. Am J Health Syst Pharm, 2011, 68(13): 1233-1238.

[49] 曹泽毅. 中华妇产科学. 3版. 北京: 人民卫生出版社, 2014: 820.

[50] 姚尚龙, 伍静. 产科麻醉及分娩镇痛大有可为. 中华麻醉学杂志, 2016, 36(11): 1293-1294.

[51] 胡灵群, 李韵, 夏云, 等. 从"无痛分娩中国行"看中国的分娩镇痛. 临床麻醉学杂志, 2013, 29(2): 205-208.

[52] LI H T, LUO S, TRASANDE L, et al. Geographic variations and temporal trends in cesarean delivery rates in China, 2008—2014. JAMA, 2017, 317(1): 69-76.

[53] ZHANG J, LANDY H J, BRANCH D W, et al. Contemporary patterns of spontaneous labor with normal neonatal outcomes. Obstet Gynecol, 2010, 116(6): 1281-1287.

[54] 时春艳, 李博雅. 新产程标准及处理的专家共识(2014). 中华妇产科杂志, 2014, 49(7): 486.

[55] HAWKINS. Epidural analgesia for labor and delivery. N Engl J Med, 2010, 362(16): 1503-1510.

[56] Committee on Practice Bulletins—Obstetrics. Practice Bulletin No. 177: Obstetric Analgesia and Anesthesia. Obstet Gynecol, 2017, 129(4): e73-e89.

[57] 中华医学会麻醉学分会. 2017版中国麻醉学指南与专家共识. 北京: 科学出版社, 2017: 251-257.

[58] CHO S H, LEE H, ERNST E. Acupuncture for pain relief in labour: a systematic review and meta-analysis. BJOG, 2010, 117(8): 907-920.

[59] CLUETT E R, BURNS E. Immersion in water in labour and birth. Cochrane Database Syst Rev, 2009(2): CD000111.

[60] SMITH C A, LEVETT K M, COLLINS C T, et al. Massage, reflexology and other manual methods for pain management in labour. Cochrane Database Syst Rev, 2012, 15(2): CD009290.

[61] JIANG Q, WU Z, ZHOU L, et al. Effects of yoga intervention during pregnancy: a review for current status. Am J Perinatol, 2015, 32(6): 503-514.

[62] MAKVANDI S, LATIFNEJAD R R, SADEGHI R, et al. Effect of birth ball on labor pain relief: A systematic review and meta-analysis. J Obstet Gynaecol Res, 2015, 41(11): 1679-1686.

[63] REYNOLDS F. Labour analgesia and the baby: good news is no news. Int J Obstet Anesth, 2011, 20(1): 38-50.

[64] BUTTER WORTH J F, MACKEY D C, WASNICK J D. 摩根临床麻醉学. 5版. 王天龙, 刘进, 熊利泽, 译. 北京: 北京大学医学出版社, 2015: 610-631.

[65] SANTOS A C, EPSTEIN J N, CHAUDHURI K. 产科麻醉. 陈新忠, 译. 北京: 北京大学医学出版社, 2017: 121-129.

[66] VOLMANEN P, PALOMAKI O, AHONEN J. Alternatives to neuraxial analgesia for labor. Curr Opin Anaesthesiol, 2011, 24(3): 235-241.

[67] KUMAR T S, RANI P, HEMANTH KUMAR V R, et al. Quality of labor epidural analgesia and maternal outcome with levobupivacaine and ropivacaine: a double-blinded randomized trial. Anesth Essays Res, 2017, 11(1): 28-33.

[68] WANG X, XU S, QIN X, et al. Comparison between the use of ropivacaine alone and ropivacaine with sufentanil in epidural labor analgesia. Medicine (Baltimore), 2015, 94(43): e1882.

[69] LANGE EMS, WONG C A, FITZGERALD P C, et al. Effect of epidural infusion bolus delivery rate on the duration of labor analgesia: a randomized clinical trial. Anesthesiology, 2018, 128(4): 745-753.

[70] CARVALHO B, GEORGE R B, COBB B, et al. Implementation of programmed intermittent epidural bolus

for the maintenance of labor analgesia. Anesth Analg, 2016, 123 (4): 965-971.

[71] SNG B L, WOO D, LEONG W L, et al. Comparison of computer-integrated patient-controlled epidural analgesia with no initial basal infusion versus moderate basal infusion for labor and delivery: A randomized controlled trial. J Anaesthesiol Clin Pharmacol, 2014, 30 (4): 496-501.

[72] SNG B L, SIA A. Maintenance of epidural labour analgesia: the old, the new and the future. Best Pract Res Clin Anaesthesiol, 2017, 31 (1): 15-22.

[73] ANIM-SOMUAH M, SMYTH R M, JONES L. Epidural versus non-epidural or no analgesia in labour. Cochrane Database Syst Rev, 2011, 7 (12): CD000331.

[74] 徐建国. 成人术后疼痛治疗进展. 临床麻醉学杂志, 2011, 27 (3): 299-301.

[75] 徐建国, 吴新民, 罗爱伦, 等. 成人术后疼痛处理专家共识. 临床麻醉学杂志, 2010, 26 (3): 190-196.

[76] 中华医学会麻醉学分会. 成人日间手术后镇痛专家共识 (2017). 临床麻醉学杂志, 2017, 33 (8): 812-815.

[77] TJ GAN. Incidence, patient satisfaction, and perceptions of post-surgicalpain: results from a US national survey. Current Medical Research & Opinion, 2014, 30 (1): 149

[78] 中华医学会麻醉学分会. 2017 版中国麻醉学指南与专家共识. 北京: 人民卫生出版社, 2017: 219-227.

[79] 田玉科. 超声定位神经阻滞图谱. 北京: 人民卫生出版社, 2011: 67-68.

[80] PEI Q, YANG Y, LIU Q, et al. Lack of sex difference in minimum local analgesic concentration of ropivacaine for ultrasound-guided supraclavicular brachial plexus block. Medical Science Monitor International Medical Journal of Experimental & Clinical Research, 2015, 21: 3459-3466.

[81] 李挺, 曹亲亲, 李军. 不同浓度罗哌卡因用于臂丛神经感觉与运动分离阻滞的效果. 中华麻醉学杂志, 2010, 30 (12): 1462-1464.

[82] AUYONG D B, YUAN S C, CHOI D S, et al. A double-blind randomized comparison of continuous inter-scalene, supraclavicular, and suprascapular blocks for total shoulder arthroplasty. Regional Anesthesia & Pain Medicine, 2017, 42 (3): 302.

[83] FREDRICKSON M J, KRISHNAN S, CHEN C Y. Postoperative analgesia for shoulder surgery: a critical appraisal and review of current techniques. Anaesthesia, 2010, 65 (6): 608-624.

[84] LI J W, SONGTHAMWAT B, SAMY W, et al. Ultrasound-guided costoclavicular brachial plexus block: sonoanatomy, technique, and block dynamics. Regional Anesthesia & Pain Medicine, 2017, 42 (2): 233.

[85] 中华医学会麻醉学分会老年人麻醉学组. 中国老年髋部骨折患者麻醉及围术期管理指导意见. 中华医学杂志, 2017, 97 (12).

[86] RASHIQ S, VANDERMEER B, ABOUSETTA A M, et al. Efficacy of supplemental peripheral nerve blockade for hip fracture surgery: multiple treatment comparison. Canadian Journal of Anesthesia/journal Canadien Danesthésie, 2013, 60 (3): 230-243.

[87] ZINKUS J, MOCKUTÉ L, GELMANAS A, et al. Comparison of 2 analgesia modalities in total knee replacement surgery: is there an effect on knee function rehabilitation? Medical Science Monitor International Medical Journal of Experimental & Clinical Research, 2017, 23: 3019-3025.

[88] 冯宾, 张博, 任毅, 等. 人工全膝关节表面置换术后连续股神经阻滞与经静脉患者自控镇痛的随机对照研究. 中华骨与关节外科杂志, 2018, 11 (01): 25-29.

[89] FANARA B, CHRISTOPHE J L, BOILLOT A, et al. Ultrasound guidance of needle tip position for femoral nerve blockade: an observational study. European Journal of Anaesthesiology, 2014, 31 (1): 23.

[90] SZŰCS S, MORAU D, SULTAN S F, et al. A comparison of three techniques (local anesthetic deposited circumferential to vs. above vs. below the nerve) for ultrasound guided femoral nerve block. Bmc Anesthesiology, 2014, 14 (1): 1-7.

[91] ILFELD B M，LOLAND V J，SANDHU N S，et al. Continuous femoral nerve blocks：the impact of catheter tip location relative to the femoral nerve（anterior versus posterior）on quadriceps weakness and cutaneous sensory block. Anesth Analg，2012，115（3）：721.

[92] SHARIAT A N，HADZIC A，XU D，et al. Fascia lliaca block for analgesia after hip arthroplasty：a randomized double-blind，placebo-controlled trial. Reg Anesth Pain Med，2013，38（3）：201.

[93] BULLOCK W M，YALAMURI S M，GREGORY S H，et al. Ultrasound-guided suprainguinal fascia lliaca technique provides benefit as an analgesic adjunct for patients undergoing total hip arthroplasty. J Ultrasound Med，2017，36（2）：433-438.

[94] KOH I J，CHOI Y J，KIM M S，et al. Femoral nerve block versus adductor canal block for analgesia after total knee arthroplasty. Knee Surg Relat Res，2017，29（2）：87-95.

[95] ANAGNOSTOPOULOU S，KOSTOPANAGIOTOU G，PARASKEUOPOULOS T，et al. Anatomic variations of the obturator nerve in the inguinal region：implications in conventional and ultrasound regional anesthesia techniques. Regl Anesth Pain Med，2009，34（1）：33-39.

[96] TAHA A M. Brief reports：ultrasound-guided obturator nerve block：a proximal interfascial technique. Anesth Analg，2012，114（1）：236.

[97] ÖZTÜRK E，GÖKYAR İ，GÜNAYDIN B，et al. Comparison of parasacral and posterior sciatic nerve blocks combined with lumbar plexus block. Turk J Anaesthesiol Reanim，2013，41（5）：171-174.

[98] MOAYERI N，GROEN G J. Differences in quantitative architecture of sciatic nerve may explain differences in potential vulnerability to nerve injury，onset time，and minimum effective anesthetic volume. Anesthesiology，2009，111（5）：1128-1134.

[99] BØRGLUM J，MASCHMANN C，BELHAGE B，et al. Ultrasound-guided bilateral dual transversus abdominis plane block：a new four-point approach. Acta Anaesthesiologica Scandinavica，2011，55（6）：658-663.

[100] BHATTACHARJEE S，RAY M，GHOSE T，et al. Analgesic efficacy of transversus abdominis plane block in providing effective perioperative analgesia in patients undergoing total abdominal hysterectomy：A randomized controlled trial. J Anaesthesiol Clin Pharmacol，2014，30（3）：391.

[101] 贺云鹏，黄晓梅，王伟，等. 持续腹横肌平面阻滞在腹股沟疝修补术患者的术后镇痛效果. 中外医学研究，2017，15（23）：6-8.

[102] BLANCO. Tap block under ultrasound guidance：the description of a "no pops" technique：271. Regional Anesthesia & Pain Medicine，2007，32（5）：130-130.

[103] BLANCO R，ANSARI T，GIRGIS E. Quadratus lumborum block for postoperative pain after caesarean section：a randomised controlled trial. Eur J Anaesthesiol，2015，32（11）：812-818.

[104] JENS BØRGLUM，JENSEN K，MORIGGL B，et al. Ultrasound-guided transmuscular quadratus lumborum blockade. http://bja.oxfordjournals.org/forum/topic/brjana_el%3b9919.

[105] MUROUCHI T，IWASAKI S，YAMAKAGE M. Quadratus lumborum block：analgesic effects and chronological ropivacaine concentrations after laparoscopic surgery. Reg Anesth Pain Med，2016，41（2）：146.

[106] ELSHARKAWY H. Quadratus lumborum block with paramedian sagittal oblique（subcostal）approach. Anaesthesia，2016，71（2）：241-242.

[107] UESHIMA H，YOSHIYAMA S，OTAKE H. The ultrasound-guided continuous transmuscular quadratus lumborum block is an effective analgesia for total hip arthroplasty. J Clin Anesth，2016，31：35.

[108] WIKNER M. Unexpected motor weakness following quadratus lumborum block for gynaecological laparoscopy. Anaesthesia，2017，72（2）：230-232.

[109] KIM D H，OH Y J，LEE J G，et al. Efficacy of ultrasound-guided serratus plane block on postoperative

quality of recovery and analgesia after video-assisted thoracic surgery: a randomized, triple-blind, placebo-controlled study. Anesth Analg, 2018, 126(4): 1353-1361.

[110] FORERO M, ADHIKARY S D, LOPEZ H, et al. The erector spinae plane block: a novel analgesic technique in thoracic neuropathic pain. Regional Anesthesia & Pain Medicine, 2016, 41(5): 621.

[111] FORERO M, RAJARATHINAM M, ADHIKARY S, et al. Continuous erector spinae plane block for rescue analgesia in thoracotomy after epidural failure: a case report. A & A Case Reports, 2017, 8(10): 254.

[112] CHIN K J, MALHAS L, PERLAS A. The erector spinae plane block provides visceral abdominal analgesia in bariatric surgery: a report of 3 cases. Reg Anesth Pain Med, 2017, 42(3): 372-376.

[113] CHIN K J, ADHIKARY S, SARWANI N, et al. The analgesic efficacy of pre-operative bilateral erector spinae plane(ESP)blocks in patients having ventral hernia repair. Anaesthesia, 2017, 72(4): 452-460.

[114] RESTREPO-GARCES C E, CHIN K J, SUAREZ P, et al. Bilateral continuous erector spinae plane block contributes to effective postoperative analgesia after major open abdominal surgery: a case report. A & A Case Reports, 2017, 9: 1.

[115] HARA K, SAKURA S, NOMURA T, et al. Ultrasound guided thoracic paravertebral block in breast surgery. Anaesthesia, 2009, 64(2): 223-225.

[116] SHIBATA Y, NISHIWAKI K. Ultrasound-guided intercostal approach to thoracic paravertebral block. Anesth Analg, 2009, 109(3): 996-997.

[117] HORLOCKER T T, WEDEL D J, ROWLINGSON J C, et al. Executive summary: regional anesthesia in the patient receiving antithrombotic or thrombolytic therapy: American Society of Regional Anesthesia and Pain Medicine Evidence-Based Guidelines(Third Edition). Reg Anesth Pain Med, 2010, 35(1): 102-105.

[118] TERESE T H, ERIK V, SANDRA L K, et al. Regional anesthesia in the patient receiving antithrombotic or thrombolytic therapy: American Society of Regional Anesthesia and Pain MedicineEvidence-Based Guidelines(Fourth Edition). Reg Anesth Pain Med, 2018, 43: 263-309.

[119] WEBER A, FOURNIER R, VAN G E, et al. Epinephrine does not prolong the analgesia of 20 ml ropivacaine 0.5% or 0.2% in a femoral three-in-one block. Anesth Analg, 2001, 93(5): 1327-1331.

[120] TANDOC M N, LIANG F, KOLESNIKOV S, et al. Adjuvant dexamethasone with bupivacaine prolongs the duration of interscalene block: a prospective randomized trial. J Anesth, 2011, 25(5): 704-709.

[121] DE OLIVEIRA G S J R, ALMEIDA M D, BENZON H T, et al. Perioperative single dose systemic dexamethasone for postoperative pain: a meta-analysis of randomized controlled trials. Anesthesiology, 2011, 115(3): 575-588.

[122] LEE A, YI H W, CHUNG I, et al. Magnesium added to bupivacaine prolongs the duration of analgesia after interscalene nerve block. Can J Anaesth, 2012, 59(1): 21-27.

[123] RANCOURT M P, ALBERT N T, CÔTÉ M, et al. Posterior tibial nerve sensory blockade duration prolonged by adding dexmedetomidine to ropivacaine. Anesth Analg, 2012, 115(4): 958-962.

[124] CUVILLON P, NOUVELLON E, RIPART J, et al. A comparison of the pharmacodynamics and pharmacokinetics of bupivacaine, ropivacaine(with epinephrine)and their equal volume mixtures with lidocaine used for femoral and sciatic nerve blocks: a double-blind randomized study. Anesth Analg, 2009, 108(2): 641.

[125] JEFF G, ADMIR H, KISHOR G, et al. 1.5% 甲哌卡因与 0.5% 布比卡因混合液对超声引导下肌间沟神经阻滞起效时间及镇痛时间的作用. 麻醉与镇痛, 2012(3): 23-28.

第十八章 头面部疼痛

第一节 概　　述

头痛（headache）是临床上最常见的疾病，几乎每个人一生中均有头痛经历。头痛通常指局限于头颅上半部，即眉弓、耳轮上部、枕外隆突连线以上这一范围内的疼痛。头痛的发病机制复杂，涉及头部痛觉纤维受物理或化学刺激而产生的动作电位和其向脑部的传导。头痛并非完全由神经系统疾病引起，脑出血、脑肿瘤、蛛网膜下腔出血、颅内高压症、各种脑动脉炎等颅内病变也可以引起头痛。除此之外，颅内外血管扩张、颈部肌肉紧张，以及全身性疾病，如发热、贫血、缺氧、高碳酸血症、一氧化碳中毒、高血压等导致血管扩张与脑血流量增加，也可诱发头痛。

对痛觉刺激敏感的结构有：①静脉窦以及引流到静脉窦的脑皮质静脉、颅底的动脉及其分支、硬脑膜动脉，特别是颅底部的硬脑膜动脉；②一些脑神经，主要是三叉神经、舌咽神经及迷走神经；③第 2 和第 3 颈神经；④头皮和面部的皮肤和血管，头皮和颈部的肌肉；⑤鼻腔、口腔的黏膜、面部、中耳、外耳、牙齿、眶内组织。大多数软脑膜、硬脑膜、颅骨、脑实质、脑室、室管膜以及脉络丛没有或很少有感觉神经分布，对疼痛不敏感，不会产生疼痛感觉。五官部位的病变（如青光眼、鼻窦炎、中耳炎等）所引起的疼痛，通常很局限，但也可能扩散至头部。

有关头痛的一些生化因素近年来也受到重视。对于 5- 羟色胺（5-hydroxytryptamine，5-HT）、去甲肾上腺素、缓激肽及前列腺素 E 使血管舒缩功能紊乱从而发生偏头痛的观念曾受到关注。目前认为，三叉神经的细小无髓鞘纤维支配颅内、外血管的痛觉，当神经末梢发生去极化时，释放出大量的多肽，如 P 物质、血管活性肽等，使血管扩张和血管壁通透性增加，致使血液中的致痛物质，如前列腺素、组胺等得以刺激神经末梢出现头痛症状。脑组织对头痛还具有一定的调节作用，如刺激中脑水管旁灰质、缰核、延髓中缝核等可产生镇痛作用。中缝核为 5-HT 能细胞的中枢，其下传纤维通过脊髓的内啡肽能中间细胞，作用于后角细胞（包括三叉神经脊束核），抑制痛觉的传入。

头痛的分类：各国对头痛的分类和诊断曾使用不同的标准，国际头痛协会（International Headache Society，IHS）于 1988 年制定了国际头痛疾病分类（The International Classification of Headache Disorders，ICHD）第一版，使头痛的分类和诊断标准，成为头痛分类和诊断的国际规范。2018 年在 *Cephalagia* 杂志上发表了 ICHD-3，使其成为头痛诊断和治疗的最新指南。头痛分为原发性头痛（偏头痛、紧张性头痛、丛集性头痛等）、继发性头痛（头颈部外伤引起的头痛、某一物质或某一物质戒断引起的头痛、感染引起的头痛等）和脑神经痛、中枢和原发性面痛及其他头痛。

详细的病史能为头痛的诊断提供第一手资料。在病史采集中应重点询问头痛的起病方式、发病频率、发作时间、持续时间、头痛的部位、性质、伴随症状、缓解及加重的因素；注意询问头痛的诱发因素、前驱症状、头痛加重和减轻的因素，全面了解患者的年龄、性别，头痛家族史及睡眠和职业情况，头痛发病的急缓，外伤史、中毒史、服药史、既往史和伴随疾病等一般情况对头痛发病的影响。在头痛的诊断过程中，应该首先区分是原发性还是继发性。任何原发性头痛的诊断应该建立在排除继发性头痛的基础上。全面详尽的体格检查有助于发现头痛的病变所在。选择合适的辅助检查，如颅脑 CT 或 MRI 检查和 CSF 检查。

头痛的治疗包括病因治疗、对症治疗和预防性治疗。病因明确的应该尽早去除病因，如颅内压增高者宜脱水降颅压，颅内感染应抗感染治疗，颅内有肿瘤者需手术切除等。对于病因不能立即纠正的继发性头痛和各种原发性头痛急性发作者，可给予镇痛药等对症治疗方法以终止或减轻头痛症状，同时亦应对头痛伴随症状，如眩晕、呕吐、恶心等给予适当的对症治疗。对慢性头痛呈现反复发作者应予以适当的预防性治疗，以防止头痛频繁发作，严重影响患者的生活质量。

第二节 偏 头 痛

偏头痛（migraine）是临床上常见的原发性头痛，其特征为发作性、多为偏侧、中重度、搏动样头痛，一般持续 4～72h，可伴有恶心、呕吐，光、声音刺激或日常生活中活动可加重头痛，安静、休息环境可缓解症状。这是一种长期的、常见的、易周期性反复发作的神经血管性疾病，被世界卫生组织（WHO）列为二十大致残疾病之一，发作时其中重度搏动样头痛以单侧常见，或双侧交替发作或累及双侧，同时可伴随一些自主神经症状，如畏声、恶心、呕吐、畏光等，具有发病时间长、病情迁延难愈等特点。频繁和严重的头痛会导致患者生活质量降低，学习或工作能力下降，对其精神和生活造成伤害，使之意志消沉，备受折磨。在临床上常见，仅次于紧张性头痛。2004 年 WHO 承认偏头痛是一种重要的全球公共卫生疾病。WHO 发布的 2012 年世界卫生报告将常见疾病按健康寿命损失年进行排序，偏头痛位列第 7 位。西方国家偏头痛的患病率约为 20%，我国的流行病学调查资料显示偏头痛年患病率为 9.3%。

一、病因

偏头痛的病因至今尚未完全明确，一般认为与下列因素有关。

1. 遗传因素　偏头痛具有遗传易感性，约 60% 以上偏头痛患者有头痛家族史，其亲属中发作偏头痛的概率明显偏高，约是一般人群的 3～6 倍。提示可能与遗传有关，但遗传方式尚未肯定。此外，与神经系统兴奋性相关的基因突变与偏头痛的常见类型有关，提示偏头痛与大脑神经细胞的兴奋性紊乱有关。

2. 内分泌与代谢因素　本病女性较男性多见，多在青春期发病，更年期后逐渐消失。女性患者发作常与月经周期有关，在月经前期或月经期发作，而在妊娠期头痛发作可减少或完全停止。发作可能与女性血液中雌激素水平下降有关，提示内分泌与代谢因素参与偏头痛的发病。

3. 饮食因素　某些食物能诱发偏头痛发作，如奶酪、巧克力、啤酒、熏鱼等，服用血管扩张剂也可诱发偏头痛发作。

4. 其他因素　情绪紧张、焦虑、疲劳、应激以及应激后的放松、睡眠过度或过少、禁食等在一部分患者中为重要的激发因素；部分患者则在噪声、强光或气候变化时诱发。

二、发病机制

关于偏头痛的发病机制尚无明确定论，认为其可能与遗传、神经血管等因素有关，目前普遍认为神经血管学说、血管学说及三叉神经血管学说为可能的机制。三叉神经学说是目前普遍认为最可能的机制，且以三叉神经血管系统的炎性反应与系统收缩功能异常及大脑神经源扩散性抑制为重要的病理生理基础。此外，研究表明女性发病率大于男性，炎症途径的活化、钠通道活性的变化及增强的血管舒张与异常性疼痛有关。

1. 血管学说　该学说认为偏头痛的先兆症状是由颅内血管收缩引起，随后颅外、颅内血管扩张导致搏动性头痛的产生。颈动脉压迫、血管收缩剂麦角生物碱如麦角胺可缓解头痛支持这一理论。但是，新近的多个影像学研究证实偏头痛发作并非一定存在血管扩张。目前认为，血管扩张只是偏头痛发作的伴随现象，而非必要条件。

2. 神经血管学说　该学说认为偏头痛是原发性神经功能紊乱性疾病。先兆及头痛的发生均与神经元功能障碍继发血管改变有关。

3. 三叉神经血管学说　该学说近年来受到广泛重视。当三叉神经节及其纤维受到刺激后，可引起 P 物质、降钙素基因相关肽（CGRP）和其他神经肽释放增加。这些活性物质作用于临近脑血管壁，可引起血管扩张而出现搏动性头痛，还可使血管通透性增加，血浆蛋白渗出，产生无菌性炎症，刺激痛觉纤维传入中枢，形成恶性循环。已有研究显示，5-HT 受体激动剂曲谱坦类制剂可通过作用于三叉神经血管复合体和丘脑腹后内侧核的 5-HT 受体，终止偏头痛急性发作。

三、临床表现

本病多在青春期和青年期起病，女性多于男性。发作频率不定，自每年 1 至数次至每月 1 至数次不等。少数可每周数次发作。10% 发作前有先兆症状，恶心、呕吐、畏光或畏声是常见的伴随症状。依据国际头痛协会 2013 年制定的偏头痛分型分为：无先兆偏头痛、有先兆偏头痛和偏头痛并发症等。

（一）无先兆偏头痛

此型最多见，约占偏头痛患者的 2/3。头痛可为一侧、双侧或双侧交替，头痛多呈搏动性。常伴有畏食、恶心、呕吐及腹泻等。患者面色苍白、精神不振、畏光、畏声。持续时间较长，可自数小时至 2～3d。与有先兆偏头痛不同，无先兆偏头痛发作频率高，可影响患者的工作和生活，需经常服用镇痛药。

旧称：普通偏头痛、简单偏侧头痛

描述：反复发生的头痛，每次持续 4～72h。头痛的典型特征为偏侧分布，搏动性，中或重度疼痛程度，日常活动加重头痛，伴随恶心和 / 或畏光、畏声。

诊断标准：

A. 至少有 5 次满足标准 B～D 的头痛发作。

B. 发作持续 4～72h（未经治疗或治疗无效）。

C. 头痛至少具有下列 4 项特征中的 2 项：偏侧分布；搏动性；中或重度疼痛程度；日常活动导致头痛加重或头痛导致日常活动受限（如走路或登楼）。

D. 头痛发作时至少有下列 1 项：恶心和 / 或呕吐；畏光和畏声。

E. 无法用另一种 ICHD-3 的头痛疾患诊断来更好地解释。

注：一次或数次偏头痛发作可能与症状性偏头痛样发作难以区分，而且，单次或个别发作的性质可能难以确定，故至少要 5 次发作。对于满足无先兆偏头痛的标准但 <5 次发作的个体，应该诊断为很可能的无先兆偏头痛。若患者于偏头痛发作时入睡，醒来后偏头痛消失，则偏头痛发作持续时间计算到醒来时为止。在儿童和青少年（年龄 <18 岁）中，偏头痛发作可持续 2～72h（有关未经治疗儿童的头痛持续时间 <2h 的证据还不充分）

说明：对比成人，儿童和青少年（年龄 <18 岁）的偏头痛双侧更为常见，偏侧头痛多始于青年或成年早期，偏头痛的头痛常位于额和颞部，儿童枕部头痛极罕见，诊断时需谨慎。有些其他表现典型的患者的疼痛位于颜面部，在文献中称为颜面性偏头痛，没有证据提示这些患者为独立的偏头痛亚型。在年幼儿童中，可从其行为推断有畏光和畏声。偏头痛发作可伴随有头部自主神经症状和皮肤异常疼痛（allodynia）症状。

（二）有先兆偏头痛

多有家族史，发病年龄为 10～20 岁，女性多见。部分病例的前驱症状出现在发作前数小时至数日，表现为精神症状，如倦怠、烦躁、抑郁等。头痛发生前常以视觉先兆最为常见，表现为闪光、暗点、视物缺损、偏盲、异彩或较复杂的幻觉。均自中心视野开始，缓慢扩大并向颞侧蔓延。偶尔形成单眼全盲。此期持续 10～40min 迅速消失，下次发作可能在同侧或对侧。其次先兆症状是肢体感觉障碍，如偏瘫或失语等。先兆症状大多数持续数分钟至 1h。头痛多在先兆症状后出现一侧或两侧眶后部或额颞部搏动性头痛，常伴有恶心、呕吐、精神不振、畏光、面色苍白、畏声及腹泻等。逐渐加重，并扩展至半侧头部或全头部，如果不治疗或治疗无效，头痛可持续 4～72h，消退后常有疲劳、烦躁、无力或食欲差等症状，1～2d 后可好转。

旧称：典型或经典偏头痛、眼肌麻痹 - 偏身感觉障碍 - 偏瘫或失语性偏头痛、叠加偏头痛、复杂偏头痛。

描述：反复发作、持续数分钟的、单侧完全可逆的视觉感觉或其他中枢神经系统症状，这些症状多逐渐发生，且常伴随头痛和相关的偏头痛症状出现。

诊断标准：

A. 至少有 2 次符合标准 B 和 C 的发作。

B. 以下 1 种或多种完全可逆的先兆症状：视觉，感觉，言语和 / 或语言，运动，脑干，视网膜。

C. 下列 4 项特征中至少有 2 项：至少 1 种先兆症状逐渐进展 5min 和 / 或两种或多种症状相继出现；每个先兆症状持续 5～60min；至少 1 个先兆症状是单侧的；先兆伴随头痛或在先兆发生 60min 内发生头痛。

D. 没有另一个 ICHD-3 的头痛疾患诊断能更好地解释，且短暂性缺血发作已被排除。

注：若先兆期出现 3 种症状，可接受的最长持续时间为 3×60min。运动症状可持续 72h。失语总被认为是一种偏侧症状，而构音障碍则非如此说明。先兆作为一种神经系统症状复合体，常发生在先兆偏头痛的头痛之前，但也可见于头痛开始后或持续到头痛阶段。

（三）偏头痛并发症

1. 慢性偏头痛　偏头痛每月头痛发作超过 15d，连续 3 个月或以上，需除外药物过量引起的头痛，可考虑是慢性偏头痛。

2．偏头痛持续状态　偏头痛发作持续时间≥72h，疼痛程度较重，但其间可有因睡眠或药物应用获得的短暂缓解期。

3．眼肌麻痹性偏头痛　在偏头痛发作中或发作后伴有同侧的眼肌瘫痪。受累神经多为动眼神经，其次为展神经或滑车神经。一般持续数日恢复，不定期复发，偶有致永久性损伤者。

四、鉴别诊断

临床上偏头痛应注意与下列疾病鉴别：

（一）丛集性头痛

是一种少见的发作性头痛，具有反复的密集发作、严重疼痛的特点。任何年龄均可发病，20～50岁多见，发作随年龄增长而减少。男性为女性的3～6倍。表现为某一段时间内一连串密集的头痛发作，故名丛集性发作，间歇期可数周甚至数年。每日1次或数次，发作极其迅猛，20min达高峰，一般1～3h缓解。患者常在夜间睡眠中突然痛醒，多局限于一侧眼眶部，头痛性质为剧烈的钻痛，患者疼痛难忍，用拳捶打头部或以头撞墙，常伴有流泪、球结膜充血、鼻塞、流涕、眼睑水肿和Horner征等，有时畏光和恶心。对一般抗偏头痛药物治疗无效。发作早期吸氧、吲哚美辛或皮质类固醇治疗可获缓解。

（二）紧张性偏头痛

是双侧枕部或全头部紧缩性或压迫性头痛，常为持续性，很少伴有恶心、呕吐，部分病例也可表现为阵发性、搏动性头痛。多见于青、中年女性，情绪障碍或心理因素可加重头痛症状。

（三）痛性眼肌瘫痪

痛性眼肌瘫痪也称为Tolosa-Hunt综合征，是一种特殊表现的头痛类型。病因为颅内海绵窦段颈内动脉及其附近硬脑膜的非特异性炎症，头痛发作表现为一侧眶后的持续性钻痛和撕裂样疼痛，常常伴有恶心和呕吐，数日后发生该侧眼肌瘫痪。动眼神经最常受累，其次为滑车、展、三叉神经第一支，偶尔包括交感神经，表现为上睑下垂、眼球运动障碍和瞳孔光反射消失。病程持续数日至数周。缓解后不定期可在同侧或对侧反复发作。类固醇对其治疗有效。患者无偏头痛史，亦无海绵窦血栓形成征象，但需行脑血管造影排除颈内动脉瘤。

（四）药物过度使用性头痛

属于继发性头痛，头痛与药物过度使用有密切关系，呈偏头痛样或同时具有紧张性头痛和偏头痛性质的混合性头痛，在药物停止使用后2个月内头痛缓解或回到原有的头痛模式。此头痛对预防性治疗措施无效。

（五）非偏头痛性血管性头痛

1．高血压性头痛　是由于颅内血管自动调节机制障碍，造成小动脉痉挛。多在晨起出现，额、枕部搏动性头痛，测血压可确诊。高血压脑病时头痛剧烈，常伴颅内压增高症状，如意识障碍、恶心、呕吐及抽搐发作，降血压及降颅压剂治疗后病症迅速缓解。

2．脑血管病脑动脉硬化症头痛　因脑缺血引起，呈全头胀痛，无恶心、呕吐，常伴头晕、记忆减退等，据发病年龄和眼底检查诊断区别。

五、治疗

偏头痛的治疗目的是减轻或终止头痛发作，缓解伴发症状，预防头痛复发。治疗包括药物治疗和非药物治疗两个方面。非药物治疗包括加强宣教，树立正确、科学的防治观念和目标，保持健康、乐观的生活方式，寻找并尽量避免各种偏头痛诱因；药物性治疗包括发作期治疗和预防性治疗两个方面。

根据不同的症状，预防偏头痛的药物有以下几类：抗抑郁药如三环类抗抑郁药等，β受体拮抗药如普萘洛尔、塞吗洛尔等，抗惊厥药如卡马西平、苯妥英钠等，钙通道阻滞药如氟桂利嗪、尼莫地平等药物均可减少偏头痛患者的发作频率，但副作用较大，如口干、嗜睡、昏睡、睡眠不足、胃肠道反应等，严重时会出现直立性低血压、严重心动过缓等。

急性发作期治疗分为偏头痛非特异性药物和特异性药物，其中非特异性药物为非甾体抗炎药如对乙酰氨基酚、阿司匹林、布洛芬等。作用机制主要是由于该类药物具有抗炎、镇痛的作用；有报道指出，镇痛药也可联合咖啡因等抗焦虑药或止吐药治疗，效果较好。特异性药物主要包括曲坦类药物、麦角碱类衍生物和钙通道阻滞药。曲坦类药物的作用：①通过刺激血管 $5-HT_{1B}$ 受体使脑血管收缩；②通过刺激三叉神经的突触前 $5-HT_{1D}$ 受体抑制硬膜的神经原性炎症反应和血浆外渗；③通过刺激脑干的 $5-HT_{1B}$ 或 $5-HT_{1D}$ 受体抑制三叉神经核的兴奋，从而缓解疼痛，达到治疗的目的。近年来，国内外用于临床的曲坦类药物有舒马曲坦、佐米曲坦、利扎曲坦、纳拉曲坦、氟伐曲坦等，前 3 种具有起效快、高效的特点，但复发率高。后 2 种复发率低但起效慢且低效，临床上通常根据患者的不同需求选择用药。由于曲坦类药物常见的不良反应，如恶心、口干和头晕等较严重，故曲坦类药物有不同的剂型，如皮下、口服、鼻用喷雾剂和栓剂等，适用于不同的患者。另一种特异性药物麦角胺——双氢麦角胺属于麦角毒碱类衍生物，出现于曲坦类药物之前，其能有效缓解偏头痛，但副作用较大，如恶心、腹痛及痉挛。由于此类药物的口服副作用较大，且生物利用率小于直肠给药或患者对麦角胺耐受度较差，目前国外已有鼻喷雾剂上市，效果优于口服给药。除以上常用药物，还有使用哌替啶、吗啡、羟可酮、右丙氧芬等强力镇痛麻醉药治疗偏头痛的报道，该类药物虽有效果，但成瘾性或头痛反复的概率较大，故只能用于频繁头痛或对麦角胺及曲坦类药物不耐受的患者。

（一）发作期的治疗

1. 急性发作期偏头痛治疗的目的 迅速减轻头痛，直至症状消失，减少复发；使患者恢复功能。

2. 药物选择原则 应根据头痛的严重程度、伴随症状、既往用药情况及患者的个体情况而定。药物选择的方法有①分层法：基于头痛程度、功能受损程度及之前对药物的反应选药。如为轻中度发作（能进行日常活动，但功能受到影响，不伴明显恶心或呕吐）的患者，推荐选用花费较低、不良反应较低的中效镇痛药，如对乙酰氨基酚、阿司匹林或阿司匹林/对乙酰氨基酚/咖啡因复合制剂（APC）；如为严重发作（日常活动受限制，需要卧床休息）则使用特异性治疗药物，如曲坦类药物、双氢麦角胺、麦角胺，以期迅速缓解症状、减少失能。②阶梯疗法：每次头痛发作时均首先给予非特异性药物治疗，如治疗失败再给予特异性药物治疗。一项随机对照试验研究发现采用分层法治疗的患者，2h 头痛缓解率显著高于阶梯法治疗的患者，失能时间显著短于阶梯法治疗患者；分层法治疗组不良反应稍高于阶梯法，但不良反应均较轻，仅表现为乏力、头晕、感觉异常等常见的曲坦类药物不良反应。

3. 常用的偏头痛发作期治疗有效性标准 2h 后无痛；2h 后疼痛改善，由中重度疼痛转为轻度或无痛（或 VAS 评分下降 50% 以上）；疗效具有可重复性；3 次发作中有 2 次以上有效。在治疗成功后的 24h 内无头痛复发或无须再次服药。

4. 常用药物治疗

（1）止吐药物：对偏头痛患者应用止吐药物可促进镇痛药重吸收。治疗患者并发的恶心、呕吐症状，可口服 10～20mg 甲氧氯普胺，该药物长期大量服用可能会引发运动障碍的副作用，孕妇不宜服用。也可口服 20～30mg 多潘立酮，该种药物不良反应少，适宜儿童服用。

（2）非甾体抗炎药：该类药物是通过抑制环氧合酶而影响花生四烯酸代谢，起到抑制前列腺素合成酶的目的，一方面可以缓解患者的头痛症状，另一方面还可对三叉神经节的神经性炎症起到抗炎功效，对轻重度的头痛患者适用。非甾体抗炎药种类诸多，临床推荐口服或静脉滴注阿司匹林 1000mg，或者 200～800mg 布洛芬口服，50～100mg 双氯酚酸口服。非甾体抗炎药对成人和儿童均有较好的结果，如伴有呕吐，可以在头痛发作时给予甲氧氯普胺 10mg 口服。甲氧氯普胺能促使胃排空从而止呕，能够有效地减少偏头痛的发作时间；由于本药有胃肠道反应，最好与食物同服以减轻不良反应。非甾体抗炎药具有一定的副作用，其中以胃肠道损伤尤为普遍，包括恶心、呕吐、腹胀、腹泻、消化不良以及消化性溃疡等，严重则会使患者发生胃穿孔或胃出血。有消化道出血风险的患者，推荐使用选择性 NSAIDs，如塞来昔布 100mg，每日 2 次，口服；或美洛昔康 7.5mg，每日 1 次，口服。

（3）麦角胺制剂：麦角胺是 5-HT$_1$ 非选择性激动剂，在头痛急性期应用历史较长。在慢性期的治疗中，大剂量应用能够出现依赖性，并且停药后还有出现戒断症状，因此在应用时尽量慎用此药。只有患者在以前有明确疗效的情况下使用，且每次发作时不应多于 3mg 或每次直肠给药不应多于 6mg。对不常发作但发作较剧烈的偏头痛，可在早期给予麦角胺咖啡因（每片含麦角胺 1mg 和咖啡因 100mg）2 片，若服用后效果欠佳，可每隔 30min 或 1h 追加 1～2 片。有严重心血管疾病、肝肾疾病者禁用。对麦角胺制剂无效的偏头痛患者，可选用舒马普坦（英明格）治疗。麦角胺能抑制无菌性外周血管炎，还能抑制降钙素基因相关肽（calcitonin gene-related peptide，CGRP）的释放，使过度扩张的颅外血管恢复正常，减少其搏动，使头痛减轻。在应用中疗效不及曲坦类药物，适用于发作持续时间长的患者。本药应用于早期发作，如果头痛发作已经达到高峰期，应用则难以达到满意效果。麦角胺适用于头痛剧烈的患者。在偏头痛先兆期应用麦角胺可防止血管扩张，缓解急性期的血管扩张性头痛。先兆期或发作早期即给麦角胺咖啡因 1 片，含服或口服，若无效半小时再服半片，每日不超过 4 片，每周不超过 10 片。患有严重心脏病、肝肾疾病、甲亢的患者及孕妇禁用。

（4）曲坦类：为 5-HT 受体选择性激动药，可通过收缩脑血管等镇痛，能特异性地控制偏头痛发作，自从 80 年代舒马曲坦问世后，本药物开辟了治疗偏头痛的药物的里程碑。本类药物在头痛任何时期都可应用，但应用时间越早越好。但是本药物不宜应用于缺血性疾病，儿童和老年人也不宜使用，不宜与麦角胺类合用，不能静脉注射用药。常用的药物有舒马曲普坦 25～100mg 口服，最大剂量 300mg 口服；那拉曲普坦 2.5mg 口服，最大剂量 5mg 口服。舒马曲坦、利扎曲坦、佐米曲坦 3 个曲坦类药物的安全性均较好，但舒马曲坦对治疗青少年偏头痛疗效较肯定，利扎曲坦、佐米曲坦有一定安慰剂效应。

曲坦类药物是偏头痛急性期治疗中循证医学证据最充分的药物。传统剂型（针剂及片剂）治疗存在一定局限性。在偏头痛急性发作期，患者常合并恶心、呕吐等胃肠道反应，口服片剂后药物吸收不良，影响治疗效果，皮下注射及静脉注射有创且不适用于门诊患者。新近研发的新剂型包括离子电渗疗法透皮贴剂及鼻腔喷雾、经口吸入剂、口崩片等给合并胃肠道反应的患者提供了一种全新的无创给药方法。已获美国FDA批准的舒马曲坦离子电渗疗法透皮贴剂（Zecuity）是一种一次性、电池供电的透皮贴片，可通过离子渗透技术经体表的微弱电场透过皮肤输送舒马曲坦。该装置内的微处理器能持续监测皮肤电阻，不断调整给药速度，使给药剂量恒定、血药浓度恒定，维持时间达4h，对急性偏头痛治疗有效。曲坦类药物相关的不良反应发生率低，常见的不良反应有局部瘙痒，症状多较轻，治疗后消失。Optinose公司的鼻内装置是呼吸启动的双向鼻部药物释放设备，比传统的鼻腔喷雾装置更有效地递送舒马曲坦粉剂，避免了曲坦类药物被吞咽后经胃肠道吸收较缓慢的不足，生物利用度更高，对急性偏头痛发作有效、耐受性好。最常见的不良反应是味觉障碍或金属味，没有胸部不适、感觉异常、无力等较严重的不良反应。佐米曲坦口崩片：口崩片适用于伴恶心、呕吐，吞咽常规剂型困难的患者，不必用水送服，唾液即可使其崩解或溶解，吸收快、生物利用度高，避免了肝脏的首过消除。

（5）CGRP受体拮抗剂：CGRP是脑循环中最强有力的血管舒张肽，可引起脑动脉扩张，介导硬脑膜的神经源性炎症，在偏头痛的病理生理机制中起关键作用。CGRP受体拮抗剂已经成为公认的有前景的治疗偏头痛急性发作的药物。BIBN4096（ol-cegepant）是第一个供静脉应用的CGRP受体拮抗剂，最初的临床试验显示，应用该药后，头痛缓解率显著高于对照组，且耐受性好。但由于它是二肽结构，只能静脉注射不能口服，因此限制了它的广泛使用。一项关于另外一个CGRP受体拮抗剂BMS927711用于偏头痛急性期治疗的临床试验采用舒马曲坦作为阳性对照，安慰剂作为阴性对照，结果显示75mg、150mg、300mg治疗组2h后无痛率分别为31.4%、32.9%、29.7%；舒马曲坦组2h头痛缓解率为35%；安慰剂组为15.3%；没有死亡或治疗相关的严重并发症发生。

（6）5-羟色胺受体激动剂：5-HT$_{1F}$受体位于三叉神经感觉神经元中枢突和周围突的突触前膜上，该受体激活后可抑制CGRP的释放，阻滞三叉神经尾核内神经元信号传导，产生抗偏头痛作用，属于神经作用型抗偏头痛药。因其无血管收缩作用（尤其在冠状动脉），可用于患有心血管疾病、不能耐受曲坦类药物及老年偏头痛的患者。新近研发出来5-HT$_{1F}$受体激动剂COL-144（lasmiditan），一项多中心、双盲、安慰剂对照的II期试验中，88例患者接受单剂COL-144静脉滴注，剂量范围为2.5～45mg，治疗组患者头痛改善率明显高于安慰剂组；10mg以上各剂量组受试者的偏头痛缓解率随剂量呈线性增加；该药耐受性好，不良反应轻微，仅表现为短暂的头晕、感觉异常、肢体沉重感，停药后消失；各组受试者的生命体征、心电图、血液学和临床生化指标均未见明显变化。

其他目前正处于研究阶段，将来有望应用于临床的药物还包括瞬时感受器电位香草酸受体1（TRPV$_1$）调节剂、一氧化氮拮抗剂、缝隙连接调节剂、谷氨酸受体拮抗剂、食欲素受体拮抗剂、前列腺素受体拮抗剂等。

（二）预防性治疗

偏头痛何时进行预防用药到目前为止没有明确的定论，一般认为每月多于3次的中到重度发作即可预防用药。即便使用治疗偏头痛的特异性药物，给药太晚，疗效也会大打折扣，所以用药应越早越好。一般根据偏头痛对患者生活质量的影响程度来确定用药的剂量和频率。应避免一切诱发因素，如精神紧张、焦虑、疲劳、睡眠不足等。避免食用奶酪、巧克力等食物，不饮用红酒，不服用血管扩张药和口服避孕药等可能诱发头痛发作的药物。

1. 预防用药的目的　降低发作频率、减轻发作程度、减少失能、提高急性发作期治疗的疗效。

2. 预防用药的指征

（1）频繁发作，每周发作 1 次以上且严重影响患者的生活质量、工作和学业（需患者本人判断）。

（2）急性期药物治疗无效或患者无法耐受，存在频繁、长时间或令患者极度不适的先兆症状。

（3）可能导致永久性神经功能缺损的特殊变异型偏头痛，如偏头痛性脑梗死、偏瘫性偏头痛、基底型偏头痛亚型等。

（4）连续 2 个月，每个月接受急性期治疗 6~8 次以上，偏头痛发作持续 72h 以上等。

3. 常用于预防治疗的药物

（1）钙通道阻滞药：阻滞钙通道，抑制血小板聚集，防止血管收缩，是目前预防偏头痛的首选药物。氟桂利嗪（西比灵）5~10mg，1 次 /d，或尼莫地平 20~40mg，3 次 /d。氟桂利嗪可以有效治疗及预防前庭型偏头痛，安全性也很高。氟桂利嗪对旋转性眩晕有效，对处在发作间歇期及无明显眩晕发作仅表现为平衡障碍或头晕的患者也有效。氟桂利嗪是一种较为安全的药物，临床应用也极为广泛。不良反应主要表现为嗜睡、疲乏、头晕、头痛、体重增加。嗜睡、疲乏、头晕、头痛多发生于用药初期，体重增加多在用药 1~2 个月之后出现，但发生率均不高。氟桂利嗪在偏头痛患者中耐受性良好，可引起椎体外系反应，但很少出现。总之氟桂利嗪是一种很安全的药物，但用药过程中仍需密切随访，如出现不良反应，应及时更换药物。值得注意的是，前庭型偏头痛的治疗并不是单一药物可以完成的，它需要调整饮食及生活习惯，配合前庭康复治疗及其他药物治疗，而且需要长期的治疗，定时的随访，只有根据每个患者的不同情况制订个性化的治疗方案才能取得最好的效果。

（2）β 受体拮抗药：在临床上，β 受体拮抗药对偏头痛的预防作用疗效确切。其机制目前尚不明确，可能是通过作用于大脑皮质，改变神经元的兴奋性和 / 或神经元传递介质的活性来缓解偏头痛，也可能是通过抑制脑血管壁上 β 肾上腺素受体的兴奋，防止脑血管的扩张。常用普萘洛尔 10~60mg，2 次 /d。禁忌证包括哮喘、心衰和房室传导阻滞者，反应性呼吸道疾病、糖尿病患者等。

（3）抗 5-HT 药：常用苯噻啶 0.5~1.0mg，3 次 /d。见效慢，10~20d 开始产生作用。不良反应有嗜睡、乏力、食欲增加等。

（4）抗抑郁药物：目前应用疗效比较确切的是阿米替林，25~75mg/d，睡前服用。

（5）其他：由于月经引起的偏头痛，给予常规的治疗偏头痛的药物效果不佳时，可选用雌二醇或含雌激素的避孕药。但癫痫发作之后的偏头痛患者则应避免应用雌激素。

（三）中药治疗

依据传统中医辨证理论，凡偏头痛者，风、寒痰、瘀皆为病因，故治疗时应以祛风散寒，通络去瘀为主。近年来，治疗偏头痛的中药不断出现，药物多以气血同治、活血为主，兼可祛风止痛。不同类型的偏头痛需辨证治疗，故自拟汤剂在中医临床上应用较多。用于偏头痛的中药制剂还有喷雾剂如鼻脑通鼻用喷雾剂，膏剂如活络止痛膏等，均有良好的效果。此外还有雾化吸入、穴位埋线等多种外治疗法。中药副作用小或无副作用，对于不同类型的患者可进行辨证治疗，大大提高了治疗有效率，且复发率较低。

（四）微创介入治疗

星状神经节阻滞（stellate ganglion block，SGB）治疗偏头痛有较好的疗效，可明显降低疼痛评分。一般在超声引导下注射 0.5% 利多卡因或 0.3% 罗哌卡因 3～5ml，每日 1 次，连续 10d。有研究显示，治疗后总有效率可达 95.45%。其可能机制是 SGB 治疗可调节植物神经功能，缓解血管痉挛，改善星状神经节支配区微循环，增加头面部氧供，加快致痛性分子代谢，从而减轻疼痛。其他微创介入治疗方法有小针刀闭合性治疗，神经减压手术治疗等。这些微创治疗似有更好前景，有待更多研究。

偏头痛患者的预后大多良好，绝大多数药物有效，有极少数患者病情顽固，病程较长。偏头痛可随年龄的增长而逐渐缓解，有一部分患者在 60 岁以上时偏头痛就不再发作。在偏头痛药物治疗中，预防头痛发作的用药都应从小剂量开始，逐渐增加药量，直至常用量。根据每种药物的适应证、疗效、副作用和患者体质以及发作频率等不同，具体情况进行相应个体化治疗方案。急性发作期治疗推荐选用非甾体抗炎药和曲坦类药物。在应用上述两类药物之前，推荐肌内注射甲氧氯普胺以减轻胃肠道反应，利于药物吸收。极重度偏头痛发作时，首选皮下注射舒马曲坦。偏头痛持续状态可用类固醇或二氢麦角胺治疗。β 受体拮抗药（普萘洛尔和美托洛尔）、氟桂利嗪、丙戊酸和托吡酯可作为偏头痛预防性治疗的首选用药，其次可选用阿米替林、萘普生、蜂斗菜烯碱和比索洛尔。相信未来随着对疾病认识的加深和药理学研究的发展，必将有新型抗偏头痛药物不断问世，为偏头痛的临床治疗提供更大的选择空间。

第三节　紧张性头痛

一、概述

紧张性头痛（tension headache）又称肌收缩性头痛、精神肌源性头痛、应激性头痛、特发性头痛、普通头痛、精神性头痛等，是临床头痛中最常见一种。是双侧枕部或全头部紧缩性或压迫性头痛。

二、病因与发病机制

病理生理学机制尚不清楚，目前认为周围性疼痛机制和中枢性疼痛机制与紧张性头痛的发病有关。周围性疼痛机制在紧张性疼痛的发病中起到重要作用，是由于颅周肌肉或者肌筋膜结构收缩或者缺血、细胞内外钾离子转运异常等导致痛觉敏感度明显增加，引起疼痛。中枢性疼痛机制可能是引起慢性紧张性头痛的重要机制。中枢神经系统功能异常可能有中枢神经系统单胺能递质慢性或间断性功能障碍。

三、临床表现

系由于长期心理紧张、抑郁、焦虑或疲劳所致的颈部肌肉持久性收缩，肌肉血液循环障碍和缺血而引起牵扯痛。少数则由于不良姿势或头、颈部其他疾病引起。多见于成年女性，约占 75%，疼痛部位与程度可不同，常位于双额、颞或枕颈部，表现为持续性胀痛、压迫感或紧缩性感等，头痛大都持续存在，时轻时重而无缓解，头痛期间生活不受影响，不伴有恶心、呕吐、畏光等。检查时局部肌肉可有压痛或肌肉僵硬感，其余无其他异常。多数患者有失眠、焦虑和抑郁等。慢性紧张性头痛亚型是长时间由频发阵发性紧张性头痛演变而来。

四、诊断

根据患者的临床表现，排除头颈部疾病，如颈椎病、占位性病变和炎症性病变等，通常可以明确诊断。紧张性头痛诊断标准如下：

（一）偶发性紧张性头痛

描述：偶尔发作的头痛，典型的头痛为双侧性轻到中度的压迫性或紧箍样，持续数分钟到数日，一般躯体活动不会加重疼痛，但可有畏光或畏声。

诊断标准：

A. 至少 10 次符合标准 B～D 的发作，平均每月 <1d（每年 <12d）。

B. 持续 30min～7d。

C. 下列 4 项特征中至少有 2 项：双侧分布；性质为压迫性或紧箍性（非搏动性）；程度轻到中度；走路或登楼等一般躯体活动不会加重头痛。

D. 符合以下 2 项：无恶心或呕吐；畏光或畏声。

E. 没有另一个 ICHD-3 的头痛疾患诊断能更好地解释。

（二）频发性紧张性头痛

描述：频繁发作的头痛，典型的头痛为双侧性轻到中度的压迫性或紧箍样持续数分钟到数日。一般躯体活动不会加重疼痛，但可有畏光或畏声。

诊断标准：

A. 至少 10 次符合标准 B～D 的发作，平均每月 1～14d，超过 3 个月（每年 12d，但 <180d）。

B. 持续 30min～7d。

C. 下列 4 项特征中至少有 2 项：双侧分布；性质为压迫性或紧箍性（非搏动性）；轻到中度程度；走路或登楼等一般躯体活动不会加重头痛。

D. 符合以下 2 项：无恶心或呕吐；畏光或畏声中不超过 1 个。

E. 没有另一个 ICHD-3 的头痛疾患诊断能更好地解释。

（三）慢性紧张性头痛

描述：由频发性紧张性头痛演变而来的疾患，每日或非常频繁的头痛，典型的头痛为双侧性轻到中度的压迫性或紧箍样，持续数小时到数日或不缓解。一般躯体活动不加重头痛，但可有轻度恶心、畏光或畏声。

诊断标准：

A. 头痛符合诊断标准 B～D，平均每月 15d（每年 180d），3 个月以上。

B. 持续 30min～7d。

C. 下列 4 项特征中至少 2 项：双侧分布；性质为压迫性或紧箍性（非搏动性）；程度轻到中度；走路或登楼等一般躯体活动不会加重头痛。

D. 符合以下 2 项：无恶心或呕吐；畏光或畏声中不超过 1 个。

E. 没有另一个 ICHD-3 的头痛疾患诊断能更好地解释。

五、治疗

治疗偏头痛的大部分药物可用于紧张性头痛的治疗，但麦角碱类药物治疗本病的效果不理想。急性头痛发作使用镇痛药和 NSAIDs 有效。慢性紧张型头痛常用三环类抗抑郁药阿米替林作为首选。因紧张性头痛的发病机制不清楚，所以在治疗药物的选择上多采用温和的非麻醉性镇痛药,借此减轻症状,其中主要是 NSAIDs;还有肌肉松弛药和轻型的镇静药,抗抑郁药物常根据病情应用,一般以口服给药方式为主,并且在短期应用,以免增加药物的毒副作用。

轻度紧张性头痛的患者大多自服镇痛药控制症状,而当头痛的发生频率、严重程度、持续时间增加时才会就诊。一般这种头痛加重与紧张、焦虑、抑郁相关并且伴有颅周肌肉的压痛和痉挛,这些因素可形成恶性循环而使头痛无法缓解,急性药物治疗的主要目的就是打破这种循环。

1. NSAIDs　紧张性头痛经典的治疗药物为阿司匹林和 / 或对乙酰氨基酚,以及咖啡因和 NSAIDs(例如布洛芬等)的复方制剂。如果用非甾体抗炎药则需足量,最有效的剂量为布洛芬 600~800mg,萘普生钠 500~750mg,酮洛芬 75mg,尽量避免使用含有布他比妥的复方类镇痛药,因其极有可能导致出现镇痛药摄入过量性头痛。

(1)阿司匹林:是最常用于紧张性头痛急性治疗的药物,大多数研究把 650mg 阿司匹林的镇痛效果作为一个标准剂量。

(2)对乙酰氨基酚:治疗紧张性头痛疗效不及阿司匹林,但其胃肠道副作用相对较轻,所以对乙酰氨基酚可能对轻到中度紧张性头痛是一个较好的药物。急性治疗的初始剂量是 1 000mg,1~2h 内的重复剂量是 1 000mg。

(3)布洛芬:在慢性紧张性头痛的治疗中起效较早。随机临床试验观察了 400mg 布洛芬与 1 000mg 对乙酰氨基酚治疗紧张性头痛的疗效,认为布洛芬的镇痛效果明显优于对乙酰氨基酚。一项低剂量的布洛芬自服治疗轻、中度头痛的临床试验认为 200mg 布洛芬的镇痛作用与 500mg 阿司匹林相当,但优于安慰剂。

(4)萘普生:有镇痛、抗炎、解热作用。萘普生是一个耐受性好的镇痛药,它对紧张性头痛的治疗作用明显优于对乙酰氨基酚和安慰剂。口服:200mg/ 次,2~3 次 /d,最大为 500~750mg/d,儿童每日 10mg/kg,分 2 次服用。

(5)酮洛芬:急性治疗的初始剂量是 75mg,1~2h 内的重复剂量是 50mg。50mg 酮洛芬治疗中度到重度的发作性紧张性头痛是有效且耐受性较好的。Lange 等进行了低剂量酮洛芬的试验,结果表明与 200mg 布洛芬、275mg 萘普生钠相比,12.5mg 或 25mg 酮洛芬对紧张性头痛的治疗是有效而安全的。

2. 抗抑郁药物　有研究已表明,紧张性头痛可以继发抑郁,而抑郁还可能提高已存在频发头痛患者的中枢敏感性,在紧张性头痛治疗中,在给予镇痛药的基础上加用 5-HT 再摄取抑制剂盐酸舍曲林进行抗焦虑和抑郁治疗,比镇痛药加用镇静、肌肉松弛药疗效要好,耐受性较好。

有报道称单用或联合抗抑郁药治疗慢性紧张性头痛具有良好的疗效,国外研究证实抗抑郁治疗在慢性紧张性头痛治疗中的有效性,甚至认为阿米替林是治疗紧张性头痛的首选药物。其中阿米替林使用最广泛,其次是氯丙咪嗪、去甲替林、多赛平、马普替林,米安色林可以作为二线药物使用。应从小剂量开始使用,例如 10~25mg 阿米替林每日 1 次,许多患者对小剂量即有效果,平均有效剂量为 50~75mg/d。许多专家推荐连续使用 6 个月,然后按照每 2~3d 减少 20%~25% 的每日剂量,逐渐减量以避免头痛反跳。

目前治疗紧张性头痛的研究,综合疗法明显越来越受到青睐,越来越多的学者认识到了其优势,认为其能显著提高紧张性头痛的治愈率,而且副作用少,不易产生耐药性,对缩短疗程也有很大帮助。

3. 镇痛药联合使用 当几种不同作用机制的镇痛药联合应用时可以增强镇痛效果，联合应用后由于每种药物的剂量降低而使其副作用减轻。大规模临床试验证实，对乙酰氨基酚 1 000mg 联合咖啡因 130mg 或 200mg，镇痛作用明显优于单纯使用 1 000mg 对乙酰氨基酚。一项随机双盲多中心安慰剂对照试验还表明，同时服用布洛芬和咖啡因的镇痛效果比单用其中一种药物好。常用的镇痛药合剂还有：①阿司匹林—咖啡因—异丁巴比妥；②对乙酰氨基酚—咖啡因—异丁巴比妥。镇痛药合剂的主要缺点是引起药物依赖和反跳性头痛。因此，严格地控制这些药物的摄入是十分重要的。

4. 神经阻滞 星状神经节阻滞（stellate ganglion block，SGB）治疗紧张性头痛有较好的疗效，可明显降低疼痛评分，治疗后 6 个月总有效率可达 78.1%。

除了药物治疗外，心理治疗、行为学治疗和物理治疗等也都有着一定的作用。

第四节 丛集性头痛

丛集性头痛（cluster headache）是原发性神经血管性头痛之一，多表现为一侧眼眶区额颞部球后区的剧烈锐痛，有时还伴有同侧结膜充血、流泪、鼻塞、流涕等自主神经症状，如不治疗可持续 15min～3h，发作频率为 1 次 /2d～8 次 /d，好发于 20～50 岁的青壮年男性，男女比例为 2.5～7.1∶1，该病虽然十分罕见，但发作期间患者的痛苦程度非常剧烈。以往称睫状神经痛、头部红斑性肢痛症、Bing 红斑性面痛、血管麻痹性偏侧头痛、慢性神经痛性偏侧头痛、组胺性头痛、Horton 头痛、Harris-Horton 病、偏头痛性神经痛（Harris）、岩神经痛（Gardner 型）、Sluder 神经痛、蝶腭神经痛、翼管神经痛等。

一、发病机制

丛集性头痛的病理生理机制尚不清楚，以前多认为本病为神经、血管功能障碍，为偏头痛的亚型。现在普遍认为该病发生机制可能与下丘脑的生理节律改变和神经内分泌紊乱有关，尤其是 5-HT 的代谢异常与丛集性头痛的发生有着密切的关系。最近的正电子发射计算机断层显像（PET）研究发现，发作时疼痛侧的丘脑下部活化，此部位与周期性的发病相关，另外，学者用三维形态测定法，发现丛集性头痛患者与健康人的下丘脑下后部灰质密度存在显著结构差异，这些发现都提示丛集性头痛的发病与下丘脑关系密切，为探讨其病理生理机制提供了重要线索。

二、临床表现

本病的发病率低，部分流行病学调查显示丛集性头痛患病率为 0.05%～0.1%，男女比例为 2.5～7.1∶1。1986 年，有学者对我国 26 个省、自治区进行了丛集性头痛流行病学调查，显示患病率为 6.8/100 000，男女比例为 6.2∶1，患者多为男性，发病年龄在 20～50 岁之间。近年来有报道称，男女患病比例有进一步缩小的趋势。丛集性头痛的典型症状为开始时病痛在一侧眶周或眼球后，在数分钟内迅速发展为眼睛四周剧烈的疼痛，时常扩散到颞部或上颌部，也可扩展到顶枕或颈部，疼痛时可伴有眼睛流泪、结膜充血、鼻塞流涕等副交感神经亢进症状和 Horner 综合征（瞳孔缩小、眼睑下垂）等自主神经症状，另外还有颜面潮红、缓脉等，没有自主神经症状的丛集性头痛患者较少见。一般疼痛在 10～15min 达到高峰，每次发作持续 15min～3h，多在刚入睡时出现，而无先兆性，患者多数坐立不安或前俯后仰地摇动,部分患者用拳击打头部以缓解疼痛,较多患者的头痛在固定时间内出现,会自行缓解。头痛发作连续,持续 2 周～3 个月(称为丛集期),许多患者的丛集期在每年的同一季节发生,间歇期数月到数年,其间症状完全缓解。

三、诊断

描述:发生于眶、眶上、颞部及其任何组合处的剧烈的、严格局限于偏侧的头痛,持续 15～180min,频率从隔日 1 次到每日 8 次,疼痛时伴有同侧结膜充血、流泪、鼻塞、流涕、前额和面部出汗、瞳孔缩小、上睑下垂和/或眼睑水肿,伴或不伴不安或躁动。

诊断标准:

A. 至少 5 次符合标准 B～D 的发作。

B. 位于偏侧眶、眶上和/或颞部的严重或剧烈疼痛,持续 15～180min(未经治疗)。

C. 符合下列 1 项或 2 项

(1)至少下列 1 项头痛侧症状和体征:结膜充血和/或流泪;鼻塞和/或流涕;眼睑水肿;前额和面部出汗;前额和面部发红;耳朵胀满感;瞳孔缩小和/或上睑下垂。

(2)不安或激越。

D. 活动期,半数以上的发作频率为隔日 1 次到每日 8 次。

E. 没有另一个 ICHD-3 的头痛疾患诊断能更好地解释。

四、鉴别诊断

1. 发作性偏侧头痛　好发于女性,表现为一侧眶周、眶上和/或颞部剧烈头痛,可伴同侧结膜充血、流泪、鼻塞、流涕、前额和面部出汗、瞳孔缩小、眼睑下垂等。发作持续时间为 2～30min,发作频率为每日 5 次以上,治疗剂量的吲哚美辛能完全控制头痛发作。

2. 偏头痛　女性多见,头痛前可有先兆症状,头痛常呈搏动性,常伴恶心、呕吐症状,程度远较丛集性头痛为轻,每次发作时间最多 4h,可有家族史阳性等特征。

五、治疗

(一)急性发作期的治疗

1. 吸氧治疗　丛集性头痛急性期吸入大量纯氧可迅速缓解头痛,且无副作用。纯氧治疗有效的机制可能是脑血管收缩,影响了儿茶酚胺和 5-HT 等的活性。有研究表明,丛集性头痛急性发作时吸入氧气治疗,可以迅速终止头痛症状,其疗效为 50%～82%,且氧疗无禁忌证,安全,无明显不良反应,可在一日内重复吸氧数次。另外吸氧还可以消除与丛集性头痛有关的自主神经症状,如眼球结膜充血、流泪等。

2. 曲坦类药物　曲坦类药物是选择性 5-HT$_{1D/1B}$ 受体激动剂,对颅内外血管有选择性作用,可抑制头痛发作时的血管扩张,其常用药物为舒马普坦。国外用舒马普坦 6mg 皮下注射治疗丛集性头痛的研究显示,用药后 15min,症状缓解的百分率为 74%。日本学者以安慰剂作为对照进行双盲试验,舒马普坦皮下注射 3mg,在治疗 30min 后,75% 的丛集性头痛症状改善;舒马普坦 20mg 鼻腔内给药治疗丛集性头痛,给药 1min 后有效率为 28.8%,30min后有效率为 60.7%。国内的研究也发现口服舒马普坦能非常有效地治疗丛集性头痛急性发作,副作用少且轻微,具有良好的耐受性,可推荐作为治疗丛集性头痛急性发作的药物之一。但舒马普坦慎用于患有心脑血管疾病或高血压的患者,并且作为预防用药的效果也有争议。

3．麦角胺类药物 口服麦角胺类药物治疗丛集性头痛已经有 50 年的历史了。有研究显示，静脉给予 1mg 双氢麦角胺，3d～1 个月内有 2/3 的患者不再发作。或者双氢麦角胺 1mg 皮下注射或肌内注射，一日 2 次，连用几日。麦角胺类药物也可用于预防丛集性头痛的发作。

4．糖皮质激素 糖皮质激素（氢化泼尼松、强的松和地塞米松）是起效最快、最有效的预防丛集性头痛的药物，能显著减少头痛的发作和发作时间，但是副作用也最大，主要的副作用是库欣综合征和股骨头坏死，所以长期用药一定要注意，只有在其他一线用药都无效时才使用。泼尼松口服一日 60mg，3d，然后每 3d 减 10mg，共 18d。激素应该短期使用，同时补钾、补钙、制酸治疗，并尽可能避免重复使用。当激素递减或停用时，头痛可能会再次出现，建议给泼尼松时，同时给予预防性口服麦角胺或维拉帕米，当泼尼松的效果减退后，后者则逐渐起效。糖皮质激素治疗丛集性头痛的机制还不清楚，可能是激素在神经阻滞治疗各种头痛时起主要作用。

5．其他 有报道称生长抑素奥曲肽可以有效缓解丛集性头痛急性期的头痛症状，但是因为其价格昂贵所以临床使用并不普遍。还可经鼻注射局麻药利多卡因（疼痛一侧，4%～10%，1ml），可能的机制是利多卡因可以阻断疼痛在三叉神经的传递，但是由于有效率低，因此临床上一般不建议使用。

（二）预防性治疗

1．一线用药

（1）维拉帕米（钙通道阻滞药）：可以用于长期预防性治疗，由于维拉帕米可以通过房室结的传导引起房室传导阻滞，因此用药前必须进行心电图检查。起始剂量为 80mg/d，3 次/d，逐日增加剂量 40～120mg，以 7～14d 为一阶段，直到发生副作用或达到日限定最高剂量 960mg 时停止。因为维拉帕米可导致房室传导阻滞，所以在剂量调整的最初 10d 内都要观察心电图的变化，尤其要特别留意 P-R 间期，药物主要的副作用是便秘，也有可能出现头晕、肢端水肿、恶心疲劳、低血压和心动过缓。

（2）锂盐：既往锂盐常用于预防慢性丛集性头痛的发作，其作用机制可能是加速神经元内组胺的破坏，促进突触前膜对组胺的再摄取从而减少突触间隙中组胺的含量。由于锂盐有效浓度与中毒剂量接近而且有严重的不良反应，因此剂量控制在 0.75～2.5g/d。研究还显示，锂盐治疗 2w 后 77% 的慢性丛集性头痛患者每日发作的次数减少，而且仅 15% 出现轻微不良反应，由此推测锂盐还可以有预防作用。

2．二线用药 若一线预防药物的疗效不满意，可试用二线预防药二氢麦角新碱。二氢麦角新碱对突然发作的头痛有很好的疗效，通常日剂量为 4～8mg，最大剂量可增至 12mg。短期副作用包括恶心、肌肉痛性痉挛、腹痛和足部水肿，长期使用可导致严重腹膜后纤维、肺、胸膜及心内膜纤维化，因此使用受到限制，只能在医师的监督下用于短期治疗。

3．三线用药 托吡酯效果较好，但其治疗丛集性头痛的机制尚未明了，推测与其防治偏头痛的作用机制类似，通过直接或间接阻滞钠离子和钙离子的通道，增强 GABA 受体的敏感性，降低谷氨酸 AMPA 受体的活性，进而降低中枢兴奋性神经递质的作用，由此产生治疗和预防丛集性头痛的双重效果。为减少不良反应，以 25mg/d 为起始剂量，每周增加 25mg，增加剂量能减少疼痛的发生频率。

丛集性头痛是一种严重的头痛疾病，尤其是慢性型，严重影响人的正常生活且治疗困难。基本上对急性期注射舒马普坦最好，预防用药给予维拉帕米和锂盐，虽然糖皮质激素效果较好，但是长期使用应注意其不良反应，仍不见效时，可考虑外科手段治疗慢性抗药型。

（三）微创介入治疗

1. 星状神经节阻滞　星状神经节阻滞可改善头面部血液循环，改善头面部供血和供氧，减轻神经缺血反应，缓解疼痛。

2. 蝶腭神经节脉冲射频调理术　丛集性头痛的发病与蝶腭神经节有关，在 C 臂或 CT 引导下蝶腭神经节脉冲射频调理术可通过调节蝶腭神经节的反射弧影响患者已经激活的疼痛中枢机制，用于保守治疗无效的患者，有效率可达 88%，且复发率低。

丛集性头痛是目前最亟待解决的棘手的问题，今后可进一步的研究，针对发病机制开发出更有效的治疗方法。

第五节　原发性三叉神经痛

原发性三叉神经痛（primary trigeminal neuralgia，PTN）为神经系统临床常见病症之一，是三叉神经分布区域内，由特别敏感的扳机点引起单侧某一支或多支内短暂的、反复发作的电击样、撕裂样、针刺样、刀割样剧烈疼痛，呈慢性进行性加重的趋势，影响患者日常生活。

一、病因与发病机制

病因多种多样，尚无一致意见。过去认为原发性三叉神经痛并无特殊病理改变。近年来越来越多的学者认为血管压迫是导致三叉神经痛的主要原因，其机制可能是由于血管对神经的长期压迫导致局部的神经纤维产生脱髓鞘，以致相邻的神经纤维之间形成伪突触短路，微小的触觉刺激通过短路传入中枢，而中枢发出的传出冲动也通过短路再循环成为传入冲动，如此反复，很快达到一定的综合，引起剧烈的疼痛。而临床上广泛开展的微血管减压术可解除血管对三叉神经感觉根的压迫来缓解疼痛。在对三叉神经痛患者行感觉根切断术活检时可见神经节细胞消失、炎性细胞浸润，神经纤维脱髓鞘或髓鞘增厚，轴突变细、裸露、扭曲变形或消失等。电镜下尚可见 Ranvier 结附近轴索内集结大量线粒体，后者可能与神经组织受机械性压迫有关。

二、临床表现

成年及老年人多见，40 岁以上者达 70%～80%，女稍多于男。常为单侧。以面部三叉神经一支或几支分布区内突发突停的短暂剧痛为特点。呈电击样、针刺样、刀割样或撕裂样疼痛。疼痛可固定在某一支，以第二支、第三支好发，亦可同时累及两者。疼痛以面颊、上下颌最明显，尤以上下颌、鼻翼、面颊、口唇等最敏感，稍触即可诱发，故称"扳击点"。严重者惧怕讲话、进食、洗脸、刷牙等动作。疼痛可引起面肌抽搐，口角牵向患侧，并有面红、流涎流泪，称为痛性抽搐。疼痛发作每次持续数秒或 1～2min，间歇期完全正常。病程长者偶见面部皮肤粗糙。一般无神经系统阳性体征。病程可缓慢进展，随着病程迁延，发作次数将逐渐增多，发作时间延长，间歇期缩短，很少自愈。患者可因恐惧疼痛表现面色憔悴、情绪低落或焦虑等。

三、诊断与鉴别诊断

依据面部三叉神经分布区阵发性剧痛，无阳性体征，不难确诊。但需与继发性三叉神经痛及下列疾病鉴别。①本病易误诊为牙痛，有的拔牙后仍有疼痛才确诊。牙痛呈持续性钝痛，多局限于牙龈、进冷热食物可加剧，口腔和 X 线检查有助鉴别。②鼻窦炎为局限持续性钝痛，局部压痛，并伴脓涕及感染征象，鼻腔和 X 线检查有助鉴别。③颞颌关节病表现为运动受限及咀嚼时疼痛，关节区压痛。④舌咽神经痛是舌咽神经分布区的阵发性疼痛，性质类似三叉神经痛。⑤最主要的是与继发性三叉神经痛鉴别，继发者疼痛持久，且伴有三叉神经麻痹症状，如感觉减退、角膜反射迟钝等，常伴其他脑神经麻痹，常见于多发性硬化、延髓空洞症、原发性或转移性颅底肿瘤等。

四、治疗

治疗目的是缓解疼痛，减少复发，争取根治。先用药物，无效时可用神经阻滞、射频热凝和手术治疗。

（一）药物治疗

三叉神经痛患者首先建议口服药物治疗，药物主要分为抗癫痫类药物和非抗癫痫类药物两种。口服药物多以缓解症状为目的，副作用较大，部分患者不能够耐受，此外还可以进行神经周围注射激素、局麻药来短期缓解症状。

1. 抗癫痫类药物 抗癫痫类药物在治疗三叉神经痛方面的研究较少，其机制主要是抑制神经的兴奋性冲动从而缓解疼痛。目前常用抗癫痫类药物主要有卡马西平、奥卡西平、加巴喷丁、普瑞巴林等。首选药物是卡马西平，大约 70% 的患者初期能获得 100% 疼痛缓解。

卡马西平属于钠通道阻滞药，通过抑制异常高频放电的发生和扩散而起到镇痛的作用。但大多数患者服用药物之后会出现眩晕、复视、恶心和共济失调等中枢系统副作用，部分患者会出现多形红斑。奥卡西平是卡马西平的酮衍生物，药物有效性与卡马西平基本一致，更容易耐受，且药物相互作用的风险降低，但该药价格相对较高，临床中大量应用时易发生低钠血症。患者对上述两种药物耐受性不好时可以选用拉莫三嗪。拉莫三嗪属于新型的抗癫痫类药物，曾有研究将拉莫三嗪与卡马西平或奥卡西平联合应用，证明该药可用于难治性三叉神经痛的治疗。需要注意的是，应用此药时应当缓慢加量防止皮疹发生，因此不适用于急性疼痛，但该药可以长期控制中度疼痛。口服加巴喷丁也可用于治疗三叉神经痛，因其在体内不经肝脏代谢，因此，有肝功能异常的患者，推荐使用加巴喷丁，起始剂量为100mg，每 8h 一次，逐渐增量至 300mg，每 8h 一次。药物治疗方案一般选择卡马西平为一线治疗，起始量为 100mg，逐渐增量至 600～1 200mg，3～4 次 /d，维持量尽可能采用最低剂量，若镇痛效果不佳或不能耐受副作用可逐渐减量，更换奥卡西平，起始量为 150mg，逐渐增量至 600～1 800mg，2 次 /d。

2. 非抗癫痫类药物 非抗癫痫类药物包括 γ- 氨基丁酸受体激动剂、局麻药、激素等。巴氯芬属于 GABA 受体激动剂，通过刺激 $GABA_B$ 受体，抑制兴奋性氨基酸谷氨酸和天门冬氨酸的释放，抑制单突触反射和多突触反射，起到解痉与镇痛作用。巴氯芬一般口服：开始 5mg/ 次，3 次 /d，每隔 3d 增加剂量，每次增加 5mg，直至所需剂量，通常合适的剂量为75mg/d，根据病情可达每日 100～120mg。

对于三叉神经第二支疼痛的患者，可以采用利多卡因鼻腔喷射缓解疼痛。其机制是阻滞蝶腭神经节。蝶腭神经节由上颌神经感觉纤维、副交感神经根和交感神经根组成。因此阻滞蝶腭神经节，不但能够缓解上颌神经的疼痛，还能够通过调节自主神经起到抑制血管舒张、减轻三叉神经压迫的作用。此方法具有起效迅速、副作用少、雾化器携带方便的特点，特别适用于口服药物无效、第二支疼痛的患者。对于症状较轻，无糖皮质激素使用禁忌的患者，有研究显示应用三叉神经阻滞辅以糖皮质激素进行治疗，短期内疼痛程度及口服药量都有不同程度降低。该方法操作简单、费用低廉、可反复操作、副作用少。目前其机制及长期疗效尚不明确，还需进一步临床试验与动物实验进行深入的研究。

（二）神经阻滞法

疼痛位于上颌支且药物治疗又无效者，可用无水乙醇或甘油阻滞周围支或半月神经节。近来有报道超声下冀腭窝给予镇痛复合液阻滞也有一定的疗效，但其效果还需进一步证实。

（三）射频热凝术

三叉神经半月神经节及周围支的射频热凝术是经典治疗方法。有报道采用圆孔穿刺（采用弯针技术）进行三叉神经第二支、卵圆孔穿刺进行第三支射频热凝，可减少入颅的并发症。

（四）三叉神经半月神经节微球囊压迫术

三叉神经半月神经节微球囊压迫术操作简单，手术在全麻下进行，患者几乎没有疼痛等不适感。对射频热凝术后复发的患者仍然有效，术后疼痛缓解率高（可达95%），复发率较低，术后感觉缺失较轻微，可治疗眼支所引起的疼痛，但此技术对三叉神经特定分支的选择性不高。

（五）手术治疗

治疗效果不佳，疼痛难以忍受的患者，可采用周围支和三叉神经感觉根切断术或微血管减压术。后者相对于前者及射频热凝等微创治疗，不产生麻木感，疼痛缓解率高、维持时间长。但也导致面部感觉减退（7%）、听力下降（10%）、无菌性脑膜炎（11%）等手术并发症。

（六）伽玛刀治疗

对药物治疗和神经阻滞治疗无效者可试用伽玛刀治疗，但确切疗效有待进一步评价。

第六节　其他类型头痛

一、颅内压改变引起的头痛

颅内占位病变引起颅内压增高，或腰椎穿刺、脊髓造影后 CSF 外渗引起的颅内压降低，均可使颅内疼痛敏感结构受压，牵引或移位而引起头痛。

（一）高颅内压性头痛

颅内占位引起颅内压升高，呈现进行性加重的持续性钝痛，咳嗽、喷嚏、屏气用力等使头痛加重。严重时头痛加剧常伴喷射性呕吐、眼底视盘水肿。常见于颅内肿瘤、脑出血、脑脓肿及脑寄生虫病等，多由脑膜及血管移位与牵引所引起。行 CT 扫描、MRI 等可进一步明确诊断。

良性高颅内压的患者，并无脑部结构的移位，主诉呈全面性头痛，伴恶心、呕吐。头痛可能是由于伴发脑水肿，牵引脑膜与脑血管的神经末梢所致。

（二）低颅内压性头痛

通常在穿刺后数小时至数日后发生。由于穿刺部位 CSF 缓慢向硬脊膜外渗漏，使 CSF 的容积与压力逐渐降低，造成颅内脑动脉与骨骼相接触，以及颅顶静脉窦的牵引。常表现为额部与枕部钝痛，其特征是当患者坐起时头痛加剧，躺下后改善。经卧床和补充适量等渗盐水治疗症状得以缓解。

二、颅内炎性病变引起的头痛

脑炎或脑膜炎时血管通透性增高，引起脑水肿，颅内压增高。炎症可产生 5-HT、组胺、缓激肽、乳酸等致痛物质，刺激脑膜以及颅底血管的神经末梢。当炎症累及或刺激颈神经根时，造成反射性肌肉痉挛，导致颈强直与颈部或枕下部的疼痛。表现为急性或亚急性起病，发热、头痛、呕吐、脑膜刺激征或脑实质损害征象，部分患者有意识障碍或精神异常。CSF 有特征性炎性改变，周围血象白细胞增多。

三、头、面、颈部疾病的扩散性头痛

1. 眼源性头痛　急性青光眼引起剧烈头痛，伴呕吐、双瞳孔不等大、眼压增高、病侧结膜充血、角膜水肿。屈光不正引起睫状肌痉挛，视力疲劳性头痛。

2. 鼻源性头痛　鼻窦炎引起的头痛多位于额部，为局部持续性钝痛，可有局部压痛、发热、流浓涕、白细胞增高等炎症表现。鼻腔检查及 X 线摄片可确诊。

3. 齿源性头痛　常见于深部龋齿、牙髓变性或牙周脓肿引起的神经刺激，导致上下颌不适感。

4. 耳源性头痛　常见于化脓性中耳炎、听神经瘤及其他原因引起的耳部神经受刺激引起的疼痛。

5. 颈部疾病性头痛　颈椎病因颈神经根损伤引起，神经根支配区的放射性疼痛或钝痛，有时产生顶枕部的肌收缩持续性钝痛。检查颈椎活动受限，椎旁有压痛点，颈椎 X 线片或 CT 扫描有助确诊。

6. 系统性血管性头痛　巨细胞动脉炎，也称颞动脉炎，主要累及 50 岁以上患者颈动脉的颅外分支，其病因是与某些自身抗体有关的动脉内弹力膜的炎症反应，主要表现为一侧或两侧颞部、前额部或枕部的张力性疼痛，或浅表性灼痛，或发作性撕裂样疼痛。此外，还有发热、视觉异常、颅动脉供血不足等表现。实验室检查血沉加快，C 反应蛋白增高，动脉组织活检有助于确诊。动脉炎性头痛通常对神经阻滞反应不敏感，一旦确诊应立即给予糖皮质激素治疗。

（周脉涛　孙岩军）

参 考 文 献

[1] 贾建平，陈生弟. 神经病学. 8 版. 北京：人民卫生出版社，2013.

[2] REES D I，SABIA J J. Migraine headache and labor market outcomes. Health Econ，2015，24（6）：659-671.

[3] MARMURA M J，SILBERSTEIN S D，SCHWEDT T J. The acute treatment of migraine in adults：the american headache society evidence assessment of migraine pharmacotherapies. Headache，2015，55（1）：3-20.

[4] MARY A，STEWART J T，STEPHEN L，et al. Consistency of eletriptan in treating migraine：results of a randomized，within- patient multipledose study. Cephalalgia，2014；34（2）：126-135.

[5] Headache Classification Commitee of the International Headache Society（IHS）. The international classification of headache disorders. 3rd ed. Cephalalgia，2018，38（1）：1-211.

[6] 马维娅，单西征，孙勍，等. 偏头痛性眩晕与基底型偏头痛（附 9 例临床信息）. 中国神经免疫学和神经病学杂志，2012，19（4）：112-115.

[7] YU S，LIU R，ZHAO G，et al. The prevalence and burden of primary headaches in china：a population-based

door-to-door survey. Headache，2012，52（4）：582-591.

[8] 中华医学会疼痛学分会头面痛学组，中国医师协会神经内科医师分会疼痛和感觉障碍专委会. 中国偏头痛防治指南. 中国疼痛医学杂志，2016，22（10）：721-727.

[9] GOLDSTEIN J，SMITH T R，PUGACH N，et al. A sumatriptaniontophoretic transdermal system for the acute treatment of migraine. Headache，2012，52（9）：1402-1410.

[10] TEPPER S J，KORI S H，GOADSBY P J，et al. MAP0004, orally inhaled dihydroergotamine for acute treatment of migraine: efficacy of early and late treatments. Mayo Clin Proc，2011，86（10）：948-955.

[11] AURORA S K，SILBERSTEIN S D，KORI S H，et al. MAP0004, orally inhaled DHE: a randomized, controlled study in the acute treatment of migraine. Headache，2011，51（4）：507-517.

[12] MARCUS R，GOADSBY P J，DODICK D，et al. BMS-927711 for the acute treatment of migraine: a double-blind, randomized, placebo controlled, dose-ranging trial. Cephalalgia，2014，34（2）：114-125.

[13] CRUCCU G，BIASIOTTA A，REZZE S D，et al. Trigeminal neuralgia and pain related to multiple sclerosis. Pain，2009，143（3）：186-191.

[14] WIFFEN P J. Carbamazepine for acute and chronic pain. Cochrane Database Syst Rev，2005，5（3）：85-86.

[15] CRUCCU G，GRONSETH G，ALKSNE J，et al. AAN-EFNS guide-lines on trigeminal neuralgia management. European Journal of Neurology，2008，15（10）：1013-1028.

[16] LEMOS L，FLORES S，OLIVEIRA P，et al. Gabapentin supplemented with ropivacain block of trigger points improves pain control and quality of life in trigeminal neuralgia patients when compared with gabapentin alone. Clinical Journal of Pain，2008，24（1）：64-75.

[17] OBERMANN M，YOON M S，SENSEN K，et al. Efficacy of pregabalin in the treatment of trigeminal neuralgia. Cephalalgia An International Journal of Headache，2008，28（2）：174-181.

[18] FROMM G H，TERRENCE C F，CHATTHA A S. Baclofen in the treatment of trigeminal neuralgia: double-blind study and long-term follow-up. Annals of Neurology，2004，15（3）：240-244.

[19] COHEN A S，BURNS B，GOADSBY P J. High-flow oxygen for treatment of cluster headache: a randomized trial. JAMA，2009，302（22）：2451.

[20] MARIA E S，ARIANNA D，CARLO A，et al. Evaluation of lithium response in episodic cluster headache: a retrospective case series. Headache，2012，52：1171.

[21] 陈长江，付玲，史树贵. 氟桂利嗪联合舒马普坦治疗104例丛集性头痛急性发作期的效果分析. 中国实用神经疾病杂志，2014，17（9）：15.

[22] HUANG B，YAO M，FENG Z Y，et al. CT-guided percutanous infrazygomatic radiofrequency neurolysis though foramen to treat V2 trigeminal neuralgia. Pain Medicine，2014，15（8）：1418-1428.

[23] 肖哲曼，康玉琪. 三叉自主神经性头痛：基于国际头痛分类3β版的诊断标准，鉴别诊断及治疗. 卒中与神经疾病，2014，21（06）：396-399.

[24] 王军锋. 星状神经节阻滞术治疗偏头痛患者的效果探讨. 青岛医药卫生，2015，47（5）：365-366.

第十九章 颈肩部疼痛

第一节 概　　述

　　颈肩部疼痛是由颈椎骨、关节、韧带、肌肉、筋膜及肩关节软组织病变或内脏疾病引起的一种常见综合征，又称颈臂痛，表现为局部疼痛。在发病原因中以退行性病变引起的最为多见。在 20 世纪 70 年代左右，颈肩部疼痛主要归因于颈椎病，其治疗是阿司匹林和理疗。随着时间的推移和研究的深入，这种治疗受到怀疑并被驳斥。然而目前它们仍然存在，只是阿司匹林被更新的 NSAIDs 或其他一些能有效缓解颈肩部疼痛的药物所替代。尽管牵引和颈托等理疗方式被更为精细的手法所替代，但仍不是有效的镇痛治疗。在各种常规的治疗方法中，适当的身体锻炼是唯一有阳性证据的治疗方法，但并不能从根本上祛除病因，因此锻炼可以减轻疼痛但不能消除疼痛。随着研究技术的发展，一种经典的生物医学疗法被证实对颈部疼痛有效。颈椎关节突关节痛是引起颈部疼痛的一个重要原因，它有相应的神经支配，在正常志愿者中能引起疼痛。对患者的关节进行神经阻滞或麻痹能大大减轻甚至完全消除其颈部疼痛症状。而且，颈椎关节突关节痛并不是一种罕见的特殊的现象，而是慢性颈部疼痛的基础，其治疗被证实是能获得完全镇痛效果的唯一方法。然而，颈椎关节突关节痛并不是引起颈部疼痛的唯一和全部原因，还有大约 40% 的患者是由其他原因所致，其中椎间盘疾病是一个重要的原因，遗憾的是此类研究目前还很有限。

　　关于颈肩部疼痛的发生率文献报道极少，在瑞典 43% 的轻体力劳动工作者，64% 的重体力工作者会发生背部疼痛，其中 50% 在 6 年后发生颈部疼痛。国内调查某校 629 名大学生，有颈肩部疼痛的比例女生为 7.8%，男生为 4.1%。随着近年来电脑手机的广泛普及，颈肩部疼痛门诊就诊患者呈上升趋势，其中源自颈肩部软组织疼痛者占 35%，源自颈脊柱关节退变者占 31%，源自上臂及前臂疼痛者占 17%，其他占 17%。对于颈椎病的发病率调查，文献报道各不相同，相差悬殊。但各研究数据均表明颈肩部疼痛不仅给患者带来痛苦，甚至还使大量患者丧失劳动力，给社会带来巨大的经济损失，并且每年用于颈肩部疼痛的医疗费也巨大。因此，重视颈肩部疼痛的预防和治疗，减少该类疾病的发生率，具有重大的经济和社会效益。

第二节　颈部疼痛疾病

　　颈椎包括 7 个椎骨和 6 个椎间盘。椎骨由前方的椎体和后方的椎弓组成。椎弓由一对椎弓根、一对椎弓板、一个棘突、一对横突和两对关节突组成。椎弓根与椎体后外侧相连，其上下缘各有一个凹陷（椎骨上、下切迹），两个相邻椎骨的上下切迹围成椎间孔，脊神经及血管由此通过。椎体周围有前纵、后纵韧带。颈椎椎体上面两侧有突起，称钩突，与上位椎体的底面两侧缘的凹陷组成钩椎关节（Luschka 关节）。颈 1～4 脊神经前支组成颈丛神经，分布枕、颈前、上胸部的皮肤、肌肉。颈 5～胸 1 脊神经前支组成臂丛神经，支配肩部及上肢的肌肉及皮肤。部分交感神经节后纤维加入颈丛及臂丛。另一部分交感神经攀附动脉（如椎动脉），到达动脉支配的器官。颈椎横突有横突孔，椎动脉由横突孔上行经枕大孔进入颅腔后，左右椎动脉汇合成基底动脉。

引起颈部疼痛的疾病主要包括退行性变、损伤、炎症等疾病。

一、颈椎病

好发于 40 岁以上中老年人，常见病变在颈 5～6 和颈 6～7。泛指颈段脊柱病变后所表现的临床症状和体征。目前国际上较一致的看法是指颈椎间盘退行性变，及其继发性椎间关节退行性变所致脊髓、神经、血管损害而表现出的相应症状和体征。颈椎病虽属于以退变为主的疾患，但与多种因素有关，以致病情错综复杂，加之个体之间的差异较大，极易与其他疾患尤其是易与邻近组织病变所造成相似症状的疾患相混淆。

（一）发病机制

近年来国内外不少学者试图对颈椎病的发病机制作一较系统而全面的解释，但由于人类机体的特殊性和明显的个体差异，当前尚难以做到。动物模拟实验因为无法获取与人类相似的生活及社会条件亦难以取得进展。颈椎病为一退行性变疾病，当人体停止生长后即逐渐开始了退行性变，这也就意味着机体从发育到成熟，再由成熟走向衰老这一进程。颈椎病源于椎间盘退变，因此退变过程一旦开始，尽管属于早期，病变轻微，也有可能发病。从这种意义上来讲，椎间盘退变尽管是主要因素，但并不一定会发生疾病，是否发病则取决于第二个主要因素即椎管的状态。一个椎管狭窄者当退变的髓核突入椎管并超过了其所允许的最大代偿限度时，就易出现症状。反之，一个大椎管者则不容易发病。而其后的过程主要取决于各种致病因素的演变，例如突出的髓核不断增大，椎体间关节及后方小关节逐渐失稳造成的松动变位，继发性椎管狭窄后纵韧带纤维化骨化并形成骨赘以及黄韧带肥厚等。当这一演变过程在某一阶段突然超过了椎管内的平衡，症状就随之出现，在这期间头颈部的劳损及局部椎节的畸形等起加速作用，而外伤和咽喉部及颈部炎症则可随时诱发症状出现。根据以上分析可以看出颈椎病的发生与发展主要取决于在先天性发育性椎管狭窄基础上的退变劳损，畸形会加速这一进程，外伤与炎症视其程度而有可能随时成为诱发因素。

（二）临床症状与体征

脊髓、神经、血管受到刺激或压迫而表现的一系列症状、体征，主要可分为四型。

1. **神经根型颈椎病** 颈椎病中神经根型是最多见的类型（50%～60%）。发病年龄亦早于其他类型，好发于 40 岁左右。脊神经根离开脊髓后，横行或斜行于蛛网膜下腔，到达相应的椎骨平面后，神经纤维在此汇聚成前根和后根，穿过蛛网膜和硬脊膜囊，行走于硬膜外间隙。由于颈椎间盘侧后方突出，钩椎关节或关节突关节增生、肥大，导致神经受刺激或压迫，尤以下部颈椎最多见。临床上开始多为颈部脊神经根性痛，即病变处受压的脊神经所支配区域疼痛，短期内加重，并向上肢放射，运动和感觉障碍。放射痛范围根据受压神经根不同而表现在相应皮节，其性质为钻痛或刀割样疼痛，也可以是持续性隐痛或酸胀痛。皮肤可有麻木、过敏等感觉异常。同时可有上肢肌力下降、手指动作不灵活。当头部或上肢姿势不当，或突然牵撞患肢即可发生剧烈的闪电样锐痛。检查可见患侧颈部肌痉挛，故头喜偏向患侧，且肩部上耸。病程长者上肢肌可有萎缩。在横突、斜方肌、肩袖及三角肌等处有压痛。患肢上举、外展和后伸有不同程度受限。上肢牵拉试验阳性：术者一手扶患侧颈部，一手握患腕，向相反方向牵拉。此时因臂丛神经被牵张，刺激已受压之神经根而出现放射痛。压头试验阳性：患者端坐，头后仰并偏向患侧，术者用手掌在其头顶加压，可诱发或加剧疼痛。

2. 脊髓型颈椎病　占颈椎病的 10%～15%。脊髓受压的主要原因是中央后突之髓核、椎体后缘骨赘、增生肥厚的黄韧带及钙化的后纵韧带等。由于下颈段椎管相对较小（脊髓颈膨大处），且活动度大，故退行性变亦发生较早、较重，脊髓受压也易发生在下颈段。脊髓受压早期，由于压迫物多来自脊髓前方，故临床上以侧束、锥体束损害表现突出。此时颈痛不明显，而以四肢乏力，行走、持物不稳为最先出现的症状。随病情加重发生自下而上的上运动神经元性瘫痪。有时压迫物也可来自侧方（关节突关节增生）或后方（黄韧带肥厚），而出现不同类型的脊髓损害。

3. 交感神经型颈椎病　颈脊神经没有白交通支，但灰交通支与颈交感神经及第 1、2 胸交感神经节的白交通支相连。因此颈椎各种结构病变的刺激可通过脊髓反射或脑 - 脊髓反射而发生一系列交感神经症状。

（1）交感神经兴奋症状：如头痛或偏头痛，头晕特别是在头转动时加重，有时伴恶心、呕吐；视物模糊、视力下降，瞳孔扩大或缩小，眼后部胀痛；心跳加速、心律不齐，心前区痛和血压升高；头颈及四肢出汗异常以及耳鸣、听力下降，发音障碍等。

（2）交感神经抑制症状：主要表现为头昏、眼花、流泪、鼻塞、心动过缓、血压下降及胃肠胀气等。

4. 椎动脉型颈椎病　颈椎横突孔增生狭窄、上关节突明显增生肥大可直接刺激或压迫椎动脉；颈椎退变后稳定性降低，在颈部活动时椎间关节产生过度移动而牵拉椎动脉；或颈交感神经兴奋，反射性地引起椎动脉痉挛等均是本型病因。当患者原有动脉硬化等血管疾病时则更易发生本病。临床表现有：

（1）眩晕：为本型的主要症状，可表现为旋转性、浮动性或摇晃性眩晕。头部活动时可诱发或加重。

（2）头痛：是椎 - 基底动脉供血不足而侧支循环血管代偿性扩张引起。主要表现为枕部、顶枕部痛，也可放射到颞部。多为发作性胀痛，常伴自主神经功能紊乱症状。

（3）视觉障碍：为突发性弱视或失明、复视，短期内自动恢复。是大脑后动脉及脑干内 3、4、6 脑神经核缺血所致。

（4）猝倒：是椎动脉受到刺激突然痉挛引起。多在头部突然旋转或屈伸时发生，倒地后再站起即可继续正常活动。

（5）其他：还可有不同程度运动及感觉障碍，以及精神症状。椎 - 基底动脉血供不足的临床表现常为突发性，并有反复发作倾向。在复发中其表现可不完全相同，神经检查可正常。

（三）检查

1. 颈椎病的物理检查

（1）前屈旋颈试验：令患者颈部前屈、嘱其向左右旋转活动。如颈椎处出现疼痛，表明颈椎小关节有退行性变。

（2）椎间孔挤压试验（压顶试验）：令患者头偏向患侧，检查者左手掌放于患者头顶部、右手握拳轻叩左手背，则出现肢体放射性痛或麻木，表示力量向下传递到椎间孔变小，有根性损害；对根性疼痛厉害者，检查者用双手重叠放于头顶、间下加压，即可诱发或加剧症状。当患者头部处于中立位或后伸位时出现加压试验阳性称之为 Jackson 压头试验阳性。

（3）臂丛牵拉试验：患者低头，检查者一手扶患者头颈部、另一手握患肢腕部，作相反方向推拉，看患者是否感到放射痛或麻木，这称为 Eaten 试验。如牵拉同时再迫使患肢作内旋动作，则称为 Eaten 加强试验。

（4）上肢后伸试验：检查者一手置于健侧肩部起固定作用，另一手握于患者腕部，并使其逐渐向后、外呈伸展状，以增加对颈神经根牵拉，若患肢出现放射痛，表明颈神经根或臂丛有受压或损伤。

2. X 线检查　正常 40 岁以上的男性，45 岁以上的女性约有 90% 存在颈椎椎体的骨刺，故有 X 线平片之改变，不一定有临床症状。

（1）正位：观察有无枢环关节脱位、齿状突骨折或缺失；第七颈椎横突有无过长，有无颈肋；钩椎关节及椎间隙有无增宽或变窄。

（2）侧位：①颈椎发直、生理前突消失或反弯曲。②在颈椎过伸过屈侧位 X 线片中，可以见到椎间盘的弹性有改变。③椎体前后接近椎间盘的部位均可产生骨赘及韧带钙化。④椎间盘可以因为髓核突出，椎间盘含水量减少发生纤维变性而变薄，表现在 X 线片上为椎间隙变窄。⑤椎间盘变性以后，椎体间的稳定性低下，椎体往往发生半脱位，或者称之为滑椎。⑥项韧带钙化是颈椎病的典型病变之一。

（3）斜位：摄脊椎左右斜位片，主要用来观察椎间孔的大小以及钩椎关节骨质增生的情况。

3. 肌电图检查　肌电图是对周围神经及肌肉的电检查之一，通过描记神经、肌肉单位活动的生物电流，以判断所检查的神经、肌肉功能状态，同时还可测量周围神经的传递速度，结合临床，协助对颈肩痛的病因和程度做出诊断，利用肌电图检查，可帮助区别病变系神经源性或肌源性；如为神经源性，还可区别是上运动神经元脊髓前角，还是周围神经；如为周围神经，还可确定其损伤程度。颈椎病及颈椎间盘突出症的肌电图检查都可提示神经根长期受压而发生变性，从而失去对所支配肌肉的抑制作用。

4. CT 检查　CT 已用于诊断后纵韧带骨化、椎管狭窄、脊髓肿瘤等所致的椎管扩大或骨质破坏，测量骨质密度以估计骨质疏松的程度。此外，由于横断层图像可以清晰地见到硬膜鞘内外的软组织和蛛网膜下腔。故能正确诊断椎间盘突出症、神经纤维瘤、脊髓或延髓的空洞症，对于颈椎病的诊断及鉴别诊断具有一定的价值。

5. MRI 检查　MRI 是诊断脊髓病变的最佳方法，可显示大范围的脊髓外形和内部结构。对脊髓可有完整概念，对脊髓水肿、出血、挫裂伤、软化、空洞、囊变、萎缩和肿瘤均可清楚显示，对肿瘤定位（硬膜内、外，髓内、外，椎管内、外）优于 CT，对许多肿瘤可明确定性，如脂肪瘤、囊性肿瘤。

MRI 可清楚显示由于椎间盘水分减少、丧失或变化而使外形变薄，髓核与纤维环正常结构丧失，信号减弱或突出而直接于 T1、T2 显示。Schniedoman 将其分为四级：Ⅰ级，椎间盘与信号高度正常；Ⅱ级，信号减低；Ⅲ级，信号弥漫性减低；Ⅳ，无信号。从三维像上可确定椎间盘突出的程度（膨出、突出、撕裂）和分型（中央型、中央旁型、椎间孔型及外侧型），还可直接观察脊髓、脊神经受压变性情况。同时可观察相邻椎体及小关节的情况。

（四）诊断与鉴别诊断

根据病史、临床表现、神经系统检查、X 射线检查、CT 或 MRI 检查来诊断。

1. 病史　中老年人颈肩痛首先应考虑颈椎病、肩关节周围炎等病。中青年人应考虑颈肩软组织劳损、肌筋膜炎。提重物时有颈肩部疼痛与手麻加重的，应考虑颈肋或前斜角肌综合征。起病快而消失也快，多数由于颈肩部肌肉急性劳损（即所谓落枕）所致。有结核病史者，应想到骨关节结核；有风湿病史者，应考虑类风湿性关节炎；有外伤史者应考虑颈肩部创伤。颈部疼痛伴有肩上肢麻痛者，应考虑病因来自颈椎。以肩部疼痛为主，而较颈部与上肢疼痛明显者，应考虑病因来自肩部。

2. 临床表现　颈向一侧倾斜，常为颈部疼痛所致。手托肘部怕肩部被碰，常为肩部疼痛所致。肩部肿胀应考虑肩部有炎症（化脓性）或肿瘤。肩关节结核时，局部多半不肿，仅有肌萎缩现象。检查压痛点是鉴别颈肩部疼痛的一个重要方法。有颈椎疾病时，常在颈椎棘突、棘突旁、肩胛骨内缘或内上方找到局限压痛点区；而肩关节疾病则在肱二头肌长头腱鞘、喙突附近，前关节囊处有明显局限压痛点。前斜角肌综合征及颈肋时，在锁骨窝中央有明显压痛区。注意患部活动受限，也是鉴别颈或肩部疾病的重要依据之一。肩关节有代偿活动，检查时务必仔细。肩关节周围炎早期有时只有肩下垂时外旋活动受限，冈上肌腱断裂时，外展上举到一定范围内才出现疼痛。有时颈椎病的颈椎活动受限不明显。

如果上述检查均无明显发现，而上肢与手的肌肉明显萎缩或有感觉障碍，则应考虑为神经系统疾病引起的颈肩部疼痛。若有明显的上肢麻痛、肌肉萎缩、感觉障碍等症状，应做神经系统方面检查，包括测肌力检查，上下肢腱反射及病理反射检查，触、痛觉检查，必要时做肌电图检查。

3. X射线检查　40岁以上患者行颈椎X射线检查能看到不同程度的骨质增生等骨关节退变的变化，若有明显颈肩部疼痛症状可诊断为颈椎病。在正位片上查看有无颈肋。若疑为神经根型颈椎病，须拍斜位片，以观察椎间孔处是否有钩椎关节增生。X线平片显示颈椎生理前突消失，椎间隙变窄，椎体前、后缘骨质增生，钩椎关节、关节突关节增生及椎间孔狭窄等退行性改变征象。CT或MRI可见椎间盘突出、椎管及神经根管狭窄及脊神经受压情况。脊髓型颈椎病须拍断层检查。为与脊髓病变鉴别，有时须做脊髓造影检查。肩关节周围炎一般都不需拍片，除非老年人有肿瘤史，局部疼痛较重，压痛范围广，此时应拍片以排除转移瘤。若疑有肩袖断裂，须做肩关节造影检查。若疑有颈椎后纵韧带骨化压迫脊髓，则可考虑做电子计算机横断扫描（CT）检查，以观察骨化范围及厚度。

（五）治疗

目前临床上对于颈椎病的治疗方法有很多，大体分为非手术疗法和手术疗法两大类。非手术疗法即保守治疗，是治疗颈椎病的主要方法，大多数的颈椎病可通过保守治疗得到有效缓解。文献报道，经过非手术疗法的综合治疗后，早期颈椎病患者多可取得较好的治疗效果，总有效率为70%～96%，治愈率为20%～30%。但非手术疗法也存在着疗程较长、复发率较高的缺点。采用何种治疗方法，需要根据病情进行针对性选择。

1. 牵引疗法　通过牵引力和反牵引力之间的相互平衡，使头颈部相对固定于生理曲线状态，从而使颈椎曲线不正的现象逐渐改变，但仅适用于症状较轻的患者，并且在急性发作期禁止做牵引，防止局部炎症、水肿加重，在牵引时患者活动受到限制。

2. 推拿治疗　颈椎的中医传统推拿治疗可起到疏通经络、运行气血，理筋止痛、缓解痉挛、消除肌肉酸胀和精神疲劳等作用。但在急性期或急性发作期禁止推拿，否则会使神经根部炎症、水肿加重，疼痛加剧。颈椎病伴有骨折、骨关节结构紊乱、骨关节炎、严重的老年性骨质疏松时，禁止推拿治疗。

3. 针灸疗法 针灸疗法是中医传统疗法特色之一，有疏通经络、活血化瘀、怯风除痹等疗效。治疗颈椎曲度常取穴位为风池、天柱、哑门、大椎、完骨、列缺、合谷、后溪等。但针灸对患者来说有一定的痛苦，造成有的患者惧怕扎针，并且针灸有可能会导致一些并发症的发生。

4. 理疗 理疗是物理治疗的简称。应用自然界和人工的各种物理方法，比如声、光、电、热、磁等作用于人体，以达到治疗和预防疾病的目的。但治疗作用也较微弱，不能从根本上治疗，疗效难以持久。目前比较新的理疗方法为冲击波理疗。利用设备产生的冲击波，通过水囊或其他方式耦合进入人体，聚焦于病灶实现治疗目的。主要适用于劳损性疾病的治疗。

5. 药物治疗 目前尚无颈椎病治疗的特效药物，主要是用消炎镇痛药、肌肉解痉药、神经营养药及血管扩张药等对症治疗。颈椎病系慢性疾病，如长期使用上述药物，可产生一定副作用，故仅在症状剧烈、严重影响生活及睡眠时才短期、交替使用。当局部有固定而范围较小的痛点时，提倡局部注射给药。可局部注射皮质类固醇制剂。如有典型神经根痛者可行颈硬膜外注射，通常用甲泼尼龙 10~20mg，加 1% 利多卡因 3~5ml，7~10d 1 次，3~4 次为一疗程，一般间隔 1 个月可重复一疗程。如注射 3 次无效，则无须继续注射。

（1）非甾体抗炎药：该类药物是治疗颈椎病疼痛的最主要药物，镇痛和消炎的机制是阻止炎症物质的形成和释放，有中等程度的镇痛作用，镇痛作用部位主要在外周。

1）常用口服非甾体抗炎药

①双氯芬酸：规格有 25mg，50mg，75mg，通常首剂每日 100~150mg，以后每日 75~100mg，分 2~3 次服用。剂量应个体化，依据临床症状决定。胃、十二指肠溃疡患者禁用。

②洛索洛芬：规格 60mg（1 片），成人一次 60mg（1 粒），每日 3 次。顿服时，每次 60~120mg（1~2 片），应随年龄及症状适宜增减。胃、十二指肠溃疡患者禁用，有肝、肾功能损害以及心功能衰竭患者禁用。

③塞来昔布：是一种新一代的化合物，具有独特的作用机制即特异性地抑制环氧化酶-2（COX-2）。炎症刺激可诱导 COX-2 生成，因而导致炎性前列腺素类物质的合成和聚积，尤其是前列腺素 E2，引起炎症、水肿和疼痛。规格为 200mg（1 颗），急性疼痛期推荐剂量为第 1 日首剂 400mg，必要时，可再服 200mg；随后根据需要，每日 2 次，每次 200mg。对磺胺类药物过敏者禁用。

④依托考昔：规格有 30mg，60mg，90mg，120mg。急性疼痛期推荐剂量为 120mg，每日 1 次，最长使用 8d。一般荐剂量为 30mg，每日 1 次。对于症状不能充分缓解的患者，可以增加至 60mg，每日 1 次。在使用本品 60mg，每日 1 次，4w 以后疗效仍不明显时，应考虑其他治疗手段。

塞来昔布和依托考昔是目前最新的非甾体抗炎药，其镇痛效果与一般的非甾体抗炎药相当，但其对胃肠道的损害比一般的非甾体抗炎药小，其对凝血的影响也很小，长期使用的安全性较好。

2）外用药物

①扶他林乳胶剂：局部外用，对于颈椎病患者的颈肩背部疼痛有较好的疗效，另外对于急性肌肉关节扭挫伤有较好的缓解疼痛、消除肿胀的作用。外用乳胶剂禁止接触眼和黏膜，严禁口服；只适用于无破损皮肤表面，禁用于皮肤损伤或开放性创口处。

②氟比洛芬巴布膏：局部外敷，对于疼痛、急性炎症及慢性炎症，有优良的镇痛抗炎作

用。每贴含氟比洛芬 40mg（面积 13.6cm×10cm，含膏量 12g），每日 2 次，贴于患处。对本品或其他氟比洛芬制剂有过敏史的患者以及有阿司匹林哮喘（非甾体抗炎药等诱发的哮喘）或其过敏史的患者禁用。勿应用于受损的皮肤及黏膜和皮疹部位。

（2）弱阿片类药物：曲马多缓释片，规格为 100mg（1 粒），一般成人及 14 岁以上中度疼痛的患者，单剂量为 50～100mg。体重不低于 25kg 的 1 岁以上儿童的服用剂量为 1～2mg/kg，本品最低剂量为 50mg（1/2 片）。每日最高剂量通常不超过 400mg。老年患者的剂量要考虑有所减少。两次服药的间隔不得少于 8h。原则上应选用最低的镇痛剂量。

该药物属于中度疼痛的镇痛药，适用于颈椎患者的颈肩臂痛及其他原因导致的肌肉关节疼痛。应当在非甾体抗炎药效果不佳时使用，可单独使用或与非甾体抗炎药合用；对因各种原因不能使用非甾体抗炎药的情况，包括过敏，有活动性的胃、十二指肠溃疡，服用非甾体抗炎药后出现严重的胃痛及胃烧灼感等不良反应者，应当单独使用盐酸曲马多（奇曼丁）。

对于颈椎病使用镇痛药时应遵循以下几个使用原则①按时给药：按时给药就是按药物的有效作用时间，定时给药，在此基础上有疼痛出现时可临时追加。如果因为患者暂时不痛就停止服药，这样可能会降低药物的镇痛作用，增加药物的毒性作用和不良反应。②个体化用药：个体化用药是指用药剂量不要千篇一律，应以使患者达到有效镇痛为准来调整。由于存在个体差异，不同人群、性别、年龄的患者，对药物的敏感性都会有一定的差异，因此用药剂量不应当受推荐剂量标准的限制。但一般来说，除了第 3 阶梯的阿片类药物可以在使用中根据患者的情况增减剂量外，第 1 阶梯的消炎镇痛药剂量不宜过分增加，否则其药物不良反应可能相应增加。③尽可能口服给药：由于口服给药最简便、经济，有自理能力的患者都应当在医生指导下进行，而且口服给药痛苦小，不易产生不良反应，容易为患者所接受。④注意处理其他问题：对于颈椎患者和其他肌肉关节疼痛的患者来说，各种疼痛常导致患者焦虑、失眠等，应当适当地使用镇静催眠药或缓解肌肉痉挛性疼痛的药物，以加强镇痛药的镇痛效果，改善患者的睡眠状况，减少其他镇痛药的用量，从而减少其他镇痛药的毒性反应和不良反应。地西泮等镇静催眠药，也可以增强其他镇痛药的镇痛效果，改善患者的睡眠，减少其他镇痛药的用量，从而减少其他镇痛药的毒副反应。

（3）神经营养药物

1）甲钴胺：一种内源性的辅酶 B_{12}，参与一碳单位循环，在由同型半胱氨酸合成蛋氨酸的转甲基反应过程中起重要作用。体外研究表明，甲钴胺可促进培养的大鼠组织中卵磷脂的合成和神经元髓鞘形成，适用于周围神经病变。规格为 0.5mg，通常成人一次 1 片（0.5mg），每日 3 次，可根据年龄、症状酌情增减。如果服用一个月以上无效，则无须继续服用。

2）牛痘疫苗致炎兔皮提取物注射液：牛痘疫苗致炎兔皮提取物注射液，适用于颈、肩、腕综合征；腰痛症患者的疼痛、冷感、麻木等症状的缓解；症状性神经痛。肌内或静脉注射，每次 1 支，每日 1～2 次。疗程通常为 2w。在与麻醉性镇痛药（吗啡等）、非麻醉性镇痛药（喷他佐辛等）、弱镇定剂（地西泮等）、解热镇痛药（吲哚美辛等）和局部麻醉药（盐酸利多卡因等）等药物合用时，会出现合用药物作用增大的结果，故在合用的情况下，应注意减少该药用量，慎重使用。

（4）肌松弛剂：乙哌立松，规格为 50mg，通常成人每次 1 片，每日 3 次，饭后口服。

乙哌立松片是一种中枢性骨骼肌松弛剂，能同时作用于中枢神经系统和血管平滑肌，缓和骨骼肌紧张并作用于 γ 系，减轻肌梭的灵敏度，从而缓解骨骼肌的紧张，并且通过扩张血管而显示改善血运的作用，从多方面阻断"肌紧张亢进－循环障碍－肌疼痛－肌紧张亢进"这种骨骼肌的恶性循环。主要应用于改善下列疾病的肌紧张状态：颈肩臂综合征、肩周炎、腰痛症；以及下列疾病所引起的痉挛性麻痹：脑血管障碍，痉挛性脊髓麻痹，颈椎病，手术后遗症包括脑、脊髓肿瘤，外伤后遗症脊髓损伤等。

（5）糖皮质激素类：肾上腺皮质激素中的糖皮质激素有抗炎、抗风湿作用，能对抗各种原因所致的渗出，因而可减轻炎症症状。对于颈椎病之急性颈脊髓损伤急性期，为减轻炎症水肿可选用，但症状控制后，应改用其他类药物，用药时间不宜过长，应注意逐渐减量，并注意其副作用。对颈椎病的压痛点或局部炎症，首选激素制剂局部阻滞。常用的激素类药物有：

1）甲泼尼龙：是一种人工合成的中效糖皮质激素，可以减少各种炎性介质的释放，从而减轻炎症引发的肌肉疲劳，减轻疼痛，也可以通过抑制产生疼痛介质的酶类发挥镇痛作用。注射用甲泼尼龙琥珀酸钠（甲强龙）也会诱导血管紧张素转化酶形成，促进缓激肽降解。甲泼尼龙：5mg/片，每次 5～15mg，每日 2～4 次。

2）泼尼松龙混悬液：每瓶为 125mg（5ml），局部阻滞用，每次 0.5～1ml，每 5～7d 封闭 1次，一般 3～4 次。

3）地塞米松：口服 1～2 片，每日 3 次；注射剂 2mg 或 5mg，肌内注射或静脉滴注 5～10mg，每日 1～2 次。

6. 阻滞疗法　包括压痛点阻滞、颈椎椎间孔阻滞、椎旁神经节及硬膜外阻滞。痛点阻滞对于局部有明确压痛点的患者疗效确切，而且可以用来鉴别椎管内外病变。颈椎椎间孔阻滞可用于治疗神经根型颈椎病，椎旁神经节阻滞可用于治疗椎动脉型或交感神经型颈椎病，硬膜外阻滞适合于椎管内有病变的颈椎病。除了压痛点阻滞以外，由于颈椎结构复杂，其他几种阻滞疗法常需在 B 超或 C 臂引导下方可完成。

阻滞疗法的理论基础是局部阻滞药物可以阻断"疼痛—肌痉挛—缺血—疼痛"的恶性循环。在神经末梢及神经干、丛、根部或交感神经节外施行阻滞，可切断疼痛的恶性循环，使神经的支配区域或病灶局部之血管、肌肉痉挛得以缓解，改善局部血供、消除水肿、促进新陈代谢和松解粘连。

运用阻滞治疗颈椎病应是一种比较好的方法，但运用时一定要控制好糖皮质激素的用量，不能滥用。既往认为，对于高血压、冠心病、糖尿病的患者，应该禁用阻滞。但是随着阻滞引导技术的普及，阻滞的适应证得到极大扩展。针对颈部肌筋膜的扳机点注射已在国内外广泛展开，其方法安全简便，疗效较好。随着 B 超、C 臂引导下介入治疗的广泛开展，各种阻滞治疗安全性较前已得到极大提升。

7. 手术治疗　诊断明确的颈椎病经非手术治疗无效，或反复发作者，或脊髓型颈椎病症状进行性加重者适合手术治疗。根据手术途径不同，可分为前路手术、前外侧手术及后路手术 3 种。

（1）前路及前外侧手术：适合于切除突出之椎间盘、椎体后方骨赘及钩椎关节骨赘，以解除对脊髓、神经根和椎动脉的压迫。同时可进行椎体间植骨融合术，以稳定脊柱。

（2）后路手术：主要是通过椎板切除或椎板成形术达到对脊髓的减压。在椎板切除不多时即能达到减压目的时，也可辅以后方脊柱融合术。

二、颈部肌筋膜炎

当头部直接受外力打击，或头部遭受突然加速或减速，迫使颈部发生过度活动，造成软组织损伤。轻者仅有肌肉、韧带和肌筋膜受损，重者可发生颈椎骨折脱位。其次最常见的是睡眠姿势不良所致（落枕）。由于急性损伤治疗不彻底或骨关节变化，可出现颈背、肩胛部软组织的继发病变，产生慢性颈肩部疼痛，称为慢性劳损或肌筋膜炎。

（一）发病机制

1. 急性损伤史　曾经在劳动或活动中发生急性颈部软组织创伤，未及时治疗或治疗不彻底，留下隐患而形成激痛点。

2. 慢性劳损　由于长期伏案低头工作，如会计、作家、检验员、电脑程序员、打字员等。因长时间案头工作，较少活动，或长期处于单一的特定姿势，或肩部持续性负重，过度劳累，天长日久形成慢性劳损。

3. 诱因　除了创伤史和慢性劳损因素外，下列诱因常常会加重或诱发肌筋膜炎的发生。

（1）机械性压力：先天性身体结构发育不健全，包括颈椎生理曲度异常、小关节错位、不正常的咬合习惯、肌力不平衡等导致肌肉长期受到机械性压迫。

（2）全身因素：如营养状况不良、铁钙钾等矿物质不足、神经内分泌功能紊乱、代谢异常、睡眠质量不佳等。

（3）心理因素：如抑郁、强迫症、慢性焦虑状态。

（二）症状与体征

临床主要表现为颈部肌肉慢性疼痛，晨起或天气变化及受凉后症状加重，活动后疼痛反而可减轻，但常常反复发作。可急性发作，急性发作时，局部肌肉痉挛、颈项僵直、活动受限。

体格检查时可摸到明显的痛点、痛性结节（筋膜脂肪疝）、索状物、肌肉痉挛或者肌肉无力。按压激痛点可出现传导痛，有时可向肩臂部、上背部及头部放射，一般只需辅以 X 片或红外热像检查，就能初步诊断病情。

（三）检查

1. X 片或红外热像检查　可帮助确诊。

2. 血常规　基本正常，红细胞和血小板计数可轻度减少，部分患者嗜酸粒细胞增高。

3. 血沉　无特异性，可有血沉增快，但也可表现为正常。

4. 超声检查　可显示肌肉的厚度较正常侧增大、肌筋膜的回声增强、肌肉增厚伴回声减弱、肌肉增厚伴肌肉明显变形以及肌肉变薄回声增强等。

（四）诊断与鉴别诊断

本病诊断主要依据临床症状和体征。诊断标准主要包括：①导致疼痛的病因和诱因；②疼痛的放散性分布；③颈椎活动受限；④受累肌肉轻度无力；⑤局部压痛；⑥含激痛点的肌肉出现肌紧张并可触及肌紧张带；⑦用力加压激痛点可引起局部肌收缩反应；⑧持续机械性刺激痛点再现放散痛。

前四项有助于临床诊断，后四项确定临床诊断。

（五）治疗

1. 一般治疗　解除病因，注意保暖，局部热敷，防止受凉。急性期注意休息。

2. 药物治疗　颈部肌筋膜炎的药物治疗主要为消炎镇痛药物、中成药以及一些中药和西药药膏。

（1）消炎镇痛药物：常用非甾体抗炎药。

1）吲哚美辛：成人用量一般为口服 20～50mg，每日 2～3 次，日最大剂量不应超过 150mg。有胃肠溃疡病史者禁用。癫痫、帕金森病或者情绪、精神障碍者慎用。

2）双氯芬酸：目前临床所用制剂多为肠溶片、缓释片、片剂、栓剂和针剂。双释放剂型含25mg肠溶颗粒和50mg缓释颗粒，商品名为戴芬。口服：双氯芬酸钠或者双氯芬酸钾，25mg每日3次，75mg每日1次。外用：按需要治疗的疼痛部位大小，取一定量药涂敷患处，轻轻揉擦，每日3～4次。对本药成分过敏、胃肠道溃疡者，12个月以下的婴儿禁用。

3）布洛芬：成人每次200～400mg，每日3～4次，一般不超过2 400mg/d。对非甾体抗炎药过敏，活动性胃、十二指肠溃疡，严重肝或者肾功能不全，系统性红斑狼疮患者禁用。哮喘、鼻息肉综合征患者禁用。孕妇及哺乳期妇女禁用。

4）尼美舒利：每次0.05～0.1g（0.5～1片），每日2次，餐后服用，按病情的轻重和患者的需要，可以增加到每次0.2g（2片），每日2次。对本品或其他NSAIDs过敏者、胃肠道出血或消化性溃疡活动期患者、严重肾功能不全患者禁用。

5）氟比洛芬酯：成人常用剂量为静脉注射50mg/次，注药时间应持续1min以上，24h内用药不超过200mg，也可将其溶于100ml生理盐水，30min内静脉滴注。严重消化性溃疡、出血性疾病、肝肾功能严重障碍、严重高血压或心脏疾病、对本制剂成分有过敏史以及有阿司匹林哮喘史的患者禁用。

6）依托考昔：推荐剂量为60mg，每日1～2次，口服，使用时间不超过1w。

7）塞来昔布：推荐剂量为200mg，每日1次，口服，临床最大剂量为每日400mg。

（2）中药治疗：中药最好选取外用膏药，筋膜膏作为传统黑膏药，药力浑厚，无副作用，可迅速消除酸肿疼痛，通过贴敷于患处，修复筋膜病灶组织，使肌肉和筋膜组织彻底闭合，自外向内根除病症。

3．局部阻滞疗法、针刺疗法、理疗、按摩治疗

4．小针刀治疗　有明确的肌结节及末梢神经卡压征者，是施行小针刀疗法的最佳适应证。经小针刀局部松解术后，效果明显。不吃药，不用激素类药物。

生活中当以保护预防为主，治疗要选择彻底根除的方法，防止复发。有效的治疗方法结合理疗、按摩能够使患者快速回到正常生活中。日常要注意保暖，局部热敷，防止受凉。急性期注意休息。

三、髓内肿瘤

髓内肿瘤主要分为两大类：一类为原发性髓内肿瘤；另一类为继发性髓内肿瘤。其中以原发性髓内肿瘤最为常见，如髓母细胞瘤、生殖细胞瘤。少见星形细胞瘤、多形性胶质母细胞瘤或第四脑室室管膜瘤等。

（一）症状与体征

1．疼痛　疼痛是髓内肿瘤最多见的首发症状，有文献报道60%～68%的髓内肿瘤出现的首要症状为疼痛。多种原因可导致疼痛，最常见的原因是肿瘤的压迫。肿瘤可压迫脊髓丘脑束的纤维，可侵及后角细胞，长肿瘤的脊髓可使相应的神经根和硬脊膜压向脊椎骨，局部脊髓可因肿胀缺血而引起疼痛。髓内肿瘤导致的疼痛往往比较剧烈，可为单侧，也可为双侧。如后角细胞受刺激，可出现神经根性疼痛，其性质似烧灼痛、针刺样或火烧样疼痛。

2．运动功能障碍　大多伴有不同程度的肢体运动功能障碍。

3．感觉异常　肢体麻木或束带感者达43%，有不同程度的排尿功能障碍为52%，便秘者为18%。大部分有明显锥体束征，但未发生瘫痪。

（二）检查

1. **脑脊液检查**　一般都在正常范围内，如肿瘤伴随出血，脑脊液内有红细胞。有时可见游离的瘤细胞，转移癌可查到癌细胞，但阳性率并不高。脑脊液内蛋白质常增高，原因与肿瘤压迫造成脑脊液在椎管内循环梗阻有关。梗阻部位愈低则蛋白愈高，故马尾部肿瘤常使蛋白很高。高蛋白脑脊液颜色呈黄色，但细胞数正常，称为蛋白细胞分离。

2. **脊柱X线平片**　直接征象少见，往往有间接征象。间接征象是肿瘤压迫引起的椎管扩大，椎弓根间距离加宽或局部骨质腐蚀破坏，多个椎体内缘呈弧形吸收。一般征象包括脊柱侧弯、脊柱前突、脊柱裂等。脊柱X线平片往往容易被忽视。

3. **MRI**　MRI在髓内肿瘤的诊断中起着至关重要的作用。MRI的出现使髓内肿瘤能够早期、简便、确实地得到诊断。病理性质不同，影像学特征也有所不同。

（三）诊断与鉴别诊断

脊髓肿瘤常要和以下几种脊髓疾病相鉴别：

1. **脊髓蛛网膜炎**　多有感染发热或外伤等病史。有较广泛的根性疼痛但多不严重。运动障碍较感觉障碍严重。深感觉障碍往往比浅感觉障碍明显。感觉平面多不恒定，且不对称。自主神经功能出现一般较晚。脑脊液检查：细菌数轻度升高，蛋白多增加。

2. **脊椎结核**　常伴有其他部位结核或既往有肺结核病史。检查脊柱多有后突畸形。X线平片可见脊柱有破坏，椎间隙变窄或消失，有的脊柱旁出现冷脓肿阴影。可以和脊髓肿瘤相鉴别。

3. **硬脊膜外脓肿**　起病多急促或亚急性，多有化脓感染的病史。疼痛为突发性持续性剧疼。可有发热、血象白细胞增多、血沉快等表现。病变部位棘突有明显的压疼。脑脊液细胞数和蛋白均增加。

4. **椎间盘突出**　特别是脊髓型颈椎病伴有椎间盘突出，或不典型慢性发展腰椎间盘脱出，有脊髓受压者中病情发展和脊髓肿瘤很相似，早期出现根痛逐渐出现脊髓受压症状。与脊髓肿瘤鉴别主要有以下几点：

（1）椎间盘脱出多有脊椎外伤的病史。

（2）颈部椎间盘脱出多发生在颈5～6，腰部椎间盘脱出多发生在腰4～5或腰5骶1，行牵引症状可缓解。

（3）脑脊液检查，蛋白多正常或轻度增加，X线平片可见有椎体间隙变窄。

（四）治疗

1. **手术治疗**　对于明确的髓内肿瘤，首选是手术治疗。但对于手术的时机存在一些争议。有的认为患者神经系统状态还良好时亦应立即手术，而有的研究认为神经系统功能中度障碍时，主要表现明显疼痛与感觉异常，受累肢体肌力3～4级，部分丧失自理能力，但无生命危险，手术后神经系统功能均显著改善。对于术前神经系统功能状态良好，病灶相对较小者，手术后可以出现神经系统功能恶化，甚至恢复不到手术前状态。因此，脊髓髓内肿瘤的手术时机，最好选择在患者神经系统状态中度障碍时，这样会取得良好的效果。

就大多数脊髓髓内肿瘤而言，显微手术切除肿瘤是唯一有效的办法，因此，只要手术时机允许，患者全身状况无恶化，都应积极行手术治疗。

2. **对症治疗**　对于无法手术的病例或者手术后由于神经功能受损，仍然有疼痛的患者可给予镇痛对症治疗，主要治疗方式为药物治疗。

（1）非甾体抗炎药：非甾体抗炎药对于髓内肿瘤导致的神经性疼痛，效果往往不佳，常需联合使用其他药物。常用的消炎镇痛药物有：

1）塞来昔布：200mg，每日1～2次，口服。临床最大剂量为每日400mg。

2）依托考昔：60mg，每日1～2次，口服。

3）氟比洛芬酯：常用剂量为静脉注射50mg/次，注药时间应持续1min以上，24h内用药不超过200mg，也可将其溶于100ml生理盐水30min内静脉滴注。

（2）曲马多：曲马多是一种结构与可待因及吗啡类似的中枢镇痛药，含有两种对映异构体，它们通过不同机制发挥镇痛作用。在各种急慢性疼痛中均有镇痛作用，与其他强阿片类药物和非阿片类药物作用相当。尤其是在神经源性疼痛中效果显著。原则是开始低剂量，逐步增加剂量，如第1d剂量为睡前50mg，第2d剂量为50mg每日2次（或100mg每日1次），第3d剂量为50mg每日3次（或150mg每日1次），第4～7d剂量为50mg每日4次（或100mg每日2次）。

（3）氨酚羟考酮：盐酸羟考酮5mg和对乙酰氨基酚325mg。常规剂量为每6h服用1片，可根据疼痛程度和给药后反应来调整剂量。对于重度疼痛的患者或对阿片类药物产生耐受性的患者，必要时可超过推荐剂量给药。

（4）芬太尼贴剂：每72h应更换一次。应根据个体情况调整剂量直至达到足够的镇痛效果。如果在首次使用后镇痛不足，可在用药3d后增加剂量。其后每3d进行一次剂量调整。同样，可能需要短效镇痛药。剂量增加的幅度通常为12μg/h或25μg/h。

（5）羟考酮：为半合成的纯阿片受体激动药，其药理作用及作用机制与吗啡相似，主要通过激动中枢神经系统内的阿片受体而起镇痛作用。一般通过口服给药，每12h一次，剂量取决于患者疼痛严重程度和既往镇痛药用药史。调整剂量时，只调整每次用药剂量而不改变用药次数，调整幅度是在上一次用药剂量上增减25%～50%。

（6）普瑞巴林：普瑞巴林的起始剂量为75mg，每日2次（每日150mg），根据治疗反应，1w内可增加到150mg，每日2次（每日300mg），然后逐步增加到每日450mg，最大推荐剂量为600mg（300mg，每日2次）。

（7）加巴喷丁：起始剂量为每日900mg，通常第1d给予300mg，晚间服用；第2d 300mg，每日3次；第3d 300mg，每日3次，然后将这个剂量维持1w。如果治疗1w后未达到治疗效果，可以按每周增加300mg的量逐步递增，直至最后到每日3 600mg，分3次服用。

（8）牛痘疫苗接种家兔炎症皮肤提取物（神经妥乐平）：髓内肿瘤患者往往有神经功能障碍，感觉异常。神经妥乐平对于改善感觉异常具有良好的效果。针剂：通常成人每日1次通过皮下、肌内或者静脉内注射3.6单位（1支）。对伴有明显的冷感、疼痛、异常知觉的情况，通常成人每日1次通过静脉内注射7.2单位（2支）。片剂：通常成人每日4片，分早晚2次口服。另外，根据年龄和症状应酌量增减。

第三节 肩 部 疾 病

肩关节是人体活动范围最大的关节，同时也是最不稳定的关节。肩关节结构复杂，大体上由肩锁关节、盂肱关节和位于其上的喙肩弓构成。广义地说，肩关节包括肩肱关节、肩锁和胸锁关节以及肩胛骨与胸廓之间的滑动部分，其中肩肱关节最为主要。狭义的肩关节即肩肱关节。肩关节是人体中活动度最大，但又不稳定的关节。关节的稳定主要依赖于静力性稳定结构如盂唇和关节囊韧带结构和动力性稳定结构如肩袖及其周围肌肉组织。

一、肩周炎

肩周炎又称肩关节周围炎，俗称凝肩、五十肩。以肩部逐渐产生疼痛，夜间为甚，逐渐加重，肩关节活动功能受限而且日益加重，达到某种程度后逐渐缓解，直至最后完全复原为主要表现的肩关节囊及其周围韧带、肌腱和滑囊的慢性特异性炎症。

（一）发病机制

1. 退行性病变

（1）中老年人机体衰退，肌肉韧带松弛。

（2）长期过度活动，姿势不良等所产生的慢性劳损。

（3）上肢外伤后肩部固定过久，肩周组织继发萎缩、粘连。

（4）肩关节囊发生损伤，机化粘连、挛缩。

2. 外伤　肩部各种压伤、拉伤、扭伤、挫伤等使肩部肌肉、韧带等产生部分断裂，在修复过程中产生疤痕、粘连等，最终产生无菌性炎症。

3. 慢性劳损　肩关节长年累月积劳损伤或姿势不良等造成肌肉、肌腱、韧带纤维等多次断裂，逐渐形成肩关节周围软组织的无菌性炎症、粘连和挛缩。

4. 内分泌紊乱　肩周炎多发生于 50 岁左右，本病症状与内分泌紊乱症状往往同时出现，部分兼有更年期综合征的表现。因此有人认为本病与更年期、老年期内分泌系统紊乱有关。

5. 受凉　肩部受凉使肩关节周围血流缓慢，肌肉紧张痉挛，长期的肌肉痉挛致代谢产物蓄积，久而久之形成肌肉、肌腱、韧带间的炎性粘连、挛缩、肩部疼痛、活动受限等。

（二）症状与体征

1. 肩部疼痛　在急性期也称粘连前期，是肩周炎发生的初期，主要表现为肩周部疼痛，多数为慢性发作，以后疼痛逐渐加剧或钝痛或刀割样痛，且呈持续性，气候变化或劳累后常使疼痛加重，夜间加重甚至影响睡眠。疼痛可向颈项及上肢（特别是肘部）扩散，当肩部偶然受到碰撞或牵拉时，常可引起撕裂样剧痛。

2. 肩关节活动受限　在粘连期肩关节功能活动受限严重，肩关节向各方向活动均可受限，以外展、上举、内旋、外旋更为明显。随着病情进展，由于长期废用引起关节囊及肩周软组织的粘连，肌力逐渐下降，加上喙肱韧带固定于缩短的内旋位等因素，使肩关节各方向的主动和被动活动均受限，特别是梳头、穿衣、洗脸、叉腰等可有不同程度的困难。严重时肘关节功能也可受影响，屈肘时手不能摸到同侧肩部，尤其在手臂后伸时不能完成屈肘动作。

3. 肩部感觉异常　患者自觉肩部怕冷，不少患者终年用棉垫包肩，即使在暑天，肩部也不敢吹风。

4. 压痛　多数患者在肩关节周围可触到明显的压痛点，压痛点多在肱二头肌长头肌腱沟处、肩峰下滑囊、喙突、冈上肌附着点等处。

5. 肩部肌肉萎缩　肩周炎晚期，因患者惧怕疼痛，肩部活动减少，肩部肌肉可发生不同程度的废用性萎缩，特别是肩外侧的三角肌，可使肩部失去原有的丰满外形，出现肩峰突起现象，加重肩关节的运动障碍。

（三）检查

1. X 线检查　绝大多数 X 线检查常无明显异常，关节造影可显示关节腔狭窄，关节容积明显减少，关节囊挛缩。

2. 肩关节 MRI 检查　肩关节 MRI 检查可以确定肩关节周围结构信号是否正常，是否存在炎症，可以作为确定病变部位和鉴别诊断的有效方法。

（四）诊断与鉴别诊断

根据病史和临床症状多可诊断。常规摄片，大多正常，后期部分患者可见骨质疏松，但无骨质破坏，可在肩峰下见到钙化阴影。年龄较大或病程较长者，X 线平片可见到肩部骨质疏松，或岗上肌腱、肩峰下滑囊钙化征。

临床上常见的伴有肩周炎的疾病包括：颈椎病、肩关节脱位、化脓性肩关节炎、肩关节结核、肩部肿瘤、风湿性或类风湿性关节炎，以及单纯性冈上肌腱损伤、肩袖撕裂、肱二头肌长头肌腱炎或腱鞘炎等。这些病症均可表现为肩部疼痛和肩关节活动功能受限。但是由于疾病的性质各不相同，病变的部位不尽相同，所以，有不同的伴发症可供鉴别。

（五）治疗

目前，对肩周炎主要是保守治疗。包括口服消炎镇痛药，物理治疗，痛点局部封闭，按摩推拿、自我按摩等综合疗法。同时进行关节功能练习，包括主动与被动外展、旋转、伸屈及环转运动。当肩痛明显减轻而关节仍然僵硬时，可在全麻下手法松解，以恢复关节活动范围。

1. 药物治疗

（1）非甾体抗炎药

1）阿司匹林：可抑制缓激肽、前列腺素等致痛物质的合成和释放。解热镇痛作用较弱，抗炎、抗风湿作用较强。用法与用量：口服，每次 0.3～0.6mg，每日 3 次。

2）萘普生：抗炎作用强，为一种高效低毒性的消炎镇痛药物。用法与用量：口服，每次 0.25～0.5g，每日 2 次。

3）布洛芬：口服，每次 0.2g，每日 3 次，饭后半小时服用。

4）吲哚美辛：成人用量一般为 20～50mg，每日 2～3 次，口服，每日最大剂量不应超过 150mg。有胃肠溃疡病史者禁用。癫痫、帕金森病或者情绪、精神障碍者慎用。

5）双氯芬酸：目前临床所用制剂多为肠溶片、缓释片、片剂、栓剂和针剂。25mg 每日 3 次或 75mg 每日 1 次。外用：取一定量药涂敷患处，轻轻揉擦，每日 3～4 次。对本药成分过敏、胃肠道溃疡者禁用。

6）尼美舒利：每次 0.05～0.1g（0.5～1 片），每日 2 次，餐后服用，按病情的轻重和患者的需要，可以增加到每次 0.2g（2 片），每日 2 次。对本品或其他 NSAIDs 过敏者、胃肠道出血或消化性溃疡活动期患者、严重肾功能不全患者禁用。

7）氟比洛芬酯：成人常用剂量为静脉注射 50mg/ 次，注药时间应持续 1min 以上，24h 内用药不超过 200mg，也可将其溶于 100ml 生理盐水中，30min 内静脉滴注。严重消化性溃疡、出血性疾病、肝肾功能严重障碍、严重高血压或心脏疾病、对本制剂成分有过敏史以及有阿司匹林哮喘史的患者禁用。

8）依托考昔：推荐剂量为 60mg，每日 1～2 次，口服，使用时间不超过 1w。

9）塞来昔布：推荐剂量为 200mg，每日 1 次，口服，临床最大剂量为每日 400mg。

（2）肌松弛剂：乙哌立松是一种中枢性骨骼肌松弛剂，能同时作用于中枢神经系统和血管平滑肌，缓和骨骼肌紧张，减轻肌梭的灵敏度，从而缓解骨骼肌的紧张，并且通过扩张血管而显示改善血运的作用，从多方面阻断"肌紧张亢进－循环障碍－肌疼痛－肌紧张亢进"这种骨骼肌的恶性循环。规格为 50mg，通常成人每次 1 片，每日 3 次，饭后口服。

2. 局部阻滞治疗　将局麻药和糖皮质激素等混合剂注射到局部，使局部疼痛消失，改变或阻断疼痛病因病理的恶性循环，糖皮质激素可减轻甚至消除无菌性炎症、肿胀、渗出和粘连的病理过程。常用的局部阻滞药物如下：

（1）局麻药

1）利多卡因：局麻作用强，作用时间短，无蓄积性，可反复使用。常用量为 0.5%～1% 利多卡因 10～15ml，一次不超过 0.15g。

2）罗派卡因：为长效酰胺类局麻药。局部注射时用 2.0mg/ml 注射液，1～5min 起效，持续 2～6h。

（2）糖皮质激素：由肾上腺皮质束状带细胞合成和分泌，对糖的代谢作用强而对钠、钾的代谢作用弱，主要影响糖和蛋白质代谢，临床上治疗肩周炎，主要是利用它的抗炎作用。局部用量：①氢化可的松每次 12.5～50mg；②可的松每次 25～100mg；③泼尼松每次 12.5～75mg；④泼尼松龙每次 12.5～75mg；⑤地塞米松每次 5～10mg。

（3）透明质酸酶：为一种能水解透明质酸的酶，可使皮下输液、局部积储的渗出液或血液加快扩散而利于吸收，局部运用能加速无菌性炎症水肿、渗出的吸收消散和粘连的松解。用量：每次 100～150U。

3. 物理治疗　冲击波物理治疗肩周炎疗效较好。体外冲击波治疗的原理是通过高速波突然释放出巨大能量，产生生物学效应，对不同软组织产生不同的拉应力和压应力，从而对软组织产生微小创伤进而修复，达到治疗效果。是一种非侵入、无创、副作用少的物理治疗方式，操作也比较简单。

4. 手法松解　对于重度粘连、物理治疗等效果不佳的肩周炎，可在全麻或臂丛麻醉下进行手法松解。

二、肱二头肌长头肌腱炎

肱二头肌长头附着于肩胛骨的盂上粗隆，有一个狭长的腱，被腱鞘包绕，经过肩关节弓肱骨结节间沟。在上肢活动时，长头腱在鞘内上下滑动，在肱骨结节间沟与横韧带形成的骨纤维管道中通过。当肩关节后伸、内收、内旋时，该肌腱滑向上方；而当肩关节前屈、外展、外旋时则滑向下方。当上肢在外展位屈肘时，肱二头肌长头肌腱容易磨损，长期的摩擦或过度活动可引起腱鞘充血、水肿、增厚，造成腱鞘滑膜层急性水肿或慢性损伤性炎症，从而导致肱二头肌长头肌腱在腱鞘内的滑动功能发生障碍，从而出现临床症状，称为肱二头肌长头肌腱炎或腱鞘炎。

（一）发病机制

本病常发生于长期反复过度活动的体力劳动者，可因外伤或劳损后急性发病，但大多是由于肌腱长期遭受磨损而发生退行性变的结果。此外，由于肱二头肌长头肌腱腱鞘与肩关节腔相通，因此任何肩关节的慢性炎症均可引起肌腱腱鞘充血、水肿、增厚等改变，从而出现相应的症状。

（二）症状与体征

1. 肩关节前外侧间歇或持续性疼痛，肩关节活动后加重，后伸时疼痛加重，前屈或外展 60° 出现持续性疼痛，可向上臂前外侧放射，亦可牵涉到肩关节周围，患肘屈曲 90° 固定于胸前的休息位，疼痛可减轻。夜间加剧。急性期不能取患侧卧位，穿、脱衣服困难。

2. 早期肩活动尚无明显受限，但外展、后伸及旋转时疼痛，逐渐加重。肩关节活动受限,患手不能触及对侧肩胛下角。

3．肱骨结节间沟处压痛明显,有时可触及变粗的肌腱,肘关节活动时,有时能触及轻微的摩擦感。

4．肱二头肌抗阻力试验(Yergason征)阳性,患肘关节屈曲90°,腕关节背伸,前臂旋后并克服医生给予的阻力,肱二头肌长头肌腱周围出现剧烈疼痛。

(三)检查

肩部后前位X线片常无明显异常。疑为肱二头肌长头腱鞘炎时,应常规摄肱骨结节间沟切线位X线片。部分患者可见结节间沟变窄、变浅、沟底或沟边有骨刺形成。

(四)诊断与鉴别诊断

根据相关病史、临床症状及体征(如Yergason征阳性)即可明确诊断。

(五)治疗

肱二头肌长头肌腱炎的治疗大多采用非手术疗法,包括局部制动、推拿按摩、局部阻滞以及功能锻炼等。但对于顽固性肱二头肌长头肌腱炎的病例,疼痛严重、关节活动明显受限,经半年以上非手术治疗无效者,可考虑手术治疗。

1．局部阻滞 局部阻滞是非手术治疗中最常用,也是效果最佳的一种方式。常用的局部阻滞药物有:

(1)利多卡因:常用浓度为0.5～1%,5～10ml。作用时间较短,安全性高,无明显不良反应,是局部阻滞混合液中常用的局麻药。

(2)罗哌卡因:常用浓度为0.125%～0.5%,5～10ml。作用时间较长,可维持4～6h。

(3)糖皮质激素:由肾上腺皮质束状带细胞合成和分泌,对糖的代谢作用强而对钠、钾的代谢作用弱,主要影响糖和蛋白质代谢,临床上治疗肩周炎,主要是利用它的抗炎作用。局部用量:①氢化可的松每次12.5～50mg;②可的松每次25～100mg;③泼尼松每次12.5～75mg;④泼尼松龙每次12.5～75mg;⑤地塞米松每次5～10mg。

2．药物治疗 药物治疗主要是非甾体抗炎药以及外用药物等。

(1)非甾体抗炎药

1)布洛芬:口服每次0.2g,每日3次,饭后半小时服用。

2)吲哚美辛:成人用量一般为口服20～50mg,每日2～3次,每日最大剂量不应超过150mg。有胃肠溃疡病史者禁用。癫痫、帕金森病或者情绪、精神障碍者慎用。

3)双氯芬酸:目前临床所用制剂多为肠溶片、缓释片、片剂、栓剂和针剂。双释放剂型含25mg肠溶颗粒和50mg缓释颗粒,商品名为戴芬。口服:双氯芬酸钠或者双氯芬酸钾,25mg每日3次,75mg每日1次。

4)尼美舒利:每次0.05～0.1g(0.5～1片),每日2次,餐后服用,按病情的轻重和患者的需要,可以增加到每次0.2g(2片),每日2次。对本品或其他NSAIDs过敏者、胃肠道出血或消化性溃疡活动期患者、严重肾功能不全患者禁用。

5)氟比洛芬酯:成人常用剂量为静脉注射50mg/次,24h内用药不超过200mg,也可将其溶于100ml生理盐水,30min内静脉滴注。严重消化性溃疡、出血性疾病、肝肾功能严重障碍、严重高血压或心脏疾病、对本制剂成分有过敏史以及有阿司匹林哮喘史的患者禁用。

6)依托考昔:推荐剂量为60mg,每日1～2次,口服,使用时间不超过1w。根据疼痛缓解情况和药物反应,适当增减药量。

7）塞来昔布：推荐剂量为 200mg，每日 1 次，口服。根据疼痛缓解情况可增加剂量，临床最大剂量为每日 400mg。

（2）外用药物

1）扶他林乳胶剂：局部外用，对于肱二头肌长头肌腱炎所致疼痛有较好的疗效，对于急性疼痛有较好的缓解疼痛、消除肿胀的作用。外用乳胶剂禁止接触眼和黏膜，严禁口服；只适用于无破损皮肤表面，禁用于皮肤损伤或开放性创口处。

2）氟比洛芬巴布膏：局部外敷，对于疼痛、急性炎症及慢性炎症，有优良的镇痛抗炎作用。每贴含氟比洛芬 40mg（面积 13.6cm×10cm，含膏量 12g），每日 2 次，贴于患处。对本品或其他氟比洛芬制剂有过敏史的患者以及有阿司匹林哮喘（非甾体抗炎药等诱发的哮喘）或其他过敏史的患者禁用。勿应用于受损的皮肤及黏膜和皮疹部位。

3. 体育锻炼　疼痛缓解后，即行体育锻炼，防止发生冻结肩。

（1）肩部主动活动：弯腰使患肢放松下垂，作肩部摆动运动，一日多次。

（2）爬墙运动：患手顺墙向上活动，逐渐恢复肩部外展和上举。

（3）滑车带臂上举法：两手分别拉住装在墙上的滑轮绳子两端，上下来回滑动，以恢复肩部外展活动。

4. 推拿按摩　采用揉、拿、捏、滚等手法和其他手法，被动活动肩关节，改善局部血供，促进功能恢复。

5. 局部理疗或热敷　局部理疗或热敷有助于炎症消退。

6. 手术治疗　手术治疗适用于个别顽固性肱二头肌长头肌腱炎的病例。疼痛严重、关节活动明显受限，经半年以上非手术治疗无效者，可考虑手术治疗。在结节间沟下方将肱二头肌的长头肌腱切断，远侧断端与肱二头肌短头腱缝合，或固定于肱骨上，消除肌腱的摩擦，解除症状。

三、肩峰下滑囊炎

肩峰下滑囊又称三角肌下滑囊，是全身最大的滑囊之一，位于肩峰、喙肩韧带和三角肌深面筋膜的下方，肩袖和肱骨大结节的上方。因肩部的急慢性损伤，炎症刺激肩峰下滑囊，从而引起肩部疼痛和活动受限为主症的一种病症，称为肩峰下滑囊炎。

1. 发病机制　直接或间接外伤、冈上肌腱损伤或退行性变、长期挤压和刺激所致。

2. 症状与体征　疼痛、运动受限和局限性压痛是肩峰下滑囊炎的主要症状。疼痛为逐渐加重，夜间疼痛较著，运动时疼痛加重，尤其在外展和外旋时（挤压滑囊）。疼痛一般位于肩部深处，涉及三角肌的止点等部位，亦可向肩胛部、颈部和手等处放射。

3. 检查　X 线片可发现冈上肌的钙盐沉着。

4. 诊断与鉴别诊断　根据症状表现及 X 线片结果可诊断。

5. 治疗

（1）急性期的治疗包括休息、给予消炎镇痛药、物理治疗、针灸和将患肢置于外展外旋位，类固醇激素局部注射有较好效果。慢性期除了上述疗法外，要强调不增加疼痛的康复治疗，主要恢复肩关节在三个轴上的运动功能。对经保守治疗无效者，可考虑手术治疗，包括滑囊切除术、冈上肌腱钙化灶刮除术、肩峰和喙肩韧带切除等成形手术等。

（2）口服药物以及局部注射药物参照肱二头肌长头肌腱炎治疗部分。

四、肩袖损伤

肩袖由冈上肌、冈下肌、小圆肌、肩胛下肌的肌腱组成，附着于肱骨大结节和肱骨解剖颈的边缘，其内面与关节囊紧密相连，外面为三角肌下滑囊。肩袖的功能是在上臂外展过程中使肱骨头向关节盂方向拉近，维持肱骨头与关节盂的正常支点关节。肩袖损伤将减弱甚至丧失这一功能，严重影响上肢外展功能。肩袖损伤常见于需上肢外展的运动。

（一）发病机制

1. 创伤　是年轻人肩袖损伤的主要原因，当跌倒时手外展着地或手持重物，肩关节突然外展上举或扭伤而引起。

2. 血供不足　局部血供不足引起肩袖组织退行性变。当肱骨内旋或外旋中立位时，肩袖容易受到肱骨头的压迫、挤压血管而使该区相对缺血，使肌腱发生退行性变。临床上肩袖完全断裂大多发生在这一区域。

3. 肩部慢性撞击损伤　在需要肩关节极度外展的反复运动中（如棒球、仰泳和蝶泳、举重、球拍运动），肩袖组织长期受到肩缝下撞击、磨损发生退变。当上肢前伸时，肱骨头向前撞击肩峰与喙肩韧带，引起冈上肌肌腱损伤。

（二）临床表现与体征

肩袖损伤多见于 40 岁以上患者，特别是重体力劳动者，年轻人多有运动损伤病史。主要表现为肩部间断性疼痛，疼痛逐渐加剧，一周内疼痛症状最为剧烈。查体可见患者不能自动使用患肩，当上臂伸直，肩关节内旋、外展时，大结节与肩峰间压痛明显。肩袖完全断裂时关节外展功能严重受限。肩袖部分撕裂时，患者仍能外展上臂，但有 60°～120° 疼痛弧。

（三）检查

1. X 线检查　大多无特征性表现，主要用于判断肩峰形态及肩关节骨性结构的改变。部分肩袖损伤患者的肩峰前外侧缘及大结节处有明显骨质增生。

2. MRI 检查　MRI 检查对于肩袖损伤的诊断具有重要价值，可帮助确定肌腱损伤的损伤部位和严重程度，尤其是磁共振造影检查（MRA）可以清晰地显示肩袖的部分撕裂，对诊断具有较高的价值。

（四）诊断与鉴别诊断

根据临床表现及相关检查可做出诊断。

肩袖损伤常常被误诊，容易与以下疾病相混淆：

1. 肩周炎　两者共同点在于都好发于中老年重体力劳动者，都表现为肩部疼痛伴活动受限。区别在于肩周炎更多发于 50 岁以上女性患者，临床特征是肩部疼痛和肩关节活动障碍逐渐加剧，主动和被动活动均受限。

2. 肩峰下滑囊炎　主要表现为肩峰下疼痛、压痛，并可放射至三角肌，严重者有微肿。病程久时可引起局部肌肉萎缩，肩关节不能做外展、外旋等动作。

3. 肱二头肌长头肌肌腱炎　起病缓慢，逐渐加重，疼痛、压痛以肱骨结节间沟为主，肱二头肌抗阻力屈肘时局部疼痛加重。久则亦有功能障碍及肌肉萎缩。

（五）治疗

1. 保守治疗　肩袖损伤的两个主要问题即疼痛和功能障碍，因而保守治疗的内容也是针对这两个环节。首先针对疼痛可以口服非甾体抗炎药。局部可以进行肩峰下间隙的注射，应用局麻药、肾上腺皮质激素以及玻璃酸钠。局麻药可以即时缓解疼痛。肾上腺皮质激素可以减轻肩峰下滑囊的炎性反应,但激素的应用次数一般不超过3~5次。

(1)常用口服非甾体抗炎药

1)萘普生:抗炎作用强,镇痛作用约为阿司匹林的7倍,解热作用约为阿司匹林的22倍,为一种高效低毒性的消炎镇痛药物。用法与用量:口服,每次0.25~0.5g,每日2次。

2)布洛芬:口服,每次0.2g,每日3次,饭后半小时服用。

3)双氯芬酸:口服双氯芬酸钠或者双氯芬酸钾,25mg每日3次,75mg每日1次。

4)尼美舒利:每次0.05~0.1g(0.5~1片),每日2次,餐后服用,按病情的轻重和患者的需要,可以增加到每次0.2g(2片),每日2次。

5)依托考昔:推荐剂量为60mg,每日1~2次,口服,使用时间不超过1w。

6)塞来昔布:推荐剂量为200mg,每日1次,口服,临床最大剂量为每日400mg。

(2)外用药物

1)双氯芬酸钠(扶他林)乳胶剂:局部外用,对于肱二头肌长头肌腱炎所致疼痛有较好的疗效,对于急性疼痛有较好的缓解疼痛、消除肿胀的作用。外用乳胶剂禁止接触眼和黏膜,严禁口服;只适用于无破损皮肤表面,禁用于皮肤损伤或开放性创口处。

2)氟比洛芬巴布膏:局部外敷,对于疼痛、急性炎症及慢性炎症,有优良的镇痛抗炎作用。每贴含氟比洛芬40mg(面积13.6cm×10cm,含膏量12g),每日2次,贴于患处。对本品或其他氟比洛芬制剂有过敏史的患者以及有阿司匹林哮喘(非甾体抗炎药等诱发的哮喘)或其他过敏史的患者禁用。勿应用于受损的皮肤及黏膜和皮疹部位。

(3)局部阻滞药物

1)局麻药:①利多卡因,局麻作用强,作用时间短,无蓄积性,可反复使用。常用量为0.5%~1%利多卡因10~15ml,一次不超过0.15g。②罗派卡因,为长效酰胺类局麻药。局部注射时用2.0mg/ml注射液,1~5min起效,持续2~6h。

2)糖皮质激素:由肾上腺皮质束状带细胞合成和分泌,对糖的代谢作用强而对钠、钾的代谢作用弱,主要影响糖和蛋白质代谢,临床上治疗肩周炎,主要是利用它的抗炎作用。局部用量:①氢化可的松每次12.5~50mg;②可的松每次25~100mg;③泼尼松每次12.5~75mg;④泼尼松龙每次12.5~75mg;⑤地塞米松每次5~10mg。

一些研究表明局部应用激素超过5次会降低肌腱的力学强度,增加肌腱断裂的风险;而且激素应用的效果在3次的时候达到最大,继续应用效果不再明显。玻璃酸钠既有润滑作用,同时又有一定的抗炎作用,因而对于治疗肩袖损伤/肩峰下撞击疼痛的效果很好。

2.手术治疗　对于损伤较重、肩袖完全撕裂,或经保守治疗3~6个月效果不佳的患者,需行手术治疗。随着关节镜技术的发展,肩袖损伤的手术治疗现在大部分在关节镜下微创治疗,效果较好。部分巨大撕裂或条件较差者,可行小切口开放手术修补损伤的肩袖。

五、肱骨外上髁炎

肘关节外侧前臂伸肌起点处肌腱发炎导致疼痛称为肱骨外上髁炎,又称为网球肘。前臂伸肌重复用力引起慢性撕拉伤导致疼痛的发生。患者在用力抓握或提举物体时感到肘部疼痛。网球肘是过劳性综合征的一个典型例子。在网球、羽毛球运动员中较常见,家庭主妇、砖瓦工、木工等长期反复用力做肘部活动者,也易患此病。

(一)发病机制

前臂伸肌肌腱在抓握东西时收缩、紧张,过多使用这些肌肉会造成这些肌肉起点的肌腱变性、退化和撕裂。网球肘发病的危险因素：打网球或高尔夫；从事需要握拳状态下重复伸腕的工作；肌肉用力不平衡；柔韧性下降；年龄增大。

（二）症状与体征

本病多数发病缓慢，网球肘的症状初期，患者只是感到肘关节外侧酸痛，患者自觉肘关节外上方活动痛，疼痛有时可向上或向下放射，感觉酸胀不适，不愿活动。手不能用力握物，提壶、拧毛巾、打毛衣等运动可使疼痛加重。一般在肱骨外上髁处有局限性压痛点，有时压痛可向下放散，甚至在伸肌腱上也有轻度压痛及活动痛。局部无红肿，肘关节伸屈不受影响，但前臂旋转活动时可疼痛。严重者伸指、伸腕或执筷动作时即可引起疼痛。有少数患者在阴雨天时自觉疼痛加重。

（三）检查

查体时可发现桡侧腕短伸肌起点即肘关节外上压痛。关节活动度正常，局部肿胀不常见。患者在前臂内旋，腕关节由掌屈再背伸重复损伤机制时，出现肘关节外上疼痛。一般X线检查无明显异常。

（四）诊断与鉴别诊断

网球肘的诊断主要根据临床表现及查体，主要表现为肘关节外侧的疼痛和压痛，疼痛可沿前臂向手放射，前臂肌肉紧张，肘关节不能完全伸直，肘或腕关节僵硬或活动受限。做下列活动时疼痛加重：握手、旋转门把手、手掌朝下拾东西、网球反手击球、打高尔夫球挥杆、按压肘关节外侧。

（五）治疗

网球肘的治疗需根据患者的具体情况制订个性化治疗方案，治疗的目的是减轻或消除症状，避免复发。

1. 非手术治疗

（1）休息：避免引起疼痛的活动，疼痛消失前不要运动，尤其是禁止打网球。

（2）药物治疗：主要是口服和局部使用非甾体抗炎药。

1）布洛芬：口服每次 0.2g，每日 3 次，饭后半小时服用。

2）双氯芬酸：目前临床所用制剂多为肠溶片、缓释片、片剂、栓剂和针剂。口服：双氯芬酸钠或者双氯芬酸钾，25mg 每日 3 次，75mg 每日 1 次。外用：按需要治疗的痛处大小，取一定量药涂敷患处，轻轻揉擦，每日 3～4 次。对本药成分过敏、胃肠道溃疡者禁用。

3）依托考昔：推荐剂量为 60mg，每日 1～2 次，口服，使用时间不超过 1w。

4）塞来昔布：推荐剂量为 200mg，每日 1 次，口服，临床最大剂量为每日 400mg。

（3）护具：在前臂使用加压抗力护具，可以限制前臂肌肉产生的力量。

（4）力量练习：按医嘱进行加强腕伸肌肉力量的训练。

（5）逐渐恢复运动：按医生建议，开始锻炼运动项目（工作活动）需要的手臂运动。

（6）局部阻滞治疗

1）局麻药：①利多卡因，局麻作用强，作用时间短，无蓄积性，可反复使用。常用量为 0.5%～1% 利多卡因 2～5ml，一次不超过 0.15g。②罗派卡因，为长效酰胺类局麻药。局部注射时用 2.0mg/ml 注射液，1～5min 起效，持续 2～6h。

2）糖皮质激素：由肾上腺皮质束状带细胞合成和分泌，对糖的代谢作用强而对钠、钾的代谢作用弱，主要影响糖和蛋白质代谢，临床上治疗肩周炎，主要是利用它的抗炎作用。局部用量：①氢化可的松每次 12.5～50mg；②可的松每次 25～100mg；③泼尼松每次 12.5～

75mg；④泼尼松龙每次 12.5～75mg；⑤地塞米松每次 5～10mg。

（7）体外冲击波治疗：可以改善局部血运，减轻炎症，对肌腱末端病的疗效较好。

2．手术治疗　　如果是网球肘的晚期或顽固性网球肘，经过正规保守治疗半年至 1 年后，症状仍然严重、影响生活和工作可以采取手术治疗。手术方法有微创的关节镜手术和创伤亦不大的开放性手术，以清除不健康的组织，改善或重建局部的血液循环，使肌腱和骨愈合。

六、腕管综合征

腕管综合征是正中神经在腕部的腕管内受卡压所导致的一种周围神经卡压性疾病。

（一）发病机制

腕管综合征是腕管内压力增高导致正中神经受卡压。腕管，是一个由腕骨和屈肌支持带组成的骨纤维管道。腕管内的内容物增加或是腕管容积减小，都可导致腕管内压力增高。最常见的导致腕管内压力增高的原因，是特发性腕管内腱周滑膜增生和纤维化，其发生的机制尚不明了。有时也可见到其他一些少见病因，如屈肌肌腹过低，类风湿等滑膜炎症，创伤或退行性变导致腕管内骨性结构异常卡压神经，腕管内软组织肿物如腱鞘囊肿等。

有研究认为过度使用手指，尤其是重复性的活动，如长时间用鼠标或打字等，可造成腕管综合征，但这种观点仍存在争议。腕管综合征还容易出现于妊娠期和哺乳期妇女中，机制不明，有观点认为与雌激素变化导致组织水肿有关，但许多患者在孕期结束后症状仍然未得到缓解。

（二）症状与体征

腕管综合征在女性中的发病率较男性更高，但原因尚不清楚。常见症状包括正中神经支配区（拇指，示指，中指和环指桡侧半）感觉异常和 / 或麻木。夜间手指麻木很多时候是腕管综合征的首发症状，许多患者均有夜间手指麻醒的经历。很多患者手指麻木的不适可通过改变上肢的姿势或甩手而得到一定程度的缓解。部分患者早期只感到中指或环指指尖麻木不适，而到后期才感觉拇指、示指、中指和环指桡侧半均出现麻木不适。某些患者也会有前臂甚至整个上肢的麻木或感觉异常，甚至认为这些症状为主要不适症状。随着病情加重，患者可出现明确的手指感觉减退或散失，拇短展肌和拇对掌肌萎缩或力弱。患者可出现大鱼际最桡侧肌肉萎缩，拇指不灵活，与其他手指对捏的力量下降甚至不能完成对捏动作。

（三）检查

1．腕管区域叩击时出现正中神经支配区域的麻木不适感，为 Tinel 征阳性。

2．Phalen 试验　　让患者手腕保持于最大屈曲位，如果 60s 内出现桡侧 3 个手指的麻木不适感，则为阳性。66%～88% 的腕管综合征患者可出现 Phalen 试验阳性，但 10%～20% 的正常人也会出现 Phalen 试验阳性。

3．正中神经压迫试验　　检查者用拇指压迫腕管部位，如果 30s 内出现正中神经支配区域皮肤的麻木不适为阳性。Durkan 报道 87% 的腕管综合征患者正中神经压迫试验阳性，还有作者报道了更高的阳性率。

4．神经传导检查和肌电图检查　　神经传导检查可见神经传导异常，肌电图检查可见神经受损。除了排除其他神经性疾病以外，还可反映压迫的严重程度，对于拟定恰当的治疗策略有重要参考价值。

（四）诊断和鉴别诊断

腕管综合征的诊断主要根据临床症状和特征性的物理检查结果，确诊需要电生理诊断检查。最重要的诊断依据是患者存在典型的临床症状,即正中神经分布区的麻木不适,夜间加重。

多数腕管综合征患者具有典型的症状和体征,但仍有一些不典型的患者,需要与其他一些神经系统疾病相鉴别。主要鉴别诊断包括:颅内肿瘤,多发性硬化,神经根性颈椎病,颈髓空洞症,胸腔出口综合征,外周神经肿瘤,特发性臂丛神经炎,臂丛下干或其他正中神经病变。

(五)治疗

1. 非手术治疗 腕管综合征非手术治疗方法很多,包括支具制动、口服消炎镇痛药物和局部注射皮质类固醇药物等。

(1)支具制动:支具制动用于控制病情发展,缓解症状。控制症状的最有效体位是中立位。将腕关节固定于中立位,可以降低腕管内压力,但最利于手功能发挥的腕关节位置是背伸30°位。考虑到中立位不利于手功能发挥,因此,一般的建议是白天不固定,晚上用支具将腕关节固定在中立位。

(2)口服消炎镇痛药物:①布洛芬,口服,每次0.2g,每日3次,饭后半小时服用。②双氯芬酸,目前临床所用制剂多为肠溶片、缓释片、片剂、栓剂和针剂。双释放剂型含25mg肠溶颗粒和50mg缓释颗粒,商品名为戴芬。口服,双氯芬酸钠或者双氯芬酸钾,25mg每日3次,75mg每日1次。外用,按需要治疗的痛处大小,取一定量药涂敷患处,轻轻揉擦,每日3~4次。对本药成分过敏者、胃肠道溃疡者、12个月以下的婴儿禁用。③依托考昔:推荐剂量为60mg,每日1~2次,口服,使用时间不超过1w。④塞来昔布:推荐剂量为200mg,每日1次,口服。临床最大剂量为每日400mg。

(3)局部注射皮质类固醇药物:局部注射皮质类固醇药物是常用治疗方法,文献报告成功率不一。Celiker等通过随机对照研究,对比了皮质类固醇注射与非甾体抗炎药联合支具制动的疗效。结果显示两组患者症状都明显改善。但因仅随访8w,结论没有足够说服力。Edgell等和Green都认为如果局部注射激素可以暂时缓解症状,则手术成功率很高。也有文献报道激素注射存在并发症,如损伤正中神经等。通过啮齿类动物实验模型研究发现,即使将地塞米松直接注射到神经内部,也不会损伤神经。但是将所有其他类固醇药物注射到大鼠坐骨神经内时,都会损伤神经。因此,尽管可以暂时缓解症状,但局部注射皮质类固醇药物不建议常规应用。

2. 手术治疗 如果保守治疗方案不能缓解患者的症状,则要考虑手术治疗。手术的目的是对腕管进行松解。手术方法很多,包括各种切开手术、小切口减压及内窥镜手术等。手术根本目的是松解正中神经,因此,无论何种手术方式,都应当以可以充分显露正中神经为前提,以免伤及神经。

第四节 颈肩交界区域疾病

颈神经从椎间孔穿出,与锁骨下动静脉共同通过胸廓出口到肩部内侧,组成上肢的神经和血管。当出现解剖异常、肌肉肥大或肩下垂等因素,神经和血管有可能受挤压产生疼痛。

一、前斜角肌综合征

前斜角肌位于颈椎外侧的深部,起于颈椎3~6横突的前结节,止于第一肋骨内缘斜角肌结节。前斜角肌综合征是指各种原因引起前斜角肌水肿、增生、痉挛并上提第一肋，导致斜角肌间隙狭窄，卡压穿行其间的臂丛神经及锁骨下动静脉而引起相应临床症状的疾病。

（一）发病机制

1. 先天性畸形　前中斜角肌融合为一块，臂丛从前、中斜角肌的纤维穿过受到卡压。

2. 前斜角肌肥大　原发性前斜角肌肥大，或继发于臂丛受刺激而引起的前斜角肌痉挛。

3. 前斜角肌的附着点靠外　前斜角肌的附着点靠外造成三角间隙的狭窄。

（二）临床表现

前斜角肌症状因受压的组织而有所不同。

1. 锁骨下动脉受压　其疼痛表现为缺血性疼痛，可急性起病，伴有酸痛与不适。疼痛起始于颈部，后可向手部放射，有麻木和针刺感，疼痛的部位没有明确的界限。颈椎的活动可使疼痛加重，颈部伸直时使斜角肌间隙变小因而加重疼痛，颈部屈曲能使斜角肌间隙加大，疼痛可得以缓解。牵引患肢使肩胛下降则可使症状加重。

2. 臂丛神经受压　表现为神经受压的刀割样、针刺样锐痛，并向前臂内侧以及手指放射。

3. 锁骨下动脉与臂丛神经同时受压　患者常用手支撑头部，使之向患侧倾斜，借此缓解前斜角肌的张力。在锁骨上窝可扪及前斜角肌紧张、压痛。压迫肌肉引出重压痛与放射痛，颈部伸直加重疼痛。

（三）检查

1. X线检查　X线检查常无特征性表现，用于排除颈胸椎的畸形，如颈肋或第一肋骨的异常。

2. 血管造影　血管造影对本病的诊断有重要价值，可以将锁骨下动脉的压迫进行定位。

3. CT检查　CT检查可见由于肌细胞肥大引起横断面面积增大；肌纤维增生可导致局部密度增大，CT值增大；当与周围组织粘连使得CT片示前斜角肌与周围组织界限不清。

（四）诊断与鉴别诊断

前斜角肌综合征属于臂丛性上肢疼痛和血管障碍范畴，需与以下的疾病进行鉴别：

1. 神经根型颈椎病　其疼痛性质属根性神经痛，向远端放射，与神经根分布一致，压痛点多在患侧颈关节突。

2. 胸小肌综合征　令患者做胸肌收缩，或上肢过度外展，做患肢抗阻力内收检查，可出现症状，脉搏减弱或消失。改变肩臂位置后，症状减轻，压痛点在喙突部位。

（五）治疗

1. 保守治疗　前斜角肌综合征采用保守治疗的方法疗效较好，将局麻药直接注射到前斜角肌内症状可立即缓解，甚至得到永久的治愈。

常用的局麻药：

（1）普鲁卡因：属于短效酯类局麻药。作用时效短，弥散能力差，不适用于表面麻醉。临床常用0.5%或1%普鲁卡因行局部麻醉。

（2）利多卡因：为酰胺类中效局麻药。麻醉强度大，起效快，弥散能力强。具有抗室性心律失常作用，因此对室性心律失常患者常作为首选的局麻药。局部麻醉常用浓度为0.6%～1%，成人一次最大量为350～400mg。

（3）布比卡因：为酰胺类长效局麻药。麻醉性能强，作用持久，其毒性较大。成人一次或4h内用量不应超过150mg，0.25%～0.5%溶液可用于局部阻滞。

（4）罗哌卡因：为酰胺类长效局麻药，作用时间久，心脏毒性较布比卡因低。局部阻滞常用浓度为 0.25%～0.75%。

2. 手术治疗　如果保守治疗无效，且症状又不能忍受时则应采取手术治疗，手术中仔细探查臂丛与锁骨下动脉受压的原因及部位，将前斜角肌切断，分离并缓解神经血管受压情况。

二、胸廓出口综合征

胸廓出口综合征是锁骨下动静脉和臂丛神经在胸廓上口受压迫而产生的一系列症状。如手臂冰凉、容易疲劳、肩手臂或手有钝性疼痛、做上肢超过头部的活动时困难等。

（一）发病机制

1. 解剖部位的先天性或后天各种因素所造成的异常，直接或间接地压迫锁骨下血管及臂丛神经，产生临床症状。先天性的解剖结构异常包括骨性异常及软组织的异常。常见的骨性异常有颈肋、第 7 颈椎横突过长、第 1 肋骨的上移使肋锁间隙狭窄。软组织异常是由于前中斜角肌的肥厚；斜角肌先天性束带，多在前斜角肌与第 1 肋骨之间形成束带，压迫血管神经；斜角肌挛缩，斜角肌间隙变小；胸小肌的止点异常以及其他部位先天性的异常纤维束带压迫等。

2. 后天各种因素导致胸廓出口解剖位置改变，牵拉及压迫血管神经束。长颈及肩胛带下垂的人群易发生胸廓出口综合征。此外，创伤在胸廓出口综合征的发生中亦有一定的作用，锁骨及肋骨骨折不仅可直接损伤锁骨下血管及臂丛神经，而且可因骨折畸形愈合、异常的骨痂生长、局部瘢痕组织增生以及肌肉组织损伤后出血、水肿、纤维化，压迫血管神经束。

（二）临床症状与体征

1. 臂丛神经受压　臂丛神经以跨越第 1 肋骨的下干最易受压，因此主要表现是臂丛神经下干受压的症状。患者表现为患侧肩部及上肢疼痛，无力，病程早期疼痛为间歇性，可向前臂及手部尺侧放射，肩外展及内旋时疼痛加剧。严重者可出现前臂及手部尺侧的感觉异常，甚至出现肌肉瘫痪及萎缩，以小鱼际及骨间肌为甚，表现为爪形手畸形，有时也存在大鱼际肌及前臂肌肉肌力减退。

2. 血管受压　一般患者不出现严重的血运障碍，当病变刺激血管时，可出现上肢套状感觉异常，患肢上举时感发冷，脸色苍白，桡动脉搏动减弱；锁骨下静脉严重受压时，则出现患肢远端水肿、发绀。

（三）检查

1. Adson 征　患者端坐，双手置于膝上，将头转向患侧，下颌抬起使颈伸直，嘱患者深吸气后屏气，如桡动脉搏动减弱或消失者为阳性。

2. wright 征　患者取坐位，检查者一手触摸患者桡动脉，同时将上臂被动地过度外展，如桡动脉搏动减弱或消失，腋下出现杂音者为阳性。

3. Roos 征　将患者的双侧上肢外展 90° 并外旋，嘱患者做双手连续快速的伸、屈指动作，如出现疼痛加重、无力、患肢自动下落者为阳性。

4. 肌电图检查　肌电图检查异常常局限于手内部肌，表现为出现纤颤电位，运动单位电位（MuP）下降等慢性神经源性病变的表现。神经传导研究（NCS）的改变具有特征性，表现为前臂内侧皮神经感觉神经动作电位（SNAP）振幅降低或不能引出，尺神经感觉神经动作电位振幅稍降低，正中神经运动神经动作电位振幅降低，而正中神经感觉神经动作电位正常。F 波延长。体感诱发电位（SEPs）检查的典型改变是尺神经 SEPs 异常，而正中神经的 SEPs 正常，常表现为尺神经 N9 反应振幅衰减，伴或不伴 N13 反应振幅衰减，少数情况下，N9 及 N13 反应不能引出，或虽能引出，但潜伏期延长。

5．X 线检查　是诊断本病的一项重要检查方法，颈椎正位片可发现有无颈肋及第 7 颈椎横突过长，胸片及锁骨的切线位片可发现有无锁骨及肋骨的畸形。

6．CT 血管成像（CTA）　通过用 CTA 对胸廓出口血管检查与重组，形成立体图像适用于观察各种动脉狭窄。

7．3D MRI 臂丛和血管同时成像　能够形象、可靠地显示臂丛神经、血管位置，立体化多角度呈现血管神经与周围重要解剖结构的立体关系。

（四）诊断与鉴别诊断

本病依靠病史、体征以及影像学检查可以诊断。但需与以下疾病相鉴别：

1．颈椎病　都可出现上肢疼痛、无力、感觉异常，但颈椎病患者颈部常有压痛，压头试验及臂丛神经牵拉试验常为阳性。X 线片有颈椎骨刺增生，椎间隙变窄，钩椎关节改变等退行性变的表现，CT 及 MRI 可显示椎间盘变性及神经根、脊髓受压。

2．腕管综合征　为正中神经在腕管内受压所致，主要表现为手部桡侧 2/3 及桡侧 3 个半手指的感觉障碍，拇指对掌功能障碍，通过临床症状及检查，不难鉴别。

（五）治疗

主要分为保守治疗和手术治疗两种，在实际工作中应根据患者的病情程度的不同选择不同的治疗方法。

1．保守治疗　对于症状轻和初发患者，可选择保守治疗，方法有：

（1）局部阻滞：左或右锁骨上窝压痛区、肌间沟等区域注射消炎镇痛混合液（0.9% 氯化钠注射液 2ml＋甲钴胺注射液 0.5mg＋复方倍他米松注射液 2mg＋1% 罗哌卡因 1ml，共 5ml），局部肌肉有劳损史者效果明显，采用超声引导下局部阻滞可明显提高注射准确率，减少误入血管、神经损伤等不良反应。

（2）A 型肉毒毒素注射：对于局部神经阻滞有效、但易复发的患者，可行超声引导下斜角肌注射肉毒毒素治疗，分别将 12U A 型肉毒毒素注射到前斜角肌和中斜角肌内，可缓解肌肉紧张痉挛。

（3）药物治疗

1）乙哌立松：每次 50mg，每日 3 次，口服，可松弛强直肌肉，缓解斜角肌痉挛，减轻其对神经根的压迫。乙哌立松的严重不良反应有休克、肝肾功能异常等，服用乙哌立松时，有时会出现四肢无力、站立不稳、困倦等，用药期间不宜从事驾驶车辆等有危险性的机械操作。

2）加巴喷丁：每次 0.3g，8h 一次，口服，可用于缓解神经受压后出现的严重神经病理性疼痛，加巴喷丁应用初期可出现头晕、嗜睡、恶心、呕吐等，早期可小剂量服用，逐渐加量。加巴喷丁主要以原型形式经肾脏排出，因此肾功能不全的患者应适当减量。与阿片类药物合用时，加巴喷丁血药浓度会升高，需适当减量，并监测用药期间不良反应。

3）普瑞巴林：每次 75mg，每日 2 次，口服，用于神经受压后的神经病理性疼痛，普瑞巴林大多以原型经肾脏排出，半衰期为 5～6.5h，肾功能不全者应减量。主要不良反应为头晕、嗜睡、共济失调、头痛、体重增加等。

（4）肩带肌肉锻炼、手法松解等物理治疗：根据局部疼痛和病变程度，对颈丛神经路径的肌群、斜角肌群及肌肉附着点和穴位作中度至重度的松解，弹拨手法治疗。加强肩带肌肉锻炼，练习腹式呼吸，加强伸展锻炼，缓解斜角肌紧张痉挛。

2．手术治疗　经过 1～3 个月非手术治疗后症状无改善甚至加重，神经和血管受压显著者需采用手术治疗。通过斜角肌切断术、神经周围异常束带切断术或者第一肋切除术，解除对血管神经束的骨性剪刀样压迫。目前认为胸廓出口综合征的原因在于斜角肌等结构发生病理性形态和功能的改变，导致神经血管的受压，第一肋作为胸廓出口的组成部分，并不是胸廓出口综合征的病因所在，因此，手术治疗一般首选斜角肌切断术或神经周围异常束带切断术，而第一肋切除术不作为首选方案，相反，保留肋骨的斜角肌切断术更有利于患者的功能恢复。

三、臂丛神经损伤

臂丛神经损伤多由牵拉所致，如发生汽车或摩托车事故或从高处跌下，肩部和头部着地，重物压伤颈肩部以及胎儿难产等，暴力使头部与肩部向相反方向分离，常引起臂丛上干损伤，重者可累及中干。臂丛由第5~8颈神经前支及第1胸神经前支共5条神经根组成，分根、干、股、束、支5个部分，有腋神经、肌皮神经、正中神经、桡神经、尺神经5大分支。

（一）发病机制

引起臂丛神经损伤的最常见病因及病理机制是牵拉性损伤。成人臂丛神经损伤大多数（约80%）继发车祸外伤。外伤时头肩部撞击障碍物或地面，使头肩部分离，臂丛神经受到牵拉过度性损伤，轻者神经震荡、暂时性功能障碍，重者神经轴突断裂、神经根干部断裂，最重者可引起5个神经根自脊髓发出处断裂，似"拔萝卜"样撕脱，完全丧失功能。臂丛神经损伤也见于肩颈部枪弹、弹片炸伤等火器性贯通伤或盲管伤，刀刺伤、玻璃切割伤、药物性损伤及手术误伤等等。此类损伤多较局限，但损伤程度较严重，多为神经根干部断裂。并常伴有锁骨下、腋动静脉等损伤。

（二）临床症状与体征

一般分为上臂丛神经损伤、下臂丛神经损伤和全臂丛神经损伤。

上臂丛包括颈5、6、7，主要临床表现与上干神经损伤相似，即腋神经支配的三角肌麻痹致肩外展障碍和肌皮神经支配的肱二头肌麻痹所致的屈肘功能障碍。下臂丛为颈8、胸1神经，其与下干神经相同，主要临床表现为尺神经及部分正中神经和桡神经麻痹，即手指不能伸屈，而肩、肘、腕关节活动基本正常。全臂丛神经损伤表现为整个上肢肌呈弛缓性麻痹，全部关节主动活动功能丧失。

（三）检查

1. 神经电生理检查　肌电图（EMG）及神经传导速度（NCV）对诊断有无神经损伤及损伤的程度有重要参考价值，一般在伤后3周进行检查。感觉神经动作电位（SNAP）和体感诱发电位（SEP）有助于节前节后损伤的鉴别。节前损伤时SNAP正常（其原因在于后根感觉神经细胞体位于脊髓外部，而损伤恰好发生在其近侧即节前，感觉神经无瓦勒变性，可诱发SNAP），SEP消失；节后损伤时，SNAP和SEP均消失。

2. 影像学检查

（1）脊髓造影：臂丛根性撕脱伤时，CTM（脊髓造影加计算机断层扫描）可显示造影剂外渗到周围组织间隙中，硬脊膜囊撕裂、脊膜膨出、脊髓移位等。

（2）MRI：MRI除能显示神经根的撕裂以外，还能同时显示合并存在的脊膜膨出、脑脊液外漏、脊髓出血、水肿等，血肿在T1WI和T2WI上均为高信号，脑脊液及水肿在T2WI上呈高信号，而在T1WI上呈低信号。MRI水成像技术对显示蛛网膜下隙及脑脊液的外漏更为清楚，此时水（脑脊液）呈高信号，而其他组织结构均为低信号。

（四）诊断与鉴别诊断

臂丛神经损伤的诊断，包括临床、电生理学和影像学诊断，对于须行手术探查的臂丛神经损伤，还要做出术中诊断。根据不同神经支损伤特有的症状、体征，结合外伤史、解剖关系和特殊检查，可以判明受伤的神经及其损伤平面、损伤程度。臂丛神经损伤诊断步骤如下。

1. 判断有无臂丛损伤。

2. 确定臂丛神经损伤部位　临床上以胸大肌锁骨部代表颈5、6，背阔肌代表颈7，胸大肌胸肋部代表颈8胸1，上述肌肉萎缩说明损伤在锁骨上，即根、干部损伤。上述肌肉功能存在说明损伤在锁骨下，即束支部损伤。这是鉴别损伤在锁骨上下的重要根据。

3. 定位诊断　确定神经根、神经干、神经束损伤部位。

（五）治疗

臂丛神经损伤的治疗原则：如为开放性损伤、手术损伤及药物性损伤，应早期探查。如为闭合性牵拉损伤，应确定损伤部位、范围和程度，定期观察恢复情况，3个月无明显功能恢复者应行手术探查，根据情况行神经松解、缝合或移植术。如为根性撕脱伤，则应早期探查以恢复患肢和手部部分重要功能。臂丛神经部分损伤、神经修复后功能无恢复者，可采用剩余有功能的肌肉行肌腱移位术或关节融合术重建部分重要功能。

1. 一般治疗　对常见的牵拉性臂丛神经损伤，早期以保守治疗为主，观察时期一般在3个月左右。但在观察期间应注意关注下列问题的处理：

（1）感觉丧失的保护：由于感觉丧失，易受进一步损伤，如碰伤或烫伤，在失神经支配的皮肤损伤后修复较困难，因此必须保护失神经支配的皮肤，可穿戴防护手套，训练用健手试探接触物体温度的习惯，经常涂用油脂性护肤霜。

（2）疼痛的治疗：虽然臂丛神经损伤患者较少发生严重的疼痛，但一旦发生疼痛，治疗极为困难，这种疼痛一般呈灼性痛，在枪弹伤及部分根性撕脱伤患者中较多见，取出神经中枪弹后，切断部分损伤的神经及神经瘤，重接神经是缓解这类疼痛的主要方法，臂丛神经封闭、颈交感神经节封闭及手术切除，以及针灸、各类镇痛药物的应用仅短暂缓解疼痛。

常用疼痛治疗药物如下：

①加巴喷丁：加巴喷丁可与电压门控钙离子通道（VGCC）的$\alpha_{2\delta}$亚基结合，减少兴奋性神经递质的过度释放，抑制痛觉过敏和中枢敏化。主要不良反应为嗜睡和头晕，为避免头晕和嗜睡，应遵循：夜间起始、逐渐加量和缓慢减量的原则。加巴喷丁的起始剂量为每日300mg，常用有效剂量为每日900～3 600mg（分3次），患者有肾功能不全时应减量。需要数周缓慢滴定至有效剂量，充足的加巴喷丁治疗需要2个月或更长时间。加巴喷丁呈非线性药动学特点，生物利用度随剂量升高而降低，个体间变异为20%～30%，疗效存在封顶效应，是不良反应限制剂量。

②普瑞巴林：普瑞巴林是第二代钙离子通道调节剂，被设计成GABA类似物，容易穿过血脑屏障，增强了与$\alpha_{2\delta}$亚基的亲和力，能够缓解神经痛、改善睡眠和情感障碍。普瑞巴林剂量每日为150～600mg，滴定期为5～7d。在肾功能不全的患者中应减量。普瑞巴林的特点是滴定和起效较加巴喷丁更快，呈线性药代动力学特征，疗效可预估，不存在封顶效应，生物利用度≥90%且与剂量无关，个体间变异为10%～15%。

③抗抑郁药：对于神经病理性疼痛的患者三环类抗抑郁药（TCAs）和SNRIs都有很好的镇痛作用，但支持SSRIs镇痛作用的证据较弱所以不常规推荐治疗神经病理性疼痛，但当疼痛患者出现抑郁状态时可首选SSRIs来抗抑郁。

最常用的药物为阿米替林，首剂应睡前服用，每次 12.5～25mg，根据患者反应可逐渐增加剂量，每日最大剂量为 150mg。应注意其心脏毒性，有缺血性心脏病或心源性猝死风险的患者应避免使用。青光眼、尿潴留、自杀等高风险患者应慎用。此外，该药可能导致或加重认知功能障碍和步态异常。老年患者发生不良反应的风险高，使用过程中要加强监测。另外值得关注的是去甲替林较阿米替林有更少的不良反应并越来越得到人们的认可，有逐步取代阿米替林的趋势。

临床上还应用 5- 羟色胺和去甲肾上腺素再摄取抑制药（SNRIs）来治疗神经痛，代表药物有文拉法辛和度洛西汀，但缺乏大型随机对照研究证据。文拉法辛有效剂量为每日 150～225mg，每日 1 次。度洛西汀的剂量为每日 30～60mg，每日 1 次或 2 次。常见不良反应有恶心、口干、出汗、乏力、焦虑、震颤等。

④利多卡因贴剂 / 乳剂：利多卡因阻滞电压门控钠离子通道，减少损伤后初级传入神经的异位冲动，从而减少带状疱疹后神经痛患者痛觉。利多卡因贴剂（5%）起效快（≤4h）。在为期 4～12w 的临床研究中，有约 1/4～1/3 的患者疼痛缓解≥50%。对利多卡因贴剂或普瑞巴林单药治疗无效的 PHN 患者，采用利多卡因贴剂和普瑞巴林联合治疗可以有效缓解疼痛。另外利多卡因乳剂价格便宜，作用与贴剂类似。利多卡因贴剂最常见的不良反应包括粘贴部位皮肤反应，如短暂瘙痒、红斑和皮炎。

⑤曲马多：曲马多具有双重作用机制，可同时作用于 μ 阿片受体和去甲肾上腺素 /5- 羟色胺受体以达到镇痛效果。曲马多可显著缓解 PHN 的烧灼痛、针刺痛及痛觉超敏现象，但对闪电样、刀割样疼痛效果不明显，其疗效弱于强阿片类药物，而耐受性优于强阿片类药物。不良反应与剂量相关。应遵循低剂量开始，缓慢逐渐加量的原则。起始剂量为每次 25～50mg、每日 1～2 次，每日最大量为 400mg。应注意选择控释或缓释剂型，并且不与 5- 羟色胺类药物（包括 SNRIs）同时使用，以避免 5- 羟色胺综合征风险。该药滥用率低，但也会发生药物依赖，需逐步停药。老年及肝功能下降的患者要酌情减量。

⑥阿片类药物：临床研究数据表明阿片类药物可以有效治疗烧灼痛、针刺痛及痛觉超敏，考虑到误用和滥用的风险及耐药的产生，不推荐阿片类药物作为首选，但可以联合一线药物使用。常用药物有吗啡、羟考酮和芬太尼等。阿片类药物治疗神经痛应遵循以下原则：在恰当的治疗目标和密切监测下使用阿片类药物，并严格选择控缓释剂型；小剂量开始治疗，定期评估疗效和安全性；一旦治疗无效，应立即停药，一般使用不超过 8w。阿片类药物的不良反应包括恶心、呕吐、过度镇静、呼吸抑制等，在用药后 1～2w 内可能发生耐受。

（3）肿胀的防治：臂丛神经损伤的患者肢体肌肉失去运动功能后，同时失去对肢体静脉的挤压回流作用，特别是肢体处于下垂位和关节极度屈曲位，及腋部有瘢痕挛缩，加重肢体静脉回流障碍，因此用三角巾悬吊肢体，经常进行肌肉被动活动，改变关节位置，解除腋部瘢痕挛缩（理疗或手术方法），是防治肢体肿胀的主要方法。

（4）肌肉及关节囊挛缩的防治：神经损伤后肌肉失去神经营养，发生肌肉萎缩，随着时间的推移，萎缩程度不断加重，最终将发生不可逆的肌肉变性，肌组织纤维化。目前应用被动活动、电刺激、理疗措施虽有一定延缓作用，但无法阻止肌萎缩进程。为此，应注意肢体关节的功能训练，在损伤未恢复前关节功能位的维持十分重要。

（5）神经营养药物长期使用：神经损伤后发生一系列的变性及再生过程，其中关键的变化是神经元细胞在神经轴突再生过程中合成蛋白、磷脂及能量供应的增加，为此需要供应大量的 B 族维生素（维生素 B_1、B_6、B_{12} 等）及扩张神经内微血管的药物（地巴唑）。由于神经再生是个缓慢过程，再生速度为 1mm/d，这些药物均应长期应用。神经生长因子（NGF）类药物虽在实验中有一定的促进神经再生作用，但制剂的生物性能的稳定性，应用方法的可靠性及临床应用的有效性，均有待探讨。

（6）超声引导下神经阻滞：对于臂丛神经损伤早期，可行超声引导下臂丛阻滞，注射 2%利多卡因 3ml + 复方倍他米松注射液 2mg + 0.9% 氯化钠注射液共 10ml，减轻神经炎性反应，缓解疼痛。

（7）物理疗法：可采用的方法有红外偏振光照射、经皮神经电刺激等疗法，改善局部血液循环，消除组织炎症水肿。

2. 手术治疗　臂丛神经开放性损伤、切割伤、枪弹伤、手术伤及药物性损伤，应早期探查，手术修复。

四、肺上沟综合征

肺上沟综合征又称 Pancoast 瘤，是指因肺尖部的肿瘤浸润、压迫而引起的上肢顽固性疼痛和同侧 Horner 综合征的一组病征。

（一）发病机制

由于原发性或者继发性肺尖部肿瘤压迫臂丛神经、星状神经节或喉返神经等所致。①原发性肿瘤：如原发性肺癌，脊柱、颈肋肿瘤，喉癌，何杰金病，胸膜间皮瘤，骨髓瘤等。②转移瘤：如胃、胰腺、肾、前列腺、甲状腺、乳腺、骨骼、食管、宫颈等恶性肿瘤转移至肺尖部。③其他非恶性病变：如良性肿瘤、结核、炎症和损伤、棘球囊肿病（hydatid cysts）。

（二）临床表现

临床表现主要与肿瘤侵犯的神经有关，主要分 4 种情况：

1. 壁丛下干麻痹（Klumoke 型瘫痪）即 $C_8 \sim T_1$ 脊神经前支麻痹，表现为以尺神经麻痹的一组症候群，该神经分布区感觉与运动障碍，以及该范围末梢的交感神经障碍——肢体水肿、紫绀、指甲营养障碍等，癌灶继续向内后方附近发展则可同时出现其他相应症状。

2. 侵及星状神经节，则可出现同侧 Horner 症候群，如瞳孔缩小（开大肌损伤），眼裂缩小（上睑板肌损伤），眼球内陷（眶肌损伤），同侧面部潮红及无汗（面部皮肤血管和汗腺的交感神经和眼内肌交感神经同时受损）。

3. 侵及喉返神经，则引起声音嘶哑。

4. 侵及第一、二肋骨，则出现局部疼痛。

（三）检查

1. X 线检查　早期可无异常或仅见肺尖部模糊阴影，当肿块逐渐增大时，可出现肺内凸出的块状阴影，1～3 肋骨常被侵袭糜烂，附近脊椎骨也可被坏。

2. CT 检查　CT 可明确肺部肿块特征样病变。

3. 3D MRI 臂丛神经成像　能够形象、可靠地显示臂丛神经、血管位置，立体化多角度呈现血管神经与周围重要解剖结构的立体关系，可显示臂丛神经是否有明显受压表现。

4. 穿刺活检　对于肺尖部肿块，可行 CT 引导下穿刺活检术，取出组织进行病理检验，确定肿块性质和病理类型。

5. PET CT　全身 PET CT 有助于确定恶性肿瘤有无转移，帮助对肿瘤进行临床分期。

（四）诊断

临床表现有臂丛下干麻痹，Hornor 综合征，声音嘶哑，第一、二肋骨局部疼痛，X 线或者

CT 显示肺尖部有异常肿块，臂丛神经 MRI 成像显示臂丛神经下干受压，肿块组织病理结果显示为恶性肿瘤，综合临床表现、实验室检查和影像学检查可做出诊断。

（五）治疗

1. **镇痛治疗** 治疗药物有 NSAIDs、阿片类药物、NMDA 受体拮抗药和抗惊厥药等辅助用药。

（1）NSAIDs 是基础药物，尽管它们的作用机制不尽相同，但都通过对前列腺素合成的抑制达到抗炎镇痛的作用。目前临床上较常用的包括传统药物塞来昔布、美洛昔康、双氯芬酸，以及氟比洛芬酯和帕瑞昔布等新上市的药物。

1）萘普生：抗炎作用强，镇痛作用约为阿司匹林的 7 倍，解热作用约为阿司匹林的 22 倍，为一种高效低毒性的消炎镇痛药物，用法与用量：口服，每次 0.25～0.5g，每日 2 次。

2）布洛芬：口服，每次 0.2g，每日 3 次，饭后半小时服用。

3）双氯芬酸：口服双氯芬酸钠或者双氯芬酸钾，25mg 每日 3 次，75mg 每日 1 次。

4）尼美舒利：每次 0.05～0.1g（0.5～1 片），每日 2 次，餐后服用，按病情的轻重和患者的需要，可以增加到每次 0.2g（2 片），每日 2 次。

5）依托考昔：推荐剂量为 60mg，每日 1～2 次，口服，使用时间不超过 1w。

6）塞来昔布：推荐剂量为 200mg，每日 1 次，口服，临床最大剂量为每日 400mg。

7）美洛昔康：推荐剂量为 7.5mg，每日 1 次，口服，最大剂量为每日 15mg。

（2）阿片类药物：常用的阿片类药物包括吗啡、羟考酮、芬太尼及其衍生物。Gilron 等研究结果显示，吗啡单药及吗啡联合治疗均显著减轻了癌症患者的疼痛程度。羟考酮是目前癌性神经病理性疼痛治疗中作用最肯定的纯阿片受体激动剂。若口服阿片类药物效果不佳或便秘等不良反应较重时，可考虑静脉或椎管内给药，必要时可行神经毁损术。

1）曲马多缓释片：每次 50～100mg，每日 2 次，口服，适用于轻度疼痛患者，主要不良反应有恶心、便秘等。

2）硫酸吗啡缓释片：有 10mg 和 30mg 两种剂型，首次应用时从 10mg 小剂量开始，12h 一次，口服，疼痛控制不佳时可逐渐加量，无封顶效应，但药物的不良反应与剂量大小相关，主要有恶心、便秘等。

3）盐酸羟考酮缓释片：有 10mg 和 40mg 两种剂型，镇痛强度为相同剂量的吗啡的 1.5～2 倍。本药目前多使用双向控释，即 38% 药物即释，1h 快速起效，62% 控释，12h 持续镇痛。初次使用应从 10mg 小剂量开始，12h 一次，口服，疼痛控制不佳可逐渐加量，无封顶效应。

4）吗啡片：每次 10mg，4h 一次，或用于暴发痛的紧急镇痛。

5）芬太尼透皮贴：有 2.5mg、4.2mg、8.4mg 等剂型，72h 一贴，用于慢性癌痛者，尤其适用于不能口服镇痛药物者。在去除芬太尼贴后，血清芬太尼浓度在 17h 后降低大约 50%，所以出现严重不良反应（如药物过量、呼吸抑制等）的患者应停止此药后继续观察 24h，若更换阿片类药物，在初始的 24h 内应考虑芬太尼的残余作用。

6）丁丙诺啡透皮贴：每次 5mg，每周 1 贴，外用，用于慢性疼痛。

（3）辅助用药：主要包括 NMDA 受体拮抗药、抗惊厥药、抗抑郁药和局麻药等。

1）抗癫痫药：是治疗癌性神经病理性疼痛的推荐药物之一，其主要通过与中枢神经系统电压依赖性钙通道的 I 型 $\alpha_{2\delta}$ 亚基相结合，减少钙离子内流，随之减少 P 物质、去甲肾上腺素、降钙素基因相关肽及谷氨酸盐等兴奋性神经递质的释放，影响 NMDA 受体的活化，进而抑制神经元过度兴奋，并消弱 GABA 能神经元对下行抑制通路中的去甲肾上腺素的作用，增强下行抑制作用，从而减轻神经性疼痛和痛觉超敏症状，常用的抗癫痫药包括普瑞巴林和加巴喷丁。加巴喷丁：每次 0.3g，8h 一次，口服，可逐渐加量；普瑞巴林：每次 75mg，每日 2 次，口服。

2）抗抑郁药：可抑制 5- 羟色胺和去甲肾上腺素的摄取，延长抑制性神经递质的作用，增加阿片类药物的镇痛作用。此外具有抗抑郁、镇静的作用，改善患者的睡眠，可调节慢性疼痛所引起的焦虑和抑郁等精神症状，常用的抗抑郁药为阿米替林（起始 12.5mg，每晚 1 次，口服，可逐渐加量）、米氮平（起始 15mg，每晚 1 次，口服，逐渐加量至 30mg/ 次）等。

3）局麻药：可通过阻断钠离子通道开放，抑制动作电位的产生和神经传导，从而产生镇痛作用，尤其适用于合并神经病理性疼痛的患者，目前常用的局麻药有利多卡因软膏（每日 4 次，外用）、奥布卡因凝胶（每日 4 次，外用），目前还有新上市的利多卡因凝胶贴膏。此类药物应避免用于皮肤破损处。

（4）鞘内泵镇痛：对于未出现肿瘤椎管内转移的患者，在影像学引导下将导管置入蛛网膜下腔，通过机械泵持续向蛛网膜下腔输注吗啡等阿片类药物，可产生相当于口服药物 300 倍强度的镇痛效果，尤其适用于重度疼痛患者，或者不能耐受大剂量口服阿片类药物的患者。

（5）微创介入治疗：若患者神经病理性疼痛较重，且没有明显侵犯颈椎或胸椎椎体及附件结构时，通过脊神经根射频热凝术、射频脉冲调理等微创介入治疗手段阻断疼痛信号传导，从而达到镇痛目的。脊神经根射频热凝术可有效缓解疼痛，减少口服药物用量，建议尽早采用微创介入治疗手段。

2. 原发肿瘤的治疗　根据原发肿瘤分级予以手术切除、放射治疗或化学药物治疗。多数患者已失去手术时机，但对疼痛剧烈者尽管不能切除病灶，但可做神经肿瘤剥离术或做第 I、II 胸神经切除术，以减轻疼痛症状。

（刘红军　李　青）

参 考 文 献

[1] SIIVOLA S M，LEVOSKA S，LATVALA K，et al. Predictive factors for neck and shoulder pain：a longitudinal study in young adults. Spine（Phila Pa 1976），2004，29（15）：1662-1669.

[2] ACCIARRI N，PADOVANI R，RICCIONI L. Intramedullary melanotic schwannoma. Report of a case and review of the literature. Br J Neurosurg，1999，13（3）：322-325.

[3] NORI S，IWANAMI A，YASUDA A，et al. Risk factor analysis of kyphotic malalignment after cervical intramedullary tumor resection in adults. J Neurosurg Spine，2017，27（5）：518-527.

[4] LEE D，VAN HOLSBEECK M T，JANEVSKI P K，et al. Diagnosis of carpal tunnel syndrome. Ultrasound versus electromyography. Radiol Clin North Am，1999，37（4）：859-872.

[5] BRÜSKE J，BEDNARSKI M，GRZELEC H，et al. The usefulness of the Phalen test and the Hoffmann-Tinel sign in the diagnosis of carpal tunnel syndrome. Acta Orthop Belg，2002，68（2）：141-145.

[6] AL-SHEKHLEE A，KATIRJI B. Spinal accessory neuropathy，droopy shoulder，and thoracic outlet syndrome. Muscle Nerve，2003，28（3）：383-385.

[7] RHEE P C，PIROLA E，HÉBERT-BLOUIN M N，et al. Concomitant traumatic spinal cord and brachial plexus injuries in adult patients. J Bone Joint Surg Am，2011，93（24）：2271-2277.

第二十章　腰背部疼痛

第一节　概　述

一、流行病学

腰背部疼痛（low-back pain，LBP）是下腰、腰骶、骶髂、髋及部分下肢疼痛的总称，俗称腰背痛。腰背痛不是单独的疾病，是诸多疾病的共有症状。腰背痛持续 3 个月以上即可称为慢性腰背痛，及时消除急性腰背痛，避免疼痛慢性化是治疗过程中需要关注的重点。流行病学研究表明，腰背痛发生广泛。该病在成年人中的年发病率为 10%～15%，发达国家中患病率约为 30%，是每年仅次于上呼吸道疾病的第二常见就诊原因，终身患病率为 70%～85%。尽管其患病率高，但是大多数急性腰背痛患者的总体预后较好，约有 90% 的患者恢复后无后遗症。2010 年，在美国的门诊患者中有 1.3% 主要是因腰背部症状而就诊。其中脊柱疾病占门诊诊断的 3.1%。一篇 2012 年的系统评价估计，活动限制性腰背痛持续超过 1 日的全球患病率为 12%，超过 1 个月的全球患病率为 23%。

二、腰背痛的分类和病因

腰背痛可源于软组织、椎间盘、脊柱小关节或骶髂关节等。总体来说腰背痛可分为机械性脊柱疾病、非机械性脊柱疾病和伴有腰背部牵涉痛的内脏疾病等。其中机械性脊柱疾病最为多见，约占 97%，包括椎间盘突出、椎管狭窄和腰肌劳损等。非机械性脊柱疾病较少见，仅占 1% 左右，包括脊柱肿瘤、脊柱结核、感染性疾病以及风湿免疫性疾病等。内脏或血管疾病引起的腰背痛大多为牵涉痛，性质多为隐痛、胀痛和钝痛。故对于慢性腰背痛患者，需要进行详细的内脏系统检查，以助于鉴别诊断。从年龄上讲，年轻人的腰背痛以脊柱畸形、运动扭伤和强直性脊柱炎等更为多见；中年人多以椎间盘突出、腰肌劳损和肌筋膜痛为常见；老年人以脊柱退变和退行性骨关节炎为多见。但随着现代社会发展，以上疾病也有年轻化趋势。

三、腰背痛相关的解剖学基础

椎管、椎间孔、关节突关节、横突与棘突、椎间盘、连接韧带、脊神经与窦椎神经和筋膜的病理改变都可导致腰背痛。

（一）椎管

正常胸椎管矢状径为 13～14mm，横径为 14～18mm；腰椎管矢状径大于 15mm，横径大于 20mm。矢状径小于 10mm 为椎管狭窄，可出现临床症状。下部腰椎的侧隐窝因椎管呈三叶形，易发生狭窄而压迫其内的神经根产生类似椎间盘突出的表现，可称为侧隐窝狭窄症。

（二）椎间盘

全脊柱共 23 个椎间盘，介于颈 2 至骶 1 之间，颈 1 和颈 2 间及骶尾骨间无椎间盘。椎间盘上下有软骨板，此板为透明软骨并覆盖于椎体上下骨面，上下的软骨板与纤维环一起将髓核密封起来。纤维环由胶原纤维束的纤维软骨构成，位于髓核的四周。纤维环的纤维束相互斜行交叉重叠，使纤维环成为坚实的组织，能承受较大的弯曲和扭转负荷。髓核是一种弹性胶状物质，为纤维环和软骨板所包绕，髓核中含有黏多糖蛋白复合体、硫酸软骨素和大量水分，出生时含水量高达 90%，成年后约为 80%。椎间盘在 8 岁以后已无血液供应，是人体最大的无供血组织，营养靠上下软骨板的半透膜渗透，故损伤后一般难以修复。正常椎间盘可承受 $70kg/cm^2$ 的压力而不破裂，但损伤的椎间盘在 $3.5kg/cm^2$ 的压力下即可发生破裂。椎间盘本身由中央的髓核及其周围的纤维环组成。髓核在胸段位于椎间盘中央，在下腰段位于椎间盘中央偏后，为透明半胶状体。30 岁以后，随年龄增长，髓核水分开始减少，纤维和软骨母细胞逐渐代替胶状物质，老年人椎间盘可完全变成纤维样结构。纤维环由胶原纤维及纤维软骨组成，在横断面上呈层状排列，共约 12 层。纤维环的前部及两侧厚而坚固，前部上由坚强的前纵韧带保护，后部则较薄，大部分纤维附着于椎体软骨板，后纵韧带仅在中线呈条状，特别在腰 4、腰 5 处更薄弱，对纤维环几乎无保护作用，成为椎间盘突出的最好发部位。腰 5 骶 1 之间的椎间盘最厚，为前低后高的楔形，所受剪力最大，也是容易发生突出的间隙。

（三）椎间孔

椎间孔的上下界为相邻的椎骨椎弓根上下切迹，前面为椎体和纤维环，后面为关节突和关节囊，脊神经根紧贴椎间孔上部出椎管。椎间盘退变使相应的椎间隙狭窄，下位椎骨的上关节突向上嵌入上位椎弓根的下切迹中，造成椎间孔狭窄，并可压迫脊神经根。关节突关节由椎体的下关节突与下位椎体的上关节突构成，脊柱后伸时关节囊变松弛，易造成内层滑膜的嵌压，机体从屈曲位变直立位时偶可出现软骨样半月板结构被关节突嵌压。在腰椎退行性疾病或腰椎过度前突时，下关节突尖部与相应椎板形成假关节。关节突由脊神经后内侧支支配，关节的炎症和创伤均可导致疼痛；典型的骶 1 上关节突呈冠状位，其关节面与水平面几乎垂直或稍向后倾，以利腰骶后关节的稳定防止前滑脱，两侧关节面不对称可导致疼痛。

腰 3 横突最长，是腰部肌肉的主要着力点，其肌肉和筋膜的附着处易产生劳损和疼痛，称第 3 腰椎横突综合征。过大的第 5 腰椎横突也可造成第 4 腰椎神经的压迫（第 5 腰椎骶化）。骶 1 棘突常常缺如，导致两侧椎板不连接形成隐裂触到向下弯曲呈钩状的腰 5 棘突时，伸腰时腰 5 棘突可压迫硬膜引起腰背痛。

（四）连接韧带

连接韧带主要是指黄韧带、棘上和棘间韧带，在臀部还有骶髂韧带。老年人黄韧带失去弹性，胶原纤维增生肥厚，后伸时可向椎管内凸起，使矢状径变小，导致椎管狭窄。棘上韧带连接个棘突顶端，在腰 4 腰 5 及腰 5 骶 1 处薄弱或缺如，若弯腰时缺少保护，易造成此处的棘间韧带损伤和劳损。棘间韧带位于相邻棘突间，弯腰时紧张以阻止脊柱过屈。腰椎过度前屈或椎间盘退变造成椎间隙狭窄时可造成棘间韧带损伤和炎性疼痛。骶髂韧带在直立位时身体中心经过其前方对其产生一定扭力。弯腰时，腰椎前倾，股后肌群牵拉骨盆后旋可造成骶髂关节扭伤和韧带松弛，产生腰背痛。外力导致骨盆损伤，骶髂关节错位，常伴有骶骨骨折。

（五）神经

脊神经后内侧支越横突基部在横突与上关节交界处居纤维管内，此处受压也可导致腰背痛。窦椎神经自脊神经外侧2mm处发出，经椎间孔出后返回椎管并下行，分支分布于后纵韧带、硬膜外组织、骨膜、硬膜前部和椎间盘纤维环后1/3。窦椎神经有感觉神经和交感神经双重成分。支配腰椎间盘后方的是窦椎神经，由脊神经返支和灰交通支组成；椎间盘前方的神经来自交感干交通支；侧方由窦椎神经和交感神经共同支配。窦椎神经会同时发出上行和下行纤维，即腰4椎间盘的窦椎神经会支配腰3~5三个节段的椎间盘。此外，腰背筋膜内有脊神经后支穿过，筋膜可嵌压神经产生疼痛。臀筋膜内有臀上神经穿过，神经嵌压可导致疼痛。

四、腰背痛病史采集要点

通常遵循P-Q-R-S-T的原则。

1. P——激发和缓解因素（provocative and palliative factors） 询问内容包括患者保持坐姿的时间（椎间盘性疾病久坐时加重）；可行走的距离（椎管狭窄时加重、前屈缓解）；什么姿势时疼痛症状加重？什么姿势疼痛症状减轻或消失？总体来说，盘源性下腰痛坐时疼痛加重，站立或侧卧位时疼痛可减轻；腰椎间盘突出症时不能久坐久站，平卧位可缓解症状；做增加腹压动作（排便、咳嗽）时疼痛加重提示有神经根病变；腰部后伸时疼痛常见于椎管狭窄和小关节性腰痛；腰部前屈位疼痛加重常见于盘源性下腰痛或腰扭伤和纤维肌痛时。

2. Q——疼痛的性质（quality of pain） 如烧灼/麻刺感、麻木、锐痛或钝痛。

3. R——疼痛的放射性（radiation of pain） 是否放射至腿（神经根）或伴有直肠/膀胱的鞍区功能障碍（马尾综合征）或有两侧的臀部和大腿疼痛（椎管狭窄或腹内病变的牵涉痛）。

4. S——疼痛的严重程度或全身症状（severity of pain or systemic symptoms） 包括疼痛VAS评分，发热、体重减轻和排便习惯改变等。

5. T——疼痛的时间（time of pain） 发病的日期、相关的创伤以及之前是否有相似的发作。

五、常见的腰背痛疾病

1. 非特异性下腰痛 肌筋膜损伤、急性腰扭伤、腹外斜肌损伤、棘上/棘间韧带损伤、棘突滑膜炎、骶髂上韧带损伤、骶棘韧带损伤、腰3横突综合征、腰背筋膜综合征和腰臀筋膜综合征等。

2. 盘源性下腰痛和腰椎间盘突出症 将在后面章节中详细叙述。

3. 退行性疾病 包括胸椎退行性病变和椎管狭窄，将在后面章节中详细叙述。

4. 脊柱创伤 外伤性软组织损伤、骨折和椎体压缩性骨折等。

5. 骨性感染 化脓性脊柱炎、脊柱结核、骶髂关节结核等。

6. 肿瘤 常见的良性肿瘤包括椎体血管瘤、骨样骨瘤、神经鞘瘤和脊索瘤；恶性肿瘤有多发性骨髓瘤和脊柱转移性肿瘤等。

7. 神经系统疾病 神经根畸形或神经鞘异常、多发性神经炎、吉兰-巴雷综合征和带状疱疹神经痛等。

8. 内脏疾病引起的腰背部疼痛。

9. 其他全身性疾病累及腰背部 如强制性脊柱炎、风湿性多肌痛或纤维肌痛综合征等。

六、治疗原则

治疗目标：减轻疼痛，预防疼痛慢性化并尽可能地维持和恢复患者的功能，提高其生活质量。在临床治疗实践中，除了减轻患者疼痛以外，应重视重建或改善功能，以使其日常工作和活动不受太大影响。要尽一切可能阻断"疼痛—痉挛—不良姿势—疼痛"的恶性循环，避免因此导致患者的过早退休和残疾。对于腰背痛，常采用综合治疗方法，包括：物理治疗、药物治疗、神经阻滞治疗、手术微创治疗、脊髓电刺激治疗和鞘内药物治疗等。

（一）NSAIDs

NSAIDs 有镇痛、抗炎、解热、影响血栓形成和免疫功能的作用，是软组织疼痛和骨关节疼痛使用最多的药物，也是临床治疗腰背痛的最常用药物之一，常见药物见表 20-1，其中，对乙酰氨基酚可以作为第一线药物，其镇痛作用与其他的非选择性环氧化酶抑制药相似，但无抗炎作用；一般认为对乙酰氨基酚的消化道、肝脏、肾脏、血小板以及心脏的不良反应较其他环氧化酶抑制药为低，但大剂量使用，仍然需要警惕上述副作用。一般单药剂量不超过每日 4g，合剂或联合用药时每日剂量不超过 2g。对乙酰氨基酚属非酸性 NSAIDs，蛋白结合率低，与其他镇痛药有协同或相加作用，因此也可作为合剂使用。

表 20-1　常用 NSAIDs

分类	药物	半衰期 /h	每日总剂量 /mg	每次剂量 /mg	用法 /（次 /d）
丙酸衍生物	布洛芬	2	1 200～3 200	400～600	3～4
	萘普生	14	500～10 000	250～500	2
	洛索洛芬	1.2	180	60	3
	氟比洛芬	3～4	150～200	50	3～4
苯酰酸衍生物	双氯芬酸	2	75～150	25～50	3～4
吲哚乙酸类	吲哚美辛	3～11	75	25	3
	舒林酸	18	400	200	2
	阿西美辛	3	90～180	30～60	3
吡喃羧酸类	依托度酸	8.3	400～1 000	400～1 000	1
非酸性类	萘丁美酮	24	1 000～2 000	1000	1～2
昔康类	炎痛昔康	30～86	20	20	1
烯醇酸类	美洛昔康	20	15	7.5～15	1
磺酰苯胺类	尼美舒利	2～5	400	100～200	2
昔布类	塞来昔布	11	200～400	100～200	1～2
	艾瑞昔布	20	100～200	100	1～2

NSAIDs 长期应用的危险性过去曾被低估。2004 年罗非昔布退出市场后启动了对此类药物的重新评价。NSAIDs 最常见的副作用是胃肠道副作用，与剂量和用药时间成正比，服用 2 个月以上的非选择性 NSAIDs，平均胃镜下溃疡发生率为 21%，甚至有报告服用萘普生仅 1 周，即有 19% 的患者出现镜下胃或十二指肠溃疡。NSAIDs 的胃肠道副作用发生率高而且隐匿性强，后果严重；近半数以上患者在严重发作前并无征兆，研究表明美国每年死于 NSAIDs 相关并发症的患者高达 15 000～16 500 人。与非选择性 NSAIDs 相比，选择性 COX-2 抑制药的胃肠道副作用显著降低。胃肠道高风险患者，建议在使用非选择性

NSAIDs 时加胃黏膜保护剂、抗酸剂或使用选择性 COX-2 抑制药或对乙酰氨基酚与曲马多或弱阿片类药物的合剂。近年的文献表明选择性 COX-2 抑制药可增加心血管不良事件发生率，不建议用于冠心病患者的长期疼痛治疗，但心血管不良事件在布洛芬、双氯芬酸和萘普生等非选择性 NSAIDs 中也可发生。2007 年美国 FDA 建议对选择性 COX-2 抑制药和非选择性 NSAIDs 要修改说明书，增加此类药物可能导致严重消化道事件和心血管事件的黑框警告；在非处方药物的说明书上也应提出上述警告，说明书还要包括适应证、选用最低有效剂量和最短疗程、可能出现不良反应、危险因素等，并建议患者定期进行医学随访。对中、重度腰背痛指南的新建议中列出了上消化道不良事件危险因素，指出有危险因素者用药后不良反应发生率远高于一般患者。在需长期用药的人群中，如无禁忌，建议使用选择性 COX-2 抑制药，对重度疼痛患者也可直接使用曲马多或强阿片类药物如羟考酮、氢吗啡酮和芬太尼透皮贴剂等。总之强调了治疗慢性疼痛应重视安全性，强调了环氧化酶抑制药相关的危险因素，有关药物的具体使用方法详见第六章。

（二）阿片类药物

长效强阿片类药物用于中度尤其是重度慢性疼痛治疗安全有效，过度担心其成瘾或滥用缺乏依据。国内慢性非癌痛使用阿片类药物的治疗原则如下：

1．在其他常用的临床镇痛方法无效时，就可考虑采用强阿片类药物治疗。

2．患者年龄大于 40 岁，疼痛病史超过 4w（艾滋病患者、截瘫患者疼痛治疗不受此项年龄及疼痛病史的限制）。

3．中度到重度的慢性疼痛（VAS 评分≥5 分）。

4．慢性非癌痛诊断明确的患者（暂限定于带状疱疹后神经痛；骨、关节疼痛；腰背痛；神经、血管性疼痛；神经源性疼痛）。

5．患者没有阿片类药物滥用史。

6．采用强阿片类药物治疗时，执业医师应慎重选择对疼痛患者有效的用药处方，并进行药物剂量滴定和治疗方案的调整。

7．必须仅由一位被授权的执业医师负责开处方。该医师必须充分了解病情，与患者建立长期的治疗关系。

8．在使用强阿片类药物之前，患者和医师必须对治疗方案和预期效果达成共识。

9．患者必须签署知情同意书。

10．按照三阶梯止痛疗法中按时给药的原则，镇痛药物应连续给予，强调功能改善并达到充分缓解疼痛的目的。

11．开始治疗后，患者应至少每周就诊一次，以便调整处方。当治疗状况稳定后，可以减少就医次数。经治医师要定期随访患者，开始时应较频繁（如每周 1 次），以后可以每月 1 次。每次随访都要评估和记录镇痛效果、功能改善情况、用药及伴随用药和副作用。

12．每次就医时应注意评估的指标包括：①镇痛效果（VAS 评分）；②功能状态（身体和精神）；③与强阿片类药物相关的副作用。

13．当疼痛加剧，加大用药剂量不能缓解时，可考虑住院治疗，以便密切观察加大药物剂量后的反应，并进行剂量调整。

14．如果较小剂量强阿片类药物未能达到充分缓解疼痛，同时患者不能耐受，则应考虑停止使用强阿片类药物。

15．强阿片类药物用于慢性非癌痛治疗，如疼痛已经缓解，应尽早转入二阶梯用药，强阿片类药物连续使用时间暂定不超过 8w。

16. 疼痛治疗旨在缓解患者躯体和精神上的痛苦，必要时，应采取综合治疗措施。

17. 应建立医院保管病历，记录治疗过程中不同时期的镇痛效果、功能状态、副作用及异常行为。

18. 若发现患者同时找两位以上医师开药、用药量剧增或有其他异常行为，应停药。

（三）介入手术治疗

腰背痛的介入手术治疗包括：骨骼肌松解、神经阻滞治疗（疼痛相关的神经阻滞和痛点药物治疗，通常采用局部麻醉药和糖皮质激素，亦包括射频等）、椎管内（侧隐窝、硬膜外和鞘内）注射和椎间盘微创（胶原酶融核、臭氧治疗、射频消融术、等离子消融术、Dis-FX 技术和脊柱内镜等）等。对于顽固性疼痛还可采用脊髓电刺激治疗和鞘内药物输注系统植入术，但费用较高，总体疗效不确切，脊髓电刺激治疗由于需要埋藏电极，对脊髓相关的神经病理性疼痛长期疗效仅为 50%，常用于药物治疗无效的顽固神经病理性疼痛患者。鞘内药物治疗主要用于需要使用较大剂量阿片类药物的重度慢性疼痛，其适应证和用药方法详见第十四章。

第二节 椎间盘源性下腰痛

一、概念

椎间盘源性下腰痛（discogenic low back pain，DLBP）可以简单定义为由于一个或多个腰椎间盘内部结构和代谢功能异常，刺激椎间盘内或椎管内疼痛感受器所引起的腰部疼痛，不伴根性症状，无神经根受压或椎体节段过度移位的放射学证据。DLBP 是临床上常见而容易忽视的多发病，是椎间盘内紊乱（internal disc disruption，IDD）如退变、纤维环内裂症、椎间盘炎等刺激椎间盘内疼痛感受器引起的慢性下腰痛，可描述为炎性介质介导的椎间盘源性疼痛。临床上最常见的 DLBP 常指纤维环破裂但无明显突出，局部产生炎性反应，炎性介质刺激外层纤维环内或新生的神经纤维并使其致敏导致疼痛，同时可合并下肢异感等症状。

二、发病机制

主要有以下几方面的原因：髓核和纤维环的破裂、椎间盘内神经分布的异常和椎间盘内炎性介质的刺激等。腰椎间盘后方的窦椎神经是由脊神经返支和灰交通支组成的混合神经，支配腰椎间盘的所有神经通过相应节段的交通支进入交感干，最终经腰 1 或腰 2 交通支进入腰 1 或腰 2 背根神经节，因此部分椎间盘源性下腰痛的患者表现为腰 1 或腰 2 神经根支配区域如大腿前方和腹股沟区的疼痛不适。因此临床上椎间盘源性下腰痛的患者无明显椎间盘突出时也可合并腹股沟区疼痛。

三、临床表现和查体表现

椎间盘源性下腰痛的最主要临床特点是坐的耐受性下降，疼痛常常在坐位时加剧，患者通常只能坐 20min 左右。疼痛主要位于下腰部，有时也可以向下肢放散，部分患者可有腹股沟区或大腿内侧疼痛。大多数患者的腿痛症状不超过膝盖。多数腰间盘源性腰痛的患者可以有很长时间反复发作的腰痛，多数患者在坐位和前屈弯腰时，椎间盘内的压力增高后，可以进一步刺激腰椎间盘纤维环表面的神经末梢，引起腰痛加重；另外，在受凉后，也可使神经末梢对不良刺激的敏感性增高，引起腰痛加重。反之，在休息后，特别是卧床休息及很好保暖后，椎间盘内的压力降低，纤维环表面的神经末梢受到的不良刺激较少，从而使腰痛减轻。查体患者直腿抬高试验阴性，双下肢肌力、肌张力无明显异常，下肢腱反射无明显异常，没有神经根受压的阳性体征。

四、诊断

椎间盘源性下腰痛的临床诊断标准：

1. 反复发作的腰痛，伴或不伴有腹股沟区、大腿内侧的疼痛。

2. 持续时间超过 6 个月。

3. MRI 检查有椎间盘信号异常、纤维环后部 T2 加权相高信号区（high intensity zone，HIZ）等表现。

4. 椎间盘造影阳性并有临近节段椎间盘的阴性对照（诊断金标准）。

5. 排除其他疾病，如椎间盘突出、椎管狭窄、腰椎滑脱等。

五、治疗

1. 药物治疗　药物治疗主要从镇痛、消除炎性水肿、改善局部循环等方面进行。镇痛首选 NSAIDs，在临床应用过程中应权衡患者消化道出血和心血管风险，选择合适的 NSAIDs。

（1）萘普生：抗炎作用强，镇痛作用约为阿司匹林的 7 倍，解热作用约为阿司匹林的 22 倍，为一种高效低毒性的消炎镇痛药物。用法与用量：口服，每次 0.25～0.5g，每日 2 次。

（2）布洛芬：口服，每次 0.2g，每日 3 次，饭后半小时服用。

（3）双氯芬酸：口服双氯芬酸钠或者双氯芬酸钾，25mg 每日 3 次，75mg 每日 1 次。

（4）尼美舒利：每次 0.05～0.1g（0.5～1 片），每日 2 次，餐后服用，按病情的轻重和患者的需要，可以增加到每次 0.2g（2 片），每日 2 次。

（5）依托考昔：推荐剂量为 60mg，每日 1～2 次，口服，使用时间不超过一周。

（6）塞来昔布：推荐剂量为 200mg，每日 1 次，口服，临床最大剂量为每日 400mg。

（7）美洛昔康：推荐剂量为 7.5mg，每日 1 次，口服，最大剂量为每日 15mg。

（8）氟比洛芬巴布膏：局部外敷，对于疼痛、急性炎症及慢性炎症，有优良的镇痛抗炎作用。每贴含氟比洛芬 40mg（面积 13.6cm×10cm，含膏量 12g），每日 2 次，贴于患处。对本品或其他氟比洛芬制剂有过敏史的患者以及有阿司匹林哮喘（非甾体抗炎药等诱发的哮喘）或其他过敏史的患者禁用。勿应用于受损的皮肤及黏膜和皮疹部位。

（9）双氯芬酸钠（扶他林）乳胶剂：局部外用，对于急性疼痛有较好的缓解疼痛、消除肿胀的作用。外用乳胶剂禁止接触眼和黏膜，严禁口服；只适用于无破损皮肤表面，忌用于皮肤损伤或开放性创口处。

（10）吡罗昔康贴：每贴含吡罗昔康 48mg，每 2d 1 贴，贴于腰部压痛明显处，对于急性疼痛有很好的治疗作用。

氟比洛芬贴膏、双氯芬酸钠乳膏、吡罗昔康贴、吲哚美辛巴布膏等外用制剂可用于有明显压痛点的患者，这类外用制剂可通过皮肤渗透至深层组织，不经胃肠道吸收，小剂量的药物即可产生较好的镇痛效果，从而减小胃肠道和心血管风险。

有些患者急性发作期疼痛程度较重，NSAIDs 通常镇痛不足，可联合应用氨酚曲马多、曲马多缓释片或氨酚羟考酮等弱阿片类药物，曲马多缓释片服用后出现恶心、呕吐较多，初次使用可半片口服，必要时可加用托烷司琼、甲氧氯普胺等药物缓解恶心、呕吐。

迈之灵片为一种马栗籽提取物，可降低血管通透性，减少渗出，有效消除急性期组织炎性水肿，通常用法是每次 2 片，每日 2 次口服。

此外，可辅以口服或外用活血化瘀类中药，改善微循环，促进炎性物质吸收。

2．物理治疗　包括各种激光疗法、冲击波、超声波、温控银质针、牵引、按摩和针灸等等。通过温灸效应或者物理刺激效应，扩张血管，改善局部微循环，促进疼痛相关介质的代谢和清除，产生镇痛效果，加快组织修复。在急性期物理治疗通常可产生较好的镇痛效果，若为慢性疼痛，这些物理治疗的效果通常并不理想。

3．微创介入手术治疗　若保守治疗无效或者反复发作，可考虑行微创介入手术，主要有椎间盘臭氧注射、射频消融、腰椎后内侧支射频和 Disc-FX 技术等等，在此不作过多阐述。

第三节　腰椎间盘突出症

一、概念

腰椎间盘突出症是由于腰椎间盘各部分（髓核、纤维环及软骨板），尤其是髓核，发生不同程度的退行性改变后，在外力因素的作用下，椎间盘的纤维环破裂，髓核组织从破裂之处突出（或脱出）于后方或后外方，导致椎管内结构或相邻脊神经根刺激受压，从而产生腰部疼痛，伴有一侧下肢或双下肢麻木、疼痛等一系列临床症状。腰椎间盘突出症以腰 4～腰 5、腰 5～骶 1 发病率最高，约占 95%。

二、发病机制

腰椎间盘尤其髓核的退行性改变是发病的基本因素，髓核退变主要表现为含水量降低，并由此引起椎节失稳、松动等小范围的病理改变；纤维环的退变主要表现为坚韧程度的降低。长期反复的外力造成轻微损害，加重了退变的程度。椎间盘在成年之后逐渐缺乏血液循环，修复能力差。在自身解剖弱点的基础上，某种可导致椎间盘所承受压力突然升高的诱发因素，即可使弹性较差的髓核穿过已变得不太坚韧的纤维环，造成髓核突出。包括腰椎骶化、骶椎腰化、半椎体畸形、小关节畸形和关节突不对称等在内的腰骶部先天异常，可使下腰椎承受的应力发生改变，从而构成椎间盘内压升高和易发生退变和损伤。发生放射性下肢痛的原因有：

1．破裂的椎间盘产生化学物质的刺激及自身免疫反应使神经根发生化学性炎症。

2．突出的髓核压迫或牵张已有炎症的神经根，使其静脉回流受阻，进一步加重水肿，使得对疼痛的敏感性增高。

3．受压的神经根缺血。

上述三种因素相互关连，互为加重因素。

三、临床表现和查体表现

（一）临床表现

腰痛是大多数椎间盘突出患者最先出现的症状，发生率约 91%。由于纤维环外层及后纵韧带受到髓核刺激，经窦椎神经而产生下腰部感应痛，有时可伴有臀部疼痛。虽然高位腰椎间盘突出（腰2～腰3、腰3～腰4）可以引起股神经痛，但临床少见不足 5%。绝大多数患者是腰4～腰5、腰5～骶1间隙椎间盘突出，表现为放射性下肢痛，俗称坐骨神经痛。典型坐骨神经痛是从下腰部向臀部、大腿后方、小腿外侧直到足部的放射痛，在喷嚏、咳嗽和搬重物等腹压增高的情况下疼痛会加剧。放射痛多发生在一侧肢体，少数中央型或中央旁型髓核突出者可发生在双下肢。当向正后方突出或脱垂的髓核组织压迫马尾神经时，可表现为大、小便障碍，会阴和肛周感觉异常等马尾神经症状，严重者可出现大小便失控及双下肢不完全性瘫痪等症状，临床上少见。

（二）查体表现

患者常因减轻疼痛而采取一种侧弯的代偿性姿势。大部分患者有不同程度的腰部活动受限，急性期尤为明显，其中以前屈受限最明显，因为前屈位时可进一步促使髓核向后移位，并增加对受压神经根的牵拉。查体会出现相应病变节段脊柱和椎旁的压痛和叩痛。叩痛以棘突处为明显，压痛点主要位于椎旁，可出现沿坐骨神经放射痛。约 1/3 患者有腰部骶棘肌痉挛。典型患者常有直腿抬高试验及加强试验阳性，患者仰卧伸膝，被动抬高患肢，抬高在 60° 以内即可出现坐骨神经痛，称为直腿抬高试验阳性。再缓慢降低患肢高度，待放射痛消失，这时再被动屈曲患侧踝关节，再次诱发放射痛称为加强试验阳性。高位腰椎间盘突出（腰2～腰3，腰3～腰4）时可出现股神经牵拉试验阳性。患者取俯卧位，患肢膝关节完全伸直，检查者将伸直的下肢高抬，使髋关节处于过伸位，当过伸到一定程度出现大腿前方股神经分布区域疼痛。80% 患者常出现受累脊神经根的分布区域的感觉异常，早期多表现为皮肤感觉过敏，渐而出现麻木、刺痛及感觉减退。单侧单节段患者感觉障碍范围较小，但若是马尾神经受累的中央型及中央旁型患者，则感觉障碍范围较广泛。70%～75% 患者出现肌力下降，腰5神经根受累时，踝及趾背伸力下降，骶1神经根受累时，趾及足跖屈力下降。反射改变亦为本病易发生的典型体征之一。腰4神经根受累时，可出现膝跳反射障碍，早期表现为活跃，之后迅速变为反射减退；腰5神经根受损时对反射多无影响。骶1神经根受累时则跟腱反射障碍。反射改变对受累神经的定位意义较大。

当出现以下表现时，提示患者有外科手术指征：①强迫体位；②合并马尾神经受压表现；③单根神经根麻痹；④有肌萎缩、肌力下降等表现；⑤合并椎管狭窄时。

四、诊断

1. 同时出现下腰痛和下肢痛，并且下肢痛常常比腰痛更明显。

2. 下肢感觉异常，单一神经根在腿或足部痛觉异常。

3. 查体至少出现以下一种以上阳性：患侧下肢直腿抬高试验或加强试验或健侧抬高试验。

4. 下肢神经肌电图检查提示神经传导受损可能。

5. 下肢肌萎缩、肌无力、感觉异常或反射改变至少两项异常。

6. 椎间盘 CT 或腰椎 MRI 检查有阳性结果并且与受累神经根的症状和体征相符。

五、治疗

保守治疗方法包括有一般治疗、药物治疗和各种理疗。卧床休息制动是急性期最基本的治疗手段之一。

1. 药物治疗 多采用 NSAIDs 镇痛，此处不再赘述。

急性期可口服迈之灵（2 片 / 次，每日 2 次，口服）减轻组织水肿，或快速静脉滴注 20% 甘露醇 250ml 脱水，甘露醇是一种高渗的组织脱水剂，需快速静脉滴注来促进组织间液的水分向循环系统渗透，同时也间接地促进细胞内的水分向细胞外转移，从而引起组织脱水，有报道甘露醇应用可诱发急性心力衰竭，因此，对于老年患者或心功能不全的患者，需谨慎使用。

神经妥乐平（8U/ 次，每日 2 次，口服；或 7.2U/ 次，每日 1 次，静脉滴注）为牛痘疫苗接种后的家兔炎症皮肤提取物，可激活中枢神经系统镇痛机制中的下行性抑制系统发挥镇痛作用，作用于血管运动神经的自主神经改善微循环。

甲钴胺能促进神经细胞内核酸和蛋白质的合成，促进髓鞘的形成，加强轴突的合成代谢，防止轴突变性，提高神经元的代谢功能，促进神经损伤修复。

当合并有明显神经病理性疼痛症状时可加用加巴喷丁 300mg，每 8h 一次，口服；或普瑞巴林 75mg，每日 2 次，口服，通过阻断钙离子通道，抑制神经异常放电，缓解神经病理性疼痛。加巴喷丁用药初期易出现嗜睡、头晕等不良反应，因此需从小剂量开始逐渐加量。此外，加巴喷丁引起老年人认知障碍，加重心血管疾病发生的危险性，因此，老年患者需谨慎使用。加巴喷丁和普瑞巴林与阿片类药物合用时血药浓度会增加，有致命性药物过量的风险。

小剂量神经根或硬膜外注射糖皮质激素（地塞米松、曲安奈德、得宝松等）和局麻药能快速减轻神经水肿，达到镇痛目的。

2. 物理治疗 物理治疗包括有各种激光疗法、冲击波、超声波、牵引、按摩和针灸等等。通过温灸效应或者物理刺激效应，扩张血管，改善局部微循环，促进疼痛相关介质的代谢和清除，产生镇痛效果，加快组织修复。

3. 手术治疗 包括微创介入手术治疗和外科手术治疗。选择性神经根阻滞、硬膜外注射、椎间盘臭氧注射、椎间盘射频消融等均是临床常用的微创介入治疗方法。对于单节段较大的椎间盘突出甚至脱垂可建议行经皮椎间孔或椎板间入路内镜下手术治疗。对于极其严重的椎间盘突出，出现马尾神经受损症状，或合并肌肉萎缩或椎管狭窄症状时，建议采用外科开放手术治疗方法。

第四节　腰椎退行性病变

一、概念

腰椎退行性病变是指腰椎自然老化和退化的病理生理过程。腰椎是人体躯干活动的枢纽，而所有的身体活动都无一不在增加腰椎的负担；随着年龄的增长，过度的活动和超负荷的承载，使腰椎加快出现老化。严重的腰椎退行性病变可以引起腰腿痛甚至神经损害，影响工作能力和生活质量。

二、发病机制

腰椎表面受损后，骨膜上下血肿形成，纤维母细胞开始活跃，并逐渐长入血肿中，以肉芽组织取代血肿。随着血肿的机化和钙化沉积，最后形成突向椎管或突出于椎体的骨赘

（骨刺）。骨赘的形成（骨质增生）是机体的一种保护性措施，能起到稳定椎节、避免异常活动和增加负重平面的作用。但是骨赘向椎管内和椎弓根发展，就会有对脊神经和硬膜囊的压迫，产生不同的神经根压迫症状。椎间盘和小关节构成椎体间的一个三角形的支架结构，以稳定椎体间的关系。当腰椎退变或者椎体间关节受损后，小关节的稳定性遭到破坏而发生病理改变；出现腰椎关节稳定性下降，关节间隙狭窄和椎间孔狭窄，压迫神经根而出现症状。黄韧带是椎管内的主要韧带，正常人的厚度为 2～4mm，增生时可达 6～8mm。正常黄韧带是松弛的和有弹性的。在发生退变和损伤时候，黄韧带处于紧张状态，逐渐增生肥厚，弹性减低，并出现钙化和骨化，压迫椎管硬膜囊，产生继发性椎管狭窄。

三、临床表现和查体表现

患者常有腰痛以及腰椎支撑功能下降，多由椎间盘的退变、腰椎小关节磨损增生、腰椎侧弯和腰椎滑脱等原因引起；特征是站立劳累后加重，卧床休息后减轻。但患者常诉晨起腰部酸痛明显，白天活动工作后又有所缓解；腰部旋转时，疼痛感加重。部分患者可出现下肢疼痛或麻木，但一般不超过膝盖。查体常有相应腰椎节段椎旁压痛，余可无其他明显体征。患者常合并不同程度的骨质疏松，通过骨密度测定有助于帮助诊断。

四、治疗

1. 药物治疗 多采用 NSAIDs 镇痛，但需充分评估胃肠道出血和心血管风险，疼痛剧烈可加用曲马多或氨酚羟考酮等阿片类药物。若合并有骨质疏松时，可口服或静脉滴注双膦酸盐（阿仑膦酸钠，10mg，每周 1 次，口服；利塞膦酸钠，5mg，每日 1 次，口服；唑来膦酸钠，5mg，静脉滴注，每年 1 次；伊班膦酸钠，2mg，静脉滴注，每 3 个月 1 次），双膦酸盐可抑制破骨细胞功能，抑制骨吸收；降钙素类能抑制破骨细胞的生物活性和减少破骨细胞的数量，从而阻止骨量丢失并增加骨量，常用给药途径分别为鼻喷鲑鱼降钙素（200IU/d）或肌内注射鳗鱼降钙素（20U/w）；另外，还需补充钙剂（500～600IU/d）和活性维生素 D（骨化三醇和 α- 骨化醇，400～800IU/d）。

2. 物理治疗 包括各种激光疗法、牵引、按摩和针灸等等，体外冲击波疗法也是可以推荐的。通过温灸效应或者物理刺激效应，扩张血管，改善局部微循环，促进疼痛相关介质的代谢和清除，产生镇痛效果，加快组织修复。若患者合并有骨质疏松，牵引、按摩等理疗方案需谨慎进行，避免出现小关节错位或骨折。

3. 手术治疗 对于顽固性腰痛患者，可采用 X-ray 或 B 超定位下腰椎后内侧支阻滞介入治疗，疗效不好的还可采用后内侧支射频毁损治疗。

第五节 腰椎管狭窄

一、概念和发病机制

椎管狭窄（spinal stenosis）是各种原因引起椎管各径线缩短，压迫硬膜囊、脊髓或神经根，从而导致疼痛、麻木、肢体无力、跛行和大小便障碍等一系列神经功能障碍的一类疾病。椎管狭窄按照病因分为原发性椎管狭窄和继发性椎管狭窄。当椎间盘、纤维环、关节突和韧带退变等，均有可能压迫椎管而致椎管的管径变小而狭窄。发病原因主要与以下因素有关：

1. 先天性发育畸形，主要为先天性小椎管，特点是多节椎管发病，起病较早，神经功能症状明显。

2. 骨质增生、黄韧带肥厚和后纵韧带骨化导致椎管内容积减小。

3. 侧隐窝狭窄和椎间盘病变，对应节段的椎管狭窄。

4. 创伤后骨折和椎体滑脱。

5. 医源性狭窄，颈胸腰椎手术后脊柱不稳定继发后突等畸形，畸形节段引起椎管狭窄。临床疼痛科常见的是腰椎管狭窄，除了少部分为先天性原因外，大多为中老年人腰椎退变、骨质增生或椎间盘病变所致。

二、临床表现

腰椎管狭窄常出现反复发作的腰背部疼痛，臀部及下肢放射痛，随后出现下肢麻木无力，肌肉萎缩。疼痛性质多种多样，可为酸痛、麻痛、胀痛、放电样及烧灼样疼痛。当出现马尾神经受压症状时常伴小便不净，大便不能自控，会阴区麻木，性功能下降等。间歇性跛行是椎管狭窄的特征性表现。间歇跛行主要表现为行走一段距离后（通常随疾病加重，行走距离逐渐缩短），双下肢出现酸麻胀痛沉重感，迈步困难。弯腰或坐下、蹲下休息片刻后症状可以缓解，开始行走后又再次加重。发生原因与行走时马尾血管充血扩张挤压神经根产生症状有关。腰椎 MRI 检查可全面观察椎间盘是否有病变，了解髓核突出程度和位置并鉴别椎管内有无其他占位性病变；了解脊髓、马尾神经和神经根受压状态，为首选检查方法。

三、诊断和鉴别诊断

结合临床三大典型症状及 CT、MRI 检查，有助于最后的诊断。三大典型症状分别为长期的腰骶部痛，两侧性腿不适以及间歇性跛行，临床表现与客观检查相矛盾、腰部过伸位疼痛而前屈位缓解。最终明确诊断的方法是症状及椎管径线的测量。但需要与转移性脊柱肿瘤和椎管内肿瘤等恶性疾病进行必要的鉴别诊断。与伴有肌无力和病理反射阳性的运动神经元病也需要进行鉴别。血栓闭塞性脉管炎多发生于青壮年男性，多有重度嗜烟历史，典型的临床表现为间歇性跛行、休息痛及游走性血栓性静脉炎。但血管源性跛行不受体位影响，常伴一侧下肢疼痛和发凉。

四、治疗

1. 一般治疗　发病初期卧床休息常能明显缓解症状，日常生活中避免久坐、弯腰、负重等，养成良好的生活工作习惯，避免受凉，适度减轻体重。积极腰背部肌肉锻炼，佩戴腰围或支具，适当进行理疗。

2. 药物治疗　多采用 NSAIDs 镇痛。①萘普生：抗炎作用强，每次 0.25～0.5g，每日 2 次，口服。布洛芬：口服，每次 0.2g，每日 3 次，饭后半小时服用。②双氯芬酸：25mg 每日 3 次，或 75mg 每日 1 次。③尼美舒利：每次 0.05～0.1g，每日 2 次。④依托考昔：推荐剂量为 60mg，每日 1～2 次，口服，使用时间不超过 1w。⑤塞来昔布：推荐剂量为 200mg，每日 1 次，口服，临床最大剂量为每日 400mg。⑥美洛昔康：推荐剂量 7.5mg，每日 1 次，口服，最大剂量为每日 15mg。

急性期可口服迈之灵（2 片 / 次，b.i.d.，p.o.）减轻组织水肿，或快速静脉滴注 20% 甘露醇

250ml 脱水，甘露醇是一种高渗的组织脱水剂，需快速静脉滴注来促进组织间液的水分向循环系统渗透，同时也间接地促进细胞内的水分向细胞外转移，从而引起组织脱水，有报道甘露醇应用可诱发急性心力衰竭，因此，对于老年患者或心功能不全的患者，需谨慎使用。

神经妥乐平（8U/ 次，每日 2 次，口服，或 7.2U/ 次，每日 1 次，静脉滴注）为牛痘疫苗接种后的家兔炎症皮肤提取物，可激活中枢神经系统镇痛机制中的下行性抑制系统发挥镇痛作用，作用于血管运动神经的自主神经改善微循环。

甲钴胺（每次 0.5mg，每日 3 次，口服）能促进神经细胞内核酸和蛋白质的合成，促进髓鞘的形成，加强轴突的合成代谢，防止轴突变性，提高神经元的代谢功能，促进神经损伤修复。

当合并有明显神经病理性疼痛症状时可加用加巴喷丁 300mg，8h 1 次，口服；或普瑞巴林 75mg/ 次，每日 2 次，口服。

3. 微创介入治疗 硬膜外注射小剂量激素（地塞米松等）5mg 地塞米松 +2% 利多卡因 4ml + 生理盐水 20ml，可消除脊髓和神经水肿、缓解疼痛，若椎管狭窄处为第 4 和第 5 腰椎节段，可行骶管神经阻滞 5mg 地塞米松 +2% 利多卡因 4ml + 生理盐水 20ml，但腰椎后内侧支神经阻滞通常无效。硬膜外注射臭氧也可以起到减轻脊髓和神经根炎性反应，缓解疼痛的目的。

4. 手术治疗 多数患者经卧床休息、理疗和药物治疗症状缓解。出现下述情况时可考虑手术治疗：①经正规的非手术治疗无效；②自觉症状明显并持续加重，影响正常生活和工作；③明显的神经根痛和明确的神经功能损害，尤其是严重的马尾神经损害；④进行性加重的滑脱、侧凸伴相应的临床症状和体征。一般行扩大椎管减压术和椎板成形术。当出现同一平面复发性椎管狭窄，小关节切除过多，伴有退行性椎体滑脱或脊柱侧凸或后凸，可考虑行植骨融合、内固定术。

第六节 第三腰椎横突综合征

一、概念和发病机制

第三腰椎横突综合征是腰痛或腰腿痛患者常见的一种疾病，好发于青壮年体力劳动者。第三腰椎横突最长且特别大，水平位伸出，附近有血管神经束通过，还有较多的肌筋膜附着。第三腰椎处于腰椎生理前凸弧度的顶点，为承受力学传递的重要部位，易受外力作用的影响，容易受损伤而引起该处附着肌肉撕裂、出血、瘢痕粘连和筋膜增厚挛缩，使血管神经束受摩擦、刺激和压迫产生症状。

二、临床表现

程度和性质不一的腰痛，可反射至同侧大腿，少数可反射到小腿或其他部位。腰部活动时或活动后疼痛症状加重，严重时翻身及步行困难，但咳嗽、打喷嚏和腹肌用力等活动对疼痛无明显影响。

三、诊断

多数患者有腰部扭伤病史。体检在骶棘肌外缘第三腰椎横突尖端处可有局限性压痛，有时可引起同侧下肢放射痛。局部触诊可摸到肌肉痉挛性结节。直腿抬高试验可为阳性。

四、治疗

1. 一般治疗 急性期卧床休息，避免负重。

2. 药物治疗 常采用 NSAIDS 镇痛，局部外敷 NSAIDs 外用贴膏或活血化淤类中药贴膏。疼痛剧烈者可口服曲马多缓释片（50mg/ 次，必要时口服）、氨酚羟考酮（1 片 / 次，必要时口服）等阿片类药物镇痛。口服迈之灵 2 片 / 次，2 次 /d，减轻组织水肿，促进炎性物质吸收。局部肌肉紧张者可口服乙哌立松（50mg/ 次，3 次 /d，口服），缓解肌肉痉挛。也可口服活血化瘀类中药改善局部微循环，改善炎性组织缺血状态。

3. 物理疗法 可采用按摩、推拿、弹拨、超声波对横突及周围压痛明显处进行物理松解，或者采用红外偏振光、超激光、针灸、电针、温控银质针等手段，通过温灸效应，减轻炎性水肿，缓解肌肉痉挛，减轻疼痛。体外冲击波可通过神经末梢组织，对痛觉神经的高强度的刺激可使神经敏感性降低，从而缓解疼痛。此外，空化效应使刺激部位闭塞的血管得到疏通，松解组织粘连。而机械应力作用则表现为拉应力和压应力，拉应力可诱发组织间松解，压应力可促使细胞弹性变形，增加细胞摄氧，适用于慢性损伤。

4. 微创介入治疗 若疼痛较重或药物治疗效果不明显，可行超声引导下腰三横突周围神经阻滞，注射小剂量激素（复方倍他米松注射液或曲安奈德），消除神经炎症，减轻疼痛。经保守治疗无效时或者反复再发或长期不能治愈时，可考虑小针刀微创切除过长的横突尖及周围炎性组织，彻底解除横突对神经血管的压迫。

第七节 急慢性腰扭伤

一、概念和发病机制

急慢性腰扭伤是指在外力作用下或腰部用力不协调，腰部肌肉、筋膜、韧带、腰椎小关节、腰骶关节、骶髂关节和关节囊等软组织，发生肌肉撕裂、筋膜破裂等急性损伤，多见于青壮年。如急性期未得到有效的休息和治疗，未彻底治愈或反复劳损（长期从事强迫性体位等特殊工作），成为慢性的长期腰痛。

常见病因有：

1. 劳动姿势失当，常在弯腰搬重物时发生，腰部弯度大于 90° 时，骶棘肌不再维持脊柱的稳定，脊柱的张力则由韧带承担，故极易造成韧带的撕裂伤。

2. 发力过猛，使腰部肌肉发生撕裂。

3. 天气变化、温度下降、受凉等因素也会加重和诱发腰痛的发生。

二、临床表现

常有明确的腰部扭伤，扭伤时腰部可有撕裂感、牵拉感或响声，立即感觉腰部疼痛。受伤后立即可出现腰部持续性的剧痛，常为撕裂痛、锐痛，翻身、咳嗽或打喷嚏时疼痛明显加重。患者为避免疼痛常处于一种保护性体位，并伴发有保护性肌紧张和脊柱强直。

三、诊断

多数患者有明确的腰部扭伤病史。体检损伤的肌肉等软组织有明显压痛，局部可有肿胀和瘀斑，骶棘肌可有紧张、隆起和压痛。腰椎 CT 和 MRI 检查通常无明显椎间盘突出表现。

四、治疗

1. 一般治疗 急性期应制动，尽量卧床休息，使受损组织、肌肉和韧带等结构得到充分的休息。

2. 药物治疗 常用镇痛药物包括口服和外用两种，常用 NSAIDs：①萘普生抗炎作用强，每次 0.25～0.5g，每日 2 次，口服。②布洛芬，口服，每次 0.2g，每日 3 次，饭后半小时服用。③双氯芬酸，25mg 每日 3 次，或 75mg 每日 1 次。④尼美舒利，每次 0.05～0.1g，每日 2 次。⑤依托考昔：推荐剂量 60mg，每日 1～2 次，口服，使用时间不超过 1w。⑥塞来昔布，推荐剂量为 200mg，每日 1 次，口服，临床最大剂量为每日 400mg。⑦美洛昔康，推荐剂量为 7.5mg，每日 1 次，口服，最大剂量为每日 15mg。外用 NSAIDs，氟比洛芬凝胶贴膏或双氯芬酸乳膏外用。

疼痛剧烈者可口服曲马多缓释片、氨酚羟考酮等阿片类药物镇痛。急性期口服迈之灵 2 片 / 次，2 次 /d，减轻组织水肿，促进炎性物质吸收。局部肌肉紧张者可口服乙哌立松 50mg/ 次，3 次 /d，缓解肌肉痉挛。也可口服活血化瘀类中药改善局部微循环，改善炎性组织缺血状态。

3. 物理疗法 可采用按摩、推拿、弹拨、超声波对横突及周围压痛明显处进行物理松解，或者采用红外偏振光、超激光、针灸、电针、温控银质针等手段，通过温灸效应，减轻炎性水肿，缓解肌肉痉挛，减轻疼痛。体外冲击波适用于慢性损伤。

4. 微创介入治疗 疼痛剧烈者可行局部痛点阻滞，注射 0.5% 利多卡因 + 复方倍他米松注射液或曲安奈德注射液或地塞米松注射液 + 生理盐水混合溶液，对缓解疼痛和促进局部组织血液循环、消除肿胀、缓解肌肉痉挛和防止组织粘连有很好的疗效。

第八节　腰背部带状疱疹神经痛

一、概念和发病机制

带状疱疹是由水痘 - 带状疱疹病毒引起的病毒感染性神经炎。人是水痘 - 带状疱疹病毒的唯一宿主，病毒经呼吸道黏膜进入血液形成病毒血症，发生水痘或呈隐性感染。由于病毒具有亲神经性，感染后可长期潜伏于脊髓神经后根神经节或者颅神经感觉神经节神经元内；当年龄增大、机体受到某种刺激（如创伤、疲劳、恶性肿瘤或病后虚弱等）导致机体抵抗力下降时，潜伏病毒被激活，再次生长繁殖，并沿神经纤维移至皮肤，使受侵犯的神经和皮肤产生强烈的炎症，皮肤产生水疱或皮疹；同时受累神经发生炎症、坏死，产生神经痛。皮疹一般有单侧性和按神经节段分布的特点，由集簇性的疱疹组成；年龄愈大，神经痛愈重。本病好发于中老年人，发病率随年龄增大而呈显著上升。本病愈后可获得较持久的免疫，但随年龄增大，再次出现抵抗力下降时，有些患者会再次罹患。其中胸背段带状疱疹最常见，占 50%，腰段带状疱疹占 15%。

二、临床表现

发疹前可有轻度乏力、低热和纳差等全身症状，患处皮肤自觉烧灼痛或者针刺样痛，触之有明显的痛觉过敏，持续数日后疼痛部位出现典型的疱疹，亦可无前驱症状只出现红疹。

疱疹随神经走形带状分布，多发生在身体一侧，一般不超过中线。患处常首先出现潮红斑，很快出现粟粒至黄豆大小的丘疹，簇状分布而不融合，继之迅速变为水疱，疱壁紧张发亮，疱液澄清，外周绕以红晕，各簇水疱群间皮肤正常。亦有一些患者为大水疱型。神经痛为本病特征之一，可在发病前或伴随皮损出现，老年患者常较为剧烈。皮肤病变病程一般 2～3 周，水疱干涸、结痂脱落后留有暂时性淡红斑或色素沉着。但皮损愈合后，不少患者仍有不同程度的疼痛症状。

三、诊断

根据典型的临床特点（受累神经分布区出现水疱伴有烧灼样、针刺样疼痛，以及伴有痛觉过敏、痛觉超敏或自发性疼痛），发病前常有感冒劳累等病史，基本可以确定诊断。但部分带疱患者可能存在同时并发肿瘤的情况，临床上需要注意排查。

四、治疗

药物治疗：急性期的药物治疗主要包括抗病毒药物、NSAIDs、抗惊厥药、抗抑郁药、局麻药、阿片类药物以及神经营养药物等。慢性期的药物治疗主要为抗癫痫药、抗抑郁药、阿片类药物。一线用药为抗惊厥药（加巴喷丁和普瑞巴林）、抗抑郁药（包括三环类抗抑郁药和 SNRIs）。抗惊厥药可以特异地阻断钙通道的 $\alpha_{2\delta}$ 亚单位以及非特异地阻断钠通道，抑制初级和二级上行通道神经元的电活动，是带状疱疹后神经痛的首选。抗抑郁药中的阿米替林可以提高痛阈值，对烧灼性神经痛最有效，也可以改善疼痛导致的睡眠困难。而 SNRIs 如度洛西汀、文拉法辛等，可以抑制去甲肾上腺素和 5- 羟色胺的再摄取，从而影响疼痛的下行抑制通路发挥镇痛作用。局麻药可阻断钠通道，抑制动作电位的产生和神经传导，在皮肤完好的部位外用利多卡因乳膏、奥布卡因凝胶或利多卡因贴膏，或者皮下注射 0.3% 利多卡因可有效缓解痛觉过敏和痛觉超敏。曲马多和阿片类药物为二线用药，用于一线药物控制不佳的情况。甲钴胺或神经妥乐平等神经营养制剂有口服和注射制剂两种，目前也常用于临床带状疱疹急性期的治疗。口服给药仍是治疗带状疱疹神经痛的首选途径。

除了口服药物治疗以外，介入治疗也常用于一些难治性带状疱疹神经痛患者的治疗，对于合并糖尿病、免疫力低下、老年患者等，带状疱疹感染后的神经损伤一般较重，易形成带状疱疹后遗神经痛，此类患者应尽早进行介入治疗手段。神经阻滞技术是治疗带状疱疹神经痛的最常用介入治疗手段之一，在口服药物的同时对病变部分受累的神经给予局麻药和少量的类固醇激素可以迅速缓解疼痛，硬膜外腔注射或置管术也常用于某些腰背部带状疱疹神经痛的患者，常用药物为 0.1% 罗哌卡因与少量激素。除此之外，射频技术也是治疗带疱后遗痛的重要技术之一，根据射频温度和模式的不同分为脉冲射频术和射频热凝术，可对脊神经根产生不同程度的毁损效果，达到镇痛目的。对于少数尤其顽固的难治性患者，可考虑进行鞘内药物输注系统植入术或硬膜外脊髓电刺激治疗，但花费贵，疗效不确切，因此目前在国内临床很难大面积推广。

第九节　肿瘤相关性腰背痛

肿瘤相关疾病也会引起腰背痛症状，如椎体血管瘤、神经鞘瘤、恶性肿瘤骨转移以及内脏肿瘤的牵涉痛等。肿瘤可侵犯椎管外软组织、椎体及附件、神经和脊髓等。

一、椎管内肿瘤

（一）分类

椎管内肿瘤是指生长于脊髓本身或椎管内与脊髓相邻近的组织结构的原发性肿瘤或转移性肿瘤，临床上根据肿瘤与脊髓硬脊膜的关系，将椎管内肿瘤分为髓内肿瘤、髓外硬膜内肿瘤和硬膜外肿瘤3大类。

（二）临床表现

由于肿瘤进行性压迫而损伤脊髓和神经根，临床表现可分为3期。

1. 刺激期 最常见的是根性神经痛，疼痛沿神经根分布区扩散，呈带状分布（躯干部分）或线状分布（肢体部分）；随着病情变化和压迫的加重，疼痛逐渐加剧。腹压增加的动作（咳嗽、屏气和排便）时疼痛更明显。疼痛部位相对固定，大多数患者有明显的"夜间痛"或"平卧痛"，是椎管内肿瘤特征性表现之一。

2. 脊髓部分受压期 随着肿瘤逐渐增大，脊髓受到挤压，逐渐出现脊髓传导束受压症状，典型体征为脊髓半切综合征，表现为病变节段以下，同侧上运动神经元性瘫痪以及触觉和深感觉的减退，对侧病变平面2～3个节段以下痛温觉丧失。腰髓以下一侧病变不引起此综合征。

3. 脊髓瘫痪期 不完全性瘫痪逐渐加重，最终发展为完全性瘫痪。表现为肿瘤平面以下深浅感觉全部缺失，肢体完全瘫痪，自主神经功能障碍，括约肌功能障碍。

（三）髓内外病变的鉴别诊断

1. 髓内占位 根性疼痛少见，定位意义不大；感觉障碍自上而下发展，有感觉分离现象，以下运动神经元性瘫痪为主，有肌萎缩；脊髓半切征少见且不典型，椎体束征出现晚且不明显，括约肌障碍出现早，脑脊液蛋白含量无明显增多。

2. 髓外占位 根性疼痛出现早，有定位意义；感觉障碍自下而上，很少有感觉分离现象，脊髓半切征明显且典型；下运动神经元瘫痪仅限于受累的神经节段，椎体束征出现早且明显，括约肌障碍出现晚，脑脊液蛋白含量明显增高。

（四）诊断

1. 疼痛和相应节段的感觉障碍，并且伴有反射异常。如胸段脊髓占位变现为肋间神经痛，腹背部疼痛，部分患者出现明显的感觉障碍平面，双侧下肢呈痉挛性瘫痪，腱反射亢进，腹壁反射减退或消失。上腰段脊髓病变会出现腹股沟、臀外侧、会阴或大腿内侧的根性痛，下肢椎体束阳性，膝反射亢进。下腰段脊髓病变根性痛分布于大腿前外侧和小腿外侧，感觉障碍限于下肢。膝反射和踝反射消失，大小便失禁。

2. 蛋白细胞分离现象 脊髓肿瘤多产生蛛网膜下腔梗阻，脑脊液中蛋白含量增加而细胞数正常，称为蛋白细胞分离现象，为诊断椎管内肿瘤的重要依据之一。

3. CT扫描 平扫意义不大，CT增强可清楚显示肿瘤显象。椎管造影CT扫描，髓内肿瘤变现为脊髓增粗、蛛网膜下腔变窄；髓外肿瘤变现为脊髓移位、变性。

4. MRI 目前是最有价值的辅助检查方法，对病变作精确定位，并观察肿瘤与脊髓、神经等周围组织的关系，对手术的选择和综合治疗有帮助。

（五）治疗

椎管内肿瘤目前唯一有效的治疗是手术切除。良性肿瘤切除后，预后良好；恶性肿瘤切除或大部分切除后，结合放化疗，也可使病情得到缓解。

二、其他肿瘤的椎体转移瘤

一般指继发于原发性肿瘤的椎体转移瘤，也常会引起明显的腰背痛。常见好发椎体转移瘤的肿瘤包括有肺癌、乳腺癌、前列腺癌、子宫内膜癌等带有内分泌特性的肿瘤，其他一些如胰腺癌在内的消化道肿瘤也可出现椎体转移瘤。当出现转移瘤后，患者大多处于疾病终末期，除去肿瘤相关治疗外，疼痛科医生的目标就是控制疼痛、改善生活治疗。

癌痛患者首先需要进行合理的疼痛评估，NRS 评分在 4～7 分之间者，一般每日评估 2 次；NRS 评分大于 7 分者，每日评估 4 次。当连续 3 日评分小于 7 分后，可更改为每日评分 2 次。当出现暴发痛后，给予镇痛药物后一般静脉给药 15min 后，或肌内注射给药 30min 后，或口服药物 1h 后需再次评估。

癌痛患者药物治疗的用药准则为：口服为主，缓释为主；按三阶梯原则给药；按时而非单纯按需给药；联合用药；个体化用药。治疗的总目标为：80%～90% 最大限度控制疼痛，使得 VAS 评分小于 4 分，暴发痛小于每日 3 次，使用解救药物小于每日 3 次。

癌痛患者的治疗包括药物治疗和介入治疗两大类。由于引起的癌痛原因是多种多样的，所以药物治疗所涉及的范围也较广。肿瘤本身侵犯周围组织、治疗过程中采用的放化疗疗法，或者病情改变（如发生骨转移）都会引起疼痛。另一方面，长期疼痛所造成的外周和中枢敏化，或者手术治疗本身也会引起癌性神经痛。所以药物治疗方面所涉及的药物种类繁多，NSAIDs、阿片类药物、抗惊厥药、抗抑郁药和激素等都常用于临床。介入治疗包括椎体成形、静脉患者自控镇痛系统（PCIA）、鞘内药物输注系统（IDDS）植入术以及神经阻滞毁损治疗等。

（刘晓明　卜慧莲　段满林）

参 考 文 献

[1] BOGDUK N. Low back pain. In: BOGDUK N. The clinicla anatomy of the lumbar spine and sacrum. 3rd ed. Edinburgh: Churchill Livingstone，1999: 188-189.

[2] LUCAS C，COSTA J，PAIXÃO J，et al. Low back pain: A pain that may not be harmless. Eur J Case Rep Intern Med，2018，5: 000834.

[3] PORRECA F，OSSIPOV M H，GEBHART G F. Chronic pain and medullary descending facilitation. Trends Neurosci，2002，25: 319-325.

[4] ZIMMERMANN M. Pathobiology of neuropathic pain. Eur J Pharmacol，2001，429: 23-37.

[5] GEURTS J W，WILLEMS P C，KALLEWAARD J W，et al. The impact of chronic discogenic low back pain: Costs and patients' burden. Pain Res Manag，2018，2018: 4696180.

[6] BEATTY S. We need to talk about lumbar total disc replacement. Int J Spine Surg，2018，12（2）: 201-240.

[7] RAHIMZADEH P，IMANI F，GHAHREMANI M，et al. Comparison of percutaneous intradiscal ozone injection with laser disc decompression in discogenic low back pain. J Pain Res，2018，11: 1405-1410.

[8] CALIKOGLU C，CAKIR M. Open discectomy vs. microdiscectomy: results from 519 patients operated for lumbar disc herniation. Eurasian J Med，2018，50: 178-181.

[9] CHEN J，JING X，LI C，et al. Percutaneous endoscopic lumbar discectomy for L5S1 lumbar disc herniation using a transforaminal approach versus an interlaminar approach: a systematic review and meta-analysis. World Neurosurg，2018，116: 412-420.

[10] SHEN F，KIM H J，LEE N K，et al. The influence of hand grip strength on surgical outcomes after surgery

for degenerative lumbar spinal stenosis: A preliminary result. Spine J, 2018, 18: 2018-2024.

[11] TAPP S J, MARTIN B I, TOSTESON T D, et al. Understanding the value of minimally invasive procedures for the treatment of lumbar spinal stenosis: the case of interspinous spacer devices. Spine J, 2018, 18: 584-592.

[12] WASEEM Z, BOULIAS C, GORDON A, et al. Botulinum toxin injections for low-back pain and sciatica. Cochrane Database Syst Rev, 2011, 1: CD008257.

[13] JONES J. Postherpetic neuralgia. J Pain Palliat Care Pharmacother, 2015, 29: 180-181.

[14] MURDOCH H, POTTS A, COLVIN L, et al. Introduction of a national herpes zoster (shingles) immunization programme and impact on neuropathic pain. Eur J Pain, 2014, 18: 1217-1218.

[15] HANDBERG G. Pharmacological treatment of chronic non-cancer pain. Ugeskr Laeger, 2017, 179 (26).

[16] DEYO R A, VON KORFF M, DUHRKOOP D. Opioids for low back pain. BMJ, 2015, 350: g6380.

第二十一章　软组织、关节及血管源性疼痛

除了头面部、颈肩部及腰背部疼痛，全身散在的疼痛如软组织、关节及血管源性疼痛，也是疼痛门诊常见的就诊原因，约占日常门诊量的30%。本章节介绍几种疼痛是门诊常见的软组织、关节及血管源性疼痛疾病，包括：肌筋膜疼痛综合征、纤维肌痛综合征、骨质疏松症、骨性关节炎、类风湿性关节炎、痛风性关节炎、强直性脊柱炎以及红斑肢痛症。

第一节　肌筋膜疼痛综合征

一、概述

肌筋膜疼痛综合征（myofascial pain syndrome，MPS）是骨骼肌的一种无菌性炎症，以激痛点（trigger point）为主要临床特征，按压肌筋膜激痛点时，产生局限性及牵涉性疼痛，其可以单独发病，也可以与其他疾病共同发病。目前，国内外学者对 MPS 病因、发病机制的认识存在差异，导致撰文时病名易混淆及诊断标准不统一；MPS 尚缺乏直接、特异性的检验学指标及影像学证据，易发生误诊、漏诊；目前，尚不完全清楚 MPS 的激痛点发生、发展过程，以及将其活化的具体原因。

二、临床表现

MPS 的临床表现主要包括：激痛点、压痛小结、紧绷肌带、放射痛等，主要可概括为以下几点：

1. 激痛点　分为活跃激痛点及隐性激痛点两种，活跃激痛点是敏感的压痛点，存在于紧绷肌带中，可自发地或受压时引起较远区域的疼痛，即所谓的放射痛。隐性激痛点仅有局部的疼痛，常处于休眠状态，并持续多年或被某些原因激活，会出现局部呈持续性酸胀痛、跳痛及钝痛，长时间保持一个动作后疼痛出现或加重。

2. 活动范围受限　由于 MPS 的活跃激痛点会引起疼痛，使肌肉出现被动型的牵拉，导致局部关节活动范围受限。

3. 压痛小结　在骨骼肌激痛点处通常会触到压痛小结，这个敏感的点被压迫后会产生疼痛，并且会产生特异性的放射痛。

4. 紧绷肌带　用手指横向肌纤维的方向，轻微的拨弄肌纤维，会感觉到肌肉的激痛点里像绳索般的硬结，紧绷肌带的范围是从这个硬结延伸到肌肉两端的附着处。

5. 局部抽搐反应　弹拨式触诊激痛点会使紧绷肌带纤维引起短暂性的抽搐反应。但是抽搐反应很难以徒手的方式诱发出来。

6. 睡眠差 患有 MPS 的患者会出现长期持续性疼痛,导致夜间睡眠差。

三、诊断

2015 年 Rivers 等提出了 MPS 诊断标准,当满足下列标准时,可诊断为 MPS,具体包括:①触诊确定激痛点,表现为有或无放射性疼痛;②触诊患者的激痛点,可表现出疼痛的临床症状。

并且至少符合下列条件中的 3 个:①肌肉僵硬或痉挛;②相关关节活动受限;③按压后疼痛加剧;④紧绷肌带或压痛小结。

注意事项:①排除其他局部肌肉压痛的疾病,并考虑到这些疾病可能与 MPS 同时存在;②存在局限或放射性疼痛;③MPS 的症状需至少存在 3 个月。

四、治疗

在治疗 MPS 临床实践过程中,不仅要针对激痛点进行治疗,同时还要关注肌肉正常功能的恢复。

1. 物理治疗 在临床工作中,发现热疗对中央性激痛点具有较好疗效,经皮神经电刺激可缓解局部疼痛,直流电疗法能够改变局部离子浓度,从而改善其循环、营养情况。近年来,冲击波疗法可直接影响 MPS 病变深部组织,通过诱导组织微创伤,间接刺激其重新修复、改善局部微循环、提高痛阈、改善炎性介质等作用,进而最终达到缓解疼痛之目的,此种方法效果确切、安全、有效,值得推广。

2. 注射治疗 主要包括局麻药及糖皮质激素、肉毒素注射、臭氧等药物注射治疗。局麻药及糖皮质激素联合应用注射激痛点,能够获得疼痛缓解。肉毒杆菌毒素 A 的激痛点注射,常常在 MPS 的治疗中能够取得显著的疗效,其机制是通过抑制乙酰胆碱释放,使肌肉放松。其优点是可数周或数月持续缓解疼痛。臭氧能分解产生氧化能力极强的氧原子,具有强氧化性,可清除肌筋膜无菌性炎症,也可以分解生成氧气,增加局部组织的氧供和循环,还可以通过局部注射分离肌筋膜粘连。

3. 针刺治疗

4. 微创介入治疗 与激痛点的注射治疗相比,微创介入射频热凝消融疗法治疗顽固性MPS 临床疗效较为显著,而且治疗后 1 个月射频热凝疗法无复发。

5. 药物治疗 在药物治疗方面,主要应用 NSAIDs、抗抑郁药、肌松药等进行对症治疗。NSAIDs 虽能减轻疼痛,但长期治疗存在胃肠道风险,且停药后病情易复发,因此,在临床中应用该类药物不应时间过长。另外,可以使用肌松药如乙哌立松,以缓解肌肉紧张。此外 MPS 患者常伴失眠、焦虑抑郁等,需要增加促进睡眠、抗焦虑等药物,以辅助 MPS 治疗。

第二节 纤维肌痛综合征

一、概述

纤维肌痛综合征(fibromyalgia syndrome,FMS)是一种病因不明的以全身性广泛疼痛以及明显躯体不适为主要特征的一组临床综合征,常伴有疲劳、睡眠障碍、晨僵以及抑郁、焦虑等精神症状。FMS 可分为原发性和继发性两类,前者为特发性,不合并任何器质性疾病;而后者继发于骨关节炎、类风湿性关节炎、系统性红斑狼疮等各种风湿性疾病,也可继发于甲状腺功能低下、恶性肿瘤等非风湿性疾病。FMS 在临床上比较常见,好发于女性,多见于 20～70 岁人群。国内目前尚无确切的流行病学资料。FMS 病因及发病机制目前尚不清楚。

二、临床表现

(一)症状和体征

1. 疼痛 全身广泛存在的疼痛是 FMS 的主要特征。一般起病隐匿,疼痛呈弥散性,一般很难准确定位,常遍布全身各处,以颈部、肩部、脊柱和髋部最常见。疼痛性质多样,疼痛程度时轻时重,休息常不能缓解,不适当的活动和锻炼可使症状加重。劳累、应激、精神压力以及寒冷、阴雨天气等均可加重病情。

2. 压痛 FMS 唯一可靠的体征即全身对称分布的压痛点。这些压痛点弥散分布于全身,常位于骨突起部位或肌腱、韧带附着点等处,仔细检查这些部位均无局部红肿、皮温升高等客观改变。已确定的 9 对(18 个)解剖位点为:枕骨下肌肉附着点两侧、第 5～7 颈椎横突间隙前面的两侧、双侧斜方肌上缘中点、双侧肩胛棘上方近内侧缘的起始部、两侧第 2 肋骨与软骨交界处的外上缘、两侧肱骨外上髁远端 2cm 处、两侧臀部外上象限的臀肌前皱襞处、两侧大转子的后方、两侧膝脂肪垫关节褶皱线内侧。

3. 疲劳及睡眠障碍 约 90% 以上的患者主诉易疲劳,约 15% 可出现不同程度的劳动能力下降。90%～98% 的患者伴有睡眠障碍,表现为多梦、易醒,甚至失眠等。

4. 神经、精神症状 情感障碍是 FMS 常见临床症状,表现为情绪低落,对自己病情的过度关注,甚至呈严重的焦虑、抑郁状态。很多患者出现注意力难以集中、记忆缺失、执行功能减退等认知障碍。一半以上 FMS 患者伴有头痛,以偏头痛最为多见。眩晕、发作性头晕以及四肢麻木、刺痛、蚁走感也是常见症状,但无任何神经系统异常的客观依据。

5. 关节症状 患者常诉关节疼痛,但无明显客观体征,常伴有晨僵,活动后逐渐好转,持续时间常 >1h。

6. 其他症状 约 30% 以上患者可出现肠激惹综合征,部分患者有虚弱、盗汗、体重波动以及口干、眼干等表现,也有部分患者出现膀胱刺激症状、雷诺现象、不宁腿综合征等。

(二)辅助检查

1. 实验室检查 血常规、血生化、红细胞沉降率(erythrocyte sedimentation rate,ESR)、C 反应蛋白(C-reactive protein,CRP)、肌酐、类风湿因子等均无明显异常。部分患者存在体内激素水平紊乱,如血清促肾上腺皮质激素、促性腺激素释放激素、生长激素、类胰岛素生长激素 -1、甲状腺素等异常,脑脊液中 P 物质浓度可升高,偶有血清低滴度抗核抗体阳性或轻度 C3 水平降低。

2. 功能磁共振成像(functional magnetic resonance imaging,fMRI) FMS 患者可能出现额叶皮质、杏仁核、海马和扣带回等激活反应异常,以及相互之间的纤维联系异常。

3. 评估量表 纤维肌痛影响问卷、疼痛视觉模拟评分、Beck 抑郁量表、McGill 疼痛问卷、汉密尔顿焦虑量表、汉密尔顿抑郁量表等可以出现异常,有助于评价病情。

三、诊断及鉴别诊断

（一）诊断

不明原因出现全身多部位慢性疼痛，伴躯体不适、疲劳、睡眠障碍、晨僵以及焦虑、抑郁等，经体检或实验室检查无明确器质性疾病的客观证据时，需高度警惕 FMS。既往诊断多参照 1990 年美国风湿病学会提出的诊断标准，该标准强调上述的 18 个压痛点中存在 11 个部位的压痛，但临床实践中有很多高度疑似 FMS 的患者压痛点达不到 11 个，因此美国风湿病学会分别在 2010 年和 2011 年提出了 FMS 诊断的初步标准和修订标准，更强调了患者对自身症状的评估，其中 2011 年美国风湿病学会的修订标准内容如下：

1. 全身弥漫性疼痛，伴有明显的躯体症状。

2. 症状持续时间≥3 个月。

3. 排除其他可引起疼痛的疾患。

4. 疼痛范围指数（widespread pain index，WPI）为 0～19 分，左右下颌、颈部、左右肩部、左右上臂、左右前臂、前胸及胸背、腹部及腰背、左髋或臀及右髋或臀、左右大腿、左右小腿，每个部位如有疼痛，得 1 分，满分 19 分。

5. 症状严重度评分（symptom severity，SS）为 0～12 分，其中疲乏、思维或记忆困难、苏醒后疲倦感这三个症状按照无（0 分）、轻微（1 分）、中等（2 分）、严重（3 分）四种程度计分；下腹部疼痛或绞痛、抑郁、头痛这三个症状按照无（0 分）、有（1 分）两种情况计分。

6. 上述两项评分，总分≥13 分；或者 WPI≥7 同时 SS≥5；或者 3≤WPI≤6 同时 SS≥9，均可诊断 FMS。

（二）鉴别诊断

1. 慢性疲劳综合征 该病以持续或反复发作的慢性疲劳为主要特征，与 FMS 的表现极为相似，但前者常突发起病，伴有上呼吸道感染或流感样症状，可出现反复低热、咽喉痛、颈或腋下淋巴结压痛，实验室常有抗 EB 病毒包膜抗原抗体阳性。值得提出的是，慢性疲劳综合征与 FMS 有多项重叠症状，常同时存在，甚至有研究者认为它们实质上可能是同一疾病的两种不同表现。

2. 肌筋膜疼痛综合征 该病系由肌筋膜痛性激痛点受刺激所引起的局限性肌肉疼痛，常伴有远距离牵涉痛，肌肉激痛点周围可触及紧绷肌带，可伴有受累肌肉的运动和牵张范围受限、肌力减弱等。

3. 神经、精神系统疾病 FSM 患者出现头痛、头晕、四肢麻木、刺痛、蚁走感等症状时需与神经系统疾病相鉴别。出现情感障碍或认知障碍时需排除原发性精神疾病或某些器质性疾病所致的精神症状。

4. 风湿性多肌痛 本病为急性或亚急性起病，主要表现为颈、肩带、骨盆带肌肉对称性疼痛，无肌无力或肌萎缩。ESR 及 CRP 明显升高为其特征，对小剂量糖皮质激素敏感。

5. 其他疾病 如系统性红斑狼疮、多发性肌炎、类风湿性关节炎、甲状腺功能减退症都可表现为肌痛、疲劳和全身乏力等，通过特征性症状和特异的实验室检查不难鉴别。

四、治疗

FSM 一经诊断，对患者的宣教极为重要，给患者以安慰和解释，使其理解该病的确存在，无任何内脏器官受损，可以得到有效的治疗，不会严重恶化或致命。目前对于 FSM 的治疗，强烈推荐身体锻炼为治疗之首选，其有效率较高，花费较低，副作用少的优势为众所公认。弱推荐的治疗方法还有冥想治疗（可改善睡眠，减少疲劳和提高生活质量），正念减压治疗（可减少疼痛和改善生活治疗），物理治疗，针灸或水疗。只在严重或有睡眠障碍者中推荐药物治疗或药物与非药物治疗结合的方法，同时应鼓励患者积极地参与到治疗中。

（一）药物治疗

应根据患者的主要症状选择合适的药物治疗，小剂量开始给药，逐步增加剂量以达到患者自觉满意的疗效。

1. 三环类抗抑郁药（TCAs）　阿米替林是最广泛使用的 TCAs，可明显缓解患者的疼痛、改善睡眠、减轻胃肠及膀胱刺激症状，但抗胆碱能作用明显，并常伴有抗组胺、抗肾上腺素能等其他不良反应。初始剂量为睡前 12.5mg，可逐步增加至每晚 25mg，1～2w 起效。

2. 5-羟色胺和去甲肾上腺素再摄取抑制剂（SNRIs）　常用药物度洛西汀，对伴或不伴有精神症状的 FMS 患者均可明显改善疼痛、压痛、晨僵、疲劳，可提高生活质量。用药剂量为30～120mg/d，分 2 次饭后服用。不良反应包括失眠、口干、便秘、性功能障碍、恶心及烦躁不安、心率增快、血压增高。此外米拉普伦也可用于 FMS 的治疗，用药剂量为 25～100mg，分 2次口服（b.i.d.）。

3. 选择性 5-羟色胺摄取抑制剂（SSRIs）　该类药物疗效不优于 TCAs，但与 TCAs 联合治疗效果优于任何一类药物单用。常用药物氟西汀，起始剂量为 20mg，2w 后疗效若不明显，可增至 40mg，晨起 1 次顿服；舍曲林，每日 50mg，晨起顿服；帕罗西汀，每日 20mg，晨起顿服。

4. 肌松类药物　环苯扎林，结构与 TCAs 相似，主要作用于大脑脑干，不影响神经-骨骼肌接头，减轻局部骨骼肌痉挛，其亦有抗胆碱能作用。用药剂量为 5～20mg，睡前顿服。不良反应较多，发生率超过 85%，如嗜睡、口干、头晕、心动过速、恶心、消化不良、乏力等。

5. 加巴喷丁类药物　加巴喷丁应用较多，给药剂量为 800～2 400mg/d，分 3 次口服。普瑞巴林给药剂量为 150～600mg/d，b.i.d.。初始给药建议睡前口服，可提高患者耐受性。常见不良反应包括头晕、嗜睡、水肿、体重增加。

6. NSAIDs　可减轻并发的外周炎性疼痛，但缺乏对 FMS 疗效的临床证据。小剂量短期服用，警惕胃肠、肾脏及心脏不良反应。

7. 曲马多及强阿片药　曲马多及其与对乙酰氨基酚复方制剂可用于 FMS 的治疗，150～300mg/d，分 3 次口服（t.i.d.），需警惕药物耐受或依赖的风险。越来越多的研究认为强阿片类药物用于 FMS 镇痛效果不佳，且危险收益比高，故不推荐其用于 FMS 的治疗。

8. 大麻素　有研究认为人工合成的大麻素类药物纳比隆（nabilon）能改善 FMS 患者的症状，初始剂量为 0.5mg，睡前服用，可逐步增量至 1.0mg，b.i.d.。其主要不良反应包括眩晕、嗜睡以及口干。

9. 纳曲酮　有少量研究报道纳曲酮可用于 FMS 的治疗，给药剂量为 4.5mg/d。

10. 镇静催眠药　镇静催眠药可缩短入睡时间，减少夜间苏醒次数，提高睡眠治疗，有助于 FMS 患者改善睡眠，但对疼痛缓解效果不明显。唑吡坦 10mg，或佐匹克隆 3.75～7.5mg，睡前服用。

（二）非药物治疗

1. 分级功能锻炼　包括需氧运动和力量训练等。个体化的锻炼方案须根据患者病情及全身状况来制定。该治疗方法可减轻疼痛、疲劳症状，缓解疼痛，改善患者自我评估，提高生活质量。

2．认知行为疗法和操作行为疗法　对伴有认知、执行能力障碍的 FMS 患者首选。这种治疗方案必须在相关学科医生共同参与下针对不同个体制订，可减轻患者疼痛、疲劳症状，改善不良情绪，调整机体功能，并可减少药物不良反应。

3．水域疗法

4．其他　针灸、按摩、低中频电疗、局部痛点封闭等治疗方法均有报道，疗效尚不肯定。

第三节　骨质疏松症

一、概述

世界卫生组织（World Health Organization，WHO）定义：骨质疏松症（osteoporosis，OP）是一种临床以骨量低下，骨微结构破坏，导致骨脆性增加，易发生骨折为特征的全身性骨病。骨强度反映了骨骼的两个主要方面，即骨矿密度和骨质量。可发生于任何年龄，但多见于绝经后妇女和老年男性。骨质疏松症分为原发性和继发性两大类。原发性骨质疏松症又分为绝经后骨质疏松症（Ⅰ型）、老年性骨质疏松症（Ⅱ型）和特发性骨质疏松症（包括青少年型）三种。

二、临床表现

（一）症状和体征

疼痛、脊柱变形和发生脆性骨折是骨质疏松症最典型的临床表现。

1．疼痛　患者可有腰背酸痛或周身酸痛，负荷增加时疼痛加重或活动受限，严重时翻身、起坐及行走有困难。

2．脊柱变形　骨质疏松严重者可有身高缩短和驼背。椎体压缩性骨折会导致胸廓畸形，腹部受压，影响心肺功能等。

3．骨折　轻度外伤或日常活动后发生骨折为脆性骨折。发生脆性骨折的常见部位为胸、腰椎、髋部、桡、尺骨远端和肱骨近端。其他部位亦可发生骨折。发生过一次脆性骨折后，再次发生骨折的风险明显增加。

（二）辅助检查

1．骨密度测定　骨矿密度（bone mineral density，BMD）简称骨密度，是目前诊断骨质疏松、预测骨质疏松性骨折风险、监测自然病程以及评价药物干预疗效的最佳定量指标。骨密度仅能反映大约 70% 的骨强度。骨折发生的危险与低 BMD 有关，若同时伴有其他危险因素会增加骨折的危险性。骨密度测定临床指征：①女性 65 岁以上和男性 70 岁以上，无其他骨质疏松危险因素；②女性 65 岁以下和男性 70 岁以下，有一个或多个骨质疏松危险因素；③有脆性骨折史和 / 或脆性骨折家族史的男、女成年人；④各种原因引起的性激素水平低下的男、女成年人；⑤X 线摄片已有骨质疏松改变者；⑥接受骨质疏松治疗进行疗效监测者；⑦有影响骨矿代谢的疾病和药物史。

2．实验室检查　包括血、尿常规，肝、肾功能，血糖、钙、磷、碱性磷酸酶、性激素、25- 羟基维生素 D［25-hydroxy-vitamin D，25（OH）D］和甲状旁腺激素等。可分别选择下列骨代谢和骨转换的指标（包括骨形成和骨吸收指标）。临床常用检测指标：血清钙、磷、25（OH）D和 1，25- 双羟维生素 D［1，25（OH）2D）］。骨形成指标：血清碱性磷酸酶（serum alkaline phosphatase，ALP），骨钙素（osteocalcin，OC），骨源性碱性磷酸酶（bone derived alkaline phosphatase，BALP），Ⅰ型前胶原 C 端肽（type Ⅰ procollagen C end peptide，PCP），N 端肽（N terminal peptide，PNP）；骨吸收指标：空腹 2h 的尿钙 / 肌酐比值，或血浆抗酒石酸酸性磷酸酶（plasma anti tartaric acid phosphatase，TACP）及 Ⅰ型胶原 C 端肽（type Ⅰ collagen C end peptide，CTX），尿吡啶啉（urinary pyridine，U-Pyr）和脱氧吡啶啉（deoxy pyridine，d-Pyr），尿Ⅰ型胶原 C 端肽（urinary type Ⅰ collagen C end peptide，U-CTX）和 N 端肽（N terminal peptide，PNP）等。

三、诊断

临床上用于诊断骨质疏松症的通用指标是：发生了脆性骨折和 / 或骨密度低下。

（一）脆性骨折

是骨强度下降的最终体现，有过脆性骨折临床上即可诊断骨质疏松症。

（二）骨密度诊断标准

参照 WHO 推荐的诊断标准：

1. 骨密度值低于同性别、同种族健康成人的骨峰值不足 1 个标准差属正常。

2. 降低 1～2.5 个标准差之间为骨量低下（骨量减少）。

3. 降低程度≥2.5 个标准差为骨质疏松。

4. 骨密度降低程度符合骨质疏松诊断标准同时伴有一处或多处骨折时为严重骨质疏松。也可用 T 值表示，T 值≥-1.0 为正常，$-2.5 < T$ 值 < -1.0 为骨量减少，T 值≤-2.5 为骨质疏松。临床上常用的推荐测量部位是腰椎 1～4 和股骨颈。

四、治疗

（一）基础措施

调整生活方式，富含钙、低盐和适量蛋白质的均衡膳食。注意适当户外活动，避免嗜烟、酗酒和慎用影响骨代谢的药物等。采取防止跌倒的各种措施。

（二）骨健康基本补充剂

1. 钙剂　我国营养学会制订成人每日钙摄入推荐量 800mg（元素钙量）可获得理想骨峰值，绝经后妇女和老年人每日钙摄入推荐量为 1 000mg。

2. 维生素 D　有利于钙在胃肠道的吸收。维生素 D 缺乏可导致继发性甲状旁腺功能亢进，增加骨的吸收，从而引起或加重骨质疏松。成年人推荐剂量为 200IU（5μg）/d，老年人因缺乏日照以及摄入和吸收障碍常有维生素 D 缺乏，故推荐剂量为 400～800IU（10～20μg）/d。定期监测血钙和尿钙，酌情调整剂量。

（三）药物治疗

1. 适应证　已有骨质疏松症（T 值≤-2.5）或已发生过脆性骨折；或已有骨量减少（$-2.5 < T$ 值 < -1.0）并伴有骨质疏松症危险因素者。

2. 双膦酸盐类　阿仑膦酸盐（福善美或固邦）10mg/ 片，每日 1 次（q.d.）和 70mg/ 片，每周 1 次（q.w.）。用药方法，应在早晨空腹时以 200ml 清水送服，进药 30min 内不能平卧和进食，极少数患者发生药物反流或发生食管溃疡。故有食管炎、活动性胃及十二指肠溃疡、反流性食管炎者慎用。

3. 降钙素类 50IU/次，皮下或肌内注射，每周2～5次；鲑鱼降钙素鼻喷剂200IU/d；应用降钙素，少数患者可有面部潮红、恶心等不良反应，偶有过敏现象。

4. 唑来磷酸 5mg，静脉滴注，每年1次。3年一疗程。注意一过性发热、全身酸痛等不良反应。滴注前充分水化，服用NASIDs及缓慢滴注可减轻不良反应。肾功能不全患者慎用。

5. 甲状旁腺激素（parathyroid hormone，PTH） 20μg/d，肌内注射，治疗时间不宜超过2年。用药期间要监测血钙水平，防止高钙血症的发生。

6. 其他药物 ①活性维生素D：骨化三醇剂量为0.25～0.5μg/d，b.i.d.。可与其他抗骨质疏松药物联合应用。②中药：经临床证明有效的中成药如强骨胶囊亦可按病情选用。③植物雌激素：尚无有力的临床证据表明目前的植物雌激素制剂对治疗骨质疏松症有效。

第四节　骨性关节炎

一、概述

骨性关节炎（osteoarthritis，OA）是一种以关节软骨慢性退行性改变及继发关节周围骨质增生为特点的骨科常见疾病。也称肥大性骨关节炎、退行性关节炎及增生性骨关节炎等。发病率随年龄而增加，女性多于男性，多发于膝、肘、肩关节和脊柱关节等负重关节。不同关节部位的骨关节炎患病率不同，最常见的为膝关节骨关节炎。美国第三次全国健康和营养调查数据显示，症状性膝骨关节炎的患病率为12.1%，与欧洲相似；最新的中国流行病学调查数据显示，中国目前症状性膝骨关节炎的患病率为8.1%。患病率随年龄增长而逐渐升高，60岁以上患者中，女性明显增加。不同地区的社会经济情况、居住环境、生活方式、医疗条件存在较大差别，不同区域的患病率也有差别。中国西北及西南部的患病率较高，农村地区的患病率是城市的2倍。年龄、肥胖、炎症、运动、职业、骨质疏松、创伤及遗传因素可能与本病的发生有关。

二、临床表现

（一）症状和体征

1. 疼痛 与受累关节的部位相关，来源于受累关节囊、滑膜、韧带、肌腱和骨。为钝痛、疼痛活动时发生、休息后缓解、逐渐加重。可随天气、负重与否变化。有些部位关节炎出现放射痛。

2. 僵硬 通常出现在清晨起床后或白天休息后，持续数十分钟不等，活动后缓解；但活动过久后又加重，休息后再次缓解，是骨性关节炎的特征，通常用于鉴别诊断。

3. 功能障碍 严重骨关节炎会出现关节屈曲外旋、内收等活动受限，表现畸形。常伴有行走、上下楼梯困难，当出现游离体时，有关节交锁征。

4. 常见的体征 为关节肿胀、触痛、活动时弹响或摩擦音、畸形和功能障碍，关节内可有渗液，偶尔有关节半脱位。

（二）辅助检查

1. 实验室检查 血常规、蛋白电泳、免疫复合物及血清补体等指标一般在正常范围。伴有滑膜炎的患者可出现 CRP 和 ESR 轻度升高(一般不会超过 30～35mm/h),类风湿因子及抗核抗体阴性。继发性骨关节炎的患者可出现原发病的实验室检查异常。出现滑膜炎者可有关节积液,但是,一般关节液透明、淡黄色、黏稠度正常或略降低,但黏蛋白凝固良好。总的白细胞计数不会超过 2×10^9/L,通常在 0.5×10^9/L 以下。

2. 影像学检查 X 片多表现为骨赘形成和关节间隙狭窄;MRI 表现为软骨缺损、骨髓水肿、关节积液等。影像分级多采用 Kellgren-Lawrenc 影像分级评分系统,多应用于膝关节、髋关节及手部关节等,具体如下为 0 级:X 片上完全正常,没有关节间隙的狭窄,没有反应性的骨变化;Ⅰ级:有可疑的关节间隙狭窄现象,有可能出现骨赘,但较轻微;Ⅱ级:X 片上明确出现小的骨赘及可能的关节间隙狭窄;Ⅲ级:是具有大量中等程度的骨赘,明确的关节间隙狭窄,有些软骨下骨硬化,并可能出现关节骨性畸形;Ⅳ级:出现大量的骨赘,严重的关节间隙狭窄,明显的软骨下骨硬化,并出现明显的关节骨性畸形。

三、诊断

诊断 OA 主要根据患者的临床症状、体征、影像学检查,目前多采用美国风湿协会 1995 年修订标准。表 21-1 列出了常见的髋关节、膝关节 OA 的诊断标准。

表 21-1 髋关节、膝关节 OA 的诊断标准

部位	临床标准	临床＋放射学＋实验室标准
髋关节	1. 近 1 个月大多数时间有髋痛	1. 近 1 个月大多数时间有髋痛
	2. 内旋＜15º	2. ESR≤45mm/h
	3. ESR＜45mm/h	3. X 片显示骨赘形成
	4. 屈曲＜115º	4. X 片显示髋关节间隙狭窄
	5. 内旋＞15º	5. 晨僵时间≤30min
	6. 晨僵时间＜60min	
	7. 年龄＞50 岁	
	8. 内旋时疼痛	
膝关节	1. 近 1 个月大多数时间有膝关节痛	1. 近 1 个月大多数时间有膝关节痛
	2. 有骨摩擦音	2. X 片显示骨赘形成
	3. 晨僵时间≤30min	3. 关节液检查符合 OA
	4. 年龄≥38 岁	4. 年龄≥40 岁
	5. 有骨性膨大	5. 晨僵时间≤30min
		6. 有骨摩擦音

髋关节临床标准满足 1+2+3 或 1+5+6+7+8 条可诊断,临床＋放射＋实验室标准满足 1+2+3 或 1+2+4 或 1+3+4 条可诊断;膝关节临床标准满足 1+2+3+4 或 1+2+5 或 1+4+5 条可诊断,临床＋放射＋实验室标准满足 1+2 或 1+3+5+6 或 1+4+5+6 条可诊断。

四、治疗

治疗的目的在于缓解疼痛、阻止和延缓疾病的发展及保护关节功能。

(一)一般治疗

1. 患者教育 使患者了解本病的治疗原则、锻炼方法,以及药物的用法和不良反应等。

2. 物理治疗　包括热疗、水疗、经皮神经电刺激疗法、针灸、按摩和推拿、牵引等，均有助于减轻疼痛和缓解关节僵直。

3. 减轻关节负荷，保护关节功能　受累关节应避免过度负荷，膝或髋关节受累患者应避免长久站立、跪位和蹲位。可利用手杖、步行器等协助活动，肥胖患者应减轻体重。肌肉的协调运动和肌力的增强可减轻关节的疼痛症状。

（二）药物治疗

用药原则：①用药前进行风险评估，关注潜在内科疾病风险；②根据患者个体情况，剂量个体化；③尽量使用最低有效剂量，避免过量用药及同类药物重复或叠加使用；④用药 3 个月，根据病情选择检查血、大便常规、大便潜血及肝肾功能。

目前主要可分为控制症状的药物、改善病情的药物及软骨保护剂。控制症状的药物如下：

1. NSAIDs　是最常用的一类骨关节炎治疗药物（常用的 NSAIDs 见表 21-2），使用前应对上消化道不良反应高危及心脑肾不良反应高危患者进行评估，注意剂量应个体化。NSAIDs 治疗危险因素：高龄（年龄 >65 岁）；脑血管病史（有过卒中史或目前有一过性脑缺血发作）；口服糖皮质激素；上消化道溃疡、出血病史；肾脏病史；使用抗凝药同时使用血管紧张素转换酶抑制剂及利尿剂；酗酒史；冠脉搭桥术围手术期者（禁用 NSAIDs）。对此类患者应慎用或禁用，加强用药监控。

表 21-2　治疗骨性关节炎的常用 NASIDs

分类及名称	英文名称	半衰期 /h	每日总剂量 /mg	每次总剂量 /mg	次 /d
丙酸衍生物					
布洛芬	ibuprofen	2	1 200～3 200	400～600	3
酮洛芬	ketoprofen	2	100～400	50～100	3
洛索洛芬	loxoprofen	1.2	180	60	3
苯酰酸衍生物					
双氯芬酸	diclofenac	2	75～150	25～50	3
吲哚酰酸类					
舒林酸	sulindac	18	400	200	2
阿西美辛	acemetacin	3	90～180	30～60	3
吡喃羧酸类					
依托度酸	etodolac	8.3	400～1 000	400～1 000	1
非酸性类					
萘丁美酮	nabumeton	24	1 000～2 000	1 000	1～2
昔康类					
美洛昔康	meloxicam	20	7.5～15	7.5～15	1
磺酰苯胺类					
尼美舒利	nimesulide	2.5	400	100～200	2
昔布类					
塞来昔布	celecoxib	11	200	100～200	1～2
罗非昔布	rofecoxib	17	12.5～25	12.5～25	1

2．其他镇痛药　对乙酰氨基酚，300～600mg/次，q6h.～q4h.，每日剂量最多不超过4 000mg。曲马多，每日200～300mg，b.i.d.～t.i.d.，口服。

3．局部治疗　包括局部外用 NSAIDs 及关节腔内注射治疗。糖皮质激素：对 NSAIDs 治疗4～6w 无效的严重 OA 或不能耐受 NSAIDs 治疗、持续疼痛、炎症明显者，可行关节腔内注射糖皮质激素。在同一关节不应反复注射，一年内注射次数应少于4次。透明质酸类制剂（玻璃酸钠）：20mg/w，5支一疗程。

4．改善病情药物及软骨保护剂　氨基葡萄糖：1粒，t.i.d.，疗程1～3个月。双醋瑞因：50mg，q.d.～b.i.d.，半个月起效，疗程3个月。维生素 C、维生素 D、维生素 E 可能主要通过其抗氧化机制而有益于骨性关节炎的治疗。

（三）外科治疗

外科治疗的途径主要通过关节镜（内窥镜）和开放手术。手术方法包括：游离体摘除术、关节清理术、截骨术、关节融合术、关节成形术（人工关节置换术）等。

第五节　类风湿性关节炎

一、概述

类风湿关节炎（rheumatoid arthritis，RA）是一种病因不明的自身免疫性疾病，以对称性、慢性、进行性多关节炎为特征，表现为关节滑膜的慢性炎症、增生，形成血管翳，侵犯关节软骨、软骨下骨、韧带和肌腱等，造成关节软骨、骨和关节囊破坏，最终导致关节畸形和功能丧失。多见于中年女性，世界范围的发病率为1%，我国患病率为0.32%～0.36%。

二、临床表现

（一）症状和体征

1．关节肿痛和僵直　受累关节以近端指间关节、掌指关节、腕、肘、肩、膝和足趾关节多见；常表现为对称性、持续性肿胀和压痛，晨僵常长达1h以上。

2．关节畸形和功能障碍　最为常见是腕和肘关节强直、掌指关节的半脱位、手指向尺侧偏斜和呈"天鹅颈"样及钮孔花样表现。重症患者关节呈纤维性或骨性强直，并因关节周围肌肉萎缩、痉挛失去关节功能，致使生活不能自理。

3．关节外表现　除关节症状外，还可出现关节外或内脏损害，如类风湿结节，心、肺、肾、周围神经及眼等病变。

（二）实验检查

多数活动期患者有轻至中度正细胞低色素性贫血，白细胞数大多正常，有时可见嗜酸性粒细胞和血小板增多，血清免疫球蛋白 IgG、IgM、IgA 可升高，血清补体水平多数正常或轻度升高，60%～80% 患者有高水平类风湿因子（rheumatoid factor，RF），但 RF 阳性也见于慢性感染（肝炎、结核等）、其他结缔组织病和正常老年人。其他如抗角质蛋白抗体（anti keratin antibody，AKA）、抗核周因子（anti nuclear factor，APF）和抗环瓜氨酸多肽（anti cyclic citrullinated peptide，ACCP）等自身抗体对类风湿关节炎的诊断有较高的诊断特异性，但敏感性仅在30% 左右。

（三）X 线检查

为明确本病的诊断、病期和发展情况，在病初应进行包括双腕关节和手和/或双足的

X线检查，以及其他受累关节的X线检查。RA的X线检查早期表现为关节周围软组织肿胀，关节附近轻度骨质疏松，继之出现关节间隙狭窄，关节破坏，关节脱位或融合。根据关节破坏程度将X线改变分为Ⅳ期（表21-3）。

表21-3　类风湿关节炎X线进展的分期

Ⅰ期（早期）
1*　X线检查无破坏性改变
2　可见骨质疏松
Ⅱ期（中期）
1*　骨质疏松，可有轻度的软骨破坏，有或没有轻度的软骨下骨质破坏
2*　可见关节活动受限，但无关节畸形
3　邻近肌肉萎缩
4　有关节外软组织病损，如结节和腱鞘炎
Ⅲ期（严重期）
1*　骨质疏松加上软骨或骨质破坏
2*　关节畸形，如半脱位，尺侧偏斜，无纤维性或骨性强直
3　广泛的肌萎缩
4　有关节外软组织病损，如结节或腱鞘炎
Ⅵ期（末期）
1*　纤维性或骨性强直
2　Ⅲ期标准内各条

注：标准前冠有*号者为病期分类的必备条件。

三、诊断

1. 诊断标准　类风湿关节炎的诊断主要依靠临床表现、自身抗体及X线改变。依据1987年美国风湿病学会（American College of Rheumatology，ACR）分类标准（表21-4）诊断，对不典型病例及早行MRI检测，以求早期诊断。对可疑类风湿关节炎患者要定期复查、密切随访。

表21-4　1987年美国风湿病学会（ACR）类风湿关节炎分类标准

定义	注释
晨僵	关节及其周围僵硬感至少持续1h（病程≥6w）
3个或3个区域以上关节部位的关节炎	医生观察到下列14个区域（左侧或右侧的近端指间关节、掌指关节、腕、肘、膝、踝及跖趾关节）中累及3个，且同时软组织肿胀或积液（不是单纯骨隆起）（病程≥6w）
手关节炎	腕、掌指或近端指间关节炎中，至少有一个关节肿胀（病程≥6w）
对称性关节炎	两侧关节同时受累（双侧近端指间关节、掌指关节及跖趾关节受累时，不一定绝对对称）（病程≥6w）
类风湿结节	医生观察到在骨突部位，伸肌表面或关节周围有皮下结节
类风湿因子阳性	任何检测方法证明血清类风湿因子含量异常，而该方法在正常人群中的阳性率小于5%
放射学改变	在手和腕的后前位相上有典型的类风湿关节炎放射学改变：必须包括骨质侵蚀或受累关节及其邻近部位有明确的骨质脱钙

注：以上7条满足4条或4条以上并排除其他关节炎即可诊断类风湿关节炎。

2. 缓解标准　类风湿关节炎临床缓解标准有：①晨僵时间低于 15min；②无疲劳感；③无关节痛；④活动时无关节痛或关节无压痛；⑤无关节或腱鞘肿胀；⑥ESR（魏氏法）女性 <30mm/h，男性 <20mm/h。

符合 5 条或 5 条以上并至少连续 2 个月者考虑为临床缓解；有活动性血管炎、心包炎、胸膜炎、肌炎和近期无原因的体重下降或发热，则不能认为缓解。

四、治疗

最终目标是防止和控制关节破坏，阻止功能丧失及减轻疼痛。目前，类风湿关节炎的治疗包括药物治疗、外科治疗和心理康复治疗等。

（一）药物治疗

治疗类风湿关节炎的常用药物分为五大类，即 NSAIDs、改善病情的抗风湿药（disease-modifying anti-rheumatic drugs，DMARDs）、糖皮质激素、植物药和生物制剂。

1. NSAIDs　治疗类风湿关节炎的常见 NSAIDs 见表 21-2。无论选择何种 NSAIDs，剂量都应个体化；只有在一种 NSAIDs 足量使用 1～2w 后无效才能更改为另一种；避免两种或两种以上 NSAIDs 同时服用，NSAIDs 虽能减轻类风湿关节炎的症状，但不能改变病程和预防关节破坏，故必须与 DMARDs 联合应用。

2. DMARDs　该类药物发挥作用慢，临床症状的明显改善大约需 1～6 个月。它虽不具备即刻镇痛和抗炎作用，但有改善和延缓病情进展的作用。临床常用的 DMARDs 用法如下：

（1）甲氨蝶呤（methotrexate，MTX）：常用剂量为 7.5～25mg/w。服药期间应定期查血常规和肝功能。

（2）柳氮磺吡啶（sulfasalazine，SSZ）：每日 250～500mg 开始，之后每周增加 500mg，直至每日 2.0g，如疗效不明显可增至每日 3.0g，一般服用 4～8w 后起效。如 4 个月内无明显疗效，应改变治疗方案。

（3）来氟米特（leflunomide，LEF）：10～20mg/d。由于来氟米特和 MTX 两种药是通过不同环节抑制细胞增殖，故两者合用有协同作用。服药期间应定期查血常规和肝功能。

（4）艾拉莫德（iguratimod）：25mg，b.i.d.。需定期监测肝功能和血细胞。

（5）硫唑嘌呤（azathioprine，Aza）：1～2mg/(kg·d)，一般 100mg/d，维持量为 50mg/d。服药期间应定期查血常规和肝功能。

（6）托法替布（tofacitinib）：5mg，b.i.d.。是第一个被批准用于治疗类风湿关节炎的两面神激酶（janus kinase，JAK）抑制剂，可特异性阻断类风湿关节炎疾病进程中重要的炎症信号 JAK 通路，JAK 是治疗类风湿关节炎的有效药物作用靶点。

3. 糖皮质激素　激素治疗类风湿关节炎的原则是：不需用大剂量时则用小剂量；能短期使用者，不长期使用；并在治疗过程中，注意补充钙剂和维生素以防止骨质疏松。

小剂量糖皮质激素（泼尼松 10mg/d 或等效其他激素）可缓解多数患者的症状，并作为 DMARDs 起效前的"桥梁"作用，或 NSAIDs 疗效不满意时的短期措施，避免单用激素治疗类风湿关节炎的倾向，用激素时应同时服用 DMARDs。

关节腔注射激素（甲泼尼龙 40mg）有利于减轻关节炎症状，改善关节功能。但一年内不宜超过 3 次。过多的关节腔穿刺除了并发感染外，还可发生类固醇晶体性关节炎。

4. 植物药制剂　雷公藤：雷公藤多苷片，30～60mg/d，t.i.d.，饭后服。白芍总苷：常用剂量为 600mg，b.i.d.～t.i.d.。

5. 生物制剂 依那西普：25mg，q.w.～b.i.w.，皮下注射，3 个月一疗程。英夫力希单抗：3～5mg/kg，iv.gtt，q.w.，连用 3～6 次。使用中注意感染、过敏等不良反应。

（二）外科治疗

类风湿关节炎患者经过内科积极正规或药物治疗，病情仍不能控制，为防止关节的破坏，纠正畸形，改善生活质量可考虑手术治疗。但手术并不能根治类风湿关节炎，故术后仍需内科药物治疗。常用的手术主要有滑膜切除术、关节形成术、软组织松解或修复手术、关节融合术等。

第六节 痛风性关节炎

一、概述

痛风性关节炎是嘌呤代谢紊乱和／或尿酸排泄减少所引起的一种晶体性关节炎，临床表现为高尿酸血症（hyperuricemia）和尿酸盐结晶沉积（痛风石）所致的特征性急、慢性关节炎。痛风见于世界各地区、各民族。在欧美地区高尿酸血症患病率为 2%～18%，痛风为 0.13%～0.37%。我国部分地区的流行病学调查显示，近年来我国高尿酸血症及痛风的患病率直线上升，这可能与我国经济发展、生活方式和饮食结构改变有关。

二、临床表现

临床表现与痛风的自然病程有关。

（一）急性痛风性关节炎

以急性单关节炎或多关节疼痛为首发症状，夜间多发，进行性加重、剧痛如刀割样或咬噬样，24 ～48h 达到疼痛高峰。局部发热、红肿及明显钝痛。数天或数周内自行缓解。第一跖趾关节最多见，其次足弓、踝、膝关节、腕和肘关节等也是常见发病部位。全身表现为发热、头痛、恶心、心悸、寒战、不适，以及白细胞升高、血沉增快。

（二）慢性关节炎

尿酸盐反复沉积，常见痛风石，可见于关节内、关节周围、皮下组织及内脏器官等。当痛风石发生于关节内，可造成关节软骨及骨质侵蚀破坏、反应性增生，关节周围组织纤维化，出现持续关节疼痛、肿胀、强直、畸形，甚至骨折，称为痛风石性慢性关节炎。

三、诊断

急性痛风性关节炎是痛风的主要临床表现，目前多采用 1977 年美国风湿病学会（ACR）的分类标准（表 21-5）或 1985 年 Holmes 标准（表 21-6）进行诊断。

四、治疗

急性痛风性关节炎的治疗：卧床休息、抬高患肢，避免负重。暂缓使用降尿酸药物，以免引起血尿酸波动，延长发作时间或引起转移性痛风。

1. 秋水仙碱（colchicine） 应及早使用，口服给药 0.5mg/h 或 1mg/2h，直至出现 3 个停药指标之一：①疼痛、炎症明显缓解；②出现恶心、呕吐、腹泻等；③24h 总量达 6mg。值得注意的是,秋水仙碱治疗剂量与中毒剂量十分接近,除胃肠道反应外,可有白细胞减少、再生障碍性贫血、肝细胞损害、脱发等,肾功能不全者慎用。

2. NSAIDs 比秋水仙碱更多用于急性发作,通常开始使用足量,症状缓解后减量。详见表 21-2。

3. 糖皮质激素 用于秋水仙碱和 NSAIDs 无效或不能耐受者。ACTH 25U 静脉滴注或 40～80U 肌内注射,必要时可重复;或口服泼尼松每日 20～30mg,3～4d 后逐渐减量停药。

表 21-5 1977 年 ACR 急性痛风关节炎分类标准

1. 关节液中有特异性尿酸盐结晶,或
2. 用化学方法或偏振光显微镜证实痛风石中含尿酸盐结晶,或
3. 具备以下 12 项(临床、实验室、X 线表现)中 6 项
   (1) 急性关节炎发作 >1 次
   (2) 炎症反应在 1d 内达高峰
   (3) 单关节炎发作
   (4) 可见关节发红
   (5) 第一跖趾关节疼痛或肿胀
   (6) 单侧第一跖趾关节受累
   (7) 单侧跗骨关节受累
   (8) 可疑痛风石
   (9) 高尿酸血症
   (10) 不对称关节内肿胀(X 线证实)
   (11) 无骨侵蚀的骨皮质下囊肿(X 线证实)
   (12) 关节炎发作时关节液微生物培养阴性

表 21-6 1985 年 Holmes 标准

具备下列 1 条者:
1. 滑液中的白细胞有吞噬尿酸盐结晶的现象
2. 关节腔积液穿刺或结节活检有大量尿酸盐结晶
3. 有反复发作的急性单关节炎和无症状间歇期、高尿酸血症及对秋水仙碱治疗有特效者

第七节 强直性脊柱炎

一、概述

强直性脊柱炎(ankylosing spondylitis,AS)是一种主要侵犯骶髂关节、脊柱骨突、脊柱旁软组织及外周关节的慢性进行性疾病,也可伴发关节外表现。已证实 AS 的发病和人类白细胞抗原 B27(human leucocyte antigen B27,HLA-B27)密切相关,并有明显家族发病倾向。AS 的患病率在各国报道不一,我国患病率初步调查为 0.26%,男女之比为 5:1,女性发病较缓慢及病情较轻。发病年龄通常在 13～31 岁,30 岁以后及 8 岁以前发病者少见。

二、临床表现

发病隐匿，首发症状不一。

（一）症状

1．下腰背痛　隐痛，可向髂嵴或背部放射。可发展至整个脊柱，全身关节等僵直、融合。

2．晨僵　早起腰背僵硬，活动后缓解。

3．肌腱、韧带附着点炎　胸肋关节，脊椎脊突，髂嵴，大转子等多发。

4．外周关节病变　以膝、髋、踝及肩关节多发，表现为关节疼痛，活动受限，关节强直等，多为双侧。

5．关节外表现

（1）全身症状：幼年发病者，全身症状较明显。

（2）急性前葡萄膜炎或虹膜炎：急性发病，常为单侧，表现为疼痛、畏光、流泪。

（3）心血管表现：比较少见，可表现为主动脉炎、瓣膜疾病、传导阻滞等。

（4）骨质疏松：常发生严重骨质疏松，易发生骨折。

（5）其他：肺纤维化、肾炎、前列腺炎等。

（二）体征

骶髂关节、耻骨联合、骨盆及椎旁肌肉常有压痛，骶髂关节定位试验、4字试验、骶髂关节压迫试验、骨盆侧压试验等多为阳性，但缺乏特异性。脊柱和胸廓检查的枕壁试验和schober试验常提示异常。

（三）辅助检查

1．实验室检查　活动期患者可见ESR增快，CRP增高及轻度贫血。免疫球蛋白轻度升高，虽然AS患者HLA-B27阳性率达85%左右，但无诊断特异性。

2．X线表现　AS最早的变化发生在骶髂关节。X线片显示软骨下骨缘模糊、骨质糜烂、关节间隙模糊、骨密度增高及关节融合。

3．骶髂关节炎分级

（1）0级为正常。

（2）Ⅰ级可疑。

（3）Ⅱ级有轻度骶髂关节炎。

（4）Ⅲ级有中度骶髂关节炎。

（5）Ⅳ级为关节融合强直。

三、诊断

目前诊断主要依据修订的纽约标准，对一些暂时不符合上述标准者，可参考欧洲脊柱关节病研究组标准。

（一）修订的纽约标准（1984年）

1．下腰背痛的病程至少持续3个月，疼痛随活动改善，但休息不减轻。

2．腰椎在前后和侧屈方向活动受限。

3．胸廓扩展范围小于同年龄和性别的正常值。

4．双侧骶髂关节炎Ⅱ～Ⅳ级，或单侧骶髂关节炎Ⅲ～Ⅳ级。

如果患者具备4并分别附加1～3条中的任何1条可确诊为AS。

（二）欧洲脊柱关节病研究组标准

炎性脊柱痛或非对称性以下肢关节为主的滑膜炎，并附加以下项目中的任何一项，即：

1. 阳性家族史。

2. 银屑病。

3. 炎性肠病。

4. 关节炎前 1 个月内的尿道炎、宫颈炎或急性腹泻。

5. 双侧臀部交替疼痛。

6. 肌腱末端病。

7. 骶髂关节炎。

四、治疗

目前尚无法根治，主要控制症状，改善预后。

（一）非药物治疗

包括心理康复、疾病知识教育、适当体育锻炼及保持正确姿势能。

（二）药物治疗

1. NSAIDs　用法用量详见表 21-2。

2. DMARDs　最新的指南提出依据循证医学证据，除柳氮磺吡啶对外周症状有效外，其他慢作用药物均无明确疗效。柳氮磺吡啶（Sulfasalazine, SSZ）每日 250～500mg 开始，之后每周增加 500mg，直至每日 2.0g，如疗效不明显可增至每日 3.0g，一般服用 4～8w 后起效。如 4 个月内无明显疗效，应改变治疗方案。服药期间应定期查血常规和肝功能。

3. 糖皮质激素　甲泼尼龙 15mg/（kg·d）冲击治疗，连续 3d，可暂时缓解疼痛，不建议单独使用。骶髂关节腔局部注射，可改善症状。

4. 生物制剂　依那西普：25mg, q.w.～b.i.w., 皮下注射，3 个月一疗程。英夫力希单抗：3～5mg/kg, iv.gtt, 1 次 /4w，连用 3～6 次。使用中注意感染、过敏等不良反应。

（三）外科治疗

髋关节受累引起的关节间隙狭窄、强直和畸形是本病致残的主要原因。为了改善患者的关节功能和生活质量，人工全髋关节置换术是最佳选择。

第八节　红斑性肢痛症

一、概述

红斑性肢痛症（erythromelalgia）是一种病因不明的少见的阵发性血管扩张性疾病，多见于青年男女，我国患病率为 0.32%～0.36%。主要表现为肢体远端阵发性血管扩张，皮肤温度升高、肤色潮红和剧烈烧灼样疼痛。最早由 Mitchell 于 1878 年发现并命名，是一种自主神经系统紊乱，血管运动失调症，60% 原发，男女患病比为 2:1，继发性的基础疾病很多，包括红血球增多症、高血压、红斑性狼疮、痛风、风湿性关节炎、糖尿病及末梢神经炎等。

二、临床表现

本病多见于 20～40 岁青壮年，男性多于女性。起病可急可缓，多同时累及两侧肢端，以双足更为多见。表现为足趾、足底、手指和手掌发红、动脉搏动增强,皮肤温度升高,伴有难以忍受的烧灼样疼痛。多在夜间发作或加重,通常持续数小时。受热、环境温度升高,运动、行立、足下垂或对患肢的抚摸均可导致临床发作或症状加剧;静卧休息、抬高患肢、患肢暴露于冷空气中或浸泡于冷水中可使疼痛减轻或缓解。患者不愿穿着鞋、袜及将四肢放于被内,惧怕医生检查。肢端可有客观感觉减退,指(趾)甲增厚,肌肉萎缩,但少有肢端溃疡、坏疽。病程长和 / 或病情重者症状不仅限于肢端,可扩及整个下肢及累及上肢。主要临床表现:

1. 上下肢的严重灼热痛,皮肤温度异常高温及泛红。

2. 症状的出现会因加热周遭环境的高温,使患肢向下垂或运动而加剧。

3. 症状会因上下肢的冷却、举高或休息而获缓解或消失。

三、诊断

1. 肢端阵发性红、肿、热、痛,受热时疼痛加剧,局部冷敷可使减轻,排除局部感染性炎症,则诊断即可成立。

2. 特发性红热肢痛症有明显家族遗传史。

3. 特征性诊断标准　小剂量或单一剂量阿司匹林能够特异快速地减轻或消除血小板增高性红斑肢痛症的疼痛症状。

四、治疗

(一)急性期

卧床休息,抬高患肢,局部冷敷或将肢体置于冷水中以减轻疼痛;急性期后应避免任何足以引起血管扩张的局部刺激。

(二)药物治疗

1. β 受体拮抗剂　普萘洛尔 20～40mg/ 次, t.i.d., 口服,可使大部分患者疼痛减轻,部分停止发作;但有低血压、心衰史者禁用。

2. 阿司匹林　血小板增高性红斑肢痛症可用小剂量阿司匹林 50～100mg/d, 口服。

3. 普鲁卡因　0.15% 普鲁卡因 500～1 000ml, 静脉滴注, q.d., 5 次为一个疗程。

4. 肾上腺皮质激素　肾上腺皮质激素冲击短期治疗能控制症状。

5. 镇静镇痛药物

(1) 阿司匹林:0.3g/d, 口服。多可使症状缓解。

(2) 地西泮:2.5～5mg, t.i.d., 口服。

6. 血管收缩药物

(1) 麻黄碱:25mg, t.i.d., 口服。

(2) 普萘洛尔:20mg, t.i.d., 口服。

7. 血管扩张药

(1) 654-2:10mg, t.i.d., 口服或肌内注射。

(2) 硝普钠:1μg/(kg•min), 静脉滴注 48h, 以后增加到 3～5μg/(kg•min), 降压快,要注意血压变化。大剂量氯丙嗪与利血平对某些病例有效。也有人用异丙肾上腺素治疗本病有效。

8. 抗 5-HT 及抗组胺药

（1）氯苯那敏：4mg，t.i.d.，口服。

（2）苯噻啶：第 1～2d，每晚睡前服 1 片；第 3～4d，中午及晚上各服 1 片；第 5d 后，每日 3 次，每次 1 片；疗程 7～10d，停药 5d，可重复第 2 疗程。

9. 其他药物

（1）谷维素：10mg，t.i.d.，口服。

（2）维生素 B_1：10mg，t.i.d.，口服。

（三）神经阻滞

部分病例通过局部神经阻滞，可缓解症状，具体机制尚不明确。

（贾宏彬　周志强）

参 考 文 献

[1] RIVERS W E, GARRIGUES D, GRACIOSA J, et al. Signs and symptoms of myofascial pain：an international survey of pain management providers and proposed preliminary set of diagnostic criteria. Pain Med，2015，16（9）：1794-1805.

[2] SAXENA A, CHANSORIA M, TOMAR G, et al. Myofascial pain syndrome：an overview. J Pain Palliat Care Pharmacother，2015，29（1）：16-21.

[3] BORG-STEIN J, IACCARINO M A. Myofascial pain syndrome treatments. Phys Med Rehabil Clin N Am，2014，25（2）：357-374.

[4] WOLFE F, CLAUW D J, FITZCHARLES M A, et al. The American College of Rheumatology preliminary diagnostic criteria for fibromyalgia and measurement of symptom severity. Arthritis Care Res（Hoboken），2010，62（5）：600-610.

[5] WOLFE F, CLAUW D J, FITZCHARLES M A, et al. Fibromyalgia criteria and severity scales for clinical and epidemiological studies：a modification of the ACR Preliminary Diagnostic Criteria for Fibromyalgia，2011，38（6）：1113-1122.

[6] CLAUW D J. Fibromyalgia：a clinical review. JAMA，2014，311（15）：1547-1555.

[7] 中华医学会风湿病学分会. 纤维肌痛综合征诊断和治疗指南. 中华风湿病学杂志，2011，15（8）：559-561.

[8] MCINNES I B, SCHETT G. Pathogenetic insights from the treatment of rheumatoid arthritis. The Lancet，2017，389（10086）：2328-2337.

[9] COHEN S B, TANAKA Y, MARIETTE X, et al. Long-term safety of tofacitinib for the treatment of rheumatoid arthritis up to 8.5 years：integrated analysis of data from the global clinical trials. Annals of the Rheumatic Diseases，2017，76（7）：1253-1262.

[10] KLEIN-WEIGEL P F, VOLZ T S, RICHTER J G. Erythromelalgia. Vasa，2018，47（2）：91-97.

[11] TAHA R, EL-HADDAD H, ALMUALLIM A, et al. Systematic review of the role of rituximab in treatment of antineutrophil cytoplasmic autoantibody-associated vasculitis, hepatitis C virus-related cryoglobulinemic vasculitis, Henoch-Schönlein purpura, ankylosing spondylitis, and Raynaud's phenomenon. Open Access Rheumatol，2017，9：201-214.

[12] SCHLESINGER N. Treatment of acute gout. Rheum Dis Clin North Am，2014，40（2）：329-341.

[13] HAFEZI-NEJAD N, DEMEHRI S, GUERMAZI A, et al. Osteoarthritis year in review 2017：updates on imaging advancements. Osteoarthritis Cartilage，2018，26（3）：341-349.

第二十二章 内　脏　痛

第一节　内脏痛的发生机制

内脏痛（visceral pain）是指胸腔、腹腔或盆腔内脏器官来源的疼痛现象，它是临床上一种十分常见的症状。其中慢性腹痛、盆腔痛是消化内科、泌尿科及妇科最常见的就诊主诉。尽管很多患者都被内脏痛困扰，但其病因却千差万别，有些疾患如肠激惹综合征（irritable bowel syndrome，IBS）、非溃疡性消化不良、膀胱疼痛综合征等没有明显的组织损伤，而某些疾患如胰腺炎、溃疡性结肠炎却存在明显的组织损伤。

与一般定位明确、性质较清晰的躯体痛不同，内脏痛的性质多模糊、疼痛部位不定，常可投射到体表（如肌肉和皮肤组织），并伴有较强烈的情绪反应和自主神经反射。此外内脏对切割、烧灼等可诱发躯体疼痛的刺激不敏感，中空脏器的扩张、肠系膜的牵拉以及内源性化学物质特别是炎症的产物可诱发明显的内脏痛。内脏痛与躯体痛这些截然不同的特征，提示了内脏痛与躯体痛发生的神经生物学机制存在着明显的差异。为更好地理解和治疗内脏痛，本节对内脏痛的发生机制作一简略介绍。

一、内脏痛的结构基础

（一）内脏的神经支配

与其他组织器官相比，内脏的神经支配是独特的，它由两套神经系统支配，即脊髓内脏神经（交感神经）和迷走/盆神经（副交感神经）。

内脏交感传入神经的胞体位于脊髓两侧的后根神经节内，支配胸腔、腹腔和盆腔的所有脏器。内脏交感传入纤维一般与交感传出纤维伴行，经椎前及椎旁神经节进入脊髓。在进入椎前神经节时，一些内脏交感传入纤维可发出侧枝与节内神经元形成突触，以调整脏器功能（如：运动、分泌等）。在椎旁神经节内，内脏交感传入纤维可上升或下降一个脊髓阶段再进入脊髓。

双侧迷走神经支配所有的胸腔脏器（包括食管、心脏和呼吸系统），几乎所有的腹腔脏器（包括胃、小肠、肝脏等），以及部分盆腔脏器（包括子宫和近端结肠）。远端结肠、膀胱、前列腺以及女性生殖器官则由骶部盆腔副交感传入神经支配。与其他支配的内脏神经相似，迷走神经既包含传入神经，亦包含传出神经，但至少80%的迷走神经轴突为传入纤维。迷走神经传入纤维的胞体位于初级神经节中，更小的位于颈静脉神经节附近。迷走神经的传入纤维多止于延髓背侧部的孤束核（nucleus tractus solitarii，NTS）内，还有约5%的迷走神经直接投射至第1~2颈髓，可能参与脊髓痛和牵涉痛的调节。

（二）内脏支配神经的密度

尽管迷走神经和脊髓内脏神经在内脏器官的分布范围很广泛，但与躯体感觉神经相比，内脏感觉的传入纤维仅占所有脊髓传入神经纤维的 10% 以下。但脊髓内脏传入纤维末梢的树形分支和交联弥补了数量上的相对不足，此外脊髓的内脏传入可朝头、尾方向传至多个节段，并可传至对侧脊髓，因此脊髓内 50% 以上二级传入神经元可对内脏传入刺激发生反应。与之相比，躯体的感觉传入一般多局限于一个或几个脊髓节段。内脏传入神经的这种广泛联系，弥散投射可能是内脏痛范围弥散、定位模糊的重要原因。

除接受内脏初级传入纤维信号外，脊髓内的内脏感觉二级神经元亦可接受来自躯体（如皮肤或肌肉）的传入，即内脏 - 躯体汇聚（viscero-somatic covergence），可产生内脏感觉投射至躯体的现象（如心肌缺血时胸骨后痛放射至颈、肩或下巴），被称为牵涉痛。此外，内脏 - 内脏传入也常汇聚至二级神经元（如结肠与膀胱，胆囊与心脏），即内脏 - 内脏汇聚（viscero-visceral covergence），使得内脏痛范围更加弥散。内脏传入纤维与躯体感觉及其他脏器感觉传入纤维在二级传入神经元的这些汇聚现象，以及其弥散投射的特性，使得临床鉴别内脏痛的来源十分困难。

（三）内脏传入神经纤维和末梢感受器

除了一些在肠系膜上发现末梢为 Pacinian 小体的传入纤维为 A_β 纤维外，一般认为绝大多数内脏传入纤维是细的有髓鞘 A_δ 纤维和无髓鞘 C 纤维，这些内脏传入神经纤维以未被囊化的游离末梢支配其靶器官。

近年来，对于近端胃肠道和末端直肠内迷走和脊髓内脏神经末梢的结构和功能的研究有了一些进展。鉴于胃肠道扩张是最常用的可诱导明显内脏痛的实验方法，因此这些研究主要集中在机械性感觉。目前认为在胃肠道内存在 5 种不同机构的感觉末梢，神经节内板状末梢（intraganglionic laminar endings，IGLE）、内膜内末梢（mucosal endings）、内膜肌肉间末梢（muscular-mucosal endings）、肌肉内末梢（intramuscular endings）以及血管壁末梢（vascular endings）。其中研究最透彻的是神经节内板状末梢和肌肉内末梢，它们都是机械敏感性的神经末梢，并与支配胃的迷走传入纤维相关。神经节内板状末梢排列与肌层平行，位于脏器肌层的内在支配肠道肌间神经节表层。它们分布于消化道全程，但在上消化道分布最密集（食管、胃和十二指肠）。迷走传入纤维在支配器官中分支成更短的神经终末，并可终止于一个神经节内板状末梢，产生神经节内板状末梢簇或聚集成感受性终末结构。肌肉内末梢也是一种化学感受器，但和神经节内板状末梢在形态、分布及所需刺激上有所不同。它是由一串环状结构或纵向分布在肌层的神经末梢所组成，这些神经末梢之间平行排列，并由横桥连接成框架结构。肌肉内末梢的分布比较局限，常位于胃前部、上消化道括约肌，在小肠中不多见。尽管形态和分布不同，研究认为神经节内板状末梢可能感受肌肉或器官张力并监测其节律性运动，而肌肉内末梢则感应肌肉或器官的拉伸。

由于器官扩张引起的急性胃肠道疼痛与迷走传入纤维并无关联，而肌肉内末梢对拉伸（如胃扩张，一种高强度的有害刺激）的敏感性亦不清楚，目前认为神经节内板状末梢和肌肉内末梢可能传导了胃肠的饱胀感，但不参与胃肠扩张诱发的痛觉的传递。除了机械敏感性神经末梢外，内脏中也存在化学感受器及热感受器，但目前对它们的研究还比较粗浅。

（四）内脏传入神经元的兴奋性

电压敏感性离子通道是动作电位形成的基础，因此这些膜蛋白的表达、特性和密度决定了神经元的兴奋性。电压敏感性钠通道（voltage sensitive sodium channel，Na_v）与动作电位的快速上升相有关。在初级传入神经元中存在至少 6 种已知的钠通道 α 亚单位，包括 $Na_v1.8$ 和 $Na_v1.9$（最初在外周感觉神经元中发现），它们是神经毒素河豚毒不敏感钠通道。在背根神经节中，$Na_v1.8$ 主要分布在具有脱髓鞘轴突的小直径神经元中，采用基因敲除技术敲除 $Na_v1.8$ 基因后动物的内脏痛行为明显减轻，提示 $Na_v1.8$ 在内脏痛的形成过程中发挥了重要作用。此外研究发现其他钠离子通道可能也与传入神经兴奋性改变以及外周和 / 或中枢敏化的形成发展有关。

与钠通道类似，内脏感觉神经元中还存在多种电压敏感性钙通道。内脏感觉神经元与躯体感觉神经元一样，都表达高、低两种阈值钙电流。由于钙通道开放慢、电流密度低，其对动作电位产生的贡献相对较小，但钙离子内流可激活钙依赖性钾通道，还可触发突触递质释放，从而促进神经元间信息传递。此外，神经元内钙浓度改变还可以调节细胞内蛋白激酶和磷脂酶活性，从而调节下游靶蛋白（包括离子通道）的活性，间接影响细胞膜兴奋性。

内脏感觉神经元上也表达多种不同的钾通道。这些钾通道多与其他感觉神经元上的特性相似，但在内脏感觉神经元存在一种特异的短暂钾通道（A 电流），它与躯体感觉神经元的典型 A 电流在电压依赖性和激酶等方面有所不同。这种慢速去极化的电流在胃肠道炎症伴内脏高敏感时明显减少，表明钾通道的表达和调节可能影响内脏动作电位时程和放电模式。

内脏传入神经元也表达由配体、温度或氢离子门控的离子通道。不少配体门控的离子通道参与了内脏痛机制，其中较为重要的是血清素（$5-HT_3$）受体和嘌呤 P_2X 受体。胃肠道的机械和化学刺激可导致上皮内的内分泌细胞释放血清素，后者可激活肠神经丛的内源性神经元和外源性（初级）传入纤维。约 30% 的结肠感觉神经元对选择性 $5-HT_3$ 受体拮抗剂敏感或 $5-HT_3$ 受体免疫反应呈阳性，选择性拮抗 $5-HT_3$ 受体可减轻肠易激综合征患者结肠扩张诱发的肠动力紊乱，这些结果均提示血清素及其受体参与了内脏感觉的传导。

上皮细胞在受到机械刺激后释放三磷酸腺苷（adenosine triphosphate，ATP），即 P_2X 受体的配体。膀胱和结肠扩张时尿道上皮细胞与结肠上皮细胞分别释放 ATP。内脏感觉神经元表达 P_2X 受体，形成由至少 3 种亚单位组成的同源或异源多聚体通道。其中，P_2X_3 受体可以改变排尿反射，导致膀胱反射减退，提示 P_2X_3 信号通路在中空脏器的机械转导中的作用。P_2X 受体也参与了内脏痛过程。膀胱内灌注 ATP 会降低高阈值机械敏感性纤维的反应阈值，结肠内使用 P_2X_3 受体拮抗剂后可激活盆神经传入纤维，增强结肠扩张时的神经反应。

酸敏感离子通道（acid-sensing ion channel，ASIC）也与内脏痛的产生有关。这些电压不敏感的钠通道可能参与了内脏缺血性痛和炎性痛过程。与皮肤和肌肉传入纤维相比，心脏感觉神经元表达了更高密度的酸敏感性电流，提示这些钠通道与心肌缺血时的胸痛发作有关。

（五）内脏感觉的中枢过程

脊髓内脏传入神经纤维可终止于：后角表层（第 I、II 层），这也是躯体感受器的终止部位；脊髓中间外侧柱和骶副交感核，可调节交感、副交感传出到内脏的神经冲动；中央部位，即第 X 层。内脏感觉传入神经分布在多个脊髓节段。除了分布广泛外，大多数内脏（如胃肠道和心脏）也具有一个独立的内在神经系统。胃肠道的内在神经系统可调控基本的生理活动，如调节分泌、蠕动及血流，也可与外在的肠道感觉支配神经相互作用，但具体作用方式目前尚不明确。

大部分的脊髓中接受内脏传入的二级神经元（内脏感受性神经元）分布在脊髓表层、稍深的第Ⅴ层和第Ⅹ层。动物实验中外周电、机械（如扩张）、化学和缺血（如冠状动脉狭窄）刺激可兴奋或抑制（有时）脊髓内脏感受性神经元。其中，研究最多的是内脏感受神经元对自然机械刺激（中空脏器扩张）的反应，实验表明神经元的反应模式与机械敏感性内脏传入纤维的反应特性一致。

胆囊、食管、膀胱和结肠扩张通常能兴奋脊髓内脏感受性神经元，这些神经元常表现为生理反应阈值低（<5mmHg），但其中大部分神经元的伤害性反应阈值较高（≥20mmHg），该表现符合机械敏感性内脏传入纤维的功能特性。从生理状态至伤害性反应，兴奋的内脏感受性神经元都负责编码脏器扩张的刺激，将冲动传至脊髓上水平的中枢结构，形成不同的情感反射和对内脏活动的感知意识。

脊丘束是将皮肤、关节和肌肉的疼痛上传至脊髓上水平的主要通路之一，但横断双侧脊丘束却不能阻断大鼠对内脏伤害性刺激的行为学反应，反而是横断背柱能阻断相应的疼痛防御行为，这可能是因为内脏感觉神经元投射至背柱的数量多于脊丘束。尽管横断背柱阻断了大鼠的痛防御行为，但损伤双侧背柱却不能影响动物对内脏伤害性刺激的自主反应和脑干介导的反射，这提示脊髓中有可能存在几种不同（情感、自主反应和性质区分）的内脏痛传导通路。

丘脑（躯体感觉传入的主要中转站）中内脏传入冲动主要投射至腹后侧核，后者也是大部分躯体传入会聚的部位。丘脑中的内脏-内脏会聚也很常见，某些丘脑神经元还接受来自相距较远部位（如食管和结肠）的神经传入。丘脑腹后侧核、腹后内侧核与躯体感觉皮质区负责区分疼痛性质，而丘脑内侧核、扣带回前部与脑岛则可能参与疼痛情绪和自主反应的产生。

用正电子成像技术（positron emission tomography，PET）和功能磁共振成像（functional magnetic resonance imaging，fMRI）技术，研究表明心脏或腹部疼痛可激活胸椎脊髓表层，深部背角和背侧细索的神经节，被深部躯体痛活化的脊髓导水管周围灰质位于上颈髓和腰骶髓，而被内脏痛活化的脊髓导水管周围灰质反射神经元仅限于胸髓，这说明内脏痛和深部躯体痛是通过不同脊髓通路活化脊髓导水管周围灰质神经元。此外研究还表明，急性直肠扩张可导致前扣带回活化，且与刺激强度相关，而肠易激综合征的患者表现为左前额皮质激活，但没有前扣带回活化。这种差别可能是因为前扣带回是阿片受体高密度区，急性疼痛诱发其活化可能与中枢性疼痛抑制有关，而慢性内脏痛患者的额叶活化则可能是警戒网络的激活。

二、内脏痛的伤害性感受器

内脏机械性感觉在行为学和电生理学实验中已经研究得比较深入。与化学刺激和热刺激相比，中空脏器的球囊扩张是一种强度充足的伤害性刺激，易于控制时间和强度，目前对于内脏痛的研究多采用该方法。下面主要介绍一下内脏机械性感受器在体及离体实验研究现状，然后简要介绍一下内脏化学感受器的研究现状。

（一）内脏机械感受器的功能特点（在体实验研究）

通过记录扩张刺激后传入纤维的兴奋性以及对刺激的反应，研究发现脊髓内脏神经中存在两类机械敏感性传入纤维：即占总数75%~80%的低阈值神经纤维（对生理范围如<5mmHg的扩张压力即有反应）和占20%~25%的高阈值神经纤维（≥20mmHg的伤害性刺激）。因为这两种机械性感受器适应慢并编码刺激强度，所以它们的感受性末梢分布于脏器肌层中。

低阈值传入纤维有多种功能。正常状态下，生理范围刺激激活低阈值传入纤维后，中枢不产生对内脏活动的感知意识。但在病理状态下，生理范围的刺激即可引起胃肠道和盆腔脏器的疼痛不适感。高阈值传入纤维存在于所有的脏器中，是对急性、伤害性、机械性刺激敏感的内脏痛觉感受器。几乎所有的高阈值内脏感觉神经元都表达瞬时电流离子通道（transient receptor potential vanilloid 1，TRPV1）（TRPV1 是一种常见的痛觉的离子通道），因此高阈值的内脏机械性感受器与内脏痛产生有关。第三种机械敏感性受体——黏膜上的机械敏感性神经末梢也具有一定生理功能，但它们适应快速，不编码刺激强度，而是负责编码球囊扩张刺激的开始和结束时程。

除了具有机械敏感性外，迷走传入纤维和脊髓内脏传入纤维一般都是多模式（polymodal）感受，即对球囊扩张、热和/或化学刺激都能产生反应。此外，预先给予神经纤维热或化学刺激，可以增加神经纤维对其后的球囊扩张的反应强度。在体实验研究中所有脊髓和迷走机械敏感性纤维都能对至少两种类型的刺激产生反应，因此这些纤维能都是多模式感受。

（二）内脏机械感受器的功能特点（离体实验研究）

利用离体实验，人们研究了食管和胃迷走传入神经的黏膜、肌肉和肌肉-黏膜受体，以及结肠的系膜、浆膜、肌肉和肌肉-黏膜受体。黏膜受体对轻刷或轻触敏感，但对脏器的环形拉伸没有反应。肌肉受体对环形拉伸敏感（并编码张力的强度），但对黏膜轻触无反应。浆膜受体的反应随 Von Frey 丝触探增强而逐级增加，但对黏膜轻触或环形拉伸不敏感。黏膜-肌肉受体对黏膜轻触和环形拉伸敏感，而系膜机械性受体对 Von Frey 丝触探呈线性反应但对环形拉伸无反应。

大鼠结肠的腰内脏神经中主要机械敏感性末梢是浆膜和系膜受体，肌肉和黏膜受体相对较少。与之相反，结肠的盆神经中肌肉或肌肉-黏膜受体占 40%～45%。这些发现与大鼠的行为学实验结果相符，即盆神经横断后大鼠对结肠扩张的反应消失。

（三）化学敏感性和化学痛

离体实验中内脏传入纤维对机械刺激反应的研究最为全面，而对化学刺激的反应则了解不多。大鼠实验中大多数腰内脏神经纤维（黏膜、肌肉或浆膜）都对化学刺激（如高渗盐水、胆汁、盐酸、血清素和辣椒素）敏感。机械敏感性迷走传入纤维还对 γ-氨基丁酸和嘌呤拮抗剂敏感。此外，部分机械敏感性神经末梢也是热敏感的。

虽然机械刺激可引起胃肠道和尿道的疼痛不适，但心源性和下呼吸道痛多由化学刺激而不是机械性刺激引起。冠状动脉血流受阻后心肌 pH 可快速下降至 6.9，能促使缺血敏感性传入纤维产生更多的动作电位。组织缺氧导致乳酸堆积，最终降低细胞内和间质 pH。用乳酸模拟的低 pH 实验比其他酸产生更强的刺激，这可能与乳酸螯合二价阳离子、阻断酸敏感性离子通道有关。

不仅氢离子是触发缺血敏感性心脏传入纤维的化学信号，缓激肽和前列腺素以及动脉栓塞时血小板激活后释放的血清素，均能活化心脏传入纤维。不少心脏传入纤维还能被其他的机械性刺激激活，就像前面提到的机械敏感性内脏传入纤维一样，都是多模式感受。

机械性或化学性刺激可引起下呼吸道的疼痛不适。支气管及肺间的迷走传入纤维是机械敏感性神经，包含快、慢适应两种纤维，即 A_δ 和 C 纤维。与其他内脏传入纤维一样，它们对辣椒素、缓激肽和氢离子也敏感，在气道炎症时，兴奋性发生改变。

胃肠道黏膜与胃酸、消化酶、营养成分及其他物质接触后，黏膜的传入纤维可对内容物成分的改变做出反应。虽然这些化学敏感性传入纤维在调节吸收、分泌、血流和蠕动过程中具有重要作用，但它们并不参与疼痛的生成。在食管、胃和十二指肠中存在酸敏感性传入纤维，当食管、胃和十二指肠与伤害性化学刺激（又称黏膜损害，如胃酸和胆汁）长期接触后，可引起消化不良患者的疼痛不适。

三、初级内脏痛传入纤维的神经化学

目前已知介导内脏痛的神经递质包括：神经肽 P 物质、降钙素基因相关肽（calcium gene related peptide，CGRP）、缓激肽、5-HT、兴奋性氨基酸、白细胞介素 1_β（interleukin 1_β，IL-1_β）等。

在黏膜损害、辣椒素刺激、pH 下降、结肠扩张时，内脏痛觉神经元可被激活，其外周末梢释放多种神经肽（如：P 物质、CGRP 及其他神经激肽）以及其他生物活性物质（如：5-HT、腺苷）。这些生物活性物质可产生局部效应，直接或间接调节内脏传入神经末梢的兴奋性。例如，P 物质可直接影响膀胱和胃上皮细胞的活性，并可作用于局部的肥大细胞（分布于内脏神经附近并表达 NK1 受体）脱颗粒，从而释放更多介质；5-HT、CGRP 引起局部血管扩张。因此，黏膜损害可导致血管扩张、充血、炎性渗出，毛细血管漏伴血浆渗出及肿胀，平滑肌细胞激活以及上皮细胞分泌增多，即表现为神经源性炎症。

四、内脏痛觉过敏

内脏痛觉过敏是指内脏对伤害性刺激的反应增强或者伤害性刺激的阈值下降的表现。在体的器官激惹或炎症实验可增强内脏传入纤维对中空脏器扩张的反应，表现为静息状态下的传入活性增高以及高阈值内脏传入纤维的反应阈值降低。如前所述，大多数机械敏感性内脏传入纤维也是化学和/或热敏感的，预先接受急性非伤害性热或化学刺激后，中空脏器也出现对扩张的反应敏感化。这些现象说明了两点：第一，虽然损伤或炎症是皮肤痛觉感受器敏感化的必备条件，但内脏传入纤维的敏感化可能不需要明显的组织损伤或炎症；第二，内脏感觉神经具有高度可塑性，在接受快速及可逆的兴奋性刺激后，可出现内脏感觉的变化。

与躯体痛觉过敏相似，外周和中枢机制都参与了内脏痛觉过敏的形成。内脏传入纤维和离子通道的敏感化能增加它们的兴奋性，产生更多的神经冲动传入中枢神经系统，在脊髓和脊髓上水平增加中枢神经元的兴奋性。

中枢对内脏过敏感影响的研究焦点主要放在脊髓上。实验研究发现脊髓内 *N*-甲基-D-天门冬氨酸受体（NMDA 受体）参与了炎症后结肠痛觉过敏以及胰腺炎诱导的痛觉过敏的调控。此外代谢性谷氨酸受体（metabotropic glutamate receptor，mGluR）也参与了内脏痛觉过敏的调控，其中第一组 mGluR 受体（mGluR1 和 mGluR5）可能促进了内脏痛觉过敏的形成，而第二组 mGluR 受体（mGluR2 和 mGluR3）以及第三组 mGluR 受体（mGluR4、mGluR6、mGluR7 和 mGluR8）可能抑制了内脏痛觉过敏的形成。

延髓头端腹内侧区（rostroventral medulla，RVM）是脊髓上水平的研究重点，因为它是调节脊髓痛觉下行传导的主要部位。RVM 参与了脊髓水平中枢敏化的形成和维持过程；在内脏过敏感形成过程中，RVM 的兴奋性氨基酸和下游效应产物也参与了中枢敏化的过程。RVM 的 NMDA 受体激活对维持脊髓水平的中枢敏化十分重要，这点在研究躯体炎性和神经病理性疼痛模型的实验中已得到了证实。除 NMDA 外，RVM 的其他受体如阿片 κ 受体、胆囊收缩素 B 受体（cholecystokinin B receptor，CCK$_B$）也参与了内脏痛觉过敏的发生。

五、情绪与内脏痛

毫无疑问，情绪状态可以改变内脏感觉和功能，反之，与躯体痛相比内脏痛可引起更为强烈的情感变化。许多研究都证实了这一现象，在胸部正中皮肤的热刺激与食管球囊扩张刺激所做的比较的研究中，研究组采用几种工具衡量了强度相似的扩张刺激和热刺激后产生情绪反应的程度，旨在分析量化临床疼痛的情感成分。在测量食管扩张诱发腹胀的感觉时，相对于 SpielGberg 情境 - 特质焦虑量表，McGill 疼痛问卷调查表中对食管扩张的感觉所做出词语的选择，反映出更强烈的情感成分。这些研究结果表明：内脏痛可以产生焦虑，而焦虑的情绪又可以增加内脏痛，反过来又增加焦虑的情绪，从而形成一种类似于正反馈的恶性循环现象。

应激、焦虑、专注和认知等情绪行为可增强内脏痛，可能是通过皮质、杏仁核、下丘脑和其他大脑结构间复杂的相互作用，从而影响内脏痛信号的传递和调制，最终易化了内脏疼痛的感知，恶化了内脏痛的体验。

综上所述，与躯体痛相比，内脏痛发生的神经生物学机制有显著的差异，第一，从神经传递通路上，内脏痛的感知受到迷走和交感神经的双重支配；第二，虽然内脏传入神经只占总传入纤维的 10%，但内脏传入纤维与内脏传入纤维及躯体传入纤维间存在广泛的汇聚，同时二级内脏传入神经元弥漫投射的特点，导致了内脏痛的性质模糊、位置不定的特性；第三，内脏痛特异性的伤害性感受器包括黏膜下、浆膜下以及肌肉 - 黏膜间机械伤害性感受器、化学感受器以及多模式感受器；第四，目前已知内脏痛的传入递质包括神经肽 P 物质、CGRP、缓激肽、5-HT、兴奋性氨基酸、IL-1$_\beta$ 等；第五，内脏痛也存在痛觉高敏现象，但与躯体痛的痛觉高敏需要组织的损伤或炎症不同，内脏传入纤维的敏感化可能不需要明显的组织损伤或炎症，同时内脏感觉神经具有高度可塑性，在接受快速及可逆的兴奋性刺激后，可出现内脏感觉的变化；第六，与躯体痛不同，应激、焦虑、专注和认知等情绪行为对内脏痛有明显影响。充分理解内脏痛发生的神经生物学机制，有利于疼痛诊疗的医师更好地诊断和治疗临床内脏痛。

第二节 内脏痛的分类及临床常见的内脏痛

一、内脏痛的分类

内脏的双重神经支配、初级传入纤维的弥散投射以及内脏 - 内脏汇聚和内脏 - 躯体汇聚现象，导致内脏痛的临床表现十分复杂。同一疾病诱发的内脏痛在不同患者可以表现迥异，表现类似的内脏痛可能是由完全不同的疾患诱发。急性发作的内脏痛多由于内脏的急性炎症、穿孔、缺血、梗阻、扩张等因素诱发，多属于临床急症范畴，一般积极处理诱因后，疼痛可迅速缓解。慢性内脏痛病程一般在 8 周以上，可能有或没有明显的器质性改变，常伴有恶心、呕吐、腹泻等不适，甚至可引起患者睡眠障碍、抑郁、焦虑等精神疾患。慢性内脏痛多缺乏特异的治疗手段，严重影响患者的生活质量。为了更好地区分临床的内脏痛，特别是慢性内脏痛，可从内脏痛的病因、神经传递机制或解剖部位对临床内脏痛进行分类。

（一）按内脏痛的病因分类

1. 功能性内脏痛　如神经功能症性腹痛、肠易激惹综合征等。

2. 炎性内脏痛　如胆囊炎痛、阑尾炎痛、胰腺炎痛、消化性溃疡痛等。

3. 癌性内脏痛　如肝癌痛、胰腺癌痛、胃癌痛等。

（二）按内脏痛的神经传递机制分类

1. 仅通过内脏传入神经传导的内脏痛（真性内脏痛）　如心绞痛、慢性胰腺炎痛、内脏器官癌性痛。

2. 壁层胸膜、腹膜、纵隔、肠系膜等脊神经传入纤维传导（假性／壁性内脏痛）　如胸膜炎痛、肋间神经痛等。

3. 远隔部位出现的躯体样疼痛或痛觉高敏（牵涉痛）　如阑尾炎脐周痛、胆囊炎背痛、肾结石腰痛等。

（三）按内脏痛的解剖部位分类

1. 胸部疼痛　如心绞痛、非心源性胸痛等。

2. 腹部疼痛　如消化性溃疡痛、胰腺炎痛等。

3. 盆腔疼痛　如间质性膀胱炎痛、慢性盆腔炎痛等。

这三种分类方法，各有优缺点。根据病因分类，有利于临床治疗时采取合理的方法祛除病因，从而根治疼痛；根据神经传递机制分类，有利于选择合适的治疗方法和药物，有效控制疼痛。但在临床实践中，这两种分类方法却很难划分很多临床的内脏痛，例如：胰腺炎相关疼痛既包含胰腺组织损伤诱发的迷走和内脏神经的真性内脏痛，又存在组织损伤和炎症因子活化支配后腹膜的脊神经传入纤维的假性内脏痛，甚至经常可出现腰背部的牵涉痛。根据部位分类，虽然不能很好地辨别疼痛的来源，但相对容易划分内脏痛。下面将按照胸痛、腹痛、盆腔痛以及癌性内脏痛的分类方法介绍临床常见的内脏痛。

二、临床常见内脏痛

胸腔、腹腔或盆腔的疼痛是临床常见的不适，慢性胸、腹、盆腔痛困扰着相当多的人群。研究报道，20% 的人群存在胸痛，超过 25% 的人群有断断续续的腹痛，超过 24% 的女性有各种盆腔疼痛。下面按照疼痛的部位，介绍临床常见的内脏痛。

（一）胸痛

按照胸痛的来源，可将胸痛分为心源性胸痛和非心源性胸痛。

1. 心源性胸痛　是指心血管疾患引起的胸部疼痛。主要包括：①冠心病，如心绞痛、心肌梗塞；②急性心包炎；③主动脉夹层；④其他器质性性心脏病，如心肌病、心肌炎、心脏瓣膜病、主动脉瘤、主动脉窦瘤破裂等；⑤心脏神经官能症。其中最为常见的是冠心病引起的胸痛。

2. 非心源性胸痛（non-cardiac chest pain，NCCP）　是在缺乏明显的活动性冠状动脉性疾病证据的情况下，反复发生的难以解释的心绞痛样胸骨后疼痛的症状。病程持续至少 12 周，长则 12 个月以上。NCCP 主要包括：①胸壁疾病，如急性皮炎、皮下蜂窝织炎、带状疱疹、肌炎、肋软骨炎、肋间神经炎、肋骨骨折、血液系统疾病所致的骨痛（急性白血病、多发性骨髓瘤）等；②呼吸系统疾病，如肺动脉栓塞（肺梗死）、胸膜炎、胸膜肿瘤、自发性气胸、急性气管 - 支气管炎、肺炎、肺癌等；③纵隔疾病，如纵隔脓肿、纵隔肿瘤、纵隔气肿；④消化系统疾病，如胃食管反流病（GERD）包括反流性食管炎、食管癌、急性胰腺炎、胆囊疾病、食管痉挛、食管裂孔疝等；⑤心理 - 精神性疾病，如抑郁症、焦虑症、惊恐障碍等；⑥其他，如过度通气综合征、痛风。非心源性胸痛最为常见的是食管源性的胸痛。

（二）腹痛

腹痛是临床最常见的内脏痛，其中急性腹痛常由于腹腔脏器的急性炎症、穿孔、缺血、梗阻、扩张等因素诱发，多属于临床急腹症范畴，本章不再赘述。按照疼痛的来源，可将慢性腹痛分为胃肠源性的腹痛、肝胆源性腹痛及胰腺源性腹痛。

1. **胃肠源性腹痛** 是指胃肠道功能障碍或者损伤诱发的疼痛。主要包括：①肠易激综合征（IBS），它是一种以慢性或者反复发作的腹痛伴排便习惯改变为特征的功能性肠病。在全世界范围内，IBS的患病率相差较大，欧美地区的流行率为10%～15%，我国的研究报道北京地区流行率在7%左右。②慢性功能性腹痛综合征（chronic abdominal pain syndrome，CFAP），是指持续或频繁发作的腹部疼痛，病程超过半年，疾病与肠功能无关，而与内源性疼痛调节系统的改变密切相关，采用当前的诊断方法不能发现可以解释该病症的结果或代谢异常的一类综合征。CFAP患者常伴有抑郁、焦虑等心理障碍，并常有躯体其他部位的不适感或日常活动受限。国外研究显示CFAP的发病率低于其他常见的功能性胃肠疾患，美国人群的发病率约为1.7%（多见于女性），我国尚无CFAP发病率的报道。③消化性溃疡痛，是指发生在胃和十二指肠的溃疡诱发的疼痛。随着消化性溃疡诊断的进步及治疗手段的提高，十二指肠溃疡和胃溃疡发病率和住院率均明显下降。④慢性胃炎相关腹痛，是指各种病因引起的慢性胃黏膜炎症导致的腹痛。我国是幽门螺杆菌高感染国家，估计人群中幽门螺杆菌的感染率为40%～70%，幽门螺杆菌是引起慢性胃炎的最主要病因。大部分慢性胃炎患者无症状，有症状患者可出现上腹痛或不适。⑤炎症性肠病相关腹痛，是指病因未明的肠炎症性疾病（包括溃疡性结肠炎和克罗恩病）诱发的腹痛。其中溃疡性结肠炎主要表现为结肠和直肠的慢性非特异性炎症，除腹痛外，还伴有腹泻、黏液脓血便，病情轻重不等，多呈反复发作的慢性病程。本病可发生于任何年龄，多见于20～40岁，亦可见于儿童及老人。男女发病率无明显区别。克罗恩病表现为肠道的慢性炎性肉芽肿，病变多见于末端回肠和邻近结肠，但从口腔到肛门均可受累，呈节段式或跳跃式分布。除腹痛外，患者可出现腹泻、体重下降、腹部包块、瘘管形成和肠梗阻，还可出现发热等全身表现以及关节、皮肤、眼、口腔黏膜等肠外损伤。本病有终生复发倾向，发病年龄多在15～30岁，但首次发作可在任何年龄，男女患病率相似。⑥其他，如肠结核、肠伤寒、慢性阑尾炎、肠系膜腹脂炎、肠系膜淋巴结炎、肠梗阻、肠系膜血管缺血性疾病、胃肠憩室、良性十二指肠淤积症等疾患，亦可诱发慢性腹痛。

2. **肝胆源性腹痛** 是指肝胆疾患诱发的疼痛。主要包括：①胆石症，如胆囊结石、肝外胆管结石以及肝内胆管结石。②胆道感染，如胆囊炎、胆管炎。③功能性胆囊疼痛（functional gallbladder disorder，FGD），它发生于无结石性胆囊的患者中，但存在明显的胆源性疼痛的表现。与胆石症及胆道感染最显著的区别是该综合征缺乏组织异常的证据。该综合征并不罕见，据报道，功能性胆囊疼痛在男性中发病率为7.6%，在女性中发病率为20.6%。④胆囊切除术后综合征，是指胆囊切除术后3～6个月，右上腹出现的疼痛，而且这种疼痛较术前剧烈且持续存在。对于此类患者应首先检查是否存在肝胆管及胰腺器质性病变，如无异常应考虑是否存在oddi括约肌功能障碍（functional biliary sphincter disorder）。⑤其他，如胆道蛔虫病、先天性胆总管扩张症等也可诱发慢性腹痛。

3. **胰腺源性腹痛** 是指胰腺损伤诱发的疼痛。主要包括：①慢性胰腺炎；②胰腺囊肿等疾患。90%以上的慢性胰腺炎患者有不同程度的腹痛，开始为间隙性，后可转为持续性腹痛，性质可为隐痛、钝痛、钻痛甚至剧痛，多位于中上腹，可偏左或偏右，可放射至后背、两肋部。除腹痛外，患者还可出现腹泻或脂肪泻、消瘦、黄疸、腹部包块和糖尿病等临床表现。

（三）盆腔痛

慢性盆腔痛（chronic pelvic pain，CPP）是指男性或女性骨盆结构和盆腔脏器的慢性或持续性发作至少 6 个月的疼痛。其发病隐匿、病因复杂、诊断困难，任何盆腹腔脏器的器质性或功能性病变及精神、神经异常均可以引起慢性盆腔痛。CPP 是一种涉及妇产科、泌尿外科、骨科、疼痛科等多学科的疾病，不仅是盆腔周围器官功能障碍的表现，也可能导致进一步的功能障碍，并由此引发患者的生活及行为改变。2010 年欧洲泌尿协会（European Association of Urology，EAU）提出，诱因（感染、肿瘤）明确的盆腔痛称之为 CPP，对于缺乏明确的病理改变的 CPP 则称之为慢性盆腔疼痛综合征（chronic pelvic pain syndrome，CPPS）。CPPS 能定位于某个器官时，则以该器官命名疼痛综合征，见表 22-1。

表 22-1　慢性盆腔痛的分类及相关特征（EAU，2010）

区域	系统	以靶器官命名的疼痛综合征	牵涉性特点	时程特征	疼痛特征	相关症状	心理症状
慢性盆腔痛	明确疾病导致的盆腔痛或者盆腔疼痛综合征	泌尿系统：前列腺痛　膀胱痛　阴囊、睾丸、附睾痛　阴茎、尿道痛　输精管切除后疼痛综合征 妇科系统：外阴、前庭、阴蒂痛　子宫内膜异位症疼痛　周期性加重盆腔痛　痛经 肠道系统：肠激惹综合征疼痛　慢性肛门痛　间歇性慢性肛门痛 周围神经系统：广泛阴部疼痛综合征 性学范畴：性交困难　盆腔痛伴性功能障碍 心理范畴：任何盆腔器官 肌肉-骨骼：盆底肌肉、腹部肌肉　脊椎、尾骨	耻骨弓上：腹股沟　尿道　阴茎/阴蒂　会阴的　直肠的　背部　臀部　大腿	发作性：急性　慢性　进行性　偶发的　周期性　持续性　定时性：充满的　排空的　即刻的　迟发的　诱发：诱发　自发	酸痛　灼痛　刺痛　电击痛　其他	泌尿系统：尿频、夜尿症、尿等待、尿流细、尿急、尿失禁 妇科系统：月经、绝经 胃肠道系统：便秘、腹泻、肿胀、便急、失禁 神经系统：感觉迟钝、感觉过敏、异常性疼痛、痛觉过敏 性方面：女性性交困难、性回避、勃起功能障碍 肌肉方面：功能损害、肌束震颤 皮肤方面：营养变化、感觉变化	焦虑　抑郁　创伤后应激障碍（posttraumatic stress disorder，PTSD）

（四）癌性内脏痛

是由于肿瘤引起的一类特殊的内脏疼痛。相比于一般内脏痛更为复杂、独特，并受患者的情绪、认知等精神因素影响。肿瘤的原发部位不同，癌痛的患病率亦不同，其中泌尿生殖系肿瘤、食道肿瘤癌痛患者分别为 77% 和 74%。国内报道 4 492 例重度癌痛中，癌性内脏痛相关的有肺癌 1 477 例，占 37.6%，消化系肿瘤 1 763 例，占 39.2%，妇科肿瘤 212 例，占 4.7%，泌尿系肿瘤 184 例，占 4.1%。癌性内脏痛在癌症各期均可出现，也可作为癌症的首发症状,其中约 1/4 新诊断恶性肿瘤患者、1/3 正在接受治疗的患者及 3/4 晚期肿瘤患者合并疼痛。有研究发现,肿瘤转移所引发癌痛较为常见,且在进展期和终末期癌症中疼痛更常见、更严重。总之,癌性内脏痛是内脏原发及转移肿瘤最常见的相关症状之一,有效控制癌性内脏痛是癌痛治疗的重要组成部分。

内脏痛,尤其是慢性内脏痛是困扰人类健康的常见疾患,它表现复杂,可能伴有明确的组织损伤,亦可能缺乏组织异常的证据。在此,我们按照内脏痛的病因、神经传递机制或解剖部位对临床内脏痛进行了分类,然后以解剖部位的分类为主,介绍了临床常见的胸痛(心源性胸痛、非心源性胸痛),腹痛(胃肠源性腹痛、肝胆源性腹痛、胰腺源性腹痛),盆腔痛(慢性盆腔痛及多器官的慢性盆腔痛综合征)以及癌性内脏痛,希望有助于读者更好地了解内脏痛的概貌。下面我们将具体介绍常见的胸痛、腹痛、盆腔痛及癌性内脏痛的临床表现、诊断及药物治疗的要点。

第三节 胸 痛

胸痛不仅指解剖学胸部范围内的疼痛感觉,还包括胸部疾病诱发的远隔部位的疼痛以及非胸部疾患引起的胸部疼痛。除各种性质的胸痛外,还可伴发其他不适症状,如麻木、压迫感、烧灼感、发冷、胸闷气短、恐惧等。根据胸痛的来源,可将胸痛分为:心源性胸痛及非心源性胸痛,其中心源性胸痛最为常见的是冠心病诱发的胸痛,而非心源性胸痛最为常见的是食管源性胸痛。下面本节将分别介绍冠心病源性胸痛及食管源性胸痛。

一、冠心病源性胸痛

冠心病,全称冠状动脉粥样硬化性心脏病,是指冠状动脉粥样硬化使得血管腔狭窄或阻塞,和 / 或因冠状动脉功能性改变(痉挛)导致心肌缺血缺氧或者坏死而引起的心脏病。1979 年世界卫生组织曾将其分为 5 型。近年来心脏学专家趋于将本病分为急性冠脉综合征和慢性缺血性综合征两大类,其中急性冠脉综合征包括不稳定型心绞痛、非 ST 段抬高心肌梗死和 ST 抬高心肌梗死;慢性缺血性综合征则包括稳定型心绞痛、冠脉正常的心绞痛、无症状性心肌缺血和缺血性心力衰竭(缺血性心肌病)。下面以稳定型心绞痛为例,介绍其临床表现、诊断及治疗要点。

(一)临床表现及相关检查

1. **症状** 以发作性胸痛为主要临床表现,疼痛有以下特点:①部位,主要在胸骨体中段或上段之后可波及心前区,有手掌大小范围,甚至横贯前胸,界限不清,并可以放射到左肩、左胸壁内侧、后背、颈两侧及下颌部。②性质,常为压迫、发闷或紧缩性,也可有烧灼感,但不像针刺刀割那样锐性痛,偶伴濒死的恐惧感觉,某些患者仅感胸闷不适,不认为有痛觉。③诱因,常由体力劳动或情绪激动(如:愤怒、焦急、过度兴奋等)所诱发,饱食、寒冷、心动过速、吸烟等亦可诱发。疼痛多发作于劳累和激动当时,而不是在一天的劳累之后。④持续时间,疼痛出现后常逐步加重,一般 3～5min 内逐渐消失,可数天或数周发作一次,亦可一天发作数次。⑤缓解方式,一般在停止诱发症状的活动后即可缓解,舌下含服硝酸甘油也能在几分钟使之缓解。

2. **体征** 平时一般无异常体征。心绞痛发作时,常见心率增快、血压升高、表情焦虑、皮肤冷或出汗有时可出现第四或第三心音奔马律。可有短暂心尖部收缩期杂音,是乳头肌缺血导致二尖瓣关闭不全所致。

3. 检查及检验　心电图是诊断心绞痛最常用的方法，在心绞痛的发作间期，约半数患者 ECG 在正常范围，也可能有陈旧性心肌梗死的改变或非特异性 ST 段和 T 波异常。心绞痛发作时，绝大部分患者可出现暂时性心肌缺血引起的 ST 段移位。因心内膜下心肌更容易缺血，故常见放映心内膜下心肌缺血的 ST 段压低（≥0.1mV），发作缓解后恢复。部分患者还可出现 T 波倒置。此外还可以行心电图负荷试验、心电图连续动态监测、放射性核素以及冠脉造影检查进一步明确诊断。对于心绞痛持续超过 30min，怀疑心肌梗死的患者，可抽血检验心肌坏死标志物，如肌红蛋白、肌钙蛋白 I 或 T、CK-MB 等。

（二）诊断

根据心绞痛发作时的特点和体征，含服硝酸甘油后缓解，结合年龄和存在冠心病危险因素，除外其他原因所致的心绞痛，一般即可建立诊断。发作时心电图检查可见以 R 波为主的导联中，ST 段压低，T 波低平或倒置，发作过后数分钟内逐渐恢复。

（三）鉴别诊断

1. 急性心肌梗死　疼痛部位与心绞痛相似，但性质更剧烈，持续时间多超过 30min，可长达数小时，可伴有心律失常、心力衰竭和 / 或休克，含服硝酸甘油多不能使之缓解。心电图中面向梗死部位的导联 ST 段抬高，或同时有异常 Q 波（非 ST 段抬高心肌梗死则多表现为 ST 段下移及或 T 波改变）。实验室检查可发现白细胞计数增高，红细胞沉降率增快，心肌坏死标准物（肌红蛋白、肌钙蛋白 I 或 T、CK-MB 等）升高。

2. 其他疾患引起的心绞痛　严重的主动脉瓣狭窄或关闭不全、风湿性冠状动脉炎、梅毒性主动脉炎引起冠状动脉口狭窄或闭塞、肥厚性心肌病、X 综合征、心肌桥等病均可引起心绞痛，要根据其他临床表现来进行鉴别。其中 X 综合征多见于女性，心电图负荷试验常阳性，但冠状动脉呈阴性且无冠状动脉痉挛，预后良好，被认为是冠状动脉系统毛细血管舒张不良所致。心肌桥指覆盖并走行于心肌内的冠状动脉表面的心肌纤维。当心肌收缩时，心肌桥可挤压该动脉段引起远端血供减少而导致心肌缺血，引起心绞痛的发生。冠状动脉造影和冠脉内超声检查可确立诊断。

3. 主动脉夹层　主动脉夹层分离时疼痛在起病初就到达高峰，临床典型表现为在心前区或胸骨后突然出现的剧烈烧灼痛或撕裂痛，疼痛可向头、颈、上肢、背、肋、腹、腰和下肢放射，可有主动脉瓣关闭不全的表现，偶有意识障碍、下肢短暂性偏瘫、瘫痪等中枢神经系统受损症状。患者多有高血压与动脉硬化的病史，疼痛发作时有休克表现，但血压仍较高，有时可能暂时下降但又复升，两上肢和 / 或下肢之间的血压可有明显差别，可有单侧桡动脉搏动减弱或消失，有些患者可出现心包摩擦音。超声心动图、CT、磁共振成像（magnetic resonance image，MRI）、数字减影血管造影（digital subtraction angiography，DSA）或选择性动脉造影等检查有助于确诊。

4. 急性肺动脉栓塞　除胸痛外，患者还可出现咯血、呼吸困难和休克。还可出现右心负荷急剧增加的表现，如发绀、肺动脉瓣区第二心音亢进、颈静脉充盈、肝大、下肢水肿等。发生心电图示 I 导联 S 波加深，Ⅲ导联 Q 波显著 T 波倒置，胸导联过度区左移，右胸导联 T 波倒置等改变。肺动脉造影、肺通气 / 灌注扫描、CT 肺动脉造影是确诊或除外肺栓塞的较为可靠的诊断方法。

5. 急性心包炎　心包炎累及下部心包壁层，可引起胸部锐痛或闷痛。部位更靠左，可牵扯到颈、肩、背部，呼吸、转身、吞咽、翻身时加重，前倾坐位可减轻。多有近期"上呼吸道感染史",疼痛可持续数小时。心包摩擦音是心包炎的典型体征。ECG 可有所有导联 ST 段抬高,aVR 导联则压低,抬高的 ST 段呈弓背向下,不出现病理性 Q 波,T 波低平或倒置,发病后数日内回到等电位线。此外血清心肌标志物水平改变不明显。

6. 肋间神经痛和肋软骨炎 肋间神经痛常累及 1～2 个肋间,疼痛部位不一定局限于前胸,多为持续性而非发作性,刺痛或灼痛,深呼吸或者转动身体可加重疼痛,沿神经走行处有压痛,手臂上举活动时局部有牵拉痛。肋软骨炎则在肋软骨处有压痛。

7. 心脏神经症 胸痛常为短暂(几秒钟)的刺痛或持久(几小时)的隐痛,患者常不时深吸一口气或作叹息样呼吸。疼痛部位常在左胸乳房下心尖部附近,或经常变动。症状多在疲劳后出现,而在不疲劳时,做轻度体力活动反觉舒适,有时可耐受较重的体力活动而不发生胸痛或胸闷。含服硝酸甘油无效或在 10min 后才"显效",常伴心悸、疲劳、头昏、失眠或其他神经症的症状。

8. 急腹症 急性胰腺炎、消化性溃疡穿孔、急性胆囊炎、胆石症等,均有上腹部疼痛,可能伴休克。仔细询问病史,详细的体格检查、心电图检查,血常规、心肌损伤标志物等相关辅助检查可协助鉴别诊断。

(四)治疗

心绞痛的治疗原则是改善冠状动脉的血供和降低心肌的耗氧,同时治疗动脉粥样硬化。心绞痛发作时,应立即休息,如果休息后不能迅速缓解可使用作用较快的硝酸酯制剂,如硝酸甘油(0.3～0.6mg,舌下含服)、硝酸异山梨酯(5～10mg,舌下含服)。对于心肌梗死时的重度疼痛,可使用强阿片类药物,如吗啡 5～10mg 皮下注射镇痛,此时应禁用选择性 COX-2 抑制剂。在疼痛缓解期,可考虑小剂量阿司匹林、他汀类药物、β 受体拮抗剂、硝酸酯类药物、钙通道阻滞剂治疗,以达到减轻患者症状,提高生活质量,延长寿命的目标(具体药物及用法可参考相关资料,本书不再赘述)。除药物治疗外,可根据冠脉造影的结果,考虑介入治疗或外科手术治疗。

二、食管源性胸痛

食管源性胸痛是 NCCP 最为常见的原因,一般表现为胸骨后的疼痛或"烧心"感,其中胃食管反流病是食管源性胸痛的常见病因。下面以胃食管反流病为例,介绍其临床表现、诊断及治疗要点。

(一)临床表现及相关检查

1. 症状 胃食管反流病的症状具有以下特点:①发病率随年龄增加而增加,发病高峰年龄多在 40～60 岁,且与性别、年龄相关,但在反流性食管炎中,男性高于女性,男:女为 2:1;②烧心和反流时本病的典型症状,常在餐后 1h 出现,卧位、弯腰或腹压增高时可加重,部分患者烧心和反流症状可在夜间入睡时发作;③疼痛常位于胸骨后,当食管发生痉挛或胃食管反流时大部分患者伴有胸痛,严重时可为剧烈疼痛,可反射至后背、胸部、肩部、颈部、耳后,有时酷似心绞痛,可伴有或不伴有烧心和反流;④进行性吞咽困难可见于部分患者,可能是由于食管痉挛或功能紊乱,症状呈间隙性,进食固体或液体食物均可发生。

2. 检查及检验 ①内镜检查,是诊断反流性食管炎最准确的方法,并能判断反流性食管炎的严重程度和有无并发症,结合活检可与其他原因引起的食管炎和其他食管疾病(如食道癌)相鉴别。内镜下无反流性食管炎不能排除胃食管反流病。②食管吞钡 X 线检查,敏感性较低,但它对食管裂孔疝和贲门失弛缓症的诊断有一定优势。③质子泵抑制药(proton

pump inhibitor，PPI）试验，简便易行，具有较高的敏感性和特异性，是一项很有价值的食管源性胸痛的诊断试验，可作为诊断胃食管反流病相关胸痛最优先使用的方法。PPI 试验诊断胃食管反流病相关胸痛的敏感性为 78%～92%，特异性为 67%～86%。两项荟萃分析证明 PPI 治疗能减轻胃食管反流病相关胸痛的症状，是有价值的食管异常酸反流诊断试验。但多数已发表的研究样本量都不大并且可能存在出版偏倚，所以仍应结合其他指标共同分析。④ 24h 食管 pH 监测，可证实是否存在病理性酸反流，以及了解胸痛与酸反流的关系，但目前其对胃食管反流病诊断的敏感性仅为 50%～80%。近 10 年来，随着质子泵抑制药治疗试验的开展，24h 食管 pH 监测在食管源性胸痛评估中的地位发生了显著改变。目前，该项监测推荐用于 PPI 试验性治疗失败的食管源性胸痛的患者。⑤食管标准测压、激发试验、24h 动态测压等曾广泛用于食管源性胸痛的研究和临床诊断。但近年认为，对抑酸治疗无反应（PPI 试验阴性）或食管 pH 监测阴性的患者才考虑食管测压，其在 NCCP 中的意义可能仅局限于排除贲门失弛缓症。⑥其他，如食管激发试验、球囊扩张试验、依酚氯铵试验、滴酸试验（Bernstein 试验）、麦角新碱试验和氧贝胆碱试验等因敏感性低且存在不良反应，目前已很少应用。

（二）诊断

胃食道反流病的诊断可根据以下几点：①有反流症状；②内镜下可能有反流性食管炎的表现；③食管酸过度反流的客观证据。如患者有典型的烧心和反酸的症状，可做出胃食管反流病的初步诊断。内镜检查如发现有反流性食管炎并能排除其他原因引起的食管病变，本病的诊断可成立。对有典型症状而内镜检查阴性者，目前常用 PPI 做试验性治疗，如有明显效果，本病诊断一般可成立。对症状不典型患者，常需结合内镜检查、试验性治疗以及 24h 食管 pH 监测进行综合分析做出诊断。

（三）鉴别诊断

虽然胃食管反流病的症状有其特点，临床上仍应与其他原因引起的食管病变（如真菌性食管炎、药物性食管炎、食管癌和食管贲门失弛缓症等）、胆道疾患、消化性溃疡等相鉴别。胸痛明显者，首先应与心源性胸痛相鉴别，排除危及生命的心脏大血管疾患，然后与其他非心源性胸痛疾患进行鉴别。最后应注意与功能性疾病，如功能性烧心、功能性胸痛、功能性消化不良做鉴别。

（四）治疗

胃食管反流病的治疗目的是控制症状、治愈食管炎、减少复发和防治并发症。

1. 一般治疗　改变生活方式和饮食习惯。为了减少卧位和夜间反流可将床头抬高 15～20cm。避免睡前 2h 内进食。避免进食使食管下段括约肌松弛的药物和食物。避免一切增高腹压的因素。

2. 药物治疗　①促胃肠动力药，如多潘立酮、莫沙必利、依托必利等。由于这类药物疗效有限且不确定，因此只适用于轻症患者，或作为与抑酸药合用的辅助治疗。②抑酸药，包括 H_2 受体拮抗药、PPI 以及抗酸药。其中常用的 H_2 受体拮抗药，如西咪替丁、雷尼替丁、法莫替丁等，能减少 24h 胃酸分泌 50%～70%，但不能有效抑制进食刺激引起的胃酸分泌，因此适用于轻、中症患者。剂量按照消化性溃疡时使用量，建议分次服用，如：雷尼替丁，150mg，2 次/d 或法莫替丁，20mg，2 次/d，疗程为 8～12w。PPI 的抑酸作用强，因此对本病的疗效优于 H_2 受体拮抗剂，特别适用于症状重、有严重食管炎的患者。一般按照消化性溃疡时使用量，如：奥美拉唑，20mg，1 次/d；兰索拉唑，30mg，1 次/d；泮托拉唑，40mg，1 次/d；雷贝拉唑，10mg，1 次 /d 或埃索美拉唑，20mg，1 次 /d，疗程为 4～8w。对个别疗效不佳者可加倍剂量或与促胃肠动力药联合使用，并适当延长疗程。抗酸药如氢氧化铝、铝碳酸镁等复方制剂，仅用于症状轻、间隙发作的患者。

3. 维持治疗　胃食管反流病具有慢性复发倾向，为减少症状复发，防止食管炎反复发作引起的并发症，应考虑给予维持治疗。停药后很快复发且症状持续者，往往需要长程维持治疗；有食管炎并发症如食管溃疡、食管狭窄、Barrett 食管者，肯定需要长程维持治疗。H₂ 受体拮抗剂和 PPI 均可用于维持治疗，其中以 PPI 效果最好。维持治疗的剂量因患者而异，以调整至患者无症状之最低剂量为最适剂量。对无食管炎的患者也可考虑按需维持治疗，即有症状时用药，无症状时停药。

4. 手术治疗　不同术式的胃底折叠术，目的是防止胃内容物流入食管，其疗效与 PPI 相当，但术后有一定的并发症。因此，对于需要长期使用 PPI 维持治疗的患者，可根据其意愿决定是否行胃底折叠术。对于反流诱发的严重呼吸系统并发症如吸入性肺炎、肺间质纤维化的患者，且 PPI 疗效欠佳，应考虑抗反流手术。

第四节　腹　　痛

腹痛是临床上常见的不适主诉，其中急性腹痛多属于急腹症范畴，多就诊于急诊或外科科室，需要早期诊断和及时处理，而慢性腹痛是一种常见的慢性症状，其可以是急慢性组织损伤或腹部脏器受损（伤害性疼痛）的一种警告信号，也可以是一种不伴病理改变的慢性功能紊乱。按照腹痛的来源，可将慢性腹痛主要分为胃肠源性腹痛、肝胆源性腹痛及胰腺源性腹痛。下面本节将分别介绍常见的胃肠源性腹痛（肠易激综合征、消化性溃疡痛及慢性胃炎相关腹痛）、肝胆源性腹痛（功能性胆囊疼痛）以及胰腺源性腹痛（慢性胰腺炎相关腹痛）。

一、肠易激综合征

肠易激综合征（irritable bowel syndrome，IBS）是一种以慢性或者反复发作的腹痛伴排便习惯改变为特征的功能性肠病，其缺乏形态学和生化异常，是一个缺乏器质性改变的临床综合征。IBS 的胃肠道症状常表现为腹痛，肠道习惯改变，如腹泻或便秘、腹胀或肠道紧迫感。本病的病因和发病机制目前尚不明确，但胃肠动力学异常和内脏感觉异常是其重要的病理生理学基础，此外肠道感染和精神心理障碍是其发病的重要因素。

（一）临床表现

1. 症状　IBS 起病隐匿，症状反复发作或慢性迁延，病程可长达数年或数十年，最主要的临床表现是腹痛、排便习惯和粪便形状的改变。几乎所有的 IBS 患者均有不同程度的腹痛，部位不定，以下腹和左下腹多见，且多于排便和排气后缓解。腹泻一般每日 3～5 次，少数严重发作可达十数次，大便呈稀糊状，多带有黏液，但绝无脓血。部分患者腹泻与便秘交替发生。此外还可伴有其他消化道症状，如腹胀、排便不净感、排便窘迫感以及消化不良的症状。相当部分患者可有失眠、焦虑、抑郁、头晕、头痛等精神症状。

2. 体征　无明显体征，可在腹痛的相应部位有轻压痛，部分患者可触及腊肠样肠管，直肠指诊可感到肛门痉挛、张力较高，可有触痛。

（二）诊断

2016 年颁布的罗马 Ⅳ 诊断标准如下：

1. 病程半年以上且近 3 个月存在每周 1d 以上的腹部不适或腹痛,并伴有下列特点中至少 2 项:①症状可能在排便后改善;②伴随排便次数改变;③伴随粪便性状改变。

2. 以下症状不是诊断所必备,但属常见症状,这些症状越多越支持 IBS 的诊断:①排便频率异常(每天排便 >3 次或每周 <3 次);②粪便性状异常(块状/硬便或稀水样便);③粪便排出过程异常(费力、急迫感、排便不尽感);④黏液便;⑤胃肠胀气或腹部膨胀感。

3. 缺乏可解释症状的形态学异常和生化异常。

(三)鉴别诊断

对以腹痛为主的患者,应与可引起腹痛的疾病相鉴别,注意疼痛的部位、性质、程度、诱发和缓解方式以及伴随症状,同时联合必要的辅助检查(如腹部 CT、胃肠镜、血常规、肝酶、胰酶)以明确诊断。对以腹泻、便秘为主者,亦应与引起腹泻、便秘的疾患相鉴别。

(四)治疗

治疗主要是积极寻找并祛除促发因素和对症治疗,强调综合治疗和个体化治疗。

1. 一般治疗 仔细询问病史以求发现促发因素,并设法予以祛除。告知患者 IBS 的诊断并详细解释疾病的性质,以解除患者顾虑和提高对治疗的信心,是治疗最重要的一步。对失眠、焦虑者可适当给予镇静药。

2. 针对主要症状的药物治疗 ①胃肠解痉药,其中抗胆碱药如阿托品、东莨菪碱,可作为缓解腹痛的短期对症治疗,但应注意不良反应。目前使用较普遍的为选择性肠道平滑肌钙通道阻滞药,如匹维溴铵(50mg,口服,3 次/d)、奥替溴铵(40～80mg,口服,2～3 次/d),或离子通道调节药,如马来酸曲美布汀(100～200mg,口服,3 次/d),使用这些药物时要根据年龄、症状适当增减剂量,或遵医嘱。② 5-HT$_3$ 拮抗药,如阿洛司琼(1mg,口服,1 次/d,用药 4 周后如症状控制不佳,可增量至 1mg,口服,2 次/d,如症状仍不能控制应停止用药)、昂丹司琼、格雷司琼和西兰司琼等,可调节肠神经系统、减少胃肠道分泌和蠕动、减少痛觉信号的传入。其中仅阿洛司琼被美国 FDA 批准用于 IBS 临床治疗,但由于该药物可引起严重的缺血性肠炎的并发症,在 2000 年撤出市场,2002 年决定在限制此药销售和适用范围后恢复上市,但适应证仅限于以严重的腹泻为主、对常规治疗无效的 IBS 女性患者。③ 5-HT$_4$ 受体激动药,如西沙必利、替加色罗、伦扎必利等,可以促进胃肠动力、调节内脏感觉。但目前的研究对它们在 IBS 中的疗效还存在争议。④氯通道激活药,如鲁比前列酮(24μg,餐中服,2 次/d),适用于便秘型肠易激综合征(只用于 18 岁以上女性患者)。⑤阿片类或阿片类似物,如洛哌丁胺(2～4mg,按需口服)、地芬诺酯(2.5～5mg,按需口服)、阿西马朵林(即将通过 FDA 批准),可通过刺激肠道阿片受体从而抑制结肠蠕动和分泌,具有止泻作用。其还可使 IBS 患者机体痛阈值升高,有效改善患者腹痛症状,但由于其可能会掩盖患者腹部不适病情,一般为遵医嘱按需治疗。⑥抗抑郁药,如三环类抗抑郁药和新型的选择性 5-HT 再摄取抑制药,对腹痛症状严重,但对上述治疗无效且精神症状明显者可试用。

3. 心理治疗和行为疗法 对症状严重而顽固,经一般治疗和药物治疗无效者应考虑心理和行为治疗,包括心理治疗、认知疗法、催眠疗法和生物反馈疗法等。

二、消化性溃疡痛

消化性溃疡主要指发生在胃和十二指肠的慢性溃疡,即胃溃疡(gastric ulcer,GU)和十二指肠溃疡(duodenal ulcer,DU)。本病是一种全球常见病,其中 DU 多见于青壮年,而 GU 多见于中老年人,男性患病比女性多见,临床上 DU 比 GU 多见,两者之比为 2:1～3:1。

目前认为消化性溃疡是一种多因素疾病,其中幽门螺杆菌感染和服用非甾体抗炎药是已知的重要病因,其他因素如吸烟、遗传、应激以及胃十二指肠运动异常与消化性溃疡的发生有密切关系,溃疡的形成是黏膜侵袭因素与防御机制失衡的结果,胃酸/胃蛋白酶在溃疡形成中起关键作用。

(一)临床表现及相关检查

1. 症状　上腹痛是消化性溃疡的主要症状,性质多为灼痛,亦可为钝痛、胀痛、剧痛或饥饿样不适感。多位于中上腹,可偏右或偏左。一般为轻至中度持续性痛。病史可长达数年或数十年,发作与自发缓解相交替,发作常有季节性,多在秋冬或冬春之交发病,可因精神情绪不良或过劳而诱发。发作时上腹痛可呈节律性(尤其在 DU 患者),表现为空腹痛(进食后 2~4h)或夜间痛,进食或服用抗酸药后缓解。部分患者可无上述典型疼痛,仅表现为无规律的上腹部不适或隐痛。无论是否有上腹痛,患者均可伴有反酸、嗳气、上腹胀等症状。

2. 体征　溃疡活动期上腹部可能有局限性轻压痛,缓解期无明显体征。

3. 检查　①胃镜检查,是确诊消化性溃疡的首选检查方法。其不仅可对胃十二指肠黏膜直接观察、摄像,还可在直视下取材做病理学检查及幽门螺杆菌检测。胃镜检查对消化性溃疡的诊断,胃良、恶性溃疡的鉴别诊断的准确性高于 X 线钡餐检查。②X 线钡餐检查,适用于对胃镜检查有禁忌或不愿接受胃镜检查者。③幽门螺杆菌检测,应列为消化性溃疡的常规检查项目。检查方法可分为侵入性和非侵入性,前者主要包括快速尿酸酶试验、组织学检查和幽门螺杆菌培养,后者主要有 ^{13}C 或 ^{14}C 尿素呼气试验、粪便幽门螺杆菌抗原检测及血清学检查。

(二)诊断

慢性病程、周期性发作的节律性上腹疼痛,且上腹痛可为进食或抗酸药所缓解的临床表现是诊断消化性溃疡的重要临床线索。确诊需要胃镜检查,X 线钡餐检查发现龛影亦有确诊价值。

(三)鉴别诊断

本病需要与其他有上腹痛症状的疾病如肝、胆、胰、肠疾病和胃的其他疾病相鉴别。功能性消化不良临床常见且临床表现与消化性溃疡相似,但缺乏明显的器质性改变,其发生可能与胃肠动力障碍、胃感觉过敏、胃底对食物的容受性舒张功能下降以及精神因素等相关,胃镜检查可明确或排除诊断。此外胃镜检查如发现胃、十二指肠溃疡,应注意与引起胃十二指肠溃疡的少见特殊病因或以溃疡为主要表现的胃十二指肠肿瘤相鉴别,其中溃疡性胃癌可通过病理确诊,胃泌素瘤为多发性、不典型部位、难治性溃疡伴高空腹血清胃泌素。

(四)治疗

治疗目的是根除病因、缓解症状、愈合溃疡、防止复发和防治并发症。常用的治疗消化性溃疡的药物包括:抑制胃酸分泌的药物和保护胃黏膜的药物两大类(表 22-2)。针对病因的治疗如根除幽门螺杆菌,有可能彻底治愈溃疡病,是近年来消化性溃疡治疗的一大进展。

1. 幽门螺杆菌阳性者　对感染阳性者,根除幽门螺杆菌治疗可使溃疡的治疗时间缩短。应用以抗酸药(H$_2$ 受体拮抗药或质子泵阻滞药,其中质子泵阻滞药应用较普遍)为主,再加上两种抗生素的三联疗法,即法莫替丁 20mg,每日 2 次,口服或奥美拉唑 20mg,每日 1 次,口服,阿莫西林 500mg,每日 4 次,口服及替硝唑 400mg,每日 3 次,口服,共 2w。其中抗酸药可用枸橼酸铋钾来替代,120mg,每日 4 次,口服。抗酸药疗程在十二指肠溃疡中为 4~6w,在胃溃疡中疗程可延长至 8~12w,应根据溃疡是否愈合来确定。当应用黏膜保护

表 22-2 常用治疗消化性溃疡的药物

药物种类	常用药物	常规治疗剂量
抑制胃酸药物		
碱性抗酸药	氢氧化铝、铝碳酸镁等	
H₂受体拮抗药	雷尼替丁	300mg q.n. 或 150mg b.i.d.
	法莫替丁	40mg q.n. 或 20mg b.i.d.
	尼扎替丁	300mg q.n. 或 150mg b.i.d.
质子泵抑制药（PPI）	奥美拉唑	20mg q.d.
	兰索拉唑	30mg q.d.
	雷贝拉唑	10mg q.d.
	埃索美拉唑	20mg q.d.
保护胃黏膜药物		
硫糖铝	硫糖铝	1g q.i.d.
前列腺素类药物	米索前列醇	200μg q.i.d.
胶体铋	枸橼酸铋钾	120mg q.i.d.

注：q.n. 每晚 1 次，b.i.d. 每日 2 次，q.d. 每日 1 次，q.i.d. 每日 4 次。

药来代替抗酸药时，其中枸橼酸铋钾的疗程不超过 8～12w，以后可用 H₂ 受体拮抗药来维持。国外提出的以铋剂为中心的"标准"方案包括枸橼酸铋钾、甲硝唑（或替硝唑）和阿莫西林（或四环素），2w 幽门螺杆菌根除率为 80%～90%。国内根据国人体重轻的特点，把后两种抗生素剂量减半，即"低剂量"三联疗法，幽门螺杆菌根除率达 70%～80%，不良反应大大降低，且此方案价格低廉，可在基层推广应用。亦可用呋喃唑酮代替阿莫西林，用量为 100mg，每日 3 次或 4 次，10～14d 为 1 个疗程，疗效相近，费用低，但应注意其不良反应的发生。国外有报道用四联疗法，即以铋剂为中心的三联疗法再加 1 种质子泵阻滞药，可提高疗效，但国内两组报道认为加用抗酸药仅能早期缓解溃疡症状，幽门螺杆菌根除率无明显提高。

2. 根治幽门螺杆菌治疗后复查　复查应在根治幽门螺杆菌治疗结束至少 4w 后进行，且在检查前停用 PPI 或铋剂 2w，否则会出现假阴性。可采用 ¹³C 或 ¹⁴C 尿素呼气试验，或者通过胃镜行快速尿酸酶试验和 / 或组织学检查。

3. 幽门螺杆菌阴性者　对幽门螺杆菌阴性者，可用一种 H₂ 受体拮抗药或质子泵阻滞药，十二指肠溃疡的疗程为 4～6w，胃溃疡的疗程为 8～12w，并可按溃疡的愈合情况适当缩短或延长；反复发作者应长期服维持量，至少 1 年，或者更长。口服抗酸药者加服黏膜保护药和枸橼酸铋钾 120mg，每日 4 次，餐前口服，8w 为 1 个疗程，效果优于常用抗酸药者。

4. 非甾体抗炎药相关溃疡的治疗　对服用非甾体抗炎药后出现的溃疡，如果病情许可应立即停用非甾体抗炎药，如必须服用可换用对黏膜损伤小的非甾体抗炎药或者选择性 COX-2 抑制药（如塞来昔布）。对能停用非甾体抗炎药的患者，可选用常规剂量常规疗程的 H₂ 受体拮抗药或者 PPI 治疗，对于不能停用非甾体抗炎药的患者，应选用 PPI 治疗。此外应同时检测幽门螺杆菌，如阳性应同时根治感染。溃疡愈合后，如不能停用非甾体抗炎药，无论幽门螺杆菌是否阳性均应继续 PPI 或米索前列醇长程维持治疗以预防溃疡复发。对于使用非甾体抗炎药是否应常规给药预防溃疡的发生目前仍有争议，但对于发生溃疡的高危患者（如：既往溃疡病史、高龄、同时使用抗凝血药或糖皮质激素），应常规给予 PPI 或者米索前列醇预防溃疡的发生。

5. 手术治疗 外科手术主要限于少数有并发症的患者,包括:①大出血内科治疗无效;②急性穿孔;③瘢痕性幽门梗阻;④胃溃疡癌变;⑤严格内科治疗无效的顽固性溃疡。

三、慢性胃炎相关腹痛

慢性胃炎是各种病因引起的胃黏膜慢性炎症。根据其病理改变、病变分布及病因,可将慢性胃炎分为:非萎缩性(既往称为浅表性)、萎缩性和特殊类型三大类。慢性胃炎的发生与幽门螺杆菌感染、饮食与环境因素、自身免疫,以及其他因素如十二指肠液反流、酗酒、服用非甾体抗炎药等相关。

(一)临床表现及相关检查

1. 症状 由幽门螺杆菌引起的慢性胃炎多数患者无症状,有症状者表现为上腹痛或不适、上腹胀、早饱、嗳气、恶心等消化不良症状。有无这些症状及其严重程度与慢性胃炎的内镜所见和组织病理学改变并无肯定的相关性。自身免疫性胃炎患者还可伴有贫血表现。

2. 体征 慢性胃炎大多无明显体征,有时可有上腹部轻压痛。

3. 检查 ①胃镜检查结合直视下活检是诊断慢性胃炎的主要方法。②慢性胃炎中幽门螺杆菌感染的阳性率高达 70%～90%,可通过胃镜取胃黏膜组织检查,也可查患者血中幽门螺杆菌的抗体。另外,还可以在慢性胃炎抗幽门螺杆菌治疗前后检查,作为随访指标之一。③X 线钡剂造影在大多数慢性浅表性胃炎中无异常表现。萎缩性胃炎通过气钡双重造影可显示胃黏膜萎缩,胃皱襞相对平坦、减少。④慢性萎缩性胃炎的胃酸分泌低下,用五肽胃泌素刺激,测定每小时基础胃泌酸量、最大泌酸量、高峰泌酸量,有助于萎缩性胃炎的诊断。⑤血清壁细胞抗体试验和血清胃泌素测定可作为诊断萎缩性胃炎及分型的参考指标。

(二)诊断

慢性胃炎的病史常不典型,症状并无特异性,阳性体征较少。主要根据患者的症状,如饭后上腹部饱胀、疼痛等,可怀疑有慢性胃炎。X 线检查一般只有助于排除其他胃部疾病,确诊主要依靠胃镜和胃黏膜活组织检查,辅以胃液分泌物检查。

(三)治疗

慢性胃炎的治疗目的是缓解症状和改善胃黏膜组织学,包括炎症、萎缩和肠化等。根除幽门螺杆菌可消除或改善胃黏膜炎症,防止萎缩、肠化进一步发展。无症状、幽门螺杆菌阴性的非萎缩性胃炎无须特殊治疗。对萎缩性胃炎,特别是严重的萎缩性胃炎或伴有异型增生者,应注意预防其恶变。对于有胃黏膜糜烂和 / 或以反酸、上腹痛等症状为主者可根据病情或症状严重程度选择抗酸药、H_2 受体拮抗药或 PPI 治疗。

四、功能性胆囊痛

功能性胆囊痛(functional gallbladder disorder,FGD)是指存在典型的胆源性疼痛,但胆囊内无结石、淤泥,缺乏明显的器质性损伤的功能性疾患。

(一)诊断

2016 年颁布的罗马Ⅳ的诊断标准如下:

1. 具有胆源性疼痛的特点 ①一般位于上腹部和右上象限;②症状发作持续 30min 或更长;③呈间歇性不规律发作(但不是每日发作);④疼痛可严重到影响日常生活,甚至需就诊于急诊;⑤排便不能明显缓解疼痛(<20%);⑥体位改变或服用抗酸药疼痛缓解不明显(<20%)。

2. 疼痛时可伴发以下相关症状　恶心、呕吐，疼痛放射至后背或右肩胛下角，从睡眠中痛醒。

3. 没有胆囊结石或其他实质性病理改变。

4. 辅助检查提示　①胆囊收缩素刺激的胆囊排空同位素扫描（cholecystokinin-stimulated cholescintigraphy，CCK-CS）显示胆囊排泄分数（gallbladder ejection fraction，GBEF）低下；②血肝酶、结合胆红素、淀粉酶、脂肪酶水平正常。

（二）治疗

功能性胆囊痛仍是困扰临床工作者的一个难题。目前一致认为在考虑功能性紊乱前需事先排除胆石症和器质性异常的存在。研究发现提示功能性胆囊痛的症状常常能自主缓解，因此无须早期干预。心理暗示治疗、解痉药、神经调节药、熊脱氧胆酸可能改善患者的症状，但目前尚缺乏正规的临床研究。如果上述方法无效，而且患者症状严重，可考虑行胆囊切除术。很多研究报道胆囊切除术可改善 80% 以上患者的症状，但大部分研究质量低下存在诸多偏倚。至于通过 CCK-CS 试验测定 GBEF 来预测胆囊切除术的治疗效果的研究，目前还存在争议。有研究发现术前检查 GBEF＜35% 的患者，其中 30% 症状自主缓解，仅 57% 的患者胆囊切除术后疼痛缓解。另一项研究，患者术前不测量 GBEF，超过 90% 的患者胆囊切除术后疼痛明显缓解。因此还需要更严谨的研究来判断哪些患者能从胆囊切除术中获益，哪些不能获益，并进一步判断 CCK-CS 的临床预测意义。

五、慢性胰腺炎相关腹痛

慢性胰腺炎是指各种原因所致的胰腺局部、节段性或弥漫性的慢性进展性炎症，可导致胰腺结构和功能不可逆的破坏。临床以反复发作的腹痛、胰腺外分泌功能不全为主要症状，可合并内分泌不足、胰腺实质钙化、胰管结石和胰腺假性囊肿形成。慢性胰腺炎的病因主要与胆道系统疾病、慢性酒精中毒相关，还包括其他类型，如热带性胰腺炎、遗传性胰腺炎、特发性胰腺炎、高血钙和高血脂相关胰腺炎，以及免疫疾病相关胰腺炎。

（一）临床表现及相关检查

1. 症状　腹痛是慢性胰腺炎的主要临床症状，通常表现为上腹部反复发作的间歇性疼痛。随着病情的进展，疼痛发作的频率逐渐增加，无症状期进行性缩短，最终进展为持续性疼痛。胰腺炎疼痛部位通常在上腹部，有时可放射到后背和左肩部。典型的胰腺炎疼痛出现在进食后，但疼痛本身常和进食无关。胰腺炎疼痛的程度在个体间和个体内的差异都比较大，难以量化。随着疼痛发作频率从间歇性进展到持续性，疼痛的程度也从轻微痛发展到需要频繁住院，患者劳动能力逐步丧失。此外由于胰腺外分泌功能障碍可引起腹胀、食欲减退、恶心、嗳气、畏食、乏力、消瘦、腹泻甚至脂肪泻。常伴有脂溶性维生素 A、D、E、K 缺乏症。约半数慢性胰腺炎患者可因内分泌功能不全出现糖尿病。

2. 体征　腹部压痛与腹痛不相称，多数仅有轻度压痛。但并发假性囊肿时，腹部可扪及表面光滑的包块。

3. 相关检查　①B 超和 CT 检查，可见胰腺增大或缩小、边缘不清、密度异常、钙化斑或结石、囊肿等改变。②经内镜逆行胰胆管造影（endoscopic retrograde cholangiopancreatography，ERCP），可显示主胰管形态改变，并可显示胆管病变。③磁共振胰胆管成像（magnetic resonance cholangiopancreatography，MRCP）是无创性、无须造影剂即可显示胰胆管系统的检查手段，显示主胰管病变效果与 ERCP 相同。④超声内镜（endoscopic ultrasonography，EUS），在显示主胰管病变方面,效果基本与 ERCP 相同,对于胰腺实质病变的判断优于 ERCP。⑤经超声/超声内镜引导或手术探查作细针穿刺活检,或经 ERCP 收集胰管分泌液做细胞学检查。⑥血浆淀粉酶、胰多肽、空腹血浆胰岛素测定。

(二)诊断及鉴别诊断

慢性胰腺炎的诊断标准如下:

1. 有明确的胰腺炎组织学诊断。

2. 有明显的胰腺钙化。

3. 有典型的慢性胰腺炎症状体征,有明显的胰腺外分泌障碍和 ERCP 等典型慢性胰腺炎影像学特征,除外胰腺癌。

4. EUS 有典型的慢性胰腺炎影像学特征。

鉴别诊断主要是排除胰腺癌,需进行细针穿刺活体组织检查,甚至开腹手术探查。

(三)治疗

慢性胰腺炎的治疗可分为内科治疗、内镜治疗和外科治疗。

1. 内科治疗 包括控制饮食、禁酒、营养支持、胰酶替代法、对症治疗和控制并发症等方面。疼痛是慢性胰腺炎的主要不适,镇痛治疗是慢性胰腺炎治疗的重要组成部分。镇痛治疗一般分为 3 个阶段:第一阶段,可以使用非麻醉性镇痛药如非甾体抗炎药对乙酰氨基酚(500mg,口服,3~4 次/d),但非阿片类药物缓解疼痛的效果并不理想;第二阶段,可选用不同作用强度的麻醉药,如首选作用较强但不良反应相对小的镇痛药如曲马多(50~100mg,口服,2~3 次/d)。曲马多的特点是不良反应特别是胃肠道的不良反应相对较小,可作为慢性胰腺炎镇痛的一线用药。即使在慢性胰腺炎后期患者必须使用强阿片类药物镇痛时,也应尽量选择缓释剂型如羟考酮缓释片(起始剂量 10mg,口服,1~2 次/d)以获得稳定的镇痛效果,同时减少服药次数,剂量一般需针对个体情况进行调整,避免使用短效阿片类药物如哌替啶。除阿片类药物外,有研究报道使用胆囊收缩素受体拮抗剂、胰酶制剂、抗氧化药(别嘌醇)、口服蛋白酶抑制剂(卡莫司汀)、白三烯受体拮抗剂、奥曲肽治疗慢性胰腺炎相关腹痛,但这些研究的结果仍存在争议,需进一步研究。此外对于严重疼痛药物治疗不佳的患者,可考虑腹腔神经丛毁损术。

2. 内镜治疗 通过内镜治疗排出胰管蛋白栓子或结石,对狭窄的胰管可放置内支架引流。

3. 手术治疗 当药物难以控制顽固性疼痛,或者慢性胰腺炎合并有假性囊肿、胰瘘、胆道梗阻及消化道梗阻时,手术治疗成为疾病控制的关键。手术治疗的目的除缓解疼痛及解除压迫症状外,还包括改善内外分泌功能及获取病理结果。手术是内科治疗和内镜治疗失败的慢性胰腺炎患者有效的治疗手段,有 15%~20% 的患者必须手术治疗。手术应尽量减少对胰腺内、外分泌功能的影响,有效缓解疼痛。患者胰管直径 >7mm 被认为是典型的引流指征,而直径 <3mm 的所谓"小胰管"则应考虑胰腺切除手术。手术方式大体上可分为去神经术、胰管减压术和胰腺切除术。

第五节 盆 腔 痛

慢性盆腔痛及泌尿生殖系统疼痛综合征是许多医务工作者最常面临的一类病症,尤其是泌尿科、妇科和消化科医生在临床实践中经常遇到的问题。大多数情况下,患者已经被疼痛折磨了很长时间并且直到疼痛严重影响到日常生活才来就诊。患者常常主诉下腹部、盆腔和会阴等部位疼痛，提示下腹和盆腔器官可能存在急性或者慢性的损伤，但经过全面的检查后，相当一部分患者不能发现明确的病理改变。因此，2010年欧洲泌尿外科学会（European Association of Urology，EAU）将慢性盆腔痛（chronic pelvic pain，CPP）定义为男性或女性骨盆结构和盆腔脏器的慢性或持续性疼痛，且持续或反复发作至少6个月。病理状态（感染、肿瘤）明确的盆腔痛称为 CPP，而不伴有明确的病理改变的慢性盆腔痛侧称之为慢性盆腔疼痛综合征（chronic pelvic pain syndrome，CPPS）。CPPS 能定位于某个器官时，以该器官疼痛综合征命名；不能定位于某个器官或出现在多个器官时仍以 CPPS 命名。由于盆腔痛表现复杂，诊断较困难，因此本节首先介绍一下盆腔痛的一般检查与诊断流程（图 22-1），然后再分别介绍常见的盆腔痛疾患。

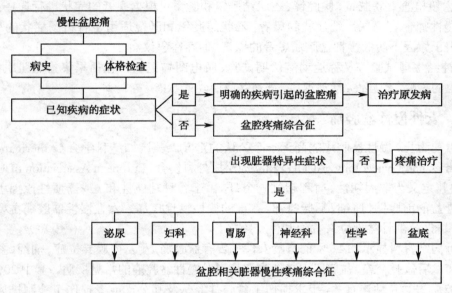

图 22-1　慢性盆腔痛的检查与诊断流程

一、慢性盆腔痛的检查与诊断流程

（一）体格检查

1. 评估患者步态、坐姿、运动状态等。慢性盆腔痛的患者可能存在行走困难等。

2. 腹壁及腹部详细触诊　分辨触痛、肿块、缺损、紧张度、胀气等等，精确定位疼痛部位及腹部扳机点。判断与手术及手术并发症的关联。术后粘连是引发术后盆腔痛的重要原因，甚至诱发肠激惹，引发相应胃肠道反应，明确粘连部位。区分腹壁切口神经肌肉损伤和腹腔内脏病变尤为重要，体位变动引发疼痛改变有一定提示意义，例如抬头或抬腿位减轻疼痛提示内脏痛，相反加重疼痛往往提示腹壁肌肉病变。

（二）盆腔检查

会阴部疼痛应详尽检查感觉分布，是否存在感觉缺失；会阴有无伤口，伤口愈合情况（有无红肿、硬结、触痛或压痛），会阴体弹性，阴道口能否闭合等；阴道腹壁双合诊（妇科专科）；前列腺触诊（泌尿外科）等。盆底肌肉系统如肛提肌，肛门括约肌，梨状肌，尾骨肌，耻骨阴道肌，耻骨直肠肌的功能需要被评估。

（三）辅助检查

主要用于鉴别诊断，排除盆腔脏器的感染、占位等器质性病变及功能性病变。

1. 实验室检查 尿液分析和培养、前列腺液、阴道分泌物化验、前列腺特异抗原（prostate specific antigen，PSA），有助于发现引起疼痛的尿路结石、恶性肿瘤和反复感染；促甲状腺激素（TSH）检测有助于判断以肠或膀胱症状为表现的甲状腺疾病。

2. 尿动力学 包括尿流率测定、残余尿定量、膀胱压、尿道压、压力-尿流分析等判断是否存在神经控制失调引发的下尿路排空障碍。

3. 影像学检查 超声、经阴道超声检查、经直肠超声检查（transrectal ultrasonography，TRUS）、腹部 X 线平片、造影检查、CT、MRI（MRA：磁共振血管成像；MRU：磁共振泌尿成像）、核素显像等。

4. 内镜检查 膀胱镜、腹腔镜、乙状结肠镜和肠镜可根据患者的症状进行选择；膀胱镜适用于慢性痛伴有泌尿系统症状的患者；乙状结肠镜和肠镜适用于有胃肠症状的患者；腹腔镜可用于原因不明的慢性盆腔痛患者的探查，但存在争议。

5. 神经生理试验 又称运动潜伏期试验、肌电图描记法。包括采集盆底肌肌电信号，分析肌电的振幅、变异性、活动速度，评估盆底肌功能状态。

二、女性慢性盆腔痛

到目前为止，慢性盆腔疼痛尚无一个公认的定义。美国妇产科学会（American College of Obstetrics and Gynecology，ACOG）和欧洲泌尿外科协会（European Association of Urology，EAU）将其定义为非周期性、时程超过 6 个月，由于各种功能性和/或器质性原因引起定位于解剖骨盆的前腹壁、脐部、后腰骶部、臀部的慢性良性疼痛。女性慢性盆腔痛主要表现为慢性下腹痛（解剖骨盆部位）、痛经和性交疼痛。

流行病学资料显示，14.7% 的育龄女性报告有盆腔痛，子宫内膜异位症、痛经、盆腔淤血综合征和术后盆腔粘连、盆底肌肉功能失调是引发慢性盆腔痛的常见疾病。其中 20%～50% 慢性盆腔痛与盆腔粘连有关，手术损伤了盆腔神经丛及其分支或者损伤了控制排尿的肌肉而造成术后性功能障碍发生率为 25%～100%，排尿功能障碍发生率为 23%～65%。盆底功能障碍主要是各种原因导致支持盆底组织的结缔组织或韧带组织损伤所致。骨盆底由多层肌肉和筋膜组成，承托盆腔脏器，手术损伤及慢性炎症损害了盆底结构和功能，引起盆腔脏器脱垂、下腹下坠胀痛甚至尿失禁等。除妇科疾患外，泌尿、胃肠、骨科等多种疾患均可引起女性慢性盆腔痛，下面本节简要介绍一下女性慢性盆腔痛的临床表现、检查、诊断及治疗。

（一）临床表现

1. 疼痛 盆腔、前腹壁、背部下方及臀部非周期性、钝性疼痛。

2. 躯体症状 食欲减退、反应迟钝、失眠健忘、消化不良等。

3. 尿失禁、便秘等泌尿系统症状。

（二）检查

1. 体检缺乏特异性，女性妇科检查可见附件增厚及盆腔器官活动受限。

2. 实验室检查 尿常规、尿培养、阴道分泌物培养、宫颈刮片等排除慢性感染或性传播疾病。血清标志物如 CA125，CA199 等辅助排除恶性疾病。

3. 影像学检查 B 超、MRI、CT 等。

4．诊断性腹腔镜检查　排除粘连、炎症等激发因素。

5．盆底肌电图　了解盆底肌群的功能。

（三）诊断

1．疼痛　①部位：盆腔、前腹壁、背部下方及臀部；②疼痛性质：非周期性、钝性疼痛。

2．妇科检查常见附件增厚及盆腔器官活动受限。

3．腹腔镜诊断准确率仅为45%。

（四）治疗

1．药物治疗　在与相关专科协作，积极处理可能的疼痛诱因的同时，可根据患者疼痛的可能诱因、部位、性质、发作特点以及相关合并症，谨慎选择药物，缓解疼痛。药物一般从小剂量开始，逐渐增加剂量，以获得理想的镇痛效果、最少的不良反应。常用的药物包括：①非甾体抗炎药（NSAIDs），如布洛芬（0.3～0.6g，口服，2～3次/d）或塞来昔布（200mg，口服，1～2次/d）；②麻醉性镇痛药，如曲马多（50～100mg，口服，2～3次/d）或羟考酮缓释片（起始剂量10mg，口服，1～2次/d）。③抗抑郁药，如多虑平（25mg，口服，1～3次/d）、阿米替林（12.5～25mg，口服，1～3/d）、氟西汀（20mg，口服，1次/d）。④抗惊厥药，如加巴喷丁（300mg，口服，3次/d）、卡马西平（100mg，口服，2～3次/d）等。⑤肌肉松弛药物，如替扎尼定（2mg，口服，3次/d）、环苯扎林（10mg，口服，3次/d）等，对盆腔不适等有部分缓解作用。⑥局部外用一些药物，如5%辣椒素软膏。

2．神经阻滞或毁损　根据疼痛的部位可选择性阻滞、射频脉冲及毁损（化学）相应神经节、神经丛等。同时局部神经阻滞有效也是明确诊断的重要方法。近来，在超声、CT、X线引导下，阴部神经的阻滞准确率可以达到85%。会阴痛、肛周痛患者选择阴部神经阻滞的有效缓解率达60%以上，脐神经节、下腹下神经丛、骶管及腰交感神经阻滞等方法也可采用，神经毁损在未明确病因时慎用。

3．物理治疗　热敷、冷敷、牵张训练、盆底肌肉锻炼、按摩、超声波治疗、理疗等。

4．神经调控治疗　近年来神经调控疗法在慢性泌尿生殖系统疼痛的治疗中得到重视，已逐渐成为治疗的一个重要手段。其中包括局部电刺激及脊髓电刺激等。

5．鞘内药物输注。

6．手术治疗　利用腔镜手术松解粘连、手术切除感染病灶等等。

7．心理治疗　心理因素是慢性盆腔痛治疗中不可忽视的因素，贯穿于疾病发生、发展的全过程。相关研究表明，心理治疗可作为慢性盆腔痛的辅助治疗方法，能够提高药物治疗的效果。因此临床治疗医师在寻找疼痛的心理因素的同时，消除患者疑虑，使患者充分了解疾病和心理因素的关系，了解心理治疗的重要性，积极争取患者的信任和配合。

女性慢性盆腔痛治疗推荐见表22-3。

表22-3　女性慢性盆腔痛治疗推荐（EUA，2010）

A类推荐	NASIDs用于慢性炎症患者 抗抑郁药、抗惊厥药治疗神经损伤诱发的神经痛 辣椒素等局部外用 阿片类药物
B类推荐	加巴喷丁用于女性慢性盆腔痛
C类推荐	神经阻滞 神经调控

三、前列腺疼痛综合征

美国前列腺疼痛综合征患者约有 600 万人，位列 50 岁以下男性泌尿外科常见诊断的第三位。美国社区调查显示，前列腺疼痛综合征患者的健康状况评分甚至低于心肌梗死、克罗恩病患者。精神因素较身体因素对生活质量产生更严重影响。

美国国立卫生研究院（the National Institutes of Health，NIH）将前列腺疼痛综合征归属于前列腺炎临床分类四类中的第Ⅲ类，即临床表现为泌尿生殖系统疼痛，但通过标准的微生物检测方法不能检测到尿路致病微生物。其他三类分别是Ⅰ类（急性细菌性前列腺炎）：临床表现为急性疼痛，排尿刺激（尿频、尿急、排尿困难）和梗阻（排尿犹豫、尿线间断、排尿痛甚至急性尿储留）及全身感染性症状（发热、寒战、恶心、呕吐、不适）等。Ⅱ类（慢性细菌性前列腺炎）：表现为前列腺疼痛，菌尿率为 4.2%。Ⅳ类（无症状性炎性前列腺炎）：表现为无症状，PSA 升高，前列腺癌或不育。2014 年欧洲泌尿协会的指南明确将前列腺痛综合征归于慢性盆腔痛，并排除Ⅰ、Ⅱ类前列腺炎。国际疼痛研究会（Association for the Study of Pain，IASP）的大部分专家也赞同使用前列腺疼痛综合征特指男性的慢性盆腔痛。

（一）临床表现

1. 区别于其他泌尿系统疾病，主要症状为疼痛，常局限于会阴、耻骨上和阴茎，也可见于睾丸、腹股沟或腰部，甚至表现为射精痛或射精后疼痛。

2. 尿路刺激症状　尿频、尿急、排尿困难。

3. 尿路梗阻症状　排尿犹豫、尿线间断，甚至急性尿潴留。

4. 其他伴随症状　勃起功能、性功能障碍及性交不适感等。

（二）诊断

由于慢性前列腺痛是症状诊断，缺乏特异性诊断标准，因此必须排除细菌感染、前列腺癌、尿道狭窄等尿道疾病，以及神经源性膀胱等其他慢性盆腔痛。对于有前列腺部位疼痛，且超过 3～6 个月的患者，按图 22-2 进行筛查。

（三）治疗

1. 药物治疗　在积极处理可能的疼痛诱因的同时，可根据患者疼痛的可能诱因、部位、性质、发作特点以及相关合并症，谨慎选择药物，缓解疼痛。药物一般从小剂量开始，逐渐增加剂量，以获得理想的镇痛效果、最少的不良反应。常用的药物包括①抗生素：凡经过规律 4～6 周治疗的前列腺炎患者，抗生素不适合再次使用。② α 受体拮抗剂：临床多用特拉唑嗪（1～2mg，口服，1 次 /d）、阿夫唑嗪（2.5mg，口服，1～3 次 /d）、多沙唑嗪（1～4mg，口服，1 次 /d）、坦洛新（0.2～0.4mg，口服，1 次 /d）、西洛多辛（4mg，口服，2 次 /d）等，主要作用于膀胱颈的 α 受体及中枢的 α-A_1/D_1 受体改善排尿症状。而最近的 Meta 分析结果提示，在慢性前列腺痛患者中使用 α 受体拮抗剂，疗效欠佳。③抗炎药物及免疫调节剂：NSAIDs 如布洛芬（0.3～0.6g，口服，2～3 次 /d）或塞来昔布（200mg，口服，1～2 次 /d）、硫酸戊聚糖（300mg，口服，3 次 /d）等。④肌松药：地西泮（1.25～5mg，口服，1 次 /d）、巴氯芬（5mg，口服，1～3 次 /d）可用于伴有盆肌痉挛症状的患者。⑤阿片类药物：羟考酮缓释片（起始剂量 10mg，口服，1～2 次 /d）。⑥抗惊厥药及抗抑郁药：加巴喷丁（300mg，口服，3 次 /d）、阿米替林（12.5～25mg，口服，1～3/d）。⑦肉毒素 A（200U，前列腺内注射）。⑧其他：植物制剂如槲皮素（quercetin）。

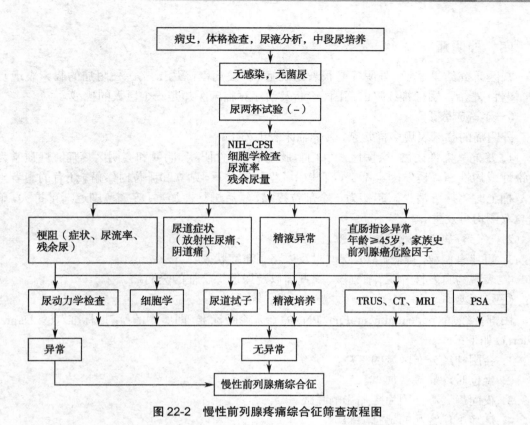

图 22-2　慢性前列腺疼痛综合征筛查流程图

2．物理治疗　详见"二、女性慢性盆腔痛"。

3．神经阻滞或毁损治疗　详见"二、女性慢性盆腔痛"。

4．心理治疗　详见"二、女性慢性盆腔痛"。

5．手术治疗　详见"二、女性慢性盆腔痛"。

6．神经调控治疗　包括局部电刺激、脊髓电刺激、鞘内泵。

慢性前列腺痛治疗推荐见表 22-4。

表 22-4　慢性前列腺痛治疗推荐（EUA，2010）

A 类推荐	持续使用 α 受体拮抗剂≤1 年
	单独使用喹诺酮类或四环素类抗生素≥6 周，但≤1 年
	大剂量硫酸戊聚糖可以明显改善生活质量（quality of life，QOL）评分和自觉症状
B 类推荐	NASIDs，但应注意长期应用的副作用
	电针治疗
	心理治疗
	外周神经刺激（PTNS）
	会阴部体外震波治疗
不推荐	TUNA（经尿道电针消融术）
	普瑞巴林（治疗无效）
	别嘌醇（治疗无效）

四、外阴痛

社区研究结果显示,外阴痛是很普遍的症状,发病率高达 18%。外阴痛的临床表现复杂、慢性、难治。阴部神经痛的病因、诊断及治疗对临床医师是一个巨大的挑战。

(一)临床表现

外阴痛的临床表现多样复杂,具体临床表现如下:

1. 疼痛 女性阴唇、会阴区和肛门直肠区痛,男性阴茎、阴囊和会阴区疼痛。性质常为尖锐性或灼性痛。诱发因素不定,有些患者坐位时加重,站立和卧位时缓解,还有的患者坐于马桶上时疼痛可消失。起初为一个部位疼痛,然后进行性加重,疼痛范围逐渐可扩大,单侧与双侧均可发生。

2. 多伴有痛觉过敏,痛觉超敏。

3. 可伴有便秘、排便痛,尿路梗阻及尿路刺激症状。

4. 表现为自发性外阴、前列腺、睾丸痛以及尿道综合征的会阴痛。

(二)诊断

阴部神经痛(pudendal neuralgia,PN)的临床诊断标准,即所谓的"南斯标准"(the Nantes criteria)如下:

1. 会阴神经分布区域的疼痛。

2. 坐位时疼痛显著加重。

3. 夜间患者不会因为疼痛影响睡眠。

4. 疼痛不伴客观的感觉障碍。

5. 在诊断性阴部神经阻滞下疼痛减轻。

(三)辅助检查

1. 影像学检查 CT、MRI 等辅助检查可排除脏器的损伤和腰椎水平的神经压迫(如马尾综合征、骶髂关节功能失调等)。

2. 神经生理试验 包括运动潜伏期试验、肌电图描记法,可作为补充诊断。神经反应速度慢于正常神经常常提示有神经的损伤,但是此试验没有特异性。目前尚无检验传导疼痛的感觉神经的最佳办法。另外一些神经生理学评估受到年龄及性别的影响,也没有特异性。

3. 化验检查 排除阴道炎及尿路感染。通常阴部神经痛的患者临床检查都是正常的,如果存在感觉的缺失,提示骶神经根,尤其是马尾神经或骶神经丛受损,这些损伤有时不引起疼痛,而仅表现为感觉的缺失。

(四)治疗

目前对于外阴痛并无有效的治疗方法,临床上主要是以药物治疗、物理治疗等综合治疗为主,必要时进行手术治疗(表 22-5)。

表 22-5 外阴痛治疗推荐(EUA,2010)

A 类推荐	腹腔镜及宫腔镜检查排除可治疗的病因
B 类推荐	多学科及疼痛专科治疗 心理治疗

五、输精管切除后疼痛综合征

输精管切除后疼痛综合征多见于实行输精管切除术后的患者，是一类特殊的会阴部疼痛。发生率具有较大变异性（2%～20%），其中 2%～6% 的患者疼痛较剧烈，VAS 评分在 5 分以上。临床表现为术后出现阴囊（睾丸或附睾）的钝痛或锐痛，一半患者出现性交高潮或射精痛，影响性生活。引发疼痛的原因可能与结扎引发输精管梗阻以及结扎部位结扎肉芽肿有关，部分神经丛和肉芽肿结合，触摸和刺激引发输精管扩张和炎症引发疼痛。部分患者术后附睾头部出现硬化性小结节，病理表现为小管肿胀、填塞、精子外渗，长期梗阻引发间质和神经周围纤维化。改变术式，仅结扎前列腺端，开放睾丸端，或者不结扎改为电灼术，明显减低发病率。手术治疗可采用单侧或双侧附睾切除、局部肉芽肿切除、精索神经剥脱术。目前认为输精管切除术诱发睾丸癌和前列腺癌，尽管尚存争议，近十年来该类患者的减少与该类手术的日益减少有关。

六、膀胱疼痛综合征／间质性膀胱炎

膀胱疼痛综合征／间质性膀胱炎（bladder pain syndrome/interstitial cystitis，BPS/IC）是一种膀胱慢性炎症，主要症状为刺激性排泄、耻骨弓或者骨盆疼痛同时尿中检测不到细菌存在。在有慢性骨盆疼痛症状的妇女中，BPS/IC 的患病率高达 38%，而其他相关研究也提示了 BPS/IC 的高患病率，这表明，当病患表现为骨盆疼痛时，我们必须重视起罹患 BPS/IC 的可能性。对所有膀胱疼痛的患者，膀胱疼痛综合征被认为是更准确的描述性诊断术语，因为间质性膀胱炎代表了一种特殊类型的膀胱慢性炎症，而膀胱疼痛综合征是指膀胱区域能感知到的疼痛。

（一）诊断

BPS 的诊断是一种排他性诊断，诊断的过程主要是病史 + 临床症状 + 检验检查结果 + 排除其他可能病因（图 22-3）。

（二）治疗

由于发病机制没有明确，对于绝大多数病患都是以采取控制临床症状的策略为主，主要治疗策略包括教育与自助、口服药物治疗、膀胱内灌注治疗、神经调节等。表 22-6 和表 22-7 是欧洲泌尿协会制定（2010 年）的男性 BPS/IC 药物及手术治疗推荐意见。

表 22-6　BPS/IC 药物治疗专家推荐意见

药物	证据等级	推荐等级	推荐意见
镇痛药	2b	C	应用范围有限，需要其他治疗措施
羟嗪	1b	A	标准治疗药物，但是疗效有限
阿米替林	1b	A	标准治疗药物
戊聚硫钠（PPS）	1a	A	标准治疗药物，现有 RCT 结果矛盾
环孢素	1b	A	RCT 结果显示疗效优于 PPS，但副作用明显

注：RCT = 随机对照研究。

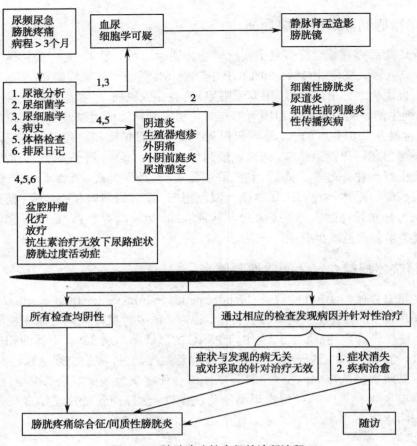

图 22-3 膀胱疼痛综合征的诊断流程

注：图中箭头 1～6，表示该项目检查结果为阳性。

表 22-7 膀胱内灌注、介入、其他疗法和手术在 BPS/IC 治疗中的专家意见

治疗措施	证据等级	推荐等级	推荐意见
膀胱内灌注 PPS	1b	A	—
膀胱内灌注透明质酸	2b	B	—
膀胱内灌注硫酸软骨素	2b	B	—
膀胱内灌注二甲亚砜	1b	A	—
膀胱膨胀	3	C	—
给予电动药物	3	B	—
经尿道切除	NA	NA	仅 Hunner 损伤
神经阻滞 / 硬膜外镇痛泵	3	C	仅用于急性镇痛
膀胱训练	3	B	轻微疼痛的患者
按摩和理疗	3	B	—
心理治疗	3	B	—
外科治疗	NA	NA	仅限于有经验外科医生

注：NA 不适用。

七、慢性肛门痛

慢性肛门痛是以慢性肛门直肠痛为主要症状的慢性肛门直肠疼痛综合征（chronic anorectal pain，CAP）（包括慢性肛门痛、肛周疼痛综合征、会阴下降综合征、盆底失弛缓综合征和肛门直肠神经官能症等）的一种，常与损伤密切有关，包括外伤、过多的体力活动、年龄过大等。可能是骨盆肌肉痉挛或为了克服自身的失禁症状而造成肛提肌过度收缩的结果。多与精神压力、紧张和焦虑及经腹直肠切除术、肛门瘘管术、肛裂内侧切术等手术相关。

（一）临床表现

表现为肛门直肠痛，通常为模糊钝痛，电击样、撕裂样、烧灼样疼痛，或表现直肠的压力感增高，长时间坐位及卧位时加重，持续数小时至数天。总体人群中女性发病率较高，超过50%的患者年龄在30～60岁之间。另外，疼痛的发生可有一定的生理周期，早晨出现轻微症状，中午开始疼痛加重，晚上疼痛减弱。

（二）诊断

1．慢性或反复发作的肛门直肠痛。

2．疼痛持续至少20min。

3．排除其他引起肛门直肠痛的原因：缺血、炎性肠病、隐窝炎、肌间脓肿、肛裂、痔疮、前列腺炎和尾骨痛（以上症状诊断前至少6个月出现，持续至少3个月）。

4．分型　①肛提肌综合征：符合慢性肛门痛诊断标准，并且从后部牵拉耻骨直肠肌时可引起触痛。②非特异性功能性肛门直肠痛：符合慢性肛门痛诊断标准，从后部牵拉耻骨直肠肌时不会引起触痛。见图22-4。

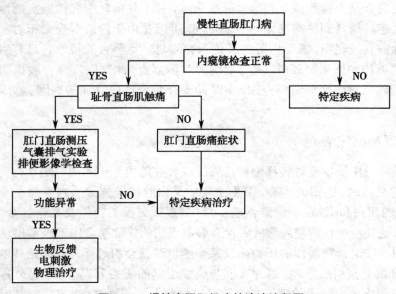

图22-4　慢性直肠肛门痛的诊治流程图

（三）治疗

1．手指按摩肛提肌并适当扩肛。

2．40℃温水坐浴　使患者肛管压降低可能是其改善症状的原因。

3．应用骨骼肌松弛剂，如地西泮等。

4．电刺激疗法。

5．生物反馈训练 是在行为疗法的基础上发展起来的一种新的心理治疗技术，即利用仪器描记人体内正常情况下意识不到的、与心理生理过程有关的某些生物信息（肌电活动、脑电波、皮肤温度、心率、血压等），转换成可察觉的声、光等反馈信号，并学会有意识地控制自身心理生理活动。可缓解痉挛症状，降低肛管内压。

6．镇静剂的使用可以消除焦虑症状，并能使肌肉痉挛缓解。

7．手术治疗 研究证明部分切断耻骨直肠肌，可使疼痛缓解，但 Wasserman 认为一些患者可产生液体和气体使大便失禁的并发症。因此，应尽量避免手术治疗。另外一些外科医生主张部分阴部神经切断或进行阴部神经阻滞。

8．肉毒杆菌 A（botulinum toxin type A）的应用也应作为未来研究的方向。

肛门痛治疗推荐见表22-8。

表 22-8 肛门痛治疗推荐（EUA，2014）

A 类推荐	生物反馈治疗
B 类推荐	女性推荐使用肉毒素治疗
	电刺激治疗
	骶骨神经调控治疗

第六节 癌性内脏痛

癌性内脏痛多见于腹腔或盆腔器官肿瘤患者，源于肿瘤对空腔性或实质性器官的原发性或继发性损害。通常到肿瘤晚期才出现疼痛，可能是由于内脏对痛觉相对不敏感。早期的内脏痛多弥散且较轻微，源于内脏神经传入脊髓时广泛整合的特性。只有当肿瘤扩散到体神经支配的结构如壁层腹膜时，才有明确的刺激痛点，此时的疼痛一般也明显加剧。鉴于本书第二十四章对癌痛有专门介绍，本节简要介绍癌性内脏痛的病因、临床表现以及药物治疗。

一、病因和临床表现

癌性内脏痛是由原发或者转移癌损伤腹腔或者盆腔内脏引起的。癌性内脏痛包括由感觉神经介导的来自胸、腹壁的疼痛，但更主要的是内脏神经传导的内脏痛。一些机械性刺激，如肠系膜的扭曲和牵拉、空腔脏器的扩张、浆膜或黏膜的拉伸及某些脏器受压，都可引起疼痛感觉。这些情况在腹腔肿瘤或者伴有腹部疾病的癌症患者中都经常出现。

研究发现中空脏器管腔内的压力超过某个阈值时就会引起疼痛。胆道或者胰管内的梗阻或者炎症可以直接引起疼痛，这种疼痛与炎症引起的压力升高有关，另外疼痛相关物质的释放也可引起疼痛。胆道的膨胀和收缩可以导致上腹部疼痛、吸气疼痛和呕吐。胆道括约肌的自发性痉挛会加重疼痛，吗啡会导致胆道括约肌的痉挛，从而产生吗啡诱导的疼痛。另一方面，吗啡和其他阿片类药物由于可以引起胆管系统扩张，因此会降低引起疼痛感觉的压力阈值。肾绞痛最常见的原因是输尿管梗阻引起的输尿管和肾盂扩张。腹腔或盆腔肿瘤压迫或者侵犯输尿管时即可引起肾绞痛，常见于妇产科肿瘤的患者。

实质脏器肿瘤也可能引起疼痛，如肝肿瘤生长会引起肝包膜的扩张从而导致疼痛。缺血也能引起内脏痛，尤其是转移癌或者术后损伤的组织。缺血可能会调节内脏传入神经的机械性感受器，对缺血的反应具有多变性，可能由于已经存在的病理学改变或者肿瘤引起的内脏机械性扭曲。化学刺激和致痛肿瘤物质可能会刺激脏器的浆膜或者黏膜，然而，这些刺激源更可能是作为内脏感觉系统的调质或者共刺激源，而不是直接诱发疼痛。因为切割或者烧灼等直接的组织损伤并不确切地引起内脏痛，但是如果脏器发生炎症时，伤害性感受器的敏感性增高，此时原来非致痛的刺激也会引起疼痛（痛觉过敏）。

由于内脏传入神经在脊髓的分散分布，内脏痛表现为钝痛且难以确切定位。但是在肿瘤侵犯到躯体神经支配的组织如壁腹膜时，疼痛可以定位明确。另外，某些内脏与体表部位的感觉神经共同传入相同的脊髓背角神经元时，这些内脏的疼痛（牵涉痛）可以被定位到相应的体表部位。常见的牵涉痛包括：胰腺癌时出现的背痛，肝癌或者肝转移癌时出现的右肩痛。内脏肿瘤也可能间接影响体感结构，如膈下巨大肿瘤引起的腹腔膨胀会刺激膈肌，从而引起右肩痛和打嗝。这些现象有助于解释腹部癌痛进行神经阻滞时的一些现象和癌性内脏痛对镇痛药的反应。腹腔或者腹下神经丛阻滞无效或者部分失效可能由于肿瘤的转移已经超过了腹腔神经丛支配的范围，如壁腹膜被侵犯、腹膜后淋巴结转移或者骨转移引起疼痛。引起这种情况的其他可能原因还有化疗药物引起的疼痛、肝的化疗栓塞和手术或放疗引起的组织损伤。

癌性内脏痛临床表现的多样性增加了其诊断难度。广泛的肝内转移或者胆汁淤积导致的肝大会引起右腹不适。巨大膈下肿块造成的腹胀会对膈肌造成刺激，从而导致肩痛，并引起打嗝。运动或者腹压增大可能加剧疼痛，并引发呕吐。胰腺癌疼痛产生的原因可能为位于上腹部的腹膜后肿块浸润腹腔神经丛，或由局部炎症刺激引起，或肿块损伤了血管结构，并很可能侵犯了深部的体神经支配的结构。腹腔或盆腔肿瘤患者会由于慢性肠梗阻而腹痛，原因包括平滑肌收缩，肠系膜受牵拉和肠壁缺血。持续性和绞窄性疼痛通常是弥漫性的，并指向某皮区。盆腔肿瘤或盆腔放疗会产生渐进性的盆腔和会阴部疼痛，以及其他并发症，包括输尿管梗阻和淋巴和静脉回流受阻。肿瘤侵犯直肠或膀胱会导致糜烂出血，当癌栓脱落后又可能导致膀胱或肠道阻塞。肾绞痛常继发于输尿管梗阻，以及随之而来的肾盂输尿管扩张。在下腹部肿块压迫或侵犯输尿管时，肾绞痛就可能很明显，尤其多见于妇科癌症患者。盆腔肿瘤患者其他常见的疼痛原因还包括肿瘤累及髂腰肌、腰骶神经丛、骶前区和后腹膜导致的神经性疼痛。肿瘤晚期、内脏恶性肿瘤往往扩散侵及胸膜或腹膜，产生更多体表器官的局部疼痛。

二、药物治疗

癌性内脏痛的治疗方法包括：药物治疗、放射治疗、心理治疗、微创介入治疗及手术治疗等多种方法。本节仅简要介绍药物治疗的一般概念，癌痛治疗详见第二十四章。

多数癌症患者采用口服镇痛药镇痛，并且遵循"三阶梯"镇痛原则。对疼痛剧烈的癌症患者，主要采用阿片类药物。阿片类药物有多种给药方法，要根据患者情况、方法的有效性、并发症等选择合适的给药系统，另外还要考虑费用情况。

（一）镇痛药物的选择

1. 非甾体抗炎药　非甾体抗炎药可用于一些类型的疼痛，包括骨转移癌、软组织侵犯、关节炎和手术引起的疼痛。对于癌症患者，非甾体抗炎药是"三阶梯"镇痛的第一阶梯药物，既可用于躯体疼痛又可用于内脏疼痛，还可与阿片类药物合用。服用镇痛药与进行腹腔神经丛阻滞的镇痛效果相似，但是不良反应发生率更高，而且患者的生活质量更差。

2. 阿片类药物 ①吗啡是最常用癌痛镇痛药，它的血浆半衰期只有 3h。缓释吗啡与吗啡的生物利用率相同，但是可以提供更长时间的镇痛。但是缓释吗啡的血浆峰浓度更低，达到血浆峰浓度的时间更长。多数缓释吗啡推荐的给药间隔时间为 12h，在临床上为镇痛充分可以间隔 8h 用药。为了缓解突然出现的剧烈疼痛——暴发痛，给予缓释吗啡的同时还要为患者提供起效快的短效阿片类药物。②其他强阿片类药物，如羟考酮（oxycodone）、美沙酮（methadone）、氢吗啡酮（hydromorphone）可以作为口服吗啡的替代药物。替换使用的阿片类药物可以在提供满意镇痛的同时减少阿片类药物的不良反应，这是因为不同阿片类药物的药效学和药动学不同，可以减少不同药物的交叉耐药性，因此替代药物的剂量可以低于相应的等效剂量。很多内脏痛的患者可以耐受阿片类药物的大部分不良反应，如恶心、呕吐和镇静，所以在癌症患者中使用阿片类药物时，没有进行合理的临床试验前不要主观地认为某个剂量患者无法耐受。

（二）给药方法

口服是最常用的给药方式，一些癌症患者可能会因为吞咽困难、胃肠道梗阻或恶心、呕吐无法口服药物，对这类患者需要采用其他给药途径，包括静脉注射、皮下注射、透皮途径等。需要注意的是，当从口服改为静脉注射时，阿片类药物的药效会升高。很多种阿片类药物可以静脉注射，包括吗啡、氢吗啡酮、芬太尼、阿芬太尼、舒芬太尼和美沙酮。吗啡的口服和胃肠外给药剂量比率为 2∶1 或 3∶1。静脉应用阿片类药物的缺点是需要医学经验，而且管理难度大，不适合患者家庭用药。静脉给药可以采用持续输注或者患者自控镇痛（PCA）装置，PCA 在持续输注的基础上患者可以根据需要追加单次剂量（bolus）。但是意识不清或者不能配合的患者不能使用 PCA 装置镇痛。

需要胃肠外阿片类药物镇痛又难以建立静脉通路的患者可以采用皮下给药。多数静脉注射的阿片类药物都能通过皮下输注，但是美沙酮例外，因为它有局部毒性作用。简单的皮下输注方法可以将塑料导管置入胸、腹、上臂或者股皮下，并连接输液泵导管。皮下输注的局限性是每小时输液的容量受限。皮下途径也可以连接 PCA 装置。皮下给药相对于静脉给药的优点在于不需要静脉通路，因此避免了静脉置管相关的并发症，而且改变给药部位很方便。

对不能口服药物的癌性内脏痛患者，透皮途径是一种无损伤的给药方式，可以维持持续的阿片类药物血药浓度。常用的一种透皮制剂是芬太尼透皮贴剂，该贴剂以恒定的速度释放芬太尼，通常可以维持 3d。开始使用芬太尼透皮贴剂时，芬太尼首先渗透进入敷贴部位的皮下脂肪，形成一个皮下芬太尼的"贮藏池"，然后进入血液，大约 12h 后达到芬太尼的稳态血药浓度，约能维持 72h。因为血药浓度升高缓慢，所以芬太尼贴剂不适合用于快速缓解疼痛，而且因为去掉贴剂后芬太尼的消除时间较长，所以阿片类药物的不良反应也会持续数小时才能缓解。因此芬太尼透皮贴剂适合用于疼痛症状稳定，而且已经明确 24h 阿片类药物用量的患者。

经舌下和黏膜应用阿片类药物适用于有吞咽困难或者恶心、呕吐的癌症患者，以及不能建立静脉通路又有皮下给药禁忌证的患者。由于舌下静脉引流不经过肝门静脉直接进入体循环，所以舌下给药可以避免肝的首过消除。另外，舌下和黏膜给药与口服给药相比药物吸收和起效更快，更适合暴发痛的镇痛。经这两种途径给药时，脂溶性药物比水溶性药物更容易吸收，所以芬太尼和丁丙诺非是最常用的药物。研究发现经口腔黏膜给予芬太尼是一种处置暴发痛的安全有效的方法。经口腔黏膜应用芬太尼的血药浓度和生物利用度取决于经口腔黏膜吸收的剂量与咽下剂量的比例。约总剂量的 25% 迅速被口腔黏膜吸收进入体循环，另外 75% 被咽下，在胃里被缓慢吸收，经肝的首过消除进入体循环，这部分芬太尼的生物利用度约为 33%。因此，经黏膜给药，芬太尼总的生物利用度约为总剂量的 50%，起效时间约为 15min，其是唯一经不同研究证实的能有效处置暴发痛的药物。

癌症患者不能口服阿片类药物时，经直肠给药是另一个简单的方法。这种方法的主要优点是不依赖胃肠道动力和胃排空速度。但是，这种方法也有缺点，不同患者的用药量差别很大，药物吸收速度和量受直肠黏膜面积、清洁度和排便等因素影响。另外，便秘时药物与黏膜接触少而大部分被粪便吸收。这些因素都会影响直肠给药的生物利用度。而且，直肠给药会给患者带来不适甚至疼痛，不适合长期应用。直肠给药时吗啡和多数阿片类药物的初始剂量与口服剂量相同。

少量患者在使用大量阿片类药物后疼痛仍得不到有效缓解，或者出现难以控制的不良反应，如恶心、呕吐和过度镇静。这些患者可以考虑应用阿片类药物、局麻药和可乐定进行椎管镇痛。椎管镇痛的目的是通过椎管应用小剂量的阿片类药物和 / 或局麻药作用于脊髓背角神经元上的阿片受体，从而减少全身阿片类药物的用量，减轻阿片类药物的不良反应。椎管内应用阿片类药物需要在硬膜外或者蛛网膜下腔放置导管，并通过外置的或者植入的微量泵给药。选择硬膜外或者蛛网膜下腔置管，以及外置或者置入的微量泵需要时，考虑多种因素，包括治疗时间、疼痛类型和部位、肿瘤进展情况、阿片类药物用量和医生的经验等。

总而言之，对癌性内脏痛患者，口服镇痛是首选。如果因为胃肠道梗阻或者恶心、呕吐等原因不能口服用药，直肠给药可以达到同等的镇痛效果，但是不适合长期使用。另一种可选的无创给药方法是透皮贴剂，目前只有芬太尼和丁丙诺非的透皮制剂。对于不能口服和直肠镇痛的患者发生暴发痛时，可以使用黏膜吸收的芬太尼制剂。不能采用口服或者透皮镇痛药的癌症患者，可以采用静脉或者皮下给药进行镇痛。相对而言，皮下给药更方便管理。口服和胃肠外镇痛方法效果不佳时可以应用椎管镇痛。椎管镇痛时联合应用阿片类药物、局麻药和可乐定时镇痛成功率最高。无论采用哪种镇痛方法进行癌痛管理，都要掌握阿片类药物相对吗啡的效能比和每种给药途径下阿片类药物的生物利用率。等效剂量只是一个粗略的概念，在不同的患者中常有变化，因此无论通过哪种途径应用阿片类药物，都需要密切随访患者，及时调整剂量，以求在最小的不良反应下达到有效的镇痛。

（刘　健　张利东）

参 考 文 献

[1] 徐建国. 疼痛药物治疗学. 北京：人民卫生出版社，2007：347-352.

[2] GEBHART G F, BIELEFELDT K. Physiology of visceral pain. Compr Physiol, 2016, 6（4）: 1609-1633.

[3] CERVERO F. Sensory innervation of the viscera: peripheral basis of visceral pain. Physiol Rev, 1994, 74（3）: 95-138.

[4] NESS T J, GEBHART G F. Visceral pain: a review of experimental studies. Pain, 1990, 41（2）: 167-234.

[5] NESS T J, METCALF A M, GEBHART G F. A psychophysiological study in humans using phasic colonic distension as a noxious visceral stimulus. Pain, 1990, 43: 377-386.

[6] BROOKES S J H, SPENCER N J, COSTA M, et al. Extrinsic primary afferent signalling in the gut. Nat Rev Gastroenterol Hepatol, 2013, 10（3）: 286-296.

[7] CERVERO F, CONNELL L. Distribution of somatic and visceral primary afferent fibres within the thoracic spinal cord of the cat. J Comp Neurol, 1984, 230: 88-98.

[8] NEUHUBER W, SANDOZ P, FRYSCAK T. The central projections of primary afferent neurons of greater splanchnic and intercostal nerves in the rat. a horseradish peroxidase study. Anat Embryol (Berl), 1986, 174: 123-144.

[9] HARRINGTON A M, BRIERLEY S M, ISAACS N, et al. Sprouting of colonic afferent central terminals and increased spinal mitogen-activated protein kinase expression in a mouse model of chronic visceral hypersensitivity. J Comp Neurol, 2012, 520 (3): 2241-2255.

[10] BRUMOVSKY P R, GEBHART G F. Visceral organ cross-sensitization—an integrated perspective. Auton Neurosci, 2010, 153 (1-2): 106-115.

[11] GIAMBERARDINO M A, COSTANTINI R, AFFAITATI G, et al. Viscero-visceral hyperalgesia: characterization in different clinical models. Pain, 2010, 151 (3): 307-322.

[12] LAMB K, ZHONG F, GEBHART G F, et al. Experimental colitis in mice and sensitization of converging visceral and somatic afferent pathways. Am J Physiol Gastrointest Liver Physiol, 2006, 290 (3): G451-G457.

[13] BUHNER S, LI Q, VIGNALI S, et al. Activation of human enteric neurons by supernatants of colonic biopsy specimens from patients with irritable bowel syndrome. Gastroenterology, 2009, 137 (3): 1425-1434.

[14] KESSLER W, KIRCHHOFF C, REEH P, et al. Excitation of cutaneous afferent nerve endings in vitro by a combination of inflammatory mediators and conditioning effect of substance P. Exp Brain Res, 1992, 91: 467-476.

[15] VALDEZ-MORALES E E, OVERINGTON J, GUERRERO-ALBA R, et al. Sensitization of peripheral sensory nerves by mediators from colonic biopsies of diarrhea-predominant irritable bowel syndrome patients: a role for PAR2. Am J Gastroenterol, 2013, 108 (3): 1634-1643.

[16] VERGNOLLE N. Modulation of visceral pain and inflammation by protease activated receptors. Br J Pharmacol, 2004, 141 (3): 1264-1274.

[17] AL-CHAER E D, LAWAND N B, WESTLUND K N, et al. Visceral nociceptive input into the ventral posterolateral nucleus of the thalamus: a new function for the dorsal column pathway. J Neurophysiol, 1996, 76: 2661-2674.

[18] AMMONS W S, GIRARDOT M N, FOREMAN R D. T2-T5 spinothalamic neurons projecting to medial thalamus with viscerosomatic input. J Neurophysiol, 1985, 54 (3): 73-89.

[19] MILNE R J, FOREMAN R D, GIESLER G J, et al. Convergence of cutaneous and pelvic visceral nociceptive inputs onto primate spinothalamic neurons. Pain, 1981, 11: 163-183.

[20] BRUGGEMANN J, SHI T, APKARIAN A V. Squirrel monkey lateral thalamus. Ⅱ. Viscerosomatic convergent representation of urinary bladder, colon, and esophagus. J Neurosci, 1994, 14: 6796-6814.

[21] ITO S. Multiple projection of vagal non-myelinated afferents to the anterior insular cortex in rats. Neurosci Lett, 1992, 148: 151-154.

[22] DAVIS K, TASKER R, KISS Z, et al. Visceral pain evoked by thalamic microstimulation in humans. Neuroreport, 1995, 26: 369-374.

[23] LENZ F, GRACELY R, ROMANOSKI A, et al. Stimulation in the human somatosensory thalamus can reproduce both the affective and sensory dimensions of previously experienced pain. Nat Med, 1995, 1: 910-913.

[24] LENZ F A, GRACELY R H, HOPE E J, et al. The sensation of angina can be evoked by stimulation of the human thalamus. Pain, 1994, 59 (3): 119-125.

[25] DUNCKLEY P, WISE R G, AZIZ Q, et al. Cortical processing of visceral and somatic stimulation: differ-

entiating pain intensity from unpleasantness. Neuroscience, 2005, 133 (3): 533-542.

[26] KERN M, HOFMANN C, HYDE J, et al. Characterization of the cerebral cortical representation of heart-burn in GERD patients. Am J Physiol Gastrointest Liver Physiol, 2004, 286 (3): G174-G181.

[27] STRIGO I A, DUNCAN G H, BOIVIN M, et al. Differentiation of visceral and cutaneous pain in the human brain. J Neurophysiol, 2003, 89 (3): 3294-3303.

[28] VERNE G N, HIMES N C, ROBINSON M E, et al. Central representation of visceral and cutaneous hyper-sensitivity in the irritable bowel syndrome. Pain, 2003, 103 (1-2): 99-110.

[29] PHILLIPS M L, GREGORY L J, CULLEN S, et al. The effect of negative emotional context on neural and behavioural responses to oesophageal stimulation. Brain, 2003, 126 (3): 669-684.

[30] ROSENBERGER C, ELSENBRUCH S, SCHOLLE A, et al. Effects of psychological stress on the cerebral processing of visceral stimuli in healthy women. Neurogastroenterol Motil, 2009, 21: 70-745.

[31] 陆智杰, 俞卫峰. 内脏痛——基础与临床. 北京: 人民军医出版社, 2013: 3-10.

[32] 陆再英, 钟南山. 内科学. 7 版. 北京: 人民卫生出版社, 2008: 267-284.

[33] GALMICHE J P, CLOUSE R E, BALINT A, et al. Functional esophageal disorders. Gastroenterology, 2006, 130 (5): 1459-1465.

[34] ESLICK G D, JONES M P, TALLEY N J. Non-cardiac chest pain: prevalence, risk factors, impact and consulting-a population-based study. Aliment Pharmacol Ther, 2003, 17: 1115-1124.

[35] FASS R, DICKMAN R. Non-cardiac chest pain: an update. Neurogastroenterol Motil, 2006, 18: 408-417.

[36] FASS R, FENNERTY M B, OFMAN J J, et al. The clinical and economic value of a short course of omeprazole in patients with noncardiac chest pain. Gastroenterology, 1998, 115: 42-49.

[37] WEIJENBORG P W, CREMONINI F, SMOUT A J, et al. PPI therapy is equally effective in well-defined non-erosive reflux disease and in reflux esophagitis: a meta-analysis. Neurogastroenterol Motil, 2012, 24: 747-757; e350.

[38] VIAZIS N, KEYOGLOU A, KANELLOPOULOS A K, et al. Selective serotonin reuptake inhibitors for the treatment of hypersensitive esophagus: a randomized, double-blind, placebocontrolled study. Am J Gastro-enterol, 2012, 107: 1662-1667.

[39] SCHMULSON M J, DROSSMAN D A. What is new in rome IV. J Neurogastroenterol Motil, 2017, 23 (2): 151-163.

[40] THOMPSON W G, CREED F, DROSSMAN D A, et al. Functional bowel disorders and chronic functional abdominal pain. Gastroenterol Int, 1992, 5: 75-91.

[41] LONGSTRETH G F, THOMPSON W G, CHEY W D, et al. Functional bowel disorders. Gastroenterol-ogy, 2006, 130: 1480-1491.

[42] MEARIN F, LACY B E, CHANG L, et al. Bowel disorders. Gastroenterology, 2016, 150: 1393-1407; e5.

[43] PALSON O, VAN TILBURG M, SIMREN M, et al. Mo1642 population prevalence of Rome IV and Rome III irritable bowel syndrome (IBS) in the United States (US), Canada and the United Kingdom (UK). Gastroenterology, 2016, 150: S739-S740.

[44] COTTON P B, ELTA G H, CARTER C R, et al. Rome IV. Gallbladder and sphincter of oddi disorders. Gastroenterology, 2016, 150: 1420-1429; e2.

[45] CAMILLERI M, NORTHCUTT A R, KONG S, et al. Efficacy and safety of alosetron in women with irrita-ble bowel syndrome: a randomised, placebo-controlled trial. Lancet, 2000, 355: 1035-1040.

[46] KELLOW J, LEE O Y, CHANG F Y, et al. An Asia-Pacific, double blind, placebo controlled, randomised study to evaluate the efficacy, safety, and tolerability of tegaserod in patients with irritable bowel syndrome.

Gut, 2003, 52: 671-676.

[47] FALL M, BARANOWSKI A P, ELNEIL S, et al. EAU guidelines on chronic pelvic pain. Eur Urol, 2010, 57(1): 35-48.

[48] KAUR H, ARUNKALAIVANAN A S. Urethral pain syndrome and its management. Obstet Gynecol Surv, 2007, 62: 348-351.

[49] HOWARD F M. The role of laparoscopy as a diagnostic tool in chronic pelvic pain. Ballieres Best Pract Res Clin Obstet Gynaecol, 2000, 14: 467-494.

[50] KWAN K S, ROBERTS L J, SWALM D M. Sexual dysfunction and chronicpain: the role of psychological variables and impact on quality of life. Eur J Pain, 2005, 9: 643-652.

[51] KRIEGER J N, NYBERG J R L, NICKEL J C. NIH consensus definition and classification of prostatitis. JAMA, 1999, 282: 236-237.

[52] NICKEL J C, WEIDNER W. Chronic prostatitis: current concepts and antimicrobial therapy. Infect Urol, 2000, 13: S22-S28.

[53] NICKEL J C, KRIEGER J N, MCNAUGHTON-COLLINS M, et al. Alfuzosin and symptoms of chronic prostatitis-chronic pelvic pain syndrome. N Engl J Med, 2008, 359: 2663-2673.

[54] BURKMAN R T. Chronic pelvic pain of bladder origin: epidemiology, pathogenesis and quality of life. J Reprod Med, 2004, 49(Suppl): 225-229.

[55] HANNO P M. Amitriptyline in the treatment of interstitial cystitis. Urol Clin North Am, 1994, 21: 89-91.

[56] RAO S S, BHARUCHA A E, CHIARIONI G, et al. Anorectal disorders. Gastroenterology, 2016, 150: 1430-1442; e4.

[57] HANKS G W, CONNO F, CHERNY N, et al. Morphine and alternative opioids in cancer pain: the EAPC recommendations. Br J Cancer, 2001, 84: 587-593.

[58] ENTING R, OLDENMENGER W, VANDERRIJT C, et al. A prospective study evaluating the response of patients with unrelieved cancer pain to parenteral opioids. Cancer, 2002, 94: 3049-3056.

[59] MERCADANTE S, RADBRUCH L, CARACENI A, et al. Episodic(breakthrough)pain. Cancer, 2002, 94: 832-839.

[60] DECONNO F, RIPAMONTI C, SAITA L, et al. Role of rectal route in treating cancer pain: a randomized crossover clinical trial of oral versus rectal morphine administration in opioid naïve cancer patients with pain. J Clin Oncol, 1995, 13: 1004-1008.

[61] MERCADANTE S. Problems of long term spinal opioid treatment in advanced cancer patients. Pain, 1999, 79: 1-13.

第二十三章 神经病理性疼痛

第一节 神经病理性疼痛的病因和简要机制

神经病理性疼痛并不是某一种疾病，而是一系列疾病或损伤导致的以自发痛、痛觉过敏（hyperalgesia）以及痛觉超敏（allodynia）为特征，严重影响患者生活质量的疼痛综合征。2008年国际疼痛研究学会（International Association for Study of Pain，IAPS）将其定义为"感觉神经系统损伤或疾患直接诱发的疼痛"，并且按照感觉神经损伤的部位，将其分为外周性神经病理性疼痛、中枢性神经病理性疼痛。由于神经病理性疼痛缺乏特异的诊断标准，因此2008年IAPS建议将神经病理性疼痛的诊断分为3个等级，即可能（possible）、很可能（probable）以及明确（definite），其中"可能"是指患者自述的疼痛区域与怀疑的神经损伤或疾患的解剖定位似乎一致；"很可能"是指体格检查发现感觉异常区域与疼痛区域重叠、交汇或毗邻；"明确"是指确定性检查证实神经损伤或疾患的位置和性质能解释疼痛的特征。

考虑到神经病理性疼痛的特殊性及复杂性，尽管本书的第二章已经详细探讨了急慢性疼痛的发生机制，本节仍简略回顾一下神经病理性疼痛的病因及其机制，以助于读者更好地了解导致神经病理性疼痛的常见诱因，以及药物治疗的可能机制。

一、神经病理性疼痛的病因

导致神经病理性疼痛的神经损伤和疾患错综复杂，包括神经的物理损伤、感染、缺血、药物毒性、代谢损伤等多种情况。这些病因与疼痛表现间的关系复杂，大多数患者发生神经损伤时并不出现神经病理性疼痛，仅少部分患者在发生中枢或者外周神经损伤后会出现极为痛苦的神经病理性疼痛，并且疼痛长期存在。目前对于神经损伤或疾病后发生神经病理性疼痛的个体差异的理解还不够，很难预测什么样的神经损伤或疾病患者会发生神经病理性疼痛。因此，尽管患者的临床症状是相似的，其病因和病理生理机制在不同的患者中会有所差异。表23-1列出了部分病因。

表23-1 神经病理性疼痛病因

病因	相应的神经病理性疼痛
外伤性机械损伤	受压型神经病变；神经横断损伤；灼痛；脊髓损伤；术后疼痛；幻肢痛
代谢性或营养性	酒精性神经病；糙皮病；脚气病
病毒	带状疱疹后神经痛；艾滋病性疼痛
神经毒性	长春新碱；顺铂；铊；砷；放疗

续表

病因	相应的神经病理性疼痛
非病毒性疾病	糖尿病;恶性肿瘤;多发性硬化;三叉神经痛;脉管炎;淀粉样变;先天性疾病
缺血	丘脑综合征;卒中后疼痛
神经递质功能障碍	复合性区域疼痛综合征

二、神经病理性疼痛的机制

神经病理性疼痛的病因多种多样,其相应的机制也较为复杂,这十余年在动物模型中对其机制进行了多方面的研究,主要集中在以下几个方面,见图23-1。

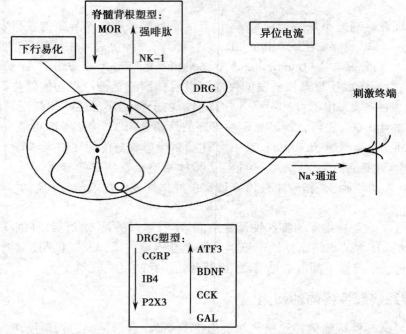

DRG:后根神经节;MOR:μ阿片受体;NK-1:神经激肽-1;CGRP:降钙素基因相关肽;
IB4:同工血凝素 B4;P2X3:腺苷 P2X3 受体;ATF3:活化转录因子 3;BDNF:脑源性神经
生长因子;CCK:胆囊收缩素;GAL:甘丙肽受体。

图 23-1 神经病理性疼痛的机制

(一)传入放电

外周神经损伤后出现的疼痛依赖于损伤部位异位灶或者背根神经节的自发持续的异常放电,这一观点在许多实验中都得到了证实。在 L5 和 L6 脊髓神经损伤的动物模型中,只要截断损伤神经同一节段的神经根,或者相邻的 L3 或者 L4,神经病理性疼痛的行为学表现就会消除。这一观察表明损伤部位以及相邻部位自发放电对于异常疼痛的发生是必要的。另外有研究表明,结扎 L5 脊髓神经诱发触痛觉过敏,截断 L5 神经根不能阻止或者逆转这一过程,但是截断 L4 神经根却可以。因此研究认为华伦氏变性的神经纤维可释放炎症因子和神经营养因子,使得相邻的神经末梢敏感化,激活 C 纤维产生异位自放电。传入放电与自发痛、热、触觉高敏关系密切,损伤后 3～8 日消失,而神经病理性疼痛的症状却要维持数月，表明还有一些其他的机制在维持神经病理性疼痛中发挥作用。

（二）$Na_v1.8$ 通道的重分布

外周神经损伤的一个重要结果就是产生自发的异位电流。这些异常的电流来自于损伤的部位和背根神经节，被认为在自发性疼痛和知觉过敏中具有重要的作用。它们产生于电压门控钠通道的变化，这些通道位于胞膜上，去极化引起钠离子进入细胞内，促发进一步去极化，产生动作电位。在临床观察中发现许多具有钠通道阻滞作用的药物可以抑制神经病理性疼痛，包括抗惊厥药物、局麻药、三环类抗抑郁药和抗心律失常药。迄今为止所发现的几种电压门控钠通道中，河豚毒素（tetrodotoxin，TTX）不敏感的钠通道 $Na_v1.8$（曾经被称作PN3 或者 SNS）在神经病理性疼痛中具有作用。这种 TTX- 抵抗的通道分布在小径的无髓鞘的外周神经纤维（C 纤维）和背根神经节的细胞上，在其他外周或者中枢的神经元或者非神经组织中不存在。研究缺少 $Na_v1.8$ 通道的小鼠或者大鼠，发现这种通道在静息膜电位、神经兴奋阈或者基础伤害性刺激阈中不是必需的。降低脊髓神经结扎大鼠 $Na_v1.8$ 表达，可以逆转神经病理性疼痛的行为学表现，这与 $Na_v1.8$ 可以使得 DRG 神经元刺激后反复放电是一致的。有实验证明神经病理性疼痛部分由神经损伤后 $Na_v1.8$ 的异常重分布介导的，尽管脊髓神经结扎导致损伤 DRG 神经元中 $Na_v1.8$ 转录子、$Na_v1.8$ 蛋白和 TTX- 抵抗电流下调，相邻未损伤的 DRG 表现出 $Na_v1.8$ 蛋白向轴突的重新分布，沿着坐骨神经 TTX- 抵抗的电流将会有显著性的升高。这种脊髓神经结扎后的 $Na_v1.8$ 的重分布可以被基因敲除技术所阻断。相似的 $Na_v1.8$ 再分布在慢性束缚损伤模型和慢性神经病理性疼痛患者中也可以见到。这些研究表明损伤的初级传入纤维活动性的增高并不足以维持神经病理性疼痛的状态，非损伤的初级传入纤维的异常活动可能在痛觉过敏中起了重要的作用。

（三）脊髓敏感化

神经损伤和传入电位增高的一个重要的结果就是脊髓敏感化。这一敏感化的增强可能来源于初级传入神经元兴奋性氨基酸的释放，激活脊髓兴奋性氨基酸受体，造成对伤害性传入刺激高反应。脊髓敏感化可以通过刺激坐骨神经的 C 纤维密集区诱发，从而易化屈肌反射和触觉诱发反应。这些反应能够被 NMDA 受体拮抗剂所拮抗。同样，神经损伤诱发的脊髓敏感化可以被脊髓使用 NMDA 或者 AMPA 受体拮抗剂所拮抗，其神经病理性疼痛的行为学表现也同样被拮抗。值得注意的是，单纯激活 NMDA 受体不足以诱发伤害性反应，只能提高脊髓神经元的兴奋性。因此，NMDA 受体拮抗剂不足以发挥抗伤害性感受的作用，而只是促使加剧的疼痛和损伤部位神经元的反应恢复正常。

（四）脊髓强啡肽的上调

许多研究表明外周神经损伤与脊髓强啡肽上调之间存在密切联系。过去认为强啡肽是内源性 κ 阿片受体激动剂，具有镇痛作用，近年的研究证实脊髓强啡肽及其片段具有伤害作用，特别是在发生神经病理性疼痛的状态下。伤害诱导脊髓强啡肽表达缓慢上升，10日达到高峰，说明它在神经病理性疼痛的维持中具有一定的作用，而不是在其发生过程中。小鼠脊髓中注射强啡肽的抗血清阻止感觉异常和痛觉过敏现象的时间是 10 日，而不是 2日，这也证实了其维持的作用。强啡肽基因敲除的小鼠在发生神经损伤后，出现神经病理性疼痛的行为学表现，7 日后消除。阻断下行易化体系可以阻断脊髓强啡肽的上调。坐骨神经损伤诱导其表达的升高与神经病理性疼痛的行为学表现一致，脊髓注射强啡肽的抗血清可以阻断疼痛的表现。有研究发现强啡肽通过非阿片肽的机制提高辣椒素诱发的脊髓中钙基因相关蛋白（calcitonin gene-related peptide，CGRP）的释放，表明脊髓中强啡肽可以提高传入伤害信号的输入。在神经损伤的大鼠中，这种诱发的 CGRP 的释放很大程度上与强啡肽的水平相关。总之，在外周神经损伤慢性疼痛加剧的状态下，脊髓中强啡肽的异常水平在复杂的神经重塑过程中具有重要的作用。

（五）下行易化的激活

延髓头端腹内侧区（rostral ventromedial medulla，RVM）作为伤害性刺激的下行调控的重要结构，是疼痛研究一个重点脑区。运用电生理的方法可以识别对伤害性刺激发生反应的细胞。RVM 中的效应细胞能够对伤害性刺激发生反应，产生暴发电流，激活脊髓疼痛的易化通路。在神经发生损伤时，RVM 中神经细胞结构发生改变，也可以激活 RVM 的下行易化体系，产生疼痛症状。阻断下行易化体系可以消除神经病理性疼痛的行为学症状。RVM 中微量注射利多卡因或者 CCK_8 的拮抗剂能逆转神经损伤后的神经病理性疼痛。选择性破坏 RVM 中表达 μ 阿片受体的神经元，可以阻止神经病理性疼痛的发生，这些细胞被公认是疼痛易化细胞。而且，手术损伤同侧背外侧索（dorsolateral funiculus，DLF）——RVM 透射的主要区域，即可消除神经病理性疼痛的行为学症状。值得注意的是，这种现象只出现在疼痛出现 7 日的时候，表明神经可塑性改变与时间相关。综上所述，这些研究结果表明 RVM 下行易化是神经病理性疼痛发生的重要原因。

（六）突触的重构

神经病理性疼痛一个重要特征就是感觉异常，是一种轻触摸就能引起疼痛的状态。因为轻触刺激的感受过程正常情况下是通过粗直径的 $A_β$ 纤维介导的，推测这些纤维间接出芽，与脊髓丘脑束的二级神经元形成异常突触。但是这种假设并没有得到完善的解释，因为 $A_β$ 纤维出芽与神经损伤之后的发展和维持并不一致。而且，免疫组织学标记物 $A_β$ 纤维特异性的标记物同时也标记了 C 纤维。后来的研究表明神经损伤诱发的轴突向脊髓Ⅱ层出芽是很少量的，推测神经病理性疼痛可能来源于脊髓抑制性细胞的损失，比如表达 GABA 的细胞，这是一个很有意思的推测，但还需要实验去证实。

除了上述机制外，近年来研究发现脊髓及脊髓上疼痛相关结构的炎症反应，也是神经病理性疼痛发生和维持的重要机制。这些机制的研究基本来源于神经病理性疼痛的动物模型，因此解释人类神经病理性疼痛的症状还需要一定的转化研究，但是这些研究对于了解人类神经病理性疼痛的发生和维持还是具有一定的价值。至于直接基于人类的实验室研究，虽然数量有限，但已证明了动物模型揭示的病理生理的机制对于人类神经病理性疼痛的理解具有一定的意义，将会提高对神经病理性疼痛的病理生理的认识，从而发展出可行的方法去认识患者个体的特定的发病机制，从而开展针对性治疗。

第二节　神经病理性疼痛药物治疗的一般推荐

鉴于神经病理性疼痛的严重性和顽固性，治疗目标也必须从实际出发，多数病例的首要目标是控制疼痛，使其可承受或可忍受，而不是完全消除疼痛；次要治疗目标，如改善睡眠、功能恢复和提高整体生活质量同样重要。

由于缺乏足够的临床试验指导临床治疗，所以在随机对照临床试验中选择一种估计镇痛药相对效果的方法——需治疗数（number needed to treat，NNT），即用某种药物治疗时，有一位患者疼痛缓解至少 50% 所需要治疗的患者数量。使用 NNT 来评价治疗效果，虽然比较直观，但也有诸多不足，如随机对照临床试验变异度高，且多数随机对照临床试验时间较短等。下面本节根据 2017 年加拿大疼痛学会提出的神经病理性疼痛药物治疗指南，结合 2010 年欧洲神经病学学会联盟（European Federation of Neurological Societies，EFNS）推出的神经病理性疼痛药物治疗的指南以及近年神经病理性疼痛药物治疗的一些综述和推荐，概括描述一下神经病理性疼痛药物治疗的一般推荐和治疗策略。

一、一线镇痛药

抗惊厥药和抗抑郁药被推荐为神经病理性疼痛的一线治疗药物。

（一）抗惊厥药

加巴喷丁类药物如加巴喷丁、普瑞巴林等可与脊髓背角突触前电压门控钙离子通道结合，减少兴奋性神经递质的释放，如谷氨酸、P 物质等。这些药物已经在大型临床试验中研究过，尽管多数为有关糖尿病神经痛和带状疱疹后神经痛的研究。已有 3 个糖尿病神经痛和 2 个疱疹后神经痛临床试验发现加巴喷丁有效，但也有 4 个随机对照临床试验包括化疗诱导神经痛发现加巴喷丁无效。在糖尿病神经痛和带状疱疹后神经痛中加巴喷丁的 NNT 分别为 6.4 和 4.3。

普瑞巴林是加巴喷丁的类似物，作用机制类似，但其药动学为线性，且对突触前钙离子通道有更高亲和力。已有 4 个临床试验证明了普瑞巴林在糖尿病神经痛中不仅有效，而且可以改善生活质量，另有 4 个临床试验证明其在带状疱疹后神经痛中的有效性。普瑞巴林在糖尿病神经痛和带状疱疹后神经痛中的 NNT 分别为 4.5 和 4.2。普瑞巴林在脊髓损伤后神经痛中也有明显疼痛缓解效果。但也有一项有关普瑞巴林在慢性腰骶神经根病及另一项有关难治性糖尿病神经痛的临床研究中发现其无效。一项有关普瑞巴林在中枢卒中后疼痛中安全性和有效性的研究发现其对于疼痛缓解的程度无效，而在睡眠和焦虑方面更有效。

卡马西平一直作为三叉神经痛（特发性三叉神经痛）的首选治疗药物，所以也成为神经病理性疼痛治疗推荐之一。也有报道其在舌咽神经痛中有效。

（二）抗抑郁药

既往大量研究证实三环类抗抑郁药（TCAs）以及 5-羟色胺和去甲肾上腺素重摄取抑制剂（SNRIs）可有效缓解多种疾患导致的神经病理性疼痛。

尽管有关 TCAs 的临床试验规模不大，但已有报道其在多种神经病理性疼痛中可明显缓解疼痛。TCAs 在糖尿病神经痛和带状疱疹后神经痛中的 NNT 分别为 2.1 和 2.8。

SNRIs 如度洛西汀和万拉法新，主要用于治疗糖尿病神经痛。有 3 个随机对照临床试验发现度洛西汀有明显疼痛缓解效果，NNT 为 5.0。另一项有关度洛西汀在化疗诱导神经病理性疼痛的临床研究中发现其对比安慰剂组可明显减轻疼痛，NNT 为 0.51。但也有研究发现度洛西汀在中枢神经系统损伤后神经痛如脊髓损伤或卒中后神经痛无效。

在糖尿病神经痛的临床研究中，文拉法新 150～225mg/d 有镇痛作用。也有临床研究发现对文拉法新有治疗效果的患者比例比丙咪嗪多。另一项研究糖尿病神经痛的临床研究发现文拉法新与加巴喷丁联用比加巴喷丁与安慰剂联用有更强的疼痛缓解作用。

二、二线镇痛药

曲马多及强阿片类药物被推荐作为二线药物用于神经病理性疼痛的治疗。

（一）曲马多

曲马多是一种弱阿片受体激动剂，并具有与 TCAs 类似的属性，可抑制去甲肾上腺素和

5-羟色胺的再摄取。已有 3 个糖尿病神经痛的随机对照临床试验发现曲马多具有明显的镇痛作用，NNT 为 4.9。曲马多与其他弱阿片类药物如可待因相比，便秘和恶心等不良反应发生率更低。曲马多与 SSRIs 联合时需谨慎使用，尤其是在老年患者中，会导致精神错乱和 5-羟色胺综合征的发生率增加。

（二）阿片类药物

最近在一篇有关慢性非癌性疼痛的报道中，有关阿片类药物的 Meta 分析纳入了 16 项慢性神经病理性疼痛的随机临床试验，多数为糖尿病神经痛和带状疱疹后神经痛，另有一些为截肢后疼痛、坐骨神经痛和脊髓损伤后神经痛。结果发现阿片类药物对比安慰剂镇痛效果强，NNT 为 0.56。其中 13 项随机对照临床试验的阿片类药物的 NNT 为 0.24。

三、三线镇痛药

大麻类药物被推荐为神经病理性疼痛治疗的三线药物。

越来越多研究发现大麻类药物在中枢神经系统损伤后神经痛中具有镇痛效果，NNT 为 3.4。屈大麻酚在一项多发性硬化引起的中枢神经系统损伤后神经痛的临床研究中显示出中度镇痛效果。在另一项多发性硬化引起的中枢神经系统损伤后神经痛的临床研究中，四氢大麻酚和大麻二酚混合用于口腔黏膜喷洒也可以有效镇痛。近期一篇总结大麻类药物在慢性疼痛中作用的系统性综述阐述自 2006 年以来，有关神经病理性疼痛的研究均为高质量研究（Ⅰ级或Ⅱ级），除一项研究外，其余研究结果均为有效。

四、四线镇痛药

推荐为神经病理性疼痛治疗的四线镇痛药为选择性 5-羟色胺重摄取抑制剂（SSRIs）、其他抗惊厥药、美沙酮、利多卡因贴剂以及其他药物。

（一）SSRIs

SSRIs 在神经病理性疼痛中表现出的镇痛作用较弱。西酞普兰、帕罗西汀及依他普仑在糖尿病神经痛以及多发性神经痛中较有效，且不依赖于其抗抑郁效果，但是氟西汀无效。4 项相关研究的综合 NNT 为 6.8。SSRIs 主要用于抑郁症，可抑制 TCAs 的代谢，导致发生 5-羟色胺综合征的风险增高。

（二）其他抗惊厥药

已有各种周围和中枢性神经病理性疼痛研究过拉莫三嗪，但结果各异。其中 4 项有关糖尿病神经痛，2 项有关混合型神经病理性疼痛及 1 项研究化疗诱导神经病理性疼痛和脊髓损伤后神经痛的结果均为阴性。结果为阳性的临床试验为艾滋病相关神经痛、三叉神经痛、中枢神经系统损伤后神经痛，但样本数量偏小，且中途退出试验者较多。抗惊厥药拉莫三嗪是钠通道阻滞剂，另外有 5 项随机对照临床试验研究过拉莫三嗪在糖尿病神经痛中的作用，结果为中度有效，NNT 为 10～12，治疗效果有限。

此外，托吡酯和丙戊酸在神经病理性疼痛中的治疗效果也结果各异。托吡酯是新型膜稳定剂，影响末梢神经致敏，明显影响电压门控式钠通道，也有中枢作用，用于治疗神经病理性疼痛是有前途的，但许多随机、双盲对照研究的结果是相反的，且可引起体重减轻。用于治疗偏头痛可能是有效的。有关托吡酯的适应证问题正在研究之中。

丙戊酸的镇痛机制是增加 GABA 能的传递、增加脑内 GABA 浓度和改变脑内兴奋性氨基酸的水平。有 20 例患三叉神经痛病人给予丙戊酸 1 200mg/d，结果 9 例病人疼痛缓解。

副作用有镇静、胃肠道反应、肝功能异常、抑制血小板和药物间相互作用。副作用和严重的毒性反应限制了丙戊酸在神经病理性疼痛治疗中的应用。

（三）美沙酮

美沙酮为合成性阿片类药物，可阻滞 NMDA 受体，故可用于神经病理性疼痛的治疗。有 2 项随机对照临床试验发现美沙酮可用于治疗慢性神经病理性疼痛。美沙酮口服生物利用度较高，重复给药后作用时间可达 8h，消除半衰期为 24～36h，所以滴定用量期间需要紧密监测。尽管有指南建议在慢性疼痛中使用美沙酮，但有关其在神经病理性疼痛中的应用还缺少高质量随机对照临床试验的支持。

（四）5% 利多卡因贴剂

利多卡因为钠通道阻滞剂，也可用于神经病理性疼痛的治疗。由于血液中含量微不足道，所以系统性副作用很少见。局部利多卡因在周围性神经病理性疼痛中效果较好，如带状疱疹后神经痛。基于 3 个随机对照临床试验中使用 5% 利多卡因贴剂治疗带状疱疹后神经痛的阳性结果，局部利多卡因一直作为此类疼痛的二线治疗药物。然而最近有关术后周围神经损伤和混合型神经病理性疼痛的临床试验发现 5% 利多卡因贴剂无效。

（五）其他药物

他喷他多的药理学作用机制与曲马多类似，但效果较持久，其与 μ 阿片受体亲和性更高，虽然其能抑制单胺再摄取，但仅增强去甲肾上腺素能活性。他喷他多的效能约为羟考酮的 1/5，在糖尿病神经痛中效果较好，且耐受性更高。

辣椒素乳膏可用于带状疱疹后神经痛等局限性神经病理性疼痛。辣椒素作用于皮肤后，首先导致伤害性感受器敏感性增强，随着持续使用低浓度（< 1%）或使用单次高浓度（8%）辣椒素后，伤害性感受器将被脱敏。过去有小样本临床试验发现低浓度辣椒素对缓解疼痛效果甚微。而近期有 4 项有关带状疱疹后神经痛和 2 项艾滋病相关神经痛临床试验发现单次使用后，高浓度辣椒素对比 0.04% 辣椒素，镇痛效果明显更强，且持续时间长达 12w。辣椒素在带状疱疹后神经痛和艾滋病相关神经痛中的 NNT 分别为 8～10 和 6.2。由于高浓度辣椒素会引起明显烧灼感，所以在使用之前需要局部敷局麻药。

有 2 项有关神经病理性疼痛的随机对照临床试验发现肉毒杆菌毒素可明显减轻疼痛强度，且持续时间长达 12～14w，但这两项研究的样本量较小。一项有关糖尿病神经痛的交叉临床试验，仅纳入 18 位患者，而另一项有关局灶性神经病理性疼痛的平行试验中，也仅纳入 29 位患者。所以肉毒杆菌毒素在临床神经病理性疼痛治疗中的作用尚处于初步研究阶段。

（六）联合用药

神经病理性疼痛药物治疗时，联合 2 种以上镇痛药物是个很有吸引力的选择，因为这样不仅可能改善镇痛效果，而且如果镇痛药物之间存在协同效应的话，可减少单一药物的剂量，从而减少不良反应。近期一篇有关神经病理性疼痛的联合药物治疗的 Cochrane 综述分析了 21 项研究。多数研究将阿片类药物与加巴喷丁、普瑞巴林或 TCAs 联合，或将加巴喷丁与去甲替林及其他表面局部用药联合。Meta 分析发现加巴喷丁与阿片类药物联合比加巴喷丁单药使用效果更好，但这种联合用药由于不良反应较重，所以中期退出研究的患者数量更多。近期一项随机对照临床试验对比了标准剂量度洛西汀（60mg/d）和普瑞巴林（300mg/d）联合与大剂量单药（度洛西汀 120mg/d 或普瑞巴林 600mg/d）在 24h 内平均疼痛程度上无明显区别，但不良反应相当。目前研究结果尚不支持推荐联合药物治疗神经病理性疼痛。

表 23-2 归纳了常用的神经病理性疼痛治疗药物的给药剂量及给药方案。其他本节提到的药物、常用剂量及剂量调整方案见本书相关章节,此处不再赘述。

表 23-2　神经病理性疼痛常用治疗药物的给药剂量及方案

药物	起始剂量	调整方案	剂量范围
加巴喷丁	100～300mg/d	每周增加 100～300mg/d	300～1 200mg, 3 次/d
普瑞巴林	25～150mg/d	每周增加 25～150mg/d	150～300mg, 2 次/d
卡马西平	100mg/d	每周增加 100～200mg/d	200～400mg, 3 次/d
阿米替林、去甲阿米替林及多沙帕明	10～25mg/d	每周增加 10mg/d	10～100mg/d
文拉法辛	37.5mg/d	每周增加 37.5mg/d	150～225mg/d
度洛西汀	30mg/d	每周增加 30mg/d	60～120mg/d
控释吗啡	15mg/12h	结合患者病情逐渐调整	尚未确定最大剂量
控释羟考酮	10mg/12h	结合患者病情逐渐调整	尚未确定最大剂量
芬太尼贴剂	12μg/h	结合患者病情逐渐调整	尚未确定最大剂量
氢吗啡酮	3mg/12h	结合患者病情逐渐调整	尚未确定最大剂量
曲马多	50mg/d	每周增加 50mg/d	100～400mg/d
他喷他多	50mg/12h	每周增加 50mg/次	500mg/d
利多卡因	缺乏数据	缺乏数据	5% 贴片, 3 贴/d
四氢大麻酚	1～2 喷/4h, 第 1d≤4 喷	缺乏数据	2 喷, 4 次/d
大麻隆	0.25～0.5mg/晚	每周增加 0.5mg/d	3mg, 2 次/d

五、神经病理性疼痛的阶梯治疗

图 23-2 为更新的神经病理性疼痛的阶梯治疗原则。非药理性干预如理疗、功能锻炼和精神疗法,也可改善镇痛治疗的效果。

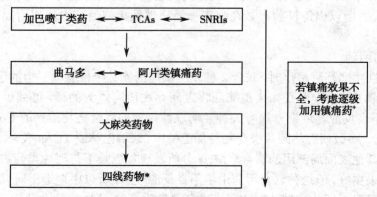

图 23-2　神经病理性疼痛的阶梯治疗原则

注:*5% 利多卡因贴剂(在带状疱疹后神经痛中为二线药物)、美沙酮、拉莫三嗪、拉科酰胺、他喷他多、肉毒杆菌毒素;+支持加入联合药物治疗的随机对照临床试验证据有限。

六、递进式的镇痛药物管理

TCAs、加巴喷丁类药物和 SNRIs 目前在神经病理性疼痛中均为一线药物。TCAs 的优点是价格便宜，且只需口服一日 1 次，但会导致困倦和明显的抗胆碱能不良反应，包括口干、便秘、尿潴留等，所以不适宜老年人使用。仲胺类 TCAs（去甲替林和地昔帕明）与叔胺类 TCAs（阿米替林和丙咪嗪）的镇痛效果相当，但仲胺类 TCAs 的耐受性更好。心脏毒性也是 TCAs 的一项风险因素，有心律失常病史的患者慎用。若 TCAs 治疗无效或有治疗禁忌，可以考虑加巴喷丁类药物或 SNRIs 如度洛西汀。若后两种药物对疼痛仅有部分缓解作用，则考虑添加另一种药物。加巴喷丁和普瑞巴林的作用机制和副作用相似，两者均比抗抑郁药滴定剂量快。普瑞巴林对比加巴喷丁的优点为：每日 2 次给药，且药动学为线性。加巴喷丁类药物总体药物间相互作用很少，但依赖肾脏代谢，所以在肾功能不全的患者中需要减量。近期研究证据发现度洛西汀除了可治疗糖尿病神经痛以外，还可治疗化疗诱导的神经病理性疼痛，所以相比于 2007 年出版的神经病理性疼痛治疗指南，度洛西汀由既往的二线上升到一线。

当一线药物无效或镇痛不全时，可考虑曲马多或传统的阿片类药物作为二线药物。若滴定一线药物的时候出现暴发痛也可考虑短效阿片类药物，如可待因或羟考酮（也可加上对乙酰氨基酚）。自控式阿片类药物在神经病理性疼痛的治疗中属于二线药物，因其副作用较多，且有导致阿片类药物滥用的风险。近期一篇有关 62 项随机对照临床试验的 Meta 分析总结出阿片类药物最常见的不良反应为恶心（28%）、便秘（25%）、困倦（24%）、头晕（18%）和呕吐（15%）。尽管有些不良反应会有耐受，但便秘很少有耐受，几乎所有使用自控式阿片类药物的患者都需要监控肠蠕动功能。长期使用阿片类药物的并发症包括阿片诱导的痛觉过敏和内分泌病变。对内分泌系统的影响包括性腺功能减退和骨质缺乏。监测阿片类药物成瘾的风险也比较有挑战性。有研究发现接受慢性阿片类药物治疗的患者有 10%～15% 出现药物相关异常行为和非法使用药物的现象。

大麻类药物在多种疼痛中有效，包括艾滋病相关神经痛、创伤后和术后神经病理性疼痛、糖尿病神经痛、脊髓损伤后神经痛等，目前已成为神经病理性疼痛治疗的三线药物。但大麻类药物使用过程中需要严密监测，且禁用于有精神病史的患者，多数剂型包括口腔黏膜喷洒剂价格非常昂贵。

神经病理性疼痛治疗的四线药物包括美沙酮、他喷他多、抗惊厥药，其他如拉科酰胺、拉莫三嗪、托吡酯等证据较少。由于有关利多卡因的研究证据不统一，所以移至四线药物，但在带状疱疹后神经痛中仍为二线药物。

为中枢性神经病理性疼痛制定逐级治疗指南比较有挑战性，因为缺少相关高质量临床研究，且治疗效果不统一。例如有研究发现拉莫三嗪在中枢卒中后疼痛中有效，但在脊髓损伤后神经痛中无效。而普瑞巴林在脊髓损伤后神经痛中有效，但在中枢卒中后疼痛中无效。但仍有理由考虑将加巴喷丁类药物和大麻类药物作为脊髓损伤后神经痛治疗的一线药物，而将 TCAs 和拉莫三嗪作为中枢卒中后疼痛治疗的一线药物。

第三节　常见神经病理性疼痛的药物治疗

一、带状疱疹后神经痛

带状疱疹病毒引发的皮肤损伤，常伴有明显的疼痛，称为急性带状疱疹神经痛，如果超过3个月疼痛仍未缓解，称为带状疱疹后神经痛（postherpetic neuralgia，PHN）。带状疱疹病毒潜伏于后根神经节，机体的免疫力下降如年龄增加、HIV病毒感染、肿瘤或免疫抑制剂治疗，可导致带状疱疹病毒再度活化，诱发带状疱疹。仅10%～20%的急性带状疱疹神经痛可慢性迁延为PHN，70岁以上人群有50%以上发生PHN，但40岁以下人群很少出现PHN。带状疱疹好发部位包括：眼部（32%）、胸部（16.5%）和面部（16%），除急性期积极地抗病毒治疗、保护创面外，PHN常用的镇痛药物包括抗抑郁药、抗惊厥药、阿片类药物以及局部用药物等。

（一）抗抑郁药

系统性综述推荐三环类抗抑郁药（阿米替林，平均剂量65～100mg/d；去甲阿米替林，平均剂量89mg/d）比5-羟色胺再摄取抑制剂（SSRIs）更有效，目前尚未确定5-羟色胺/去甲肾上腺素再摄取抑制剂（SNRIs）治疗PHN的有效性。

（二）抗惊厥药

已证实加巴喷丁（1 800～3 600mg/d）和普瑞巴林（150～600mg/d）在带状疱疹后神经痛中有效，也有对比研究证明去甲阿米替林和加巴喷丁效果相当。加巴喷丁缓释剂比安慰剂组效果更好。另有小规模的随机对照临床试验证明丙戊酸钠有效。

（三）阿片类药物

羟考酮、吗啡和美沙酮在带状疱疹后神经痛中有效，有对比研究证明这3种药对比TCAs来说效果相当或稍强，但因为副作用，经常会有停用现象。另有I级临床试验认为曲马多对PHN无效。

（四）局部用药物

有5个随机对照临床试验认为，5%利多卡因贴剂对PHN的触诱发痛有效，但与安慰剂组相比，治疗效果轻微，且比全身用药的证据级别低。近期规模最大临床试验同时收纳有痛觉异常和无痛觉异常的患者，结果发现利多卡因贴剂无效，但该研究中患者基线不平衡，且很多患者退出，尚未完成试验。在另一个大型非盲临床试验中，利多卡因贴剂比普瑞巴林耐受度更高。由于系统吸收很少，且不良反应局限（轻微皮肤刺激），所以利多卡因贴剂相对安全，且耐受性较高。

（五）用药推荐

综上所述，在PHN的治疗中，推荐TCAs、加巴喷丁、普瑞巴林作为一线药物（A级）。由于5%利多卡因贴剂（A级，结果不统一）应用耐受性很好，所以在老年患者中推荐为一线药物，尤其是考虑到口服药物的中枢神经系统不良反应时。推荐强阿片类药物（A级）和辣椒素膏作为二线药物。辣椒素贴剂（A级）前景较好，但长期反复使用对感觉的影响有待研究。

二、糖尿病神经痛

世界卫生组织（WHO）估计2030年全球糖尿病患者将达到3.66亿，糖尿病患者出现外周神经病变的发生率为43%，其中1型糖尿病患者为26%，而2型糖尿病则达到51%。糖尿病外周神经病变患者大约有56%，出现疼痛并影响患者的生活质量。糖尿病神经痛（painful diabetic neuropathy，PDN）常用的镇痛药包括：抗抑郁药、抗惊厥药、阿片类药物及其他药物。

（一）抗抑郁药

虽然是基于小中心临床随机对照试验，TCAs（阿米替林及去甲阿米替林，12.5～100mg/d）在PDN中已被明确证明有效。尽管在一个对比性临床试验中丙咪嗪的反应性和患者生活质量更高，但也有3个随机对照临床试验报道了文拉法新（150～225mg/d）在PDN中的镇痛作用。文拉法辛的不良反应主要为胃肠道反应，但有5%的患者发现有血压升高和心电图的明显改变。有3个大规模临床试验证明度洛西汀在PDN中有效，度洛西汀（60～120mg/d）的常见不良事件包括恶心、嗜睡、口干、便秘、腹泻、多汗、头晕等，中断用药率为15%～20%，但其心血管不良反应很少，此外也有报道罕见的肝毒性。SSRIs或米安色林无镇痛作用。

（二）抗惊厥药

加巴喷丁（1200～3600mg/d）和普瑞巴林（150～600mg/d）在PDN中已被证实有效，且普瑞巴林的镇痛效果呈剂量依赖性（一些阴性结果的研究中剂量为150mg/d，阳性结果的研究中剂量为300～600mg/d），一项随机对照的临床研究也认为加巴喷丁和去甲阿米替林治疗PDN的疗效相似。加巴喷丁的不良反应包括头晕、嗜睡、四肢水肿、体重增加、无力、头痛、口干等。最近一项对比性临床试验发现加巴喷丁和去甲阿米替林在口干和注意力障碍上有区别，去甲阿米替林口干发生率更高，加巴喷丁注意力障碍发生率更高。加巴喷丁的停药率为0（150mg/d）～20%（600mg/d）。其他抗惊厥药的研究结果不统一。一些小规模临床随机对照试验发现卡马西平有效，而另一些大规模安慰剂对照临床试验发现效果很有限，原因可能为大安慰剂组效应。

（三）阿片类药物

羟考酮、曲马多（200～400mg/d），或曲马多/对乙酰氨基酚联用可减轻PDN。不良反应主要包括恶心和便秘，但长期应用会有阿片类药物滥用的问题（近期一个三年注册研究中糖尿病神经痛的羟考酮滥用率为2.6%，也有更高发生率的报道）。曲马多会导致精神错乱，因此在老年患者中应用需要谨慎，且不推荐与5-羟色胺再摄取剂联用。曲马多/对乙酰氨基酚联用的耐受性较好。

（四）其他

近期有研究报道了肉毒杆菌毒素A、硝酸盐衍生物和新型烟碱激动剂的效果。另外有左旋多巴有效的报道，有关NMDA拮抗剂的效果尚不统一，其他PDN的临床试验中的药物作用均有限或无效。

（五）联合用药

有3个随机对照临床试验发现在PDN中使用加巴喷丁-阿片类药物（吗啡、羟考酮）和加巴喷丁/去甲阿米替林的组合比单用每种药的效果更好。另一个小规模临床研究表明加巴喷丁/文拉法新组合比加巴喷丁和安慰剂组效果更好。

（六）用药推荐

综上所述，推荐TCAs、加巴喷丁、普瑞巴林和SNRIs如度洛西汀、文拉法新作为PDN的一线药物（A级）。曲马多为二线药物（A级），除非患者疼痛加重（曲马多/对乙酰氨基酚组合）或同时有明显的非神经病理性疼痛（曲马多对伤害性疼痛效果明显）。三线药物包括阿片类药物，考虑其长期应用有成瘾性和滥用现象，仍需进一步随机对照临床试验。

三、三叉神经痛

三叉神经痛(trigeminal neuralgia，TN)是一种常见病，其发病机制尚无定论，常与高血压、动脉硬化、贫血有关。患者大多为一侧患病，右侧较多。患者中绝大多数是第二支或第三支受累，第一支少见。TN 的特点为阵发性剧烈疼痛，如电击、刀割、针刺或烧灼样。发作时间短暂，在数秒至 1min 左右。每日可发生数次至数十次，并有愈来愈重的趋势。疼痛的部位常固定不变，相当一部分患者颜面有一个或多个扳机点，对触觉及运动极为敏感，有一触即发的疼痛。TN 分为经典型——继发于血管压迫桥小脑脚中的三叉神经或未发现病因，和症状型——继发于桥小脑脚占位或多发性硬化。

TN 的治疗方法包括：①口服药物治疗。②可用局麻药作疼痛区域支配神经的阻滞治疗。也可用局麻药加维生素，作穴位或神经干封闭。③神经毁损治疗，采用无水乙醇注射于神经干附近，阻断神经的传导作用以达镇痛目的。但第一支禁用此法。④在可控温条件下将射频电热用于三叉神经半月神经节及后根，此法安全，镇痛效果好，并能保留触觉。⑤对严重病例，可考虑手术治疗。

目前 TN 的主要治疗药物如下：

(一)一线药物(卡马西平和奥卡西平)

目前认为卡马西平是治疗 TN 首选的药物，但其耐受性较差，且药物之间的相互作用较多。有两个Ⅱ级随机对照临床试验发现奥卡西平与卡马西平在 TN 的发作频率和总体评估上效果相似，而且奥卡西平的副作用较少，药物之间的相互作用较卡马西平少，患者的耐受性好，因此奥卡西平被认为是卡马西平合理的替代药物。但应警惕卡马西平和奥卡西平交叉过敏反应发生率达到 25%，因此卡马西平过敏的患者，应避免使用奥卡西平。卡马西平治疗开始口服 0.1～0.2g，每日 1～2 次。逐渐加量，直到疼痛消失，维持 2 周左右，再逐渐减量。一般每日用量 0.4～0.6g，最大剂量不超过 1.2g/d。奥卡西平的初始治疗剂量为 150mg，口服，每日 2 次，如果患者耐受较好，可每 3 日增加 300mg，直至疼痛明显缓解，最大剂量不超过 1 800mg/d。

(二)二线药物(巴氯芬、拉莫三嗪和匹莫齐特)

有少量研究发现巴氯芬和拉莫三嗪单独或联合卡马西平，与安慰剂相比，可明显减轻缓解 TN。巴氯芬的初始剂量为 10mg/d，每 3 日可按需增加 10～20mg，直至疼痛明显控制，最大剂量为 60～80mg/d，分 3～4 次服用。如果巴氯芬与卡马西平合用，建议将卡马西平的剂量控制在 500mg/d，以获得理想的协同作用。巴氯芬常见的不良反应包括：头晕、嗜睡、无力、疲乏、恶心、低血压和便秘。突然停用巴氯芬可导致撤药症状(幻觉和惊厥)。拉莫三嗪的初始剂量为 25mg，2 次/d，可逐渐增量至 200～400mg/d，分 2 次服用。拉莫三嗪常见的不良反应包括：瞌睡、头晕、头痛、眩晕以及共济失调。用药的前 1～2 个月可能出现皮疹，甚至 Stevens-Johnson 综合征，缓慢增加剂量可预防该不良反应。

匹莫齐特是一种中枢多巴胺受体拮抗剂，常用于精神病的治疗。一项随机双盲交叉的临床研究发现，匹莫齐特能缓解所有 48 例顽固三叉神经痛患者的疼痛。匹莫齐特治疗 TN 的剂量为 2～12mg/d，但由于多种不良反应，匹莫齐特很少用于 TN 的治疗。

(三)三线药物(加巴喷丁、普瑞巴林、托吡酯、左乙拉西坦和肉毒杆菌毒素 A)

一项随机对照研究报道了加巴喷丁能有效控制 TN，特别是对于伴有多发性硬化的患者。加巴喷丁的初始剂量为 300mg/d，如果患者可耐受，每 2～3 日增加 300mg，直至获得满意的镇痛效果。加巴喷丁的最大剂量为 1 800mg/d。加巴喷丁的优点包括：能够快速调整剂量以获得满意的镇痛效果，无已知的药物间相互作用，无已知的皮肤特异性反应以及副作用较轻。普瑞巴林是加巴喷丁的类似物，目前仅一项随机队列研究观察了普瑞巴林（150～300mg/d）在 53 例 TN 患者中的镇痛效果，一年的观察期内，有 50%～74% 的患者疼痛明显缓解。

一项 Meta 分析评价了托吡酯（100～400mg/d）在 TN 中的治疗效果，认为托吡酯的治疗效果和耐受性与卡马西平相似，但该分析纳入的 6 项随机对照试验方法学均存在明显的不足。亦有研究报道了左乙拉西坦（1 000～4 000mg/d）在 TN 中具有较好的镇痛效果，但两项研究的病例数仅分别为 10 例和 23 例，因此还需要进一步的大规模研究以明确左乙拉西坦在 TN 中的镇痛效果。

有 1 项随机双盲研究和 5 项前瞻性开放研究观察了皮下或黏膜注射肉毒杆菌毒素 A 治疗成人 TN 的疗效，有两项研究认为肉毒杆菌毒素 A 的镇痛效果明显优于安慰剂。肉毒杆菌毒素 A 常用的剂量为 20～75U，也有患者在 6～9U 的小剂量注射时获得满意的疼痛缓解。鉴于目前有限的数据，尚需精心设计的临床对照研究以明确肉毒杆菌毒素 A 治疗 TN 的疗效，合适的剂量、时间以及重复注射肉毒杆菌毒素 A 的适应证。

（四）其他药物

此外还有研究观察了其他药物，如苯妥英钠、磷苯妥英、氯硝西泮、丙戊酸钠、米索前列腺素、氨酰甲苯胺、辣椒素膏、经鼻利多卡因、替扎尼定、舒马普坦以及阿米替林在 TN 的治疗中也有有限的疗效。

（五）用药推荐

综上所述，推荐卡马西平（A 级）和奥卡西平（B 级）作为经典型 TN 的一线药物。由于奥卡西平药物相互作用较少，更倾向于奥卡西平。二线药物可考虑拉莫三嗪和巴氯芬，三线药物包括加巴喷丁、普瑞巴林、托吡酯、左乙拉西坦以及肉毒杆菌毒素 A。对于症状型 TN，尚缺乏随机对照临床试验以明确合适的治疗药物推荐。

四、中枢神经病理性疼痛

中枢神经病理性疼痛（central neuropathic pain）或中枢痛是由于中枢神经系统损伤引发的神经病理性疼痛，损伤包括：卒中、脊髓损伤、多发性硬化以及其他病因。疼痛的性质多为烧灼样、枪击样或针刺样，常伴有感觉迟钝、对冷或触刺激的痛觉高敏或痛觉过敏。目前对于中枢神经病理性疼痛的治疗还是一个巨大的挑战，还没有一个被广泛接受的药物治疗指南。一些小规模的随机对照研究观察了 TCAs、抗惊厥药（拉莫三嗪、加巴喷丁以及丙戊酸钠）、阿片类药物等在中枢神经病理性疼痛中的疗效。

（一）抗抑郁药

对于卒中后中枢神经病理性疼痛，一般推荐 TCAs，但在一个脊髓损伤（spinal cord injury，SCI）后中枢神经痛的大规模临床试验中，认为 TCAs 无效，分析无效的原因可能是剂量低，或缺少对神经病理性疼痛的评价标准。近期一项 SCI 后中枢神经痛的随机对照临床试验发现在抑郁患者中高剂量阿米替林（150mg/d）与苯海拉明和加巴喷丁（3 600mg）相比，镇痛效果更好。尽管此临床试验有诸多限制性，如规模小，阿米替林剂量大等，但也使阿米替林无可非议地成为 SCI 后中枢神经痛的治疗方法，尤其是伴有抑郁的患者。对于 SNRIs 在中枢神经系统损伤后神经痛中的作用，尚无随机对照临床试验证实。

（二）抗惊厥药

一项纳入 30 例卒中后中枢神经痛患者的研究报道，拉莫三嗪（200mg/d）较安慰剂明显减轻疼痛强度。一项 SCI 后中枢神经痛的研究报道，拉莫三嗪（最大剂量 400mg/d）不能明显地缓解患者的自发痛和诱发痛，但进一步的数据分析发现拉莫三嗪可减轻不完全 SCI 后中枢神经痛患者的疼痛强度。

一项仅纳入 20 例 SCI 后中枢神经痛患者的交叉对照研究发现，加巴喷丁（最大剂量3 600mg/d）疗效明显。同样是在 SCI 后中枢神经痛的患者中，一项大规模（纳入 137 例病例）平行对照研究发现普瑞巴林（平均剂量 460mg/d）也可获得显著的镇痛效果。此外还有一项随机对照的临床研究观察了丙戊酸钠（最大剂量2 400mg/d，用药 3 周）在 SCI 后中枢神经痛的疗效，认为其作用与安慰剂无异。

（三）阿片类药物

一项随机对照研究观察了阿片类药物在多种原因导致的外周或中枢神经病理性疼痛中的作用，发现高剂量（8.9mg/d）左吗喃治疗中枢神经病理性疼痛效果优于低剂量左吗喃（2.7mg/d），但该研究未设置安慰剂组。

（四）其他

两项随机对照的临床试验发现大麻类药物（口服四氢大麻酚 5～10mg/d；口腔黏膜喷洒2.7mg δ-9- 四氢大麻酚或 2.5mg 大麻二酚）能缓解多发性硬化后神经痛。口服四氢大麻酚能减轻持续痛和阵发性疼痛，但对触觉过敏无效。在长时程研究（3 年以上）中，有 90% 的患者会发生头晕、口干、镇静、疲乏、胃肠道反应、口腔不适等不良事件，但尚未发现耐受现象。此外，有研究观察了低剂量美西律在 SCI 后中枢神经痛及经皮离子电渗透入 S- 氯胺酮在中枢神经系统损伤后神经痛中的镇痛效果，认为这两种药物均无效。

（五）用药推荐

综上所述，鉴于中枢神经病理性疼痛药物治疗的随机对照研究较少，而且这些研究纳入的病例数均较少。中枢神经病理性疼痛的药物治疗主要根据外周神经痛药物治疗的一般原则和药物不良反应的情况，推荐使用拉莫三嗪、普瑞巴林、加巴喷丁、阿米替林（B 级）治疗卒中后中枢神经痛和脊髓损伤后中枢神经病理性疼痛。由于缺乏安慰剂对照研究，推荐阿片类药物（C 级）作为二线或三线药物。推荐大麻类药物（A 级）治疗多发性硬化后中枢神经病理性疼痛，但由于药物安全性的考虑，应在其他药物治疗无效时再考虑大麻类药物。

五、幻肢痛

幻肢痛（phantom limb pain，PLP）是指缺失的肢体区域感觉的疼痛，它是截肢后经常发生的一种现象。70% 以上截肢患者出现 PLP，其中 92% 以上患者在截肢后一周内感觉到PLP 的发作，超过 65% 的患者在截肢后 6 个月发生 PLP。大约 39% 的患者自述疼痛剧烈，27% 的患者感觉疼痛"极端厌恶"。PLP 的性质多描述为：痉挛性、烧灼样、针刺样、锐利的、枪击样、刀刺样，混杂着烧灼和针刺样或混杂着烧灼和痉挛样。PLP 的发生机制错综复杂，可能涉及外周和中枢系统的一系列改变，目前尚未充分理解。目前对于 PLP 药物治疗的临床研究还较少，而且大部分研究病例数较少，本节简要介绍一下 2016 年一项纳入 14 项研究，总计 269 例 PLP 患者的 Meta 分析结果。

（一）阿片类药物

吗啡（0.2mg/kg 静脉输注 40min，70～300mg/d 口服）与安慰剂相比，短期内能明显减轻

PLP 的疼痛强度,主要副作用为:便秘、镇静、疲劳、头晕、出汗、眩晕、瘙痒和呼吸抑制。

(二) NMDA 受体拮抗剂

氯胺酮（0.4mg/kg,静脉输注 1h）与安慰剂生理盐水和降钙素（200IU,静脉输注 1h）比较,可以明显减轻 PLP 患者的疼痛。右美沙芬（120、180mg/d,口服）（与安慰剂比较）能减轻 PLP 患者的疼痛,但美金刚（30mg/d,口服）无镇痛作用。氯胺酮的副作用较安慰剂、降钙素严重,包括:意识丧失、镇静、幻觉、听觉及位置觉障碍以及意识模糊。

(三) 加巴喷丁

加巴喷丁（300～3 600mg/d,口服）在 PLP 的镇痛作用的研究中存在矛盾的研究结果。但综合这些研究的结果,似乎加巴喷丁的镇痛作用优于安慰剂。但加巴喷丁不能改善患者的功能、抑郁评分和睡眠质量。主要副作用包括:嗜睡、头晕、头痛以及恶心。

(四) 阿米替林

与甲磺酸苯托品（0.5mg/d,口服）相比,阿米替林（10～125mg/d,口服）对 PLP 疗效不明显,主要副作用包括:口干、头晕。

(五) 降钙素和局麻药

降钙素（200IU,静脉输注 1h）（与安慰剂、氯胺酮相比）以及局麻药（0.25% 布比卡因 1ml 局部注射,利多卡因 4mg/kg 静脉输注 40min）（与安慰剂相比）在 PLP 中的镇痛作用的研究结果是多变的。降钙素的副作用包括:头痛、眩晕、困倦、恶心、呕吐、潮热及潮冷。但这些研究的样本量均较小。

(六) 肉毒杆菌毒素 A

与利多卡因 / 甲基强的松龙（1% 利多卡因 +10mg 甲基强的松龙 /1ml）相比,肉毒杆菌毒素 A（50U/1ml）局部痛点注射,在一项 6 个月的随访研究中不能减轻 PLP 的疼痛强度。

(七) 用药推荐

吗啡、加巴喷丁及氯胺酮与安慰剂相比,在短期内可减轻 PLP 的疼痛强度。阿米替林和美金刚对 PLP 无效。肉毒杆菌毒素 A 也不能减轻 PLP。但应谨慎分析这些结果,因为这些结果均是基于少量的、小样本、数据变异度大而且缺乏长期疗效和安全性的临床研究。降钙素、局麻药以及左吗喃在 PLP 中的镇痛效果还需要进一步的研究来阐明。总而言之,目前对 PLP 的药物治疗的研究还远远不足,还需要更严格的大规模随机对照研究以明确哪些药物可有效缓解 PLP。

六、复杂性区域性疼痛综合征

复杂性区域疼痛综合征（complex regional pain syndrome,CRPS）是以持续性局部疼痛（自发性和 / 或诱发性）为特征的综合征,而且疼痛的时程和强度似乎与任何已知的创伤和其他损伤的常见过程不成比例。CRPS 的疼痛是区域性的,但不在某个特定的神经支配区域或皮区,常伴有以远端肢体为主的异常的感觉、运动、出汗、血管张力及营养不良的改变。CRPS 随时间可出现不同程度的进展。CRPS 可发生在任何年龄段,以 36～46 岁多见,男女比例约为 1∶3～1∶4。1994 年国际疼痛研究学会（International Association for the Study of Pain,IASP）提出 CRPS 的概念及诊断标准,但由于该诊断标准过于依赖患者自觉症状而且过于宽松,一些临床研究发现该诊断标准的特异性较差,使得一些并不是 CRPS 的神经病理性疼痛患者被诊断为 CRPS,导致了过度诊断以及不必要的治疗。因此,2004 年 IAPS 发布了 CRPS 的"布达佩斯标准",该标准在 1994 年 CRPS 概念的基础上,保留了 CRPS I

型[既往称为：反射性交感神经营养不良症(reflex sympathetic dystrophy，RSD)]；CRPS Ⅱ型[既往称为：灼性神经痛(causalgia)]，又增加了不另说明 CRPS[CRPS-NOS(not otherwise specified)]以纳入那些不能达到新的诊断标准但症状和体征又不符合其他诊断的患者。此外 2004 年的布达佩斯标准提出了 CRPS 诊断的临床标准(表 23-3)和研究标准，研究标准诊断较临床标准更严格，要求 4 个临床症状均符合，诊断的特异性达到 0.96。

表 23-3   2004 年 CRPS 的布达佩斯标准

1）与原发损伤不相称的持续疼痛

2）下述 4 项症状，至少存在 3 项有 1 个或以上的症状

感觉：自述疼痛高敏或痛觉过敏

血管张力：自述皮温不对称和/或皮肤色泽改变和/或皮肤色泽不对称

出汗/水肿：自述水肿和/或出汗改变和/或出汗不对称

运动/营养不良：自述运动范围下降和/或运动功能障碍(无力、震颤、肌张力障碍)和/或营养不良改变(皮肤、指甲、毛发)

3）下述 4 项检查，体检时至少发现 2 项有 1 个或以上的体征

感觉：可见痛觉高敏(针刺)和/或触觉过敏(轻触和/或压迫深部躯体和/或关节活动)

血管张力：可见皮温不对称和/或皮肤色泽改变和/或皮肤色泽不对称

出汗/水肿：可见水肿和/或出汗改变和/或出汗不对称

运动/营养不良：可见运动范围下降和/或运动功能障碍(无力、震颤、肌张力障碍)和/或营养不良改变(皮肤、指甲、毛发)

4）没有其他的诊断更好地介绍患者的症状和体征

CRPS 治疗的目的在于缓解疼痛、恢复功能和改善心理状态。CRPS Ⅰ型和Ⅱ型治疗的原则基本相同，均强调早期预防和治疗，特别是 CRPS Ⅱ型，一般疗效不佳，预后差，但若创伤后积极清创、抗感染和镇痛治疗，可防止其发展为灼痛。主要治疗方法有：①药物治疗；②神经阻滞；③神经调节；④精神、心理及行为学治疗。

主要治疗药物有：

（一）糖皮质激素

CRPS 的某些临床症状，特别是在早期可以解释为一个炎症过程，皮质激素常常在急性 CRPS 具有较好的治疗效果。治疗通常口服泼尼松，从大剂量开始，然后迅速减量。Denmark 报道一组双盲随机对照研究，泼尼松口服 30mg/d，疗程不超过 12w，结果疗效显著。

（二）非甾体抗炎药（NSAIDs）

全身应用 NSAIDs 治疗 CRPS 或其他神经病理性疼痛经常无效。然而，Vanos 报道对 7 例患者应用 60mg 酮咯酸溶于盐水或 0.5% 利多卡因中区域性静脉注射，所有患者疼痛都明显减轻并持续了 1～60d。重复阻滞后疗效持续时间延长。

（三）抗抑郁药

常用的有阿米替林、丙咪嗪、多虑平、麦普替林等三(四)环类抗抑郁药。过去多用于改善慢性疼痛的精神忧郁状态，后来发现该类药物还具有独特的镇痛作用而被广泛地应用于慢性疼痛的治疗。主要通过抑制突触部位的 5- 羟色胺和去甲肾上腺素再吸收，影响中枢传导递质的量而产生抗忧郁及镇痛作用。而在慢性长期用药时，其镇痛作用的发挥尚与 P 物质、促甲素样肽、γ- 氨基丁酸的活性变化有关。一般成人从 25mg/d 起，老年人从 10mg/d

起，晚睡前顿服。若效果不明显、无副作用时，可以每数日增加 10～25mg，在达到 150mg/d 后，应维持使用 1～2w。如无副作用可用至 300mg/d。当出现口干时，表明药量已足。应密切注意其副作用（抗胆碱、奎尼丁样作用）。

（四）抗惊厥药

代表性的药物有卡马西平、苯妥英钠、丙戊酸钠。对神经电击样的疼痛有效。目前加巴喷丁应用更为广泛，可明显缓解糖尿病或带状疱疹引起的神经痛，剂量为 900～3 600mg/d。长期应用本类药物会产生肝、肾、胃肠道及造血系统功能异常，故一般主张在密切监测下应用或交替使用。

（五）抗心律失常药

周围神经受损后将导致其自发性兴奋性增加，是引起中枢敏感性增加和发生慢性顽固性疼痛的主要原因。被病毒感染过的神经组织，由于 Na^+ 通道过敏性亢进，容易导致神经纤维持续性兴奋。通过阻滞 Na^+ 通道作用，抑制神经组织的兴奋性而镇痛。常用的有盐酸美西律（慢心律）。心动过缓、房室传导阻滞及严重心、肝、肾功能不全者禁用。50～200mg，每日 3 次。利多卡因作用原理基本同盐酸美西律。100～300mg/1～2h 静脉滴注，常有一定疗效。

（六）$α_2$ 肾上腺素受体激动剂

$α_2$ 肾上腺素受体激动剂如可乐定，可降低交感输出和舒张血管，已被用于治疗 CRPS。Rauck 等发表一篇硬膜外注射可乐定治疗 CRPS 的随机、单盲、安慰剂对照试验，对 26 例上肢或下肢 CRPS 患者分别行颈段或腰段硬膜外穿刺置管。只对硬膜外可乐定而不是安慰剂发生反应的患者接受一个开放式追踪试验：硬膜外持续泵入可乐定共 43d。硬膜外注射可乐定的患者获得明显的镇痛效果，主要副作用为中枢镇静和血压下降。

（七）NMDA 受体拮抗剂

有相当多的证据表明 NMDA 受体拮抗剂如氯胺酮，可抑制感觉纤维的过度兴奋，降低伤害性感受器的高敏性。Lin 与同事报道长期小剂量硬膜外给予氯胺酮和吗啡、布比卡因混合液能够减轻 CRPS 患者的神经病理性疼痛。他们的 2 名被诊断为下肢 CRPS 的患者对传统治疗如非甾体抗炎药、糖皮质激素、抗惊厥药、抗抑郁药、硬膜外注入利多卡因、交感神经切除术和康复疗法等均无效，然而，硬膜外注入氯胺酮混合制剂 3 次/d，连用若干疗程，3～6 个月后所有患者的疼痛均明显减轻。他们认为氯胺酮和吗啡、布比卡因 3 种药物的协同作用作为替代疗法可用于治疗 CRPS。亦有采用大剂量氯胺酮复合咪达唑仑麻醉治疗难治性 CRPS 成功的报道。

（八）阿片类药物

治疗 CRPS 时经常局部应用阿片类药物。Azad 等报道，低浓度吗啡（0.16mg/h，3.84mg/d）持续腋下臂丛神经镇痛可能对上肢 CRPS 患者有益。硬膜外联合应用阿片类药物和局麻药或鞘内注射阿片类药物已成功地用于治疗 CRPS。口服阿片类药物的使用至今仍有争议，一般用于难治性 CRPS 重度疼痛的缓解。

（九）解痉药

CRPS 患者在运动方面的表现是强直、肌张力障碍性固定姿势、肌力弱、震颤或肌阵挛性反跳。CRPS 患者的肌张力障碍经常对治疗无反应。巴氯芬（baclofen）为特异性 γ- 氨基丁酸（GABA）受体（B 型）激动剂，它能抑制单突触和多突触的脊髓传递，使兴奋性氨基酸谷氨酸及门冬氨酸的释放受到抑制，因而可减轻 CRPS 所致的肢体肌张力增高。由于口服巴氯芬有镇静效应且较少穿透入脊髓，因此鞘内注射被用于治疗伴肌张力障碍的 CRPS 患者。巴氯芬鞘内给药的剂量大约是口服药量的 1%，巴氯酚最初释放的剂量为 25μg/d，剂量可逐渐增到满意的抗痉挛效果，通常维持量为 100～400μg/d。

（十）其他药物

神经妥乐平、前列腺素制剂、降钙素、β 受体拮抗剂（普萘洛尔）、钙通道阻滞剂（硝苯地平）等药物均有用于 CRPS 治疗的报道。

（十一）用药推荐

对于诊断为 CRPS 的患者，由于下述原因不能开始或者进行功能康复方案，可根据原因选择合适的药物治疗。轻至中度疼痛：镇痛药和 / 或阻滞治疗；顽固的剧烈疼痛：阿片类药物和 / 或阻滞治疗或进一步的介入治疗；炎症 / 肿胀：糖皮质激素（全身或局部使用）或 NSAIDs，或免疫调制剂；抑郁，焦虑，失眠：镇静催眠药，抗抑郁、抗焦虑药和 / 或心理治疗；明显的痛觉高敏 / 触觉过敏：抗惊厥药和 / 或其他钠通道阻滞剂和 / 或 NMDA 受体拮抗剂；明显的骨质疏松，运动障碍或营养不良改变：降钙素或双磷酸盐；明显的血管张力异常：钙通道阻滞剂，交感神经阻滞或毁损治疗。

七、化疗相关外周神经病

很多化疗药物，如铂类药物、紫杉烷、长春新碱、沙利度胺、硼替佐米埃博霉素等可引起剂量相关的外周神经病，严重影响肿瘤患者和肿瘤生存者的生活质量。30%～40% 的化疗患者发生化疗相关外周神经病（chemotherapy-induced peripheral neuropathy，CIPN），其主要表现为感觉症状，如感觉异常、麻木、刺痛和烧灼痛，痛觉高敏以及起始于手指和足趾并向近端肢体延伸的腱反射、振动觉和本体感觉丧失。CIPN 的严重程度与使用的化疗药物、治疗时间、累积剂量以及同时使用的神经毒性药物相关。高龄或者并存任何引发神经损伤的疾患（如糖尿病、饮酒）均增加 CIPN 的风险。与其他神经病理性疼痛的处理不同，CIPN 的药物治疗包括预防和治疗两部分。

（一）CIPN 的药物预防

化疗药物神经毒性的主要机制包括药物之间的神经毒性以及药物导致的代谢紊乱的间接神经毒性。很多预防性策略就是针对这些机制，但目前尚缺乏明确的效果。

1. 氨磷汀（amifostine）　氨磷汀在组织中被与细胞膜结合的碱性磷酸酶水解脱磷酸后，成为具有活性的代谢产物 WR-1065，其巯基具有清除组织中自由基的作用，故能减低顺铂、紫杉醇及丝裂霉素等的毒性。有两项研究报道氨磷汀（740mg/m², 910mg/m²，化疗前 15min 静脉输注）能明显降低接受顺铂或紫杉醇化疗患者 CIPN 的发生率。但进一步的研究发现氨磷汀不能明显降低化疗药物的神经毒性。此外氨磷汀有明显的心脏、神经和皮肤毒性，也明显限制了其应用。

2. 谷胱甘肽（glutathione）　谷胱甘肽（1 500mg/m²、3 000mg/m²，化疗前静脉输注）可通过脱毒和减轻氧化损伤来预防铂类化合物的累积。两项随机、小规模（仅纳入 79 例患者）、安慰剂对照研究发现谷胱甘肽能降低接受奥沙利铂化疗患者发生Ⅱ～Ⅳ级神经病的发生率。但一项随机、双盲、大规模（151 例顺铂治疗患者）、安慰剂对照研究，认为谷胱甘肽不能明显的降低神经病的发生率，但该研究患者的脱落率高，对照组仅 39% 患者完成研究，谷胱甘肽组也仅 58% 患者完成研究。

3. 维生素 E　一项随机、双盲、纳入 207 例化疗患者的Ⅲ期临床试验认为，与安慰剂相比，维生素 E（300mg，口服，2 次 /d）不能降低 CIPN 的发生率。

4. 谷氨酰胺和乙酰 -L- 肉毒碱 谷氨酰胺（500mg，口服，3 次 /d）预防奥沙利铂诱发的神经病的研究结果相互矛盾，有研究认为其不能预防紫杉醇诱发的神经病。一项仅纳入 25 例患者的研究，认为乙酰 -L- 肉毒碱（3 000mg/d，口服）能降低顺铂和紫杉醇诱导的神经病的发生率。但尚需大规模随机对照研究以明确该效果。

5. 静脉葡萄糖酸钙和硫酸镁 葡萄糖酸钙和硫酸镁可增加细胞外钙浓度，降低暴露于奥沙利铂的神经元的兴奋性。有一项研究观察了接受奥沙利铂化疗的直肠癌的患者，在接受奥沙利铂前给予静脉注射葡萄糖酸钙和硫酸镁（均 1g 加入 500ml 的 5% 葡萄糖溶液）或者安慰剂，共 102 例患者纳入分析，认为葡萄糖酸钙和硫酸镁较安慰剂能明显降低 II 级以上神经病的发生率。但既往有研究认为葡萄糖酸钙和硫酸镁明显降低了肿瘤对化疗药物的反应率。因此应谨慎应用葡萄糖酸钙和硫酸镁预防 CIPN。

6. 文拉法辛 一项 III 期临床试验纳入 54 例接受奥沙利铂化疗的患者，患者化疗第 1 日输注奥沙利铂前 1h 口服文拉法辛 75mg，其后 10 日，每日口服 37.5mg 文拉法辛。与安慰剂组相比，文拉法辛组没有发生急性神经病的患者达到 31.3%，而安慰剂组仅为 5.3%（$p = 0.03$），3 个月后两组累计无神经病的比率分别为 38.5% 和 5.6%（$p = 0.06$），出现 III 级以上神经病的比率分别为 0% 和 33.3%（$p = 0.03$）。文拉法辛对奥沙利铂抗癌作用的影响目前尚无报道。

总而言之，虽然对 CINP 的预防有一些尝试，但目前这些研究规模较小，结果差异大，而且顾虑这些药物对化疗效果的影响，故美国国立综合癌症网络（NCCN）工作组未推荐任何预防方案。

（二）CIPN 的药物治疗

癌症患者常服用阿片类药物镇痛，但常规剂量的阿片类药物一般不能有效控制 CINP，因此经常使用一些辅助药物控制 CINP。常用的辅助药物包括：皮肤乳剂、抗抑郁药以及抗惊厥药。

1. 皮肤乳剂 皮肤乳剂经常用于局部 CIPN 的治疗。乳剂包括多种药物，如利多卡因、巴氯芬、阿米替林和氯胺酮。由于没有标准的乳剂配方，因此这些乳剂的配方和浓度千差万别。它们一般在涂药后数分钟发挥镇痛作用，但由于作用时间短暂，需要频繁用药。一项研究观察了含 10mg 巴氯芬、40mg 阿米替林和 20mg 氯胺酮的乳膏治疗 208 例 CIPN 患者的疗效，认为与安慰剂相比，乳剂仅能轻微但不明显改善 CIPN 的症状。

2. TCAs 两项研究观察了阿米替林（25～100mg/d）治疗 CINP 的疗效，均认为阿米替林不优于安慰剂。一项研究评价了去甲阿米替林治疗 CINP 的效果，在第一个 4 周的观察期，去甲阿米替林组患者较安慰剂组感觉异常发生率高 5%，在第二个 4 周的观察期，去甲阿米替林组（75mg/d）疼痛评分较安慰剂组下降 38%，但该研究中途退出率较高，而且由于去甲阿米替林的不良反应，安慰剂组患者满意度较高。由于缺乏镇痛效果，而且副作用较高，不推荐 TCAs 作为 CIPN 的一线治疗药物。

3. 抗惊厥药 加巴喷丁和普瑞巴林是神经病理性疼痛治疗的常用药物。一项安慰剂对照双盲研究观察了加巴喷丁在 CIPN 中的镇痛效果，认为加巴喷丁组（最大剂量 2 700mg/d）每日疼痛评分与安慰剂组无明显差异。一项 IV 期临床试验观察了普瑞巴林（150～600mg/d）治疗 CIPN 的疗效，由于中期结果分析时未能发现普瑞巴林能明显地减轻 CIPN 患者的疼痛，该研究中途终止。因此临床试验的结果不推荐加巴喷丁和普瑞巴林治疗 CIPN。

4. 度洛西汀 有多项研究评价了度洛西汀（60mg/d）治疗奥沙利铂和紫杉醇 CIPN 的疗效，认为度洛西汀能减轻 CIPN 的疼痛强度，同时改善患者的日常功能和生活质量。

综上所述,对于 CIPN 的治疗目前多使用皮肤乳剂、抗抑郁药以及抗惊厥药。其中度洛西汀可有效缓解奥沙利铂和紫杉醇导致的 CIPN 而且患者耐受性较好,因此推荐度洛西汀作为 CINP 治疗的一线药物。

八、艾滋病相关感觉神经病

艾滋病相关感觉神经病(HIV-associated sensory neuropathy, HIV-SN)是 HIV 病毒感染后常见的神经系统并发症,最近的研究估计 HIV 感染的成年患者有 20%～57% 发生 HIV-SN。HIV-SN 的病理改变以神经远端的轴突缺失为特征,主要表现为对称性的,感觉多的神经病。随着抗逆转录病毒治疗的推广,HIV-SN 已逐渐成为全球健康的一个重大问题。

在初期有关 HIV-SN 的临床试验中,多数药物试验结果均为阴性。只有拉莫三嗪在接受抗病毒治疗的患者中体现出中度有效。近期有随机临床对照试验发现吸入大麻(1%～8% 四氢大麻酚,5 日)在减轻疼痛程度上有效,但对情绪和功能改善方面无效。一次性高浓度(8%)辣椒素贴用在脚上比低浓度(0.04%)镇痛效果强,且不影响感觉阈值。此外有研究认为阿米替林、利多卡因贴剂以及美西律对 HIV-SN 缺乏疗效。

综上所述,在 HIV-SN 的治疗中,推荐使用拉莫三嗪(接受抗病毒治疗的患者)(B 级)、吸入大麻(A 级)和辣椒素贴(A 级)。

第四节　中成药在神经病理性疼痛治疗中的应用

神经病理性疼痛常见的干预为药物治疗,尽管目前发现很多药物,如三环类抗抑郁药、阿片类药物、抗抑郁药、抗惊厥药如加巴喷丁和普瑞巴林可减轻神经病理性疼痛,但疗效以及药物相关的副作用,使得神经病理性疼痛的治疗仍不令人满意。中医对疼痛的认识历史悠久,博大精深。《黄帝内经·素问》中《举痛论》和《痹论》详细阐述了疼痛的病机和证候,提出的"通则不痛,痛则不通"观点,言简意赅;《黄帝内经·灵枢》以天人合一的思想,通过阴阳五行探讨了针灸治病的过程,《周痹》《论痛》等篇章也涉及了疼痛的治疗。汉代张仲景在《伤寒杂病论》中进一步发展了六经辨证的体系,描述了太阳病头项强痛、太阴病腹自痛、厥阴病心中疼热、少阳病肋痛、阳明病绕脐疼痛、少阴病咽痛等症状。还根据疼痛性质,论述了烦痛、掣痛、急痛、疼重、热痛、强痛、满痛、硬痛、结痛、拒痛和卓然而痛等疼痛类型。

中医认为致痛主要原因为外邪和内伤,寒凝、气滞、血瘀、湿阻、痰饮等因素均可导致经脉气血不通,不通则痛。对疼痛的治疗强调辩证施治、调节机体气机和阴阳平衡,在疼痛缓解的同时促进患者脏腑整体功能恢复。中医学中虽无神经病理性疼痛的专有名词,但针对不同种类的疼痛确有很多经典方剂,根据便捷实用的原则,本文针对一些常见的神经病理性疼痛的中成药治疗加以简介。

一、三叉神经痛

原发性三叉神经痛是指无明确原因引起的三叉神经感觉根分布区阵发性疼痛。临床表现为单侧前额、脸颊、下颌及眼鼻等处的放射状疼痛,下颌支发病率较高,发作时呈针刺样、电击样;持续时间长者可出现面部麻木。中医将三叉神经痛称为"面游风",认为发病主要与风、寒、火之邪上侵面部三阳经,感受外邪后血脉闭塞造成气机运行不畅;或痰浊上犯,经络闭阻;或肝风上逆,燥热上冲,上犯颠顶扰及面部经络。

（一）风热袭表型

临床表现为面部灼痛、遇风加重、喜冷；舌红苔黄，脉浮数；伴有口苦咽干、便秘等症状。该型患者可选用"防风通圣丸"治疗。原方出自金代名医刘完素的《宣明论方》，属于表里双解剂；药物由防风、麻黄、荆芥穗、薄荷、大黄、芒硝、滑石、生栀子、黄芩、连翘、生石膏、桔梗、川芎、白芍、当归、白术、甘草共17味组成。方中防风、麻黄、荆芥穗、薄荷疏风解表，使风热之邪从汗而解；大黄、芒硝可泻热通便，配滑石、栀子清湿利尿，引里热从二便而出；黄芩、石膏、连翘清解肺胃积热；川芎、白芍、当归养血和血，白术健脾燥湿，甘草调和诸药；达到解表通里、清热解毒的功效。用法：口服，一次6g，一日3次，5日为一疗程。

（二）风寒阻络型

临床表现为疼痛遇风寒加重、喜热恶寒、四肢厥冷、舌质淡、苔薄白。可选用中成药"颅痛宁颗粒"治疗。药物由川芎、荜茇组成；具有温通散寒、活血止痛的功效。用法：口服，一次8g，一日3次。亦可选用"复方荜茇止痛胶囊"治疗。药物由荜茇、白芷、赤爮、延胡索（醋制）、黄芩（酒制）组成；具有祛寒止痛，疏风活血的功效。用法：口服，一次4粒，一日3次。

（三）肝肾阴虚型

临床表现为疼痛伴有颧红烦热、头晕耳鸣、失眠健忘、腰膝酸软；舌红少苔，脉弦细。多见于中老年患者，因肝肾阴虚，不足制肝阳，导致肝阳化风上扰面部经络。可选用"六味地黄丸"治疗。药物由熟地黄、山萸肉、山药、泽泻、茯苓和丹皮组成。方中熟地黄滋肾填精，山药健脾，山萸肉养肝，为"三补"；泽泻清泻肾火，茯苓淡渗脾湿，丹皮清泄肝火，为"三泻"；达到滋补肝肾，补中有泻，补而不滞的效果。用法：口服，一次3g，一日3次，饭后服用。

（四）瘀血阻络型

临床表现为针刺样剧痛，经久不愈，面色不华；舌质紫、有瘀点、苔黄脉涩。多见于久病患者，瘀血阻滞络脉，治以活血化瘀、祛风通络为主。此型患者可选中成药"活血镇痛胶囊"治疗。药物由红参、白芷、醋乳香、黄芪、防风、细辛、川芎、红花、桃仁、醋没药、钩藤组成。方中黄芪、红参补气助阳；川芎行气止痛，红花活血镇痛，桃仁破血行瘀，没药、乳香活血止痛；白芷、防风祛风止痛，细辛疏风散寒，钩藤平肝息风；达到益气活血、祛风通络的效果。用法：口服，一次2.4g，一日3次，15日为一疗程。

二、舌咽神经痛

舌咽神经痛表现为咽部、扁桃体窝、舌根、耳道和下颌角以下区域痉挛性、短暂性和剧烈的剧烈疼痛，通常疼痛由咀嚼、咳嗽、打哈欠、说话和吞咽诱发，持续数秒至数分钟。中医归为"咽喉痛痹""舌痛""舌痹"范畴，中药辨证施治采用清热解毒、辛温散寒、行气活血治疗。

（一）风热上扰型

临床表现为舌咽神经痛伴有口舌生疮、牙龈肿痛、小便黄赤、大便秘结；舌红苔黄、脉滑数。治疗以清热解表，通络开窍为主。可选中成药"黄连上清丸"疏散风热，泻火解毒。该方出自晚清名医凌奂所著的《饲鹤亭集方》；药物由黄连、黄芩、黄柏、生石膏、栀子、大黄、川芎、荆芥穗、防风、桔梗、连翘、菊花、薄荷、白芷、旋覆花、蔓荆子、甘草组成。方中黄连、黄芩、黄柏、石膏能清热泻火，栀子和大黄引热而出；连翘、菊花、荆芥穗、白芷、蔓荆子、川芎、防风、薄荷能疏散风热、清热解毒；旋覆花降逆；桔梗宣肺利咽喉，引药上行；甘草和中；达到疏风泄热解毒的效果。用法：口服，一次3~6g，一日2次。

（二）心火亢盛型

临床表现为一些患者疼痛日久，特别是夜间发作严重影响睡眠；或伴有焦虑，易伤心神，导致心火内生。中医认为因劳心过度导致心阴耗竭，心火旺盛则伤及阴血，产生肾精亏损，水火不济导致虚火上炎可产生口干舌燥、烧灼样疼痛。此型患者治疗宜清心泻火，可选中成药"朱砂安神丸"治疗。该方出自金代名医李东垣的《内外伤辨惑论》；药物由朱砂、黄连、炙甘草、生地、当归组成。方中朱砂入心经，可清心镇怯；黄连苦寒能清心泻火，安神定志；生地滋阴清热，当归养血活血，补阴血不足；炙甘草和中；诸药合用达到清心泻火、镇惊安神、补养阴血、标本兼治的效果。用法：口服，一次6g，一日1～2次。因朱砂含汞，不宜久服。

（三）胃热炽盛型

临床表现多因辛辣食物诱发舌咽部疼痛；疼痛呈烧灼样，可伴有牙龈肿痛、口渴喜冷、大便干结；舌红苔黄，脉洪数。此型主要因胃火循经上冲，脉络阻塞，血脉瘀滞，郁而生风产生疼痛。可用中成药"牛黄清胃丸"治疗。药物由人工牛黄、大黄、菊花、麦冬、薄荷、石膏、栀子、玄参、番泻叶、黄芩、甘草、桔梗、黄柏、连翘、牵牛子（炒）、枳实（沙烫）、冰片组成。方中牛黄、黄芩、黄柏、大黄、栀子可清热解毒；牵牛子能清气分湿热；番泻叶泻胃火；生石膏清肺胃热；冰片、菊花、薄荷、连翘、桔梗、甘草清上焦诸热；玄参、麦冬清热养阴；达到清胃泻火的效果。用法：口服，一次12g，一日2次。

（四）阴虚火旺型

临床表现为舌咽部灼痛、口咽干燥；伴潮热盗汗、头晕耳鸣、腰膝酸软、心烦失眠；舌红少苔，脉细数。可用"知柏地黄丸"治疗。该药由"六味地黄丸"加入知母、黄柏组成，除能滋阴补肾外，知母、黄柏还有清肾中伏火的功效；达到具有滋阴降火的效果。用法：口服，一次3g，一日3次。

三、痛性糖尿病周围神经病变

痛性糖尿病周围神经病变是难于治疗的糖尿病晚期并发症，其特征是患肢针刺样疼痛、感觉减退、麻木、灼热或发冷；与高血糖诱发的神经节细胞凋亡、神经突触生长抑制、神经传导速度减慢、糖基化终产物在神经组织周围沉积、自主神经功能失调有关；血管功能障碍是导致神经细胞和神经纤维缺血的主要因素。中医将该病归为消渴病（即糖尿病）并发的痹证或痿证范畴。通常认为消渴病是由于肾阴亏虚导致阴伤燥热、燥热伤气，形成气阴两虚；阴虚日久，阴损及阳，形成阴阳两虚。采用养阴、补气、活血治疗除能减轻疼痛外，还可改善周围神经纤维血供营养，提高对胰岛素的敏感性；治疗中尽可能选择作用相对缓和的药物，避免使用辛温燥烈药物加重患者气阴亏虚。

（一）气阴两虚、气虚阻络型

临床表现为肢体皮肤麻木伴刺痛或灼痛，神疲乏力，舌红少苔或有瘀斑，脉细数。治以益气养阴，化瘀通痹。可选用中成药"木丹颗粒"。该药由黄芪、延胡索（醋制）、三七、赤芍、丹参、川芎、红花、苏木、鸡血藤组成。具有益气活血，通络止痛的功效。可通过改善机体全血黏度、加快神经传导速度从而改善组织病变。用法：饭后半小时后口服，一次7g，一日3次。4周为一疗程，可连续服用两个疗程。

（二）痰湿阻络型

临床表现为肢体麻木严重，或有蚁行感；口腻不渴；舌胖大有齿痕，舌质紫，苔白腻，脉滑。治以燥湿化痰，活血通络。可选择"补中益气丸"治疗，原方出自金代名医李东垣的《脾胃论》。药物由黄芪（蜜炙）、党参、甘草（蜜炙）、白术（炒）、当归、升麻、柴胡、陈皮、生姜、大枣组成。方用黄芪为君，益气健脾、升阳固表；党参、白术、炙甘草助君益气、健脾、除湿；当归养血；陈皮理气和胃；升麻、柴胡升举阳气、疏肝理气；达到补中气、促阳气升发，药效到达体表，痰湿遇阳而化，经脉通畅，疼痛得以缓解。用法：口服，一次 3g，一日 3 次，4 周为一疗程。

（三）寒凝血瘀型

临床表现为四肢发凉，刺痛麻木处较为固定，面色不华；舌质暗、有瘀点，苔白滑，脉细涩。治以阴阳双补，活血化瘀。可用"当归四逆汤"治疗，目前尚无相应中成药。原方出自医圣张仲景的《伤寒杂病论》，一剂药物由当归 12g，桂枝 9g，芍药 9g，细辛 3g，通草 6g，大枣 8 枚，炙甘草 6g 组成。方中当归入肝经，补血和血；桂枝辛温祛寒，温通经脉；白芍养血柔肝；细辛辛温散寒，通达表里；通草通经活络；甘草、大枣益气健脾，调和诸药。达到温而不燥，补而不滞，温经通脉的功效。用法：口服，一日 1 剂，一日 2 次，水煎服用。

（四）肝郁气滞型

临床表现为患者手足、胸腹、颈背游走性疼痛，痛无定处。舌胖大、苔白，脉弦紧。此型主要是由于肝郁气滞，日久气滞血瘀，血瘀产生局部疼痛。治疗宜舒肝理气、活血化瘀。可选择中成药"逍遥丸"治疗。原方出自宋代《太平惠明和剂局方》，药物由柴胡、当归、白芍、白术、茯苓、甘草、薄荷、生姜组成。方中柴胡疏肝气；白芍敛阴柔肝；当归补血养血；白术茯苓健脾；甘草补气和中；薄荷升散肝经郁热，生姜辛发散郁结；达到疏肝健脾、养血解郁的效果。用法：口服，一次 3g，一日 3 次。

四、肋间神经痛

肋间神经痛是胸神经根或背根神经节由于多种病因刺激，出现胸肋或腹部疼痛刺激的综合征。包括胸膜炎、肋骨骨折或肿瘤、手术创伤、胸椎退变、结核、肿瘤、胸椎间盘突出、带状疱疹等。疼痛为针刺或烧灼样，持续性或阵发性发作，沿肋间神经走行放射至胸廓或背部，呈带状分布。中医上属"胁痛"范畴，与心、肺、肝、胆关系密切。病机主要为患者内在正气不足，湿热毒等外邪导致肝失疏泄，以致气机不畅、气滞血瘀和经络瘀阻产生疼痛，临床辨证主要分以下几型。

（一）瘀血内阻型

临床表现为频发阵痛、痛处固定如锥刺刀割；舌质紫、苔黄、脉涩。本病多由瘀血滞留胁肋，气机受阻产生疼痛。可采用中成药"血府逐瘀口服液"治疗。原方为晚清名医王清任所著的《医林改错》"血府逐瘀汤"，是临床祛瘀应用最多的一方。药物由桃仁、红花、当归、川芎、生地黄、赤芍、牛膝、柴胡、枳壳、桔梗、甘草组成。方中桃仁、红花能活血化瘀，川芎行气活血，赤芍活血止痛，产生活血化瘀止痛功效；柴胡疏肝解郁，升达阳气；桔梗、枳壳宽胸理气，气行则血行；牛膝通脉祛瘀，并能引瘀血下行；当归养血活血，生地黄清热养阴润燥，甘草和中。达到行气活血，祛瘀生新的效果。用法：口服，一次 1 支，一日 3 次。

（二）肝郁气滞型

临床表现为胸胁胀痛，痛无定处，受情绪影响较大；常伴有胸闷叹气、双乳胀痛、嗳气；舌红，脉弦。可采用中成药"元胡止痛胶囊"治疗。方中主要成分延胡索辛散温通，既能活血化瘀，又能行气止痛；白芷辛散温通，祛风散寒，燥湿止痛；两者配合达到理气、活血、止痛的效果。可用于气滞所致的肋间神经痛。用法：口服，一次 1g，一日 2 次。

（三）肝胆湿热型

临床表现为胁痛伴口苦，苔黄腻，脉弦数。中成药可选"龙胆泻肝丸"治疗。原方出自金代名医李东垣的《兰室秘藏》，药物由龙胆草、柴胡、黄芩、栀子（炒）、泽泻、木通、车前子（盐炒）、当归（酒炒）、地黄、炙甘草组成。方中龙胆草清热解毒、泻肝火；柴胡疏肝解郁、升举阳气；黄芩、栀子清肝泻火；车前子、木通、泽泻渗水利湿、清利湿热；生地黄清热、养阴、凉血；当归补血活血；甘草和中；全方疏中有养，泻中有补；达到清热化湿的效果。用法：口服，一次 3～6g，一日 2 次。

五、神经根型颈椎病

神经根型颈椎病是常见的颈椎病类型，患者通常表现为颈肩部僵硬、疼痛，颈部活动受限，伴有根性分布的上肢疼痛、麻木不适症状。中医认为该病属于"项痹"的范畴，临床辨证主要分为以下几型。

（一）风寒痹阻型

临床表现为颈项僵硬、疼痛，喜热恶寒，患侧上肢麻木无力；舌淡苔白，脉弦紧。病机为风寒之邪痹阻经脉，血行不畅，治宜祛风除湿、温经散寒。可选中成药"颈复康颗粒"治疗。药物由羌活、川芎、葛根、秦艽、威灵仙、苍术、丹参、白芍、地龙（酒炙）、红花、乳香（制）、黄芪等 21 味中药组成。方中桃仁、红花、川芎、白芍、地黄、乳香、没药、王不留行、花蕊石、丹参等活血化瘀；羌活、葛根、苍术、秦艽能祛风散寒、解肌止痛；黄芪、党参、白芍益气健脾、柔肝养阴等功效；石决明平肝、清肝、明目；土鳖虫、地龙则有利于通络止痛；达到活血通络、散风止痛，改善颈肩酸痛、手臂麻木的效果。用法：开水冲服，一次 1～2 袋，一日 2 次，饭后服用。

（二）血瘀气滞型

临床表现为上肢麻木伴有面色倦怠；舌质紫、有瘀斑，脉涩。治宜行气活血，通络止痛。可选"血府逐瘀口服液"治疗。用法：口服，一次 1 支，一日 3 次，饭后服用。

（三）痰湿阻络型

临床变现为头晕目眩，肢体麻木，纳呆；舌质暗红，苔厚腻，脉弦滑。治宜祛湿化痰，通络止痛。可选中成药"眩晕宁颗粒"治疗。该药方由《金匮要略》中的"泽泻汤"、《太平惠民和剂局方》中的"二陈汤"和《证治准绳》中的"二至丸"共同化裁而出。药物由泽泻、白术、茯苓、陈皮、半夏（制）、女贞子、墨旱莲、菊花、牛膝、甘草组成。方中陈皮、半夏、泽泻化痰利湿；白术、茯苓、甘草健脾利湿；女贞子、旱莲草补益肝肾；牛膝补肾活血，引血下行；菊花清肝火，抑制肝阳上亢；甘草和中；达到健脾利湿化痰，减轻眩晕的效果。用法：口服，一次 8g，一日 3～4 次，饭后服用。

（四）肝肾不足型

临床表现为上肢麻木伴眩晕耳鸣、失眠多梦，面颊潮红；舌红少苔，脉弦细。治宜补益肝肾，通络止痛。此型患者可选中成药"六味地黄丸"治疗。用法：口服，一次 3g，一日 3 次，饭后服用。

（五）气血亏虚型

临床表现为头晕目眩，面色苍白；心悸胸闷，四肢麻木，精神倦怠，气短乏力；舌淡苔薄白，脉细弱。此型患者可选择"归脾丸"治疗。原方出自宋代名医严用和的《济生方》，药物由党参、白术（炒）、黄芪（炙）、茯苓、远志（制）、酸枣仁（炒）、龙眼肉、当归、木香、大枣（去核)、甘草(炙)组成。方中黄芪、人参、白术、甘草补脾益气；酸枣仁、远志、茯神宁心安神；当归、龙眼肉补血养心；木香行气舒脾，使补而不滞；达到补气理血、健脾安神的效果。用法：口服，一次 3g，一日 3 次，饭后服用。

六、坐骨神经痛

坐骨神经痛是指原发性或继发性坐骨神经损害所引起的疼痛综合征，以下腰部、臀部至下肢，沿坐骨神经分布区出现放射性疼痛为特征，为一种常见的神经病理性疼痛。病因可分为腰椎间盘突出症引发的根性痛和梨状肌病变引发的干性痛。如果涉及感觉纤维，麻木为主要的临床特征；如果涉及运动纤维，肌肉无力更为突出。

中医将该病归为"痹症"范畴，认为人体正气不足时，风、寒、湿外邪乘虚而入，导致经络气血闭阻，不通则痛；或由于先天禀赋不足，后天失养、过劳，肾精亏损产生内伤，经脉失以濡养。

（一）血瘀气滞型

临床变现为疼痛常由腰部外伤引发，痛点固定、常为刺痛；舌质紫、有瘀斑，苔薄白，脉涩。此型可选中成药"腰痹通胶囊"治疗。药物由三七、川芎、延胡索、白芍、牛膝、狗脊、熟大黄、独活组成。其中三七可活血止血，消肿止痛；川芎为血中气药，可行气活血兼祛风止痛；延胡索可行气活血止痛；白芍养血敛收，柔筋止痛；狗脊可补肝肾，祛风湿，止痹痛；独活祛风胜湿，散寒止痛；熟大黄活血化瘀，消肿止痛；牛膝补肝肾，强筋骨，活血可引药下行；达到活血化瘀，祛风除湿，行气止痛的效果。用法：口服，一次 1.26g，一日 3 次，饭后服用。30 日为一疗程。

（二）寒湿痹阻型

临床表现为痛有定处，受寒加重，遇热缓解；休息不能缓解疼痛，活动反而减轻；苔白腻，脉玄紧。此型可选中成药"复方夏天无片"治疗，药物由夏天无、夏天无总碱、制草乌、希莶草、安痛藤、鸡血藤、鸡矢藤、威灵仙、广防己、五加皮、羌活、独活、秦艽、蕲蛇、麻黄、防风、全蝎、僵蚕、马钱子、苍术、乳香、没药、木香、川芎、丹参、当归、三七、骨碎补、赤芍、山楂叶、麝香、冰片、牛膝共 33 味中药组成。其中夏天无总碱中含原阿片碱和延胡索乙素，原阿片碱具有解痉止痛的作用；延胡索乙素具有解痉、镇痛以及活血的作用；全蝎和蕲蛇等虫药搜风通络、祛风除湿、解痉止痛；全方配伍达到驱风逐湿、舒筋活络、行血止痛的效果。用法：口服，一次 0.64g，一日 3 次。

（三）湿热痹阻型

临床表现为患侧腰腿呈烧灼样胀痛，可伴发热，口渴、心烦、尿黄；苔黄腻，脉滑数。因感受湿热，或寒湿日久、郁而化热，湿热流注足太阳膀胱经产生腰腿痛，热邪偏盛表现出湿热之象。此型可选"四妙丸"治疗，药物由苍术、牛膝、黄柏(盐炒)、薏苡仁组成。方中苍术性温苦能燥湿；黄柏性苦寒能清下焦之热；薏苡仁配合清利湿热；牛膝能活血化瘀、引药下行，兼补益肝肾。达到清热利湿，舒筋通络的效果。用法：口服，一日 6g，一日 2 次。

（四）肝肾亏虚型

患者常为年老体衰、精气不足者，腰腿疼痛日久、反复发作，劳累加重，休息后减轻。中医认为"腰为肾之府"，肾精亏损，产生疼痛。偏肾阳虚者腰膝酸软，可伴四肢发冷、畏寒喜暖；舌质淡胖、脉沉细；可选择"金匮肾气丸"治疗。原方出自医圣张仲景的《金匮要略》，药物由地黄、山药、山茱萸(酒炙)、茯苓、牡丹皮、泽泻、桂枝、附子(制)、牛膝(去头)、车前子

（盐炙）组成。可温补肾阳，化气行水。用法：口服，一次4～5g，一日2次。偏肾阴虚者可伴失眠健忘，口苦咽干，舌红少津，脉玄细；可选择"知柏地黄丸"治疗。用法：口服，水蜜丸一次4～5g，一日2次。

　　神经病理性疼痛类型繁多，不同部位或同一部位不同时期辨证分型均可能不同，在临床中还需不断实践、潜心摸索，方能体会中医药治疗疼痛的玄妙，文中疏漏之处，请不吝指正。

（许　倩　赵　峰　刘　健）

参　考　文　献

[1] D E MOULIN M D, A BOULANGER M D, A J CLARK M D, et al. Pharmacological management of chronic neuropathic pain: revised consensus statement from the Canadian Pain Society. Pain Res Manag, 2014, 19(6): 328.

[2] TREEDE R D, JENSEN T S, CAMPBELL J N, et al. Neuropathic pain: redefinition and a grading system for clinical and research purposes. Neurology, 2008, 70: 1630.

[3] DAOUSI C, MACFARLANE I A, WOODWARD A, et al. Chronic painful peripheral neuropathy in an urban community: A controlled comparison of people with and without diabetes. Diabet Med, 2004, 21: 976.

[4] JUNG B F, AHRENDT G M, OAKLANDER A L, et al. Neuropathic pain following breast cancer surgery: Proposed classification and research update. Pain, 2003, 104: 1.

[5] FOLEY K M. Opioids and chronic neuropathic pain. N Engl J Med, 2003, 348: 1279.

[6] GILRON I, WATSON C P, CAHILL C M, et al. Neuropathic pain: a practical guide for the clinician. CMAJ, 2006, 175: 265.

[7] BOUHASSIRA D, LANTERI-MINET M, ATTAL N, et al. Prevalence of chronic pain with neuropathic characteristics in the general population. Pain, 2008, 136: 380.

[8] TORRANCE N, SMITH B H, BENNETT M I, et al. The epidemiology of chronic pain of predominantly neuropathic origin. results from a general population survey. J Pain, 2006, 7: 281.

[9] SADOSKY A, MCDERMOTT A M, BRANDENBURG N A, et al. A review of the epidemiology of painful diabetic neuropathy, postherpetic neuralgia and less commonly studied neuropathic pain conditions. Pain Pract, 2008, 8: 45.

[10] HALL G C, MORANT S V, CARROLL D, et al. An observational descriptive study of the epidemiology and treatment of neuropathic pain in a UK general population. BMC Fam Pract, 2013, 14: 28.

[11] KAUTIO A L, HAANPAA M, KAUTIANEN H, et al. Burden of chemotherapy induced neuropathy-a cross sectional study. Support Care Cancer, 2011, 19: 1991.

[12] MOULIN D E, CLARK A J, GILRON I, et al. Pharmacological management of chronic neuropathic pain-Consensus statement and guidelines from the Canadian Pain Society. Pain Res Manag, 2007, 12: 13.

[13] DWORKIN R H, PANARITES C J, ARMSTRONG E P, et al. Is treatment of postherpetic neuralgia in the community consistent with evidence-based recommendations? Pain, 2012, 153: 869.

[14] SHEKELLE P, ECCLES M P, GRIMSHAW J M, et al. When should clinical guidelines be updated? BMJ, 2001, 323: 155.

[15] ZAKRZEWSKA J M. Medical management of trigeminal neuropathic pains. Expert Opin Pharmacother, 2010, 11: 1239.

[16] CRUCCU G, GRONSETH G, ALKSNE J, et al. AAN-EFNS guidelines on trigeminal neuralgia management. Eur J Neurol, 2008, 15: 1013-1028.

[17] DWORKIN R H, TURK D C, BASCH E, et al. Considerations for extrapolating evidence of acute and chronic pain analgesic efficacy. Pain, 2011, 152: 1705.

[18] PHILIP R, HUFFMAN C, TOTH C, et al. Pregabalin in patients with inadequately treated painful diabetic peripheral neuropathy: a randomized withdrawal trial. Clin J Pain, 2014, 30: 379.

[19] ATTAL N, CRUCCU G, BARON R, et al. EFNS guidelines on the pharmacological treatment of neuropathic pain: 2010 revision. European Journal of Neurology, 2010, 17: 1113.

[20] FINNERUP N B, ATTAL N, HAROUTOUNIAN S, et al. Pharmacotherapy for neuropathic pain in adults: a systematic review and meta-analysis. Lancet Neurol, 2015, 14(2): 162.

[21] ALVIAR M J, HALE T, DUNGCA M. Pharmacologic interventions for treating phantom limb pain. Cochrane Database Syst Rev, 2016, 10: CD006380.

[22] HARDEN R N, OAKLANDER A L, BURTON A W, et al. Complex regional pain syndrome: practical diagnostic and treatment guidelines. 4th ed. Pain Med, 2013, 14(2): 180-229.

[23] SERETNY M, CURRIE G L, SENA E S, et al. Incidence, prevalence, and predictors of chemotherapy-induced peripheral neuropathy: a systematic review and meta-analysis. Pain, 2014, 155(12): 2461-70.

[24] PICCOLO J, KOLESAR J M. Prevention and treatment of chemotherapy-induced peripheral neuropathy. Am J Health Syst Pharm, 2014, 71(1): 19-25.

[25] ABRAMS D I, JAY C A, SHADE S B, et al. Cannabis in painful HIV-associated sensory neuropathy: a randomized placebo-controlled trial. Neurology, 2007, 68(7): 515-521.

[26] DINAT N, MARINDA E, MOCH S, et al. Andomized, double-blind, crossover trial of amitriptyline for analgesia in painful HIV-associated sensory neuropathy. PLoS One, 2015, 10(5): e0126297.

[27] KATZ N P, MOU J, PAILLARD F C, et al. Predictors of response in patients with postherpetic neuralgia and hiv-associated neuropathy treated with the 8% capsaicin patch(qutenza). Clin J Pain, 2015, 31(10): 859-866.

[28] PHILLIPS T J, CHERRY C L, COX S, et al. Pharmacological treatment of painful HIV-associated sensory neuropathy: a systematic review and meta-analysis of randomised controlled trials. PLoS One, 2010, 5(12): e14433.

[29] DOSENOVIC S, JELICIC KADIC A, MILJANOVIC M, et al. Interventions for Neuropathic pain: an overview of systematic reviews. Anesth Analg, 2017, 125(2): 643-652.

[30] KHAN M, NISHI S E, HASSAN S N, et al. Trigeminal neuralgia, glossopharyngeal neuralgia, and myofascial pain dysfunction syndrome: an update. Pain Res Manag, 2017, 2017: 7438326.

[31] IQBAL Z, AZMI S, YADAV R, et al. Diabetic peripheral neuropathy: epidemiology, diagnosis, and pharmacotherapy. Clin Ther, 2018, 40(6): 828-849.

[32] FELLER L, KHAMMISSA R A G, FOURIE J, et al. Postherpetic Neuralgia and Trigeminal Neuralgia. Pain Res Treat, 2017, 2017: 1681765.

[33] CHRONA E, KOSTOPANAGIOTOU G, DAMIGOS D, et al. Anterior cutaneous nerve entrapment syndrome: management challenges. J Pain Res, 2017, 10: 145-156.

[34] ALLES S R A, SMITH P A. Etiology and pharmacology of neuropathic pain. Pharmacol Rev, 2018, 70(2): 315-347.

[35] AVIJGAN M, HAJZARGARBASHI S T, KAMRAN A, et al. Postherpetic neuralgia: practical experiences return to traditional chinese medicine. J Acupunct Meridian Stud, 2017, 10(3): 157-164.

[36] WANG K, COYLE M E, MANSU S, et al. Gentiana scabra bunge. formula for herpes zoster: biological actions of key herbs and systematic review of efficacy and safety. Phytother Res, 2017, 31(3): 375-386.

[37] NAKAMURA Y，TAJIMA K，KAWAGOE I，et al. Efficacy of traditional herbal medicine，yokukansan on patients with neuropathic pain. Masui，2009，58（10）：1248-1255.

[38] 国家中医药管理局. 24个专业92个病种中医诊疗方案. 国家中医药管理局医政司，2017：118-155.

[39] 李飞. 方剂学——中医药学高级丛书. 北京：人民卫生出版社，2002.

[40] 国家药典委员会. 中华人民共和国药典临床用药须知（中药成方制剂卷）. 北京：中国医药科技出版社，2015.

第二十四章　癌性疼痛的治疗

　　癌性疼痛（cancer pain，简称癌痛）是指癌症、癌症相关病变、抗癌治疗以及癌症患者合并疼痛性疾病所导致的疼痛，疼痛是癌症患者尤其是中晚期癌症患者常见症状。癌症患者可能生存数月至数年，恰当的镇痛治疗使这部分患者摆脱疼痛的折磨，可以有尊严的生活；相反，癌痛可对患者和家属甚至周围人的生活质量产生严重影响，如发生抑郁、焦虑、失眠和绝望。

　　1987 年，世界卫生组织正式发布《癌症疼痛治疗》第一版即俗称的癌症三阶梯治疗原则，该原则得到了各国肿瘤学、卫生管理部门和广大医护人员的赞同和支持，为癌痛的治疗起到了极大的推动作用。1990 年，我国首次与世界卫生组织共同组织全国性专题会议，开始推行世界卫生组织的三阶梯治疗。1995 年，我国国务院卫生部调整麻醉药品的供应和管理政策，将麻醉药品的限量供应改为计划供应。1999 年，我国政府再一次调整政策，将麻醉药品控缓释剂型的每张处方剂量由 5 日量延长至 15 日量。2005 年，国务院颁发《麻醉药品和精神药品管理条例》，为保证麻醉药品合法安全合理的使用，防止流入非法渠道，提供了法律保证。2007 年，卫生部颁发《处方管理办法》，废止了使用麻醉药品必须使用信用卡的制度，提出建立首诊病历，病历中注明患者身份证明、诊断证明等信息，2011 年卫生部医政司决定于 2011—2013 年在全国范围内开展"癌痛规范化治疗示范病房"并编写下发了《癌痛规范化治疗示范病房》培训教材，癌痛治疗在各级医疗单位受到了普遍重视，与之平行我国吗啡的医疗消耗量，1984 年为 4kg，逐年来有了飞速增长（图 24-1），但与发达国家比仍有一定差距。由于阿片类药物是肿瘤镇痛的主要药物，阿片类药物的消耗量代表着肿瘤镇痛的用药量。相信随着我国经济实力的增强，和对民生的关注，癌痛治疗一定会取得长足进展。

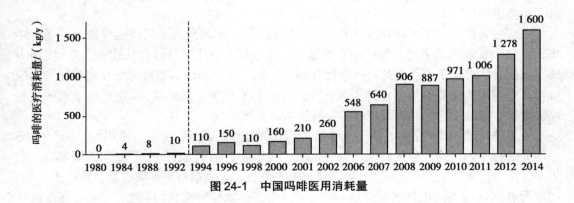

图 24-1　中国吗啡医用消耗量

第一节　癌痛的原因

癌痛的原因概括起来有以下三种因素：

（一）肿瘤直接引起的疼痛

包括肿瘤侵犯、压迫，或侵袭血管导致局部缺血引起的疼痛，占 70%～80%，在此项原因中又有约 50% 是骨转移所致，另约 50% 是肿瘤压迫或侵犯神经以及肠道或软组织或侵袭血管所致。

1．组织毁坏　当肿瘤侵及胸膜、腹膜或神经，侵及骨膜或骨髓腔使其压力增高甚至发生病理性骨折时，患者可出现疼痛，如骨转移、骨肿瘤所致的骨痛。肺癌侵及胸膜可致胸痛。肺尖部肿瘤侵及臂丛可出现肩臂疼痛等。

2．压迫及牵拉　脑肿瘤可引起头痛及脑神经痛。鼻咽癌颈部转移可压迫臂神经丛或颈神经丛，引起颈、肩、臂痛。腹膜后肿瘤压迫腰、腹神经丛，可引起腰、腹疼痛。神经组织受肿瘤压迫或相关神经受肿瘤牵拉也可导致疼痛。

3．阻塞　空腔脏器被肿瘤阻塞时，可出现不适、痉挛，完全阻塞时可出现剧烈绞痛，如胃、肠及胰头癌等。另外，乳腺癌腋窝淋巴结转移时，可压迫腋淋巴及血管引起患肢手臂肿胀疼痛。

4．张力　原发及肝转移肿瘤生长迅速时，肝包膜被过度伸展、绷紧便可出现右上腹剧烈胀痛。

5．肿瘤溃烂　发生感染可引起剧痛。

（二）癌症治疗引起的疼痛

占 10%～20%，如放射性神经炎、口腔炎、皮肤炎、放射性骨坏死。放疗、化疗后可出现带状疱疹产生疼痛。化疗药物渗漏出血管外引起组织坏死，化疗引起栓塞性静脉炎、中毒性周围神经炎。乳腺癌根治术损伤腋窝淋巴系统，可引起手臂肿胀疼痛。手术后引起切口疼痛、神经损伤、幻肢痛。

（三）肿瘤间接引起的疼痛

约占 8%，如患者长期卧床形成褥疮、肌肉痉挛等都可以引起疼痛。另外，前列腺、肺、乳腺、甲状腺癌等出现骨转移而引起剧烈的骨痛。

临床上尚有少数肿瘤患者可出现与肿瘤无关的疼痛，约占 8%，如肺癌患者因同时患有椎间盘突出症而引起的腰腿痛，是非癌症性疼痛而不是癌性疼痛。所以，癌症患者疼痛的原因必须明确诊断。

癌症患者疼痛可能由两种或两种以上的原因所致，也可能因不同原因导致全身多数疼痛。癌痛的发生机制多因外周疼痛感受器受刺激或传入纤维受损导致的伤害性疼痛，但少数癌痛的发生可能是合并了神经病理性疼痛的机制。认识神经病理性疼痛发病机制有助于解释某些癌症患者在肿瘤消除或原发损伤治疗后仍然出现疼痛的现象，也有助于理解某些癌症患者疼痛的难治性。有关疼痛的发病机制详见第二章。

与普通疼痛相比，癌痛有以下几个特点：①癌痛比较剧烈。患者常常用"痛不欲生"形容癌痛的程度。②癌痛持续时间比较长，是一个反复发生、持续存在、不断加重的过程。如果癌症没有得到有效治疗，癌痛一旦出现就很难消失。③癌痛常常伴随有患者的心理变化。癌症患者出现焦虑的现象非常普遍，有的患者还可伴随抑郁症状，需要进行及时有效的处理。④癌痛不仅是一种症状，重度癌痛属于肿瘤急症，需要立即治疗。

第二节　癌痛的药物治疗

癌痛治疗的目的是有效地控制和消除疼痛，不引起严重的或者不可耐受的不良反应，最大限度地保持和提高患者的生理、社会功能和患者满意程度。

一、治疗的总体原则

治疗方法可分为针对病因的治疗和对症治疗，药物或非药物治疗。癌痛的主要原因若系癌症直接引起，则癌症被根治或治疗有效，疼痛可以减轻或者消失。但癌痛多发于癌症中晚期，根治多已不易，加上阿片类药物治疗便捷、价廉，对 80% 以上患者有效，故药物治疗是癌痛的主要治疗方法。癌症患者生存时间多已有限，加之阿片类药物是治疗癌痛的最有效药物，长期应用极少发生脏器损害，故常不考虑阿片类药物的成瘾性。迄今为止，阿片类药物仍是治疗癌痛的基础和主要药物。

对一部分长期带瘤生存的患者，控制疼痛有利于保证患者的生理和社会功能，使这部分患者更有尊严地面对生活。

非药物治疗手段多为辅助治疗，按摩、热敷、冷敷、针灸、浮针、肌肉松弛、音乐等疗法可用于癌症患者的镇痛治疗，但缺乏循证医学支持。疼痛不单是机械的生理应答，还伴有强烈的主观心理感受。癌症的严重程度，癌痛强度以及对生理功能的影响与患者的心理、行为相关。癌症患者常见的心理改变包括：焦虑、抑郁、失眠、绝望、孤独等，可加重患者的疼痛和苦难感受，相反，心理治疗可能有助于疼痛的减轻。癌痛的心理治疗方法包括情感支持、认知治疗、行为治疗、暗示疗法等，必要时给予抗焦虑、抗抑郁药物。要认真询问、倾听患者对疼痛的感受，对治疗药物的反应，耐心解释疼痛治疗的基本知识，为患者提供可靠的心理支持。

二、药物治疗应用

（一）三阶梯治疗

三阶梯治疗提出包括 5 大原则：①口服给药，是经验最多和最便捷安全的给药方法，患者能口服给药且消化功能良好时，均应首选口服给药，对不易口服的患者或消化系统功能障碍的患者可采取其他途径给药（静脉、皮下、经皮及经直肠给药）。②按阶梯给药，将镇痛药依镇痛强度分为非阿片类药物、弱阿片类药物和强阿片类药物，分别相对于轻、中、重度疼痛，可同时用或不用非阿片类药物行辅助镇痛或防治不良反应。一阶梯药物主要为非甾体抗炎药，二阶梯药物主要为弱阿片类药物，如可待因和双氢可待因，三阶梯药物主要为吗啡、氢吗啡酮和芬太尼类等。曲马多和羟考酮被划分为跨二、三阶梯药物。③按时给药，以维持血浆浓度波动小的有效血药浓度，但近年来由于控缓释药物的剂型不断出现和广泛应用，更主张在药物开始应用阶段以短效、速效药物确定剂量，以控缓释药物维持镇痛效果。④个体化给药，由于阿片类药物的作用和副作用都是剂量依赖、受体依赖和时间依赖的，并有较大的个体差异，应根据患者的病情和镇痛效果及不良反应等具体情况采用合适的剂量。对顽固性疼痛的患者，要注意区别疼痛的性质，是否发生了神经病理性疼痛。⑤注意具体细节，应把癌痛治疗作为肿瘤治疗的重要部分，从患者开始治疗起即加以考虑，癌痛患者常同时接受肿瘤相关治疗和伴随疾病的治疗,要注意治疗的根本目的是提高患者的功能和满意度。

在癌痛治疗中,是否使用第一阶梯药物有较大争论,已知环氧化酶至少可分为两种同工酶即 COX-1 和 COX-2。COX-1 为结构酶,存在于正常人体组织中,有维持胃肠、肾脏、血小板等组织生理功能,该酶长期被抑制,易产生消化性溃疡、出血、穿孔以及肾损害和出血倾向等副作用。COX-2 既往认为是诱导酶,多在炎性因子刺激时才在炎性组织中表达,参与炎性疼痛,但长期应用也可引发或加重心肌缺血,此酶也参与肠愈合等过程,有报告在肠道手术中可增加肠瘘发生率,近年研究也发现两种 COX 同工酶作用和副作用均有重叠现象。

1. 目前,第一阶梯代表药物已由最初的阿司匹林改为对乙酰氨基酚和其他 NSAIDs。对乙酰氨基酚有中枢解热作用,但几无外周抗炎作用。《中国药典》规定服用该药物日剂量不得超过 3g/d,在服用该药有关的合剂中对乙酰氨基酚剂量不得超过 1.5g/d,连续服用不得超过 10 日,以免引起严重的肝坏死。

常用于肿瘤镇痛的非选择性 COX-1 抑制剂和选择性 COX-2 抑制剂包括布洛芬、吲哚美辛、双氯芬酸、氯诺昔康及塞来昔布等。

(1)布洛芬:口服,0.2~0.4g/ 次,每 4~6h 一次,最大限量为 2.4g/d。缓释胶囊,成人及 12 岁以上儿童,0.3~0.6g/ 次,2 次 /d。消化道反应为最常见的不良反应,大剂量长时间使用时有骨髓抑制和肝功损害危险。严重肝、肾功能不全者或严重心力衰竭者禁用。

(2)吲哚美辛:在 NSAIDs 中镇痛作用较强,但因其副作用发生率高达 30%~50%,故一般用作解热剂短期使用,而不用于长期镇痛。改用胶丸或栓剂能使其消化道副作用减少。成人,口服,每次 25~50mg,每日 3~4 次,饭时服。最大不超过 200mg/d。长期用药者以每日不超过 75mg 为宜,以避免发生不良反应。

(3)双氯芬酸:口服,每次 25mg,每日 3 次,整片用水送下;栓剂肛门插入,每次 50mg,每日 2 次;肌内注射,每次 75mg,每日 1 次,深部臀肌注射,必要时数小时后再注射 1 次。双氯芬酸钠长期使用无蓄积作用,个体差异小,副作用小。

(4)氯诺昔康:8mg/ 次,每日 2 次,每日总剂量不超过 24mg。

(5)塞来昔布:100~200mg/ 次,每日 1~2 次,每日总剂量不超过 400mg。

使用 NSAIDs 时应遵循以下原则:①不宜长期大量服用,要定期监测血压、肝肾功能、血常规和大便潜血实验,必要时做胃镜检查。②不同时使用两种 NSAIDs(对乙酰氨基酚加 NSAIDs 除外),因为疗效不增加(有天花板效应)而副作用会增加。③一种 NSAIDs 无效,换用另外一种 NSAIDs 仍可能有效。④如果连续使用 2~3d 都无效,则应换用其他镇痛药。⑤使用 NSAIDs 时,应注意和其他药物的相互作用,如 β 受体拮抗剂可降低其疗效。⑥使用 NSAIDs 的危险因素包括 65 岁以上男性,原有心、肾、血小板功能障碍和胃肠道功能障碍的患者,同时使用糖皮质激素患者,嗜烟嗜酒者。

2. 第二阶梯药物以弱效阿片类药物,如可待因和双氢可待因为主,常与对乙酰氨基酚复合使用。可待因,约 15% 需经肝细胞的 CYP2D6 转化为吗啡发挥镇痛作用,而此酶在国人中有 15% 为野生型,在西方白种人群中 5%~6% 为野生型,在北非黑色人种和高加索人群中有 10% 为野生型,故少数人服用后可能镇痛效果不良,该药使用日渐减少。目前所用的二阶梯药物更趋向于曲马多和他喷他多。也有将小剂量强阿片类药物(如羟考酮)作为二阶梯药物。

（1）可待因（codeine）：为弱效阿片类药物，化学结构为甲基吗啡（methylmorphine），成品为其磷酸盐。阿片中含可待因0.5%～1%，是制造吗啡时的副产品。制剂为磷酸可待因，口服生物利用度约为35%，在体内仅约10%可待因脱甲基后代谢为吗啡而发挥镇痛作用，在不同人群中，将可待因转化为吗啡的代谢酶可能存在着极大的差异，缺乏此酶（CYP2D6）的患者适用可待因的治疗作用不佳。可待因的镇痛强度相当于吗啡的1/12，镇痛持续时间为3～5h。此药镇咳作用较强，而镇静作用较弱，对呼吸的抑制很少发生。和其他阿片类药物一样，此药可松弛平滑肌，因而也有便秘与恶心的副作用，久用也会产生依赖性（成瘾），并与吗啡有交叉耐药性。通常剂量为每小时60mg（2片），建议最大剂量为360mg/d，如果无效，应考虑更换强效镇痛药，因再提高剂量，镇痛作用也不会继续加强。

目前常用剂型有磷酸可待因缓释剂、酒石酸双氢可待因控释片及复合制剂氨酚待因等。磷酸可待因缓释剂，药效可维持12h。一般每日2次，由口服1片（45mg）开始，逐渐调整剂量至不痛为止。口服时不能嚼碎。酒石酸双氢可待因控释片，口服1.6～1.8h血药浓度达峰值，血浆半衰期为3.5～4.5h，有效镇痛时间为12h。每次1～2片，每12h一次，必须整片吞服。适用于中度疼痛。氨酚待因每片含磷酸可待因8.4mg和对乙酰氨基酚300mg，氨酚待因Ⅱ为可待因15mg与对乙酰氨基酚300mg。复方制剂的优点是利用其协同作用，增强镇痛效果。一般性疼痛治疗，通常剂量成人为每次1片，每日3次，癌痛治疗，成人每次1～2片，每4～6h一次。副作用轻微，偶有头晕、出汗、恶心、嗜睡，如不严重可继续服用，停药后消失。除可待因外，双氢可待因或右旋丙氧吩（dextropropoxyphene）也可与对乙酰氨基酚复合制成片剂，前者为半合成的可待因衍生物，口服与可待因等效，后者的镇痛作用并不比阿司匹林或对乙酰氨基酚强，但重复给药时代谢产物蓄积，镇痛效能与可待因相当。两药并无明显优点超过可待因，故只用作与对乙酰氨基酚复合时可待因的替代药。

（2）曲马多（tramadol）：此药虽与阿片受体相结合，但其亲和力极弱，故一般认为曲马多为非阿片类中枢镇痛药物，通常不受麻醉药品处方管理的限制，使用较为方便。曲马多为新型镇痛药之一，其作用机制兼有弱阿片受体激动药性质和脊髓去甲肾上腺与5-羟色胺摄取抑制作用，从而影响痛觉传导而发挥镇痛作用。此药的镇痛作用较可待因强，但较吗啡弱，其成瘾性较弱，可视为吗啡的替代药，故有人主张在第二阶梯级与第三阶梯级镇痛之间增加半级镇痛，即采用曲马多，无效或效果不满意时再进入Ⅲ级镇痛。此药口服后20～30min起效，维持时间为3～6h，肌内注射1～2h达峰效应，镇痛时间为5～6h，标准剂量为50～100mg，每6h一次。建议最大剂量为400mg/d，曲马多很少产生欣快感，镇静作用较哌替啶稍弱。副作用有恶心、呕吐、口干、出汗、眩晕、嗜睡和便秘，但发生率较低。

目前常用剂型有盐酸曲马多片/胶囊、盐酸曲马多缓释片、盐酸曲马多注射液等以及含曲马多的复方制剂，如氨酚曲马多片/胶囊、复方曲马多等。盐酸曲马多缓释口服片剂可以延长治疗浓度的维持时间，减少血药浓度的波动，故两次服药的间隔时间不得少于8h，单次剂量为50～100mg，每日最大剂量为400mg，副作用与曲马多相同。

氨酚曲马多，1片含对乙酰氨基酚375mg，曲马多37.5mg，已证明该两药以8～12:1的比例组方，可发挥镇痛的协同作用，而两药的比例若低于5:1或高于12:1则发挥相加作用。氨酚曲马多起效和达到最大作用约为17～25min，维持作用时间为5～6h，均较单一药物有明显改善，由于采用了复方配方，其镇痛作用也明显强于单一药物，而副作用因为两药的剂量减少，发生率和严重程度均明显减低。现已证实氨酚曲马多用于术后急性轻到中度痛、牙痛、骨折后疼痛、肌肉关节损伤后疼痛和痛经均有良好效果，该药也用于慢性疼痛和暴发痛治疗。由于安全性高,在骨关节和肌肉软组织疼痛的长期治疗中有特殊的意义。

(3)他喷他多(tapentadol):是一种新型双重作用方式的中枢性镇痛药,它既是μ阿片受体激动药,又是去甲肾上腺素重吸收抑制药,其效能介于曲马多和吗啡之间,但相比于吗啡和曲马多更不易产生镇痛耐受性和依赖性,不良反应(如恶心、呕吐等)较轻,副作用小。

目前使用的剂型有盐酸他喷他多速释片、盐酸他喷他多缓释片、盐酸他喷他多口服液等。他喷他多的速释制剂规格有50mg、75mg和100mg,最大日剂量为400mg。盐酸他喷他多缓释片,25～200mg,每日2次。盐酸他喷他多口服液,初始剂量为2.5ml,每4～6h服用1次。

3. 第二阶梯镇痛药物不能控制疼痛时,尽管有的患者由可待因类镇痛药改用曲马多可能有效,但对于强烈疼痛,在第二阶梯镇痛药物内更换其他药物可能没有意义。此时应立即升级为第三阶梯强效阿片类药物。此级镇痛药物中虽有多种药物供挑选,但吗啡仍是标准的供其他药物类比的强效镇痛药,在常规剂量范围内安全有效,且价格便宜,此药受毒麻药品管制,处方时需遵循国家所制定的政策。

(1)吗啡(morphine):在第二阶梯镇痛药物无效时应很快改用吗啡,常采用即释剂型(immediate release formulation),标准剂量为每次10mg,每4h一次,按时服用。为了避免夜间服药的麻烦可在睡前最后1次服药时剂量加倍。采用长效剂型,每12h服用1次,更为方便。尽管有规律地服药,有的患者仍可出现突发性疼痛,此时需再给1次常规剂量,或采用肌内或静脉注射的迅速起效的其他阿片类制剂。如果突发性疼痛每日出现3次以上,则应考虑增加吗啡剂量或重新剂量滴定。

长效吗啡剂型,每8h、12h或24h服用1次,对患者十分方便,其镇痛效果与每4h用药1次的即释剂型一样,剂量也相当。开始时先用吗啡即释剂型给负荷量,待确定镇痛剂量后,改用控释剂型(controlled release formulation)继续给药维持,但随机对照试验研究报道不用负荷剂量,单纯以剂量对剂量转换也能达到同样效果。在癌痛治疗过程中,部分患者会出现突发性疼痛,此时需加口服1次即释剂型4h用药的吗啡量或采用肌内或静脉注射的迅速起效的其他阿片类制剂,例如病情稳定时12h给予60mg控释片,则突发疼痛剂量为即释剂型20mg。如果突发剂量需每日给予3次以上,则应调高控释剂型的剂量。

按照释药速度,药物剂型分为即释、缓释与控释三种。即释剂型即普通剂型,如吗啡口服片剂,服药后迅速释放吸收,药效持续3～4h;缓释剂型(sustained release formulation)是普通剂型与控释剂型的过渡形式,其缓释机制是在制剂中加入辅料,以延长药物的释放。此种剂型的释药速率符合药动学的一级过程,即在单位时间内药物按一定的比例释放,因而又称为恒比释放,故随着时间的延长,释药量逐渐减少,释药速度逐渐减慢,血药浓度亦随之降低。缓释剂型虽较即释剂型的作用持续时间长,但难以维持稳定的血药浓度。控释剂型由药物与载体组成,硫酸吗啡控释片的载体为乙基纤维素和乙烯-醋酸乙烯共聚物,其释药速率符合零级过程,即在单位时间内载体按一定数量而不是按一定比例将药物释出,释药量与血药浓度和药物未释出的量无关,故又称为恒量释放,随着时间的延长,释药量并不逐渐减少,能较长时间维持血药浓度的稳定。由此可知,控释是一种较先进的剂型,硫酸吗啡控释片即属此种。医生在选择用药时应注意上述剂型特点。

硫酸吗啡控释片和盐酸吗啡控释片,起效虽不很快(约1h)但作用持续长达12h,适宜长期应用阿片类药物镇痛的癌症患者。初始剂量为20～30mg,每12h服用1次,视镇痛效果增加剂量,直至疼痛缓解,通常每12h 60～90mg,能使85%～90%的癌症患者得到良好的镇痛。若需要更大剂量时，则可根据情况每次增量 25%～50%，或加用非甾体抗炎药，对突发性疼痛宜加用即释型吗啡口服或肌内注射吗啡。控释制剂口服时必须完整吞服，切勿嚼碎，也不能掰开。吗啡控释制剂的不良反应及使用注意事项与一般吗啡制剂相同。

硫酸吗啡栓经肛门给药，与口服给药经门静脉吸收，肝脏首过效应不同，药物经下腔静脉吸收，生物利用度可达 70%～98%。成人常用量为每次 10～20mg，每 4h 一次。每次用量一般应不超过 30mg，每日用量应不超过 0.1g。盐酸吗啡注射液皮下注射：成人常用量为每次 5～15mg，每日 10～40mg；静脉注射：成人镇痛时常用量为 5～10mg。对于重度癌症患者，最好剂量依赖于滴定结果，每日 3～6 次。硫酸吗啡注射液皮下注射：常用量为每次 10～30mg，每日 3～4 次，一般患者每日用量应不超过 100mg。对身体虚弱或体重较轻的患者，应适当减少初始剂量。

（2）羟考酮（oxycodone）：即羟二氢可待因酮（hydroxydihydrocodeinone），是阿片 μ、κ 受体的双重激动药，适用于中、重度疼痛，可口服、直肠或肠胃外注射给药，等效镇痛剂量与吗啡相同，故两药易于互相转换。羟考酮是三级阶梯癌痛治疗方案从第二阶梯中度疼痛到第三阶梯重度疼痛都适用的镇痛药物。此药无封顶效应，增加剂量镇痛作用加强，副作用较吗啡少而轻。

盐酸羟考酮 5mg 与对乙酰氨基酚 500mg 制成复方合剂，用于癌痛，每次 1～2 粒，每日 3 次，这种配方可减少单纯羟考酮的滥用，且能增强其镇痛效果。

盐酸羟考酮即释剂型和控释剂型相结合的剂型，有效量的 1/3 为即释，2/3 为控释，前者很快释放吸收，迅速起效，可弥补控释剂型起效较慢的不足，服药后 1h 发挥镇痛作用，有效镇痛可持续 12h，在 1d 之内就能达到稳态血药浓度。初始剂量为 10～40mg，若出现耐药性或疼痛不减轻应增量 25%～50%，临床没有限量，平均剂量为每日 60～100mg（20～640mg）。

（3）美沙酮（methadone）：是一种可替代吗啡的强效阿片类药物，由于不但作用于阿片 μ 受体，对 NMDA 受体也有作用，可用于阿片耐受、顽固性疼痛、合并神经病理性疼痛性质的癌痛。镇痛作用和吗啡相当或略强，作用持续时间较吗啡长。成人，口服，6～8h 一次，由每次 5～7.5mg，每日 3 次开始，逐步调整用量。副作用与吗啡类似，药物蓄积时可出现嗜睡和认知障碍，则服药间隔时间应延长至 12h。美沙酮作用持续时间长，耐药性和依赖性较弱，戒断症状较轻，可用作吗啡依赖的替代性脱毒治疗。

（4）氢吗啡酮（hydromorphone）：此药也作用于阿片 μ 受体，作用较吗啡强，等效镇痛为吗啡剂量的 20%，对需要大剂量吗啡和副作用较明显的患者可用此药替换，也可用于突发痛的治疗，口服、直肠、肠胃外注射均方便。

（5）丁丙诺啡（buprenorphine）：主要用于中度至重度疼痛的治疗，舌下含服 0.2～0.8mg，15～45min 起效，维持 6～8h，有封顶效应，肌内或缓慢静脉注射的剂量为 0.15～0.4mg。此药系阿片受体部分激动药，与其他阿片类药物相比，对 μ 受体亲和力更强，使用后可使其他药物的药理作用不显现。有口服、贴剂及注射等多种剂型，贴剂具有长效性质，使用更为方便，副作用少。

（6）二氢埃托啡（dihydroetorphine）：是迄今为止作用最强的镇痛药，其镇痛效价在人体和不同的动物中约为吗啡的 1 000～12 000 倍。舌下含服 20～40μg，肌内注射 10～20μg，维持时间前者为 3～4h，后者为 2～3h。对癌症患者重度疼痛的治疗效果良好，但因有效时间短，成瘾性强，目前已基本不用。此药曾用于阿片类药物依赖的脱毒，由于其本身也会产生依赖性，患者应用后有欣快感，停药后有索药行为，故最终未能成为戒毒药使用。

(7) 芬太尼及其透皮贴剂：芬太尼（fentanyl）是一种半合成的强效阿片类镇痛药，镇痛效价与吗啡相比在肠胃外给药时为 1:80，作用时间约为 30min。舒芬太尼（sufentanil）、阿芬太尼（alfentanil）和雷米芬太尼（remifentanil）都是芬太尼的同族药物，虽然镇痛作用都很强，除可用于癌症的突发性疼痛外，均因其作用时间不长，且均为针剂，都不适宜癌痛治疗。芬太尼具有高度脂溶性，能透过皮肤吸收，经皮给药时可迅速而广泛地分布，经贴剂的控释膜控制后，消除半衰期长达 12h。芬太尼透皮贴剂的副作用较吗啡少而轻微，应用吗啡有嗜睡和认知障碍的患者宜改用芬太尼透皮贴剂，便秘也较吗啡轻，对不能口服用药者来说，透皮贴剂更有优点。芬太尼透皮贴剂有 4 种规格，芬太尼含量分别为 2.5mg、5.0mg、7.5mg、10.0mg，其每小时释放药量依次为 25μg、50μg、75μg、100μg，均可持续 72h 释药，25μg/h 和吗啡 10~20mg/4h 等效。粘贴后 6~12h 产生镇痛效果，12~24h 达稳态血药浓度，停用后 17（13~22）h 血药浓度下降 50%。开始使用时应从小剂量 25μg/h 开始，每 72h 更换 1 次贴剂，如效果不满意或有突发性疼痛，可加用口服即释剂型或肌内注射吗啡，3d 后更换较大剂量贴剂，以后每 3 日调整 1 次剂量，增加幅度通常为 25μg/h，超过 100μg/h 时，可用 2 贴。粘贴部位宜在躯干或四肢无毛发的平坦区，清洁干燥后粘贴牢固，更新时应改换部位。如转换其他镇痛药需逐渐增加替代药物的剂量，以避免出现撤药反应。

芬太尼透皮贴剂的副作用与阿片类药物相同，可出现恶心、呕吐、嗜睡、精神障碍、尿潴留等，局部皮肤有时瘙痒，过量时通气不足，甚至呼吸抑制，对此应警惕，已有报道多例因呼吸抑制而致死的病例。老年、体弱者宜减量，或贴剂局部加热者吸收加快，应密切观察。

透黏膜芬太尼锭剂，用短棒将其支撑在颊部黏膜，可迅速吸收发挥作用，对意外疼痛效果很好。将经皮离子透入技术（ionophoresis transdermal system，ITS）运用到芬太尼贴剂上，但目前此项研究因发生药物泄露的问题，已终止。

三阶梯治疗原则在癌痛的治疗普及和实践中起到了无可替代的重要作用，尤其是对当今广泛使用阿片类镇痛药治疗癌症患者起了重大推动作用。但随着时代的变化，搬用三阶梯治疗原则已不足以治疗所有癌症患者，为此，美国国立综合癌症网络（National Comprehensive Cancer Network，NCCN）指南将癌痛治疗分为初始滴定剂量、维持治疗、不良反应处理和特殊癌痛治疗等部分加以阐述。

（二）NCCN 指南

1. 初始剂量滴定　由于阿片类药物无论是口服、经皮、皮下及静脉给药均是无选择性地作用于全身的阿片受体，因此减少阿片类药物剂量在降低镇痛作用的同时也减轻了阿片类药物相关的副作用，故低剂量的强阿片类药物也可用于中度以上癌痛。此外已经证明长期使用环氧化酶抑制药容易发生消化性溃疡、出血、穿孔，心脏和肾脏损害以及出血等不良反应，故主张将强阿片类药物直接用于癌痛患者。鉴于患者的疼痛强度不一，对阿片类药物的反应和耐受程度不等，滴定的目的是为了达到准确的个体化给药，迅速缓解中度以上疼痛，此与将重度癌痛作为急症处理的原则一致。用于滴定的镇痛药常选用起效快、作用强的短效阿片类药物（图 24-2），便于观察治疗反应。不选用起效慢、达稳态血药浓度时间长的药物剂型，如美沙酮、芬太尼控释贴剂。

国内也有用小量长效控释阿片类药物如奥施康定作为背景药，在此基础上联合速效阿片药物的方式加以快速滴定（图 24-3）。

确定滴定的首次用药剂量时，应考虑患者是否为阿片类药物耐受者。美国 NCCN 指南的阿片类药物耐受者是指服用至少以下剂量持续一周或更长时间的人群：口服吗啡每日

60mg、口服羟考酮每日30mg、口服氢吗啡酮每日8mg、口服羟吗啡酮每日25mg或芬太尼透皮贴剂25μg/h或等效剂量其他阿片类药物。未达此标准者则为阿片类药物未耐受。

由于阿片类药物的作用和副作用都是剂量依赖的、时间依赖的，故阿片类药物的副作用除便秘为终身不耐受副作用，需要给予胃肠蠕动刺激剂，如乳果糖、番泻叶、比沙可啶等。瞳孔缩小为中等时间（数月至数年）耐受副作用，其他如恶心、呕吐、头晕等为短时间耐受副作用。故滴定时必须考虑是否合并使用抗呕吐药物。

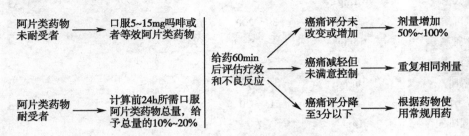

图 24-2　短效阿片类药初始剂量滴定流程图

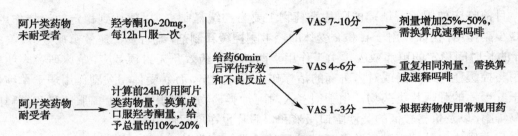

图 24-3　控释药物（羟考酮缓释片）滴定流程图

2. 维持剂量　滴定后应转换成强效阿片类药物（羟考酮缓释片、吗啡缓释片、氢吗啡酮缓释片或芬太尼透皮贴剂）作为维持给药，不选用激动 - 拮抗类阿片药物，如喷他佐辛、纳布啡，以免发生阿片类药物戒断效应。初用阿片类药物的前几日，为防止恶心、呕吐的发生，可酌情同时给予甲氧氯普胺片 5～10mg，2 次 /d，或地塞米松 2.5～5mg，2 次 /d（或甲强龙 10～20mg，2 次 /d），或 5-HT$_3$ 受体激动剂格拉司琼 2mg，2 次 /d（或昂丹司琼 8mg，3 次 /d，或多拉司琼 100～200mg，2 次 /d，或帕洛诺司琼 3μg/kg，1 次 /d）静脉缓慢滴注。也可同时使用丁酰苯类药氟哌啶或氟哌利多 1～2.5mg，2 次 /d。抗恶心、呕吐药联合应用效果好于单一用药效果，即三种药物联合应用效果好于两种药物联用，又胜于一种药物的疗效。如无恶心、呕吐症状，则可停用止吐药。为防止便秘可在镇痛剂使用的同时服用缓泻药，如乳果糖口服液每日 15～45ml，或聚乙二醇每日 10g。

用于镇痛维持治疗的常用的阿片类药物包括：硫酸吗啡或盐酸吗啡、羟考酮、氢吗啡酮、芬太尼透皮贴剂和美沙酮等，作用与药物强度、剂量、使用时间相关。所有阿片类药物均无选择地作用于中枢和外周阿片受体，故可以吗啡为"金标准"，与其他阿片受体激动剂有换算关系（表 24-1）。静脉用药时镇痛作用：哌替啶 100mg ≈ 曲马多 100mg ≈ 吗啡 10mg ≈ 羟考酮 5mg ≈ 阿芬太尼 1mg ≈ 芬太尼 0.1mg ≈ 瑞芬太尼 0.1mg ≈ 舒芬太尼 0.01mg。激动 - 拮抗类阿片类药物一般不用于神经病理性疼痛及癌痛治疗，但在某些急性疼痛如术后疼痛，布托菲诺 2mg、地佐辛 10mg、可待因 130mg 也与 10mg 吗啡镇痛效果相当。与激动 - 拮抗类阿片类药物有天花板效应不同,纯 μ 阿片受体激动药无天花板效应,最佳剂量取决于个体患者反应,以达到既有理想的镇痛作用、又无不可耐受的不良反应之间的平衡。

表 24-1 口服和肠外给药的等效剂量和相应强度转换表(与吗啡相比)

阿片受体激动剂	肠外用药剂量	口服剂量 /mg	换算系数(静脉:口服)	作用持续时间 /h
可待因	130mg	200	1.5	3～4
芬太尼	0.1mg	—	—	1～3
氢可酮		30～200		3～5
氢吗啡酮	1.5mg	7.5	5	2～3
美沙酮		5～7.5		—
吗啡	10mg	30	3	3～4
羟考酮		15～20		3～5
羟吗啡酮	1mg	10	10	3～6
曲马多		50～100		3～7

目前临床使用维持镇痛的阿片类药物主要为控缓释制剂,以便达到稳定的治疗作用,可减少副作用,例如作用于 μ 和 k 受体的羟考酮控缓释制剂,既可发挥速效镇痛效应,又有12h 的长时间稳定的镇痛效应。由于作用于两种受体药效几无封顶效应,临床研究表明其作用与控缓释吗啡相当或对内脏痛的治疗作用更为突出,而 μ 受体相关副作用弱于单纯作用于 μ 受体的强阿片类药物。由于很多人对阿片类药物的恐惧,临床上口服即释和缓释的氢吗啡酮,以及价格较低的美沙酮口服液和口服片也在广泛使用。

芬太尼透皮贴剂可贴于除角质层较厚的手掌和脚掌外,可用于身体表皮的任何部分。芬太尼脂溶性高(辛醇:水 =814),分子量小(336Da),镇痛作用强,无皮肤或皮下代谢,无皮肤刺激。由于药物直接经毛细血管吸收,无肝脏首过效应(不经过细胞色素 CYP2D6 代谢),生物利用度高(约为 92%),该贴剂贴于皮肤后持续吸收,起效时间约为 12～24h,平均时间约为 14h,主要经真皮层毛细血管吸收而发挥全身镇痛作用。由于吸收不经过胃肠道,便秘发生率远低于口服给药,恶心、呕吐发生率也有所降低,已成为癌症患者,尤其是不能口服、食欲缺乏和消化道功能不良患者的首选用药。

虽然有很多阿片类药物及制剂用于癌痛的维持治疗,但在临床应用中应注意:①肝、肾功能严重障碍或衰竭时,不予使用吗啡或哌替啶,可选用芬太尼类制剂。肝、肾功能轻或中度损害时,可选用羟考酮。②治疗中如疼痛加剧或暴发痛超过每日 4 次时,应考虑加大用药剂量,可不要盲目增加服药次数。③控缓释制剂不可碾碎或咬碎服用。④速释吗啡转换成芬太尼透皮贴剂时,应在使用原有等效阿片剂量贴剂的同时继续使用速释吗啡 6～12h 方可停用速释吗啡。⑤在癌痛治疗过程中,虽然上述的阿片类药物有转换参考系数,但在具体患者治疗时,仍需观察病情,做到个体化用药。⑥在维持治疗过程中,如果患者疼痛控制良好(VAS 评分 <4 分),但出现严重或者不可耐受的不良反应,则应将维持剂量下调 25%,下调后重新评估病情和治疗效果。

癌痛维持治疗期,患者如需减低阿片类药物的剂量或停用阿片类药物,除非出现危及生命的情况,如呼吸抑制等,日减量不应超过 10%～25%,直至日剂量减至相当于 30mg 吗啡量,以免出现阿片类药物撤药综合征。

此外，即使镇痛良好的患者，在治疗过程中也可能出现每日1~4次的暴发痛。暴发痛可能因翻身、穿衣、运动和病情变化所致，也有患者原因不清，有大约1/3的患者为神经病理性疼痛。暴发痛多为中重度疼痛，持续时间为数分钟至60min，平均时间约为30min。暴发痛出现后应立即静脉缓慢给予吗啡或氢吗啡酮等短效药物，剂量为24h阿片总用量的10%~20%。如果暴发痛超过每日3次，应视为基础镇痛用药用量不足。

最后，有些患者虽然经规范化的镇痛药物治疗后，仍感疼痛，即便增加镇痛药物剂量，部分患者仍不能出现稳定的疼痛控制，应考虑疼痛性质是否发生转换，或有心理障碍发生。例如：伴有神经病理性疼痛的患者可表现为痛觉过敏（hyperalgesia）或痛觉超敏（allodynia），此时首选的药物是抗惊厥药加巴喷丁（首剂100~300mg，口服，每日1次，以后每日3次，日剂量最大为3 600mg/d）或普瑞巴林（75~200mg，每日2次），此外作为一线使用的药物还有抗抑郁药（三环类抗抑郁药或度洛西汀、文拉法辛、米氮平）。可供选择的治疗神经病理性疼痛的二线药物包括曲马多、他喷他多、NMDA受体拮抗药（如氯氨酮，尤其是右旋氯氨酮）以及强阿片类药物。因此，对伴有神经病理性痛疼痛的癌痛患者，选择上述一线或二线药物，或者阿片类药物联合抗惊厥药或抗抑郁药，可能获得较好的镇痛效应。对部分药物治疗效果不好的神经病理性疼痛，应向心理医生、疼痛科医生或者专门机构咨询。

3. 不良反应处理 阿片类药物除镇痛外有众多不良反应，但除呼吸抑制和成瘾性外，均为症状型不良反应，表现为体位改变血压下降时可有眩晕感和步态不稳，恶心、呕吐和中枢及胃肠道因素导致的便秘，瞳孔缩小，可出现视物模糊和复视，中枢神经活动异常，表现为嗜睡、认知障碍、梦幻和头痛等，组胺释放可引起面颊潮红、多汗等。在持续用药的患者中，阿片类药物的某些效应存在"耐受"现象。一般而言，只有便秘为终身不发生耐受的副作用，即只要使用阿片类药物发生便秘，便秘将一直陪伴在阿片类药物的使用过程中。瞳孔缩小和使用芬太尼类药物的心率减慢为中等时间长度耐受的副作用（6~18个月）。其他的副作用如恶心、呕吐、头晕、意识模糊和镇咳等均是短期发生耐受的，即用药超过一周这些副作用都将明显减弱或消失。为此，美国NCCN将癌症患者区分为阿片类药物耐受的患者和阿片类药物不耐受患者，前者是指规律性服用吗啡30mg/d或相当剂量的阿片类药物超过一周的患者。

正确使用阿片类药物极少出现呼吸抑制，呼吸抑制多出现在初始滴定阿片剂量或快速增加剂量时，同时使用其他镇静药物有呼吸抑制的协同效果。呼吸抑制很少发生在剂量稳定时。不能唤醒的过度镇静是药物过量的首先表现，也提示进一步发展可能出现呼吸抑制。对呼吸抑制的患者，首先应停止阿片类药物的使用，并给予强刺激唤醒患者，必要时吸氧，甚至机械通气。对呼吸率<6次/min或SpO_2<90%的患者，应将纳洛酮0.4mg用10ml等渗盐水稀释后静脉推注，由于纳洛酮作用时间短，应注意1~2h后可能再度出现呼吸抑制。如果静脉推注纳洛酮超过2mg，呼吸抑制未好转，可排除阿片类药物的作用，应注意检查是否为相关疾病所引起，如是否发生脑转移或合并使用其他呼吸抑制药物所致。

长期使用阿片类镇痛药可致生理上和/或心理上的依赖，原则上任何阿片类药物都可导致依赖的出现，且镇痛作用强的药物更易发生依赖，依赖性平时不易察觉，但在停药时出现戒断症状，戒断过程的长短因药物品种不同而异，激动-拮抗类药物如布托啡诺等症状较轻微，可待因和右丙氧芬等则较难成瘾，强阿片类药物则较易成瘾，即使从硬膜外腔长期给予吗啡也应慎重。轻度戒断症状表现为打哈欠或喷嚏、出汗、食欲缺乏，病情进展可出现难以入寐、恶心、呕吐、腹泻、全身痛、不明原因低热，严重时表现为激动、颤抖、胃痉挛作痛、心动过速、极度疲乏甚至虚脱,处理原则是重新使用阿片类药物并逐步停药,使用剂量递减或进行特殊的戒毒治疗。心理成瘾性在癌症患者中常不加以考虑,但对有药物滥用使的患者,仍有成瘾的较高风险。

为避免阿片类药物的外周受体激动出现的不良反应和集中发挥中枢镇痛作用,还有多种给药途径在使用,例如经口腔黏膜、鼻腔黏膜、眼结膜给药,经口腔黏膜吸收的芬太尼是将芬太尼做成不同口味的糖块,患者含服时芬太尼经口腔和食道黏膜吸收直接进入血液循环,不仅生物利用度高,由于仅有少部分药物下行入胃肠道,可明显减低便秘和恶心、呕吐的发生,此种给药方式尤其适合于癌痛暴发痛的治疗和小儿用药。阿片类药物也可以通过蛛网膜下腔给药,给药的方式可为患者自控给药或遵医嘱持续给药。

经蛛网膜下腔或硬膜外腔使用吗啡,前者药物直接与中枢阿片受体相结合,后者则从硬膜外腔缓慢渗入脑脊液,除了作用于脊髓部位的阿片受体产生镇痛作用外,还能向头端上行入脑池而进入脑组织,出现延迟性呼吸抑制,尤以脂溶性低的吗啡为多见,脂溶性高的芬太尼和舒芬太尼则常表现为注射相应平面的镇痛作用,几乎不出现延迟性呼吸抑制。呼吸抑制处理不及时,可以致死。首次蛛网膜下隙注射不含防腐剂吗啡一次用量为 $0.1\sim0.2mg$,硬膜外腔注射一次用量为 $1\sim2mg$。蛛网膜下腔阻滞时吗啡一次用量超过 $0.3\sim0.4mg$ 或硬膜外阻滞时一次用量超过 $3\sim4mg$ 发生呼吸抑制危险性增大。经椎管内给药时尿潴留的发生率男性可高达 60% 以上,女性略低,多数患者需导尿处理。全身瘙痒、恶心、呕吐也很常见,对恶心、呕吐应预防重于治疗,可参见相应章节。

为了降低阿片类药物的不良反应,在应用阿片类药物治疗癌痛时的注意事项还包括:①交叉敏感,存于化学结构相似的药物,如哌替啶类、芬太尼类或美沙酮类,其他药物之间比较少见。②妊娠期,阿片类药物依分子量和脂溶性不同,透过胎盘屏障的速率不一,但均能透过胎盘屏障,成瘾产妇的新生儿在分娩时可立即出现戒断症状,甚至发生惊厥、震颤、反射亢进、哭闹不止、发热、打哈欠、恶心、呕吐等,应立即进行相应的戒断治疗。是否为药物引起死胎和畸胎,临床上尚难确定,但美沙酮可引起胎儿发育不良、体重过低、产程延长、新生儿长时间昏睡或呼吸抑制。原则上应避免使用美沙酮。③小儿与老年患者,由于药物清除率减慢,半衰期延长,也容易发生呼吸抑制,用量和用药间隔时间应低于常规剂量。④对诊断的干扰,阿片类药物可能促使脑脊液压力增高,吗啡等药物能使胆道括约肌收缩,胆管内压升高,可使血清淀粉酶和脂肪酶暂时升高。为避免生化检查的假阳性出现,至少停药后 24h 才能做血清碱性磷酸酶、谷丙转氨酶、谷草转氨酶、乳酸脱氢酶和胆红素测定。⑤下列癌症患者应慎用阿片类药物,如哮喘急性发作、心动过缓和心律失常、惊厥或有惊厥史、精神失常或有自杀意图、颅脑损伤。

还应注意阿片类药物与其他药物的相互作用,以确定是否选用其他药物及使用量,常见的相互作用包括:①与麻醉镇静剂等中枢抑制药合并使用时呼吸抑制,高血压或低血压更加明显,便秘也经常发生,用量应彼此配合互相减量。②与高血压治疗用药联合使用时,有发生直立性低血压的危险,给药后应注意监测。③与 M 型胆碱能受体激动药,尤其是阿托品合用时,可加重便秘并有麻痹性肠梗阻和尿潴留的危险。④广谱抗菌素诱发的伪膜性肠炎出现严重水泄时,不宜用阿片类药物止泻,否则毒物自肠腔的排出减慢。⑤阿片类药物可加剧硫酸镁使用后的呼吸和循环抑制。⑥使用单胺氧化酶抑制药的患者,需待药物作用消除后再使用阿片类药物,尤其是哌替啶,以免发生难以预料的足以致死的循环紊乱,此时患者可表现为激动、多汗、僵直、血压很高或很低、昏迷、惊厥和高热。⑦阿片类药物引起胃肠蠕动减慢和括约肌痉挛，可减低甲氧氯普胺的效应。

4. 特殊类型癌痛治疗 恶性肿瘤的骨癌痛可发生于任何癌痛晚期，但最长见于乳腺癌，发生率为 65%～75%；前列腺癌 65%～75%；鼻咽癌 65%～75%；肺癌 30%～60%；甲状腺癌 60%；黑色素瘤 14%～65%；肾癌 20%～25%；肝癌 13%～41%；多发性骨髓瘤 70%～90%；较少发生转移的胃癌，发生率为 13%；结直肠癌 1%～6%。恶性肿瘤骨转移的确切发病机制仍不清楚，癌细胞导致的 RANK/RANKL 系统的平衡破坏，是骨转移的主要机制。恶性肿瘤骨转移导致的骨癌痛意味着肿瘤已进入疾病晚期，预后差，但合理的治疗对缓解疼痛、恢复功能、改善生活质量、预防和治疗骨相关事件、延缓肿瘤进展和延长生存期有积极意义。镇痛药的治疗、双膦酸盐的治疗以及放疗和化疗在骨转移治疗中均起治疗作用。确诊为癌症的患者一旦出现骨疼痛、骨折、碱性磷酸酶增高、脊髓或脊神经根压迫，应进一步进行 X 光片、CT 或 MRI 扫描，以确定诊断。对于高风险发生骨转移的恶性肿瘤更应积极诊断和治疗。阿片类药物的镇痛治疗原则是使用合适的阿片类药物，包括品种和剂量，同时积极改善骨转移所致躯体症状，减低发生病理性骨折的风险，例如活动时避免扭转身体或肢体，避免过度负重，预防跌倒，必要时配置康复器具。双膦酸盐是内生性焦磷酸盐同分异构体，第一代药物如氯膦酸二钠，第二代是含氮双膦酸盐，如帕米膦酸、阿仑膦酸，第三代以唑来膦酸、伊班膦酸为代表。双膦酸药与骨细胞有高度亲和力，被骨骼的破骨细胞选择性吸收，抑制破骨细胞的活性，从而抑制骨的吸收，减轻骨疼痛，降低骨相关事件的风险。临床研究证明双膦酸盐长期用药安全性好，而且可和放疗、化疗、手术内分泌治疗等联合应用，与阿片类药物无不良反应。常用药物剂量如帕米膦酸 90mg 静脉注射 2h 以上，每 3～4 周重复一次；唑来膦酸 4mg 静脉注射 15min 以上，每 3～4 周重复一次；伊班膦酸 6mg，每 3～4 周重复一次。双膦酸盐治疗时间常在 6 个月以上，但缺乏 2～4 年以上的临床使用经验。原则上出现不可耐受的药物不良反应需停药。双膦酸盐的主要不良反应主要为流感样症状，如发热、疲劳、寒战、骨骼和肌肉痛；胃肠道反应（如恶心、消化不良、腹痛）；低磷血症；下颌骨坏死是罕见的原因不明的不良反应；肾功能障碍也是少见的严重不良反应，有条件者应在双膦酸盐治疗前评估肾功能。

骨癌痛的镇痛治疗应遵循上述治疗基本原则。常用镇痛药除阿片类药物外，亦常使用非甾体抗炎药，但是注意监测非甾体抗炎药的不良反应。

第三节　癌痛的介入治疗

当癌痛用大剂量强效阿片类药物和辅助镇痛药仍难以控制或副作用明显患者无法耐受时，介入治疗不失为一种可供选择的方法，常能获得意想不到的效果，有时是三级阶梯药物治疗的重要辅助镇痛措施。如疼痛部位相对局限，可考虑脊神经或者外周神经阻滞、神经破坏疗法。例如臂丛松解术可用于治疗肩背上肢严重疼痛，腹腔神经丛阻滞治疗上腹部内脏顽固性疼痛，硬膜外神经坏死术用于治疗胸部上腹部相关疼痛，尾神经阻滞用于治疗直肠或会阴部顽固性疼痛。应注意在使用无水酒精或苯酚神经坏死前，常用局部麻醉药来检验神经破坏后是否可能达到有效镇痛效果。由于不宜破坏下肢活动和会阴部功能，常不选择腰骶丛神经阻滞。

介入治疗方法有多种，主要的有神经阻滞疗法、神经破坏疗法、电刺激疗法、激光疗法、射频疗法等，简要分述如下。

一、神经阻滞疗法

根据癌痛的神经分布定位穿刺点，可选择外周神经阻滞和椎管内阻滞（中枢神经阻滞），后者又有蛛网膜下腔阻滞和硬膜外阻滞之分。由于超声技术的进步，外周神经阻滞几乎可用于身体的各个部位。外周神经阻滞应用较多的是颈部和上下肢神经阻滞，主要适用于上肢癌痛、乳腺癌腋下转移疼痛、颈部癌痛和下肢股骨中下段平面以下的癌痛。椎管内阻滞应用较广，胸腹部、盆腔和下肢癌痛均可采用，但内脏癌痛如胃癌、胰腺癌、胆囊癌疼痛应并用腹腔神经丛阻滞。

神经阻滞一般先用局麻药，如疼痛缓解可判断穿刺部位准确，并能预测镇痛效果良好。否则应调整阻滞方案。局麻药的作用时间有限，镇痛的维持通常是连续注射神经破坏药或采用连续法给药。在硬膜外间隙置管后连接微量镇痛泵可持续注入低浓度布比卡因或罗哌卡因或复合少量芬太尼，也可采用手工分次注入，或患者自控镇痛技术。连续方法的缺点是患者行动不便，故通常用在生命的晚期，但危重者应慎用。

二、神经毁损疗法

神经毁损疗法是值得推荐的 WHO 三级阶梯药物镇痛的辅助措施。在用局麻药施行神经阻滞确认有效后，注入神经破坏药，外周神经一般注入 0.5ml，硬膜外间隙注入 3～5ml，蛛网膜下腔注入 0.2～0.5ml。此法的有效期和注射的药物、注药的准确性有密切关系，如注射石炭酸（苯酚）的神经坏死时间短者数周，长者 1～2 年，一般 3～6 个月，在此期间阿片类药物用量显著减少，甚至完全停用。

常用的神经破坏药为乙醇和苯酚，注药的浓度以乙醇为例，注射部位局限者应选用无水乙醇，注射范围需较广者如腹腔神经丛阻滞宜选用低浓度大容量液体如 50%～70% 乙醇 15～20ml。苯酚可用水溶液，但通常是采用苯酚甘油溶液，注入后苯酚从甘油中释放出来，缓慢发挥作用，常用浓度为 5%～15% 苯酚甘油溶液。

蛛网膜下腔内脊髓自其两侧分别发出前根和后根，前根由运动神经和自主神经传出纤维组成，后根为感觉神经和自主神经传入纤维。根据这一解剖学特点，应使神经破坏性药选择性地作用于后根，尽可能不影响前根，以避免运动麻痹。为达此目的，采用重于脑脊液比重的苯酚甘油溶液时，因系重比重溶液，故有下沉的特性，具体操作中患者的体位需将相当于后根处摆置在手术台上的最低点，注速宜缓慢，容量尽可能少。首选支配病变的神经根，如果镇痛不满意，隔周再注射其上或下一个神经根。采用轻比重乙醇时，有上浮的特性，体位恰相反，应将后根置于最高点，注药原则和注射苯酚甘油相同。

神经破坏药不仅作用于感觉神经，而且运动神经也可能受影响。所以在痛觉消失和触觉消失出现麻木副作用的同时，支配下肢和肛门的运动神经麻痹后会出现下肢瘫痪与大小便失禁的并发症。一般说硬膜外阻滞时这种并发症和阻滞平面相关，也少于蛛网膜下腔阻滞。胸与上腰段硬膜外阻滞时少于下腰段硬膜外阻滞，破坏药浓度低、药量小者少于浓度高、药量大者。如果蛛网膜下腔阻滞操作技术恰当，破坏药局限在后根，则运动麻痹可以避免，但完全避免马尾部受损很困难，因该处为神经根垂直下降的部位。鉴于可能出现上述严重并发症，故椎管内注射神经破坏药最好选择硬膜外入路，苯酚甘油溶液的浓度限在10%以下。

内脏肿瘤侵及体壁时，腹腔神经丛破坏药阻滞应和硬膜外破坏药阻滞同时进行。

神经破坏药使用的详细内容参见本书的第十三章。

三、射频治疗

射频治疗是用温度选择性地破坏痛觉神经纤维而达到控制疼痛的方法。将尖端裸露的绝缘穿刺针在影像学引导下穿刺到靶神经后，利用射频治疗仪调控针尖温度在 70~75℃，持续 60s，此时痛觉神经纤维被破坏，而触觉神经纤维不受影响，触觉得以保留。射频治疗分为连续射频与脉冲射频两种，后者在较低温度 42℃ 时能达到同样效果，运动神经也不被破坏。此法现已广泛应用于疼痛治疗领域，不仅对癌痛，而且对多种顽固性疼痛有良效，镇痛效果能够持续几个月，甚至数年。

四、电刺激疗法

此法系将电极置于皮肤表面或经皮置入硬膜外间隙（spinal cord stimulation，SCS），又称为脊髓电刺激，连接神经刺激仪后以不同的刺激频率、刺激强度刺激支配疼痛区域的脊髓节段，虽有一定的效果，但不甚理想，也易发生电极易位而失效。

五、激光疗法

高能量激光（laser）对组织有破坏作用，直线偏光近红外线，即所谓超激光（super laser）对皮肤浅层有镇痛作用，但两者均缺乏治疗癌痛有效的临床报告。

六、鞘内持续药物镇痛

持续性鞘内使用镇痛药物，可以使蛛网膜下腔内局部药物浓度升高，这样能够使患者的疼痛评分降低，同时使经全身用药可引起的很多副作用得到缓解。与传统的给药方式相比，鞘内持续药物镇痛在治疗效果及副作用方面有着巨大的优势。通过镇痛泵植入装置给药使过度镇静、便秘等副作用得到减轻，也使阿片类用药问题和药物依赖性问题得到一定的解决。新型的鞘内给药装置还可以通过患者自身的需求来调整镇痛的效果。

鞘内镇痛价格昂贵且管理上有较高要求，目前只作为传统治疗，如阿片类药物、非阿片类药物及非药物干预失败或不能耐受患者的最后选择。鞘内持续给药的首要步骤是对鞘内镇痛患者进行合理的选择。患者的选择需要介入治疗人员、心理咨询专业人员、患者和他们的照顾者共同讨论决定。目前有几个步骤来确定患者是否应该接受鞘内给药的治疗。对所有患者的治疗，还需评价和优化由于疼痛引起的并发症。

需要接受鞘内镇痛治疗的指征：

1. 疼痛的诊断已经确定，可以根据其症状分为神经病理性疼痛、伤害性疼痛或混合性疼痛，并据此选择相应药物。

2. 癌性或非癌性原因引起的慢性或渐进性的疼痛。

3. 疼痛为持续性，一天 24h 内几乎均不能缓解。

4. 患者采用口服或静脉给药药量过大。

5. 患者对口服或静脉镇痛药出现耐受或不能耐受药物的副作用。

6. 临床上引起疼痛的病因无法去除。

7. 不存在装置植入手术的禁忌证及鞘内病理情况（如细菌感染或抗凝治疗）。

首先，医生确定需要鞘内镇痛治疗的患者，对疼痛进行诊断，确保其不适合保守治疗。其次，向患者展示鞘内给药装置，对其期望值、综合理解力及支持系统进行评估。因为鞘内给药只能达到疼痛的控制而不能根除病因,医生和患者应该对治疗的结局有符合现实的期望。最后,对患者的精神并发症也要评估和治疗,这有可能会阻碍治疗的成功。

多学科团队应该注重于如何提高患者的成功率,而不能仅仅将其作为治疗的最后一招。患者对治疗效果的不满意仍是过早调整或提前拆除装置的原因,仅有51%的患者在治疗12个月后对治疗效果满意。对治疗不满意的主要原因是治疗成本过高。

鞘内镇痛泵植入性治疗,给患者满意镇痛提供了一个机会。鞘内给药装置常包含药物储存器、泵、导管。与短期暂时性脊髓电刺激试验相似,植入鞘内给药系统前可先行给予药物试验治疗,对疼痛的缓解程度进行定量评估并记录发生的不良反应和患者的喜好。试验治疗可通过硬膜外或蛛网膜下腔给药两种途径实现。

硬膜外试验可以避免行硬膜下穿刺及穿刺后潜在的头痛发作,但使用的阿片类药物的剂量与蛛网膜下腔用药比应提高10倍。另外,硬膜外试验可以排除脑脊液动力学对试验药物的影响。无疑硬膜外试验阳性组有良好的鞘内给药效果,但阴性组也不能排除鞘内给药成功的可能性。

鞘内试验可以通过单次、多次或通过鞘内的导管植入持续给药来完成。植入导管后可以使药物持续性地进入鞘内,根据药动学的参数给药,可避免因反复给药引起的鞘内药物水平波动。

鞘内给药试验有效的标志是疼痛的缓解程度大于或等于50%。也有研究者以生理功能恢复和对口服阿片类镇痛药的依赖性减弱为治疗成功的标准。如果疼痛不能有效缓解,副作用明显或难以耐受,患者对治疗的满意度低或治疗期间精神症状明显加重,则试验视为失败。

我国目前尚无鞘内给药应用指南,美国FDA批准的鞘内给药镇痛的药物只有吗啡、齐考诺肽和布比卡因,但是其他药物或联合药物,包括氢吗啡酮、芬太尼、舒芬太尼、巴氯芬、可乐定和右旋美托咪定等也在使用。这些药物在包括美国在内的专家共识或指南中也被推荐,甚至要作为一线药物治疗癌痛。

鞘内给药试验通常用单一药物,如吗啡或齐考诺肽。但相关专家已经提出了混合给药方法,药物的选择和推荐的决策根据引起疼痛的不同原因而有所不同。在治疗的初期推荐使用单一药物治疗,有协同作用的药物只在治疗的后期联合使用(表24-2,表24-3)。

鞘内给药系统需要一个输液泵装置植入鞘内,包括储药器、机械泵和导管。市场上各种非编程和可编程的泵及各种导管系统均可使用。

非编程固定频率的泵可以持续地向鞘内输送药物,尽管这种装置成本较低,但是如果需要调节药物的剂量,必须得更换储药器内药物的浓度。

表24-2 鞘内镇痛治疗具有神经病理性疼痛性质的癌痛药物推荐

药物			
一线 吗啡	齐考诺肽	吗啡+布比卡因	
二线 氢吗啡酮	氢吗啡酮+布比卡因或可乐定	吗啡+可乐定	
三线 可乐定	齐考诺肽+阿片类	芬太尼	芬太尼+布比卡因+可乐定
四线 阿片类+可乐定+布比卡因	布比卡因+可乐定		
五线 巴氯芬			

表 24-3　鞘内镇痛治疗伤害性疼痛的药物推荐

	药物			
一线	吗啡	氢吗啡酮	齐考诺肽	芬太尼
二线	吗啡+布比卡因	齐考诺肽+阿片类	氢吗啡酮+布比卡因	芬太尼 布比卡因
三线	阿片类(吗啡、氢吗啡酮或芬太尼)+可乐定	舒芬太尼		
四线	阿片类+可乐定+布比卡因	舒芬太尼+布比卡因或 可乐定		
五线	舒芬太尼+布比卡因+可乐定			

可编程固定频率的泵可通过调节药物的输送频率,向鞘内输送不同剂量的药物。医生可以预先设置不同剂量,患者也可以根据自身的需要,通过 SynchroMed Ⅱ 系统的无线传感器进行单次剂量的使用。储药器的规格也有很多种,患者可以依据自身的习惯和期望再次补充药品的周期进行选择。

储药器通常置于腹壁皮下通道的硬膜囊内。在植入手术前,标记肋缘与髂嵴中点作为储药器的放置部位,这个部位的选择要符合患者的意愿,确保患者没有不适感。手术中患者取侧卧位,放置储药器侧向上。手术开始后穿刺针的方向指向硬膜囊,沿着正中平面推进直到穿破硬膜,拔出针芯后可见脑脊液流出,将导管从针孔植入蛛网膜下腔内。

穿刺针固定不动,在针尾端作一切口,分离皮肤及皮下深层组织,直到棘上韧带。用非可吸收线固定在棘上韧带,拔出穿刺针后,固定导管于棘上韧带。一切就绪后确认脑脊液可以从导管流出。

在术前标记的腹前壁部位作一切口,制作储药器放置袋。沿切口钝性分离皮下组织3cm 深,将储药器放置于此处,并于深部组织固定,防止旋转或翻转。最后,通过皮下通道连接鞘内导管和泵。多余的导管部位置于泵的深部,以防患者活动时拉拽。连续缝合切口,启动装置后设置参数,即可开始给药。

鞘内镇痛的成功取决于很多的因素,包括彻底了解疼痛的状况,对患者进行精细的选择,有意义的试验治疗以及了解患者的期望值需与结果的现实性相一致。随着鞘内给药系统使用周期的延长及成本的降低,还有越来越多的证据证明鞘内给药可以改善预后,它将继续在治疗癌痛中占据重要地位。

第四节　特殊部位癌痛的处理

一、头痛

无明显诱因的头痛,在老年人中应首先考虑脑肿瘤,包括原发性脑肿瘤与脑转移瘤。由于颅骨的限制,占位性病变使颅内压升高,中脑和后颅窝肿瘤阻塞导水管导致脑积水,也可使颅内压升高,脑膜等敏感性组织会出现剧烈的反应性疼痛。脑肿瘤引起的头痛随日夜及体位的变化而有程度的差异,夜间睡眠时 $PaCO_2$ 因呼吸不畅而轻度升高,从而使脑血管扩张、脑血流增加、颅内压升高,故晨起时头痛显著;白天活动后呼吸改善,且直立位颅内静脉血易回流,于是头痛逐渐减轻。因为头痛是一种常见病,就是恶性肿瘤患者,也可能由于抑郁、焦虑而引发非器质性头痛。所以早期诊断与鉴别有一定困难,脑肿瘤和脑转移瘤的患者往往是从体征上先发现,也就是说体征较症状对诊断更重要,常在肢体麻木无力、出现轻瘫时,才会和头痛症状相联系做出诊断。尽管如此,还是应该从头痛性质的变化上早期发现鉴别的线索,例如头痛突然加重、头痛部位转移、发作频数增多就应该高度怀疑颅内有占位性病变,应选择磁共振检查以明确诊断。

癌性头痛除按照三级阶梯镇痛药物治疗以外,绝大多数患者对肾上腺皮质激素和甾体类药物反应良好,每日给予地塞米松 8～16mg,再加放射治疗,能使头痛很快缓解或显著改善,维持数月直至死亡。地塞米松剂量小至 4mg,也能达到上述大剂量的同样效果,副作用可明显减少。脑放射治疗是重要的姑息治疗措施,中等姑息剂量照射可使 70%～80% 的患者有反应,外科减压术后照射也有效。化学药物治疗对非霍奇金淋巴瘤、胚细胞肿瘤、小细胞肺癌、乳腺癌转移较敏感。原发性脑肿瘤应尽可能手术切除,脑积水作外科减压术,从根本上缓解头痛。

二、骨痛

恶性肿瘤骨转移系亲骨性肿瘤经血行播散所致,常见的亲骨性肿瘤包括乳腺癌、肺癌、前列腺癌、肾癌、多发性骨髓瘤等,约 80% 以上的骨转移患者会发生骨痛,多发部位为躯干骨(尤其是脊柱)及四肢近心性骨骼。四肢远心端骨骼发生率低,末端少见。骨痛早期可能为单发,但也可能是多发的,其疼痛强度不一致,夜间为甚,活动后加重。深部的骨转移性疼痛常伴有功能障碍,浅表的骨转移性疼痛常伴有肿胀。局部放射治疗是较好的处理办法,至少能使 60% 的患者疼痛程度缓解一半。多发性骨转移可采取上、下半身轮流照射法,但应间隔 4～6 周,以便照射区的骨髓功能恢复。放射性核素治疗是静脉注射一种寻骨性核素,因其可被骨矿化点所吸引,故能到达多个骨转移部位进行局部放射治疗。现今较常用 ^{89} 锶(^{89}Sr),也可用 ^{153} 钐或 ^{186} 铼与双膦酸类药物相结合。放射性核素治疗骨转移性疼痛的效果和大范围放射线照射相似,但毒性低、副作用少。化学药物治疗和激素治疗对该种药物敏感的恶性肿瘤转移性疼痛也有相当价值。对骨转移性疼痛,阿片类镇痛药很必要,应依三级阶梯法给药,非甾体抗炎药的效果也很明显,两类药物联用,可使其作用增强。

双膦酸盐主要用于骨转移性疼痛,也可用于骨质疏松引起的骨痛。唑来膦酸、帕米膦酸是常用于骨痛的双膦酸类药物,用药初期可能出现腹痛、腹胀、腹泻或感冒样发热,一般持续 24h 左右后自行减退或消失。其他不良反应较少,如 10% 左右的患者可出现轻度的恶心、呕吐或腹泻。这类药物静脉注射时应稀释后缓慢滴注,剂量也不应过高,以免发生低钙血症。颌骨坏死是唑来膦酸等药物罕见的严重不良反应,发病机制不明,口腔手术及颌面部放疗可增加该严重不良反应的风险,故用药期间应避免拔牙等手术创伤。

三、肩臂痛

肩臂痛常为肿瘤向腋窝转移所致,乳癌、前列腺癌易转移到此处。原发肿瘤如潘科斯特瘤(Pancoast's tumor,肺尖部肿瘤)常侵犯臂丛而出现肩臂痛。此种疼痛具有神经根性的特点,主要在 C_8～T_1 分布区,疼痛放射到上臂的尺侧,呈烧灼性和针刺样,逐渐加重,在疼痛分布区感觉也消失。臂丛下部受累后,手部肌肉、腕的背屈肌与三头肌受影响,则出现肌无力症状。腋窝静脉受肿大的淋巴结阻塞后,上肢静脉回流不畅,则出现明显水肿,以至施行臂丛阻滞治疗时表面定位和寻找臂丛靶点十分困难。潘科斯特瘤累及神经根时,疼痛很剧烈，常规镇痛药都难以控制。肿瘤直接向臂丛浸润、转移或使臂丛受压时，疼痛是最先出现的症状。典型者为下丛受累，即相当于 C_7、C_8 与 T_1，疼痛放射主要在前臂的尺侧与手部，呈持续性、撕裂样。肿瘤浸润至上丛较少，其特征是肩胛带、臂外侧与手疼痛，即 C_5~C_6 分布区。此外，放射性损伤也会出现肩臂疼痛的症状，应注意区别。由于肩臂痛常呈根性，症状剧烈，往往对强效阿片类药物几乎没有反应，呈撕裂样、电击样疼痛者应加用抗惊厥药，如卡马西平、加巴喷丁等。此种情况，采用臂丛破坏性阻滞效果不错。由于局部肿胀，找准臂丛不易，故应在 CT 或超声引导下操作，可精确定位靶点，注入无水乙醇 1~2ml，能获得较好效果，颈部连续硬膜外局麻药阻滞或单次神经破坏药阻滞也可采用。严重疼痛各种处理无效时可考虑脊神经根切断术或脊髓前侧柱切除术。

四、胸痛

恶性肿瘤导致的胸痛主要来自非小细胞肺癌和间皮瘤，疼痛不一定局限在肿瘤的部位。肿瘤侵犯到后胸壁，压迫神经根时，疼痛向胸、腹壁放射，沿肋间神经呈束带状。因肺实质对疼痛并不敏感，故肿瘤及其压迫神经根处疼痛并不一定明显，胸腹壁的放射痛可能是唯一征象。此外，食管癌淋巴转移累及胸膜与胸壁时也会带来明显的胸痛，这种疼痛常难以精确定位，如果和吞咽困难症状相结合则诊断并无困难。恶性肿瘤胸痛应注意的鉴别诊断有：急性带状疱疹神经痛与带状疱疹后神经痛、胸膜炎疼痛、心绞痛、肝胆疾患放射痛和肋间神经痛。肿瘤性胸痛的治疗除手术切除、放射与化学药物治疗外，按阶梯逐步升级给予镇痛药及辅助药十分必要，以便尽快控制疼痛，改善患者的身心状态。肿瘤侵犯胸壁时，应加用非甾体抗炎药，有神经病理性疼痛时需给抗惊厥药与抗抑郁药。神经阻滞疗法，例如依疼痛范围施行胸部硬膜外阻滞或肋间神经阻滞，注入局麻药或神经破坏药都是较好的选择。对于非小细胞肺癌，放射治疗可使 70% 患者的胸痛缓解，对间皮瘤胸壁疼痛的效果目前缺乏深入研究。小细胞肺癌对化学治疗的反应好，但效果不持久，必要时还可第 2 次、第 3 次化疗，常用药物有环磷酰胺、阿霉素、长春新碱、依托泊苷（etoposide）和顺铂。化疗对非小细胞肺癌可改善患者的生活质量、延长生命。乳癌手术或开胸手术后遗疼痛，若除外肿瘤复发，局部的原因主要是手术对神经的损伤以及术后瘢痕对神经的压迫。乳癌手术后遗疼痛多与手术时肋间臂神经受损有关，此神经来自 T_1 和 T_2 脊神经根，传导此区皮肤的感觉，疼痛常在手术瘢痕区与上臂内侧，呈紧张感、烧灼感和感觉迟钝，同时肩部收紧，或成冻结肩。开胸手术切口后遗疼痛的发生机制与症状和上述类似，主要是肋间神经受损的缘故。手术后遗疼痛的处理，神经阻滞为首选，宜先用局麻药试探，确认有效后注入神经破坏药。由于瘢痕形成，局部穿刺很困难，往往采用硬膜外阻滞或椎旁神经根阻滞。施行肋间神经阻滞时应在腋后线附近寻找穿刺点，防止因解剖变异而误入胸腔。

五、腹痛

腹腔内恶性肿瘤初起时常无疼痛，因而不易早期发现，直至转移到肝或梗阻肠管后出现疼痛症状时才被发觉。肝转移后体积增大，牵拉被膜而出现疼痛，有肠梗阻症状者应积极寻找原因，早期治疗。胃癌、肝癌、胆囊癌、胰腺癌及其他消化道肿瘤疼痛首先应考虑双侧腹腔神经丛破坏性阻滞，可经后入路穿刺，注入 50%~70% 乙醇 15~20ml，开腹手术中，则采取前入路直接注入腹腔神经丛内。疼痛缓解不全时，说明肿瘤可能累及后腹壁，甚至会出现根性痛，疼痛异常剧烈。此时应加用硬膜外阻滞，以控制躯体性疼痛。按阶梯给予镇痛药是必不可少的,肝转移后肝功能受损并不限制阿片类药物的应用,甾体类药物有助于减轻肝水肿,缓解疼痛。

六、盆腔痛

子宫、膀胱、直肠癌易向腰骶神经丛浸润,故疼痛的性质既有内脏成分,也有神经病理性成分,疼痛异常剧烈,除按照阶梯镇痛药物治疗逐步升级外,对神经病理性疼痛需辅以加巴喷丁和阿米替林等抗惊厥药和抗抑郁药,甾体类药物对难以控制的疼痛也有相当作用。骶管阻滞、硬膜外阻滞及腰骶神经丛阻滞都是必要的镇痛措施,注入神经破坏药可能招致大小便失禁,宜先注入局麻药试探,或用低浓度破坏药如 5%～7.5% 苯酚甘油溶液。剧烈疼痛无法完全控制者,蛛网膜下腔注入神经破坏药也是较好的措施,操作恰当,一般不会影响运动功能,但最好选择预计生活时间在 3～6 个月以内的患者,以避免万一运动功能受累,长时间大小便失禁所带来的不便。

七、髋腿痛

髋痛与腿痛主要是因骨盆与股骨的转移癌。虽然长骨的转移癌少于颅骨与脊椎骨,但由于需负重,故易发生病理性骨折而致残。50% 以上患者放射治疗后疼痛可缓解,镇痛药也常用。

八、直肠会阴痛

此处疼痛多为骶神经根或骶前神经丛受累的缘故,疼痛呈烧灼样或隐痛,偶为痉挛性,大便时加重,骶管阻滞有效。放射治疗造成的反应性直肠炎有不适感与烧灼痛,甾体类药物可减轻。直肠手术后肛门痛,患者自觉直肠有牵拉痛或隐痛,与各种刺激无关,很难治疗,椎管内注射阿片类药物或许有效。

第五节 儿 童 癌 痛

儿童期恶性肿瘤并不少见,其中较多见的是急性淋巴细胞性白血病,其死亡率不低。肿瘤浸润或压迫骨骼、内脏、软组织或神经时均可引起疼痛,常是早期发现的重要症状。骨肉瘤增长时骨膜受牵拉、白血病在骨骼内增生骨髓腔受压也可造成严重的骨痛。白血病、淋巴瘤与神经源性肿瘤在腹腔内脏,尤其在肝脾内膨胀性生长时,疼痛也很明显。脑瘤与脊髓肿瘤能分别导致头痛或颈背痛,在诊断上应予注意。

儿童癌痛的治疗原则,在许多方面也须参照 WHO 三级阶梯应用镇痛药的原则。尽管口服给药最方便,但有些儿童拒绝口服药物或因恶心、吞咽疼痛而不能口服。在此情况下,连续皮下输注法可采用,将带细导管的穿刺针置于胸、腹、大腿的皮下,3～7 日更换 1 次,用微量泵控制输注速度 2～3ml/h,以防止药物在局部蓄积。静脉注射宜采用中心静脉留置导管,可减少重复穿刺带来的麻烦。为减少穿刺部位的疼痛,在注射液内宜混加小剂量利多卡因不超过 1.5mg/(kg·h)。静脉和皮下输注镇痛药也可连接微量泵采用患者自控镇痛(PCA)方式,以便适应疼痛强度的变化。芬太尼透皮贴剂是一种很好的给药方式,虽然起效慢,但能持续释药,使用方便。现在的商品制剂最低者为 4.2mg/贴,但对许多儿童已超量,尤其对阿片类药物敏感者应慎用。

1. 对乙酰氨基酚　是儿童癌痛最常用的非阿片类镇痛药,此药对胃刺激性小,不引起出血,不良反应少,较为安全。口服单次剂量 15~20mg/kg,重复给药每 4h 10~15mg/kg,每日最大剂量儿童为 90mg/kg,婴儿为 60mg/kg,32 周到足月为 45mg/kg。

2. 阿司匹林　16 岁以下儿童不宜应用阿司匹林,因可能并发 Reye 综合征,这是一种儿童罕见的有时能致死的疾病,其特点是复发性呕吐和转氨酶升高,肝脏受损,继以脑病、意识障碍及癫痫发作。阿司匹林和其他 NSAIDs 有出血和胃刺激的副作用,儿童肿瘤患者常为禁忌。由于儿童癌症常合并血小板减少,故环氧化酶 -2(COX-2)抑制剂有优势,此类药物不影响出血,对胃无刺激。成年人所见的应用 COX-2 抑制剂后有心血管意外事件,在儿童尚无报告。其他 NSAIDs,如布洛芬、萘普生均有出血和胃炎的可能,儿童癌痛应限用。

3. 弱效阿片类药物　可待因儿童口服推荐剂量为每 4h 0.5~1mg/kg,超过 2mg/kg 副作用增多,故不宜再增量。约半数儿童(47%),将可待因转变为吗啡发挥镇痛作用的代谢酶活性降低,可能使其无效。氨酚待因为可待因与对乙酰氨基酚的复方制剂,系非处方药,购买较为方便。曲马多最近研究在儿童长期用药,但和三环类抗抑郁药合用可能导致癫痫发作。羟考酮依据其剂量的不同可视为弱效,也可视为强效阿片类药物,起始量为口服 0.3mg/kg,每 3~4h 一次,体重大于 50kg 者 10mg/3~4h,最小片剂为 5mg,增量过程中应滴定其适宜的剂量。为了增强羟考酮的镇痛效果,常和对乙酰氨基酚合用,在不与后者成固定配方时,羟考酮允许增量,可避免对乙酰氨基酚蓄积中毒。

4. 强效阿片类药物　以吗啡为代表的 μ 阿片受体激动药是应用最广的强效镇痛药,一般为首选。即释型口服吗啡的起始量为每 3~4h 0.3mg/kg,体重大于 50kg 者为 30mg/3~4h;静脉注射的起始量为每 3~4h 0.1mg/kg,体重大于 50kg 者为 5~10mg/3~4h。缓释型吗啡最好每日给药 3 次,血药浓度更为稳定。芬太尼起效快,失效也快,静脉注射每 1~2h 0.5~1.5μg/kg,体重大于 50kg 者 25~75μg/1~2h,静脉连续输注或采用 PCA 方式适用于因副作用明显而限用吗啡的儿童。哌替啶用于短时疼痛,静脉注射 0.75mg/kg,体重大于 75kg 者,给予 50~75mg。与成年人一样,不主张哌替啶用于癌痛的长期治疗,因其代谢产物去甲哌替啶可引发烦躁、兴奋、惊厥等精神症状,尤其对肾功能不全者。美沙酮作用时间长,注射与吗啡等效,口服和注射的剂量比为 1.5~2:1,此药的酊剂适于儿童长时间服用。美沙酮代谢过程常有变化,体内蓄积后出现迟发镇静现象,这时应减量或延期给药。

5. 辅助药　三环类抗抑郁药、苯二氮䓬类药、甾体药均可应用于儿童,注意合并用药后的药物相互作用。神经病理性疼痛常选用抗惊厥药加巴喷丁、卡马西平等,加巴喷丁初始剂量口服 100mg,幼儿 50mg,如能耐受增至 2 次 /d,然后 3 次 /d,持续数日,如仍能耐受,最大增至每日 60mg/kg,分成 3 次口服。

6. 介入治疗　剧烈癌痛难以控制的儿童可采用介入治疗,和成年人一样是必要的镇痛措施。椎管内镇痛的剂量变化较大,需个体化调节,密切观察,并由有经验的医生操作。上腹部内脏癌痛采用腹腔神经丛破坏性阻滞能使疼痛很快缓解。

第六节　老年人癌痛

面对日益加剧的人口老龄化趋势,老年人癌痛的问题越来越受到重视。老年肿瘤患者在被确诊时多已处于晚期,基础疾病多,各脏器功能下降,心理治疗对老年肿瘤患者显得非常重要,尤其是疼痛治疗。目前,因为对老年人疼痛的认识不足、评估不够、过分担心药物副作用，使得老年人癌痛控制现状不容乐观，≥30% 的老年癌症患者疼痛未能得到有效治疗。老年癌症患者治疗的目标不是重返工作或者延长生命，而是尽最大可能提高生活质量，让老年癌症患者远离癌痛，真正做到无痛生存。

一、老年人癌痛的特点

第一，老年癌症患者罹患的疼痛可能不仅仅源于癌症，老年人癌痛可能同时伴有其他疾病导致的疼痛，如关节炎、骨质疏松、胆囊炎、糖尿病、肩背疼痛等等。因此在制订癌痛控制计划的同时必须清楚地了解这些老年患者是否同时伴有其他原因所致的慢性疼痛。

第二，老年患者疼痛水平变化频繁。老年人对疼痛的感知不同于年轻人，很容易受各种内外因素的影响，使得老年人一日之内疼痛的等级评分波动明显。因此必须对老年人癌痛做出准确评估，才能保证疼痛控制良好。

第三，老年人代谢缓慢，药物清除时间延长，使药物作用增强，在调整用药及药物剂量时要特别小心。

第四，老年人对镇痛药物使用的依从性差。通常情况下，如果不是被疼痛折磨得痛苦不堪，老年人对镇痛药物是十分抗拒的。当老年人同时接受其他药物治疗时，每日口服药物可能很多，这都会使老年人放弃继续按时服用镇痛药物。

第五，对老年人癌痛的准确评估困难。疼痛是主观感觉的症状，因此对老年人，尤其是有认知障碍的老年人很难进行准确的评估。

二、老年人癌痛的治疗

（一）治疗原则

1. 采取创伤最小的医疗镇痛手段。

2. 药物治疗从低剂量开始，缓慢增加药物剂量。

3. 给予老年癌症患者药物干预治疗之前应考虑到年龄相关的药动学的改变，导致药物敏感性和副作用都增加。

4. 充分注意到对药物反应的差异，制订个体化镇痛治疗方案。

5. 鉴于非甾体抗炎药的副作用，要谨慎或尽量避免使用；对乙酰氨基酚可用于轻度疼痛患者。

6. 阿片类麻醉剂用于治疗中、重度疼痛，使用长效缓释阿片制剂治疗慢性疼痛，同时用快速短效药物控制暴发痛，并根据暴发痛来准确滴定阿片类药物剂量。

7. 预见和及时处理阿片类药物所致副作用，包括恶心、便秘、嗜睡、谵妄、耐受等。

8. 老年人避免使用丙氧芬、哌替啶、美沙酮。

9. 密切监控长期接受治疗的老年患者可能出现的副作用以及药物 - 药物、药物 - 疾病之间的相互作用。

10. 对一些疼痛症状给予适当辅助药物治疗，如抗惊厥药物等。

11. 药物治疗与非药物治疗相结合镇痛效果更为显著。

（二）药物治疗

1. 非甾体抗炎药　对乙酰氨基酚是治疗老年人轻度疼痛的首选药物，比其他 NSAIDs 容易耐受，推荐最大剂量为 3g/d，超过这个剂量可能导致肝毒性，肝功能不好的患者需慎用。如果对乙酰氨基酚不能奏效，可以考虑使用其他 NSAIDs，但是其他 NSAIDs 没有对乙酰氨基酚安全,老年人最常见的副作用是消化道出血和肾毒性,所以必须在严密的监控下才能长期使用。

2. 阿片类药物　阿片类药物是治疗老年中、重度癌痛的有效药物。由于老年人药物代谢和清除率的改变,使得老年患者体内药物浓度高、作用时间延长,因此老年人使用阿片类药物应从小剂量起始,缓慢加量,阿片类药物初始剂量应为成人的25%～50%。需要强调的是,用长效制剂控制稳定疼痛是有利的,但如果出现镇痛不足的情况,需要的即释制剂的解救剂量也较年轻人小,应为每日总剂量的25%。以控释吗啡为例,在老年重度癌痛患者中,初始剂量从10mg每12h一次开始,同时准备即释吗啡片,以控制暴发痛。如果每日暴发痛的次数≥3次,考虑增加控释吗啡剂量。根据老年人缓慢加量的原则,按25%的幅度增加剂量,直至达到"3-3"标准(3d内控制疼痛,疼痛VAS评分3分以下,每日暴发痛次数在3次以下)。对于中等程度的疼痛,低剂量的二氢可待因酮和羟氢可待因酮可以奏效,而且有良好的耐受性。曲马多通过激动阿片μ受体,抑制单胺重摄取产生镇痛,呼吸抑制甚微,老年人耐受性好。而可待因由于其副作用强,可以导致更多的恶心、便秘,剂量高时老年人不易耐受。对于重度疼痛,可以使用强阿片类药物,如氢吗啡酮、芬太尼、羟考酮等。首次使用阿片类药物的患者,由于羟考酮和氢吗啡酮半衰期短,不产生活性代谢产物,推荐这两种药物是不错的选择。美沙酮虽然镇痛效果好、耐受性好,但是由于半衰期过长,不建议用于老年人癌痛治疗。芬太尼透皮贴剂也不推荐作为老年患者一线镇痛药物,因为当患者有水肿或皮下组织缺乏时,低剂量贴剂无法奏效;而当老年患者初次使用或使用高剂量芬太尼贴剂时,会增加谵妄、跌倒、误吸的风险,尤其还须警惕呼吸抑制的发生。此外,也应注意到,在移除芬太尼贴剂后,皮肤内仍有50%药物残留。当患者每日所需吗啡剂量在60mg(口服)以上或者口服药物困难时,可考虑使用芬太尼贴剂。25μg剂量贴剂一般只用于吗啡计算需求量为80～90mg/d,维持48～72h。最初使用吗啡应从速效口服制剂开始,逐渐过渡到使用长效缓释制剂,如控缓释羟考酮或控缓释吗啡。由于在老年人中存在药物累积,根据经验,当改为长效制剂时,需要用24h计算量的75%。许多老年癌症患者,即使疼痛症状能够稳定控制,也有50%～89%的患者发生暴发痛。这种暴发痛不可预知,如果暴发痛每日发作超过3次,就应该考虑增加长效吗啡制剂的用量。如果经过治疗患者仍有持续中等程度以上的疼痛,则往往需要增加总剂量的50%～100%。

3. 辅助药物　可用于癌痛三阶梯治疗的任一阶段,能够治疗特殊类型疼痛,改善其他症状,增加主要药物镇痛效果,减轻副作用,但不推荐常规使用。辅助药物包括三环类抗抑郁药、抗惊厥药、苯二氮䓬类药物。三环类抗抑郁药如多虑平和丙咪嗪是中等强度的镇静剂,用于治疗神经痛和睡眠障碍,对于老年患者,初始剂量从10mg睡前口服开始,逐渐增加到治疗剂量50～150mg。由于这类药物容易引起直立性低血压和增加心血管疾患风险,所以应谨慎使用。抗惊厥药也同样用于神经疼痛,加巴喷丁是新的抗惊厥药,对于糖尿病导致的和治疗后的外周神经痛有效,因其毒性低,适于老年患者服用。同时可以与低剂量的三环类抗抑郁药联合使用,以增大药效。建议初始剂量为每次100mg,缓慢加量。但是也能引起失眠、头昏、共济失调和外周水肿等。苯二氮䓬类药物可以通过有效的镇静作用帮助患者减轻疼痛。

(三)药物副作用的处理

所有的阿片类药物均可引起相似的不良反应,在老年人中,阿片类药物的副作用出现频率更高,包括便秘、恶心、瘙痒、镇静、谵妄以及尿潴留。应用阿片类药物产生的便秘在老年人中普遍存在,而且不会出现耐受。针对便秘,通常预防性地给予适当的缓泻剂来软化大便和促进胃肠蠕动。应在与服用阿片类制剂的同时服用缓泻剂，基本要伴随使用阿片类药物的全过程。初次使用阿片类药物的老年患者有可能出现恶心、呕吐，通常2～3日后症状逐渐减弱至消失，可在镇痛治疗开始时给予小剂量的止吐药预防。虚弱的老年患者易出现过度镇静和认知障碍，与恶心相似，几日后这些不良反应也出现耐受。但是有些药物可能加重阿片类药物的镇定作用，增加其他意外的风险，因此应用阿片类药物的同时应停用其他中枢神经系统药物。

（四）其他治疗

有10%～20%的癌症患者单靠药物不能达到控制疼痛的目的，需借助有创的镇痛技术。对于药物难以控制或者无法耐受药物副作用的老年癌症患者同样可以使用镇痛技术来控制疼痛。在此不再赘述。

第七节 临终癌症患者的镇痛

癌痛治疗的目的之一是帮助癌症患者无痛苦地带瘤生存或临终时在安详中有尊严地死去。此类患者长期受病痛的折磨，身心受到极大的摧残，面临死亡，恐惧、烦躁、痛苦在所难免，采取镇静、镇痛治疗十分必要。当患者不能口服药物或处于半昏迷状态时便意味着进入临终状态，除必要的维持生命措施外，对于烦躁、疼痛患者应及时给予镇静药与镇痛药，采用微量注射泵经皮下连续输注是较好的给药方法。

镇痛药物中二乙酰吗啡（diamorphine，海洛因）在英国等国家被批准使用，其水溶性高，较少的液量含药多，适于经皮注射，未曾用过阿片类药物的患者5～10mg/24h是合适的剂量。其他阿片类药物如吗啡、羟考酮、阿芬太尼、美沙酮、双氢可待因、氢吗啡酮也可选用。经皮芬太尼透皮贴剂使用方便，有突发性疼痛时再口服或经皮下注射阿片类药物补救，此时快速起效、持续时间较短的阿芬太尼较适宜。

镇静药物中咪达唑仑10～100mg/d，氟哌啶醇10～30mg/d较常用，可经皮下给药或以上述剂量的1/3量静脉缓慢注射。阿片类药物兼有镇静和呼吸抑制作用，与镇静药物合用应减量。临终患者常处于半昏迷状态，镇静药物过量昏迷后呼吸道不易保持通畅，加之呼吸抑制可致死亡，故用药剂量务必谨慎。危重患者耐受性很差，最好是小量分次试探性给药。

神经病理性疼痛，由于许多镇痛辅助药不能经皮下给予，此时可考虑选用氯硝西泮与氯胺酮。前者也适用于终末期烦躁的患者，起始量为1～2mg，观察患者的反应再进行调整，氯胺酮也应从小剂量开始，右旋氯胺酮的中枢副作用较轻，是氯胺酮的替代药物。

临终前镇痛治疗是使患者在无痛中度过死亡前阶段，不是安乐死。癌症患者在痛苦挣扎中死去，终究是不人道的。安乐死则是一种解脱办法，但若缺乏法律支持和严格的管理而滥用，后果极为严重，为道德与法律所不容，不可使用。

（徐建国 贾宏彬 封小美 张广芬）

参 考 文 献

[1] 张立生，刘小立. 癌痛的药物治疗. 现代疼痛学. 石家庄：河北科技出版社，1999：863-872.

[2] 谭冠先，郑宝森，罗健. 疼痛治疗手册. 郑州：郑州大学出版社，2003：152-183.

[3] 张立生，徐红萌，刘小立，等. 实用疼痛诊疗手册. 石家庄：河北科技出版社，2003：68-77.

[4] HOSKIN P J. Cancer pain: treatment overview. In: MCMAHON S, KOLLZENBURG M. Wall and Melzack's

Textbook of pain. 5th ed. New York：Churchill Livingstone，2005：1141-1155.

[5] BERDE C B，COLLINS J J. Analgesia therapy and palliative care in children. In：MCMAHON S，KOLLZENBURG M. Wall and Melzack's Textbook of pain. 5th ed. New York：Churchill Livingstone，2005：1127-1138.

[6] 于世英. 中国抗癌协会肿瘤心理学专业委员会（CPOS）学术年会"姑息治疗专场"报告. 2016.

[7] SWARM R A，ABERNETHY A P，ANGHELESCU D L，et al. Adult cancer pain. J Natl Compr Canc Netw，2013，11（8）：992-1022.

[8] PAICE J A. Cancer pain management：strategies for safe and effective opioid prescribing. J Natl Compr Canc Netw，2016，14（5 Suppl）：695-697.

[9] National Comprehensive Cancer Network. NCCN Clinical Practice Guidelines Oncology：Adult Cancer Pain V1. Accessed February 21，2018. https://www.nccn.org professionals/physician_gls/pdf/pain.pdf.

[10] PAICE J A，PORTENOY R，LACCHETTI C，et al. Management of chronic pain in survivors of adult cancers：American Society of Clinical Oncology Clinical Practice Guideline. J Clin Oncol，2016，34（27）：3325-3345.

附　录

附录一　国际疼痛研究学会（IASP）关于慢性疼痛综合征的分类

赵　欣　徐建国　译

一、相对全身性的综合征

1. 外周神经痛
2. 残肢痛
3. 幻肢痛
4. 复杂性区域疼痛综合征Ⅰ（反射性交感神经营养不良）
5. 复杂性区域疼痛综合征Ⅱ（灼痛）
6. 中枢性疼痛（包括丘脑性疼痛和假性丘脑性疼痛）
7. 脊髓空洞症（当影响至头部或肢体时）
8. 风湿性多肌痛症
9. 纤维组织炎或弥漫性肌筋膜痛症候群
10. 风湿性关节炎
11. 骨性关节炎
12. 双磷酸钙积症
13. 痛风
14. 血友病性关节炎
15. 烧伤
16. 精神源性（心源性）疼痛
(1) 肌紧张
(2) 错觉或幻觉
(3) 癔病性或忧郁性
17. 伪病

二、头面部的神经痛

1. 三叉神经痛（痛性抽搐）
2. 中枢神经损伤继发性的神经痛（三叉神经）
3. 面部创伤继发的三叉神经痛
4. 急性带状疱疹（三叉神经）

5. 带状疱疹后神经痛（三叉神经）

6. 膝状神经痛（第7对颅神经）（包括膝状神经节综合征）

7. 舌咽神经痛（第9对颅神经）

8. 喉上神经痛（迷走神经痛）

9. 枕骨神经痛

三、头面部来源于骨骼肌的疼痛

1. 急性紧张性头痛

2. 紧张性头痛［为慢性形式（头皮肌肉收缩性疼痛）］

3. 颞下颌关节疼痛及其功能障碍

4. 颞下颌关节骨性关节炎

5. 颞下颌关节风湿性关节炎

四、耳、鼻及口腔损伤

1. 上颌窦炎

2. 牙痛

(1) 牙本质牙釉质交界处缺陷造

(2) 牙髓炎

(3) 牙周炎和牙周脓肿

(4) 不伴有损伤的牙痛（非典型性牙痛）

3. 舌痛症及口疳（也称作舌灼痛或者口腔感知障碍）

4. 裂齿症

5. 干性齿槽炎

五、原发性头痛

1. 典型的偏头痛

2. 普通型偏头痛

3. 偏头痛的变异型

4. 颈动脉痛

5. 混合性头痛

6. 丛集性头痛

7. 慢性发作性单侧头痛（慢性状态）

8. 慢性丛集性头痛

9. 丛集性痉挛症候群

10. 创伤后头痛

六、头面部心源性疼痛

1. 错觉或幻觉疼痛

2. 癔病性或忧郁性

七、后枕部和颈部肌肉骨骼障碍

1. 肌筋膜综合征[颈部扭伤或过伸引起的损伤（颈椎过屈伸损伤）]
2. 肌筋膜综合征（胸锁乳突肌）
3. 肌筋膜综合征（斜方肌）
4. 茎状突综合征（Eagle 症候群）

八、颈内部痛

1. 甲状腺癌
2. 喉癌
3. 喉结核

九、颈肩部、上肢神经源性的疼痛

1. 椎板托垂
2. 骨赘（颈部椎骨脱离）
3. 髓内肿瘤
4. 颈椎骨折或骨裂
5. 硬膜外脓肿
6. 椎骨肿瘤
7. 急性带状疱疹
8. 带状疱疹后神经痛
9. 梅毒（脊髓痨和肥厚性硬髓膜炎）
10. 脑膜炎和蛛网膜炎
11. 神经根外伤性撕裂
12. 肺上沟综合征（Pancoast 癌）
13. 胸出口综合征
14. 颈肋或第一肋骨畸形
15. 手臂或肩胛带骨骼代谢性疾病引起的疼痛

十、臂丛神经损伤

1. 臂丛神经肿瘤
2. 臂丛的化学刺激
3. 臂丛外伤性损伤
4. 受辐射后
5. 手臂以及运动手指疼痛

十一、肩部、手臂和手部疼痛

1. 二头肌肌腱炎
2. 肩峰下滑液囊炎（三角肌下滑液囊炎、椎骨棘上的肌腱炎）
3. 轴转肌撕裂（部分或完全的）

4. 肱骨外上髁炎（网球肘）

5. 肱骨内上髁炎（高尔夫球肘）

6. 狄魁文狭窄性腱鞘炎

7. 手部骨关节炎

8. 腕管综合征

9. 肩部及手臂心源性疼痛

（1）紧张性

（2）错觉性或幻觉性

（3）癔病性或忧郁性

十二、四肢血管性疾病

1. 雷诺病

2. 雷诺现象

3. 冷冻伤

4. 冻疮红斑（冻疮）

5. 手足发绀

6. 网状青斑

十三、四肢胶原病

1. 硬皮病

2. 麦角病

十四、四肢血管舒张功能障碍

1. 肢端红痛症

2. 血栓闭锁性血管炎

3. 慢性静脉功能不全

十五、四肢动脉供血不足

1. 间歇性跛行

2. 静息痛

十六、四肢心源性疼痛

1. 紧张性

2. 错觉

3. 感觉转移

十七、胸痛

1. 急性带状疱疹

2. 带状疱疹后神经痛

3. 感染后和节段性周围神经痛

4. 心绞痛

5. 心肌梗死

6. 心包炎

7. 主动脉瘤

8. 膈肌疾病

（1）感染（胸腔或肺源性）

（2）肿瘤（胸腔或肺源性）

（3）肌肉骨骼疾病

（4）感染（胃肠道来源）

（5）肿瘤（胃肠道来源）

（6）胆石病

9. 胸椎骨折或骨裂

10. 肋骨滑脱综合征

11. 乳房切除术后疼痛（急性和亚急性）

12. 乳房切除术后疼痛（慢性非恶性）

13. 乳房切除术后持续性疼痛或原位癌

14. 胸廓切开术后症状

十八、胸部心源性疼痛

1. 肌紧张

2. 错觉

3. 感觉转移

十九、胸痛（腹部或胃肠道牵涉痛）

1. 膈下脓疡

2. 腹腔脏器疝

3. 食管运动紊乱

4. 食管炎

5. 消化性溃疡引起的反流性食管炎

6. 食管癌

7. 胃溃疡伴胸痛

8. 十二指肠溃疡伴胸痛

9. 胸部脏器疾病引起的疼痛

（1）牵涉至腹部

（2）心包炎

（3）膈疝

二十、神经源性的腹部疼痛

1. 急性带状疱疹

2. 带状疱疹后神经痛

3. 节段性或肋间神经炎

4. 十二肋症候群

5. 腹部皮下神经卡压综合征

二十一、内脏引起的腹痛

1. 心衰

2. 胆囊疾病

3. 胆囊切除术后综合征

4. 慢性胃溃疡

5. 慢性十二指肠溃疡

6. 胃癌

7. 胰腺癌

8. 慢性肠系膜缺血

9. 克罗恩病

10. 慢性便秘

11. 肠易激综合征

12. 结肠憩室症

13. 结肠癌

二十二、全身疾病的腹部疼痛综合征

1. 家族性地中海热

2. 腹性偏头痛

3. 急性间歇性紫质症

4. 遗传性紫质症

5. 异位性紫质症

二十三、腹部心源性疼痛

1. 肌紧张

2. 错觉或幻觉

3. 感觉转移

二十四、子宫、卵巢及其附件疾病

1. 经期间痛

2. 继发性痛经

（1）伴有子宫内膜异位症

（2）伴有腺肌病

（3）伴有先天器官闭锁

（4）伴有后天器官闭锁

（5）心理因素

3. 原发性痛经

4. 子宫内膜异位症

5. 后部的结缔组织炎

6. 结核性输卵管炎

7. 子宫后倾

8. 卵巢疼痛

9. 不伴有明显病理变化的慢性盆腔痛

二十五、直肠、会阴及其外生殖器部位的疼痛

1. 髂腹下、髂腹股沟或生殖股神经炎

2. 肿瘤浸润骶骨和骶神经

3. 直肠、会阴及其生殖器的心源性疼痛

二十六、背痛和躯干部、后背部神经源性的疼痛

1. 椎间盘突出症

2. 急性带状疱疹

3. 带状疱疹后神经痛

4. 髓内肿瘤

5. 腰椎骨折

6. 腰椎骨裂

7. 硬膜外脓肿

8. 椎骨肿瘤

(1) 波及神经（胸部）

(2) 波及肌肉骨骼（胸部）

(3) 波及神经（腹部）

(4) 波及肌肉骨骼（腹部）

(5) 波及神经（腰部）

(6) 波及肌肉骨骼（腰部）

9. 腹膜后肿瘤

10. 梅毒

11. 脑膜炎和蛛网膜炎

12. 脑膜癌病

13. 腰骶丛神经的肿瘤浸润

二十七、背部肌肉骨骼源性的疼痛

1. 骨赘

2. 腰椎滑脱

3. 腰部脊椎狭窄

4. 腰椎骶骨化或者骶骨腰椎化（过渡性脊椎）

5. 异常关节小面（关节小面趋向）

6. 急性腰部扭伤

7. 复发性腰部扭伤

8. 急性外伤

9. 慢性力学性下背部痛

10. 椎板脱垂损伤

11. 马尾神经损伤

12. 强直性脊柱炎

13. 腰四方肌症候群

14. 臀肌症候群

二十八、内脏引起的背痛

直肠癌

二十九、腰部心源性疼痛

1. 紧张

2. 错觉

3. 感觉转移

三十、腿、足部的局部综合征（神经源性）

1. 股外侧皮神经病变（感觉异常性大腿痛）

2. 闭孔神经痛

3. 股神经痛

4. 坐骨神经痛

5. 足部交叉性神经痛（莫顿跖骨痛）

6. 充血性神经病变

7. 足趾症候群

8. 转移性疾病

三十一、臀部、大腿肌肉骨骼源性疼痛综合征

1. 坐骨黏液囊炎

2. 股骨转子黏液囊炎

3. 臀部骨关节炎

三十二、腿部肌肉骨骼综合征

1. 脊椎狭窄

2. 膝部骨关节炎

3. 夜间抽筋

4. 足底筋膜炎

附录二　肾上腺糖皮质激素围手术期应用专家共识（2017）

中华医学会麻醉学分会

肾上腺糖皮质激素是围手术期广泛使用的药物,本指南旨在综合并指导糖皮质激素在围手术期的合理应用。

一、糖皮质激素的作用机制和生理、药理作用

糖皮质激素（glucocorticoids,GCs）属甾体类的化合物,是肾上腺皮质激素的一种,另两种为盐皮质激素和性激素。分泌受下丘脑 - 垂体 - 肾上腺（HPA）轴调节（图附录2-1）。

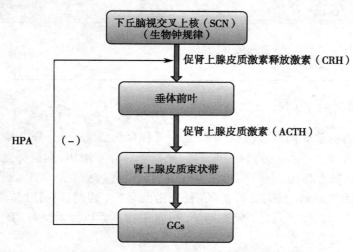

图附录2-1　HPA 轴对激素分泌的调节

促肾上腺皮质激素释放激素（CRH）的释放受 SCN 的生物钟控制,垂体促肾上腺皮质激素（ACTH）和糖皮质激素的分泌也呈相应的昼夜规律,凌晨觉醒前分泌达高峰时浓度可达 140～180mg/L,以后分泌减少,午夜时到达最低值,从凌晨 3～4 时至上午 10 时,分泌量占全天分泌量的 3/4,故长期或大量应用糖皮质激素者,在凌晨分泌高峰时将一日量一次给予可减轻长期或大量使用糖皮质激素引起的肾上腺萎缩。

人体内源性 GCs 主要是氢化可的松（皮质醇）,其次是可的松（皮质酮）。外源性 GCs 包括泼尼松（强的松）、泼尼松龙（强的松龙）、甲泼尼龙、倍他米松和地塞米松等。可的松和泼尼松需在肝脏转化为氢化可的松和泼尼松龙后才能发挥激素效应。

二、作用机制

1. 基因效应　进入体内的 GCs 通过循环到达靶器官,以弥散方式透过细胞膜进入靶细胞,与糖皮质激素受体（GR）结合,活化的 GCs-GR 复合体移动进入细胞核内,与核内的 DNA 结合,启动 mRNA 的转录,通过与糖皮质激素反应元件结合,抑制基因转录,或与 NF-κB 转录因子结合调节炎性和抗炎基因转录,或通过降低 mRNA 的稳定性,继而合成各种酶蛋白并发挥效应。从转录到发挥特定位点作用,需要一个小时以上,这也被 GCs 峰效应常落后

于峰浓度的临床现象所印证。

2．非基因效应　非基因效应是在数秒到数分钟内出现的快速效应，包括：①不通过受体介导，对细胞膜的特异直接作用；②通过膜结合的 G 蛋白偶联受体（GPCR）产生作用；③通过细胞质蛋白，如细胞质角蛋白（MAPKs）、磷脂酶（CPCA）和蛋白激酶（SRC）的相互作用发挥快速抗炎效应，影响炎症级联反应，降低神经冲动的发送，减轻损伤和抗痛觉过敏。

3．总效应　总效应是基因效应和非基因效应之和。不同 GCs 的基因与非基因效应比见表附录 2-1。以甲泼尼龙为例，在 7.5～100mg 的范围内，随剂量增加，基因效应呈缓慢增强，至 100mg 以上几乎不再增加，但非基因效应从 7.5～250mg 以上呈直线增加。这也是成人急性哮喘和其他严重情况时，在一日或几日内给予大剂量的原因。

表附录 2-1　GCs 的基因和非基因效应

	非基因效应		基因效应
	人单核细胞	大鼠单核细胞	
泼尼松龙	0.3	0.4	0.8
甲泼尼龙	1.0	1.0	1.0
地塞米松	1.5	1.2	5.0

三、生理和药理效应

GCs 有广泛的生理和药理效应：①糖、蛋白质和脂肪代谢，可升高血糖，促进蛋白质分解，抑制合成，导致负氮平衡；引起腹、面、背、臀部脂肪分布增加，四肢脂肪分解，导致向心性肥胖。②多方面抗炎作用，包括阻抑促炎基因级联反应，激活抗炎基因级联反应，减少炎症病灶周围免疫活性细胞，减轻血管扩张，稳定溶酶体膜，抑制吞噬作用，减轻炎性前列腺素等炎性介质的产生。③抗过敏，免疫抑制，抗微生物毒素以及对间叶组织、血液系统、骨骼和中枢神经系统的作用等。

不同的 GCs 因分子结构不同，药效和活性及代谢方式不一，如在甾体上增加 C1＝C2 双键，则抗炎作用增强，而盐皮质激素活性减低；地塞米松是在甾体 C-9α 上氟化，抗炎活性得以提高，对 HPA 轴抑制增加，降解减慢；具备 C-6α 甲基化结构的甲泼尼龙脂溶性增高，透过细胞膜快，透过血脑屏障需 30～180min，而水溶性高的地塞米松需 24～72h，氢化可的松所需的时间更长。常用 GCs 药理特性见表附录 2-2。

表附录 2-2　常用 GCs 药理特性比较

类别	药物	等效剂量/mg	糖皮质作用（比值）	盐皮质作用（比值）	抗炎强度（比值）	生物半衰期/h	对 HPA 轴的抑制强度（比值）	对 HPA 轴的抑制时间/d	与胎儿肺部受体亲和力（2℃）
短效	氢化可的松	20	1	1	1	8～12	1	1.25～1.50	100
	可的松	25	0.8	0.8	0.8		4	1.25～1.50	
中效	泼尼松	5	4	0.8	4	18～36	4		5
	泼尼松龙	5	4	0.8	4		5	1.25～1.50	220
	甲基泼尼松龙	4	5	0.5	5			1.25～1.50	1 190
	曲安奈德	4	5	0	5			2.25	190
长效	倍他米松	0.6	25～35	0	25～35	36～54	50	3.25	710
	地塞米松	0.75	20～30	0	20～30		50	2.75	540

糖皮质激素对某些组织细胞无直接兴奋作用，但可以给其他激素发挥作用创造助力条件，即允许作用。如糖皮质激素可增强儿茶酚胺的血管收缩和胰高血糖素的升高血糖作用等。

HPA 轴功能与使用皮质激素的疗程和剂量相关。长期服用 GCs（泼尼松 > 20mg/d，持续 3 周以上）HPA 轴受抑制程度较重，手术中可能出现肾上腺皮质功能不足。HPA 轴一旦被破坏，功能恢复可能需 1 年时间，故糖皮质激素使用原则是尽量使用低剂量和短疗程以保护 HPA 轴功能。

四、糖皮质激素的围手术期应用

包括以下适应证：①围手术期的替代治疗（perioperative replacement therapy）；②术后恶心、呕吐（postoperative nausea and vomiting, PONV）的防治；③抑制高气道反应（anti-inflammation an inhibition of hyper-reactive airway）；④辅助镇痛（analgesia adjunct）治疗；⑤过敏反应（anaphylaxis）的治疗；⑥脓毒血症（sepsis）和脓毒性休克（septic shock）的治疗；⑦防治脑水肿（encephaledema）；⑧器官移植（organ transplantation）手术；⑨骨科手术（orthopedic surgery）和急性脊髓损伤（spinal cord injury）。

1. 围手术期的替代治疗

（1）原先使用糖皮质激素治疗的患者围手术期治疗：正常人每日分泌 15～25mg 皮质醇，应激时可增加到 400mg，对垂体 - 肾上腺皮质功能正常者，术中不需替代治疗。需补充治疗者仅限于皮质功能异常者。

原先因为内科疾病需持续服用糖皮质激素患者，原则上不停药，改为等效剂量的静脉制剂麻醉诱导后补给，或根据内分泌科的会诊意见酌情处理。

（2）Cushing 综合征的围手术期治疗：Cushing 综合征即皮质醇增多症的患者氢化可的松分泌过多，但在垂体或肾上腺切除后，垂体功能不能立刻恢复，或因对侧肾上腺萎缩，体内肾上腺皮质激素分泌不足，在术前、术中和术后均可补充糖皮质激素，如肿瘤切除前静脉滴注氢化可的松 100～200mg，以后每日减量 25%～50% 并酌情转位内科口服药物治疗。也有主张术前 3～4d 即开始每日补给氢化可的松 100mg 或甲泼尼龙 40mg。

原发性肾上腺皮质功能不全和继发性肾上腺皮质功能不全均很少见，前者见于自身免疫性疾病、感染或肿瘤导致的肾上腺功能低下。继发性肾上腺皮质功能不全见于垂体功能低下或垂体前叶功能紊乱，损伤、肿瘤或产后下丘脑功能衰竭。该类患者可能无法对麻醉和手术做出适当的应激反应，而发生肾上腺皮质危象时，可给予经验性治疗预防之。也有主张小手术静脉注射氢化可的松 25mg 或甲泼尼龙 5mg，中手术静脉注射氢化可的松 50mg 或甲泼尼龙 10～15mg，1～2d 后恢复原口服剂量，大手术前即给予 100～150mg 氢化可的松，之后每小时补 50mg，2～3d 后每日减量 50%，直至术前状态。

（3）急性肾上腺功能不全的紧急治疗：急性肾上腺功能不全虽较为罕见，但来势凶猛，临床症状是非特异的，表现为原因不明的低血压、大汗、低血糖、心动过速、电解质紊乱（低钠、低钾、高钙血症）、酸中毒、心肌收缩力减低。尤其是在术中或术后出现无法解释的低血压或休克，液体负荷无效，应考虑此症的可能，并给予紧急治疗。方法包括输液，氢化可的松琥珀酸盐 100～150mg 或甲泼尼龙 20～40mg，继之氢化可的松琥珀酸盐 30～50mg/8h，并酌情给予加强心肌收缩力的药物，防止低糖血症，纠正电解质紊乱等。

围手术期肾上腺功能不全的实验室检查包括 ACTH 激发试验、胰岛素耐受试验和甲吡酮试验。由于不能快速获取试验结果，且上述试验存在着一定的假阳性或假阴性结果，故仅作为临床用药参考。

2．术后恶心、呕吐的防治　PONV 的发生率、发生机制、危险因素和防治见中华医学会麻醉学分会《成人术后恶心呕吐防治专家意见》。预防 PONV 的措施包括评估危险因素并据此选择合适的抗呕吐药，选择适宜的麻醉方法，避免术中出现缺血、缺氧和容量不足。最大程度地减低围手术期恶心、呕吐，应对有危险因素的患者预防用药。

GCs 的抗呕吐机制尚未完全阐明，已知 GCs 对中枢和外周 5-HT 的产生和释放均有抑制作用，可降低 5-HT 作用于血液和肠道化学感受器的浓度，其他可能机制包括阻断致吐因素刺激呕吐中枢化学感应带或减低呕吐信号传入孤束核等。

地塞米松发挥作用需一段时间，预防用药应在麻醉前 12h 或麻醉诱导时静脉注射地塞米松 5～8mg。甲泼尼龙 40mg 与地塞米松 8mg 抗呕吐效果相仿，但起效快，可在麻醉诱导时或术毕时给予。如预防用药后仍发生恶心、呕吐，可根据《围手术期恶心呕吐防止指南》合并使用 5-HT$_3$ 拮抗药或氟哌利多等，也可考虑二线药物如 P 物质抑制剂，阿瑞匹坦；高选择性 5-HT$_3$ 抑制剂，帕洛司琼。

3．抑制气道高反应性　GCs 抑制气道高反应性的机制是抑制炎性因子的释放和炎性细胞的迁移、活化，减轻黏膜水肿和毛细血管渗漏，抑制 β$_2$ 肾上腺素受体下调。诱发气道高反应性的因素为：近期有上呼吸道感染，哮喘或慢性阻塞性肺疾病史，浅麻醉下气管插管或拔管，术前使用 β$_2$ 肾上腺素受体抑制剂等。

支气管痉挛的临床特征是持续性气流受限，伴有气道和肺对有害颗粒和气体所致的炎性反应增强。有哮喘病史者继续给予内科治疗（如使用 β$_2$ 受体兴奋剂、白三烯抑制剂、糖皮质激素）。对重度患者需大剂量使用皮质醇，必要时全身给药（甲泼尼龙 20～40mg），术中可静脉加氨茶碱（5～6mg/kg）。吸入麻醉药氟烷、安氟醚、异氟醚、七氟醚有剂量依赖的支气管扩张作用。

喉头水肿常见于浅麻醉下气管插管或反复气管插管损伤以及气管导管过粗、长时间留置气管导管、采用俯卧位手术等情况。小儿尤其是婴幼儿上呼吸道口径小，更易因水肿而发生气道狭窄，需紧急处理。通常气道梗阻发生在气管导管拔出后 8h 之内。对有危险因素的患者，在拔管前 12h 给予甲泼尼龙 20mg/kg，并在 12h 内每 4h 重复一次上述剂量，有助于减轻喉头水肿。对已发生喉头水肿患者，除继续使用短程大剂量甲泼尼龙（30～40mg/kg）不超过 3～5d，同时密切注意气道通畅情况，必要时气管切开。

4．辅助镇痛治疗　目前无证据表明 GCs 可直接抑制手术创伤导致的急性疼痛。

GCs 的减轻水肿和消炎作用，对术后水肿压迫神经有缓解作用。在关节、四肢手术局麻药罗哌卡因或布比卡因中加入 5～10mg 地塞米松或甲泼尼龙 40mg，甚至可有 1～2d 的局部镇痛作用，也可减轻运动阻滞，增强镇痛效能，减少阿片类药物的应用，是在日间手术中提倡的局部麻醉方法。

不同制剂的 GCs 可用于肌内、软组织、腱鞘周围、关节腔内、关节周围注射，但任何剂型的 GCs 都可能有脊髓的毒性或潜在毒性，加上保存剂内可能有颗粒物质，不推荐用于蛛网膜下腔镇痛。硬膜外用药应选择制剂内无颗粒，无脊神经或局部血管刺激性的制剂如甲泼尼龙（40mg）、地塞米松（5～10mg）或倍他米松（2ml）。硬膜外或蛛网膜下腔使用 GCs 的副作用包括脑出血、脑膜炎、脊髓圆锥综合征、感觉异常等。

5．过敏反应的治疗　围手术期过敏反应的原因、机制和临床症状分级、治疗等详见中华医学会麻醉学分会《围麻醉期过敏反应的治疗专家共识》。

GCs 预防围手术期过敏反应，包括预防输血过敏反应，其临床获益尚未证实。GCs 起效较慢，在严重过敏反应和过敏性休克时不作为首选的抢救措施，但可作为肾上腺素和目标导向的液体治疗补充。冲击剂量的 GCs 宜及早给予，如甲泼尼龙 $10\sim20mg/(kg\cdot d)$，分为 4 次用药，也可使用等效剂量氢化可的松琥珀酸盐。

6. 脓毒血症和脓毒性休克　近年的大批量、多中心、随机对照研究报告表明，GCs 不提高脓毒症患者的存活率，甚至增加其死亡率，不推荐使用大剂量 GCs，但对病情严重的患者短时间使用小剂量糖皮质激素（甲泼尼龙 $40\sim80mg/24h$ 或地塞米松 $5\sim15mg/24h$）有可能减轻病情或缓解症状。

脓毒症和脓毒性休克的患者可能存在隐匿性 GCs 分泌不足，在适当补液和应用血管活性药物后血压仍不稳定，应考虑静脉补给 GCs。

在脓毒症患者中，氢化可的松琥珀酸钠和甲泼尼龙的治疗作用优于地塞米松，当不需要血管活性药物时，应考虑停用 GCs 治疗。

7. 防治脑水肿　GCs 可减轻脑毛细血管通透性，抑制抗利尿激素的分泌，增加肾血流量使肾小球滤过率增加，主要用于血管源性脑水肿，减轻脑水肿程度和缓解颅内高压症状，减缓脑水肿的发展。一般首剂采用大剂量（$30mg/kg$），以后以低剂量维持 $3\sim5d$ 后断然停药。

缺血性和创伤性脑水肿虽有使用 GCs 的报告，但缺乏实验结果支持和循证医学证据，未证实细胞源性脑水肿使用 GCs 的临床效应。

8. 器官移植手术　GCs 是减低肾、心、肺、肝等器官移植时急性排斥反应的一线药物，常用的药物是甲泼尼龙 $500mg$ 在供体器官移植血管再通前半小时内给药，详见《中国肾移植排斥反应临床诊疗指南（2016 版）》。

9. 骨科手术　动物实验证明，在急性神经损伤 8h 之内或脊髓手术中，给予甲泼尼龙 $30\sim40mg/kg$（静滴 30min 以上），可有效抑制过氧化反应并改善神经功能，预防性用药也是骨科手术的常规做法。

10. 其他　GCs 抗炎和抑制缺血再灌注损伤反应的作用，也用于体外循环大手术和成人呼吸窘迫综合征的治疗等，但还缺乏循证医学的证据。麻醉医生应依据病情，权衡利弊，并和外科医生探讨，决定是否用药。

五、GCs 的不良反应及禁忌证

为避免 GCs 的不良反应，急性疾病时主张短期用药，并尽量使用作用时间较短的药物，只在慢性疾病时才长期用药。一般而言，GCs 所有的不良反应均是时间和剂量依赖的。

1. 长期使用 GCs 的不良反应　诱发和加重感染（尤其是结核菌感染），引起消化道出血或穿孔，增高血糖，导致高脂血症、高血压、骨质疏松、出血倾向，加重甲状腺功能低下患者的病情以及医源性肾上腺皮质功能亢进。

2. 长期用药后的停药反应　长期用药者减药过快或突然停药，引起肾上腺功能不全或危象，表现为恶心、呕吐、乏力、低血压和休克等，需及时抢救。长期使用 GCs 的患者对 GCs 可能产生依赖性，突然停药或减量过快可导致原发病复发或恶化，常需加大 GCs 剂量，待稳定后再逐步减量。

3. 危险因素和禁忌证　严重的精神病和癫痫，活动性消化性溃疡，新近胃肠吻合术，角膜溃疡，肾上腺皮质功能亢进，严重糖尿病，孕妇，真菌感染、结核菌感染等情况应视为禁忌证或相对禁忌，此类患者紧急使用 GCs。如病情危急又有应用指征时，麻醉医生应与相关科室的医生共同讨论是否需使用 GCs。

总之，GCs 的用药原则是急性疾病使用短效或中效药，疾病慢性期才使用长效药。尽量短疗程、低剂量、不制动。使用 5～7 日以上激素的患者应注意 HPA 轴的抑制和可能发生的副作用，需补维生素 D 和钙制剂（维生素 D＞400IU/d，Ca^{2+} 1 500mg/d，双磷酸盐 1.5mg/d×3 个月）。

参 考 文 献

[1] ALBRECHt U. Molecular mechanisms in mood regulation involving the circadian clock. Front Neurol，2017，8：30.

[2] CAIN D W，CIDLOWSKI J A. Immune regulation by glucocorticoids. Nat Rev Immunol.，2017.

[3] RAGLAN G B，SCHMIDT L A，SCHULKIN J. The role of glucocorticoids and corticotropin-releasing hormone regulation on anxiety symptoms and response to treatment. Endocr Connect，2017，6（2）：R1-R7.

[4] TAO F，WANG G，MAO B，et al. Prophylactic administration of parenteral steroids for preventing airway complications after extubation in adults：meta-analysis of randomised placebo controlled trials. BMJ，2008，337：a1841.

[5] KWON S K，YANG I H，BAI S J，et al. Periarticular injection with corticosteroid has an additional pain management effect in total knee arthroplasty. Yonsei Med J，2014，55（2）：493-498.

[6] DAKER C，DANNHORN E H，PATEL S，et al. Beneficial effect of intra-operative methylprednisolone on immediate post liver transplant intensive care course. Ann Transplant，2015，20：76-84.

[7] KESKI-NISULA J，SUOMINEN P K，OLKKOLA K T，et al. Effect of timing and route of methylprednisolone administration during pediatric cardiac surgical procedures. Ann Thorac Surg，2015，99（1）：180-185.

[8] SUEZAWA T，AOKI A，KOTANI M，et al. Clinical benefits of methylprednisolone in off-pump coronary artery bypass surgery. Gen Thorac Cardiovasc Surg，2013，61（8）：455-459.

[9] LUNN T H，KRISTENSEN B B，ANDERSEN L Ø，et al. Effect of high-dose preoperative methylprednisolone on pain and recovery after total knee arthroplasty：a randomized，placebo-controlled trial. Br J Anaesth，2011，106（2）：230-238.

[10] AWAD K，AHMED H，ABUSHOUK A I，et al. Dexamethasone combined with other antiemetics versus single antiemetics for prevention of postoperative nausea and vomiting after laparoscopic cholecystectomy：An updated systematic review and meta-analysis. Int J Surg，2016，36（Pt A）：152-163.

[11] GALLAGHER T Q，HILL C，OJHA S，et al. Perioperative dexamethasone administration and risk of bleeding following tonsillectomy in children：a randomized controlled trial. JAMA，2012，308（12）：1221-1226.

[12] TARANTINO I，WARSCHKOW R，BEUTNER U，et al. Efficacy of a single preoperative dexamethasone dose to prevent nausea and vomiting after thyroidectomy（the tPONV study）：a randomized，double-blind，placebo-controlled clinical trial. Ann Surg，2015，262（6）：934-940.

[13] KIM S Y，KOO B N，SHIN C S，et al. The effects of single-dose dexamethasone on inflammatory response and pain after uterine artery embolisation for symptomatic fibroids or adenomyosis：a randomised controlled study. BJOG，2016，123（4）：580-587.

[14] BOIVIN R，VARGAS A，LEFEBVRE-LAVOIE J，et al. Inhaled corticosteroids modulate the（+）insert smooth muscle myosin heavy chain in the equine asthmatic airways. Thorax，2014，69（12）：1113-1119.

[15] PEARSE R M，YOUNG J D. Steroids to prevent postextubation laryngeal oedema. Lancet，2007，369（9567）：1060-1061.

[16] FRANÇOIS B, BELLISSANT E, GISSOT V, et al. 12-h pretreatment with methylprednisolone versus placebo for prevention of postextubation laryngeal oedema: a randomised double-blind trial. Lancet, 2007, 369(9567): 1083-1089.

[17] RASMUSSEN S B, SAIED N N, BOWENS C J R, et al. Duration of upper and lower extremity peripheral nerve blockade is prolonged with dexamethasone when added to ropivacaine: a retrospective database analysis, 2013, 14(8): 1239-1247.

[18] NAKAMURA Y, NAKANO N, ISHIMARU K, et al. Inhibition of IgE-mediated allergic reactions by pharmacologically targeting the circadian clock. J Allergy Clin Immunol, 2016, 137(4): 1226-1235.

[19] ZHANG Q, YE J, ZHENG H. Dexamethasone attenuates echinococcosis-induced allergic reactions via regulatory T cells in mice. BMC Immunol, 2016, 17: 4.

[20] ABATE M, GUELFI M, PANTALONE A, et al. Therapeutic use of hormones on tendinopathies: a narrative review. Muscles Ligaments Tendons J, 2016, 6(4): 445-452.

[21] YENDE S, THOMPSON B T. Evaluating glucocorticoids for sepsis: time to change course. JAMA, 2016, 316(17): 1769-1771.

[22] RICHTER A, LISTING J, SCHNEIDER M, et al. Impact of treatment with biologic DMARDs on the risk of sepsis or mortality after serious infection in patients with rheumatoid arthritis. Ann Rheum Dis, 2016, 75(9): 1667-1673.

[23] 卫生部. 糖皮质激素类药物临床应用指导原则. 实用防盲技术, 2012, 28(1): 38-45.

[24] 石炳毅, 陈莉萍. 中国肾移植排斥反应临床诊疗指南(2016版). 器官移植, 2016, 7(5): 332-338.

附录三　成人手术后疼痛处理专家共识

中华医学会麻醉学分会

一、手术后疼痛及对机体的不良影响

（一）手术后疼痛是急性伤害性疼痛

疼痛是组织损伤或潜在组织损伤所引起的不愉快感觉和情感体验，或是具有感觉、情绪、认知和社会层面的痛苦体验。根据损伤组织的愈合时间以及疼痛的持续时间，疼痛可划分为急性疼痛和慢性疼痛。急性疼痛持续时间通常短于 1 个月，常与手术创伤、组织损伤或某些疾病状态有关；慢性疼痛为持续 3 个月以上的疼痛，可在原发疾病或组织损伤愈合后持续存在。

手术后疼痛（postoperative pain，简称术后痛）是手术后即刻发生的急性疼痛，包括躯体痛和内脏痛，常持续不超过 3～7 天。在创伤大的胸科手术和手术后需较长时间功能锻炼的关节置换等手术中，有时镇痛需持续数周。手术后疼痛是伤害性疼痛，手术后疼痛如果不能在初始状态下被充分控制，则可能发展为手术后慢性疼痛（chronic post-surgical pain，CPSP），其性质也可能转变为神经病理性疼痛或混合性疼痛。神经病理性疼痛是由感觉神经受损，导致外周与中枢神经敏化所引起的疼痛，常以疼痛高敏或感觉异常为突出表现并多伴有焦虑、抑郁等心理和情绪改变。研究表明从腹股沟疝修补术，到体外循环下心脏手术等大小不同的手术都可发生 CPSP，CPSP 多为中度疼痛，亦可为轻或重度疼痛，持续达半年甚至数十年。

CPSP 形成的易发因素包括：术前有中到重度疼痛、精神易激、抑郁、多次手术；手术中或手术后损伤神经；采用放疗、化疗。其中最突出的因素是手术后疼痛控制不佳和精神抑郁。

目前手术后镇痛主要采取药物治疗，非药物的方法如针刺、音乐、浮针、心理治疗等的疗效和指征仍待进一步确定。

（二）手术后疼痛对机体的影响

手术后疼痛是机体受到手术（组织损伤）后的反应，一般而言与损伤程度相关，包括生理、心理和行为上的一系列反应。虽有警示、制动、有利于创伤愈合的"好"作用，但不利影响更值得关注。有效的手术后镇痛，不但减轻患者的痛苦，有利于疾病的康复，还有巨大的社会和经济效益。

1. 短期不利影响

（1）增加氧耗量：交感神经系统的兴奋增加全身氧耗，对缺血脏器有不良影响。

（2）对心血管功能的影响：心率增快、血管收缩、心脏负荷增加、心肌耗氧量增加，冠心病患者心肌缺血及心肌梗死的危险性增加。

（3）对呼吸功能的影响：手术损伤后伤害性感受器的激活能触发多条有害脊髓反射弧，使膈神经的兴奋脊髓反射性抑制，引起手术后肺功能降低，特别是上腹部和胸部手术后；疼痛导致呼吸浅快、呼吸辅助肌僵硬致通气量减少、无法有力地咳嗽，无法清除呼吸道分泌物，导致肺不张和术后肺部并发症。

（4）对胃肠运动功能的影响：导致胃肠蠕动减少和胃肠功能恢复延迟。

（5）对泌尿系统功能的影响：尿道及膀胱肌运动力减弱，引起尿潴留。

（6）对骨骼、肌肉和周围血管的影响：肌张力增加，肌肉痉挛，限制机体活动；促发深静脉血栓甚至肺栓塞。

（7）对神经内分泌及免疫的影响：神经内分泌应激反应增强，引发术后高凝状态及免疫炎性反应；交感神经兴奋导致儿茶酚胺和分解代谢性激素的分泌增加，合成代谢性激素分泌降低；抑制体液和细胞免疫。

（8）对心理情绪方面的影响：可导致焦虑、恐惧、无助、忧郁、不满、过度敏感、挫折、沮丧；也可造成家属恐慌、手足无措的感觉。

（9）睡眠障碍会产生心理和行为上的不良影响。

2．长期不利影响

（1）手术后疼痛控制不佳是发展为慢性疼痛的危险因素。

（2）手术后长期疼痛（持续 1 年以上）是心理、精神改变的风险因素。

二、疼痛强度评估

疼痛评估包括对疼痛强度的评估，对疼痛原因及可能并发的生命体征改变的评估，对治疗效果和副作用的评估，患者满意度的评估等。在急性疼痛中，疼痛强度是最重要的评估之一。

（一）疼痛强度评分法

1．视觉模拟评分法（visual analogue scale，VAS）　一条患者面无任何标记，医生面为 $1\sim100$ mm 的标尺，一端标示"无痛"，另一端标示"最剧烈的疼痛"，患者根据疼痛的强度标定相应的位置，由医生确定其分值。

2．数字等级评定量表（numerical rating scale，NRS）　用 $0\sim10$ 数字的刻度标示出不同程度的疼痛强度等级，由患者指认，"0"为无痛，"10"为最剧烈疼痛，4 以下为轻度痛（疼痛不影响睡眠），$4\sim7$ 为中度痛，7 以上为重度痛（疼痛导致不能睡眠或从睡眠中痛醒）。

3．语言等级评定量表（verbal rating scale，VRS）　将描绘疼痛强度的词汇通过口述表达为无痛、轻度痛、中度痛、重度痛。

4．Wong-Baker 面部表情量表（Wong-Baker Face pain rating scale）　由六张从微笑或幸福直至流泪的不同表情的面部像形图组成。这种方法适用于交流困难，如儿童、老年人、意识不清或不能用言语准确表达的患者，但易受情绪、文化、教育程度、环境等因素的影响，应结合具体情况使用。

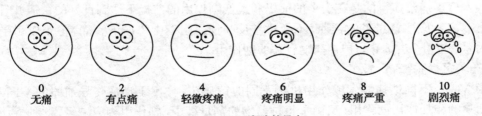

| 0 | 2 | 4 | 6 | 8 | 10 |
| 无痛 | 有点痛 | 轻微疼痛 | 疼痛明显 | 疼痛严重 | 剧烈痛 |

Wong-Baker面部表情量表

（二）治疗效果的评估

应定期评价药物或治疗方法疗效和不良反应，尤其应关注生命体征的改变和是否出现患者难以忍受的副作用，并据此作相应调整。在疼痛治疗结束后应由患者评估满意度。

评估原则包括：①评估静息和运动时的疼痛强度，只有运动时疼痛减轻才能保证患者术后躯体功能的最大恢复。②在疼痛未稳定控制时，应反复评估每次药物和治疗方法干预后的效果。原则上静脉给药后 5～15min、口服用药后 1h，药物达最大作用时应评估治疗效果；对于 PCA 患者应该了解无效按压次数、是否寻求其他镇痛药物。③记录治疗效果，包括不良反应。④对突发的剧烈疼痛，尤其是生命体征改变（如低血压、心动过速或发热）应立即评估，并对可能的切口裂开、感染、深静脉血栓和肺栓塞等情况做出及时诊断和治疗。⑤疼痛治疗结束时应由患者对医护人处理疼痛的满意度及对整体疼痛处理的满意度分别做出评估。可采用 NRS 评分或 VSA 评分，"0"为十分满意。"10"为不满意。

作为手术后镇痛治疗小组的一项常规工作，评估疼痛定时进行，如能绘制出疼痛缓解曲线，则可更好记录患者的疼痛和镇痛过程。

三、手术后疼痛的管理和监测

（一）目标

急性疼痛管理的目标有：①在安全的前提下，持续、有效镇痛；②无或仅有易于忍受的轻度不良反应；③最佳的躯体和心理、生理功能，最高的患者满意度；④利于患者手术后康复。

（二）管理模式和运作

有效的手术后镇痛需由团队完成，成立全院性或以麻醉科为主，包括外科主治医师和护士参加的旨在防治手术后疼痛、创伤痛、分娩痛等的急性疼痛管理组（acute pain service, APS）或各种多学科联合手术后疼痛管理团队（pain multi-disciplinary team, PMDT），能有效提高手术后镇痛质量。工作范围和目的包括：①治疗手术后疼痛、创伤痛和分娩痛，评估和记录镇痛效应，处理不良反应和镇痛治疗中的问题。②推广手术后镇痛必要性的教育和疼痛评估方法，即包括团队人员的培养，也包括患者教育。③提高手术患者的舒适度和满意度。④减少手术后并发症。

良好的手术后疼痛管理是保证手术后镇痛效果的重要环节，在实施时应强调个体化治疗。疼痛治疗团队不但要制定镇痛策略和方法，还要落实其执行，检查所有设备功能，评估治疗效果和副作用，按需作适当调整，制作表格记录手术后镇痛方法、药物配方、给药情况、安静和运动（如咳嗽、翻身、肢体功能锻炼）时的疼痛评分（VAS 法或 NRS 法）、镇静评分及相关不良反应。

四、手术后镇痛原则和镇痛方法

手术后疼痛治疗目的是在安全的前提和最低副作用的前提下达到良好的镇痛并且患者的满意度高。应注意患者的预期，不少患者反映情愿耐受中等以下疼痛，但难以耐受中度以上的恶心呕吐、头晕等与镇痛药物有关的副作用。

（一）多模式镇痛

联合应用不同镇痛技术或作用机制不同的镇痛药，作用于疼痛传导通路的不同靶点，发挥镇痛的相加或协同作用，又由于每种药物的剂量减少，副作用相应减轻，此种方法称为多模式镇痛。除日间手术和创伤程度小的手术仅用单一药物或方法即可镇痛外，多模式镇痛是手术后镇痛，尤其是中等以上手术后镇痛的基石，常采用的方法包括外周神经阻滞与伤口局麻药浸润复合；外周神经阻滞和 / 或伤口局麻药浸润＋对乙酰氨基酚；外周神经阻滞和 / 或伤口局麻药浸润＋NSAIDs 或阿片类药物或其他药物；全身使用（静脉或口服）对乙酰氨基酚和/或 NSAIDs 和阿片类药物及其他类药物的组合。作用机制不同药物的联合应用包括阿片类、曲马多、NSAIDs 等。手术前使用普瑞巴林或加巴喷丁，特异性 COX-2 抑制剂以及 α_2 肾上腺素受体激动药，氯胺酮等也可能减轻手术后疼痛并有节阿片效应，以及抑制中枢或外周疼痛敏化作用。有证明手术前、中、后使用氟比洛芬酯也有抑制中枢敏化作用，是否手术前使用其他 NSAIDs 可以制止中枢敏化仍有待进一步证明。虽然有手术前使用硫酸镁、局麻药中加肾上腺素、碱化局麻药等增强手术后镇痛或减少手术后阿片类药物的用量的报告，但其作用效能和合适的剂量配伍未确定。

（二）局部给予局麻药

局部给予局麻药包括三种方法：切口局部浸润、外周神经阻滞和椎管内给药。在术后早期，未使用抗凝药或抗栓药以及无出血倾向的患者，若术中采用硬膜外麻醉，术后可延用硬膜外镇痛。硬膜外镇痛效果确切，制止手术后过度应激反应更加完全，也有助于预防心脏缺血（胸段脊神经阻滞）或有助于预防下肢深静脉血栓的形成，硬膜外镇痛常采用局麻药复合高脂溶性阿片类药物（如芬太尼或舒芬太尼）的方法，可达到相应平面的脊神经镇痛，且很少引起脑神经的副反应。如椎管内镇痛使用局麻药加低脂溶性吗啡（1～3mg/次）可达到几乎全部脊神经分布范围的镇痛，应注意偶可发生迟发性的呼吸抑制（吗啡随脑脊液上行到呼吸中枢所致）。椎管内镇痛不用于手术后早期使用抗凝或抗栓药物的患者。

手术后切口局部浸润可明显减低手术后镇痛药物的使用，但依赖于外科医师的配合。外周神经阻滞单独或联合全身使用 NSAIDs 或阿片类药物是四肢和躯体部位手术后镇痛的主要方法之一。详见《成人日间手术后镇痛指南》。

（三）全身给药

1. 口服给药　适用于神志清醒的、非胃肠手术和术后胃肠功能良好患者的手术后轻、中度疼痛的控制；用作多模式镇痛的组分。口服给药有无创、使用方便、患者可自行服用的优点，但因肝-肠首过效应以及有些药物可与胃肠道受体结合，生物利用度不一。药物起效较慢，常在手术前用药。若在手术结束前或手术后使用，则限于胃肠功能良好的患者。对中度以上疼痛也可在其他方法（如静脉）镇痛后，以口服镇痛作为延续。调整剂量时既应考虑药物到达血液和在血液中达峰时间，又要参照血浆蛋白结合率和组织分布容积。禁用于吞咽功能障碍（如颈部手术后）和肠梗阻患者。手术后重度恶心、呕吐和便秘者慎用。

2. 皮下注射给药、肌内注射给药以及胸膜腔或腹膜腔给药　肌内注射给药起效快于口服给药。但注射痛、单次注射用药量大、副作用明显，重复给药易出现镇痛盲区，不推荐用于手术后镇痛。皮下注射给药虽有注射痛的不便，但可通过植入导管较长时间给药。胸膜腔或腹膜腔给药镇痛作用不确实，又易发生局麻药中毒，不推荐常规使用。

3. 静脉注射给药

（1）单次或间断静脉注射给药：药物血浆浓度峰谷比大，镇痛效应不稳定，用于中度以上疼痛患者。对静脉有刺激的药物，静脉炎为常见并发症。常用药物有对乙酰氨基酚、NSAIDs、曲马多、阿片类药物（包括激动药和激动拮抗药）的注射剂。

（2）持续静脉注射给药：用等渗盐水或葡萄糖液稀释后持续给药。一般先给负荷量，阿片类药物最好以小量分次注入的方式，滴定至合适剂量，达到镇痛效应后，以维持量或按药物的作用时间维持或间断给药。由于手术后疼痛阈值会发生改变，药物恒量输注的效应不易预测，更主张使用患者自控镇痛方法。

4. 患者自控镇痛　患者自控镇痛（patient controlled analgesia，PCA）具有起效较快、

无镇痛盲区、血药浓度相对稳定、可通过冲击（弹丸）剂量及时控制暴发痛，并有用药个体化、患者满意度高等优点，是目前手术后镇痛最常用和最理想的方法，适用于手术后中到重度疼痛。

（1）PCA 常用参数：需设置负荷剂量（loading dose），手术后立刻给予，药物需起效快，阿片类药物最好以小量分次的方式给予，达到滴定剂量目的。手术后镇痛剂量应既能避免手术后出现镇痛空白期，又不影响术后清醒和拔除气管导管。也可术前使用作用时间长的镇痛药物，有降低手术后疼痛和减少阿片类药物用量的作用。

持续剂量（continuous dose）或背景剂量（background dose）：目的是希望达到稳定的、持续的镇痛效果。静脉 PCA 时，不主张使用芬太尼等脂溶性高、蓄积作用强的药物，而且最好不用背景剂量。使用背景剂量不但不能获得更好的镇痛效果，还可增加呼吸抑制等副作用。

单次注射剂量（bolus dose）：又称冲击或弹丸剂量，使用速效药物。一般冲击剂量相当于日剂量的 1/10～1/15。

锁定时间（lockout time）：保证在给予第一次冲击剂量达到最大使用后，才能给予第二次剂量，避免药物中毒。有的镇痛泵设定 1h 限量（如吗啡 10～12mg），4h 限量等。

PCA 的镇痛效果是否良好，以是否安全并达到最小副作用和最大镇痛作用来评定。包括：平静时 VAS 评分 0～1 分，镇静评分 0～1 分，无明显运动阻滞。副作用轻微或无，PCA 泵有效按压 / 总按压比值接近 1，无睡眠障碍，患者评价满意度高。

（2）PCA 常用给药途径：根据不同给药途径分为静脉 PCA（PCIA）、硬膜外 PCA（PCEA）、皮下 PCA（PCSA）和外周神经阻滞 PCA（PCNA）。

（3）PCIA：采用的主要镇痛药有阿片类药物（吗啡、羟考酮、氢吗啡酮、舒芬太尼、氢可酮、芬太尼、布托啡诺、地佐辛、纳布啡等）、曲马多或氟比洛芬酯（flurbiprofenaxetil）、酮咯酸（ketorolac）等。在急性伤害性疼痛中阿片类药物的强度有相对效价比：哌替啶 100mg ≈ 曲马多 100mg ≈ 吗啡 10mg ≈ 纳布啡 10mg ≈ 阿芬太尼 1mg ≈ 芬太尼 0.1mg ≈ 舒芬太尼 0.01mg ≈ 羟考酮 10mg ≈ 布托啡诺 2mg ≈ 地佐辛 10mg。常用 PICA 药物的推荐方案见表附录 3-1。

表附录 3-1　常用 PCIA 药物的推荐方案

药物	负荷（滴定）剂量 / 次	单次注射剂量	锁定时间	持续输注
吗啡	1～3mg	1～2mg	10～15min	0～1mg/h
芬太尼	10～30μg	10～30μg	3～10min	0～10μg/h
舒芬太尼	1～3μg	1～3μg	3～10min	0～1μg/h
羟考酮	1～3mg	1～2mg	5～10min	0～1mg/h
曲马多	1.5～3mg/kg，手术毕前 30min 给予	20～30mg	6～10min	10～15mg/h
布托啡诺	0.25～1mg	0.2～0.5mg	10～15min	0.1～0.2mg/h
地佐辛	2～5mg	1～3mg	10～15min	30～50mg/48h
氟比洛芬酯	25～75mg	50mg	—	150～200mg/24h

注：上述所有负荷量均应缓慢（1min 以上）注入。

NSAIDs 应给予负荷量后可酌情持续静脉注射或分次给药，药物镇痛作用有封顶效应，不应超剂量给药。但阿片类药物应个体化给药，分次给予负荷剂量（如非阿片成瘾者，吗啡负荷量为 1～4mg/ 次），给药后应观察 5～20min 至最大作用出现，并酌情重复此量至 NRS 评分＜4 分。

（4）PCEA：适用于术后中、重度疼痛。常采用低浓度罗哌卡因或布比卡因和局麻药复合芬太尼、吗啡等药物（见表附录 3-2）。

舒芬太尼 0.3～0.6μg/ml 与 0.062 5%～0.125% 罗哌卡因或 0.05%～0.1% 布比卡因外周神经阻滞能达到镇痛而对运动功能影响轻，较适合于分娩镇痛和需功能锻炼的下肢手术。

（5）PCSA：适用于静脉穿刺困难的患者。药物在皮下可能有存留，如阿片类药物生物利用度约为静脉给药的 80%。起效慢于静脉给药，镇痛效果与 PICA 相似，如采用留置管应注意可能发生导管堵塞或感染。常用药物为吗啡、曲马多、羟考酮、氯胺酮和丁丙诺啡。哌替啶具有组织刺激性，不宜用于 PCSA。

（6）PCNA：神经丛或神经干留置导管采用 PCA 持续给药。常用局麻药和阿片类药物见表附录 3-2。

表附录 3-2　硬膜外手术后镇痛的局麻药和阿片类药物配方

局麻药 / 阿片类药物	罗哌卡因 0.15%～0.25%，布比卡因 0.1%～0.2%，左旋布比卡因 0.1%～0.2%，或氯普鲁卡因 0.8%～1.4%（上述药内可加舒芬太尼 0.4～0.8μg/ml，芬太尼 2～4μg/ml 或吗啡 20～40μg/ml）
PCEA 方案	首次剂量为 6～10ml，维持剂量为 4～6ml/h，冲击剂量为 2～4ml，锁定时间为 20～30min，最大剂量为 12ml/h

（四）常用的药物组合

迄今为止，尚无任何药物能单独有效地制止重度疼痛又无副作用。多模式镇痛是最常见的手术后镇痛方式。

1. 镇痛方法的联合　局部麻醉药切口浸润、区域阻滞或外周神经阻滞可单独用于手术后镇痛，但常镇痛不全，需与全身性镇痛药（NSAIDs 或曲马多或阿片类药物）联合应用。在局部用药基础上全身用药，患者对镇痛药物的需要量明显降低，药物的不良反应发生率低。

2. 镇痛药物的联合　主要包括：①阿片类药物或曲马多与对乙酰氨基酚联合。对乙酰氨基酚的每日最大剂量为 1.5g，在大手术后使用可节省阿片类药物 20%～40%。②对乙酰氨基酚和 NSAIDs 联合，两者各使用常规剂量的 1/2，可发挥镇痛相加或协同作用。③阿片类药物或曲马多与 NSAIDs 联合，在大手术后使用常规剂量的 NSAIDs 可节省阿片类药物 20%～50%，尤其是可能达到患者清醒状态下的良好镇痛。手术前使用 COX-2 抑制剂（如口服塞来昔布或静脉注射帕瑞昔布）可发挥抑制中枢和外周敏化作用。手术前、手术中、手术后持续输注氟比洛芬酯也可发挥抗炎、抑制中枢敏化作用，其他非选择性 NSAIDs 手术前用药的作用尚未确定。④阿片类药物，尤其是高脂溶性的芬太尼或舒芬太尼与局麻药联合用于 PCEA。⑤氯胺酮（尤其右旋氯胺酮）、曲马多、加巴喷丁、普瑞巴林以及 α_2 肾上腺素受体激动药可乐定或右美托咪定等手术前静脉或硬膜外应用（在我国为处方外给药），可减低手术后疼痛和减少手术后阿片类药物的用量。偶尔可使用三种作用机制不同的药物实施多靶点镇痛。

3. 根据不同类型手术后预期的疼痛强度实施多模式镇痛方案　见表附录 3-3。

表附录 3-3　不同类型手术后预期疼痛强度及术后多模式镇痛方案

重度疼痛	开腹、开胸术 大血管（主动脉）手术 全膝、髋关节置换术	（1）单独超声引导下外周神经阻滞（如胸部：胸椎旁神经阻滞，腹部：腹横肌平面阻滞），或配合 NSAIDs 或阿片类药物 PCEA （2）对乙酰氨基酚＋NSAIDs 和局麻药切口浸润（或外周神经阻滞） （3）NSAIDs（除外禁忌证）与阿片类药物（或曲马多）的联合 （4）硬膜外局麻药复合高脂溶性阿片类药物 PCEA
中度疼痛	膝关节及膝以下下肢手术 肩背部手术 子宫切除术 颌面外科手术	（1）外周神经阻滞（如上肢臂丛阻滞或下肢全膝关节股神经阻滞或收肌管阻滞）或与局麻药局部阻滞配伍 （2）（1）＋对乙酰氨基酚或 NSAIDs （3）硬膜外局麻药复合高脂溶性阿片类药物 PCEA （4）NSAIDs 与阿片类药物联合行 PCIA
轻度疼痛	腹股沟疝修补术 静脉曲张 腹腔镜手术	（1）局部局麻药切口浸润和／或外周神经阻滞，或全身应用对乙酰氨基酚或 NSAIDs 或曲马多 （2）（1）＋小剂量阿片类药物 （3）对乙酰氨基酚＋NSAIDs

五、常用镇痛药物

（一）阿片类镇痛药

强阿片类药物即麻醉性镇痛药，是治疗中重度急、慢性疼痛的最常用药物。通过激动外周和中枢神经系统（脊髓及脑）阿片受体发挥镇痛作用。目前已证实的阿片受体包括 μ、κ、δ 和孤啡肽四型，其中 μ、κ 和 δ 受体与手术后镇痛关系密切。

世界卫生组织（WHO）治疗癌痛的三阶梯原则将阿片类药物分为二阶梯（弱阿片类药物）或三阶梯药（强阿片类药物）。二阶梯药有可待因（codeine）、双氢可待因（dihydrocodeine）等，主要用于轻、中度疼痛镇痛。强阿片类药物包括吗啡（morphine）、芬太尼（fentanyl）、哌替啶（meperidine）、舒芬太尼（sulfentanyl）、羟考酮（oxycodone）和氢吗啡酮（hydromorphone）等，主要用于手术后和癌症的中、重度疼痛治疗。激动 - 拮抗药和部分激动药，如布托啡诺（butorphanol）、地佐辛（dezocine）、纳布啡（nalbuphine）、喷他佐辛（pentazocine）、丁丙诺啡（buprenorphine），主要用于手术后中度痛的治疗，也可作为多模式镇痛的组成部分用于重度疼痛治疗。

1. 阿片类药物的应用　强效阿片类药物镇痛作用强，无器官毒性，无封顶效应，使用时应遵循在不产生难以忍受不良反应的前提下充分镇痛的原则。由于阿片类药物的镇痛作用和不良反应为剂量依赖性和受体依赖性，故提倡多模式镇痛，以达到节阿片和减低阿片类副作用的效应。

2. 阿片类药物常见副作用及处理　阿片类药物的大多数副作用为剂量依赖性，除便秘外多数副作用在短期（1～2w）可耐受，但就手术后短期痛而言，必须防治副作用。副作用处理原则是：①停药或减少阿片类药物用量；②治疗副作用。

（1）恶心、呕吐：恶心、呕吐是术后最常见和令患者不适的不良反应，应积极预防，见中华医学会麻醉学分会《防治术后恶心呕吐（PONV）专家意见》。

（2）呼吸抑制：阿片类药物导致呼吸变慢。手术后较大剂量给药后疼痛明显减轻又未及时调整剂量、老年、慢性阻塞性肺疾病和合并使用镇静剂的患者，易发生呼吸抑制。呼吸频率≤8 次 /min 或呼吸空气时 SpO_2 < 90% 或出现浅呼吸，应视为呼吸抑制，立即给予治疗。治疗方法包括：立即停止给予阿片类药物，吸氧，强疼痛刺激，必要时建立人工气道或机械通气，静脉注射纳洛酮 [根据呼吸抑制的程度，每次 0.2～0.4mg，直至呼吸频率 > 8 次 /min 或呼吸空气时 SpO_2 > 90%，维持用量为 5～10μg/(kg·h)]。

（3）耐受、身体依赖和精神依赖：耐受是指在恒量给药时药物效能减低，常以镇痛药作用时间缩短为首先表现。除便秘几乎为终身不产生耐受的副作用和瞳孔缩小为较长时间（6个月以上）不产生耐受的副作用以外，阿片类药物的其他不良反应如恶心、呕吐、瘙痒等都为短时间（3～14d）可耐受副作用。身体依赖性的患者，停药或骤然减量导致停药反应，表现为焦虑、易激惹、震颤、皮肤潮红、全身关节痛、出汗、卡他症状、发热、恶心呕吐、腹痛、腹泻等。镇静药和作用于 $α_2$ 肾上腺素受体的可乐定或右美托咪定是主要对症治疗药物。精神依赖性最难治疗，为强制性觅药意愿和行为，将使用药物视为第一需要，可伴有或不伴有躯体症状。

（4）瘙痒：氯雷他定或氯雷他定镇静作用轻，但使用尚不多。小剂量丙泊酚（40～50mg）、纳洛酮或阿片受体激动拮抗药布托啡诺、地佐辛、纳布啡等以及昂丹司琼也常用于治疗瘙痒。

（5）肌僵、肌阵挛和惊厥：肌僵直主要是胸壁和腹壁肌肉僵直，见于迅速静脉给予阿片类药物及长期使用吗啡治疗，尤其是大剂量长期治疗时。使用中枢性松弛药巴氯芬，或阿片受体拮抗药可使之消除。

肌阵挛通常是轻度的和自限性的，在困倦和轻度睡眠状态下更容易发作，偶有持续全身发作呈惊厥状态。阿片受体拮抗药对阿片类药物引起的惊厥有拮抗作用，但对哌替啶的代谢产物去甲哌替啶本身有致痉作用，故对哌替啶所引起的惊厥作用较弱。

（6）镇静和认知功能障碍：轻度镇静常可发生。如出现不能唤醒或昏迷应视为过度镇静并警惕呼吸道梗阻或呼吸抑制的发生。

长时间大剂量使用阿片类药物有可能导致认知功能减退，偶可出现谵妄，可给予氟哌利多 1～1.25mg 治疗。

（7）缩瞳：μ 受体和 κ 受体激动剂兴奋眼神经副交感核使瞳孔缩小，长期使用阿片类药物的患者可能发生耐受，但若增加剂量仍可表现为瞳孔缩小。应注意与高碳酸血症和低氧血症引起的瞳孔大小改变相鉴别。

（8）体温下降：阿片类药物可诱致血管扩张，改变下丘脑体温调节机制而引起降温作用。哌替啶、曲马多、布托啡诺、地佐辛、纳布啡、右美托咪定等可抑制或减轻全身麻醉后寒战。

（9）免疫功能抑制：强阿片类药物可造成免疫功能抑制，严重疼痛也导致免疫抑制，而曲马多、阿片部分激动药和激动拮抗药对免疫功能影响较小。

（10）便秘，耐受和精神依赖：见于长期使用阿片类药物者。

（二）对乙酰氨基酚和 NSAIDs

1. 对乙酰氨基酚　单独应用对轻至中度疼痛有效，与阿片类药物或曲马多或 NSAIDs 联合应用，可发挥镇痛相加或协同效应。常用剂量为每 6h 口服 6～10mg/kg，最大剂量不超过 3 000mg/d，联合给药或复方制剂日剂量不超过 1 500mg，否则可能引起严重肝脏损伤和急性肾小管坏死。

2. 非选择性 NSAIDs 和选择性 COX-2 抑制剂　此类药物具有解热、镇痛、抗炎、抗风湿作用,主要作用机制是抑制环氧合酶(COX)和前列腺素(PGs)的合成。对 COX-1 和 COX-2 作用的选择性是其发挥不同药理作用和引起不良反应的主要原因之一。具有两种机制的非选择性 NSAIDs 有互补的药理作用。该类药物的口服剂型一般均可用于可口服患者的手术后轻、中度疼痛的镇痛,或在手术前、手术后作为多模式镇痛的组成部分。在我国临床上用于手术后镇痛的口服药物主要有布洛芬(ibuprofen)、双氯芬酸(diclofenac)、美洛昔康(meloxicam)、塞来昔布(celecoxib)和氯诺昔康(lornoxicam);注射药物有氟比洛芬酯、帕瑞昔布(parecoxib)、酮咯酸、氯诺昔康、双氯芬酸等。常用口服及注射 NSAIDs 剂量和作用见表附录 3-4 和表附录 3-5。

表附录 3-4　常用口服 NSAIDs

药物	每次剂量 /mg	次 /d	每日最大剂量 /mg
布洛芬	400～600	2～3	2 400～3 600
双氯芬酸	25～50	2～3	75～150
美洛昔康	7.5～15	1	7.5～15
塞来昔布	100～200	1～2	200～400
氯诺昔康	8	3	24

表附录 3-5　常用注射 NSAIDs

药物	剂量范围 /（mg/d）	静注起效时间 /min	维持时间 /h	用法和用量
氟比洛芬酯	150～250	15	4～6	Ⅳ：全日剂量为 200～250mg
帕瑞昔布	40～80	7～13	8～12	i.m./i.v.：首次剂量为 40mg,以后 40mg/12h,连续用药不超过 3d
酮咯酸	30～120	50	4～6	i.m./i.v.：首次剂量为 30mg,以后 15～30mg/6h,最大剂量为 120mg/d,连续用药不超过 2d
氯诺昔康	8～24	20	3～6	i.v.：8mg/ 次,2～3 次 /d,每日剂量不超过 24mg

非选择性 COX 抑制剂抑制体内所有前列腺素类物质生成,在抑制炎性前列腺素发挥解热镇痛抗炎效应的同时,也抑制了对生理功能有重要保护作用的前列腺素,由此可导致血液(血小板)、消化道、肾脏和心血管副作用,其他副作用还包括过敏反应及肝脏损害等。选择性 COX-2 抑制剂的上述不良反应有不同程度减轻,但也可能加重心肌缺血,对心脏手术的患者和有心脑卒中风险的患者应视为相对禁忌或禁忌。

(1)对血小板功能的影响:血小板上仅有 COX-1 受体,阿司匹林是高选择性 COX-1 受体抑制剂,导致血小板功能改变,可能加重术中出血倾向。其他 NSAIDs 导致血小板可逆性改变,手术前停药 1～2d 即可恢复。

(2)对消化道的影响:非选择性 NSAIDs 的消化道损害发生率高于选择性 COX-2 抑制剂,但手术后 3d 左右短期使用该类药物的消化道并发症危险性尚未确定。有报道,长期使用非选择性 NSAIDs 可能影响肠愈合,甚至增加肠瘘的发生率。

(3)对肾脏的影响:所有非选择性 NSAIDs 和选择性 COX-2 抑制剂都影响肾功能,在脱水、低血容量等肾前性或肾实质性损害患者中短时间用药可能导致肾功能衰竭。

（4）对心血管的影响：非选择性 NSAIDs 和选择性 COX-2 抑制剂都可能通过 COX-2 而增加心血管风险，该类药物禁用于冠状动脉搭桥手术。

总之，长期大量使用该类药物所产生的不良反应既与药物特性有关，更与使用剂量、使用时间及有否使用 NSAIDs 的危险因素有关（见表附录 3-6）。原则上，对具有危险因素的患者应慎重考虑选此类药物。

表附录 3-6　使用非选择性 NSAIDs 和选择性 COX-2 抑制剂的危险因素

（1）年龄＞65 岁（男性易发）

（2）原有易损脏器的基础疾病：上消化性溃疡、出血史；缺血性心脏病或脑血管病史（冠状动脉搭桥围手术期禁用，有脑卒中或脑缺血发作史者慎用）；肾功能障碍；出、凝血机制障碍和使用抗凝药（使用选择性 COX-2 抑制剂不禁忌）

（3）同时服用糖皮质激素或血管紧张素转换酶抑制剂及利尿剂

（4）长时间、大剂量服用

（5）高血压、高血糖、高血脂、吸烟、酗酒等

NSAIDs 均有"封顶"效应，故不应超量给药；缓慢静脉滴注不易达到有效血药浓度，应给予负荷量再给维持量；氟比洛芬酯、酮咯酸等可与阿片类药物联合泵注给药，维持有效药物浓度；除对乙酰氨基酚等少数药物外，NSAIDs 的血浆蛋白结合率高，故不主张同时使用作用机制相同的药物；一种药物效果不佳，可能另外一种药物仍有较好作用。

NSAIDs 用于手术后镇痛的主要指征是：①中小手术后镇痛或作为局部镇痛不足时的补充；②与阿片类药物或曲马多联合或多模式镇痛用于大手术后镇痛，有显著的节阿片作用；③停用 PCA 后，大手术后疼痛的镇痛；④选择性 COX-2 抑制剂塞来昔布手术前口服有增强手术后镇痛作用和节吗啡的作用，有研究表明静脉注射帕瑞昔布或氟比洛芬酯也有同样的作用。

（三）曲马多

曲马多（tramadol）为中枢镇痛药，有两种异构体：（+）- 曲马多和（−）- 曲马多。前者及其代谢产物（+）-*O*- 去甲曲马多（M1）是 μ 阿片受体的激动剂，两者又分别抑制中枢 5- 羟色胺和去甲肾上腺素的再摄取，提高了对脊髓疼痛传导的抑制作用。两种异构体的协同作用增强了镇痛作用。

曲马多有片剂、胶囊和缓释剂等口服剂型和供肌内、静脉或皮下注射剂型。用于手术后镇痛，等剂量曲马多和哌替啶作用几乎相当，与对乙酰氨基酚、NSAIDs 合用有协同效应。

手术后镇痛，曲马多的推荐剂量是手术结束前 30min 静脉注射 1.5～3mg/kg，手术后患者自控镇痛每 24h 剂量为 300～400mg，冲击剂量不低于 20～30mg，锁定时间为 5～6min。术中给予负荷量的目的是使血药浓度在手术结束时已下降，从而减轻手术后恶心、呕吐等并发症。主要副作用为恶心、呕吐、眩晕、嗜睡、出汗和口干，便秘和躯体依赖的发生率低于阿片类药物，副作用处理参见本文"阿片类药物"部分。此外，镇痛剂量的本品亦有防治术后寒战的作用。

（四）局部麻醉药

局麻药用于手术后镇痛治疗方式主要有椎管内用药、外周神经阻滞以及局部浸润等三大类型。虽然局麻药与许多药物混合被用于临床镇痛，但除糖皮质激素外，作用强度和镇痛时间均不确定，未能被临床采纳或推荐（见中华医学会麻醉学分会《日间手术后镇痛专家共识》）。

常用于手术后镇痛的局麻药有：布比卡因（bupivacaine）、左旋布比卡因（levobupivacaine）、罗哌卡因（ropivacaine）和氯普鲁卡因（chloroprocaine）。布比卡因作用时间长，价格低，广泛用于手术后镇痛，但药物过量易导致中枢神经系统和心脏毒性。左旋布比卡因的药理特性与布比卡因类似，心脏毒性低于布比卡因。罗哌卡因的显著特点是"运动感觉分离"，即产生有效镇痛的低药物浓度（0.062 5%～0.15%）对运动神经阻滞作用相对较弱，同时其毒性低于布比卡因和左旋布卡因。氯普鲁卡因起效迅速，低浓度时有一定的"运动感觉分离"现象，用于蛛网膜下腔麻醉时应不含保存剂（亚硝酸氢盐），且剂量应低于60mg。

（五）其他

氯胺酮是 NMDA 受体拮抗剂，加巴喷丁和普瑞巴林是 $\alpha_{2\delta}$ 受体拮抗剂。手术前静脉注射小剂量氯胺酮（0.2～0.5mg/kg）或口服普瑞巴林（150mg）、加巴喷丁（900～1 200mg）对手术后镇痛和预防中枢外周敏化形成有重要作用，同时可减少阿片类药物用量。右旋氯胺酮镇痛作用为消旋体的 2 倍，且困倦、梦境、谵妄、呕吐等副作用明显低于消旋或左旋氯胺酮。

附录四　成人日间手术后镇痛专家共识(2017)

中华医学会麻醉学分会

一、日间手术后镇痛的必要性

日间手术后良好的镇痛，不但有助于预防循环和呼吸系统并发症的发生、改善手术后转归、提高患者满意度，也是保证日间手术平稳进行的必要条件。

手术损伤疼痛相关的组织及神经；手术导致炎性介质释放刺激受损或未受损的神经；手术中缺血 - 再灌注损伤等是手术后疼痛的主要原因。某些需手术后功能锻炼的患者有较长时间的手术后镇痛需求。一些药物可能防止手术后急性痛转化为慢性痛，也是手术后镇痛组成需要考虑的因素。

二、日间手术后镇痛的原则

在确保安全的前提下，达到有效的镇痛；无不良反应或不良反应发生率低且轻微，患者易于耐受；镇痛不妨碍日常活动或功能锻炼的进行；方法简单、实用。

日间手术后镇痛方法的选择应考虑到：疾病和手术的影响(如创伤涉及的神经、放置引流管的粗细等)；患者的要求；与麻醉方法的衔接。对全身各系统、器官功能影响轻微或无影响，方便易行。

外周神经阻滞或伤口局麻药浸润和 / 或口服给予对乙酰氨基酚及 / 或 NSAIDs 镇痛是日间手术的基础镇痛方法。也可采用外周神经阻滞配合对乙酰氨基酚与曲马多组成的口服合剂(如氨酚曲马多、氨酚羟考酮等)，用于中到重度疼痛患者时加用适量口服阿片类药物。

三、日间手术后镇痛要点

虽有个体差别，但总体而言，疼痛程度与损伤部位相关。随创伤愈合，疼痛渐轻和消失，日间手术后疼痛一般不超过 2d，故离院后只需计划 1~2d 的镇痛。

在经手术前教育可理解镇痛方法及注意事项的患者中，如有手术后功能锻炼的需要，可采用导管和球囊法行连续外周神经阻滞。

通过外科切口持续给予局麻药，或在超声引导下外周神经阻滞，优点在于镇痛作用好且可避免或极大减少了全身镇痛药物的应用和全身用药的不良反应，是日间手术后镇痛的基本方法。

居家患者不宜采用静脉镇痛，只在离院前仍有中度以上疼痛患者可给予口服或静脉注射一剂作用时间较长的 NSAIDs 或选择性 COX-2 抑制剂，在日间手术部也可采用多模式的镇痛方法使用小剂量阿片类药物与 NSAIDs 的合剂，给药后应严密监测治疗效果和不良反应。出院至少在给药 1h 后，且必须达到日间手术的出院标准。

麻醉和手术后镇痛对外周神经阻滞所用局麻药有不同的需求。手术要求感觉和运动神经均阻滞完全，而手术后镇痛则要求尽可能只阻滞感觉神经而不阻滞运动神经，以利于恢复日常活动和进行功能锻练，在选择所阻滞的神经和所用局麻药的浓度时，都应注意。

四、伤口局麻药浸润

采用伤口局麻药浸润的手术患者，使用0.5%～0.75%罗哌卡因（每次最大量3mg/kg）或上述浓度布比卡因（每次最大量1.5mg/kg），不但手术中局麻药有效时间可长达6～12h，手术后也有较长的镇痛时间，在体表手术或牵拉轻的手术如乳房或甲状腺包块切除术后一般不再有中度或以上疼痛。

局麻药中加1/20万肾上腺素、硫酸镁、氯胺酮、阿片类等药物或碱化局麻药不能弥补阻滞不全造成的镇痛不足，但有报告能增强手术后镇痛作用。由于增强手术后镇痛作用的程度有限，以及加快阻滞的起效时间、延长阻滞作用的程度和配方仍待进一步证明，也可能增加不良反应，不推荐作为手术后常规的应用方法。

地塞米松5～10mg或泼尼松龙40～125mg可延长罗哌卡因或布比卡因阻滞时间达50%～100%之久，在无皮质激素使用禁忌症的患者中是日间手术后镇痛的可供选择方法。手术前口服或硬膜外给予可乐定（0.1～1.5μg/kg）可减少手术后镇痛药的应用并提供适当的镇静，但无论手术前或手术后应用应注意可能发生低血压。静脉滴注小剂量右美托咪定[负荷量0.5～1μg/kg持续15min，维持量0.2～0.7μg/（kg·h）]可增强镇痛作用，减轻阿片类药物用量，但要防止过度镇静和心血管副作用。手术前口服加巴喷丁900～1 200mg或普瑞巴林150～300mg有增强手术后镇痛作用和防止中枢敏化作用。在我国，作用长达三天的布比卡因脂质体尚未使用，如需长时间伤口浸润，还需由外科医生在手术结束前置入与伤口平行的多孔导管和电子泵（或可复性球囊），实施预注输注持续灌注局麻药或患者按需控制给药。此法虽已在各科、各类手术中得到应用，但因此法严重依赖外科操作，且有影响伤口愈合，导致感染、水肿和导管移位等并发症，限制了其推广。

五、外周神经阻滞

为了预防心脑血管病或深静脉血栓和肺栓塞，一些手术在手术后早期即给予了抗凝或抗血栓药物，限制了硬膜外镇痛的使用，由于管理困难，硬膜外镇痛也不适于居家治疗。由于近年来超声仪器和技术突飞猛进，采用超声引导下外周神经阻滞，按需补充对乙酰氨基酚或NSAIDs（包括选择性COX-2抑制剂）为主的方法已成为日间手术后的主要镇痛方法。

超声引导下的外周神经阻滞可借助或不借助神经刺激仪的帮助。只有超声成像不佳的情况才是使用神经刺激仪的明确指征。

以下为常用的几乎可以涵盖全身的外周神经阻滞方法，在选择时应考虑到技术的成熟度，所使用的超声仪器性能，并要注意不恰当的外周神经阻滞也可造成神经损伤、局部或全身感染或出血。为防止局麻药中毒等并发症，所用的罗哌卡因或布比卡因浓度不超过0.25%。

1. 四肢外周神经阻滞　上肢术后采用颈椎横突旁（C4～C7）或臂丛神经阻滞可达到良好的手术后镇痛效果，如仅为手术后镇痛，药物浓度（如0.25%罗哌卡因）低于麻醉所需的浓度（如0.375%或更高浓度的罗哌卡因）。

针对全膝关节置换术和股骨下2/3以下部位的外周神经阻滞镇痛，主要采用腹股沟部股神经阻滞（Femoral nerve block，FNB），但膝关节后部的阻滞常不完全，需加用局麻药或全身镇痛药，由于运动纤维也被阻滞，应注意跌倒事件的发生。

坐骨神经阻滞（sciatic nerve block，SNB）、闭孔神经阻滞（obturator nerveblock，ONB）和腰丛神经阻滞（lumbar plexus block，LNB）均可用于手术后镇痛，但上述神经均含运动纤维，

用后应防止意外跌倒。

收肌管阻滞（adductor canal block，ACB）阻滞的是股神经后支，完全是感觉纤维的隐神经。理论上对下肢肌力的影响小，但注入的局麻药可沿收肌管扩散，阻滞范围难以精确控制，仍可能影响下肢肌张力，且膝后外侧的阻滞也可能不完全。最合适药物浓度和剂量仍有待进一步确定。

股神经加坐骨神经阻滞用于下肢手术，可优化镇痛效果，但手术后肌张力减低是主要缺陷。一般不用于手术后，尤其不用于手术后功能锻炼的患者。

髋关节部位神经分布复杂，涉及股神经（L2～L4）、闭孔神经（L2～L4）、股外侧皮神经（L2、L3）及T12神经，由于操作复杂，目前主要用于心肺功能不佳的老年患者。除T12神经外，腰丛基本上涵盖了所有上述神经的分布区域，腰丛阻滞方法不一，可参照手术部位、操作成功率、操作复杂程度加以选择。

2. 躯体外周神经阻滞　主要是腹横肌平面（transversus abdominis plane，TAP）阻滞，胸椎旁神经阻滞（thracic paravertebral block），腹直肌鞘阻滞（rectus sheath block），腰方肌阻滞（guadratus lumborum block），髂腹股沟神经阻滞（ilioinguinal nerves block）和髂腹下神经阻滞（iliohypogastric nerves block）等。

TAP阻滞用于腹前部T1～L1脊神经支配区域的手术。对制止驱体痛有效，对内脏痛效果较差。有时由于注入的局麻药可能因用量、压力等原因扩散到椎旁间隙而阻滞交感神经，表现出对内脏痛的镇痛效果。根据阻滞位置不同，可分为肋缘上TAP阻滞（主要覆盖T7～T8脊神经支配区），肋缘下TAP阻滞（主要覆盖T9～T10脊神经支配区），侧边肋缘下TAP阻滞（主要覆盖T11～T12脊神经支配区），髂腹股沟神经和髂腹下神经TAP阻滞（主要覆盖T12～L1脊神经支配区，用于腹股沟斜疝术后镇痛），Petit三角阻滞。

TAP阻滞广泛应用于剖腹和腹腔镜下的各种腹内手术，由于药物注射到的间隙宽且张力小，常需用低浓度和高容量局麻药，如0.2%罗哌卡因（总量不超过3mg/kg）或0.125%左布比卡因（总量不超过1.5mg/kg），若放置导管或连续阻滞，可用持续剂量5～10ml/h。不良反应包括神经损伤、神经缺血、局麻药中毒和局部感染。

腰方肌阻滞有Ⅰ、Ⅱ、Ⅲ型阻滞之分，Ⅰ型阻滞将药物注于腰方肌外侧和腹横肌筋膜相连的平面；Ⅱ型阻滞将药物注于腰方肌与背阔肌之间；Ⅲ型阻滞将药物注于腰方肌前缘。腰方肌阻滞主要用于T6～L1脊神经平面手术。

超声引导下胸椎旁神经阻滞可一次注药，随剂量增大，可阻滞多个节段，但若欲达到多节段长时间阻滞，应考虑放置导管，每次注入局麻药4～6ml。此种手术后镇痛方法主要用于乳腺、心脏和肺等普通手术，可阻滞腹壁前侧、外侧和后侧的躯体神经和交感神经，比硬膜外镇痛对机体的生理功能扰乱小。主要并发症是气胸，也可能发生单侧注药双侧阻滞。

胸神经阻滞（pectoral nerves block）将药物注于胸大肌和胸小肌的间隙，阻滞胸外侧神经和胸内侧神经，主要用于乳癌根治术和胸壁手术。

超声引导下的腹直肌鞘阻滞可用于脐周手术和下腹部正中切口的手术后镇痛，但因阻滞不够完全，常需合并全身镇痛药。

前锯肌平面（serratus anterion plane，SAP）阻滞肋间神经、胸长神经，胸背神经，以及T2～T9胸壁外侧和部分后侧的神经，用于乳癌和胸腔镜手术。

肋间神经阻滞胸段肋间神经后可麻痹肋间肌、背阔肌、前锯肌和腹壁肌群，用于胸壁外伤、多发性肋骨骨折和胸腔引流管的放置。前部的肋间神经由于神经已分支，主要用于正中胸骨劈开的心脏手术。低位的（T11、T12）肋间神经阻滞也用于肾脏手术。

竖脊肌（erectors spinal plane，EPS）阻滞是将局麻药注射到竖脊肌深面，用于 T2～T9 的背部手术。

作为手术后镇痛常采用的局麻药为 0.15%～0.25% 罗哌卡因或 0.125%～0.2% 布比卡因，常用量不超过 20～30ml，应注意过量使用局麻药可能带来的药物毒性。

六、椎管内阻滞

虽采用椎管内麻醉下的手术均可保留导管继续进行手术后镇痛，但近年来手术后早期使用抗凝和抗栓治疗限制了这一方法的应用，在日间手术患者中仅限于院内段时间使用。

手术后椎管内阻滞主要是硬膜外使用低浓度局麻药和高脂溶性阿片类药物。常用配方是 0.08%～0.125% 布比卡因（或 0.125%～0.15% 罗哌卡因）6～10ml 加芬太尼 20～30μg（或舒芬太尼 2～3μg）。也有使用低脂溶性的吗啡 1～3mg，此时镇痛范围广，可达全部脊神经。尚未证明蛛网膜下腔或硬膜外腔给予有添加剂的阿片类药物或可乐定是安全的。

硬膜外日间手术后镇痛的优点包括：起效迅速，镇痛效果好，等于或优于口服或静脉给药；易于控制给药量和阻滞范围；手术后应激反应轻，肠蠕动恢复快，深静脉血栓发生率低，又有防止心肌缺血的作用；减少甚至避免了阿片类药物全身给药的呕吐、头晕和呼吸抑制等副作用，患者满意度高。

硬膜外日间手术后镇痛的缺点是：单次注药常不足以维持足够的镇痛时间，可能需放置连续阻滞导管；常有低血压效应，并可能导致输液量过多；手术后尿潴留、瘙痒发生率较高；有硬膜外出血、感染、神经损伤的可能；利多卡因和布比卡因还可能诱发暂时性神经功能障碍（TNS）。

七、全身镇痛

主要通过口服或静脉给药实现。

全身镇痛药主要使用对乙酰氨基酚、非选择性 NSAIDs 或选择性 COX-2 抑制剂，原则上只要胃肠功能良好，就可采用以口服为主要方法的全身镇痛。静脉镇痛原则上不用于居家治疗，偶尔用于住院期间手术后镇痛，或在出院前静脉给予一剂长作用的 NSAIDs，但应在患者离院前有足够的观察时间，待药物达峰作用后无明显副作用再行出院是保证安全的必要措施。口服或静脉全身给药既可单独也可联合其他类镇痛药用于日间手术后镇痛，还可以作为局麻药伤口浸润或外周神经阻滞镇痛不足的补充。肌内注射用药因局部疼痛和药物吸收变异度大，不建议使用。

1. 对乙酰氨基酚和 / 或 NSAIDs　是日间手术后镇痛的基本用药（表附录 4-1）。对中小手术已可单独镇痛，对大手术必须以多模式镇痛的方法用于手术后镇痛。对乙酰氨基酚镇痛相对较安全，价廉，耐受性好，不刺激胃黏膜，不影响血小板功能和肾功能。对乙酰氨基酚与 NSAIDs、曲马多、阿片类药物联合使用都会发生镇痛的相加或协同作用。

除对乙酰氨基酚、萘丁美酮等极少数药物血浆蛋白结合力不高外，NSAIDs 大多为高血浆蛋白结合力药物。为避免竞争性与血浆蛋白结合，不同时使用两种作用机制相同的 NSAIDs。传统 NSAIDs 有导致胃肠道溃疡出血，肾功能损害，抑制凝血功能等副作用。选择性 COX-2 抑制剂虽消化道反应轻和不干扰凝血功能，但可能增加心血管风险。日间手术后镇痛的需求一般仅 1～2d，如术前未使用过此类药物，短期应用是否会发生这些时间和剂量依赖的副作用尚无定论。

该类药物的镇痛作用强弱可排序如下，供临床结合创伤大小和疼痛严重程度选择：对乙酰胺氨基酚 -NSAIDs- 对乙酰氨基酚＋NSAIDs- 对乙酰氨基酚（或 NSAIDs）加曲马多、他喷他多，羟考酮或激动拮抗类阿片类药物 -NSAIDs＋强阿片类药物。

2. 选择性 COX-2 抑制剂　是 NSAIDs 的亚类。已证明，手术前口服长效选择性 COX-2 抑制剂塞来昔布或静脉注射帕瑞昔布有减少手术后镇痛药物使用，抑制外周和中枢敏化的作用。有报道手术前使用帕瑞昔布或者手术前、手术中、手术后持续静脉注射氟比洛芬酯也有类似作用。是否其他 NSAIDs 具有同样作用仍待证明。NSAIDs 需给负荷量才能达到良好的镇痛作用，氟比洛芬酯和酮洛酸可以单独或与阿片类药物混合静脉持续给药，为建立有效血药浓度，在持续给药前应给予负荷剂量。

表附录 4-1　常用的非甾体类消炎药

药物	剂量	给药途径
对乙酰氨基酚	40～50mg/（kg·d）	口服、静脉
双氯芬酸	50mg，3 次 /d	口服
布洛芬	0.4～0.6mg，3～4 次 /d	口服、静脉
氟比洛芬酯	200mg/d	静脉
氯诺昔康	8mg，2 次 /d	口服、静脉
塞来昔布	100～200mg，2 次 /d	口服
帕瑞昔布	40mg，2 次 /d	静脉
氨酚羟考酮	1～2 片，2～3 次 /d	口服
氨酚曲马多	1～2 片，2～3 次 /d	口服

3. 阿片类药物　由于阿片类药物全身给药后作用在各器官组织的阿片受体，常伴有恶心、呕吐、过度镇静、便秘、尿潴留、瘙痒、呼吸抑制、免疫力下降等不良反应，原则上不用于日间手术后镇痛。激动拮抗类或部分激动类阿片类药物，如布托啡诺、地佐辛、纳布啡等镇痛和副作用均有天花板效应。如与 NSAIDs 配合实施多模式镇痛，更可明显减低阿片类药物的剂量和不良反应，可用于中度疼痛的日间手术后镇痛，但此类药物均为注射剂型，仅限于院内使用。

复方口服镇痛药起效常较单一药物快，作用强度增加（相加或协同作用），国内常用的口服镇痛制剂为氨酚羟考酮（对乙酰氨基酚 375mg＋羟考酮 5mg/ 片）和氨酚曲马多（对乙酰氨基酚 375mg＋曲马多 50mg/ 片），药物常见的不良反应为恶心、呕吐。常用的中枢镇痛药见表附录 4-2。

表附录 4-2　常用的中枢镇痛药

药物	剂量	给药途径
硫酸吗啡	负荷量 2～4mg/ 次，维持量 30～50mg/24h	口服、静脉
芬太尼	负荷量 4～10μg/kg，维持量 2～10μg/（kg·h）	静脉
舒芬太尼	负荷量 0.25～2μg/kg，维持量 0.25～1.5μg/（kg·h）	静脉
羟考酮	负荷量 1～5mg/1～2min，维持量 25～45mg/24h	口服、静脉

续表

药物	剂量	给药途径
地佐辛	负荷量 2.5～5mg/ 次，维持量 30～60mg/24h	静脉
布托啡诺	负荷量 0.5～1mg/ 次，维持量 4～6mg/24h	静脉
纳布啡	负荷量 1～4mg，维持量 30～50mg/24h	静脉、鼻喷
氨酚羟考酮	1～2 片 /8h	口服
曲马多	50～100mg/6h（400mg/24h）	口服、静脉
氨酚曲马多	1～2 片 /8h	口服

八、局部用药

8% 利多卡因贴剂广泛应用于带状疱疹的创面，发挥镇痛作用，在体表的美容手术中也有良好的镇痛作用。

NSAIDs 贴剂如氟比洛芬凝胶贴膏用于浅表切口周围有手术后镇痛效果，但指征、剂量和局部及全身影响仍待进一步明确。

关节腔内注射局麻药或 NSAIDs 均有镇痛作用。但前者浓度过高，有软骨坏死的报告，后者是否影响骨愈合尚无定论。关节腔内注射肾上腺皮质激素对炎性关节酸痛有镇痛作用，但制止手术后疼痛需同时注入低浓度局麻药。

胸膜腔或腹膜腔应用局麻药镇痛的方法，因存在镇痛效果不确定和局麻药中毒的危险，不建议采用。

九、其他疗法

催眠、暗示、音乐、松弛和精神疗法等均可以用于手术后镇痛。这些方法通常无害，但因作用方式和强度不一，还不能形成统一模式，但可酌情个体化应用。

十、小结

日间手术患者必须在确保安全的前提下开展有效镇痛，要牢记所有的治疗必须在监测下使用，尤其应注意有否过度镇静与呼吸抑制，是否会发生局麻药中毒，是否可能造成神经学的改变。最常见的副作用恶心、呕吐应酌情预防。

简单明了的手术前患者教育，认真完备的手术后随访和记录是保证手术后镇痛质量的基本要求。

附录五　神经病理性疼痛诊疗专家共识

神经病理性疼痛诊疗专家组

一、定义及分类

国际疼痛研究学会（International Association for the Study of Pain，IASP）于 1994 年将神经病理性疼痛（neuropathic pain，NP）定义为"由神经系统的原发损害或功能障碍所引发或导致的疼痛（pain initiated or caused by a primary lesion or dysfunction in the nervous system）"。2008 年，IASP 神经病理性疼痛特别兴趣小组（NeuPSIG）将该定义更新为"由躯体感觉系统的损害或疾病导致的疼痛（neuropathic pain is defined as pain caused by a lesion or disease of the somatosensory system）"。

新定义发生了如下重要变化：①用"损害"或"疾病"取代了"功能障碍"。②用"躯体感觉系统"取代了"神经系统"，使其定位更加明确。

以往中文名称有神经源性疼痛、神经性疼痛、神经病性疼痛等，为了确切反映以上定义并兼顾中文语言习惯，建议将其统一称为"神经病理性疼痛"。神经病理性疼痛分为周围性和中枢性两种类型，不同类型的疼痛具有相似或共同的发病机制。常见的神经病理性疼痛类型见表附录 5-1。

表附录 5-1　神经病理性疼痛的常见类型

周围性神经病理性疼痛	中枢性神经病理性疼痛
带状疱疹后神经痛	脑卒中后疼痛
糖尿病性周围神经病变	脊髓空洞症疼痛
三叉神经痛	缺血性脊髓病疼痛
舌咽神经痛	压迫性脊髓病（如脊髓型颈椎病、肿瘤）疼痛
根性神经病变（颈、胸或腰骶）	放射后脊髓病疼痛
嵌压性神经病变（如腕管综合征等）	脊髓损伤性疼痛
创伤后神经痛	多发性硬化性疼痛
手术后慢性疼痛	帕金森病性疼痛
化疗后神经病变	幻肢痛
放疗后神经病变	脊髓炎疼痛
残肢痛	
肿瘤压迫或浸润引起的神经病变	
酒精性多发神经病变	
梅毒性神经病变	
HIV 性神经病变	
营养障碍性神经病变	
毒物接触性神经病变	
免疫性神经病变	

以表内疾病的定义和分类并非毫无争议，例如，交感相关性疼痛如复杂性区域疼痛综合征 I 型（CRPS-I）、纤维肌痛症（FMS）、内脏痛等，按新定义不属于神经病理性疼痛范畴，但在临床上仍然参照神经病理性疼痛来治疗。

二、流行病学和疾病负担

NeuPSIG 认为神经病理性疼痛患病率为 3.3%～8.2%。另一项来自欧洲的研究资料显示，一般人群的神经病理性疼痛患病率高达 8.0%。以此数据推算，我国目前神经病理性疼痛的患者约有 9 000 万。尽管国内尚无针对神经病理性疼痛患者生存质量的系统性研究数据，但神经病理性疼痛对患者的生活质量的影响是显而易见的。长期疼痛不但会影响患者的睡眠、工作和生活能力，还会增加抑郁、焦虑等情感障碍的发病率。有研究表明：带状疱疹后神经痛患者的生活质量得分约为正常人群的 1/2。

三、病因

神经病理性疼痛的产生有很多原因，包括从物理、化学损伤到代谢性复合性神经病变。

尽管患者的临床症状相似，但其病因却各不相同。外伤、代谢紊乱、感染、中毒、血管病变、营养障碍、肿瘤、神经压迫、免疫与遗传等多种病因均可导致神经损伤。常见病因包括：糖尿病、带状疱疹、脊髓损伤、脑卒中、多发性硬化、癌症、HIV 感染、腰或颈神经根性神经病变和创伤或术后神经损害等。

四、机制

神经病理性疼痛的发病机制复杂，包括解剖结构改变和功能受损，常由多种机制引起。包括外周敏化、中枢敏化、下行抑制系统的失能、脊髓胶质细胞的活化、离子通道的改变等。可能涉及的病理变化包括：神经损伤、神经源性炎症、末梢神经兴奋性异常、交感神经系统异常和神经可塑性的变化。

1. 外周敏化与中枢敏化　外周敏化是指伤害性感受神经元对传入信号的敏感性增加。外周神经损伤后，受损的细胞和炎性细胞（如肥大细胞，淋巴细胞）会释放出化学物质，如去甲肾上腺素、缓激肽、组胺、前列腺素、钾离子、细胞因子、5- 羟色胺以及神经肽等。这些细胞介质可使伤害感受器发生敏化，放大其传入的神经信号。中枢敏化是指脊髓及脊髓以上痛觉相关神经元的兴奋性异常升高或者突触传递增强，包括神经元的自发性放电活动增多、感受域扩大、对外界刺激阈值降低、对阈上刺激的反应增强等病理改变，从而放大疼痛信号的传递。其相应的临床表现有自发性疼痛（spontaneous pain）、痛觉过敏（hyperalgesia）、痛觉超敏（allodynia，或译为触诱发痛）等。中枢敏化是神经病理性疼痛的重要发病机制，神经病理性疼痛的维持主要在于中枢敏化。

2. 离子通道的异常改变　多种离子通道的异常参与了神经病理性疼痛的发生，包括钙离子通道、钠离子通道、氯离子通道、钾离子通道等。目前对钙离子通道的研究表明，神经损伤后，脊髓后角（主要是突触前膜）钙离子通道上的 $\alpha_{2\delta}$ 亚基高表达，钙离子通道异常开放，钙离子内流增加，导致兴奋性神经递质释放增加，神经元过度兴奋，从而产生痛觉过敏和痛觉超敏。

五、临床表现

神经病理性疼痛的临床表现复杂多样，具有自己独特的性质和特点，包括自觉症状和诱发症状。主要表现为病程长，多数超过 3 个月。通常疼痛部位与其受损区域一致。多数原有致痛的病因已消除或得到控制但仍存留疼痛，严重影响患者的工作和生活，常常伴有情感障碍。其疼痛的特点如下：

1．自发痛　在没有任何外伤、损伤性刺激情况下，局部或区域可出现疼痛。

2．疼痛部位可因轻微碰触，如接触衣服或床单，或温度的微小变化而诱发疼痛，为非伤害性刺激引起的疼痛。

3．痛觉过敏　指对正常致痛刺激的痛反应增强。

4．疼痛性质　患者疼痛性质不全相同，以牵扯样痛、电击样痛、针刺样痛、撕裂样痛、烧灼样痛、重压性痛、膨胀样痛及麻木样痛较多见。

5．感觉异常　可有感觉异常（paraesthesias）、感觉迟钝（dysesthesias）、瘙痒感或其他一些不适的感觉。

六、诊断

神经病理性疼痛的诊断主要依靠详细的病史（包括发病诱因、疼痛部位、性质、诱发与减轻的因素）、全面细致的体格检查，特别是感觉系统的检查以及必要的辅助检查，有时还要依据患者对于治疗的反应。

IASP 2008 年推荐的神经病理性疼痛诊断标准为：①疼痛位于明确的神经解剖范围。②病史提示周围或中枢感觉系统存在相关损害或疾病。③至少 1 项辅助检查证实疼痛符合神经解剖范围。④至少 1 项辅助检查证实存在相关的损害或疾病。肯定的神经病理性疼痛：符合上述 1～4 项标准；很可能的神经病理性疼痛：符合上述第 1、2、3 或 4 项标准；可能的神经病理性疼痛：符合上述第 1 和 2 项标准，但缺乏辅助检查的证据。

神经病理性疼痛的疼痛及异常感觉区域应该符合躯体感觉神经的解剖分布，与确定的病变部位一致。对于疑似神经病理性疼痛，神经系统检查应包括对感觉、运动和自主神经功能进行详细的检查，其中感觉神经功能的评估十分重要，建议最好进行量化分析。建议使用 ID Pain 患者自评诊断量表进行神经病理性疼痛的筛查，DN4 量表和 LANSS 量表来鉴别神经病理性疼痛与伤害感受性疼痛。由于神经病理性疼痛常伴有抑郁、焦虑及睡眠、社会功能、生活质量的损害，应选择相应的量表如 SF-36、Nottingham 健康概况（nottingham health profile，NHP）或生活质量（QOL）指数等进行检查。推荐使用视觉模拟量表（VAS）、数字分级量表（NRS）来测量疼痛的强度。也可应用 McGill 疼痛问卷（MPQ）、简式 McGill 疼痛问卷（SF-MPQ）等工具帮助评价疼痛的强度。

应针对性地开展相关的实验室检查以明确病因，如血、尿、粪常规、脑脊液常规及生化、血糖、肝肾功能检查以及微生物、免疫学检查、可能的毒物检测等。应开展多种检查，如神经电生理检查、神经影像学检查、fMRI 检查等以及皮肤神经活检。

其中，神经电生理检查对神经病理性疼痛的诊断尤为重要。神经传导速度和体感诱发电位等常规的电生理检查，对证实、定位和量化中枢及周围感觉传导损害方面很有帮助。如电刺激三叉神经反射（瞬目反射和咬肌抑制反射）有助于鉴别原发三叉神经痛和继发性三叉神经痛（如继发于桥小脑角肿瘤和多发性硬化者）。激光诱发电位（LEP）检查特别是延迟的 LEP 能较可靠地评估周围神经痛、原发性和继发性三叉神经痛、脊髓空洞症、多发性硬化、Wallenberg 综合征及脑梗死等疾病中伤害性感觉系统的损伤。正电子发射断层扫描技术（PET）和功能性磁共振（fMRI）对神经病理性疼痛机制的深入了解可能具有一定意义。

七、治疗

神经病理性疼痛是一个持续的过程，病情可能出现反复，需要长期治疗。本病目前的治疗现状不尽如人意，约一半的神经病理性疼痛患者不能充分缓解疼痛，这可能与我们对神经病理性疼痛机制的认识不足有关。神经病理性疼痛的治疗应本着安全、有效、经济的原则，一般首选药物镇痛治疗，适时进行微创治疗或神经调控治疗。神经病理性疼痛的治疗原则为：①早期干预，积极对因治疗。②有效缓解疼痛及伴随症状，促进神经修复。③酌情配合康复、心理、物理等综合治疗。④恢复机体功能，降低复发率，提高生活质量。

（一）药物治疗

早期进行药物干预，保证患者睡眠休息，可促进机体自我修复而可能达到阻止疾病进展的目的，是目前的主要治疗手段。药物治疗应建立在保证睡眠、稳定情绪的基础上，并认真评估疼痛性质、治疗前后的症状体征和治疗反应。药物治疗的目的不仅要缓解疼痛，同时也要治疗抑郁、焦虑、睡眠障碍等共患病。停药应建立在有效、稳定治疗效果的基础上并采取逐步减量的方法。

2010年IASP和欧洲神经病学会联盟（European Federation of Neurological Societies，EFNS）最新版指南推荐的治疗神经病理性疼痛的一线药物包括钙离子通道调节剂（如普瑞巴林、加巴喷丁）、三环类抗抑郁药和5-羟色胺去甲肾上腺素再摄取抑制药（serotonin-norepinephrine reuptake inhibitors，SNRIs）。此外，局部利多卡因可作为带状疱疹后神经痛（postherpetic neuralgia，PHN）的一线治疗用药，卡马西平可作为三叉神经痛的一线用药。二线药物包括阿片类镇痛药和曲马多。其他药物包括其他抗癫痫药（如拉莫三嗪、托吡酯）、NMDA受体拮抗剂及局部辣椒素等。

神经病理性疼痛治疗药物的选择应考虑药物的疗效、安全性和患者的临床情况（如：并发症、禁忌证、合并用药情况等）。药物选择应个体化。对于难治性神经病理性疼痛可考虑联合用药，联合用药应考虑：①药物机制不同；②药物疗效相加或协同；③药物副作用不相加。本共识根据不同药物的临床证据作出如下推荐。

1. 一线治疗药物

（1）钙通道调节剂（加巴喷丁和普瑞巴林）：钙通道调节剂包括加巴喷丁和普瑞巴林，是神经病理性疼痛的一线用药。两者作用机制为调节电压门控钙通道 $\alpha_{2\delta}$ 亚基，减少谷氨酸、去甲肾上腺素和P物质释放。除可能减轻疼痛外也可改善患者睡眠和情绪。药物的吸收受食物影响较小，不与血浆蛋白结合，基本不经肝脏代谢，没有重要的临床药物相互作用。副作用主要为剂量依赖的嗜睡和头晕，肾功能不全的患者应减量。加巴喷丁通常起始剂量为每日300mg，一日3次，可缓慢逐渐滴定至有效剂量，常用剂量每日900～1 800mg。普瑞巴林是在加巴喷丁基础上研制的新一代药物，药代动力学呈线性。该药起始剂量为每日150mg，分两次使用，常用剂量为150～600mg。为避免头晕及嗜睡，应遵循：晚上开始、小量使用、逐渐加量、缓慢减量的原则。

（2）抗抑郁药

1）三环类抗抑郁药（TCAs）：最常用的为阿米替林。可作用于疼痛传导通路的多个环节：阻断多种离子通道，抑制5-羟色胺和去甲肾上腺素的再摄取，主要在疼痛传导途径中的下行通路发挥作用。目前是治疗神经病理性疼痛的一线用药。阿米替林首剂应睡前服用，每次12.5～25mg，根据患者反应可逐渐增加剂量，最大剂量为每日150mg。使用阿米替林时应注意其心脏毒性，窦性心动过速、直立性低血压、心室异位搏动增加、心肌缺血甚至心源性猝死。有缺血性心脏病或心源性猝死风险的患者应避免使用 TCAs。此外，该药可能导致或加重认知障碍和步态异常。

2）5-羟色胺、去甲肾上腺素再摄取抑制药（SNRIs）：常用药物有文拉法辛和度洛西汀等。该类药物选择性抑制 5-羟色胺、去甲肾上腺素再摄取，提高两者在突触间隙的浓度，在疼痛传导途径中的下行通路发挥作用。文法拉辛的有效剂量为每日 150～225mg，每日 1 次。度洛西汀的起始剂量为每日 30mg，一周后调整到每日 60mg，可一次服用或分两次服用。常见不良反应有恶心、口干、出汗、乏力、焦虑、震颤等。

（3）局部利多卡因：常作为带状疱疹相关神经痛的一线用药。常用剂型有利多卡因凝胶剂及贴剂。副作用包括皮肤红斑或皮疹。

（4）卡马西平、奥卡西平：卡马西平和奥卡西平是钠通道阻滞剂，可作为三叉神经痛的一线用药。

卡马西平初始剂量：每日 200～400mg，有效剂量为每日 200～1 200mg。副作用较多见，包括镇静、头晕、步态异常、肝酶增高、低钠血症，以及骨髓抑制等。有发生剥脱性皮炎的风险，严重时可发生 Stevnens-Johnson 综合征及感染性休克而危及生命。

奥卡西平有效剂量为每日 600～1 800mg。需根据患者的临床反应增加药物剂量。奥卡西平可产生肝酶诱导，皮肤过敏反应比卡马西平少见，和卡马西平有 25%～30% 的交叉过敏，也可导致低钠血症。

2. 二线治疗药物

（1）曲马多：曲马多具有双重作用机制，可同时作用于 μ 阿片受体和去甲肾上腺素 /5-羟色胺受体以达到镇痛效果。副作用与剂量相关，常见的副作用有恶心、呕吐、头晕等，应遵循从低剂量开始，缓慢逐渐加量的原则。起始剂量为每次 25～50mg、每日 1～2 次，最大量为每日 400mg。应注意不与 5-羟色胺能药物（包括 SNRIs）同时使用，以避免 5-羟色胺综合征风险。该药滥用率低，但也会发生身体依赖，需逐步停药。

（2）阿片类镇痛药：常作为二线药可单独使用，或与一线药联合使用，常用药物有吗啡、羟考酮和芬太尼等。速释剂型用于暴发痛，缓释剂型用于慢性疼痛的长期治疗。未用过阿片类药物的患者起始量应从小剂量开始，个体量化。阿片类药物的副作用有恶心、呕吐、过度镇静、呼吸抑制等，在用药后 1～2 周内可能发生耐受，但便秘终身不耐受，需要加以防治，长期使用有可能导致依赖。一旦神经病理性疼痛病因去除或调控治疗有效缓解疼痛后，应缓慢减少药量至撤除用药。

3. 其他药物　除上述药物外，一些药物在临床已有广泛应用，包括牛痘疫苗接种家兔皮肤炎症提取物、草乌甲素、局部辣椒素、静脉用利多卡因、美金刚、美西律以及某些抗癫痫药（拉莫三嗪、丙戊酸钠、托吡酯等）。

（二）神经调控技术

神经调控技术主要包括电（磁）刺激技术与鞘内药物输注技术，是神经病理性疼痛推荐治疗技术。

1. 神经电刺激技术　神经电刺激技术的作用路径及治疗目的不尽相同。临床常用的有韩氏穴位神经电刺激（HANS）、经皮神经电刺激（TENS）、脊髓电刺激（SCS）、经颅磁刺激术（rTMS）等方法。

HANS 是通过对穴位区域神经电刺激，激发脑、脊髓中的阿片肽和其他神经递质释放，发挥镇痛作用。不同频率刺激所产生的效应不同，如低频（2Hz）电刺激可以引起脑啡肽和内啡肽的释放，100Hz 高频（100Hz）电刺激可引起强啡肽释放，而 2Hz 和 100Hz 交替出现的疏密波（D-D 频率），可使脑啡肽、内啡肽和强啡肽这 3 种阿片肽同时释放出来，以达到最大的镇痛效果，充分发挥治疗作用。此外，低频（2Hz）电刺激还可以在脊髓背角引起长时程抑制（LTD），阻止伤害信息的上传，而高频刺激会引起背角神经元发生长时程增强（LTP）。

经皮神经电刺激术（TENS）是针对传导疼痛信息有关的不同神经进行电刺激，减少疼痛信息的传导和接收，从而缓解疼痛。TENS 可能的作用机制为：较弱的高频电刺激兴奋了感觉神经的粗纤维，激活了疼痛闸门控制系统，关闭了闸门，阻止了疼痛向中枢传导。临床多用于周围神经损伤后神经病理性疼痛的辅助治疗。

深部神经刺激技术可以分为运动皮层电刺激、脑深部电刺激、脊髓电刺激。脊髓电刺激在神经电刺激的领域应用最为广泛。脊髓电刺激主要应用于规范药物治疗无效或不能耐受药物副作用的背部手术失败综合征、复杂性区域疼痛综合征、粘连性蛛网膜炎、周围神经病理性疼痛、残肢痛、及不能即刻手术的心绞痛等。

2. 鞘内药物输注治疗　鞘内药物输注治疗是通过埋藏在患者体内的药物输注泵，将泵内的药物输注到患者的蛛网膜下腔，作用于脊髓或中枢相应的位点，阻断疼痛信号向中枢传递，使疼痛信号无法到达大脑皮层，从而达到控制疼痛的目的。国内常见的鞘内泵配制的药物包括阿片类药物、局麻药、钙通道阻滞剂、α_2 受体激动剂及 NMDA 受体拮抗剂等，其中吗啡的临床应用最广，亦被视为一线药物。常用于连续注射的吗啡剂量的预试验（剂量滴定），一般初次剂量从胃肠外剂量的 1% 开始，根据镇痛效果与病人一般情况逐渐调整，以达到最好的镇痛效果和最小的不良反应。

（三）微创治疗

微创治疗的主要目的为去除感觉神经损伤的原因、增加神经血流、促进神经恢复。主要包括神经阻滞、射频治疗及神经毁损等技术，微创治疗也是对患者的一种新的创伤，所以需权衡其对患者的利弊而为。现代医疗的微创治疗原则是首先明确神经病理性疼痛感觉神经损伤的原因，针对性进行微创治疗。努力促进感觉神经的恢复过程，尽量避免神经毁损治疗。

1. 神经阻滞　神经阻滞是神经病理性疼痛常用治疗方法，神经阻滞的药物选择必须要考虑以下几方面问题：①药物的作用机制与治疗目的；②不良反应；③联合用药的利弊。目前得到广泛认可的神经阻滞治疗用药主要包括局部麻醉药、糖皮质激素、阿片类药物、神经毁损药等。

神经阻滞应做好充分的患者病情评估，把握神经阻滞的适应证，熟悉阻滞部位的解剖结构、阻滞用药的作用机制，规范的穿刺及操作技术，准确的神经阻滞效果评价，及了解其可能的并发症及预防。

2. 射频治疗　射频治疗包括射频热凝术和脉冲射频，其最大特点是能靠近神经辨别神经的性质如运动神经或感觉神经，并能评估针尖与神经的距离。最初认为是射频过程中产生的温度促使神经纤维变性，从而阻滞疼痛的传导。但射频治疗后相应的皮肤感觉只出现短暂的缺失，疼痛的缓解时间却往往较其明显持久。故温度可能不是改变疼痛传导的唯一机制。射频可通过刺激和阻抗监测明确所需毁损的部位，并且可以通过调节射频参数（温度与时间），调节毁损范围及程度，避免炭化及黏附等副作用。脉冲射频是一种神经调节治疗，其机制为脉冲射频激发了疼痛信号传入通路的可塑性改变，产生疼痛的抑制作用。使用 2Hz、20ms 的脉冲式射频电流，产生的温度低于 42℃，对神经纤维解剖结构无破坏作用，而对缓解神经病理性疼痛有一定效果。

3．神经毁损　毁损性治疗包括化学性毁损、物理性（射频、冷冻、放射）毁损和手术性毁损等，为不可逆的治疗，可能产生其所支配区域的感觉麻木甚至肌力下降等并发症，应严格掌握适应证，并取得患者的知情同意。

神经病理性疼痛诊疗专家组名单（按照姓名的汉语拼音顺序排列）：樊碧发（卫生部中日友好医院疼痛科）、傅志俭（山东省立医院疼痛科）、韩济生（北京大学神经科学研究所）、马柯（上海交通大学医学院附属新华医院疼痛科）、林建（南京大学医学院附属鼓楼医院疼痛科）、李焰生（上海交通大学医学院附属仁济医院神经内科）、刘小立（河北医科大学第四医院）、刘延青（首都医科大学附属北京天坛医院疼痛科）、卢振和（广州医科大学附属第二医院疼痛科）、万琪（江苏省人民医院神经内科）、万有（北京大学神经科学研究所）、王家双（暨南大学医学院第四附属医院疼痛科）、熊东林（深圳市第六人民医院疼痛科）、徐建国（南京军区总医院麻醉科）、于生元（解放军总医院神经内科）、张达颖（南昌大学附属第一医院疼科）。

参 考 文 献

[1] JENSEN T S, BARON R, HAANPÄÄ M, et al. A new definition of neuropathic pain. PAIN, 2011, 152: 2204-2205.

[2] DWORKIN R H, BACKONJA M, ROWBOTHAM M C, et al. Advances in neuropathic pain: diagnosis, mechanisms, and treatment recommendations. Arch Neurol, 2003, 60: 1524-1534.

[3] HAANPÄÄ M, NADINE Attal, BACKONJA M, et al. NeuPSIG guidelines on neuropathic pain assessment. Pain, 2011, 152(1): 14-27.

[4] THOMAS R, TOLLE. Challenges with current treatment of neuropathic pain. European journal of pain supplements, 2010, 4: 161-165.

[5] 徐建国. 疼痛药物治疗学. 北京：人民卫生出版社, 2007: 320.

[6] BOUHASSIRA D, LANTÉRI-MINET M, ATTAL N, et al. Prevalence of chronic pain with neuropathic characteristics in the general population. Pain, 2008, 136: 380-387.

[7] NICKEL F T, SEIFERT F, LANZ S, et al. Mechanisms of neuropathic pain. European Neuropsychopharmacology. European Neuro psychopharmacology, 2011, 1016: 1-11.

[8] LATREMOLIERE A, WOOLF C J. Central sensitization: a generator of pain hypersensiti vity by central neural plasticity. The Journal of Pain, 2009, 10(9).

[9] LI C Y, SONG Y H, HIGUERA E S, et al. Spinal dorsal horn calcium channel $\alpha_{2\delta-1}$ subunit upregulation contributes to peripheral nerve injury-induced tactile allodynia. J Neurosci, 2004, 24(39): 8494-8499.

[10] DOOLEY D J, TAYLOR C P, DONEVAN S, et al. Ca^{2+} channel $Q_{2\delta}$ ligands: novel modulators of neurotransmission. TRENDS in Pharmacological Sciences, 2007, (28)2: 75-82.

[11] 高崇荣, 樊碧发, 卢振和. 神经病理性疼痛学. 北京：人民卫生出版社, 2013.

[12] GALLUZZI K E. Managing neuropathic pain. J Am Osteopath Assoc, 2007, 107(suppl 6): ES39-ES48.

[13] GILRON I, WATSON C P, CAHILL C M, et al. Neuropathic pain: a practical guide for the clinician. CMAJ, 2006, 175(3): 265-275.

[14] TREEDE R D, JENSEN T S, CAMPBELL J N, et al. Neuropathic pain: redefinition and a grading system for clinical and research purposes. Neurology, 2008A, 70(18): 1630-1635.

[15] CrUCCU G, ANAND P, ATTAI N, et al. EFNS guidelineson neuropathic pain assessment. Eur J Neurol, 2004, 11: 153-162.

[16] PORTENOY R. Development and testing of a neuropathic painscreening questionnaire: ID Pain. Current Medical Research and Opinion, 2006, (22) 8: 1555-1565.

[17] BOUHASSIRA D, ATTAL N, ALCHAAR H, et al. Comparison of pain syndromesassociated with nervous or somatic lesions anddevelopment of a new neuropathic pain diagnosticquestionnaire (DN4). Pain, 2005, 114: 29-36.

[18] BENNETT M. The LANSS Pain Scale: the Leedsassessment of neuropathic symptoms and signs. Pain, 2001, 92 (1-2): 147-157.

[19] GALER B S, JENSEN M R. Development and preliminary validation of a pain measure specific to neuropathic pain: the Neuropathic Pain Scale. Neurology, 1997, 48: 332-338.

[20] MELZACK R. The McGill Pain Questionnaire: major properties and scoring methods. Pain, 1975, 1: 277-299.

[21] MELZACK R. The short-form McGill Pain Questionnaire. Pain, 1987, 30: 191-197.

[22] GARCIA-LARREA L, CONVERS P, MAGNIN M, et al. Laser. evoked potential abnormalities in central painpatients: the influence of spontaneous and provokedpain. Brain, 2002, 125 (Pt 12): 2766-2781.

[23] MOISSET X, BOUHASSIRA D. Brain imaging of neuropathic pain. Neuroimage, 2007, 37 (Suppl1): 80-88.

[24] 赵华, 温海鹰, 王喜钟, 等. 神经妥乐平治疗状疱疹后神经痛的临床研究. 中国疼痛医学杂志, 2005, 11 (3): 165-166.

[25] 宁光, 邹大进, 刘伟, 等. 神经妥乐平治疗糖尿病神经病变的多中心研究. 中华医学杂志, 2004, 84 (21): 1785-1787.

[26] 刘延青, 丁晓宁, 王应德. 草乌甲素片治疗常见慢性疼痛的临床研究. 中国疼痛医学杂志, 2011, 17 (5): 314-315.

[27] CRUCCU G, AZIZ T Z, GARCIA-LARREA L, et al. EFNSguidelines on neurostimulation therapy for neuropathicpain. Eur J Neurol, 2007, 14 (9): 952-970.

[28] HIGUCHI Y, NASHOLD BS JR, SLUIJTER M, et al. Exposureof the dorsal root ganglion in rats to pulsedradiofrequency currents activates dorsal hornlamina I and II neurons. Neurosurgery, 2002, 50 (4): 850-855: discussion 856.

[29] NGUYEN J P, MEAS Y, KUHN E, et al. Neurostimulatory treatment of neuropathic pain. Presse Med, 2008, 37 (10): 1423-1426.

[30] NOCOM G, HO K Y, PERUMAL M. Interventional management of chronic pain. Ann Acad Med Singapore, 2009, 38 (2): 150-155.

[31] BOAS R A. Sympathetic nerve blocks: in search ofarole. Reg Anesth Pain Med, 1998, 23 (3): 292-306.

[32] O'CONNOR A B, DWORKIN R H. Treatment of neuropathic pain: an overview of recent guidelines. Am J Med, 2009, 122 (10 Suppl): S22-32.

[33] PAICE J A, MAGOLAN J M. Intraspinal drug therapy. Nurs Clin North Am, 1991, 26 (2): 477-498.

[34] GHAFOOR V L, EPSHTEYN M, CARLSON G H, et al. Intrathecaldrug therapy for long—term pain management. Am J Health Syst Pharrn, 2007, 64 (23): 2447-246l.

[35] FARROW-GILLESPIE A, KAPLAN K M. Intrathecal analgesic drug therapy. Curr Pain Headache Rep, 2006, 10 (1): 26-33.

[36] 黄宇光, 徐建国. 神经病理性疼痛临床诊疗学. 北京: 人民卫生出版社, 2010: 173.

[37] ATTAL N, CRUCCU G, HAANPAA M, et al. EFNS guidelines on pharmacological treatment of neuropathicpain. European Journal of Neurology, 2006, 13: 1153-1169.

[38] JEDMOND C. Interventional pain management including nerve blocks and lesioning. Core Curriculum for

Professional Education in Pain，2005.

[39] HERAN M K，SMITH A D，LEGIEHN G M. Spinal injection procedures：a review of concepts，controversies，and complications. Radiol Clin North Am，2008，46（3）：487-514.

[40] COHEN S P，DRAGOVICH A. Intrathecal Analgesia. Anesthesiol Clin，2007，25（4）：863-882.

[41] 于晓彤，樊碧发. 脉冲射频在神经病理性疼痛治疗中的作. 中国康复理论与实践，2011，17（11）：1001-1002.

[42] KARAMAN H，TÜFEK A，KAVAKG&OUML，et al. Intraarticularlyapplied pulsed radiofrequency can reducechronic knee pain in patients with osteoarthritis. J Chin Med Assoc，2011，74（8）：336-340.

附录六 术后恶心呕吐防治专家共识（2014）

中华医学会麻醉学分会

一、术后恶心呕吐的发生率及不良影响

近些年来虽采取了许多预防措施，在全部住院手术患者中术后恶心呕吐（PONV）的发生率仍有 20%～30%，某些 PONV 高危患者其发生率高达 70%～80%，门诊手术患者约为 30%。PONV 主要发生在手术后 24～48h 内，少数患者可持续达 3～5d。

PONV 导致患者程度不等的不适，严重者可引起水、电解质平衡紊乱、伤口裂开、切口疝形成、误吸和吸入性肺炎，是患者住院时间延长和医疗费用增加的重要因素。

二、PONV 的危险因素

1. 患者因素　女性、非吸烟、有 PONV 史或晕动病史者发生率高。成人 50 岁以下患者发病率高，小儿 3 岁以下发病率较低，术前有焦虑或胃瘫者发生率高。

2. 麻醉因素　吸入麻醉药包括氧化亚氮、阿片类药物、硫喷妥钠、依托咪酯、氯胺酮、曲马多等增加 PONV 发生率。容量充足可减少 PONV 发生率。区域阻滞麻醉较全麻发生率低，丙泊酚 TIVA 较吸入全麻发生率低。

3. 手术因素　手术时间越长，PONV 发生率越高，尤其是持续 3h 以上的手术。某些手术，如腹腔镜手术、胃肠道手术、胆囊切除术、神经外科手术、妇产科手术以及斜视矫形术等，PONV 发生率较高。

女性、术后使用阿片类镇痛药、非吸烟、有 PONV 史或晕动病史是成人 PONV 的四种主要危险因素，Apfel 依此设计了成人 PONV 的风险度简易评分方法：每个因素为 1 分，评分为 0 分，1 分，2 分，3 分和 4 分者，发生 PONV 的风险性分别为 10%，20%，40%，60% 和 80%。成人门诊手术出院后恶心呕吐（PONV）的五个主要高危因素是女性、有 PONV 史、年龄 50 岁以下、在 PACU 使用过阿片类药物以及在 PACU 有呕吐史，评分为 0 分，1 分，2 分，3 分，4 分和 5 分者，发生 PONV 的风险性分别 10%，20%，30%，50%，60% 和 80%。儿童 PONV 的四个主要高危因素是手术时间长于 30min、年龄 3 岁及以上、斜视手术、PONV 史或直系亲属有 PONV 史，评分为 0 分，1 分，2 分，3 分和 4 分者，发生 PONV 的风险性分别为 10%，10%，30%，50% 和 70%。

三、PONV 评分

视觉模拟评分法（VAS）：以 10cm 直尺作为标尺，一端为 0，表示无恶心呕吐，另一端为 10，表示为难以忍受的最严重的恶心呕吐（1～4 为轻度，5～6 为中度，7～10 为重度）。

四、PONV 的发生机制

呕吐中枢位于第四脑室腹侧面极后区（area postrema）化学触发带和孤束核上方，分为神经反射中枢和化学感受器触发带。

神经反射中枢接受皮层（视觉、嗅觉、味觉）、咽喉、胃肠道和内耳前庭迷路、冠状动脉及化学触发带的传入刺激。化学触发带包括了 5-HT$_3$ 受体、5-HT$_4$ 受体、阿片受体、胆碱能受

体、大麻受体、多巴胺受体等多种与恶心呕吐相关的部位。

恶心呕吐的传出神经包括迷走神经、交感神经和膈神经。

五、抗呕吐药的分类

根据抗呕吐药的作用部位可将抗呕吐药物分为①作用在皮层：苯二氮䓬类；②作用在化学触发带：吩噻嗪类（氯丙嗪、异丙嗪和丙氯拉嗪）、丁酰苯类（氟哌利多和氟哌啶）、5-HT$_3$受体拮抗药（昂丹司琼、格拉司琼、托烷司琼、阿扎司琼、多拉司琼和帕洛诺司琼）、NK-1受体拮抗药（阿瑞匹坦）、苯甲酰胺类、大麻类；③作用在呕吐中枢：抗组胺药（苯甲嗪和羟嗪）、抗胆碱药（东莨菪碱）；④作用在内脏传入神经：5-HT$_3$受体拮抗药、苯甲酰胺类（甲氧氯普胺）；⑤其他：皮质激素类（地塞米松、甲基强的松龙）。

1. **抗胆碱药**　这类药物作用机制是抑制毒蕈碱样胆碱能受体，并抑制乙酰胆碱释放。该类药物可阻滞前庭的冲动传入，主要用于治疗晕动病、眩晕、病毒性内耳炎、梅尼埃病和肿瘤所致的恶心呕吐。主要使用东莨菪碱贴剂防治PONV，副作用是口干和视力模糊。

2. **抗组胺药**　组胺受体可分为H$_1$、H$_2$和H$_3$三种类型。H$_1$受体与过敏、炎性反应相关，H$_2$受体与胃酸分泌相关，H$_3$受体与组胺释放有关。苯海拉明的推荐剂量是1mg/kg静脉注射。

3. **丁酰苯类**　小剂量氟哌利多（0.625～1.25mg）能有效预防PONV，与昂丹司琼4mg效果相似。氟哌利多因可能导致Q-T间期延长和尖端扭转性室速而受到美国FDA的黑框（black box）警告，但不少学者和文献认为此类并发症是时间和剂量依赖的，主要见于抗精神病的几周或几个月连续使用，而小剂量应用于PONV是安全的，在成人中使用低剂量的本品对Q-T间期的影响与昂丹司琼及安慰剂无差别，但也提示在防治PONV时应避免大剂量使用本品或与其他可延长Q-T间期的药合用，已证明其甚至在非常小剂量时（10～15µg/kg），也有抗呕吐作用。增加剂量虽增强抗呕吐疗效，但也带来副作用增加的危险，如镇静，锥体外系症状。锥体外系症状主要发生在较年长的儿童，剂量大于50～75µg/kg。氟哌啶醇被推荐为氟哌利多的替代品，0.5～2mg静脉注射或肌内注射对PONV有较好的预防作用，可在诱导后或手术结束前给药。

4. **糖皮质激素类**　地塞米松和甲基强的松龙的抗呕吐机制仍不清楚。由于地塞米松发挥作用需一段时间，应在手术开始时给药，主要需注意可能增高糖尿病患者的血糖。

5. **苯甲酰胺类**　甲氧氯普胺有中枢和外周多巴胺受体拮抗作用，也有抗血清素作用，加速胃排空，抑制胃的松弛并抑制呕吐中枢化学感受器触发带，最常用于胃动力药和作为抗肿瘤化疗相关呕吐的辅助治疗用药，常规剂量10mg并未被证明有预防PONV的作用。一组大样本研究表明，甲氧氯普胺25mg或50mg与地塞米松8mg联合用药对PONV的预防效果才优于单用地塞米松8mg，而如此大剂量的甲氧氯普胺明显增加锥体外系统的并发症。

6. **5-HT$_3$受体拮抗药**　5-HT受体90%存在于消化道（胃肠道黏膜下和肠嗜铬细胞），1%～2%存在于中枢化学感受器触发带。化疗和术后导致的呕吐与胃肠道黏膜下5-HT$_3$受体激活有关。建议用于PONV的预防，特别是高危患者的预防，不推荐使用多次治疗剂量，如果无效应试用另一类药物。研究表明，所有该类药物治疗效果和安全性在PONV的预防时并无差别。也有研究表明低剂量格拉司琼（0.1mg）复合8mg地塞米松和昂丹司琼4mg复合地塞米松8mg预防疝气手术后恶心呕吐均可达到气管导管拔管后2h内94%～97%和24h内83%～87%的优良效果。

昂丹司琼治疗PONV的推荐剂量是4mg，其副作用为：头痛（5%～27%），腹泻（<1%～

16%)，便秘（<1%～9%），发热（<1%～8～），不适或疲乏（0%～13%），肝酶增高（1%～5%）。

托烷司琼阻断 5-HT₃ 受体，该药结构主环最接近 5-HT，更具特异性。本药半衰期长（8～12h，昂丹司琼 3h，格拉司琼 3.1～5.9h），有口服制剂。

帕洛诺司琼是第二代高选择性、高亲和性 5-HT3 受体拮抗药，半衰期长达 4h。和第一代 5-HT₃ 受体拮抗药相比，帕洛诺司琼的结构类似于 5-HT，更易于与 5-HT₃ 受体结合。研究表明，0.075mg 帕洛诺司琼可有效预防术后 24h 内 PONV 的发生，其效应与 4mg 昂丹司琼相似。主要经 CYP2D6 酶代谢，临床剂量不受年龄、肝肾功能影响，对 Q-T 间期无明显影响。

7. NK-1 受体拮抗药　阿瑞匹坦对 NK-1 受体具有选择性和高亲和性，对 NK-2 和 NK-3 受体亲和性很低，对多巴胺受体和 5-HT 受体亲和性也很低。通过与 NK-1 受体结合来阻滞 P 物质的作用而发挥止吐作用。术前 1～3h 口服 40mg 阿瑞匹坦能有效预防术后 48h 内 PONV 的发生。

8. 麻醉药　小剂量丙泊酚（20mg）有止吐作用，但作用时间短暂。研究表明，手术结束前 3min 给予咪达唑仑 2mg 能有效预防 PONV，与昂丹司琼 4mg 等效。

9. 联合用药　不同类型抗 PONV 药联合应用可阻断多种中枢神经系统受体，疗效优于单一药物。此外，由于采用最低有效剂量，每种药物的副作用发生率也减少。5-HT₃ 受体抑制剂与氟哌利多和地塞米松联合应用时效果最好。

10. 其他　内关穴（P6 穴位）针灸、透皮电神经刺激、催眠、生姜以及小剂量纳洛酮等治疗措施均有一定的止吐效果。

抗呕吐药受体亲和力见表附录 6-1，抗呕吐药副作用见表附录 6-2，常用预防 PONV 药物的使用剂量和时间见表附录 6-3。

表附录 6-1　抗呕吐药受体亲和力

药物分类	多巴胺（D₂）	M 胆碱能受体	组胺受体	5-HT₃ 受体
吩噻嗪类	++++	+～++	++～+++	−～+
丁酰苯类	++++	−	+	−～+
抗组胺药	+～++	++	++++	−
抗胆碱药	+	++++	+	−
苯甲酰胺类	+++		+	++
5-HT3 受体拮抗药	−	−	−	++++
三环抗抑郁药	+++	++～+++	+++～++++	

注：−表示无作用；+表示作用强度，++++ 为最强。

表附录 6-2　抗呕吐药副作用

药物分类	副作用
吩噻嗪类	镇静，低血压，锥体外系反应，口干，尿潴留，心动过速，不安
丁酰苯类	镇静，肌张力异常，低血压，心动过速，锥体外系反应，焦虑不安
苯甲酰胺类	镇静，锥体外系反应，不安
抗胆碱药	镇静，口干，视觉异常，记忆丧失，焦虑，谵妄，尿潴留，不安
抗组胺药	镇静，视觉模糊，口干，尿潴留，不安
5-HT₃ 拮抗药	头痛，眩晕，不安

表附录 6-3　常用预防 PONV 药物的使用剂量和时间

药物	给药时间	成人剂量	小儿剂量
昂丹司琼	手术结束前	4mg i.v. 8mg o.d.t.	0.05～0.1mg/kg i.v.（最大剂量 4mg）
多拉司琼	手术结束前	12.5mg i.v.	0.35mg/kg i.v.（最大剂量 12.5mg）
格拉司琼	手术结束前	0.35～3mg i.v.	0.04mg/kg i.v.（最大剂量 0.6mg）
托烷司琼	手术结束前	2mg i.v.	0.1mg/kg i.v.（最大剂量 2mg）
帕洛诺司琼	诱导前	0.075mg i.v.	
阿瑞匹坦	诱导前	40mg p.o.	
地塞米松	诱导后	4～5mg i.v.	0.15mg/kg i.v.（最大剂量 5mg）
氟哌利多	手术结束前	0.625～1.25mg i.v.	0.01～0.015mg/kg i.v.（最大剂量 1.25mg）
氟哌啶醇	手术结束前或诱导后	0.5～2mg i.m. 或 i.v.	
苯海拉明	诱导前	1mg/kg i.v.	0.5mg/kg i.v.（最大剂量 25mg）
东莨菪碱	手术前晚或手术开始 前 2～4h	贴剂	

六、防治 PONV 原则

1. 一般原则　应确定患者发生 PONV 的风险，对中危以上患者应给予有效的药物预防。

去除基础病因，包括适当术前禁食（不少于 6h）；对消化道梗阻患者术前插入粗口径胃管单次抽吸或持续引流，对术中胃膨胀患者应在手术结束前放入大口径胃管一次性抽吸，抽吸后拔除胃管以减少胃管刺激和返流。

PONV 高危病人的麻醉选择包括：使用丙泊酚麻醉或区域阻滞麻醉，选用短效阿片类药物如瑞芬太尼，术中足量补液，避免脑缺氧缺血，术后使用非甾体抗炎镇痛。

2. 选择抗呕吐药物及给药时间　PONV 临床防治效果判定的金标准是达到 24h 有效和完全无恶心呕吐。

不同作用机制的 PONV 药物联合用药的防治作用优于单一用药，作用相加而副作用不相加。5-HT$_3$ 受体拮抗药、地塞米松和氟哌利多或氟哌啶醇是预防 PONV 最有效且副作用小的药物。无 PONV 危险因素的患者，不需要预防用药。对低、中危患者可选用上述一种或两种药物预防。对高危患者可用 2～3 种药物组合预防。如预防无效应加用不同作用机制的药物治疗。

预防用药应考虑药物起效和持续作用时间。口服药物，如昂丹司琼、多拉司琼、丙氯拉嗪、阿瑞匹坦应在麻醉诱导前 1～3h 给予；静脉抗呕吐药则在手术结束前静脉注射，但静脉制剂地塞米松应在麻醉诱导后给予；东莨菪碱贴剂应在手术前晚上或手术开始前 2～4h 给予。

3. 对未预防用药或预防用药无效的 PONV 病人提供止吐治疗　病人离开麻醉恢复室后发生持续的恶心和呕吐时，首先应进行床旁检查以除外药物刺激或机械性因素，包括用吗啡进行病人自控镇痛、沿咽喉的血液引流或腹部梗阻。在排除了药物和机械性因素后，可开始止吐治疗。

如果病人没有预防性用药，第一次出现 PONV 时，应开始小剂量 5-HT$_3$ 受体拮抗药治疗。5-HT$_3$ 受体拮抗药的治疗剂量通常约为预防剂量的 1/4，昂丹司琼 1mg、多拉司琼 12.5mg、格拉司琼 0.1mg 和托烷司琼 0.5mg。也可给予地塞米松 2～4mg，氟哌利多 0.625mg，或异丙嗪 6.25～12.5mg。病人在 PACU 内发生 PONV 时，可考虑静注丙泊酚 20mg 治疗。

如果已预防性用药，则治疗时应换用其他类型药物。

如果在三联疗法（如 5-HT$_3$ 受体拮抗药、地塞米松和氟哌利多或氟哌啶醇）预防后病人仍发生 PONV，则在用药 6h 内不应重复使用这三种药物，应换用其他止吐药。如果 PONV 在术后 6h 以后发生，可考虑重复给予 5-HT$_3$ 受体拮抗药和氟哌利多或氟哌啶醇，剂量同前。不推荐重复应用地塞米松。

参 考 文 献

[1] APFEL C C, LAARA E, KOIVURANTA M, et al. Roewer N. A simplified risk score for predicting postoperative nausea and vomiting: conclusions from cross-validations between two centers. Anesthesiology, 1999, 91 (3): 693-700.

[2] STADLER M, BARDIAU F, SEIDEL L, et al. Difference in risk factors for postoperative nausea and vomiting. Anesthesiology, 2003, 98 (1): 46-52.

[3] WU C L, BERENHOLTZ S M, PRONOVOST P J, et al. Systematic review and analysis of postdischarge symptoms after outpatient surgery. Anesthesiology, 2002, 96 (4): 994-1003.

[4] APFEL C C, GREIM C A, HAUBITZ I N, et al. The discriminating power of a risk score for postoperative vomiting in adults undergoing various types of surgery. Acta Anaesthesiol Scand, 1998, 42 (5): 502-509.

[5] APFEL C C, KRANKE P, EBERHART L H. Comparison of surgical site and patient's history with a simplified risk score for the prediction of postoperative nausea and vomiting. Anaesthesia, 2004, 59 (11): 1078-1082.

[6] APFEL C C, KORTTILA K, ABDALLA M, et al. IMPACT Investigators. A factorial trial of six interventions for the prevention of postoperative nausea and vomiting. N Engl J Med, 2004, 350 (24): 2441-2451.

[7] APFEL C C, KORTTILA K, ABDALLA M, et al. An international multicenter protocol to assess the single and combined benefits of antiemetic interventions in a controlled clinical trial of a 2x2x2x2x2x2 factorial design (IMPACT). Control Clin Trials, 2003, 24 (6): 736-751.

[8] APFEL C C, ROEWER N. Risk assessment of postoperative nausea and vomiting. Int Anesthesiol Clin, 2003, 41 (4): 13-32.

[9] APFEL C C, KRANKE P, EBERHART L H, et al. Comparison of predictive models for postoperative nausea and vomiting. Br J Anaesth, 2002, 88 (2): 234-240.

[10] DARKOW T, GORA-HARPER M L, GOULSON D T, et al. Impact of antiemetic selection on postoperative nausea and vomiting and patient satisfaction. Pharmacotherapy, 2001, 21 (5): 540-548.

[11] HOUGH M B, SWEENEY B. Postoperative nausea and vomiting in arthroscopic day-case surgery: a comparison between desflurane and isoflurane. Anaesthesia, 1998, 53 (9): 910-914.

[12] VISSER K, HASSINK E A, BONSEL G J, et al. Randomized controlled trial of total intravenous anesthesia with propofol versus inhalation anesthesia with isoflurane-nitrous oxide: postoperative nausea with vomiting and economic analysis. Anesthesiology, 2001, 95 (3): 616-626.

[13] ROBERTS G W, BEKKER T B, CARLSEN H H, et al. Postoperative nausea and vomiting are strongly influenced by postoperative opioid use in a dose-related manner. Anesth Analg, 2005, 101 (5): 1343-1348.

[14] ZHANG G S, MATHURA J R. Images in clinical medicine. painless loss of vision after vomiting. N Engl J Med, 2005, 352 (17): e16.

[15] EBERHART L H, GELDNER G, KRANKE P, et al. The development and validation of a risk score to predict the probability of postoperative vomiting in pediatric patients. Anesth Analg, 2004, 99（6）: 1630-1637.

[16] SCUDERI P E, JAMES R L, HARRIS L, et al. Multimodal antiemetic management prevents early postoperative vomiting after outpatient laparoscopy. Anesth Analg, 2000, 91（6）: 1408-1414.

[17] HABIB A S, GAN T J. Evidence-based management of postoperative nausea and vomiting: a review. Can J Anaesth, 2004, 51（4）: 326-341.

[18] GUPTA A, WU C L, ELKASSABANY N, et al. Does the routine prophylactic use of antiemetics affect the incidence of postdischarge nausea and vomiting following ambulatory surgery: a systematic review of randomized controlled trials. Anesthesiology, 2003, 99（2）: 488-495.

[19] WHITE P F, SONG D, ABRAO J, et al. Effect of low-dose droperidol on the QT interval during and after general anesthesia: a placebo-controlled study. Anesthesiology, 2005, 102（6）: 1101-1105.

[20] CHARBIT B, ALBALADEJO P, FUNCK-BRENTANO C, et al. Prolongation of QTc interval after postoperative nausea and vomiting treatment by droperidol or ondansetron. Anesthesiology, 2005, 102（6）: 1094-1100.

[21] COLOMA M, WHITE P F, OGUNNAIKE B O, et al. Comparison of acustimulation and ondansetron for the treatment of established postoperative nausea and vomiting. Anesthesiology, 2002, 97（6）: 1387-1392.

[22] GAN T J, COOP A, PHILIP B K. A randomized, double-blind study of granisetron plus dexamethasone versus ondansetron plus dexamethasone to prevent postoperative nausea and vomiting in patients undergoing abdominal hysterectomy. Anesth Analg, 2005, 101（5）: 1323-1329.

[23] GAN T J. Postoperative nausea and vomiting--can it be eliminated? JAMA, 2002, 287（10）: 1233-1236.

[24] KRANKE P, MORIN A M, ROEWER N, et al. The efficacy and safety of transdermal scopolamine for the prevention of postoperative nausea and vomiting: a quantitative systematic review. Anesth Analg, 2002, 95（1）: 133-143.

[25] APFEL C C, PHILIP B K, CAKMAKKAYA O S, et al. Who is at risk for postdischarge nausea and vomiting after ambulatory surgery? Anesthesiology, 2012, 86: 475-486.

[26] DOYLE A, BRITTON J, MADAN R. The incidence of post discharge nausea and vomiting following regional anaesthesia for day surgery: a 5 day follow up. Reg Anesth Pain Med, 2010, 35（5）: E89.

[27] MIYAGAWA Y, EJIRI M, KUZUYA T, et al. Methylprednisolone reduces postoperative nausea in total knee and hip arthroplasty. J Clin Pharm Ther, 2010, 35（6）: 679-684.

[28] CANDIOTTI K A, KOVAC A L, MELSON T I, et al. Palonosetron 04-06 study G: a randomized, double-blind study to evaluate the efficacy and safety of three different doses of palonosetron versus placebo for preventing postoperative nausea and vomiting. Anesth Analg, 2008, 107: 445-451.

[29] HABIB A S, KEIFER J C, BOREL C O, et al. A comparison of the combination of aprepitant and dexamethasone versus the combination of ondansetron and dexamethasone for the prevention of postoperative nausea and vomiting in patients undergoing craniotomy. Anesth Analg, 2011, 112: 813-818.

[30] KIM Y H, KIM K S, LEE H J, et al. The efficacy of several neuromuscular monitoring modes at the P6 acupuncture point in preventing postoperative nausea and vomiting. Anesth Analg, 2011, 12: 819-823.

中英文名词对照索引

B

C

D

E

F

G

H

J

R

S

Y

Z